# PRÉCIS

# D'OPHTALMOLOGIE

# PRÉCIS
# D'OPHTALMOLOGIE

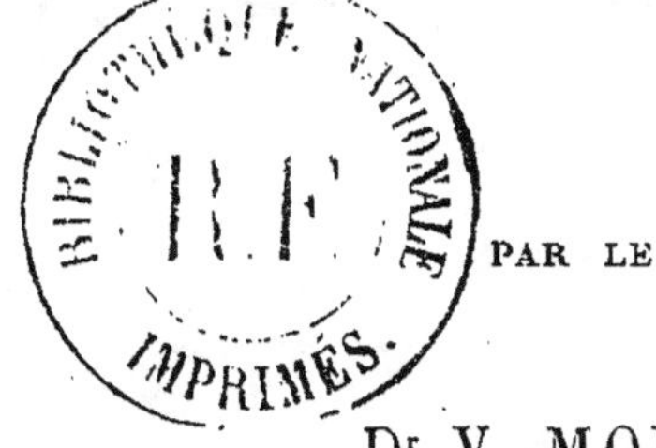

PAR LE

## Dr V. MORAX

Ophtalmologiste de l'hôpital Lariboisière

---

**TROISIÈME ÉDITION REFONDUE**

---

AVEC 453 FIGURES ET UN ATLAS
OPHTALMOSCOPIQUE DU Dr POLACK

---

PARIS

MASSON ET Cie, ÉDITEURS

LIBRAIRES DE L'ACADÉMIE DE MÉDECINE

120, BOULEVARD SAINT-GERMAIN

1921

ATLAS DU D<sup>r</sup> POLACK.

## Légendes des Planches ophtalmoscopiques

La plupart de ces images, dessinées après dilatation pupillaire, avec l'aide de l'ophtalmoscope de Thorner, correspondent assez exactement à ce que l'on peut voir dans l'examen ophtalmoscopique à l'image renversée à l'exception des figures III et IV dont le grossissement équivaut à peu près à celui de l'examen à l'image droite avec un champ plus étendu.

### Planche A

Fig. I. — **Fond de l'œil normal** chez un sujet à cheveux blonds. L'image embrasse la papille, la région péripapillaire et la région maculaire que, d'habitude, même avec la pupille dilatée, on ne voit que successivement. La région maculaire ne forme ici qu'une légère tache ovalaire, plus sombre.

Fig. II. — **Fond de l'œil normal** chez un sujet à cheveux noirs. La papille est légèrement ovalaire et bordée du côté temporal par un petit liseré pigmentaire. Les marbrures sont assez marquées mais leur configuration les distingue des pigmentations pathologiques. La fovea est limitée par un reflet plus clair et le reflet maculaire central est très apparent.

Fig. III. — **Fond de l'œil normal.** Détail de la région papillaire de la figure II (grossissement de l'image droite). Les veines ont une teinte plus sombre et un calibre plus fort que les artères.

Fig. IV. — **Fond de l'œil normal.** Détail de la région maculaire de la figure II. Les ramifications des artères et des veines rétiniennes rayonnent vers la fovea et se perdent sur ses bords.

Fig. V. — **Fond de l'œil dans un cas de myopie moyenne** sans autres lésions qu'un croissant myopique péripapillaire mesurant environ un diamètre papillaire et siégeant en haut et en dedans à l'image renversée. Un petit liseré grisâtre borde le contour temporal du croissant.

Fig. VI. — **Fond de l'œil dans un cas de myopie forte** avec staphylome postérieur étendu et foyers de chorio-rétinite maculaire myopique. Le passage des vaisseaux du plan papillaire à la zone blanche qui entoure la papille (staphylome), s'accuse par une légère inflexion traduisant la différence des niveaux. Les lésions de chorio-rétinite sont constituées par des taches blanches (altération de l'épithélium de la rétine) et par des taches grises (dépôts pigmentaires de la rétine).

Fig. XIII. — **Chorio-rétinite syphilitique**. Les aspects sous lesquels se présente l'inflammation syphilitique de la chorio-rétine sont extrêmement variés. Dans le cas figuré ici, on aperçoit à la périphérie rétinienne et au voisinage de la papille, dont la coloration est un peu plus pâle qu'à l'état normal, de nombreuses taches jaunâtres à centre grisâtre ou noirâtre.

Fig. XIV. — **Chorio-rétinite syphilitique**. Dans ce cas, les foyers sont surtout développés dans la région maculaire et périmaculaire ; la papille est normale.

Fig. XV. — **Rétinite pigmentaire** chez un hérédo-syphilitique. Ce type de rétinite est assez particulier ; le plus souvent l'on ne constate que des taches noires en forme d'araignées ou d'ostéoblastes, qui occupent tout ou partie de la périphérie rétinienne.

Fig. XVI. — **Chorio-rétinite péripapillaire**. Les lésions sont cantonnées autour de la papille et se traduisent par une tache blanc-grisâtre à contours irréguliers et par des dépôts de pigment.

Fig. XVII. — **Décollement de la rétine** chez un myope de degré élevé. La zone blanche est produite par le soulèvement de la rétine ; celui-ci se reconnaît aussi à la disposition des vaisseaux de cette zone qui ne sont plus en continuité avec les vaisseaux venant de la papille. La tache rouge allongée, parallèle au décollement, correspond à une déchirure de la rétine.

Fig. XVIII. — **Cysticerque sous-rétinien** (malade du Dr Dupuy-Dutemps). La zone blanchâtre correspond à la vésicule parasitaire soulevant la rétine. Le reflet central plus blanc est en rapport avec le scolex. Parfois cette zone se déformera au cours de l'observation et, par son mouvement particulier, indiquera la présence d'un organisme vivant sous la rétine décollée. En un point, on voit une petite hémorragie rétinienne.

Planche D

**Fig. XIX.** — **Atrophie de papille.** Les contours de la papille sont nets ; les vaisseaux ne sont pas modifiés dans leur calibre. Les processus atrophiques succédant à des inflammations ou à des sections du nerf optique dans son trajet orbito-cranien ne diffèrent guère de cet aspect.

**Fig. XX.** — **Névrite optique syphilitique.** L'inflammation syphilitique de la région papillaire du nerf optique a déterminé ici la compression des veines avec dilatation de la partie rétinienne de leur trajet ; l'œdème de la papille masque les contours de la papille. Dans certains cas des taches rouges hémorragiques ou des exsudats blancs peuvent s'ajouter à cet aspect.

**Fig. XXI.** — **Stase papillaire** (Stauungspapille) dans un cas de tumeur cérébrale. La papille paraît élargie et ses contours sont flous : elle forme une saillie manifeste, que l'on reconnaît entre autres à la courbe décrite par les vaisseaux en passant de la papille sur la rétine. Les veines sont fortement dilatées et sinueuses, alors que les artères sont rétrécies.

**Fig. XXII.** — **Excavation** de la papille dans un cas de glaucome chronique. La papille, de teinte grisâtre, présente en dedans de son bord un cercle gris qui correspond à la dépression et au refoulement de la lame criblée. Les vaisseaux un peu dilatés, décrivent un crochet en franchissant les bords de la papille. L'image ophtalmoscopique est vue à l'image renversée avec la loupe de Polack.

**Fig. XXIII.** — **Colobome du nerf optique** (malade du D<sup>r</sup> Chevallereau). Il s'agit ici d'une excavation congénitale de la papille que l'on suppose liée à un arrêt de développement. L'excavation n'a pas un caractère progressif et la fonction visuelle peut être normale. On remarquera les reflets linéaires de la région maculo-papillaire.

**Fig. XXIV.** — **Fibres à myéline péripapillaire.** Les houppes blanches qui entourent la papille et dissimulent partiellement les vaisseaux sont dues au revêtement myélinique des fibres nerveuses qui, dans les conditions normales, n'existe que jusqu'à la lame criblée mais qui parfois peuvent se prolonger, comme dans ce cas, jusque dans la rétine.

# PRÉFACE DE LA 3ᵉ ÉDITION

Les perfectionnements réalisés au cours de ces dernières années dans la technique d'examen ou la technique opératoire nous ont amené à modifier un certain nombre de chapitres. On constatera notamment que l'anesthésie générale ne trouve plus qu'exceptionnellement ses indications dans les interventions sur l'appareil visuel.

Il nous a paru utile de rédiger tout un nouveau chapitre sur la sémiologie oculaire dans les affections du système nerveux et de compléter l'illustration par un certain nombre de figures nouvelles. Dans l'ensemble néanmoins le plan de notre *Précis* n'a pas subi de modifications importantes. Le Dʳ **J.** Darrieux m'a prêté un concours des plus précieux pour la révision de cette nouvelle édition.

V. MORAX.

Paris, Janvier 1921.

# TABLE DES MATIÈRES

 *TABLE DES MATIÈRES*



## CHAPITRE III

# SYMPTOMES ET MALADIES DE LA RÉGION PALPÉBRALE

## CHAPITRE IV

## MALADIES DE L'APPAREIL LACRYMAL



## CHAPITRE V

## MALADIES DE LA CONJONCTIVE

## CHAPITRE VI

## MALADIES DE LA CORNÉE

## CHAPITRE VII

## MALADIES DE LA SCLÉROTIQUE



## CHAPITRE VIII

## MALADIES DE L'IRIS

## CHAPITRE IX

### MALADIES DU CORPS CILIAIRE



## CHAPITRE X

### MALADIES DU CRISTALLIN

## CHAPITRE XI

## PROCÉDÉS D'EXAMEN DU FOND DE L'ŒIL

## CHAPITRE XII

# MALADIES DU CORPS VITRÉ



## CHAPITRE XIII

# MALADIES DE LA CHOROÏDE



## CHAPITRE XIV

# MALADIES DE LA RÉTINE

## CHAPITRE XV

# AFFECTIONS DU GLOBE OCULAIRE



## CHAPITRE XVI

# PROCÉDÉS D'EXAMEN DE LA RÉFRACTION

## CHAPITRE XVII

# TROUBLES DE LA RÉFRACTION



## CHAPITRE XVIII

# TROUBLES DE L'ACCOMMODATION



## CHAPITRE XIX

# AFFECTIONS DU NERF OPTIQUE

## CHAPITRE XX

## TROUBLES DE L'APPAREIL NERVEUX INTRACRANIEN DE LA VISION



## CHAPITRE XXI

## AFFECTIONS DE L'APPAREIL NEURO-MOTEUR DU GLOBE OCULAIRE

## CHAPITRE XXII

# SYMPTOMES OCULAIRES DANS LES AFFECTIONS DU SYSTÈME NERVEUX CENTRAL



## CHAPITRE XXIII

# MALADIE DE L'ORBITE

## CHAPITRE XXIV

## COMPLICATIONS OCULAIRES DES SINUSITES



## CHAPITRE XXV

## L'OPHTALMOLOGIE DANS SES RAPPORTS AVEC LES ADMINISTRATIONS



## APPENDICE

# PRÉCIS

# D'OPHTALMOLOGIE

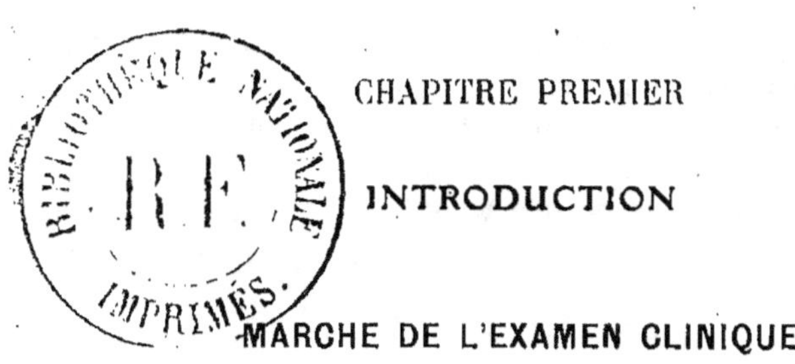


CHAPITRE PREMIER

## INTRODUCTION

### MARCHE DE L'EXAMEN CLINIQUE

La pathologie oculaire est, de toutes les sciences médicales, la plus précise et, à cet égard, son étude constitue pour l'élève la meilleure des disciplines. En effet, la plupart des altérations de l'œil sont directement explorables, soit par la simple inspection, soit par l'examen ophtalmoscopique et les troubles fonctionnels qui résultent de la lésion oculaire ou de modifications nerveuses, peuvent être analysés à l'aide de procédés d'une très grande exactitude. Pour peu que l'examen soit conduit méthodiquement, que les différentes parties dont se compose l'appareil visuel soient explorées dans leurs aspects et leurs fonctions, l'observateur aboutira sans difficultés à un diagnostic précis de la lésion et de sa localisation. L'ophtalmologiste devra toujours compléter ce premier résultat par un examen général du sujet, examen qui requerra toutes ses connaissances de clinicien et lui permettra de poser le diagnostic étiologique d'où découleront le pronostic et le traitement.

Par l'expérience souvent répétée des examens de malades, le clinicien peut simplifier son analyse pour gagner du temps, mais il ne doit pas se faire d'illusions : bien des erreurs cliniques résultent uniquement d'une investigation incomplète : aussi recommandons-nous au débutant de faire pour chaque malade un examen systématique et complet. Il en retirera un double avantage : la comparaison des constatations faites chez de nombreux sujets lui fera reconnaître les variations physiologiques et lui permettra de ne pas les confondre avec des états pathologiques : il apprendra à mieux saisir la limite de l'état normal et de l'état pathologique d'une part ; d'autre part il sera plus certain d'aboutir au diagnostic.

Cet examen comprendra :

1o L'inspection et la palpation de la région sourcilière.

2o L'inspection des paupières et l'étude de leurs mouvements volontaires et réflexes.

3o L'examen de l'appareil lacrymal avec l'épreuve de la perméabilité des voies lacrymales.

4o L'inspection du sac conjonctival complétée par l'analyse microscopique de la sécrétion conjonctivale.

5o L'observation de la cornée à l'œil nu, à la loupe et à l'éclairage oblique, ainsi que la recherche de la sensibilité cornéenne.

6o L'étude de l'iris.

7o L'examen des pupilles : diamètres, réflexes photomoteurs, réflexe à la convergence.

8o La détermination objective de la réfraction oculaire comprenant :

*a*) La mensuration ophtalmométrique de la cornée ;

*b*) La détermination skiascopique de la réfraction totale.

9o L'examen ophtalmoscopique des milieux réfringents (cristallin, corps vitré) et des membranes profondes (papille, rétine, choroïde, vaisseaux centraux).

10o Le contrôle, par l'examen à l'aide des verres d'essai et des échelles visuelles, des résultats fournis par l'examen objectif de la réfraction et la détermination de l'acuité visuelle centrale.

11o L'étude périmétrique du champ visuel.

12o L'épreuve de l'amplitude accommodative.

13o La recherche du tonus oculaire par la palpation digitale et à l'aide du tonomètre.

14o L'examen des mouvements oculaires par l'étude du champ de regard, de la diplopie et de la fausse projection.

15o La recherche de la vision binoculaire.

16o L'étude du sens chromatique.

17o L'examen de la situation du globe dans l'orbite et l'exploration de l'orbite.

18º L'analyse des sensations subjectives.

C'est, dans la mesure du possible, cette marche systématique de l'examen clinique que nous suivrons dans l'étude des affections oculaires.

## TECHNIQUE OPÉRATOIRE

Pour éviter des répétitions, nous réunissons dans ce chapitre la plupart des indications concernant la technique opératoire envisagée au point de vue général : nous comprenons par là la désinfection de l'opérateur et du champ opératoire ; la stérilisation des instruments, collyres et objets de pansement ; l'anesthésie ; les sutures ; l'assistance aux opérations ; l'application des pansements.

Les progrès les plus considérables réalisés dans la chirurgie oculaire, depuis trente ans, sont dus avant tout aux perfectionnements de la technique opératoire, liés aux connaissances bactériologiques. Il n'est donc pas superflu de leur accorder quelque attention. Nous ne saurions oublier que c'est au professeur Terrier qu'est due l'application des méthodes de laboratoire à la technique chirurgicale. La description spéciale que nous donnons des procédés qui nous ont paru les meilleurs, est suffisamment justifiée par la délicatesse des instruments d'oculistique et la sensibilité particulière de la muqueuse oculaire.

S'il n'est pas douteux que le succès d'une intervention tient pour une large part à la dextérité de l'opérateur, il est aisé de se convaincre que la constance des résultats chirurgicaux est étroitement liée à l'observation d'un ensemble de précautions dont l'importance est au moins égale à l'habileté manuelle. En dehors de quelques complications exceptionnelles, indépendantes de toute infection, tout ce qui retarde ou compromet définitivement la réparation d'une plaie peut être rattaché à l'infection opératoire ou post-opératoire. C'est à la prophylaxie de ces complications infectieuses que se rattache l'ensemble de mesures contenues dans l'expression : asepsie opératoire.

Pour réaliser une opération aseptique, il faut :

1º Que l'opérateur ait procédé à la désinfection de ses mains ;

2º Que le champ opératoire ait été désinfecté ;

3º Que les instruments soient stérilisés ;

4º Que les collyres et objets de pansements soient aseptiques ;

5º Que, pendant tout le cours de l'intervention, l'opérateur évite tout contact de ses doigts ou des instruments avec des objets non aseptiques.

Il importe aussi de s'abstenir de parler pendant l'intervention. L'articulation des mots s'accompagne toujours de fines projections salivaires (embruns, gouttelettes de Pflügge), qui, tombant sur la plaie, peuvent devenir le point de départ d'une infection. Il faudra donc se détourner, ou porter devant la bouche un masque formé de 4 doubles de gaze, si l'on est dans l'obligation de parler.

Des *gants en caoutchouc* nous rendent de grands services dans les opérations septiques lorsqu'il ne s'agit pas de petites interventions sur le globe. Nous y avons généralement recours dans les grandes autoplasties palpébro-orbito-faciales, dans les suppurations orbitaires, etc. Les gants sont stérilisés à l'autoclave. On les dispose dans un bocal en verre après les avoir immergés dans de l'eau glycérinée. Ce bocal est placé à l'autoclave et la stérilisation se fait à 110º pendant 30 minutes. Après désinfection des mains ainsi qu'il est dit plus loin, l'opérateur met les gants. Nous donnons la préférence aux gants larges de Chaput. Pour l'opération de la cataracte et pour les autres opérations délicates, l'usage de gants est trop gênant pour être préconisé.

## Désinfection de l'opérateur

Si la chirurgie du globe oculaire a connu une proportion de succès relativement forte à une époque où la plupart des autres interventions étaient dangereuses, c'est que les doigts de l'opérateur n'entrent pour ainsi dire jamais en contact avec la plaie du globe. Ces succès relatifs contrastaient d'ailleurs avec les insuccès et les complications si fréquentes dans les opérations sur l'orbite ou les paupières, opérations au cours desquelles l'infection par les doigts ou par le pansement était habituelle.

Il n'est plus nécessaire, aujourd'hui, d'insister sur l'importance de la désinfection des mains de l'opérateur, quelle que soit l'opération qu'il pratique.

Dans les services ou les cliniques d'ophtalmologie, il est pratique de s'astreindre au port de la blouse de toile à manches courtes, permettant de relever les manches de la chemise au-dessus du coude et de laisser les avant-bras nus. Les ongles coupés courts rendront plus facile la toilette de la rainure sous-unguéale. On évitera le plus possible le contact direct des liquides septiques (sécrétion conjonctivale, pus d'abcès, etc.) ; on peut presque toujours s'abstenir de ce contact avec les paupières souillées ; s'il devient indispensable, on aura soin d'enlever préalablement la sécrétion purulente avec des tampons humides.

Avant tout acte opératoire, nous réalisons la désinfection des mains de la manière suivante :

1º L'opérateur se savonne avec une brosse et du savon (de préférence liquide) dans une cuvette rincée à l'eau bouillante, puis remplie d'eau bouillie tiède, ou mieux encore en se servant d'eau stérilisée à 120º tiède. Il fait un brossage soigneux et méthodique des ongles, des différentes parties des mains et de la moitié inférieure des avant-bras. Il termine ce savonnage par une immersion de courte durée des phalangettes dans de la teinture d'iode qui permet de parfaire la désinfection des parties de la main qui entrent en contact médiat, par les tampons, avec le champ opératoire.

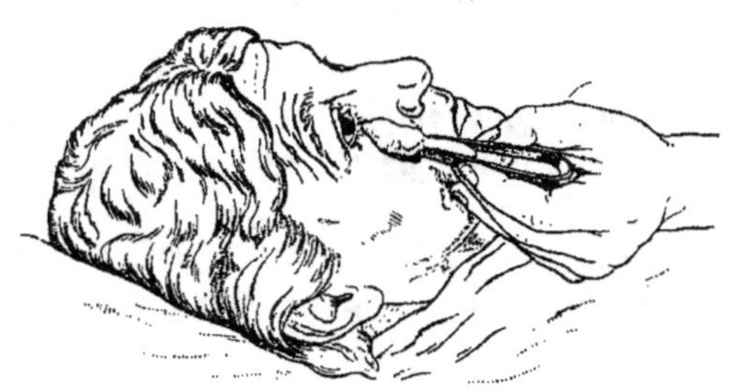

Fig. 1. — Pince à tampon.

2º Evitant tout contact septique, il continue le brossage dans une seconde cuvette contenant de l'alcool à 90º.

3º Un troisième et dernier brossage est fait dans une cuvette remplie d'une solution antiseptique forte (sublimé à 1 p. 1.000, oxycyanure de mercure à 5 p. 1.000, etc.).

Cela fait, les mains sont séchées à l'aide d'une compresse stérilisée à l'autoclave. On veillera à ce que, pendant l'exécution de ces différents temps de la désinfection des mains, celles-ci ne prennent plus contact avec des objets non stérilisés.

Il sera nécessaire de maintenir cet état de désinfection des mains pendant tout le cours de l'opération et de recommencer la même toilette, si les doigts se trouvaient mis en contact avec une surface ou un objet non aseptisés.

C'est à l'observation minutieuse de ces règles que l'on reconnaît un opérateur aseptique.

Dans un service ophtalmologique actif, les mains de l'oculiste sont soumises à de rudes épreuves en raison des désinfections fréquentes. Pour épargner son épiderme, l'opérateur pourra, au cours des pansements, se servir de pinces stériles. C'est dans ce but que nous avons recours aux pinces larges du type pince à sucre pour saisir les tampons, les imbiber de solution et même en exprimer le liquide sans que les doigts entrent en contact direct avec l'ouate (fig. 1).

## Désinfection du champ opératoire

Dans la plupart des interventions oculaires, le champ opératoire comprend d'une part une surface cutanée et de l'autre une surface et des culs-de-sac muqueux. Les téguments cutanés des paupières, bien que plus sensibles aux actions chimiques que la peau des doigts ou de la main peuvent être désinfectés d'une manière analogue, l'emploi de la brosse en moins. Il en est tout autrement de la désinfection de la muqueuse conjonctivale.

En se plaçant à un point de vue absolu, on peut dire que l'aseptisation conjonctivale est irréalisable. Mais il ne s'agit pas de débarrasser la conjonctive de tous ses microbes ; le problème pratique consiste seulement à écarter les souillures accidentelles pendant le temps où la solution de continuité des tissus (plaie cornéenne ou sclérale) permettrait une pénétration de l'agent infectieux dans les tissus oculaires.

On sait que les substances antiseptiques ont pour effet de détruire ou d'altérer dans leur vitalité les espèces microbiennes peu résistantes. Or ce sont plus particulièrement certains microorganismes de cette catégorie que nous avons à évincer. Malheureusement, les liquides ou substances doués d'un pouvoir toxique à l'égard des microbes exercent habituellement une action semblable sur les éléments cellulaires délicats des muqueuses, de telle sorte qu'il serait dangereux de chercher à réaliser la désinfection par l'antisepsie. On a remarqué d'autre part que, sur une muqueuse normale lorsque l'agent infectieux n'a pas pénétré dans les tissus, mais siège superficiellement sur l'épithélium, l'action mécanique d'un courant de liquide permettait l'élimination des souillures accidentelles et une diminution considérable du nombre des saprophytes normaux. De ces constatations s'est dégagée la technique suivante, que nous appliquons dans tous les cas de plaie ou de brûlure oculaire et dont nous faisons précéder toute intervention sur l'appareil visuel.

Le malade étant couché sur un lit ou une table d'opération, l'on glisse sous sa tête et **autour** de son cou des serviettes épaisses ou de l'ouate hydrophile destinées à recueillir les liquides de lavage, qui, sans cela, souilleraient sa chemise ou ses vêtements.

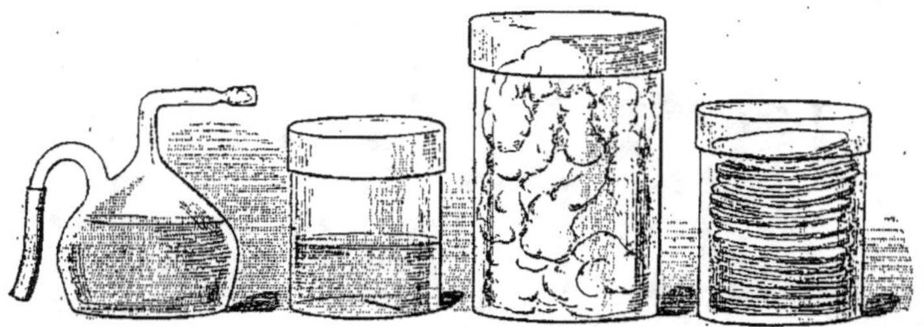

Fig. 2. — Ballon laveur; bocaux en verre avec solutions, tampons et rondelles stérilisés (de gauche à droite).

Avec un tampon d'ouate hydrophile stérile, imbibé de savon liquide, l'opérateur ou son aide, après avoir aseptisé ses mains, savonne les paupières et les régions avoisinantes. Ce savonnage est fait avec délicatesse et sans exercer de pression sur le globe. Pour prévenir la cuisson produite par la pénétration du savon dans les sacs conjonctivaux, on aura préalablement instillé une goutte de novocaïne stérilisée dans les deux yeux.

On rince ensuite les paupières avec de l'eau stérile ou une solution forte de cyanure (5 p. 1.000) et on procède alors à l'aseptisation de la conjonctive. On se sert pour cela d'une solution physiologique stérile de chlorure de sodium à 8 p. 1.000, que l'on fait couler dans l'œil après retournement des paupières, soit en se servant d'un ballon laveur (fig. 2), soit en exprimant des tampons d'ouate hydrophile stérile, ou encore en se servant d'une seringue stérilisée armée d'une canule en bec de canard. Il importe de faire couler une certaine quantité de liquide (100 à 200 centimètres cubes) et de lui faire atteindre les différents points des culs-de-sac. On termine ce lavage par une irrigation moins copieuse avec une solution faible d'oxycyanure de mercure à 1 p. 5.000. Il ne reste plus alors qu'à sécher les bords palpébraux et les culs-de-sac avec des tampons d'ouate stériles.

Lorsqu'il existe une affection lacrymale, nous n'intervenons sur l'œil qu'après traitement des voies lacrymales et suppression de toute suppuration. Nous faisons alors, et dans ce cas seulement,

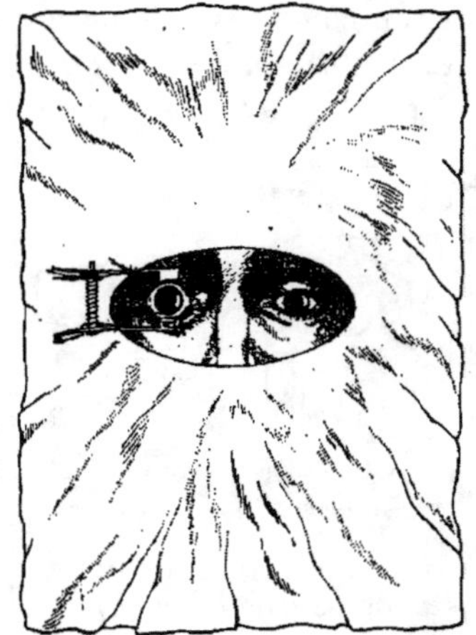

Fig. 3. — Champ stérile appliqué sur la tête de l'opéré pour éviter le contact des doigts de l'opérateur avec les parties non désinfectées du visage.

une injection de solution faible de cyanure (1 p. 5.000) dans les voies lacrymales.

En dehors de la zone palpébrale marginale, lorsqu'on fait par exemple une autoplastie, on peut réaliser la désinfection par une seule application de teinture d'iode faite directement sur la peau sans lavage préalable. On évitera avec soin la pénétration de la teinture d'iode dans le sac conjonctival.

L'aseptisation réalisée, on limite le champ opératoire par l'application sur le visage d'un champ stérile percé d'un orifice de forme ovalaire. Ce champ peut être en toile mince ou en gaze. Il doit être assez grand pour recouvrir complètement la tête de l'opéré (fig. 3).

## Stérilisation des instruments

Les microorganismes qui peuvent donner lieu à des complications opératoires présentent une résistance très variable à l'égard des procédés de destruction. La plupart d'entre eux, cependant, sont assez rapidement détruits par une chaleur humide de 60° à 70° centigrades ; mais il en est qu'un séjour de plusieurs minutes dans l'eau en ébullition ne prive pas de la propriété de se reproduire. C'est le cas du bacille tétanique. Ce bacille, il est vrai, complique rarement les plaies oculaires, mais il est possible que, parmi les germes susceptibles de compliquer ces plaies, il en existe d'autres offrant une résistance semblable aux moyens de désinfection. C'est pour cette raison que l'on s'adresse toujours à des moyens de stérilisation offrant une efficacité certaine et absolue susceptible de détruire les microorganismes les plus résistants. Il importe aussi que les procédés employés puissent être l'objet d'un contrôle de la part de l'opérateur. Nous ne décrirons que deux procédés ayant leurs indications distinctes et basés tous deux sur l'emploi de la chaleur.

Les instruments de chirurgie oculaire sont en général des instruments très délicats et qui perdent toutes leurs qualités lorsque leur tranchant et leur pointe sont émoussés. On avait recours autrefois à la stérilisation par l'ébullition ou par le chauffage dans la vapeur d'eau sous pression. Ces procédés ont de gros inconvénients pratiques, car ils produisent toujours une légère oxydation de l'acier qui empêche le glissement du couteau dans la plaie et rend l'opération plus délicate. Les instru-

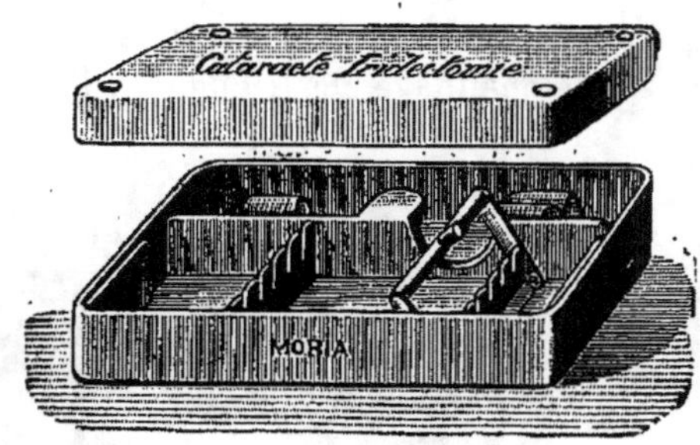


Fig. 4. — Boîte en nickel à chevalet pouvant contenir tous les instruments nécessaires à l'exécution d'une extraction du cristallin avec iridectomie.

ments ne peuvent être stérilisés qu'au moment de l'opération et, même dans ces conditions, ils ne peuvent guère être utilisés à nouveau sans être repassés.

L'ébullition ou le chauffage dans la vapeur d'eau sous pression rendront cependant des services dans la stérilisation des sondes à voies lacrymales, des baguettes de verre pour application de pommades, etc.

Pour tout l'appareil instrumental métallique, le chauffage dans l'air sec à 160-170° pendant 20 minutes constitue actuellement le seul procédé réalisant l'asepsie absolue, et n'altérant pas d'une façon marquée les tranchants et les pointes. Le minimum de température indispensable pour la destruction des germes est de 150°.

Nous savons, d'autre part, qu'à 180° environ l'acier commence à se jaunir et à se détremper. C'est donc entre ces deux limites qu'on maintiendra la température.

Les instruments fixés sur chevalet dans une boîte métallique sont placés dans de petits fours où la température est élevée lentement jusqu'au degré voulu.

On se servait autrefois de fours chauffés par le gaz tels que le four à flamber de Pasteur, le stérilisateur de Poupinel. Ils ont l'inconvénient de ne pas permettre un chauffage égal des différents points de la cavité où sont disposés les instruments. Les régions voisines de la surface chauffante ont une température de 15 à 20° supérieure aux régions plus éloignées. Si l'on se sert d'appareils semblables, il faudra surveiller étroitement le thermomètre, veiller à ce que son réservoir à mercure se trouve bien au niveau des boîtes d'instruments, disposées sur un seul plan aussi éloigné que possible du plancher du stérilisateur.

Le chauffage électrique, par l'emploi de radiateurs disposés sur chacune des parois du stérilisateur, a rendu possible une distribution plus régulière de la chaleur et une élévation plus lente de la température. C'est avec le stérilisateur électrique que nous réalisons l'asepsie de nos instruments. La stérilisation réclame un peu plus d'une heure : il s'écoule 40 à 50 minutes avant

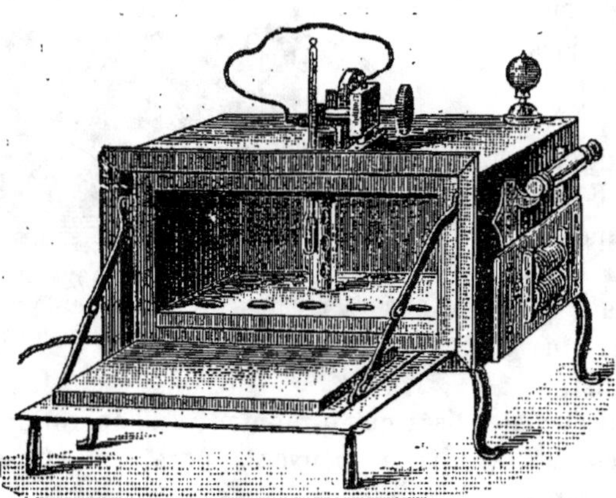

Fig. 5. — Stérilisateur électrique à quatre parois chauffantes pour la stérilisation des instruments à 160-165°.

que le thermomètre ait atteint 150° centigrades, et à partir de ce moment il faut encore compter 20 minutes pendant lesquelles la température ne devra pas s'élever au delà de 160-165°. Certains modèles, assez coûteux, comportent un régulateur de température (fig. 5), mais on construit aussi des étuves électriques où le rayonnement par les parois extérieures maintient la température aux environs de 160° et dont le fonctionnement est très suffisamment précis.

Les boîtes d'instruments sont fermées par un couvercle à frottement et peuvent être stérilisées de cette façon la veille de l'opération, ou même plusieurs jours avant, à la condition de ne les ouvrir qu'au moment de l'intervention : il n'y a aucun danger d'oxydation puisque le chauffage a lieu dans l'air sec.

Pour contrôler l'efficacité de la stérilisation on se sert de *tubes-témoins* : ce sont de petits tubes de verre, fermés à la lampe et contenant une substance dont le point de fusion est compris entre 150 et 160°. On se sert par exemple d'acide salicylique dont la fusion se produit à 159° : on y mélange une trace d'éosine, ce qui donne à la poudre une teinte rosée ; le mélange qui a subi la fusion prend par contre une teinte rouge manifeste. Le tube-témoin est placé dans la boîte avant la stérilisation. L'opérateur aura soin, avant d'utiliser ses instruments, de retirer le tube-témoin pour s'assurer de sa fusion et pour le faire disparaître.

On peut d'ailleurs substituer avantageusement au tube-témoin un petit thermomètre à maxima du type des thermomètres médicaux et gradué de 100° à 190°.

Tous les instruments nécessaires pour une opération déterminée (cataracte, chalazion, etc.) peuvent être contenus dans la même boîte, dont le couvercle portera une indication correspondante (fig. 4).

L'intérieur du couvercle forme un petit plateau stérile dans lequel on pourra au besoin disposer quelques-uns des instruments, au moment de l'opération, afin d'en rendre la prise plus facile.

Avec 6 boîtes, il sera possible de grouper tous les instruments nécessaires à la réalisation des principales opérations : voici, à titre d'exemple, la disposition que nous avons adoptée à l'hôpital et dans notre pratique privée.

### I. — Cataracte-iridectomie

| | |
|---|---|
| 1 couteau de de Graefe. | 1 pince-ciseaux de de Wecker. |
| 1 lance coudée. | 1 pince à fixer sans arrêt. |
| 1 kystitome. | 1 pince à iris. |
| 2 curettes de Daviel. | 1 pince à caillots. |
| 1 spatule à iris. | 1 pince capsulaire. |
| 1 anse de Snellen. | 1 blépharostat. |

### II. — Strabisme-énucléation

| | |
|---|---|
| 2 crochets à strabisme. | 1 paire de ciseaux courbes à strabisme. |
| 1 bistouri. | |
| 1 porte-aiguilles. | 1 blépharostat. |
| 1 paire de ciseaux courbes à énucléation. | 1 pince à fixer. |
| | 1 pince à griffes 1/2. |
| | 1 pince à griffes 2/3. |

### III. — Paupières-chalazion

| | |
|---|---|
| 2 bistouris. | 1 pince de Desmarres. |
| 1 curette à chalazion. | 1 plaque à paupières. |
| 1 crochet à chalazion. | 1 paire de ciseaux courbes. |
| 1 aiguille de Reverdin. | 2 pinces à griffes 1/2 et 2/3. |
| 1 porte-aiguilles. | 4 pinces hémostatiques. |

### IV. — Opérations lacrymales

La 4e boîte destinée à l'extirpation du sac lacrymal, au cathétérisme des voies lacrymales, etc., contiendra :

| | |
|---|---|
| 2 stylets coniques. | 1 rugine. |
| 1 jeu de sondes lacrymales. | 1 détache-tendon. |
| 2 couteaux de Weber droit et courbe. | 1 bistouri. |
| 1 seringue à voies lacrymales. | 1 paire de ciseaux. |
| 1 écarteur de Müller. | 1 porte-aiguille. |
| 1 écarteur d'Axenfeld. | 2 pinces à griffes. |

### V. — Opérations osseuses orbito-sinusiennes

| | |
|---|---|
| 2 écarteurs malléables de Cunéo. | 1 pince gouge. |
| 2 écarteurs de Volkmann. | 1 stylet. |
| 2 curettes larges. | 1 scie. |
| 1 détache-tendon. | 2 scies de Gigli avec poignées. |
| 1 rugine. | 1 passe-scie. |
| 1 maillet bronze mou. | 1 sonde cannelée. |
| 4 burins et gouges. | 1 perforateur. |

Une 6e boîte contient les instruments d'usage courant :

| | |
|---|---|
| 3 écarteurs de Desmarres. | 1 couteau de de Graefe. |
| 1 aiguille à corps étranger. | 1 pince à griffes. |
| 1 curette à corps étranger. | 1 pince à épiler. |
| 1 bistouri. | 1 paire de petits ciseaux. |

## Stérilisation des liquides de lavage, collyres et objets de pansement

La stérilisation par la chaleur sèche n'est pas applicable aux liquides, collyres, objets de pansement ou instruments de caoutchouc. C'est pour cette raison que l'on doit avoir recours au procédé, tout aussi sûr dans ses résultats, de chauffage dans la vapeur d'eau sous pression. L'appareil qui sert couramment est l'autoclave de Chamberland (fig. 6).

Au moment de l'emploi on introduit dans la chaudière une certaine quantité d'eau. Le fond du panier en treillis, contenu dans l'autoclave, doit se trouver un peu au-dessus du niveau de l'eau. C'est dans ce panier que l'on dispose les objets à stériliser.

Les tampons de coton, les compresses, les champs opératoires, les fils de soie sont contenus dans des boîtes métalliques ou dans des vases en verre à fermeture hermétique par anneau de caoutchouc et bride métallique. On aura soin, avant de les placer dans l'autoclave, d'introduire quelques gouttes d'eau dans chacune de ces boîtes, car, sans cette précaution, leur contenu se trouverait stérilisé dans l'air sec et non dans la vapeur d'eau. Les liquides sont mis dans des boîtes en verre de Bohême à couvercle ou dans des flacons (fig. 2). Ceux-ci ne seront pas bouchés hermétiquement : on en obturera l'orifice par de l'ouate non hydrophile et par un godet de verre.

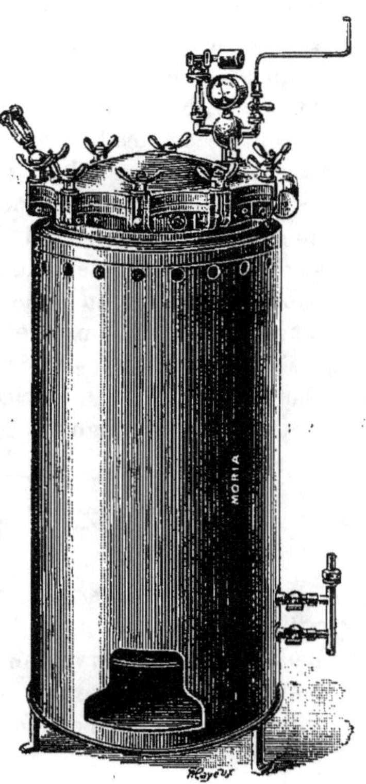


Fig. 6. — Autoclave de Chamberland pour la stérilisation des collyres et objets de pansement à 120°, dans la vapeur d'eau sous pression.

Lorsque tout est disposé dans le panier, on place le couvercle de la chaudière. On serre les écrous, mais on laisse ouvert le robinet d'échappement de la vapeur. On allume la rampe de gaz et on attend que la vapeur d'eau sorte en jet continu par le tube d'échappement, ce qui indique que la chasse de l'air intérieur est terminée. Après quelques instants, on ferme le robinet et l'on voit l'aiguille du manomètre s'élever lentement. Lorsqu'elle a atteint le point correspondant à

120⁰ centigrades, on diminue l'arrivée du gaz de telle sorte que cette température de 120⁰ se maintienne pendant 30 minutes. Alors seulement on éteint le gaz et on attend pour desserrer le couvercle que l'aiguille du manomètre soit revenue au zéro.

Pour contrôler la stérilisation à l'autoclave on se sert aussi de tubes-témoins contenant une substance fusible à 120⁰, par exemple un mélange d'acide benzoïque et de bleu de méthylène ; en fondant, les cristaux d'acide dissolvent le bleu et la masse prend une coloration bleu sombre.

Pour sécher les pansements on peut après évacuation de l'eau et à la condition qu'il n'y ait pas dans l'autoclave de liquides contenus dans des flacons, opérer une brusque détente par ouverture du robinet d'échappement. En raison de la température élevée où se trouvent les pansements, la vapeur d'eau s'échappe, laissant les pansements dans un état de dessiccation relative. Il n'y a d'ailleurs jamais d'inconvénients à utiliser des pansements humides, mais si la boîte de pansements n'est ouverte qu'après plusieurs semaines ou mois, la dessiccation prévient plus sûrement la pénétration des champignons de moisissures.

## Anesthésie

L'*anesthésie générale* est rarement indispensable dans les opérations sur l'appareil de la vision. Néanmoins chez les enfants, dans certaines interventions sur le globe (glaucome aigu), l'orbite ou les paupières (exentération, grandes autoplasties) il est nécessaire d'y recourir. Le chloroforme ou l'éther peuvent être utilisés dans les mêmes conditions ; néanmoins chez les enfants atteints de cataracte congénitale, de glaucome infantile, il n'est pas rare d'observer même avec des doses très faibles, des symptômes d'intoxication chloroformique tardive (mort en 12 à 24 heures avec ou sans vomissements, avec ou sans élévation thermique). On donnera dans ces cas la préférence à l'éther. D'autre part dans le glaucome aigu, on aura recours au chloroforme qui semble avoir une action légèrement hypotonisante et congestionne moins la tête et la face que l'éther.

Lorsque nous avons recours à l'anesthésie générale nous utilisons un masque métallique qui est stérilisé à sec ainsi que le stili-goutte à chloroforme. Cela permet à l'aide chargé de l'anesthésie, qui aura désinfecté ses mains, de ne placer dans le champ opératoire que des objets ou des mains aseptiques Dans quelques cas particuliers, où l'anesthésie générale peut être de courte durée (incisions d'abcès lacrymaux, énucléation, etc.) on utilisera l'anesthésie générale au chlorure d'éthyle avec le masque de Camus.

L'*anesthésie locale* suffit amplement, dans le plus grand nombre des cas de la pratique oculistique, à la condition d'apporter à la technique de l'anesthésie la même attention qu'à la technique opératoire. Quel que soit l'anesthésique employé (cocaïne, novocaïne, etc.) il est indispensable de savoir attendre que l'anesthésique ait produit son maximum d'effet : cela exige un intervalle de 6 à 10 minutes au moins entre l'injection anesthésique et l'acte opératoire.

Dans les interventions sur le globe non irrité (cataracte, sclérotomie, iridectomie, opérations conjonctivales ou cornéennes, etc.) on réalise l'*anesthésie locale par instillation*.

Nous nous servons du collyre suivant instillé à la dose de 1 à 2 gouttes à 3 reprises dans l'espace de 10 minutes, à savoir :

1 première goutte avant la désinfection.

1 deuxième goutte après le savonnage des paupières.

1 troisième goutte après la désinfection de la conjonctive.

$$\left\{\begin{array}{l}\text{Cocaïne (chlorhydrate)} \dots \dots \quad \text{trente centigr.}\\ \text{Eau distillée} \dots \dots \dots \quad \text{10 grammes.}\end{array}\right.$$

L'*anesthésie locale par injection* est, par contre, nécessaire dans les interventions sur les paupières, le sac lacrymal, l'orbite, les muscles oculaires.

Nous nous servons d'une des solutions suivantes :

A. $\left\{\begin{array}{l}\text{Cocaïne (chlorhydrate)} \dots \dots \quad \text{cinquante centigr.}\\ \text{Adrénaline (Solution au millième)} \dots \quad \textit{XXV gouttes.}\\ \text{Eau distillée} \dots \dots \dots \quad \text{100 grammes.}\end{array}\right.$

B. $\left\{\begin{array}{l}\text{Novocaïne} \dots \dots \dots \quad \text{un gramme.}\\ \text{Adrénaline (Solution au millième)} \dots \quad \textit{XXV gouttes.}\\ \text{Sérum physiologique} \dots \dots \quad \text{100 grammes.}\end{array}\right.$

On peut sans inconvénients injecter 2 centimètres cubes de la solution A et jusqu'à 20 cc. de la solution B ; nous stérilisons séparément à l'autoclave, l'adrénaline et la novocaïne et réalisons le mélange au moment de l'injection.

Chez des malades très agités et préoccupés par une intervention

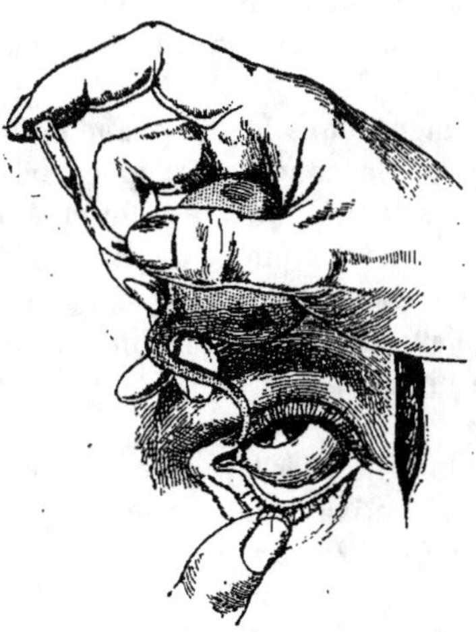

Fig. 7. — Ballon compte-gouttes.

sur le globe oculaire, on pourra obtenir un calme favorable en leur faisant, une heure avant l'opération, une injection sous-cutanée de morphine-atropine ou de pantopon.

Tous les collyres (à l'exception de ceux auxquels on ajoute de l'adrénaline) peuvent être stérilisés à l'autoclave. Pour éviter le développement de moisissures dans le liquide, ce qui se produit inévitablement lorsque l'air qui rentre dans le flacon stérilisé n'est pas filtré sur du coton, nous nous servons de flacons compte-gouttes du modèle

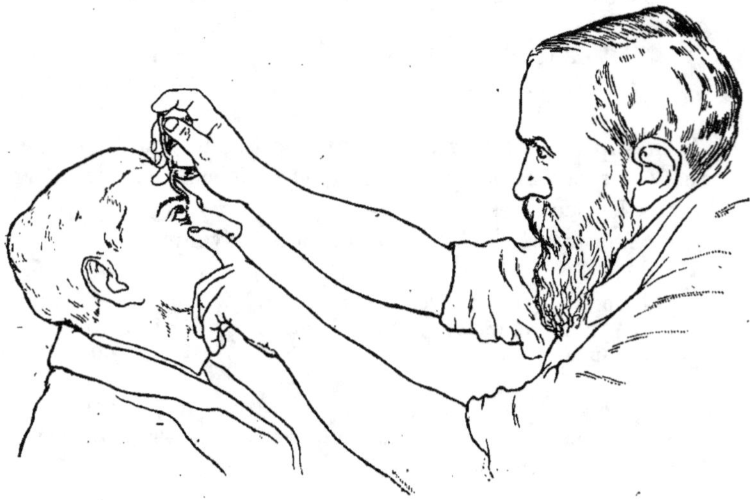

Fig. 8. — Manière de se servir du ballon compte-gouttes.

représenté figure 7. Cette figure montre le mode d'emploi du

compte-gouttes. L'index doit obturer l'orifice supérieur, tandis
que la chaleur de la
main dilate l'air con-
tenu dans l'ampoule
et fait sortir le liqui-
de goutte à goutte.
Quand on pratique
une instillation, sur-
tout à un enfant, il
est bon de toujours
prendre un point
d'appui avec le petit
doigt sur le front du
patient (fig. 8), pour
éviter qu'un mou-
vement brusque ne
vienne mettre en
contact la cornée
et le bout en verre
du compte-gouttes.

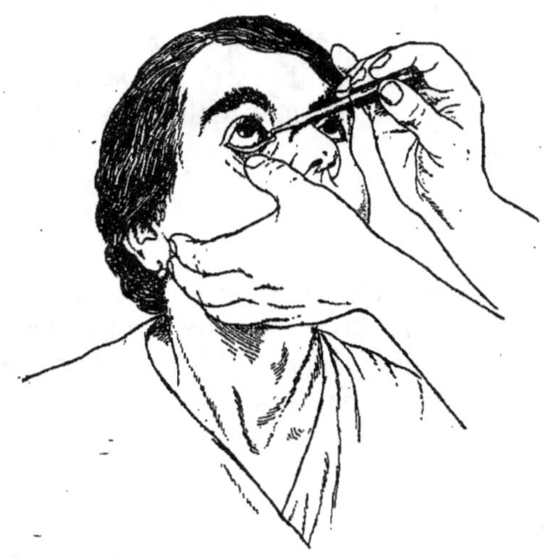

Fig. 9. — Manière de se servir du compte-
gouttes ordinaire.

Il importe souvent que le malade apprenne à pratiquer

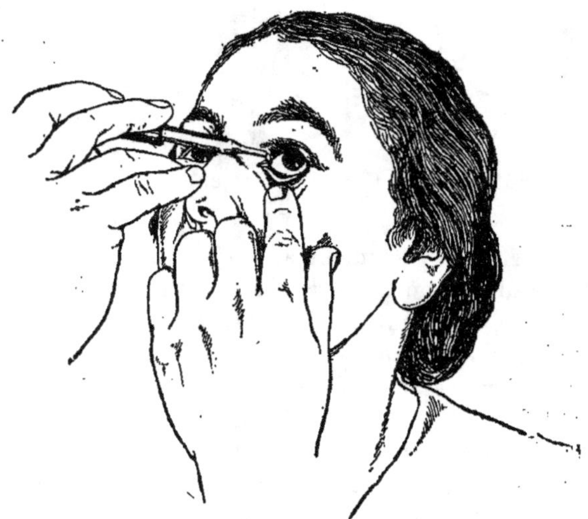

Fig. 10. — Instillation de collyre faite par le malade.

lui-même l'instillation. On lui conseillera d'utiliser le compte-gouttes ordinaire s'il s'agit d'un traitement médicamenteux (et non d'une plaie opératoire ou accidentelle). Le compte-gouttes sera d'un modèle court. Le malade inclinera la tête en arrière : d'une main il abaissera la paupière inférieure et de l'autre il tiendra le compte-gouttes par le caoutchouc, en appuyant la partie de verre sur la base du nez (fig. 10).

## Sutures

Pour pratiquer les sutures on peut employer :
   a) des fils résorbables : catgut, tendon de renne.
   b) des fils non résorbables : soies, fils de lin, crins de Florence.
Pour les ligatures vasculaires, pour les sutures sclérates per-

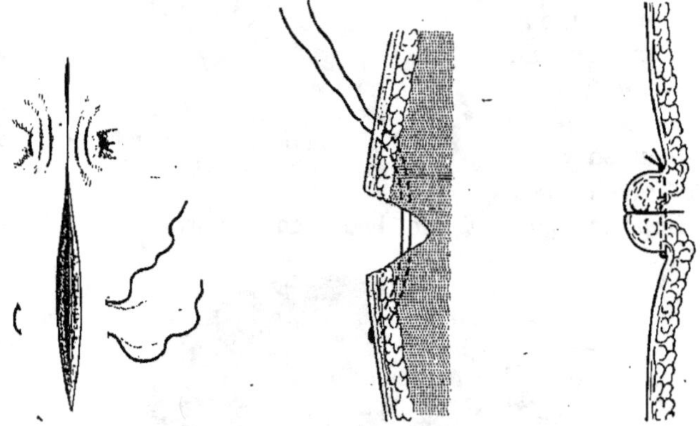

Fig. 11.— Suture en U   Fig. 12. — Trajet des   Fig. 13. — Affrontement.
    vue de face.              fils.

dues (résection du segment antérieur), pour certaines interventions musculaires on utilisera des fils résorbables. Nous donnons la préférence au catgut n° 000 stérilisé dans l'alcool absolu à l'autoclave après déshydratation.

Les fils non résorbables ne sont utilisés que pour les sutures nouées superficiellement et qui peuvent être enlevées consécutivement : pour les sutures palpébrales et musculaires, nous nous servons de soie noire tressée n° 0 ; les sutures conjonctivales sont faites avec une soie plus fine n° 00. Enfin les sutures cornéennes ou cornéo-conjonctivales nécessitent un fil de lin spécial très fin (sutures de Kalt).

Nous avons adopté pour toutes nos sutures à la soie ou au fil la stérilisation à sec à 160° : chaque aiguillée armée de son aiguille est disposée dans une boîte métallique entre deux rondelles de papier filtre.

Les modèles d'aiguilles les plus couramment employés sont :

1° pour la cornée : aiguille de 14 millimètres, ronde, à chas ordinaire.

2° pour la conjonctive, les paupières, etc. : aiguille courbe, plate, à chas fendu n° 8 (pour la soie fine 00), aiguille courbe plate à chas fendu n° 5 ou 2 (pour la soie n° 0).

Dans les opérations d'autoplastie et pour réunir les lèvres des plaies temporo-frontales nous nous servons de crins de Florence ou d'agrafes de Michel. D'une manière générale nous cherchons à réunir les tissus sectionnés par des sutures en **U** qui donnent un meilleur affrontement (fig. 11 à 13).

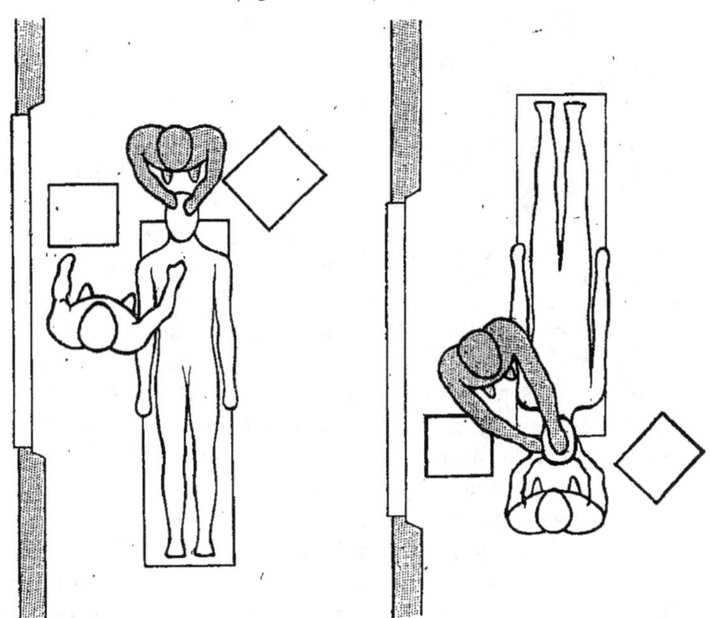

Fig. 14. — Dispositif opératoire pour l'œil droit (l'opérateur est en gris)     Fig. 15. — Dispositif opératoire pour l'œil gauche.

## Assistance opératoire. Opération

Un aide adroit et expérimenté n'est jamais inutile. Mais comme il est souvent difficile de compter sur une assistance parfaite, il importe de s'habituer à opérer seul, surtout pour les interventions sur le globe oculaire.

La table d'opération est disposée parallèlement à la baie éclairante (vitrage, fenêtre), l'œil à opérer étant placé du côté de la lumière.

Pour les opérations sur la cornée, l'iris et le cristallin, l'éclairage latéral est le plus favorable. Il peut être nécessaire de faire éclairer le champ opératoire à l'aide d'un photophore électrique (discission de membranule, extraction de corps étranger intraoculaire), mais il n'est jamais indispensable de se placer pour cela dans une chambre noire.

On évitera le soleil, aussi gênant pour l'opéré que pour l'opérateur. L'opérateur se place généralement à gauche de l'opéré si l'intervention se fait sur l'œil gauche et derrière la tête si c'est l'œil droit qu'il opère. L'aide occupe la position opposée à celle de l'opérateur : il est par conséquent derrière la tête pour l'œil gauche et sur le côté droit pour l'œil droit (fig. 14 et 15). Les précautions d'asepsie prises par l'aide ne diffèrent en rien de celles de l'opérateur. L'aide aura toujours soin, s'il est invité à tenir un instrument, de prendre un point d'appui sur le front ou sur la joue de l'opéré afin que sa main, fortement immobilisée, évite toute pression sur le globe.

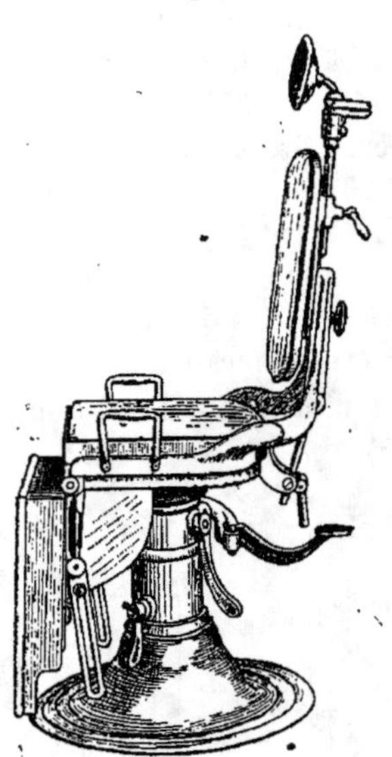

Fig. 16. — Modèle de la table-fauteuil pouvant servir à tous usages (opération, tonométrie, etc.) disposée en fauteuil.

Lorsque l'opération est faite au domicile de l'opéré, il faudra se rendre compte de la disposition de la chambre, de la possibilité de placer parallèlement à la fenêtre le lit sans dossier et de faible largeur qui servira pour l'opération. L'eau stérilisée pour le savonnage des mains sera apportée dans un réservoir stérile. On peut encore faire préparer à l'avance de l'eau bouillie en s'assurant qu'après avoir maintenu l'ébullition pendant 20 minutes, l'eau n'a été ni souillée, ni transvasée. Si l'on n'a pas à sa disposition des cuvettes stérilisées, on rincera deux à trois fois les cuvettes ordinaires avec de l'eau *bouillante*, ce qui est préférable au flambage à l'alcool. Quant aux instruments, collyres et panse-

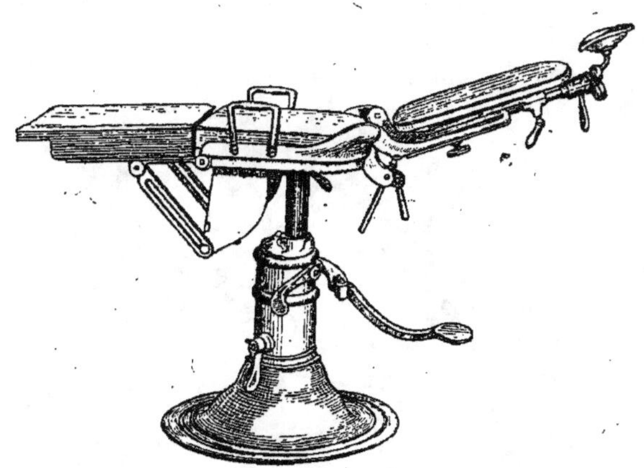

Fig. 17. — La même disposée en table.

ments ils sont stérilisés à l'avance et utilisés comme il a été dit pour l'opération faite à l'hôpital ou dans une clinique. Une infirmière compétente sera placée auprès de l'opéré, tout au moins pendant les huit premiers jours.

## Pansement

Le *pansement des plaies opératoires ou traumatiques* a subi une simplification remarquable depuis l'introduction de l'asepsie en chirurgie oculaire. Il est des interventions qui ne nécessitent aucun pansement, à condition que l'on soit sûr que tout contact septique avec la plaie sera évité.

Pour toutes les opérations d'une certaine gravité sur le globe oculaire, pour toutes les interventions sur les paupières, de même que pour toute solution de continuité résultant de plaies, brûlures, etc., nous nous contentons d'isoler la plaie ou de recouvrir les paupières avec de la gaze aseptique. Des bandes de mousseline coupées en rondelles sont disposées dans des boîtes et stérilisées à l'autoclave. L'intervention terminée, on place quelques rondelles sur les paupières ; si l'on craint un suintement de sérosité, on leur superpose des rondelles d'ouate hydrophile et l'on fixe ce pansement soit avec une bande en tissu tetra ou en crêpe, soit avec un bandeau triangulaire. Il importe que la bande n'exerce jamais de pression sur les paupières et sur le globe et qu'elle ait néanmoins une certaine fixité.

Le pansement monoculaire (monocle) et binoculaire (binocle)

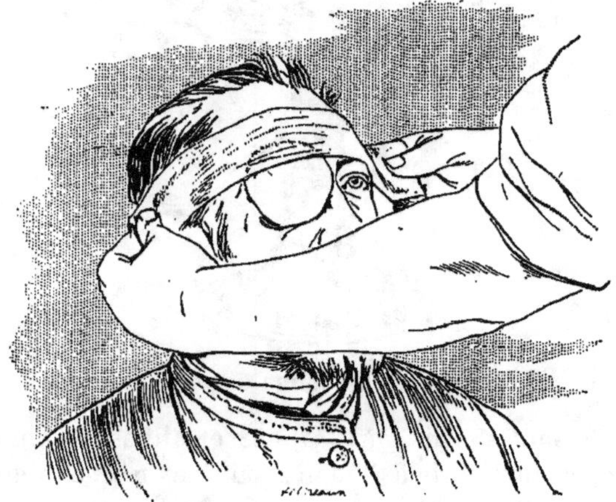

Fig. 18. — Application du monocle. Fixation de la rondelle par le premier tour de bande fronto-occipital.

ont leurs indications spéciales. Le monocle constitue un simple pansement isolant et immobilisateur des paupières. Le binocle réalise en plus l'immobilisation des globes par suppression de la sollicitation visuelle; c'est un facteur utile dans la cicatrisation de certaines plaies. Nous indiquerons à propos de chaque intervention le pansement de choix, mais nous dirons ici la manière d'exécuter ces pansements.

Lorsque l'examen de l'œil n'est pas nécessaire, nous laissons le pansement en place trois ou quatre jours, évitant le plus possible tout contact inutile de la plaie. Il va sans dire que l'on prendra les mêmes précautions d'aseptisation à chaque pansement.

**Monocle.** — La rondelle aseptique est placée sur les paupières et déborde légèrement sur la région frontale. La bande, de 3 à 4 mètres de longueur environ, est appliquée sur la région frontale, ce qui fixe la rondelle (fig. 18). L'extrémité libre est maintenue d'une main au-dessus de l'oreille du côté de l'œil sain. On

achève le tour de tête sans craindre de serrer un peu. On repasse,
une fois encore au niveau du front, puis de la région pariétale et
occipitale, mais au lieu de passer au-dessus de l'oreille on passe
au-dessous du lobule, ce qui empêchera le glissement du pansement vers le sommet de la tête (fig. 19). La bande passe devant

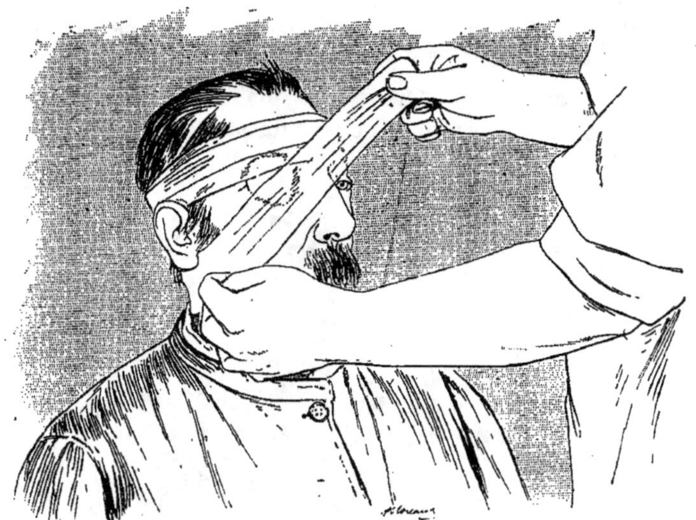

Fig. 19. — Application du monocle, 3ᵉ tour de bande.

l'œil sans exercer aucune pression et gagne la région frontale
opposée. On fait deux ou trois tours semblables et on fixe l'extrémité de la bande avec des épingles ordinaires ou de sûreté.

On peut aussi maintenir la rondelle par un bandeau triangulaire de la forme indiquée dans la figure 20. Les chefs sont simplement noués en rosette sur le côté de la tête.

**Binocle.** — Pour le binocle on se sert de bandes un peu plus
longues. Des bandes de 5 mètres sont suffisantes. On évite toujours les pansements volumineux, qui constituent une dépense
inutile et sont gênants par la chaleur qu'ils provoquent. L'application de la bande se fait de la même manière que pour le
monocle pour les deux premiers tours de tête. Pour le troisième,
la bande passe au-dessus de l'oreille, gagne la racine du nez et
descend au-devant de l'œil non encore recouvert, pour passer
ensuite sous le lobule de l'oreille correspondante et regagner l'occiput.

Dès que l'immobilisation des yeux ou que l'isolement de la plaie opératoire n'est plus nécessaire, on peut remplacer le bandeau par des lunettes de forme coquille et à verres teintés.

**Grillage.** — Dans les interventions sur le globe pour prévenir les pressions digitales dont certains opérés sont coutumiers nous utilisons volontiers un grillage binoculaire composé d'un treillis métallique forme domino et fixé avec deux rubans passant autour de la tête.

**Tulle gras.** — L'adhérence des plaies, des lambeaux greffés, ou des cils à la gaze ou à l'ouate du pansement est souvent une

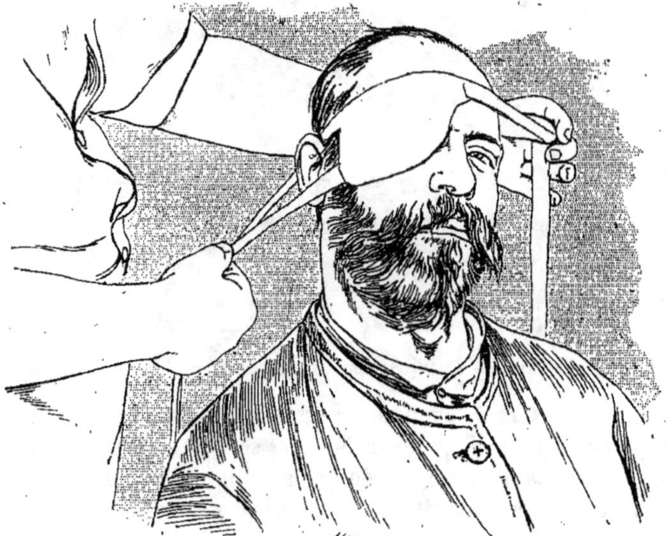

Fig. 20. — Fixation d'un pansement monoculaire à l'aide d'un bandeau triangulaire.

cause de sensibilité et peut même parfois compromettre la bonne coaptation. Dans ces cas il y a grand avantage à utiliser l'invention de Lumière qui consiste dans l'emploi d'un tissu à maille (tulle ou gaze) imprégné d'un mélange d'huile de ricin et de cire avec du baume du Pérou, le tout stérilisé à l'autoclave. Ce tulle gras est appliqué directement sur la plaie et recouvert de gaze ou d'ouate. Grâce aux mailles, les liquides exsudés ne sont pas retenus sous le pansement et passent dans la rondelle d'ouate ou de gaze qui peut être renouvelée aussi souvent que cela est nécessaire.

Le *pansement dans les affections inflammatoires de la conjonctive* est aujourd'hui presque complètement abandonné, et à juste raison, car l'accumulation de la sécrétion sur le pansement (si celui-ci n'est pas renouvelé toutes les heures) devient une cause d'irritation des téguments.

Lorsqu'on veut prévenir l'infection du second œil, dans la conjonctivite gonococcique par exemple, on a recours à un mode particulier d'isolement. Un verre de montre est appliqué devant l'œil sain et fixé au pourtour de l'orbite, soit à l'aide de diachylon, soit avec de la tarlatane et du collodion (fig. 21).

Dans tous les cas où par suite de l'inoclusion des paupières ou d'œdème conjonctival faisant saillir la muqueuse dans la fente palpébrale, le pansement pourrait entrer en contact avec la cornée ou la conjonctive, nous avons l'habitude de placer un verre de

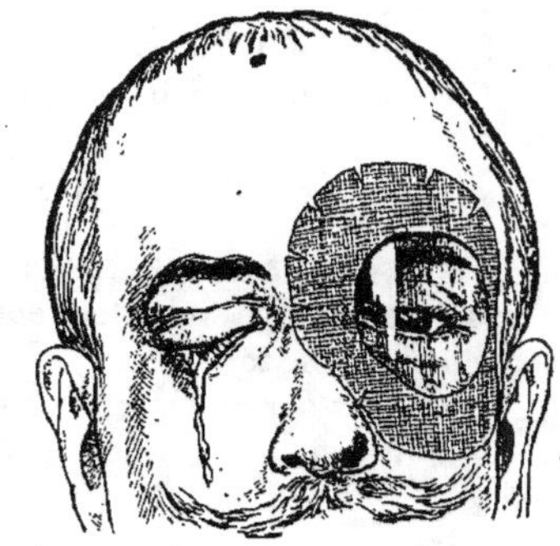

Fig. 21. — Isolement d'un œil avec un verre de montre fixé par du diachylon (conjonctivite gonococcique unilatérale).

montre stérile sur les paupières, entre celles-ci et le pansement, appliqué comme il a été dit plus haut.

Voici à titre de memento la liste des objets de pansement, des liquides de désinfection ou des objets de toilette à faire préparer dans les cas d'une opération sur le globe.

### A. — *Par le pharmacien*

1 litre de solution d'oxycyanure de mercure à 5 0/00.

500 cc. de solution d'oxycyanure de mercure à 1 p. 5.000 (solution stérilisée à l'autoclave avec col entouré d'ouate).

250 gr d'alcool à 90°.

100 gr. de savon liquide.

4 litres d'eau stérilisée.

1 boîte ou bocal de compresses et champs stérilisés.

1 boîte de tampons oculaires forme cocons stérilisés.

1 boîte de pansement oculaire complet stérilisé (contenant des rondelles ouate et gaze, 2 bandes Velpeau, 2 épingles de sûreté).

10 cc. d'une solution de cocaïne (chlorhydrate) à 3 0/0 stérilisée à l'autoclave et contenue dans une ampoule compte-goutte avec double

enveloppe. Cela permettra au chirurgien de se servir du compte-goutte après aseptisation de ses mains.

Suivant le cas, collyre d'atropine (sulfate) ou de pilocarpine (chlorhydrate) (10 cc.) préparés de la même manière.

1 à 3 ampoules de novocaïne stérilisée à 1 0/0.

1 ampoule d'adrénaline stérilisée à 1 0/00.

3 brosses stérilisées.

3 cuvettes stérilisées.

2 blouses stérilisées.

On y ajoutera, si besoin, les sutures, gants de caoutchouc, etc.

### B. — *Par l'infirmière*

Le lit à dossier bas sera placé parallèlement à la fenêtre qui ne devra pas être exposée au soleil pour l'heure de l'opération.

Un seau de toilette.

Quelques serviettes éponges.

Un litre d'eau bouillante pour tiédir les solutions de lavage au bain-marie.

CHAPITRE II

## SYMPTOMES ET MALADIES DE LA RÉGION SOURCILIÈRE

La région sourcilière correspond au bord supérieur de l'orbite, mais la ligne d'implantation des poils, constituant le sourcil, ne suit pas forcément l'arc plus ou moins régulier que dessine le contour osseux. Cette région ne présente que rarement des lésions congénitales, mais elle est, par contre, très exposée aux traumatismes. Les principales affections qu'on y observe sont d'origine pilaire. Les lésions inflammatoires des organes sous-jacents, notamment de l'os ou du sinus frontal, se traduisent fréquemment par une déformation de la région sourcilière.

Dans tout examen systématique, on fera successivement :

*a)* L'inspection des téguments (œdème, couleur) et du sourcil (forme, implantation des poils et leurs altérations).

*b)* La palpation de la peau et du rebord orbitaire.

*c)* La percussion de la région frontale et sourcilière.

*d)* L'examen fonctionnel : douleur spontanée ; douleur provoquée à la pression ; motilité de la région sourcilière, sensibilité cutanée dans ses différents modes (tact, chaleur, piqûre).

## I. — AFFECTIONS CONGÉNITALES DE LA RÉGION SOURCILIÈRE

Les malformations sont exceptionnelles, mais il n'est pas très rare de rencontrer des implantations sourcilières différant du type le plus habituel. Dans certains cas, on a trouvé une interruption dans la ligne du sourcil correspondant en général à la région moyenne et coïncidant avec une anomalie de développement analogue de la paupière supérieure. C'est *le colobome du sourcil.*

On peut voir au niveau du sourcil des taches congénitales plus ou moins étendues, pigmentées et recouvertes de poils.

## Kyste dermoïde

C'est l'affection congénitale la plus fréquente de cette région. La présence du kyste est généralement reconnue dès les premiers jours de la vie : la queue du sourcil est son siège de prédilection.

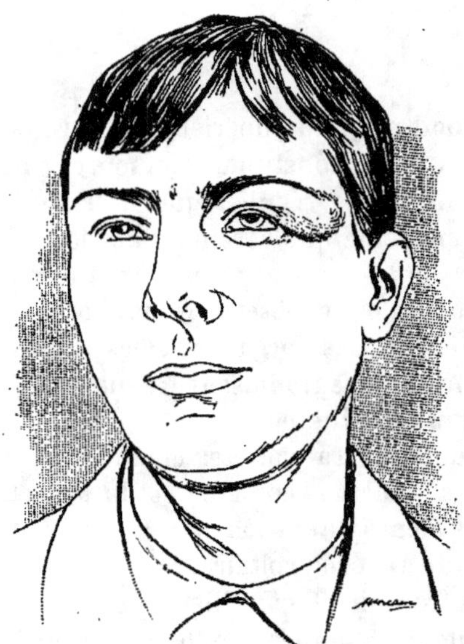

Fig. 22. — Kyste dermoïde de la queue du sourcil.

**Symptômes.** — Le kyste se signale par une saillie plus marquée des téguments, sans modifications de leur couleur, dans une zone limitée du trajet du sourcil ; à la palpation, on sent une petite masse arrondie assez dure, mobile sous la peau, mais paraissant faiblement rattachée au plan osseux qui semble légèrement déprimé à son niveau. Il est rare que le kyste donne une impression de tumeur liquide fluctuante, en raison de l'épaisseur et surtout de la tension des parois. Le volume du kyste est celui d'un pois, d'une noisette ou d'une noix. Il peut rester très petit pendant les premières années et subir ultérieurement un développement assez marqué qui fixe toujours l'attention.

**Lésions.** — L'examen anatomique du kyste le montre formé d'une paroi continue, d'épaisseur assez variable et constituée par des faisceaux conjonctifs, que tapisse, du côté de la cavité, une couche épithéliale plus ou moins épaisse et formée par un épithélium stratifié dont la couche profonde seule offre une irrégularité assez grande. On trouve en outre, dans l'épaisseur de la paroi, des formations épithéliales telles que glandes sébacées, glandes sudoripares ou follicules pileux. La paroi du kyste dermoïde, et c'est là son caractère essentiel, a les attributs histologiques de la peau. Le contenu est variable : *solide* — formé par une matière opaque, blanchâtre ou jaunâtre, au milieu de laquelle se trouvent des formations épidermiques telles que poils, dents, etc. — ou *liquide*, transparent et d'aspect huileux (ce sont les kystes dits huileux).

**Traitement..** — Ces kystes peuvent augmenter un peu de volume avec les années, mais ils ne sont jamais envahissants. La seule complication à laquelle ils donnent parfois lieu, résulte de l'infection endogène du kyste produisant la suppuration et l'ouverture de la collection suppurée du côté de la peau.

La petite difformité que déterminent ces kystes engage en général les malades à se faire opérer. Après avoir rasé le sourcil on fera une incision parallèle dépassant un peu la longueur du kyste. L'incision comprendra la peau et le tissu cellulaire. Le kyste est plus profondément situé qu'on ne le croit habituellement. Par une légère pression exercée sur les deux régions cutanées bordant la plaie d'incision on fera aisément apparaître dans celle-ci la surface lisse, jaunâtre du kyste que l'on fixera avec une pince ou un crochet à chalazion en l'attirant dans la plaie. Il sera toujours facile de détacher, à coups de bistouri ou de ciseaux fins, les adhérences du kyste au plan profond. Un ou deux fils assureront la coaptation des lèvres de la plaie cutanée ; ils pourront être retirés le cinquième jour.

## Méningo-encéphalocèle

Affection congénitale très rare coïncidant habituellement avec d'autres malformations du squelette crânien et attirant l'attention dès la naissance en raison du degré de la déformation sourcilière. Son siège habituel est l'angle interne et supérieur de l'orbite, c'est-à-dire la tête du sourcil. Les téguments sont normaux au-devant de la tumeur kystique que l'on sent nettement fluctuante, mais rarement réductible, au moins en totalité, contrairement à ce que l'on avait admis théoriquement. Le volume du kyste varie d'un pois à un œuf de poule. On sent nettement le pédicule fortement adhérent aux os. Le kyste se tend sous l'influence des cris et des efforts. Il est parfois animé de pulsations synchrones avec les mouvements respiratoires.

L'affection résulte d'une hernie de la dure-mère avec ou sans substance cérébrale à travers les sutures crâniennes, dans l'espèce la suture ethmoïdo-frontale.

Elle n'est pas justiciable d'un traitement médical ou chirurgical. Les enfants atteints de ces lésions ne vivent pas longtemps.

## II. — PLAIES ET TRAUMATISMES DE LA RÉGION SOURCILIÈRE

Les traumatismes du sourcil sont très fréquents et d'étiologie variée.

A la suite d'une chute ou de la projection d'agents vulnérants, on voit se produire des plaies linéaires parallèles au sourcil et qui semblent causées par un instrument coupant, alors qu'elles résultent uniquement de la section cutanée sur le bord orbitaire. Il en est de même à la suite de coups de poing. On peut observer aussi, cela va sans dire, des plaies irrégulières avec décollement étendu de la peau du front.

Les plaies par instruments piquants n'offrent un intérêt particulier que lorsque l'instrument pénètre dans l'orbite et va sectionner le nerf optique au sommet de l'orbite, ce qui est souvent le cas pour les plaies de la tête du sourcil.

La même observation est applicable aux plaies par armes à feu.

En dehors de la plaie, variable suivant les conditions qui lui ont donné naissance, l'un des symptômes immédiats et constants de tout traumatisme sourcilier réside dans la suffusion sanguine et l'œdème des paupières. L'ecchymose palpébrale persiste une huitaine de jours ; l'œdème a disparu en 24 à 48 heures, s'il n'y a pas de complication septique.

**Complications.** — La plus fréquente est l'*infection* produite au moment du traumatisme et qui peut être, suivant le cas, une infection par le streptocoque donnant lieu à un abcès ou à un érysipèle ; une infection par le bacille tétanique donnera lieu au tétanos (c'est notamment le cas lorsque la plaie résulte d'une chute contre le sol), etc.

La *section des nerfs frontaux* externe ou interne produite par les instruments piquants ou contondants n'a pas d'autre effet que d'entraîner une anesthésie partielle dans le territoire cutané innervé par eux. On a attribué aux traumatismes de la région sourcilière une certaine influence sur la production de troubles oculaires réflexes. Ces troubles réflexes n'existent pas en réalité, et les phénomènes oculaires observés parfois peuvent se ramener soit à des troubles d'*hystérie oculaire* (amaurose ou amblyopie, troubles accommodatifs, photophobie et blépharospasme, etc., que tout traumatisme peut provoquer) soit à une *lésion du nerf optique* par fracture indirecte de la base du crâne (fracture du sphénoïde).

**Traitement.** — Après savonnage de la région sourcilière et aseptisation, on appliquera des points de suture s'il s'agit de plaies béantes. Sinon on se contentera d'un pansement aseptique. S'il y a souillure de la plaie par de la terre, on en nettoiera les lèvres, on fera un attouchement de la perte de substance avec de la teinture d'iode et on pratiquera d'emblée, dans l'hypocondre, une injection sous-cutanée de sérum antitétanique de 20 centimètres cubes.

Si l'on soupçonne la présence de corps étrangers, on pourra recourir à la radiographie pour les localiser : on les extraira si la plaie est largement ouverte, mais s'il s'agit d'un projectile de petit volume dont la porte d'entrée est étroite, on n'interviendra que pour les corps étrangers superficiels.

## III. — LÉSIONS PILAIRES ET INFLAMMATOIRES

Il existe de très grandes variétés individuelles dans la disposition des poils du sourcil, notamment dans leur abondance et leur direction. Dans un assez grand nombre de cas le poil devient rare par suite d'une affection des téguments. La chute totale ou la rareté des poils du sourcil constitue l'alopécie sourcilière. En dehors des lésions cicatricielles (brûlures, plaies infectées) les causes habituelles de l'alopécie sourcilière sont la syphilis, la kératose pilaire, la pelade et la lèpre. Nous envisagerons d'abord ces affections puis les infections parasitaires des sourcils (tricophytie, favus), et enfin les infections suppuratives qui atteignent le follicule pileux (furoncle) ou le tissu cellulaire sous-cutané (abcès).

## Alopécies sourcilières

***Alopécie par kératose pilaire.*** — La kératose pilaire du sourcil est une disposition congénitale caractérisée par une raréfaction diffuse des poils et l'aspect rugueux et érythémateux de la peau. Elle est symétrique et n'est justiciable d'aucun traitement.

***Alopécie cicatricielle.*** — Une plaie guérissant par première intention, c'est-à dire sans suppuration ou nécrose du derme, ne

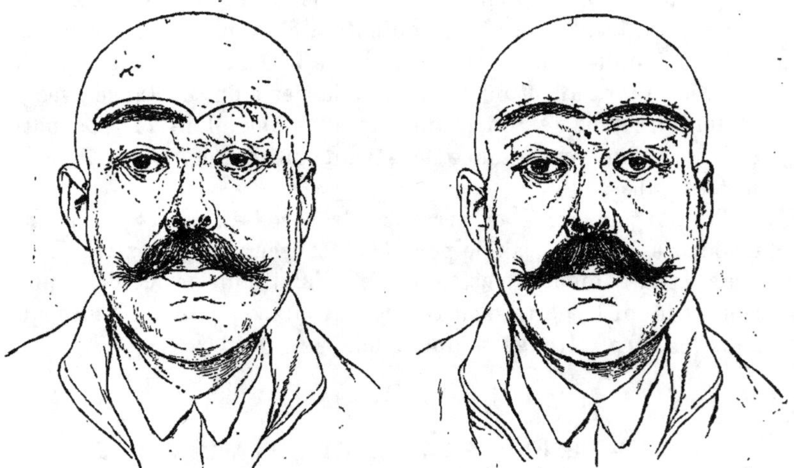

Fig. 23 et 24. — Alopécie cicatricielle unilatérale. Dédoublement du sourcil et greffe pédiculée.

produira jamais d'alopécie durable ; c'est pour cette raison que, chaque fois qu'on le peut, on dissimule les cicatrices d'incision orbitaire en les faisant au niveau du sourcil. Pour qu'une alopécie succède à une plaie, il faut qu'elle se complique d'infection ; c'est, en effet, l'infection qui produira l'inflammation des follicules pileux et leur nécrose. De même pour qu'une alopécie succède à une lésion éruptive, il faut que celle-ci ait atteint profondément le derme : c'est le cas dans la pustule vaccinale, la pustule variolique, la pustule maligne, certaines éruptions de zona ophtalmique, certaines syphilides ulcéreuses ; les cautérisations par le feu ou les acides sont également la cause de l'alopécie cicatricielle.

Le traitement consiste dans la greffe du sourcil ; cette intervention peut être indiquée pour des raisons cosmétiques ou même pour parer à l'inconvénient qui résulte de l'absence du sourcil, l'écoulement de la sueur frontale entre les paupières.

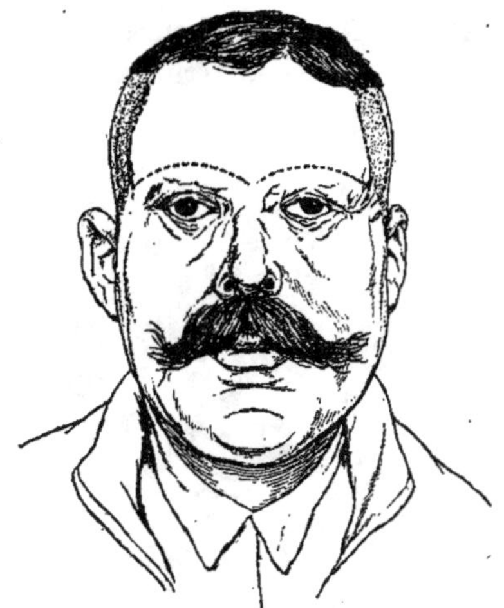
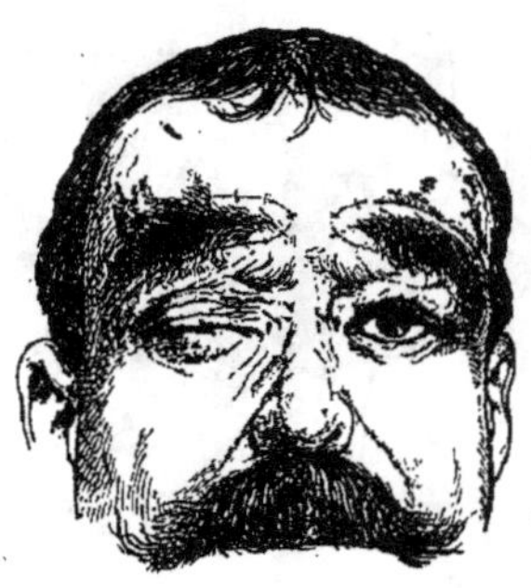

Fig. 25 et 26. — Alopécie bilatérale. Greffe pédiculée de lambeaux pileux empruntés à la région temporale.

Lorsque l'alopécie sourcilière est unilatérale et que le sourcil du côté opposé est assez fourni, on peut tailler un lambeau à pédicule nasal comprenant la moitié de ce sourcil ; on fait tourner le lambeau de 180° pour l'insérer dans une incision correspondant à l'emplacement symétrique. Lorsque l'alopécie atteint les deux sourcils, le prélèvement des lambeaux pileux pédiculés se fera au niveau des régions temporo-pariétales. Dans certains cas enfin, on sera amené à pratiquer une greffe de lambeaux pileux, sans pédicules empruntés à la région occipitale. Le succès de ces greffes sans pédicules n'est pas aussi constant que celui des greffes pileuses pédiculées.

***Alopécie péladique.*** — Les recherches récentes ont remis en question la nature de la pelade sans en éclaircir l'étiologie. Les caractères cliniques de cette affection n'en sont pas moins extrêmement nets. Dans l'aire péladique la chute des poils est totale et complète. Il ne reste pas un seul poil et ce n'est qu'après une période assez longue que l'on voit des poils repousser. Le diagnostic de l'alopécie péladique est facile, car il existe presque toujours des foyers péladiques dans la barbe ou le cuir chevelu.

L'affection n'est pas transmissible, au moins directement (Jacquet).

***Alopécie syphilitique.*** — On l'observe surtout chez la femme. Elle atteint le sourcil en l'éclaircissant d'une manière diffuse et en imprimant aux poils une direction irrégulière (sourcil broussailleux). D'autres fois le sourcil présente des interruptions irré-

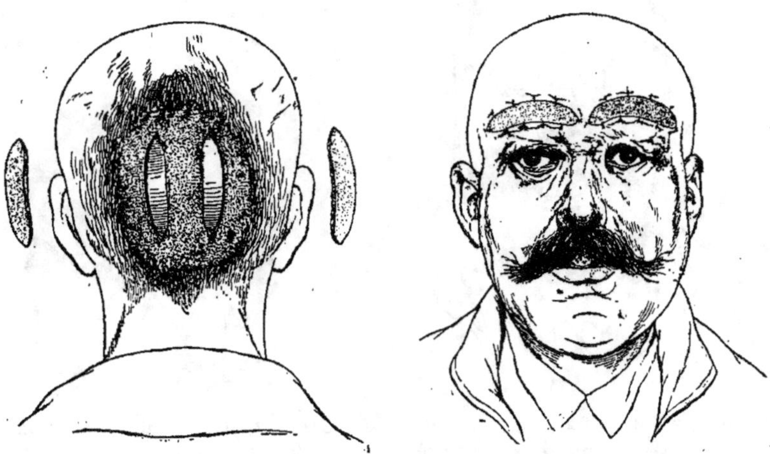

Fig. 27 et 28. — Alopécie bilatérale. Greffe de lambeaux pileux sans pédicules empruntés à la région occipitale.

gulières (sourcil brisé) : c'est l'alopécie dite en clairière, qui peut frapper d'ailleurs simultanément d'autres régions pilaires. Cette alopécie est passagère et n'a qu'un intérêt diagnostique.

***Alopécie lépreuse.*** — La localisation sourcilière de l'infection lépreuse est extrêmement fréquente ; elle se traduit presque toujours par une alopécie accompagnée ou non de macules ou de tubercules lépreux de la région sourcilière.

La chute des sourcils peut être rapide et complète, ou progressive. Elle est habituellement bilatérale et atteint surtout la partie externe du sourcil. Elle n'est pas susceptible de guérison, car elle est la conséquence des lésions dermiques produites par la présence du bacille de Hansen.

## Infections parasitaires. Trichophytie. Favus.

Le favus et la trichophytie du sourcil sont presque toujours secondaires à des localisations de ces infections dans le cuir chevelu ou la barbe, de telle sorte que le diagnostic ne présente que rarement des difficultés.

Le favus se reconnaîtra aux concrétions jaunâtres qui se développent au niveau des lésions (godet favique), à l'odeur particulière que dégagent les lésions (odeur de souris) et surtout à la présence dans les squames de l'*Achorion Schœnleini* (les poils du sourcil ne sont pas envahis).

Dans la trichophytie, les croûtes sont moins épaisses. On constate soit des taches érythémateuses avec petites croûtelles, soit des vésico-pustules avec raréfaction des poils. Ici encore, c'est à la recherche du parasite dans les poils ou dans les squames que l'on demandera la précision du diagnostic. Il suffit de placer entre la lame et la lamelle le produit à examiner puis à laisser pénétrer une goutte de potasse caustique à 40 p. 100. Les spores et le mycélium, résistant à l'action dissolvante de l'alcali, apparaissent nettement à l'examen microscopique. Si l'on désire préciser la variété du *Trichophyton* à laquelle on a affaire, il faudra pratiquer un ensemencement sur gélose sucrée de Sabouraud.

***Traitement.*** — On enlèvera les croûtes et les squames par des applications humides répétées ; on fera l'épilation de la région malade, puis une application au pinceau de teinture d'iode pure ou étendue d'un peu d'alcool. Plusieurs applications seront habituellement nécessaires.

## Furoncle

Le furoncle du sourcil est assez fréquent et souvent méconnu. Il se traduit, en effet, par un œdème très accusé de la paupière supérieure qui fait croire à une lésion oculaire ou orbitaire, surtout si le sourcil est fourni, car la rougeur au niveau du follicule enflammé est alors masquée. La douleur spontanée n'est pas très accusée. Il faudra donc rechercher systématiquement le furoncle en promenant la pulpe du doigt sur le sourcil ; on provoquera en un point une douleur extrêmement vive et assez circonscrite : à ce niveau, un ou quelques poils présentent à leur base une croûte jaunâtre. La peau est plus épaisse et plus dure. L'œdème apparaît dès le début et persiste jusqu'à l'évacuation du furoncle. Au niveau de la pointe du furoncle se produit une ulcération recouverte d'une croûte. Lorsqu'on l'enlève, on aperçoit au-dessous d'elle une masse blanchâtre : c'est le bourbillon que l'on peut parfois sortir par simple pression. L'ouverture spontanée du furoncle se produit du 4e au 8e jour. Cette évolution peut s'accompagner d'un peu de fièvre et de malaise. Les complications sont exceptionnelles. On a néanmoins constaté la thrombose de la veine ophtalmique et des sinus à la suite d'un furoncle du sourcil.

*Traitement.* — Le traitement consistera dans un savonnage minutieux de la région malade puis dans l'application de compresses d'ouate hydrophile bouillies dans l'eau ou dans une solution antiseptique. On répétera l'application chaude 3 fois par jour et, dans l'intervalle,

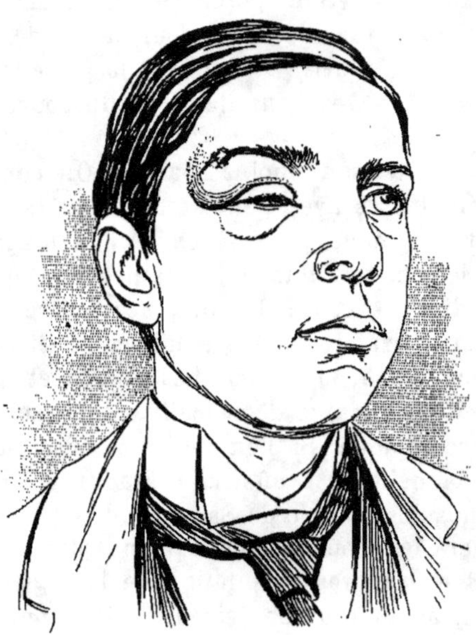

Fig. 30. — Furoncle de la queue du sourcil.

on évitera tout contact de la région enflammée où l'on maintiendra un pansement aseptique.

Au début, on réussira parfois à enrayer l'évolution du furoncle en le cautérisant au galvanocautère : on coupera les poils à son niveau, puis, avec une anse étroite et portée au rouge, on pénétrera verticalement à 3 ou 4 millimètres de profondeur, après anesthésie superficielle au chlorure d'éthyle.

## Impetigo. Abcès du sourcil

Les enfants misérables et mal soignés sont fréquemment atteints de lésions cutanées recouvertes de croûtes plus ou moins épaisses affectant différentes parties du corps, notamment les téguments de la face, le cuir chevelu, le cou, les mains, etc. On donne vulgairement le nom de *gourme* à cet *impetigo* qui paraît contagieux, mais dont la nature exacte n'a pas encore été établie. Le sourcil est souvent le siège de croûtes impétigineuses qui, en s'accumulant, forment une carapace moins développée néanmoins que celle qui occupe le cuir.chevelu.

Au-dessous de ces concrétions brun grisâtre on découvre parfois une collection suppurée sous-cutanée, causée par une infection où l'examen microscopique décèle en abondance les microcoques en chaînettes du streptocoque.

*Traitement.* — La propreté générale est la première indication du traitement. Aux bains généraux, on adjoindra, pour faciliter l'ablation des croûtes, des pansements humides aseptiques.(ouate hydrophile bouillie dans de l'eau). Ces pansements seront renouvelés jusqu'à ce que la concrétion se désagrège et que l'on mette à nu la lésion cutanée qui consiste généralement en une ulcération peu profonde et à contours irréguliers. Il sera souvent utile de couper aux ciseaux les poils des sourcils. Le traitement local consistera dans un attouchement léger avec le crayon de nitrate d'argent, la solution de nitrate d'argent au 1/40 ou la teinture d'iode. On renouvellera le pansement aseptique tous les jours et on n'oubliera pas que l'origine de ces manifestations est presque toujours dans une affection nasale qu'il faudra traiter par des lavages, des préparations mentholées ou résorcinées, etc. S'il y a un abcès au-dessous du placard impétigineux, on pratiquera une incision horizontale, parallèle au sourcil, pour évacuer largement le pus, puis on fera un pansement aseptique à plat. La conduite sera la même si l'abcès du sourcil a succédé à une plaie.


## IV. — AFFECTIONS PROFONDES DE LA RÉGION SOURCILIÈRE
## SÉMIOLOGIE DES LÉSIONS DU BORD SUPÉRIEUR DE L'ORBITE


La déformation de la région sourcilière par saillie plus accusée ou élargissement du bord orbitaire est le symptôme commun à un certain nombre d'affections du périoste ou des cavités sinusiennes pour le diagnostic desquelles on aura recours aux procédés habituels d'examen (palpation, percussion) et en outre à la radiographie, à l'examen rhino-sinusien, au besoin à la ponction.

## Périostite aiguë du bord orbitaire supérieur

Cette périostite s'observe en particulier chez les jeunes sujets et a pour cause occasionnelle un traumatisme de la région. En dehors de la déformation qui siège dans la moitié temporale, la région sourcilière est injectée, empâtée et douloureuse à la pression. Il peut y avoir de la fièvre, du malaise. Les douleurs spontanées sont relativement peu marquées. L'incision profonde fait sortir un pus épais, bien lié, dans lequel l'examen microscopique et la culture font reconnaître la présence de cocci en grappes (staphylocoques). Un drainage est habituellement nécessaire pour amener la guérison après deux ou trois semaines. Dans ces cas de périostite aiguë, il n'y a pas de nécrose osseuse et, par conséquent, ni séquestre, ni fistule persistante.

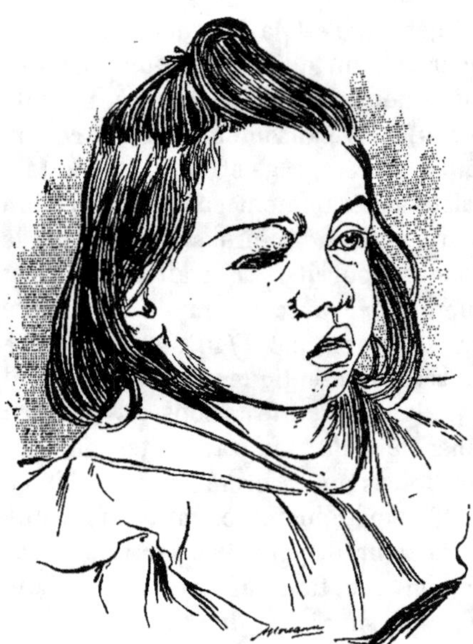

Fig. 31. — Gomme syphilitique du bord supérieur de l'orbite chez une fillette de trois ans.

## Périostite syphilitique du bord orbitaire supérieur

La déformation se produit lentement et progressivement ; toujours perceptible à la palpation, elle devient assez souvent apparente à la vue. Elle est précédée ou accompagnée de douleurs constantes qui peuvent s'irradier dans toute la tête et s'exaspérer pendant la nuit. La douleur à la pression est tout particulièrement accusée. La palpation indique un empâtement diffus ou des nodosités plus ou moins circonscrites. On sent parfois des régions flúctuantes, et la ponction à la seringue permet d'en retirer un liquide brunâtre ou grisâtre mal lié.

Le syphilome n'est pas forcément limité au périoste ; le tissu osseux sous-jacent peut être atteint simultanément. Il en résulte alors des modifications assez accusées de l'os frontal. Le traitement mercuriel agit très efficacement sur ces lésions. Le premier symptôme qui se modifie est la douleur spontanée. La déformation et la douleur à la pression s'atténuent moins rapidement. Il faut compter deux à trois semaines pour juger de l'effet thérapeutique, mais le traitement doit être continué assez longtemps.

## Tuberculose du bord orbitaire supérieur

Cette localisation de la tuberculose est très rare. La tuméfaction des tissus ne s'accompagne pas de douleurs. La sensibilité à la pression est nulle ou très peu accusée  La suppuration a une tendance à persister. L'inoculation du pus au cobaye permettra de démontrer la nature tuberculeuse de la suppuration. La lésion osseuse est constante et l'intervention devra l'atteindre.

Le traitement s'adressera en outre à l'état général.

## Tumeurs profondes du sourcil

Certaines tumeurs peuvent prendre leur point de départ dans le plan osseux du sourcil. C'est en particulier le cas pour le *sarcome* et pour l'*ostéome*.

Le *sarcome* débute par une tuméfaction circonscrite adhérente au plan osseux et qui contracte assez rapidement des adhérences avec les téguments. Ce qui le caractérise essentiellement c'est l'accroissement très rapide de son volume. En quelques semaines la saillie de la tumeur a doublé ou triplé, et quelques mois suffisent pour qu'elle ait atteint la dimension d'une orange ou d'une tête d'enfant. Il peut se produire des ulcérations superficielles et des hémorragies en nappe.

Même au début, le danger d'hémorragie rend l'excision de la tumeur des plus difficiles.

L'*ostéome* a son point de départ fréquent dans les sinus frontaux et tend à faire saillie dans l'orbite après avoir déformé la région sourcilière. Le développement de l'ostéome est extrêmement lent. Il sera toujours utile de faire deux radiographies, l'une de profil et l'autre de face pour se rendre compte de l'étendue de la tumeur osseuse.

L'intervention chirurgicale peut avoir parfois un résultat définitif et complet; il en a été ainsi dans le fait dont nous reproduisons la radiographie à propos des tumeurs de l'orbite.

CHAPITRE III

# SYMPTOMES ET MALADIES
# DE LA RÉGION PALPÉBRALE

L'examen systématique des paupières comportera :

*a*) L'inspection de la forme des paupières, de la fente palpébrale, des altérations des téguments (ulcérations, œdème, éruption), des angles et du bord libre avec la disposition des cils et leurs altérations.

*b*) La palpation des lésions cutanées superficielles (eczéma) des infiltrations ou indurations profondes (œdème, emphysème, etc.) l'adhérence avec les plans profonds.

*c*) L'examen fonctionnel : sensibilité générale des téguments à la chaleur et au toucher ; motilité volontaire propre ou associée des paupières et des globes, ouverture et occlusion palpébrale ; spasme ; réflexes palpébraux : ces réflexes intéressent surtout l'étude de la sensibilité cornéenne ou rétinienne.

## I. — AFFECTIONS CONGÉNITALES

Les affections congénitales des paupières sont relativement rares ; nous nous occuperons surtout de celles qui présentent un intérêt diagnostique ou thérapeutique.

## Ablépharie. Cryptophtalmie. Ankyloblépharon. Blépharophimosis

L'ablépharie ou absence complète des paupières est exceptionnelle et coïncide toujours avec une malformation du globe oculaire de même que la cryptophtalmie : ce dernier terme sert à désigner les cas où la peau du front se continue directement avec celle de la joue et ne présente qu'une dépression comme vestige de la fente palpébrale ; le globe oculaire est alors réduit à l'état de moignon du volume d'un pois. Dans l'ankyloblépharon, les bords palpébraux sont soudés et le globe est toujours atteint d'un arrêt de développement. La malformation peut être unilatérale ou bilatérale.

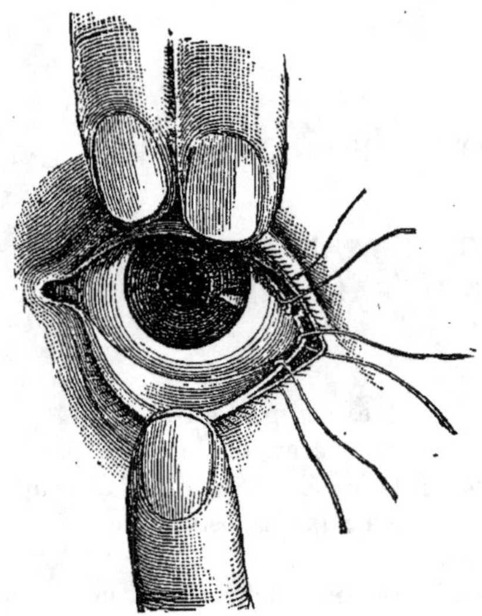

Fig. 32. — Canthotomie externe.

Dans certains cas les paupières et la fente palpébrale existent, mais offrent un développement insuffisant. On donne à cette anomalie le nom de blépharophimosis.

On remédiera à la défiguration résultant de cette anomalie par une canthotomie externe c'est-à-dire une section horizontale de la commissure temporale.

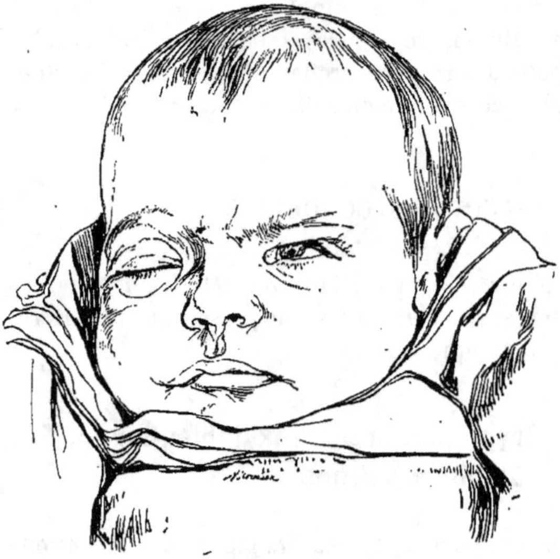

## Colobome palpébral

Le colobome palpébral se présente sous la forme d'une encoche en V dont la base est tournée du côté du bord libre et dont les angles sont arrondis.

Fig. 33. — Colobome palpébral congénital.

Il siège plus fréquemment à la paupière supérieure et coexiste souvent avec d'autres malformations, en particulier avec le dermoïde de la cornée, le bec-de-lièvre, etc. Le colobome est simple, double (atteignant les deux paupières d'un même côté) ou bilatéral. On différencie facilement par les commémoratifs le colobome congénital des plaies verticales des paupières (colobomes acquis) ou des ulcérations marginales cicatrisées (tarsite ulcéreuse syphilitique) qui prennent après quelques années des caractères semblables aux malformations.

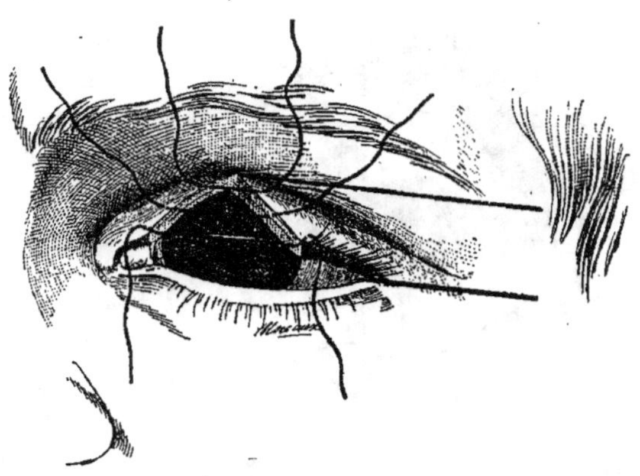

Fig. 34. — Tracé des incisions dans le cas de réfection des paupières pour colobome.

**Traitement.** — On remédiera de bonne heure au colobome palpébral par un avivement des lèvres du colobome et l'application de sutures. Si le colobome est large, il sera parfois nécessaire de faire une libération d'un des segments palpébraux par une incision horizontale et d'assurer l'immobilisation temporaire des paupières par une blépharorraphie partielle.

## Épicanthus

On donne le nom d'épicanthus à une conformation habituellement symétrique et consistant dans la présence d'un repli semilunaire

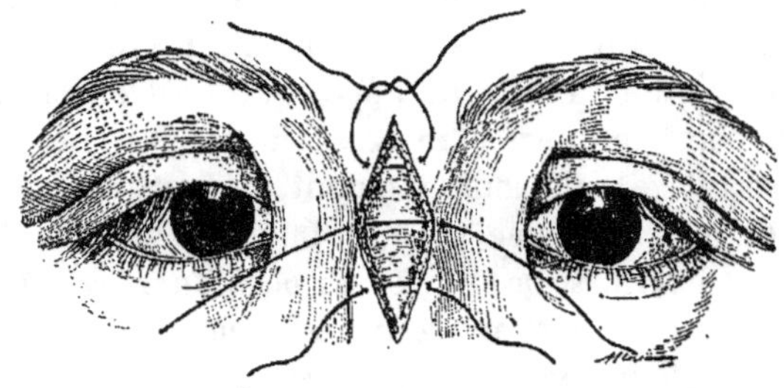

Fig. 35. — Épicanthus. Excision losangique.

qui recouvre la commissure (canthus) interne. Il y a presque toujours arrêt de développement ou effondrement des os de la base du nez. En pinçant la peau de la base du nez, on fait en général disparaître momentanément ces replis, qui communiquent à l'expression un caractère particulier et font souvent croire aux parents que l'enfant est atteint de strabisme convergent.

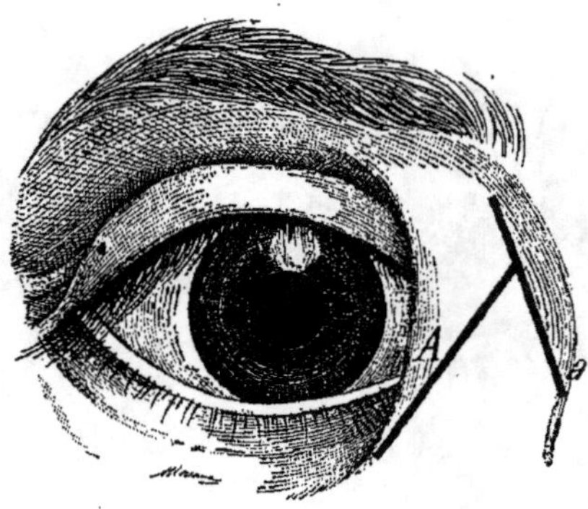

Fig. 36. — Tracé des incisions dans le procédé de Rogman. Le lambeau dont la pointe est en A est détaché puis inséré et fixé par des sutures en *a*.

***Traitement.*** — On ne se pressera pas d'intervenir en cas d'épicanthus léger. Le développement des os propres du nez a souvent pour effet d'atténuer ou de faire disparaître la difformité. S'il y a lieu on la combat en pratiquant une excision cutanée, losangique ou ovalaire à la face dorsale du nez et en réunissant les lèvres de la plaie par quelques sutures intradermiques (fig. 35).

On peut aussi (Rogman) tailler des lambeaux dans chaque repli et faire une autoplastie par glissement, qui efface la difformité (fig. 36).

## Ptosis congénital. Proptosis

C'est la plus fréquente des affections congénitales des paupières; elle atteint souvent plusieurs enfants ou plusieurs générations de la même famille et affecte un seul ou les deux yeux (fig. 37). Il s'agit toujours d'un ptosis incomplet. La paupière supérieure ne se relève qu'incomplètement, laissant la fente palpébrale au 1/3 ou à 1/2 fermée, ce qui fait que dans la direction horizontale du regard, si la tête est en position normale, la pupille se trouve en grande partie recouverte. Pour remédier à cette gêne visuelle, le malade contracte fortement ses muscles frontaux et renverse la tête en arrière. L'attitude des personnes atteintes de ptosis congénital est tout à fait typique.

***Diagnostic.*** — On opérera le ptosis congénital dans les dix premières années, afin d'empêcher que la position vicieuse de la tête ne devienne une habitude permanente. Les procédés opératoires que l'on peut appliquer ici seront décrits à propos du ptosis acquis (p. 91 et suiv.). De préférence on aura recours au procédé

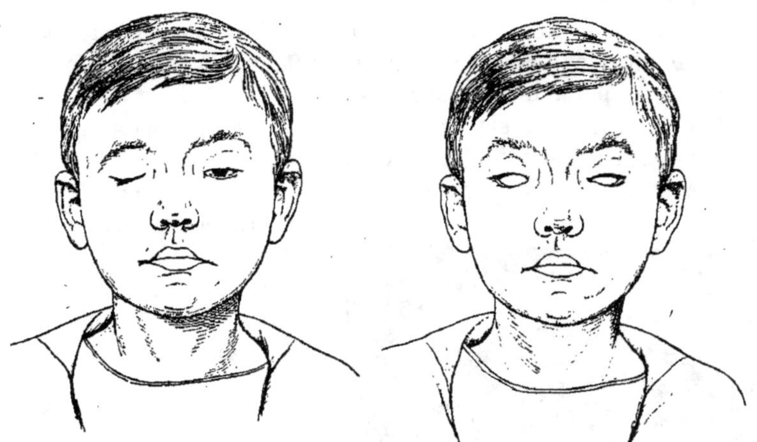

Fig. 37. — Ptosis congénital bilatéral, mais plus accusé à droite qu'à gauche : regard en face.

Fig. 38. — Le regard dirigé en haut.

de Motais, à celui de Parinaud ou, si le ptosis est très peu marqué, à l'excision d'un lambeau tarso-cutané.

## Tumeurs congénitales des paupières

Les tumeurs vasculaires offrent une certaine fréquence.

On en connaît deux variétés principales : les tumeurs érectiles ou angiomes artériels et les angiomes veineux.

Les *angiomes artériels* forment des taches rouge cerise ou rosées siégeant dans l'épaisseur du derme et occupant une surface plus ou moins étendue de la paupière supérieure le plus souvent, et en particulier chez les filles. Ces taches peuvent s'élargir. Elles sont planes ou font une saillie légère dont la surface est lisse ou framboisée. Leur couleur change sous l'influence des efforts ou des cris.

L'*angiome veineux* est plus profondément situé. Il donne à la peau qu'il soulève légèrement, une teinte bleuâtre diffuse. La saillie est molle, réductible, et à la palpation il est le plus souvent impossible de préciser les limites de l'angiome. Ces angiomes veineux sont susceptibles d'extension et leur propagation orbitaire peut entraîner des complications oculaires.

Les taches pigmentaires et notamment les *nœvi pigmentaires tubéreux* peuvent comme dans le cas figuré (fig. 39) occuper des points correspondants des deux paupières.

**Traitement.** — L'électrolyse bipolaire et la radiumthérapie constituent les traitements de choix de ces tumeurs. Il faut absolument renoncer à l'ignipuncture, à la vaccination, aux injections sclérogènes de chlorure de zinc, qui laissent après elles des cicatrices rétractiles pouvant créer une déviation du bord libre de la paupière.

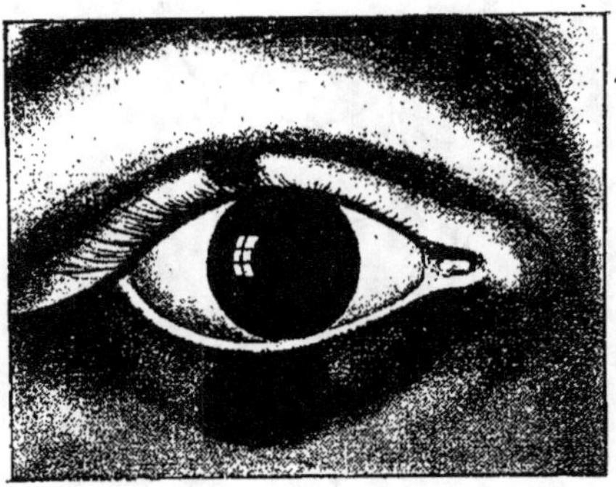

Fig. 39. — Nœvus pigmentaire tubéreux des paupières supérieures et inférieures.

Pour l'électrolyse, on se sert de deux ou de plusieurs aiguilles stérilisées dans la flamme ; après toilette cutanée ou badigeonnage à la teinture d'iode on les enfonce en deux points opposés de la tumeur érectile, puis on ferme le circuit en augmentant graduellement l'intensité du courant jusqu'à 5 ou 10 milliampères, qui ne doivent pas être dépassés. L'aiguille positive adhère aux tissus et il est préférable de ne pas l'enfoncer trop profondément. On peut faire pénétrer l'aiguille négative en plusieurs points de la tumeur au cours de la même séance d'électrolyse. On attendra quelques jours avant de procéder à une nouvelle séance d'électrolyse. Plusieurs séances sont en général nécessaires pour la cicatrisation complète de l'ectasie vasculaire. Pour les angiomes veineux, les aiguilles doivent pénétrer plus profondément que pour les angiomes artériels.

Dans ces dernières années on a eu souvent recours au traitement par le radium, en particulier dans le cas de nœvi vasculaires superficiels ou à la cryothérapie (la cryothérapie repose sur l'emploi d'appareils permettant un abaissement de température de — 80° environ ce qui provoque une gelure dont la réparation laisse des cicatrices très satisfaisantes).

## Lymphangiome.
## Éléphantiasis congénital.

Le lymphangiome ou éléphantiasis congénital se traduit par un gonflement anormal des paupières ou de la paupière supérieure seule, sans modification notable dans la coloration des téguments. Les tissus sont mous, comme dans l'œdème, mais la pression du doigt ne laisse pas d'empreinte. Il y a presque toujours des modifications simultanées des téguments de la face, du front ou du cuir chevelu et parfois même du globe oculaire. Le cas figuré dans le dessin ci-joint (fig. 40) en est un exemple : le globe gauche était buphtalme.

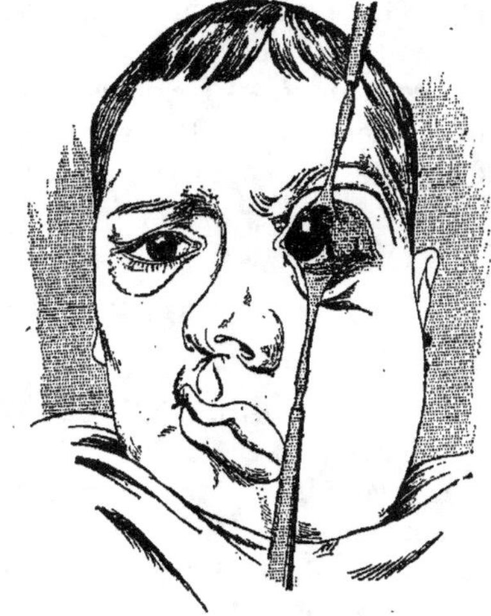

Fig. 40. — Lymphangiome de la face et des paupières avec buphtalmie du côté gauche.

## Névrome plexiforme.

C'est une tumeur rare dont l'origine congénitale est assez souvent méconnue. Elle peut être plus ou moins localisée à l'une des paupières, mais elle débute habituellement au-devant de l'oreille, gagne la tempe, puis les paupières et parfois l'orbite. Les téguments sont soulevés par la tumeur et offrent une teinte plus claire due à la dépigmentation. La peau conserve toute sa

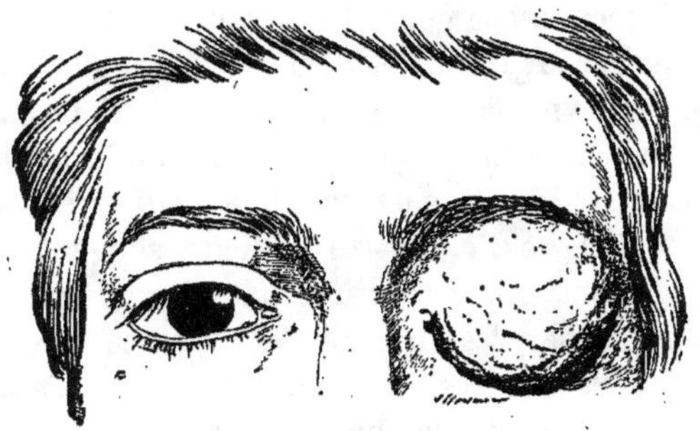

Fig. 41. — Névrome plexiforme.

mobilité et l'on sent au-dessous d'elle des cordons élastiques enchevêtrés donnant l'impression d'un paquet de grosse ficelle ou de macaroni. Le développement de la tumeur est indolore. Il se poursuit lentement après la naissance, mais ne se propage jamais à distance de la tumeur initiale.

La structure du névrome plexiforme est caractéristique. Elle est formée par des cordons blancs ou jaunâtres, compacts, entourés de tissu cellulaire. Ces cordons sont constitués par des faisceaux de fibres nerveuses myéliniques ou amyéliniques engainées de lames fibreuses. La proportion des différents éléments est essentiellement variable.

*Traitement.* — La dissection, suivie de l'excision de la tumeur, est le seul mode de traitement. Lorsqu'elle peut être complète d'emblée, on n'observe pas de récidive.

## II. — TRAUMATISMES DES PAUPIÈRES.

## Contusion. Ecchymose palpébrale.

Les contusions des paupières sont parmi les traumatismes les plus fréquents. Elles résultent de coups directs (coup de poing, projection de balle, d'objets durs, etc.) ou de chute contre un corps résistant. Elles se traduisent presque sans exception par une suffusion sanguine ou ecchymose palpébrale qui offre le premier jour une coloration violacée ou brunâtre, devient bleuâtre, puis jaunâtre les jours suivants. La disparition complète de toute pigmentation anormale exige une dizaine de jours en moyenne. L'ecchymose peut intéresser en même temps la conjonctive bulbaire, la joue. Bien que le traumatisme n'ait atteint qu'un côté, l'ecchymose peut être bilatérale. Il faudra toujours faire un examen attentif du globe oculaire et de la vision pour établir le degré de participation de l'œil à la contusion palpébrale.

*Diagnostic.* — On sollicite souvent du médecin un certificat de constat d'ecchymose palpébrale. On sera très réservé au sujet de la cause présumée de l'ecchymose. L'ecchymose palpébrale n'est pas rare après un *traumatisme crânien*. Elle peut même acquérir une certaine valeur diagnostique au point de vue de l'existence d'une fracture du crâne. Il faut pour cela qu'elle apparaisse 48 heures au moins après le traumatisme et qu'elle atteigne la conjonctive avant la paupière inférieure. On ne la considérera néanmoins que comme un signe de présomption. L'ecchymose palpébrale symétrique peut être la conséquence d'une *compression thoracique*. En outre, l'ecchymose palpébrale ne relève pas toujours du traumatisme. Il existe en effet des *ecchymoses spontanées* qui se produisent à la suite d'un effort, d'une quinte de toux, d'un éternuement violent. Elles peuvent accompagner une hémorragie spontanée de l'orbite. Dans le *purpura hémorragique* on peut aussi voir apparaître une ecchymose palpébrale. Dans certaines *conjonctivites aiguës* intenses, il peut se produire un certain degré de suffusion sanguine. Enfin on ne confondra pas l'ecchymose avec cette *pigmentation anormale* de la peau qu'on observe chez des personnes âgées ou encore avec la modification de couleur produite par l'application d'un fard.

**Traitement.** — Les petits moyens habituellement, prescrits (compresses fraîches) ne modifient en rien l'évolution spontanée de ces ecchymoses. .

## Emphysème des paupières

L'emphysème correspond à l'infiltration de gaz (habituellement d'air expiré) dans les tissus palpébraux. La forme la plus fréquente succède à la contusion orbitaire, ce qui justifie la description de ce symptôme à cette place. Il peut aussi succéder à un effort d'expiration nasale (dans l'acte de se moucher, dans l'éternuement, etc.) et ne diffère en rien symptomatiquement de l'emphysème traumatique.

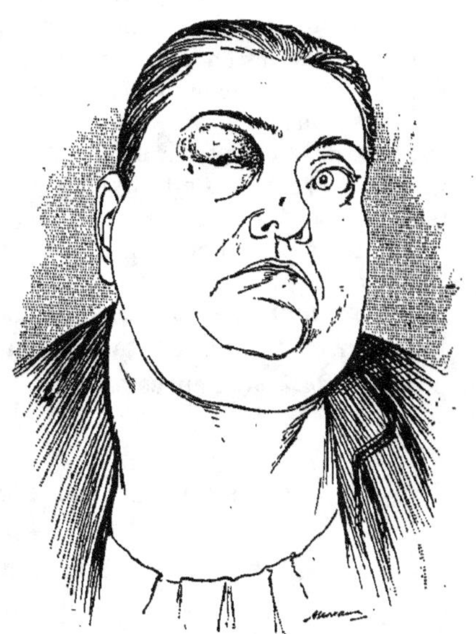

Fig. 42. — Emphysème traumatique intense des paupières avec infiltration de la joue et de la face latérale droite du cou.

**Symptômes.** — Le gonflement des paupières, et parfois même des tissus environnants, est tel que le sujet en est fort effrayé. Les paupières ne peuvent plus s'entrouvrir. La peau des paupières est ecchymotique ou a conservé sa coloration normale ; elle présente souvent une surface légèrement bosselée. La palpation des paupières fait faire d'emblée le diagnostic : la tuméfaction est molle et donne la sensation de crépitation neigeuse résultant des bulles de gaz que la pression chasse des points où elles s'étaient accumulées. En percutant par chiquenaude, on constate de la sonorité. La tuméfaction se reproduit ou augmente lorsque le malade se mouche ou éternue. Elle disparaît au contraire assez rapidement (2 à 5 jours) s'il évite de réinjecter de l'air dans ses paupières.

**Pathogénie.** — L'emphysème résulte toujours du passage de l'air, de la cavité nasale ou sinusienne dans le tissu cellulaire orbitaire ou palpébral. La lésion par laquelle s'établit la communication n'est pas encore nettement connue. Pour Fuchs, elle consisterait, dans les cas de contusions suivies d'emphysème, dans une fracture de l'os planum, fracture produite par la propulsion brusque du globe contre la face interne de l'orbite. Cette hypothèse est basée sur des expériences faites sur le cadavre. Quant à l'emphysème non traumatique, le mécanisme de sa production est encore hypothétique.

**Traitement.** — On recommandera au malade de ne pas se moucher et on appliquera un pansement légèrement compressif pendant 24 à 48 heures au plus.

## Plaies et déchirures des paupières

Les plaies horizontales des paupières se réunissent rapidement et il n'est indispensable d'appliquer des sutures que si la plaie bâille largement. Il en est tout autrement des plaies perpendiculaires au bord libre et intéressant celui-ci. Par suite de l'action de l'orbiculaire, les lèvres de la plaie tendent à s'écarter et l'effet disgracieux persistera indéfiniment si l'on y remédie aussitôt que possible. On observe assez souvent une déchirure de la paupière inférieure, dont le trait oblique suit le sillon orbito-nasal ; la section du canalicule lacrymal qui l'accompagne toujours donne lieu à du larmoiement (fig. 43).

**Traitement.** — Après toilette aseptique des paupières et de la conjonctive et injection d'un centigramme de cocaïne à la base de la paupière, on procédera d'emblée à la suture des deux lèvres de la plaie, si elle ne remonte pas à plus de quelques heures. S'il s'est écoulé **24** heures ou plus depuis le traumatisme, il faudra aviver les lèvres par une section aux ciseaux. On fera la suture en U à la soie ou au fil fin, en ayant soin de suturer la conjonctive d'une part, le bord libre d'autre part (pour éviter la déviation de ce bord qui pourrait amener du trichiasis), puis le plan musculo-cutané antérieur

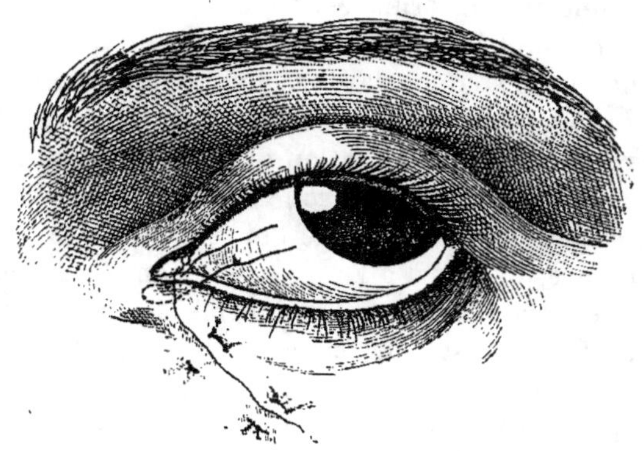

Fig. 43. — Application des sutures dans un cas de déchirure de la paupière inférieure.

Il est parfois indiqué de compléter ces sutures de la plaie par des sutures semblables à celles de la blépharorraphie mais sans avivement des bords palpébraux. Un pansement aseptique recouvrira les paupières, dont on assurera l'immobilité pendant 4 à 6 jours.

La réunion est d'autant plus parfaite et rapide que l'intervention est plus précoce.

## Brûlures des paupières

Les brûlures des paupières peuvent être produites par la flamme, par des corps en ignition, par une explosion de gaz : il est rare que le globe oculaire soit atteint. C'est au contraire la règle lorsque la brûlure est causée par une projection d'acide (acide sulfurique surtout) ou de chaux vive. Il semble, que le bruit de l'explosion ou la vue de la flamme aient le temps de provoquer le clignement de défense qui préserve la cornée et la conjonctive.

En dehors des complications oculaires immédiates, le plus grave inconvénient des brûlures intéressant le derme palpébral, résulte des rétractions fibreuses cicatricielles tardives, qui ont pour effet de renverser au dehors le bord libre (ectropion cicatriciel) et d'entraîner l'inocclusion des paupières (lagophtalmos cicatriciel) avec ses conséquences fâcheuses pour la cornée.

Ces conséquences et le traitement destiné à les prévenir ou à les combattre seront décrits à propos de l'ectropion.

***Traitement.*** — Nous ne nous occuperons ici que du traitement immédiat des brûlures.

Aussitôt la brûlure par le feu produite, l'indication thérapeutique la plus importante consiste dans l'aseptisation de toute la surface atteinte, aseptisation dont le but est d'obtenir que la plaie résultant de l'élimination de l'épiderme ou du derme nécrosé ne se complique pas d'infections secondaires. On appliquera ensuite un pansement aseptique qui sera laissé en place pendant trois ou quatre jours, s'il n'y a pas de lésions oculaires : des topiques tels que l'acide picrique, l'iodoforme, les pommades sont absolument inutiles. Lorsqu'au deuxième pansement on constate que la brûlure a atteint le derme des paupières (dans ce cas la cicatrisation épithéliale n'est pas achevée), on devra sans tarder faire une blépharorraphie, c'est-à-dire créer une adhérence du bord libre des deux paupières qui s'opposera à la déviation cicatricielle, facilitera ultérieurement la réfection palpébrale par autoplastie et protégera le globe oculaire. On aura recours, suivant l'étendue des lésions, à une blépharorraphie totale ou partielle (voir : technique de la blépharorraphie partielle, p. 89).

Les brûlures par les caustiques (acides ou alcalis) sont d'un traitement plus difficile en raison des complications oculaires presque constantes. Il est rare que le médecin puisse intervenir au moment même de l'accident ou de l'attentat. Lorsque c'est le cas, il s'efforcera d'enlever le liquide corrosif par les moyens à sa disposition : linge, mouchoir, papier buvard, ouate hydrophile, en s'occupant tout d'abord de la fente palpébrale, puis des paupières dont le revêtement épithélial est plus attaquable. Cela fait, il achèvera la toilette par une irrigation à l'eau froide. Mais dès que cela sera possible, il fera de toute la région atteinte une aseptisation complète (savonnage, lotions à l'eau stérile, etc.), comme s'il s'agissait d'une brûlure par le feu. Il appliquera un morceau de tulle gras et y superposera un pansement aseptique qui devra être renouvelé autant de fois par jour que l'état de la conjonctive et de la cornée le rendra nécessaire. S'il n'y a pas formation d'escarre, ou si celle-ci ne comprend pas l'épithélium cornéen, ce dont on juge facilement après 48 heures en instillant une goutte de fluorescéine, on supprimera le pansement occlusif dès que la solution colorante ne teintera plus la cornée ou la conjonctive. — Si la brûlure a détruit plus profondément les tissus on maintiendra l'occlusion jusqu'à cicatrisation complète. Il y aura souvent utilité à faire des greffes de muqueuse ou d'épiderme après la chute de l'escarre pour prévenir ou limiter les adhérences persistantes entre les surfaces avivées.

## Corps étrangers des paupières

Les projectiles, les éclats de bois ou de pierre sont parmi les corps étrangers les plus fréquents des paupières Les projectiles ne seront retirés que s'ils sont facilement accessibles. Quant aux éclats de bois ou de pierre, ils accompagnent en général des plaies contuses. Il sera indispensable de les retirer si l'on veut obtenir une cicatrisation rapide et souvent même éviter des complications redoutables telles que le tétanos, le phlegmon de l'orbite ou une suppuration prolongée avec fistule.

## III. — DERMATOSES PALPÉBRALES

La plupart des affections cutanées peuvent atteindre les téguments des paupières. Il suffira de décrire celles que l'on observe le plus souvent et d'indiquer à propos du diagnostic de quelques symptômes (œdème, ulcération), les affections d'une importance pratique moins grande et pour l'étude desquelles nous renvoyons au *Précis de Dermatologie*.

## Eczéma

L'eczéma des paupières est un trouble fréquent chez l'adulte et qui peut exister isolément, accompagner d'autres localisations de la face ou du tronc, ou alterner avec elles.

La lésion cutanée est essentiellement variable en intensité : dans les cas les plus légers correspondant à l'eczéma sec, la modification de la peau est plus sensible au toucher qu'à la vue. La peau est plus rêche. En l'examinant attentivement, on remarque que ses plis sont plus nombreux et que sa pigmentation est un peu plus sombre. Dans les cas plus intenses, la peau est injectée et recouverte de petites lésions vésiculaires, transformées en croûtes plus ou moins épaisses en certains points.

L'éruption peut atteindre les deux côtés (eczéma en lunettes).

Le malade se plaint de gêne palpébrale, de prurit ou de cuisson vive.

**Diagnostic.** — Le point important du diagnostic consiste surtout à déterminer la nature de l'eczéma. S'agit-il d'une éruption artificielle de cause extérieure ? Certaines teintures capillaires, des topiques tels que des fards, l'emploi des solutions antiseptiques (sublimé, cyanure de mercure, etc.), certaines vapeurs irritantes (chez les ouvriers travaillant dans les fabriques de produits chimiques), des poussières chargées de parasites (eczéma palpébral des personnes manipulant les bulbes de tulipes), peuvent provoquer cet eczéma artificiel. Si aucune de ces causes ne peut être invoquée, on admettra l'origine interne de l'eczéma et l'on constatera le plus souvent que le malade en a déjà présenté d'autres localisations.

**Traitement.** — La suppression de la cause sera la première indication du traitement dans les eczémas artificiels. On calmera le prurit par des douches de vapeur, des compresses trempées dans une infusion de camomille tiède, ou des cataplasmes de fécule. On évitera toute lotion irritante. Après quelques jours de ce traitement on pourra prescrire une pommade à l'oxyde de zinc au dixième ou, si le suintement est abondant, un badigeonnage avec une solution de nitrate d'argent au 1/40. On soumettra la malade à un régime approprié, où le lait et les légumes tiendront la plus grande place.

## Zona ophtalmique

On donne le nom de zona ophtalmique à une affection éruptive particulière, limitée au territoire cutané et aux organes innervés par la branche ophtalmique du trijumeau et s'accompagnant de douleurs vives.

**Symptômes.** — L'éruption est le premier signe qui fixe l'attention : elle est néanmoins souvent précédée par des névralgies sus-orbitaires. L'éruption présente une certaine variété dans ses aspects ; ce sont souvent des placards érythémateux discrets ou confluents légèrement saillants et parsemés de vésicules transparentes ; c'est quelquefois un épaississement de la peau avec rougeur violacée et vésicules remplies d'un liquide brunâtre hémorragique. On prend souvent un zona ophtalmique pour un érysipèle : l'erreur ne doit pas se produire si l'on tient compte des autres symptômes. La localisation de l'éruption est très caractérisque : elle atteint la paupière supérieure, le sourcil, la région frontale sans dépasser la ligne médiane et le cuir chevelu dans la région occipito-frontale. La moitié correspondante du nez peut être aussi le siège de quelques éléments éruptifs. Cette éruption coïncide avec un état fébrile léger ou survient sans modifications de l'état général. Ce qui fait la gravité du zona ce sont ses manifestations, non constantes, il est vrai, du côté du globe oculaire : du côté de la cornée, on peut voir une vésiculation rapidement suivie d'ulcération et parfois d'infection oculaire. Dans quelques cas plus exceptionnels, on a vu la cornée s'opacifier sans lésions superficielles. L'iritis est assez fréquente au

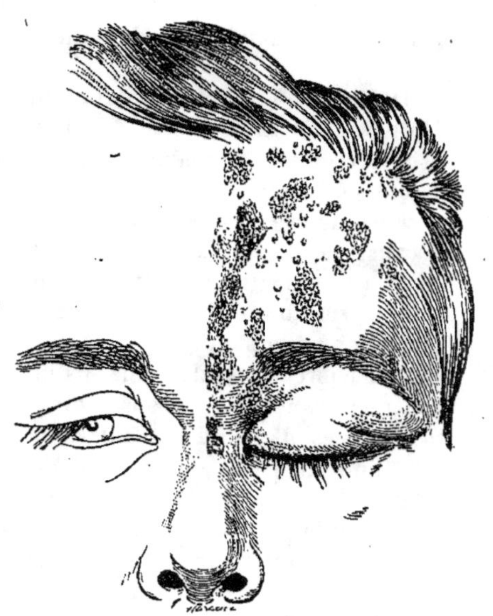

Fig. 44. — Zona ophtalmique.

cours du zona. Ces différentes complications se produisent habituellement d'emblée. Il n'est pas exceptionnel de voir se développer soit à la suite des signes d'iridocyclite, soit en l'absence de toute manifestation uvéale nette des phénomènes d'hypertension oculaire. Il sera toujours utile de surveiller la tension oculaire au cours du zona et de ne recourir à l'instillation d'atropine qu'après avoir fait la tonométrie.

Les phénomènes nerveux qui accompagnent ces troubles sont constants : les douleurs névralgiques sont parfois atroces, provoquant une insomnie complète et ne cédant qu'à une injection de morphine. Ils peuvent même persister longtemps après la guérison de l'éruption. L'hyperesthésie, l'anesthésie s'observent dans la zone du nerf ophtalmique. Il y a souvent des sensations subjectives anormales, sensation de peau en carton, etc.

Dans les formes légères, la guérison des lésions cutanées se fait en trois ou quatre semaines ; même dans ces cas, on voit persister pendant des années de petites taches pigmentées qui permettent un diagnostic rétrospectif.

Dans les formes graves, le gonflement de la peau, l'œdème de la paupière supérieure durent parfois plusieurs mois ; il persiste des cicatrices gaufrées indélébiles.

**Etiologie.** — Le zona ophtalmique est surtout une affection de l'âge adulte et de la vieillesse. On admet qu'il est la conséquence d'une lésion irritative du ganglion de Gasser (Head et Campbell) ou de lésions périnévritiques (Pitres et Vaillard), mais on ignore la nature et la cause de ces lésions. Abadie suppose une action vaso-motrice dont la cause résiderait dans une inflammation intra-crânienne intéressant les fibres sympathiques qui accompagnent les fibres nerveuses sensibles. L'éruption et les troubles cutanés seraient sous la dépendance des lésions sympathiques.

On a cherché à établir une distinction entre le zona, maladie aiguë non récidivante, et le zona, symptôme de lésions intra-crâniennes, susceptibles d'atteindre d'autres nerfs que la branche ophtalmique. La délimitation est souvent difficile à établir.

Lorsqu'on étudie les antécédents des malades atteints de zona ophtalmique, on est surpris de constater la fréquence de l'infection syphilitique antérieure, souvent fort éloignée.

**Traitement.** — La surface cutanée sera aseptisée par savonnage à l'eau stérile; la ponction des vésicules avec un instrument stérile en hâtera la réparation. On saupoudrera toute la région malade avec une poudre aseptique que l'on peut formuler de la manière suivante :

Oxyde de zinc pulvérisé . . . . . } ãã 25 grammes.<br>
Poudre de talc . . . . . . . . }<br>
Stérilisé par chauffage à sec à 160°.

On évitera l'application de pommades ou d'onguents.

Les douleurs seront combattues par les analgésiques habituels (antipyrine, aspirine, véronal, etc.). La morphine en injection sera indiquée si les analgésiques ne suffisent pas.

Les complications cornéennes ou iriennes, nécessiteront l'emploi de collyre à l'atropine sauf dans les cas auxquels nous avons fait allusion et chez lesquels l'hypertension indique l'usage de la pilocarpine ou de l'éserine ; les lotions avec de l'eau bouillie ou des solutions antiseptiques faibles (cyanure de mercure à 1 p. 5.000), l'occlusion de l'œil à l'aide d'un pansement aseptique.

Au point de vue général, on prescrira le repos complet. Abadie recommande la quinine à l'intérieur ; s'il y a des antécédents syphilitiques, il sera toujours utile de soumettre le malade à un traitement mercuriel.

## Érysipèle

L'érysipèle des paupières débute parfois à la suite d'une excoriation des téguments ou d'une plaie : il résulte le plus souvent de l'extension d'une infection d'origine nasale ou lacrymale. Il peut se limiter aux paupières ou s'étendre à toute la face.

L'érysipèle est caractérisé par des symptômes cutanés et généraux. Les paupières sont œdématiées au point d'amener l'occlusion complète de la fente palpébrale, mais la peau présente en outre une teinte rouge uniforme qui se limite d'un côté par un bourrelet légèrement saillant, surtout perceptible à la palpation.

Les ganglions correspondants (préauriculaires, sous maxillaires) sont un peu augmentés de volume et sensibles à la pression. Le début de l'érysipèle est ordinairement accompagné d'une élévation de température, de frissons et parfois de délire. Il peut exister de l'albuminurie. Lorsque de nouvelles poussées érysipélateuses succèdent à une première atteinte, les phénomènes généraux ont une tendance à s'atténuer à chaque poussée.

L'évolution de l'érysipèle est assez variable. Localisé aux paupières, sa durée n'excède guère quatre à huit jours. Les complications sont exceptionnelles. On peut voir se produire une nécrose palpébrale, un phlegmon de l'orbite, une phlébite de la veine ophtalmique puis des sinus, ou une infection streptococcique générale.

Nous devons envisager ici cette complication de la *nécrose palpébrale* qui communique à l'affection un caractère spécial et s'observe chez l'enfant comme chez l'adulte et le vieillard. Après une période de gonflement palpébral et de rougeur qui peut ne pas dépasser 2 à 3 jours, on voit la face cutanée de la paupière tendue et lisse prendre une teinte violacée puis brunâtre et enfin noirâtre. La surface en devient sèche et peu à peu se dessine autour de cette escarre un sillon d'élimination. On détache bientôt un vaste lambeau elliptique de derme mortifié, faiblement adhérent au tissu sous-jacent. Il n'est pas exceptionnel de voir la nécrose s'étendre à l'une ou aux deux paupières. Si on laisse les lésions évoluer seules, une rétraction cicatricielle se produira bientôt, entraînant l'inocclusion palpébrale et des complications cornéennes. Il est de toute importance de prévenir ces complications en faisant, aussitôt que possible après l'élimination des escarres, une blépharorraphie totale. Ultérieurement et lorsque le processus infectieux sera guéri on complétera l'intervention par des greffes cutanées et, après plusieurs mois, par la libération des paupières.

***Diagnostic.*** — L'érysipèle est caractérisé anatomiquement par une lymphangite dermique diffuse causée par la présence du streptocoque. Il est fréquemment confondu avec la péricystite lacrymale (infection streptococcique développée autour du sac lacrymal) et qui s'accompagne de tous les symptômes de l'érysipèle. Elle s'en distingue par une sensibilité très vive à la pression au niveau du sac lacrymal et l'apparition rapide d'une collection fluctuante en ce point. Rappelons seulement la confusion possible avec le zona ophtalmique.

***Traitement.*** — Le traitement aseptique ou antiseptique des solutions de continuité, traumatiques ou opératoires, constitue la plus sûre prophylaxie de l'érysipèle palpébral. Le traitement des érosions de la muqueuse nasale préviendra souvent l'apparition ou empêchera le retour des poussées érysipélateuses.

Une fois l'affection déclarée, les seules indications thérapeutiques consisteront dans le repos au lit et la régularisation des fonctions générales. Les topiques, à l'exception des compresses glacées qui calment la sensibilité locale, sont sans aucune influence sur l'évolution de l'infection. Le sérum antistreptococcique n'exerce sur l'évolution des lésions qu'une action très discutable.

## Pustule maligne

On confondait autrefois les cas de furoncle, d'anthrax des paupières, avec l'infection charbonneuse proprement dite. Ce qui caractérise la pustule maligne, c'est, au milieu d'une tuméfaction œdémateuse des tissus, la production d'une escarre centrale qui tend à s'agrandir. Les douleurs sont très accusées. Pour faire le diagnostic, on prélèvera de la sérosité ou du sang au-dessous et au voisinage de l'escarre et l'on en fera des frottis et des cultures. L'aspect particulier de la bactéridie charbonneuse ne laissera aucune hésitation. Le pronostic de la pustule maligne des paupières n'est pas aussi grave que pourrait le faire craindre l'intensité des réactions locales ou générales. Le plus souvent après une dizaine de jours il se produit un temps d'arrêt ; les escarres étendues à toutes les paupières se délimitent puis s'éliminent et si une complication secondaire ne survient pas (phlegmon de l'orbite, phlegmon de la joue, etc.), la réparation se poursuit assez rapidement. Mais en raison de la nécrose cutanée il se développe habituellement un ectropion cicatriciel qui pourra nécessiter la blépharorraphie avec greffe cutanée.

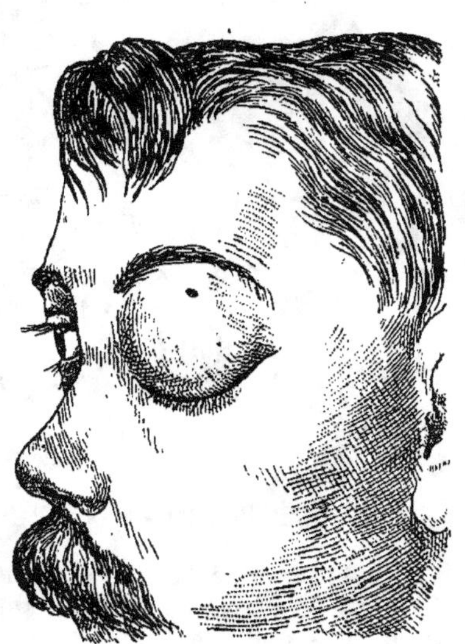

Fig. 45. — Pustule maligne. Au début : petite escarre et œdème considérable de la paupière supérieure.

S'il s'agit réellement d'une infection charbonneuse (certaines professions : bouchers, équarrisseurs, vétérinaires, palefreniers, etc., etc., y prédisposent), il faudra recourir à un traitement énergique qui consistera dans la cautérisation de la région nécrosée et de son voisinage et dans des injections d'eau phéniquée au 1/20° sous la peau de la paupière.

Après chute des escarres, on procédera comme il a été dit à propos des nécroses palpébrales succédant à l'érysipèle.


## Erythème

L'érythème palpébral est caractérisé par une teinte rosée diffuse ou rouge, sans altération marquée de la surface cutanée.

C'est un symptôme commun à un certain nombre d'affections des paupières ou de la conjonctivite.

**Sémiologie.** — Les *brûlures superficielles* causées par une flamme d'alcool, de gaz, par le coup de soleil donneront lieu à une coloration érythémateuse de quelques jours de durée et qui sera suivie d'une desquamation légère. Certaines formes de *blépharite ciliaire* provoquent sous l'influence du froid ou du vent une teinte érythémateuse de toute la paupière ou de la partie voisine de son bord libre. Mais l'érythème des paupières accompagne surtout les *inflammations conjonctivales aiguës ou chroniques* C'est en particulier dans la conjonctivite subaiguë diplobacillaire, que cette association des lésions palpébrales avec les symptômes conjonctivaux est la plus typique. L'érythème atteint en particulier les régions commissurales (conjonctivite angulaire).

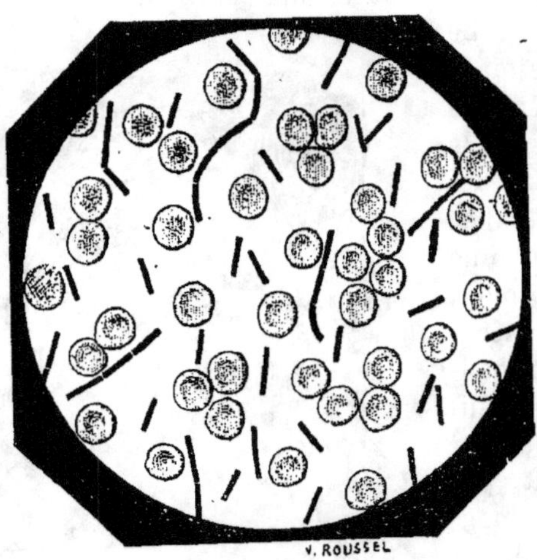


Fig. 46. — Bactéridies charbonneuses dans la sérosité sanguinolente de la pustule maligne.

**Traitement.** — S'il s'agit de brûlure superficielle, on calmera la douleur par des applications fraîches et une poudre indifférente. Pour les autres cas, le traitement s'adressera à l'affection initiale.

## Ulcérations des paupières

Nous passerons en revue les caractères et les causes les plus fréquentes d'ulcération des paupières, en laissant de côté les ulcérations de la région du sac lacrymal qui seront étudiées à l'occasion des affections des voies lacrymales.

La perte de substance cutanée est le plus souvent recouverte d'une croûte ou d'un exsudat purulent. Après en avoir constaté les caractères, on ramollira ces concrétions par des applications humides, puis on les enlèvera à l'aide d'un tampon sec, ce qui permettra d'étudier plus attentivement le fonds et les bords de l'ulcération.

**Sémiologie.** — Les *ulcérations d'origine traumatique* n'offrent d'intérêt que lorsqu'elles persistent au delà des quelques jours nécessaires à une cicatrisation régulière. Elles sont alors en rapport avec la présence d'un corps étranger ou d'un séquestre et correspondent à un trajet fistuleux.

Les *ulcérations par fistulisations* d'une suppuration profonde, s'observent à la paupière supérieure à la suite des sinusites frontales ou ethmoïdales, de l'ostéo-périostite staphylococcique, gommeuse ou sporotrichosique : à la paupière inférieure et dans la région du sac lacrymal, à la suite des dacryocystites ou péridacryocystites suppurées, à la suite d'une périostite maxillaire liée à une périostite de la canine ou de la première molaire ; dans la région inféro-externe du bord orbitaire, les ulcérations fistuleuses reconnaîtront pour cause l'ostéite tuberculeuse ou syphilitique du malaire et quelquefois aussi une périostite d'origine dentaire.

Les *ulcérations syphilitiques des paupières* peuvent s'observer aux différentes étapes de l'infection syphilitique.

Le chancre induré siège de préférence au niveau des commissures. Il affecte le plus souvent le type érosif. La peau semble légèrement soulevée et, en la saisissant entre les doigts, on sent l'induration plus ou moins nette. L'érosion est ovalaire, recouverte d'un léger exsudat grisâtre. Elle est indolente et s'accompagne toujours d'un œdème de la paupière et d'une adénopathie préauriculaire ou sous-maxillaire.

Les syphilides dites secondaires sont exceptionnelles et c'est encore au niveau des commissures que l'on peut les rencontrer sous forme de fissures parfois douloureuses.

Les syphilides gommeuses sont un peu plus fréquentes et peuvent donner lieu à des pertes de substances étendues, à évolution rapide. Elles paraissent résulter de lésions primitivement développées dans l'épaisseur du tarse ; on peut les confondre au début avec des chalazions.

Le traitement à appliquer dans ces différents cas est le traitement général mercuriel, ou l'injection intraveineuse de novarsénobenzol.

Les *ulcérations tuberculeuses des paupières* sont primitives ou secondaires.

La pénétration primitive du bacille tuberculeux dans les téguments palpébraux s'observe rarement ; elle donne lieu alors à une ulcération cratériforme à bords irréguliers et anfractueux, indolente, et s'accompagnant d'une adénopathie très accusée. Pour préciser la nature de cette ulcération, on devra rechercher le bacille tuberculeux dans les frottis faits avec la pulpe de l'ulcère et inoculer un fragment de tissu au cobaye.

Les ulcérations secondaires résultent de l'ouverture à la peau d'un abcès froid d'origine osseuse ou sinusienne, ou de l'extension d'une affection tuberculeuse des voies lacrymales, de la conjonctive ou d'un lupus de la face. L'adénopathie est presque constante; elle est toutefois moins développée dans le cas de lupus que dans les autres types de tuberculose.

Lorsque la lésion tuberculeuse des paupières est nettement circonscrite, le procédé le plus sûr et le plus rapide de traitement consistera

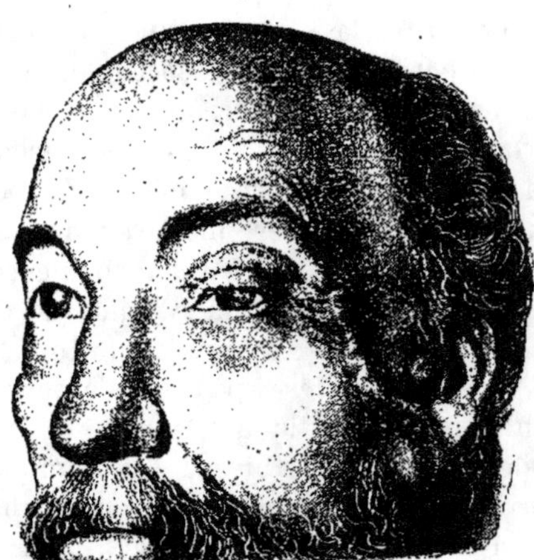

Fig. 47. — Ulcération sporotrichosique de la paupière supérieure avec corde lymphangitique et adénopathie préauriculaire et sus-maxillaire.

dans l'excision de la zone ulcérée suivie de réunion par première intention. Si l'ulcération est étendue, on la traitera par l'ignipuncture, par les applications d'iodoforme. La photothérapie a donné d'excellents résultats dans les cas de lupus.

Les *ulcérations sporotrichosiques des paupières* ont été observées un certain nombre de fois. Elles siégeaient dans un cas de Morax et Carlotti au niveau du bord libre de la paupière supérieure. Celle-ci présentait en outre un chapelet de petites gommes auquel faisait suite une corde lymphangitique qui se terminait au niveau des ganglions très volumineux de l'angle du maxilaire inférieur (fig. 47). L'examen direct du pus ne permet pas la constatation directe du parasite, mais les tubes de gélose maltosée ensemencés avec le produit des gommes ou le raclage de l'ulcère

montrent après une huitaine de jours des colonies très caractéristiques qui pénètrent le milieu de culture et forment à sa surface des boutons saillants d'abord blancs puis brun noisette ; ces
colonies sont formées par un champignon : le *Sporotrichum
Beurmanni*. Le traitement ioduré (2 à 4 grammes d'iodure de
potassium en ingestion) a une efficacité remarquable sur l'évolution de cette infection.

Les *ulcérations néoplasiques des paupières* (cancroïdes, ulcus
rodens des paupières, etc.), sont parmi les plus fréquentes des ulcérations palpébrales, et, bien qu'elles atteignent un peu plus fréquemment les vieillards, on peut les observer dès la vingt-cinquième année.

L'ulcération présente une étendue variable ; elle est souvent recouverte d'une croûte qui, après ablation, laisse à sa place une surface sèche saignant facilement.

Les bords de l'ulcéra-tion sont légèrement

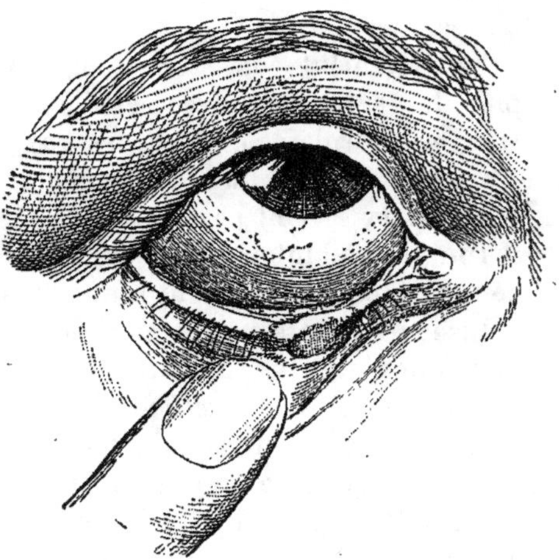

Fig. 48. — Epithélioma ulcéré du bord
palpébral.

soulevés et forment un bourrelet qui peut n'exister que du côté
par lequel la lésion tend à s'étendre tandis que, du côté opposé,
la perte de substance se répare par cicatrisation (épithélioma
sclérosant). Dans la zone de la lésion, la peau présente souvent
une surface tourmentée irrégulière. En la saisissant entre les
doigts, on sent une légère induration.

L'évolution de l'ulcération est extrêmement lente. Elle ne se
fait guère qu'en surface.

Le siège d'élection de ces lésions est le bord palpébral, surtout
dans ses régions commissurales, en particulier la moitié nasale
de la paupière inférieure. Il est exceptionnel que les ganglions
correspondants soient augmentés de volume. Ils peuvent l'être
d'ailleurs par suite d'une infection surajoutée à l'ulcération néoplasique. Dans ces cas, l'hypertrophie des ganglions est de courte

durée à moins qu'ils ne deviennent le siège d'une infiltration néo-plasique.

Le moyen le plus sûr pour établir le diagnostic de ces ulcéra-tions consiste dans l'excision d'un petit lambeau cutané prélevé au niveau du bord progressif, puis dans l'examen histologique après fixation. Le microscope fera reconnaître la prolifération épithéliale caractéristique qui différencie ces lésions épithélioma-teuses, des lésions inflammatoires syphilitiques, tuberculeuses ou autres.

Le traitement consistera dans l'excision la plus précoce et la plus large possible avec réfection autoplastique des paupières. Dans ces dernières années, les rayons X, le radium ont permis d'obtenir des résultats remarquables sans mutilation, mais ces résultats ne se sont pas toujours maintenus ; actuellement encore, il semble que l'intervention chirurgicale pratiquée de bonne heure conduise le plus sûrement à une guérison durable.

Disons en passant un mot des ulcérations palpébrales dont l'évolution est plus rapide, mais dont la rareté est extrême.

L'*ulcération chancrelleuse* ou *chancre mou* est exceptionnelle. C'est une ulcération douloureuse, inoculable au porteur et dans le pus de laquelle on trouve en abondance un petit bacille spécial en navette, le bacille de Ducrey. On enrayera l'évolution du chancre mou par quelques cautérisations des bords et du fond de l'ulcère avec le galvanocautère.

A la suite de la rougeole ou de la scarlatine, on voit parfois se produire chez les enfants des *abcès palpébraux suivis de nécrose* des téguments et d'ulcérations consécutives exigeant quelques semaines pour se réparer.

Je me contente de signaler les ulcérations palpébrales produites par une inoculation involontaire de *vaccin*. Elles coïncident habi-tuellement avec l'évolution de la pustule vaccinale du bras.


## Œdème des paupières


L'œdème des paupières accompagne un très grand nombre d'affections locales et peut être lié aussi à des troubles généraux. C'est un symptôme dont le diagnostic sémiologique se pose fré-quemment.

**Symptômes.** — L'œdème palpébral se reconnaît à la saillie plus marquée des téguments, à l'arrondissement du bord libre, à la diminution de largeur ou à l'effacement complet de la fente palpébrale. Les plis cutanés ont disparu ; la peau a pris une teinte plus pâle, sauf dans les cas où l'œdème accompagne une inflammation conjonctivale ou orbitaire. Le caractère essentiel de l'œdème consiste dans le fait que la pression du doigt ou de l'ongle laisse une empreinte qui persiste un certain temps.

L'œdème est bilatéral ou monoculaire. L'œdème monoculaire peut se limiter à l'une des paupières ; c'est alors le plus souvent la paupière supérieure.

Lorsque l'œdème est symptomatique d'une affection palpébrale ou oculaire, son évolution est habituellement liée à celle de l'affection qui le produit. Lorsqu'il est indépendant de toute affection locale reconnue, on en décrit deux types distincts au point de vue évolutif : l'œdème aigu atteignant rapidement son développement maximum et pouvant disparaître en peu d'heures ou de jours ; l'œdème chronique dont la durée peut être illimitée et qui se confond avec l'éléphantiasis palpébral (état pseudo-éléphantiasique).

Par les caractères qui ont été indiqués, l'œdème des paupières se différenciera aisément : de l'*adipose excessive* de certains sujets pouvant donner lieu au niveau des paupières à de véritables hernies graisseuses ; de la bouffissure palpébrale du *myxœdème* ou de certaines formes de *goitre exophtalmique*. Signalons encore l'*emphysème des paupières*, la *dacryoadénite*, le *déplacement de la glande lacrymale*, la *hernie du tissu graisseux de l'orbite* (par relâchement de l'aponévrose orbitaire) parmi les affections susceptibles d'être confondues avec l'œdème.

***Sémiologie.*** — Il faut envisager à part l'œdème palpébral unilatéral et l'œdème qui atteint simultanément ou successivement les deux côtés.

*a. L'œdème palpébral unilatéral* est le plus souvent symptomatique d'une affection locale : on pensera tout d'abord aux *piqûres* de moustiques, de punaises, de puces qui expliquent certains œdèmes aigus inexplicables des enfants. On a souvent une certaine difficulté à trouver le siège de la piqûre. On examine ensuite le sourcil qui peut être le siège d'un *furoncle* (fig. 22), d'un *abcès*, d'une *pustule maligne* (fig. 45).

On inspectera le bord ciliaire, car l'*orgeolet*, les *inflammations meibomiennes* se dissimulent souvent sous un œdème palpébral intense. Certaines dermatoses palpébrales : l'*urticaire*, l'*impétigo*, la *vaccine*, l'*eczéma* entraînent un œdème modéré. L'œdème qui accompagne le *chancre induré* peut être beaucoup plus accusé.

Si l'on ne trouve pas de causes palpébrales à l'œdème, on recherchera les causes conjonctivales ou oculaires : un petit *corps étranger* fixé sous la paupière peut, après quelques heures, provoquer de l'œdème.

La plupart des affections inflammatoires et à évolution aiguë de l'iris, du corps ciliaire ou de la choroïde entraînent un œdème palpébral au moins au début : citons tout d'abord les *infections opératoires*, l'*iritis*, *l'ophtalmie métastatique*.

Des affections orbitaires ou juxta-orbitaires : *sinusites ethmoïdales, frontales et maxillaires*, la *périostite orbitaire syphilitique* peuvent aussi provoquer l'œdème unilatéral.

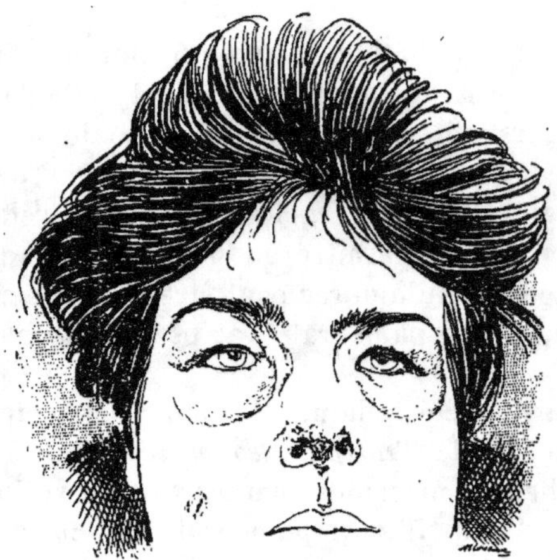

Fig. 49. — Œdème chronique des paupières dans un cas de lupus du nez.

Avant d'admettre la nature idiopathique ou essentielle de l'œdème, il faudra éliminer encore quelques causes plus rares, telles que certaines *périostites d'origine dentaire* ou certaines *otites moyennes* post-scarlatineuses.

*b. L'œdème bilatéral* peut aussi correspondre à des lésions locales bilatérales. Il en est ainsi dans l'*érysipèle*, les *brûlures de la face*, les *inflammations aiguës de la conjonctive*. Parmi ces dernières il y a lieu de s'arrêter à la *diphtérie conjonctivale*, où l'œdème acquiert un développement et une intensité particuliers, presque pathognonomiques surtout si l'on rapproche ce symptôme du peu de sécrétion conjonctivale et de la présence des exsudats pseudo-membraneux sur la conjonctive tarsienne.

L'œdème palpébral accompagné d'exophtalmie s'observe dans la *thrombose du sinus caverneux* et dans le cours du développement de certaines *tumeurs des sinus sphénoïdaux*.

Si aucune de ces causes n'existe, on pensera à une *affection rénale* et on pratiquera l'examen des urines. Lorsque, au cours de la grossesse ou de la scarlatine, on voit apparaître de l'œdème palpébral bilatéral, on peut être presque certain qu'il s'est produit une complication rénale. Les *affections cardiaques* donnent lieu parfois à une certaine bouffissure des paupières, mais il est rare que l'œdème soit manifeste.

On parle d'*œdème essentiel idiopatique des paupières* dans les cas où l'on ne trouve pas de causes locales ou générales. L'affection débute par des poussées au cours desquelles le revête-ment cutané prend une co-loration rosée s'accompa-gnant d'une sensation très légère de chaleur. La nature et la cause de cet œdème nous échappent encore com-plètement.

## Blépharochalazis

Il n'est pas très rare de rencontrer des personnes, le plus souvent des adultes ou des vieillards, chez lesquels la peau de la paupière supé-rieure forme un repli qui peut retomber en tablier et même dépasser le bord libre palpébral, entraînant alors une certaine gêne fonction-

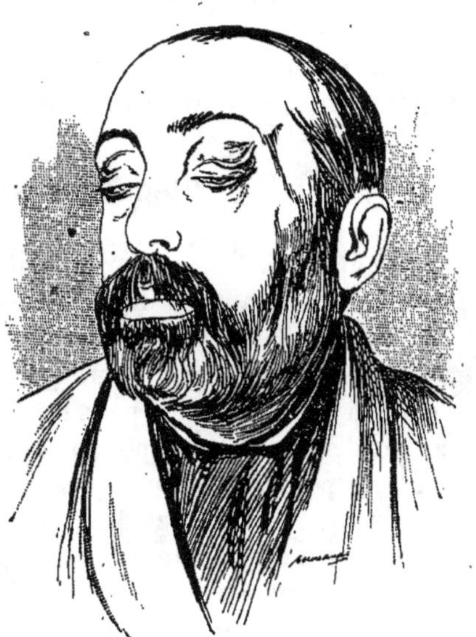

Fig. 50. — Blépharochalazis avec pto-'sis congénital bilatéral.

nelle. La figure 50 reproduit les traits d'un malade qui présen-tait en dehors de son ptosis congénital un blépharochalazis très manifeste. La lésion cutanée, étudiée dans d'autres régions sous le nom de dermatolysie ou de géromorphisme cutané, paraît résider dans une altération du tissu élastique sous-cutané. On n'en connaît pas l'étiologie. Lorsque l'on veut remédier à cette lésion il suffit de réséquer le repli cutané d'un coup de ciseaux et d'appliquer quelques points de suture à la soie fine.

## IV. — AFFECTIONS DU BORD LIBRE DES PAUPIÈRES
### BLÉPHARITES

La présence des cils et de leurs annexes glandulaires vaut au bord libre des paupières une pathologie spéciale. On donne le nom de blépharite ciliaire à l'inflammation de ces organes et l'on devrait décrire autant de blépharites qu'il y a de causes diverses d'infection cilio-glandulaire. L'étude de cette partie de la pathologie palpébrale est encore trop incomplète pour qu'une classification étiologique soit possible. A la suite des blépharites nous décrirons les déviations des cils et les anomalies d'implantation.

## Blépharites parasitaires

Certaines inflammations ciliaires sont dues à la présence de parasites animaux ou de parasites cryptogamiques.

*a. Blépharites pédiculaires.* — Le *Pediculus capitis* et le *Phthirius inguinalis* vivent parfois parmi les cils et fixent leurs lentes à la base de ces poils en donnant lieu à une rougeur légère du bord libre et à des phénomènes d'irritation plus ou moins violents. Il peut y avoir une production de croûtes à la base des cils qui masque la présence des parasites ou de leurs œufs.

Un examen à la loupe sera toujours nécessaire et empêchera de méconnaître la nature parasitaire. Cela n'est pas sans importance, car le traitement approprié provoquera la disparition rapide de ces insectes. Il consistera en applications de pommade mercurielle sous forme d'onguent gris, répétées matin et soir pendant 3 ou 4 jours.

On trouve fréquemment dans les follicules cilaires un autre parasite, le *Demodex folliculorum*, auquel Ræhlmann a attribué un rôle dans l'étiologie des blépharites, bien que ce parasite se retrouve dans les conditions les plus normales,

*b. Blépharites cryptogamiques.* — Le parasite microscopique siège dans l'épaisseur du cil ou autour de sa racine. La blépharite favique causée par la présence de l'*Achorion Schœnleini* est extrèmement rare, si même elle existe en tant que blépharite seule.

On connaît quelques cas de blépharites trichophytiques : le bord libre est inégalement attaqué et il reste des parties saines ; les points malades sont signalés par des croûtelles jaunâtres recouvrant des pustulettes centrées d'un poil cassé, apparaissant comme un point noir. C'est par l'examen microscopique du cil qu'on en fera la différenciation. Les cils épilés, placés sur une

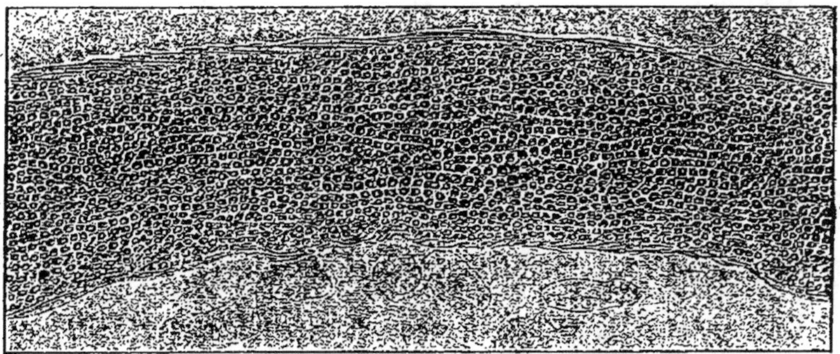

Fig. 51. — Poil tricophytique montrant le mycélium du *Tricophyton* composé d'articles quadrangulaires (d'après Sabouraud).

lame de verre et recouverts d'une goutte de potasse caustique à 40 p. 100 et d'une lamelle montrent au microscope le mycélium du *tricophyton* (fig. 51). La culture permettra de déterminer la variété du parasite, ce qui a une importance au point de vue étiologique, certains *Trichophyton* — dit *endoectothrix* — étant d'origine animale.

La guérison spontanée est la règle : on y aidera par l'épilation des cils atteints et l'application de teinture d'iode.

## Blépharites ciliaires secondaires

Cette forme de blépharite est en général secondaire à une affection conjonctivale ou lacrymale.

La plupart des blépharites ciliaires unilatérales sont en rapport avec une obstruction des voies lacrymales ; on les voit disparaître assez rapidement lorsque le larmoiement a été combattu par un traitement approprié. Le bord palpébral est épaissi et injecté, recouvert en certains points d'une croûte au-dessous de laquelle on trouve de petites ulcérations.

Une forme fréquente et importante de blépharite secondaire est celle qui accompagne la conjonctivite subaiguë diplobacillaire. L'examen microscopique de la sécrétion conjonctivale la fera reconnaître aisément et l'application de la pommade ci-dessous, répétée pendant 8 à 10 jours, en aura rapidement raison :

| | | |
|---|---|---|
| Oxyde de zinc. . . . | 1 gramme. |
| Ichthyol . . . . . | 0,50 centigr. |
| Vaseline . . . . . | 10 grammes. |

Certains malades atteints de trachome sont sujets à une blépharite ciliaire très rebelle.

## Blépharite syphilitique

Au cours de la syphilis, on observe parfois une forme particulière de blépharite caractérisée par des pertes de substances pouvant entraîner une déformation du bord libre et une chute complète ou partielle des cils.

Elle est favorablement influencée par le traitement mercuriel général, mais peut résister longtemps à son application.

## Blépharite lépreuse

Il est très fréquent de voir chez les lépreux soit la chute des cils sans modifications apparentes de la peau du bord libre, soit un épaississement diffus ou des nodules lépreux dans la partie ciliaire de la paupière, alors que la partie moyenne est le plus souvent intacte.

## Blépharites ciliaires indéterminées

C'est le groupe le plus important, car il comprend le plus grand nombre des cas. On a bien cherché à les rattacher à certains types de dermatoses : à l'eczéma, au pityriasis. à l'acné, mais il faut reconnaître que tant au point de vue de la différenciation clinique que des indications thérapeutiques, ces distinctions n'ont pu encore acquérir une importance pratique. Ce n'est pas davantage approcher d'une solution que de les diviser suivant le caractère des lésions en blépharite squameuse, ulcéreuse, etc.

Beaucoup de ces blépharites apparaissent dans le jeune âge chez des sujets blonds et persistent pendant des années en amenant un état de vascularisation anormale du bord libre, parfois une chute plus ou moins étendue des cils et une gène visuelle qui s'exagère sous l'influence du travail, de certaines irritations extérieures comme le vent, les poussières, la fumée de tabac, etc. Il se produit parfois des poussées aiguës suivies d'une période de calme plus ou moins longue.

Dans certains cas, la peau de la région ciliaire subit des altérations secondaires ; il se produit un renversement du bord libre en dehors et le larmoiement résultant de l'éversion des points lacrymaux peut venir, à son tour, compliquer les lésions palpébrales.

Il est probable que l'étude attentive de ces blépharites permettra de créer une classification aujourd'hui impossible.

En raison même de l'incertitude étiologique de ces affections palpébrales, leur traitement est encore purement empirique, et l on dispose d'un certain nombre de moyens, d'activité croissante, que l'on applique successivement jusqu'à ce que l'effet voulu soit obtenu.

Le traitement consistera essentiellement en applications humides destinées à enlever les croûtes formées à la base des cils et à permettre la pénétration du topique.

Les solutions faiblement alcalines (borate ou carbonate de soude à 1 p. 100) ou les infusions de camomille ou de thé conviennent mieux que l'eau boriquée.

Dans le cours des poussées aiguës les douches de vapeur à l'aide d'un pulvérisateur de Lourenço procurent un calme relatif. La douche sera répétée matin et soir pendant 10 minutes. Le malade est placé à 15 centimètres du jet de vapeur ; un mouchoir fin sera placé devant ses paupières pour éviter les inconvénients pouvant résulter d'une projection de liquide.

Les topiques consistent surtout en pommades que l'on appliquera de préférence le matin et dont l'application sera faite par une friction légère et prolongée. Voici quelques formules que l'on peut essayer successivement.

| | |
|---|---|
| Précipité blanc . . . . . . . . . . . . . . . . . | 0,50 centigr. |
| Oxyde de zinc . . . . . . . . . . . . . . . . . | 1 gramme. |
| Vaseline . . . . . . . . . . . . . . . . . | 10 — |

ou

| | |
|---|---|
| Oxyde de zinc . . . . . . . . . . . . . . . | 1 gramme. |
| Résorcine . . . . . . . . . . . . . . . . | 0,25 centigr. |
| Vaseline . . . . . . . . . . . . . . . . | 10 grammes. |

ou

| | |
|---|---|
| Oxyde jaune de mercure fraichement précipité . | 0,25 centigr. |
| Vaseline . . . . . . . . . . . . . . . | 10 grammes. |

La cautérisation du bord ciliaire faite à la racine des cils avec le crayon de nitrate d'argent est souvent d'une efficacité très grande. On veillera *à maintenir les paupières écartées et à neutraliser le nitrate* restant par de l'eau salée ou du chlorhydrate de cocaïne.

Dans les cas tout à fait rebelles, on aura la ressource d'une épilation totale des cils suivie de cautérisation légère au nitrate d'argent.

## Anomalies de position des cils. Dystichiasis. Trichiasis

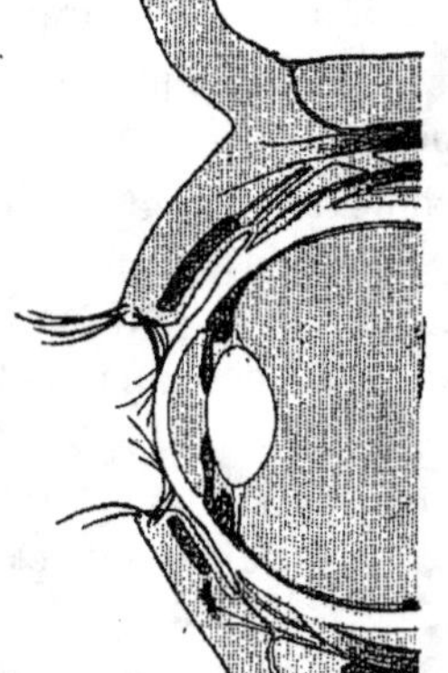

Fig. 52. — Dystichiasis. Coupe schématique montrant la double rangée de cils.

Il y a deux types d'anomalies de position des cils qui portent les noms de dystichiasis et de trichiasis

Le *dystichiasis* est une anomalie congénitale, parfois familiale et héréditaire, qui se caractérise par la présence d'une double rangée de cils ; l'une étant à la place habituelle et l'autre, disposée le long de la lèvre muqueuse du bord libre, vient irriter la cornée et la conjonctive. L'anomalie atteint souvent les quatre paupières.

On y remédiera par l'épilation, par l'excision du sol ciliaire anormal ou par l'électrolyse des follicules pileux.

Le *trichiasis* consiste dans la déviation d'un ou de plusieurs cils normalement implantés. Cette déviation a pour effet d'amener les cils en contact avec la cornée ou la conjonctive et d'entraîner une irritation oculaire souvent très pénible et susceptible même de créer une porte d'entrée à l'infection oculaire.

Des symptômes d'irritation tenace disparaissent parfois le jour où un examen attentif à la loupe a fait reconnaître la présence d'un cil follet frottant sur la cornée.

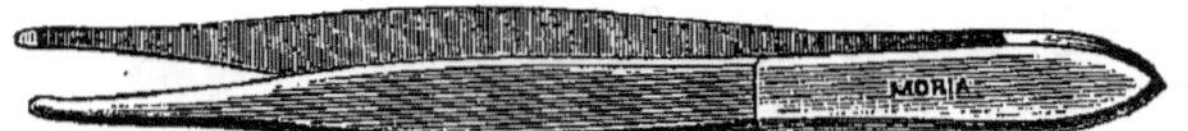

Fig. 53. — Pince à épilation.

Les causes de la déviation sont assez variées : elles peuvent tenir à une affection du cil lui-même, analogue à la kératose pilaire ; elles résultent plus fréquemment d'une petite lésion cicatricielle du bord palpébral ou d'une cicatrice conjonctivale étendue, déterminant une déviation du sol ciliaire (pemphigus, brûlures, trachome, etc., etc.).

**Traitement.** — Si le trichiasis est limité à quelques cils, on pourra recourir à l'épilation régulière (en moyenne toutes les 3 semaines) ou à l'électrolyse du follicule pileux. Après anesthésie palpébrale par injection sous cutanée d'un à deux centimètres cubes d'une solution de novocaïne à 1 p. 100, on introduira l'aiguille à électrolyse, reliée au pôle négatif, dans le follicule pileux du cil dévié ; on fera passer un courant de 2 à 5 milliampères pendant 2 à 3 minutes, l'électrode positive étant appliquée sur la joue ou la tempe. On enlèvera le cil et, si le follicule a été suffisamment détruit, le cil ne repoussera plus.

Si la déviation porte sur une

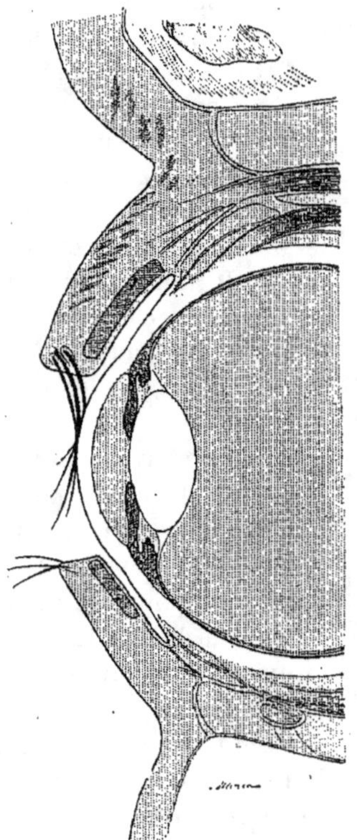

Fig. 54. — Trichiasis. Coupe schématique montrant la déviation des cils.

partie un peu étendue du sol ciliaire, on devra recourir à une opération chirurgicale. Il existe un certain nombre de procédés opératoires qui seront décrits plus loin à l'occasion du traitement de l'entropion (v. p. 106).

## Orgeolet

Sous le nom d'orgeolet, ou de compère-loriot, on comprend une inflammation aiguë suppurative du bord libre qui siège soit dans les glandes sébacées ciliaires dites glandes de Zeiss, soit dans les glandes de Meibomius.

On donne le nom d'orgeolet externe ou d'acné ciliaire aux cas où l'inflammation a pour siège initial les glandes de Zeiss. L'orgeolet interne ou acné meibomienne correspond aux localisations meibomiennes. En pratique on a tendance à confondre les deux affections, les symptômes ne présentant pas de différences très tranchées.

*Symptômes.* — Le début de l'orgeolet s'accuse souvent par de la gêne palpébrale ou même par une douleur lancinante avec sensation de cuisson qui force le malade à se frotter les paupières. D'autres fois, c'est au réveil seulement que l'on constate un gonflement de la paupière. Le médecin est habituellement consulté dès le début, en raison de cet *œdème* palpébral qui effraie le malade.

Il existe souvent alors un *œdème* de la conjonctive bulbaire qui forme un bourrelet jaunâtre plus ou moins épais ; un observateur non prévenu pourrait supposer une affection du globe, mais s'il prend soin d'explorer délicatement avec la pulpe de l'index le bord de la paupière atteinte, il rencontrera un point assez limité, au niveau duquel la plus légère pression réveille une douleur vive et un mouvement de défense. C'est en ce point que siège la glande enflammée.

Dans les jours qui suivent, l'inflammation devient plus intense : la peau rougit et forme au niveau de la glande malade une saillie manifeste. Les douleurs peuvent atteindre une intensité telle que l'insomnie est complète. Cet état persiste 3 ou 4 jours jusqu'au moment où le pus, après avoir soulevé la peau, s'évacue au dehors. Le pus est épais et jaunâtre et on voit parfois s'éliminer un bourbillon comme dans le furoncle. A partir de cet instant, les phénomènes douloureux cessent, et la réparation se fait rapidement. L'évolution totale, depuis le début jusqu'à la réparation complète, ne dépasse guère 6 à 8 jours. Il arrive souvent que l'orgeolet se résorbe sans atteindre la période de suppuration.

Il n'est pas rare, par contre, de voir, quelque temps après la guérison, un nouvel orgeolet se développer en un point quelconque du bord libre. On assiste parfois, dans l'espace de 2 à 3 mois, à une poussée de 6 à 8 « orgeolets à répétition » séparés par des périodes de guérison complète.

L'orgeolet meibomien peut présenter des symptômes identiques et lorsqu'il évolue d'une manière vive on ne le distingue guère de l'orgeolet ciliaire. Par contre, si la réaction est moins violente et si l'on peut renverser la paupière, on constate la petite saillie jaunâtre manifeste que fait la glande de Meibomius enflammée. Souvent enfin, on fera le diagnostic rétrospectif par le développement d'un chalazion qui, dans ces cas, succède à l'orgeolet interne.

***Étiologie.*** — L'orgeolet s'observe surtout chez les enfants, les adolescents et les jeunes adultes.

On retrouve dans le pus des amas de cocci ayant tous les caractères du staphylocoque. Il est impossible de déterminer les conditions particulières qui permettent à ce micro-organisme d'infecter les glandes ciliaires et meibomiennes.

Chez certains malades, sujets à la blépharite ciliaire, l'inflammation chronique des glandes ciliaires paraît constituer une cause prédisposante, mais la blépharite manque souvent complètement.

***Traitement.*** — Le séjour à la chambre est souvent rendu nécessaire par l'état de malaise qui accompagne l'évolution de l'orgeolet. Les applications humides et chaudes (cataplasmes de fécule, compresses d'ouate hydrophile trempées dans une infusion chaude) calmeront un peu les douleurs. Dès que le pus devient apparent, on pourra faire, après anesthésie au chlorure d'éthyle, une incision avec un couteau de de Graefe ou une ponction avec la fine pointe du galvanocautère.

S'il existe de la blépharite, on la traitera dans le but de prévenir les récidives. En s'inspirant de ce qui a été fait dans ces dernières années pour les furoncles à répétition, on a prescrit aux malades la levure de bière à l'intérieur. Il est difficile d'affirmer que ce traitement soit véritablement efficace

On a préconisé aussi l'injection sous-cutanée à distance de vaccin de Wright préparé avec la culture tuée du staphylocoque isolé d'un orgeolet.

## Chalazion

Le chalazion est une lésion des plus fréquentes ; il consiste dans une inflammation chronique des glandes de Meibomius donnant lieu à une tumeur dure, proéminant sous la peau des paupières ou faisant saillie au contraire sous la conjonctive tarsienne. Sa cause est encore inconnue.

***Symptômes.*** — Lorsque le chalazion ne succède pas à un orgeolet meibomien, ainsi que nous l'avons indiqué au paragraphe précédent, son développement est lent, progressif et indolore. Le malade remarque un épaississement de la paupière qui parfois rougit localement. Lorsque le chalazion siège dans la partie moyenne de la paupière supérieure et qu'il fait saillie sous la peau (chalazion externe), on voit une tumeur hémisphérique, ne dépassant guère le volume d'un gros pois et qui présente souvent un prolongement vers le bord ciliaire, lui donnant une forme en poire. A son niveau la peau peut être mobile, mais si le chalazion a présenté quelques tendances inflammatoires, on peut trouver les téguments légèrement adhérents et même un peu injectés. Le chalazion peut aussi siéger au voisinage du bord libre (chalazion marginal). Il forme alors une petite saillie rouge et disgracieuse qui, lorsqu'elle avoisine le point lacrymal supérieur ou inférieur, crée un obstacle mécanique à l'écoulement des larmes et provoque un peu de larmoiement.

Dans un assez grand nombre de cas le chalazion fait saillie sous la conjonctive (chalazion interne) ; c'est en passant le doigt sur la paupière ou en saisissant la paupière entre le pouce et l'index, qu'on se rendra le mieux compte de sa présence. Lorsqu'on a renversé la paupière supérieure, on constate en un point une zone plus fortement injectée correspondant au siège du chalazion. A la paupière inférieure, il peut être à peine visible et ce n'est qu'en le harponnant avec le crochet à chalazion qu'on le met nettement en évidence. D'autres fois, il fait en quelque sorte hernie sous la conjonctive et donne lieu à des végétations rouges de formes variées recouvrant la surface conjonctivale. Il est nécessaire de reconnaître ces différents aspects d'une seule et même affection.

L'évolution des chalazions est extrêmement variable et capricieuse, aussi faut-il se garder de faire des pronostics évolutifs.

Parfois, après avoir augmenté pendant quelques semaines ou quelques mois, le chalazion s'arrête puis disparaît progressivement sans laisser de traces. D'autres fois — et cette évolution différente peut s'observer chez le même malade — la petite tumeur persiste indéfiniment, sans modifications, tant qu'une intervention chirurgicale ne vient pas la supprimer.

Il est assez fréquent de voir se développer chez certains malades des chalazions à répétition. On a observé souvent l'existence de chalazions siégeant aux points correspondants des deux paupières d'un même côté, ce qui a servi d'argument à ceux qui admettent un principe contagieux dans le chalazion. Parfois aussi, un assez grand nombre de glandes sont atteintes simultanément, donnant lieu à un épaississement de la paupière faisant croire à une hypertrophie tarsienne diffuse.

**Étiologie. Lésions.** — Le chalazion s'observe à tous les âges et les jeunes sujets en ont parfois de très volumineux. Les recherches faites jusqu'ici pour en préciser l'étiologie sont demeurées négatives. Il n'a pas été possible de découvrir de parasite spécial dans la glande altérée tant par les cultures que par la recherche dans les tissus. On n'a pas réussi davantage dans la reproduction expérimentale de cette lésion.

L'examen histologique montre qu'il s'agit d'un processus inflammatoire chronique, c'est-à-dire d'une infiltration leucocytaire de la glande de Meibomius, avec désorganisation des acini et substitution d'un tissu formé de lymphocytes, de cellules épithéliales et parfois de quelques cellules géantes ; ce sont ces éléments qui avaient fait supposer l'origine tuberculeuse du chalazion ; les inoculations expérimentales n'ont pas confirmé cette hypothèse Dans les chalazions anciens, il se forme à la périphérie des lésions glandulaires, une organisation fibreuse plus ou moins dense qui donne au tissu sa résistance et ne permet plus une résorption spontanée complète.

Del Monte a décrit la présence de corpuscules particuliers qui se rencontrent surtout dans les chalazions jeunes et en particulier dans les cellules géantes. Il suppose que ces formations sont de nature parasitaire (protozoaires) et seraient la cause de l'inflammation meibomienne.

*Diagnostic.* — Le diagnostic du chalazion ne présente aucune difficulté. Il est deux cas cependant où la confusion est la règle : la tarsite syphilitique gommeuse et l'épithélioma de la glande de Meibomius. C'est l'évolution surtout qui permettra de rectifier le diagnostic.

***Traitement.*** — Si le chalazion succède à un orgeolet meibomien, on ne se hâtera pas d'intervenir, car, ainsi que nous l'avons
vu, la guérison spontanée s'observe souvent. Il est habituel de
prescrire des applications chaudes, des badigeonnages de teinture
d'iode, des massages avec une
pommade au précipité blanc
(ou autre), mais l'efficacité de
ces moyens est encore à démontrer.

L'intervention chirurgicale
constitue le seul traitement sûrement efficace : suivant le cas,
on fait l'incision et le curettage
ou la dissection et l'excision du
chalazion. Le mode opératoire
diffère aussi suivant le siège du
chalazion.

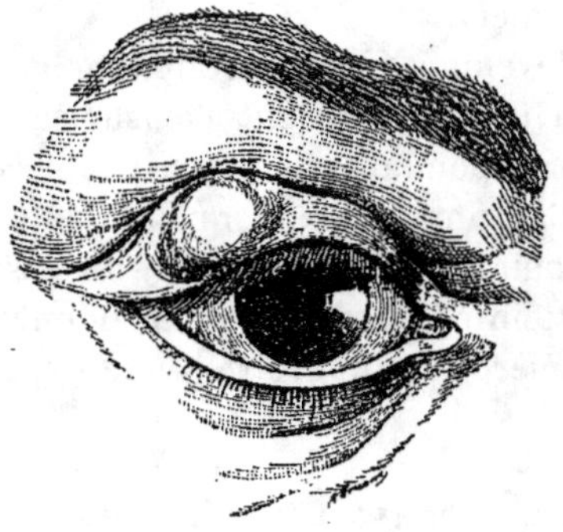

Fig. 55. — Chalazion de la paupière supérieure.

A la paupière supérieure, si
la saillie sous-cutanée n'est pas très accusée, on pourra faire
l'incision et le curettage par la conjonctive : toilette palpébro-
conjonctivale ; instillation de cocaïne dans le sac conjonctival ;
injection d'un à deux centimètres cubes de solution de novocaïne
ou de chlorhydrate de
cocaïne au 1/200, à la
base de la paupière ; 8
à 10 minutes après l'in-
jection, on luxe le tarse
et on maintient la pau-
pière renversée entre
l'index appliqué sur la
face cutanée et l'ongle
du pouce glissé dans
le cul-de-sac supérieur.
La pointe du bistouri
pénètre dans la région
du chalazion, le tran-

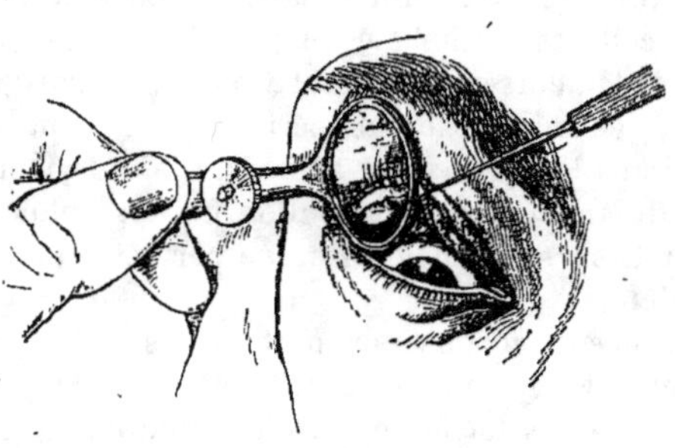

Fig. 56. — Incision et curettage du chalazion de la paupière à travers la face muqueuse. L'hémostase est réalisée par la
pince de Desmarres.

chant de la lame étant tourné du côté de l'opérateur parallèlement au bord libre. La lame sectionne la conjonctive et le tarse
et ressort à 5 millimètres ou plus du point de ponction. Saisissant alors la curette à chalazion (fig. 58) on l'introduit dans la

plaie en ayant soin de curetter avec le bord tranchant de la curette (non avec le dos), en lui faisant exécuter quelques mouvements rapides horizontaux et verticaux. L'opération terminée,

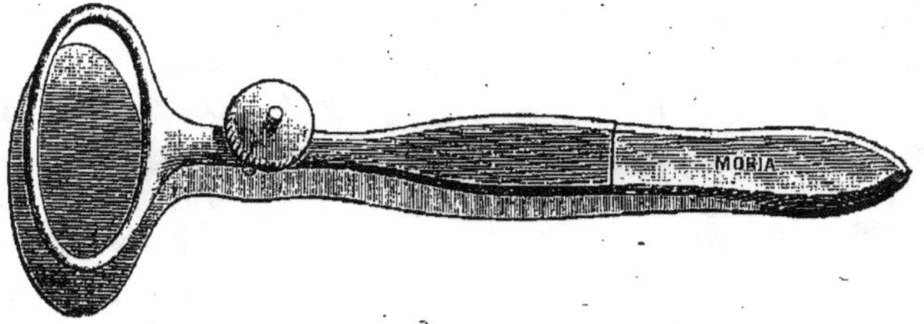

Fig. 57. — Pince de Desmarres.

le pansement n'est pas indispensable puisqu'il n'y a pas de plaie exposée aux contacts extérieurs. On prescrira seulement des lotions avec de l'ouate et de l'eau bouillie.

Fig. 58. — Curette à chalazion.

Si le chalazion est très proéminent, s'il existe depuis un certain temps, il est préférable de le disséquer en l'abordant par la peau. Pour éviter l'hémorragie, toujours un peu gênante, on a recours à la pince hémostatique de Desmarres ou pince fenêtrée à chalazion (fig. 57).

La branche pleine est introduite après anesthésie sous la paupière et la branche fenêtrée passe au-devant de la paupière. On serre la vis modérément, car il faut éviter de provoquer une douleur trop vive. L'incision est parallèle au bord libre et passe par le centre de la saillie produite par le chala-

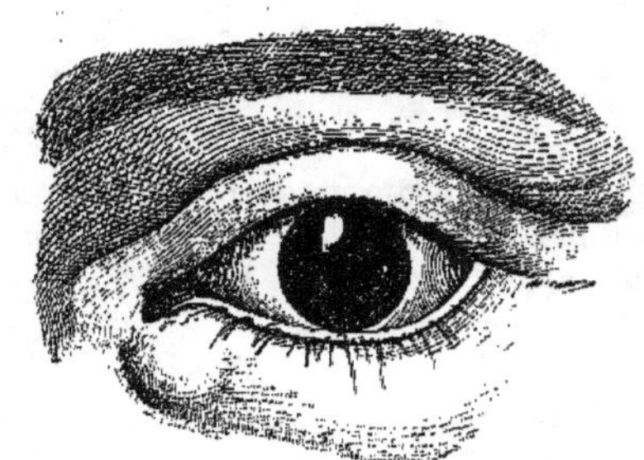

Fig. 59. — Chalazion de la paupière inférieure.

zion. On incise la peau et la couche musculaire très mince de l'orbiculaire que l'on a soin de récliner en la détachant du tarse. Deux coups de bistouri circonscrivent la tumeur en haut et en bas, au ras du tarse. Il n'est pas rare de perforer la paupière, car la partie conjonctivale du tarse dissocié par le chalazion peut être très mince ; ce petit incident est d'ailleurs sans conséquence. S'il reste quelques masses pulpeuses on les enlèvera par quelques coups de curette. Les lèvres de la plaie cutanée se réunissent sans qu'il

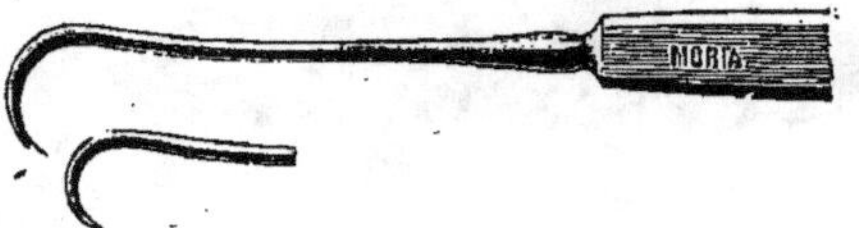

soit nécessaire de les suturer. Un pansement aseptique sera maintenu quarante-huit heures.

On aura recours à la même technique pour les chalazions marginaux de

Fig 60. — Crochet à chalazion.

la paupière supérieure ou inférieure. Alors même qu'ils semblent très superficiels, on ne les supprimera complètement que par la dissection et l'ablation complète. L'incision se fera dans l'espace intermarginal ou à 2 millimètres de l'implantation ciliaire.

Pour le chalazion de la paupière inférieure, la technique est un

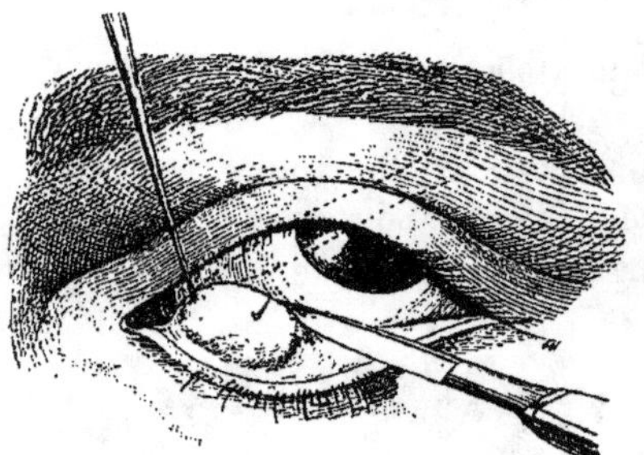

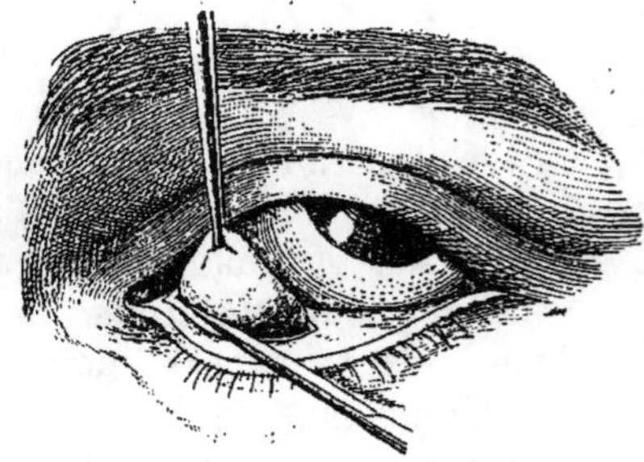

Fig. 61. — Harponnage du chalazion de la paupière inférieure et incision de la conjonctive.

Fig. 62. — Dissection au bistouri du chalazion saisi avec la pince à travers l'incision conjonctivale.

peu différente et l'on peut toujours faire l'excision par la conjonctive. On se sert pour cela du crochet à chalazion (fig. 60) que l'on introduit en plein dans le tissu du chalazion (fig. 61). On l'attire en haut et on fait une incision légèrement arquée à 1 millimètre au-dessous du point de fixation du chalazion. On libère, par quelques coups de la pointe du couteau, le chalazion qui apparaît dans la plaie ; on le fixe avec la pince en enlevant le crochet ; puis on l'énuclée facilement à l'aide de quelques coups de bistouri ou de ciseaux (fig. 62). Le pansement peut être retiré au bout de douze ou vingt-quatre heures.

## Tarsite syphilitique

Les cas de tarsite syphilitique ne sont pas très fréquents et se présentent suivant trois types différents. Nous en avons décrit un à propos des blépharites, en raison de certaines analogies cliniques avec ces affections : c'est la *tarsite marginale* ou blépharite ulcéreuse syphilitique. Un autre type est caractérisé par un épaississement circonscrit au niveau duquel se produit bientôt une ulcération profonde *cratériforme* lorsqu'elle est éloignée du bord libre, ou *en encoche* lorsqu'elle atteint celui-ci (fig. 63). Le troisième type consiste dans un épaississement diffus du tarse de l'une ou des quatre paupières.

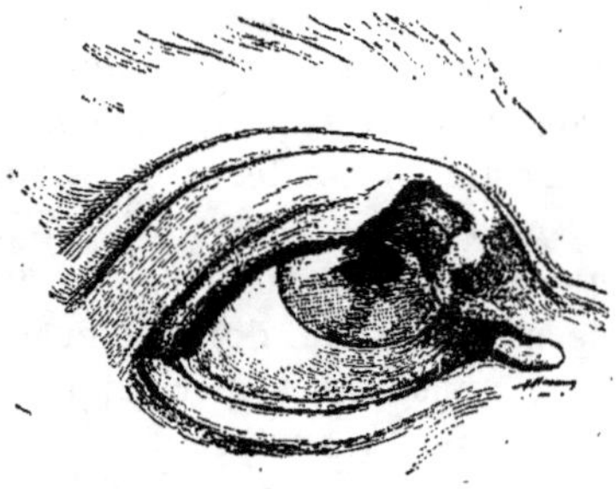

Ces lésions s'observent à tout âge de l'infection syphilitique.

Fig. 63. — Tarsite syphilitique en encoche.

**Traitement.** — Le traitement mercuriel général est indispensable ; il devra être assez énergique, en raison des dégâts rapides qui peuvent se produire dans la charpente palpébrale. L'injection locale de sublimé au 1/3000 a paru utile dans certains cas pour renforcer l'effet du traitement général. On pourra recourir aussi à l'injection intraveineuse de néosalvarsan, car il est souvent nécessaire d'agir vite pour prévenir des mutilations graves.


## V. — TROUBLES DE L'APPAREIL MOTEUR DES PAUPIÈRES

L'appareil moteur des paupières est constitué par l'orbiculaire et le releveur de la paupière. Ces deux muscles peuvent être le siège de phénomènes spasmodiques ou paralytiques d'origine nerveuse : nous nous occuperons tout d'abord des troubles intéressant l'orbiculaire, puis ensuite de ceux qui atteignent le releveur.

## Blépharospasme

Lorsque l'occlusion transitoire ou permanente des paupières n'est pas la conséquence d'une adhérence des paupières entre elles ou des paupières au globe oculaire, elle est due à un spasme de l'orbiculaire.

A l'état normal, et sous l'influence d'une excitation qui a son point de départ dans la conjonctive et dans la rétine, il se produit 1 à 2 fois par minute une contraction rapide de l'orbiculaire donnant lieu à ce que l'on appelle le clignement. Sous l'influence de causes diverses, le clignement peut acquérir une fréquence et une intensité anormales. On désigne ce symptôme du nom de *blépharospasme clonique* pour le différencier du *blépharospasme tonique* qui s'applique aux cas où la contraction de l'orbiculaire est permanente ; on doit en séparer complètement le spasme orbiculaire apparaissant périodiquement et faisant partie du syndrome dénommé *tic spasmodique de la face* ainsi que le spasme partiel de l'orbiculaire donnant lieu à l'*entropion spasmodique*.

## A. — Blépharospasme clonique

On l'observe surtout chez des enfants de huit à quinze ans à dispositions névropathiques et présentant une petite cause d'irritation locale (conjonctivite folliculaire, blépharite, etc.). La contraction est en général bilatérale et symétrique ; elle augmente d'intensité ou de fréquence sous l'influence des émotions.

L'affection n'a pas de tendance à persister indéfiniment comme c'est le cas, au contraire, lorsque la contraction de l'orbiculaire est une des manifestations de la maladie des tics. Dans ce dernier cas, le spasme orbiculaire clonique est souvent unilatéral ; il s'accompagne habituellement de contractions brusques des membres, d'émission de mots orduriers, d'un état mental particulier, etc.

*Traitement.* — Dans le cas de blépharospasme clonique, on traitera l'état local et on prescrira une hygiène générale, l'hydrothérapie, le bromure de potassium à l'intérieur, à la dose de 1 à 2 grammes.

S'il s'agit d'un tiqueur on le soumettra à la discipline psycho-motrice (Brissaud et Meige). Voici en quoi elle consiste : on engage tout d'abord le sujet à conserver l'immobilité palpébrale pendant 2, puis 5, puis 10 minutes en présence du médecin ou d'un parent. On s'efforce d'obtenir chaque jour une prolongation des temps d'immobilité. A cette immobilisation des mouvements on adjoint des mouvements commandés : occlusion et ouverture palpébrale exécutées au commandement.

## B. — Blépharospasme tonique

Toutes les affections irritatives de la conjonctive et surtout de la cornée peuvent donner lieu à un spasme réflexe de l'orbiculaire qui se manifeste aussitôt que le malade quitte l'obscurité.

Ce blépharospasme réflexe s'observe surtout dans le cas de phlyctènes de la cornée, de corps étranger de la conjonctive, de kératite interstitielle, d'iritis, etc. Il suffit le plus souvent d'anesthésier la conjonctive et la cornée avec la cocaïne ou tout autre anesthésique pour que le spasme palpébral diminue ou disparaisse complètement.

C'est le plus sûr moyen de diagnostic du blépharospasme réflexe avec le *blépharospasme hystérique*, qui peut avoir pour point de départ une lésion irritative des membranes externes, mais qui acquiert de suite une intensité hors de proportion avec les lésions qui lui ont donné naissance. Le blépharospasme hystérique ne se résout souvent que dans le sommeil chloroformique. Il peut durer des semaines ou des mois sans modification. Il est en général monoculaire, et s'accompagne parfois de modification de la sensibilité locale ou générale, et de rétrécissement du champ visuel.

***Traitement.*** — Le traitement causal, dans les cas de blépha-rospasme tonique réflexe, suffira à le faire disparaître. Pour le blépharospasme hystérique, on aura recours à la suggestion, à l'électricité (courants faradiques, torpille électrique de Clovis Vincent, etc.), à l'hydrothérapie, à l'isolement même si l'affection est rebelle.

## C. — Tic spasmodique de la face

Nous avons fait allusion plus haut à la maladie des tics que l'on ne confondra pas avec le syndrome que nous étudions maintenant. Celui-ci est caractérisé par une contraction des différents muscles

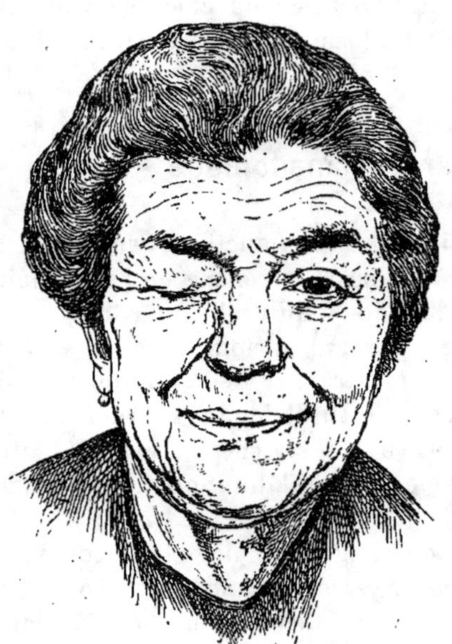

Fig. 64. — Tic spasmodique de la face
au cours d'un accès.

innervés par un des nerfs faciaux. Cette contraction unilatérale commence souvent par l'orbiculaire pour atteindre ensuite les autres muscles. Elle s'installe graduellement dans l'espace de quelques secondes et disparaît après une durée de 5 à 20 secondes également. Les périodes de contraction sont plus ou moins rapprochées ; elles paraissent parfois influencées par l'état de fatigue générale ou de surexcitation nerveuse ; il n'y a pas de douleur (on ne confondra pas le tic spasmodique de la face avec la névralgie du trijumeau désignée parfois sous le nom de tic douloureux de la face) mais, l'occlusion palpébrale provoque souvent une gêne manifeste surtout si du larmoiement s'ajoute à la contraction orbiculaire. L'affection atteint surtout des adultes et des personnes âgées. Il est fréquent de la voir persister sans atténuation pendant des années et même jusqu'à la mort. On en ignore absolument l'étiologie.

On ne confondra pas le tic spasmodique avec *l'hémispasme facial hystérique.* Le diagnostic se basera sur le mode d'apparition du spasme et sur l'étude générale du sujet.

**Traitement.** — Jusqu'à ces dernières années le seul traitement efficace consistait dans la section du nerf facial, la paralysie remplaçant alors le spasme. On a substitué à la section, l'injection intra-nerveuse d'alcool stovaïné ou novocaïné (1 centimètre cube d'alcool à 80° contenant 1 centigramme de stovaïne (Sicard) ou de novocaïne.

L'injection est pratiquée au niveau du trou stylomastoïdien : on attire le pavillon de l'oreille en haut et entre la mastoïde et la surface inférieure du conduit auditif externe (partie cartilagineuse), on enfonce perpendiculairement une aiguille de seringue de Pravaz de 3 cm. 5 jusqu'à ce qu'elle buté contre la résistance osseuse (l'apophyse styloïde à 2 centimètres ou 2 centimètres et demi de la peau). La pointe est portée un peu en arrière et l'injection est poussée lentement, On peut aussi faire l'injection d'alcool stovaïné au niveau du trajet des filets du facial se rendant à l'orbiculaire. La paralysie qui succède à ces injections persiste pendant quelques mois et lorsque la conduction nerveuse se rétablit le spasme orbiculaire peut ne pas réapparaître.

## Entropion spasmodique

C'est une forme de spasme orbiculaire limité à une partie du muscle orbiculaire, le plus souvent à la partie marginale de la paupière inférieure.

L'affection est uni ou bilatérale Le bord libre de la paupière inférieure se renverse en dedans, du côté du globe, de telle sorte que la marge ciliaire disparaît dans le cul-de-sac inférieur et que les cils viennent frotter sur la conjonctive bulbaire et le bord inférieur de la cornée. En exerçant une légère traction sur la paupière, on rétablit sans difficulté la position normale du bord libre, mais, dès que cesse la traction, il suffit de quelques mouvements palpébraux pour que l'entropion se reproduise. Ce trouble provoque, par sa persistance, un état d'inflammation conjonctivale souvent pénible.

***Étiologie.*** — La cause et la nature précise de l'entropion spasmodique ne nous sont pas exactement connues. Il apparaît parfois chez des opérés de cataracte, sous l'influence du port du bandeau ; il peut succéder à des lésions conjonctivales ou palpébrales, mais on l'observe aussi en dehors de toute cause provocatrice locale : même dans ces cas, il peut être très persistant.

***Traitement.*** — Dans les cas légers, on obtient souvent un résultat suffisant par l'emploi répété des petits moyens suivants :

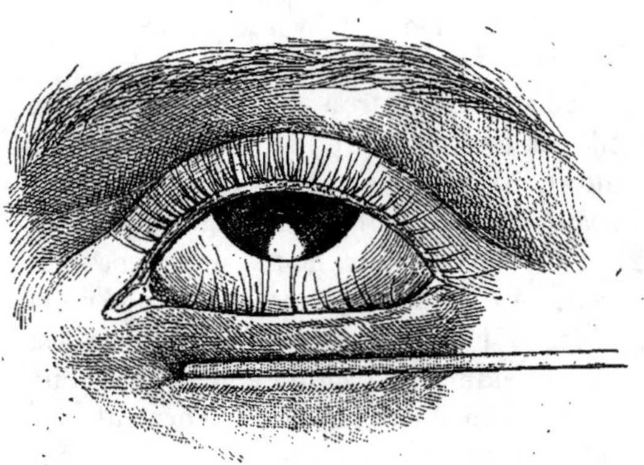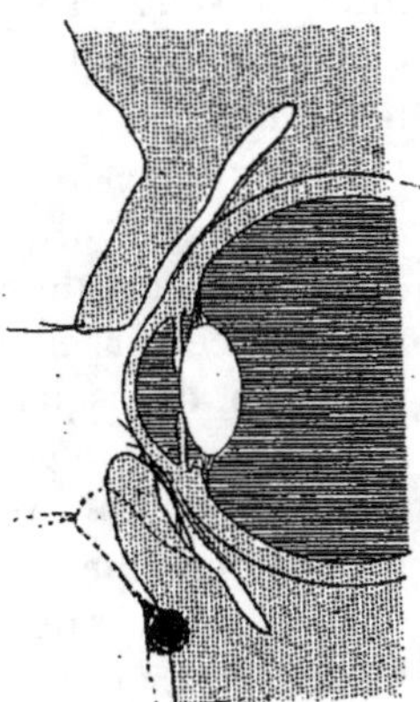

Fig. 65. — Application du collodion dans un cas d'entropion spasmodique : face.

Fig. 66.— Le même, de profil : le résultat à obtenir est indiqué en pointillé.

d'une part l'instillation d'un collyre de cocaïne, et, d'autre part,

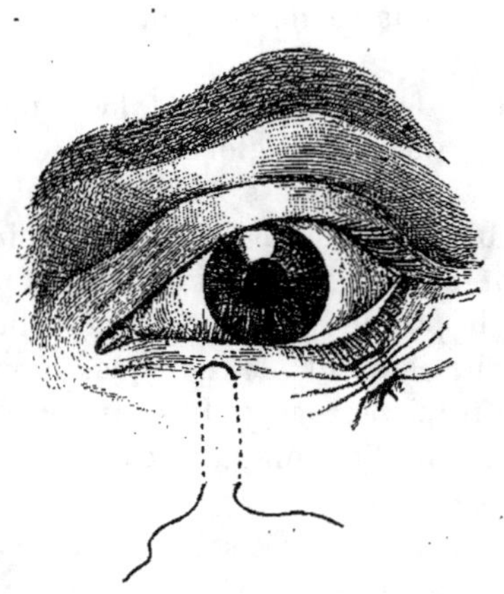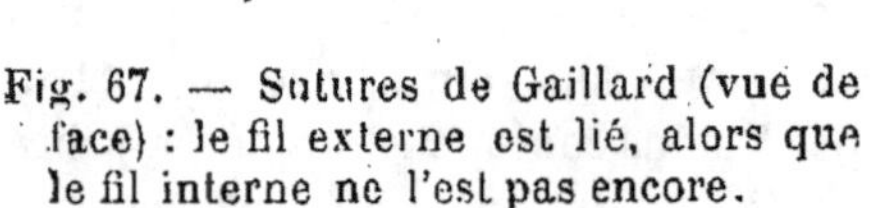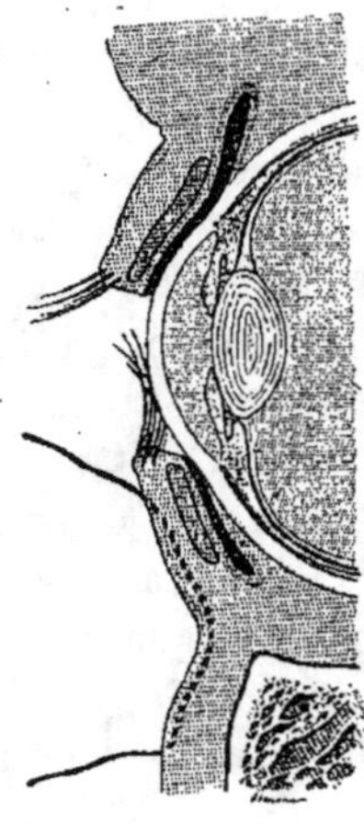

Fig. 67. — Sutures de Gaillard (vue de face) : le fil externe est lié, alors que le fil interne ne l'est pas encore.

Fig. 68. — Sutures de Gaillard (profil) : le fil chemine sous la peau.

l'application sur la paupière entropionée de collodion normal (non **riciné**) qui, en se rétractant, empêche l'enroulement du bord libre. Cette application du collodion doit être renouvelée au moins une fois par jour; elle se fera le plus efficacement à l'aide d'une sonde à voies lacrymales ou d'une aiguille à tricoter dont l'extrémité est trempée dans le collodion et, sans attendre, appliquée sur la paupière inférieure séchée, à 1 centimètre du bord libre et parallèlement à lui. L'aiguille déprime légèrement les téguments et les deux lèvres de la gouttière ainsi formée s'accolent grâce au collodion. On attend quelques secondes et on retire l'aiguille en la tirant dans le sens de son axe (fig. 65 et 66).

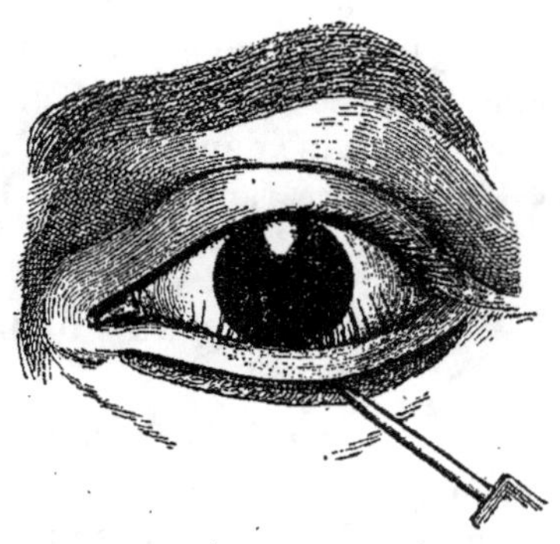

Fig. 69. — Cautérisation au galvanocautère de la paupière inférieure pour combattre l'entropion.

Si le résultat n'est pas suffisant, on aura recours à l'application de sutures de Gaillard (fig. 67 et 68). Voici en quoi consiste cette petite intervention : on prépare deux ou trois fils armés de deux aiguilles courbes. Après anesthésie de la paupière par injection de cocaïne au centième, on introduit l'une des aiguilles courbes dans la région ciliaire en la faisant cheminer sous la peau jusqu'à la limite inférieure de la paupière. On introduit ensuite la seconde aiguille à un ou deux millimètres de la première et les deux chefs sont noués sur un petit tampon d'ouate. On place deux ou trois anses de fil semblables. Les fils sont maintenus en place pendant six, huit à dix jours, suivant que l'on désire obtenir une bride cicatricielle plus ou moins forte.

Nous donnons la préférence, en raison de son effet plus durable, à la cautérisation ignée de la paupière inférieure et du tarse que l'on pratiquera de la manière sui-

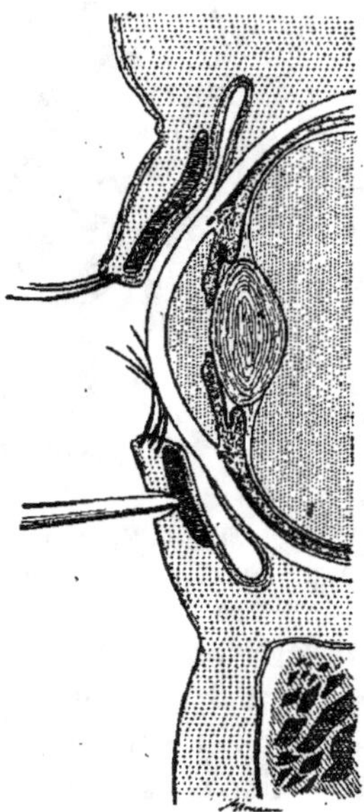

Fig. 70. — Profil de la raie de feu.

vante ; une injection profonde de 1 à 2 centimètres cubes de novocaïne assure l'anesthésie palpébrale. Avec le galvanocautère porte au blanc on trace un sillon parallèle au bord libre de la paupière inférieure et situé à 3 à 4 millimètres de celui-ci. On cautérise ainsi l'épiderme, le derme, l'orbiculaire et les couches superficielles du tarse dans toute la longueur de la paupière. La cicatrisation s'opère rapidement et le résultat est en général excellent.

## Paralysie de l'orbiculaire. Lagophtalmie.

La paralysie de l'orbiculaire se traduit surtout par l'inocclusion ou l'occlusion imparfaite de la fente palpébrale. C'est le symptôme *inocclusion* que l'on désigne du mot de *lagophtalmie* ou lagophtalmos. Lorsque l'inocclusion résulte de la paralysie de l'orbiculaire, on dit qu'il y a lagophtalmos paralytique.

Dans la paralysie complète de l'orbiculaire, les mouvements de la paupière supérieure ne sont pas complètement abolis puisque le releveur continue à agir, mais la paupière inférieure ne peut plus se rapprocher de la supérieure, le plissement des paupières ne se fait plus et lorsqu'on commande au malade de fermer les yeux, on voit le globe se révulser en haut (signe de Ch. Bell), tandis que la sclérotique reste à décou-

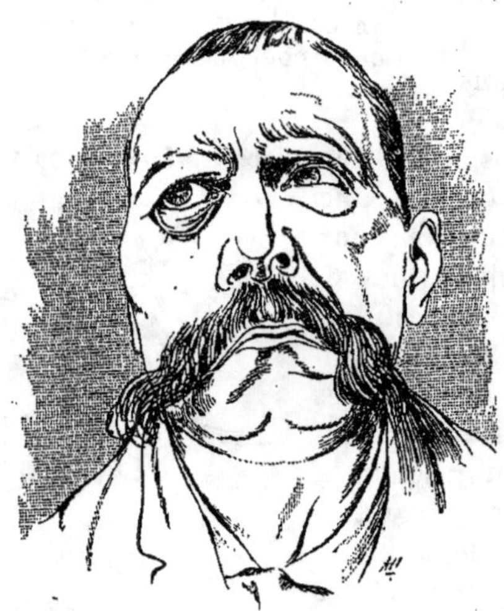

Fig. 71. — Ectropion paralytique par paralysie faciale périphérique.

vert dans une étendue de 5 à 7 millimètres en hauteur. Le bord libre de la paupière inférieure tend à s'écarter légèrement du globe et l'écoulement des larmes se fait irrégulièrement.

Une conséquence possible de cette inocclusion consiste dans une vulnérabilité plus grande de la cornée qui peut s'ulcérer et même s'infecter. A la longue, le bord libre des paupières tend à se renverser en dehors, laissant voir la face muqueuse de la paupière qui bientôt s'enflamme et forme un épais bourrelet. C'est l'état que l'on désigne du nom d'*ectropion paralytique* (voir fig. 71) et qui devient permanent si l'on n'y porte remède. Toutes les causes de paralysie faciale périphérique peuvent donner lieu à ce type de paralysie complète de l'orbiculaire.

Il est un autre type de parésie de l'orbiculaire qui accompagne la paralysie faciale du type central (hémiplégie faciale). Le jeu des paupières se fait sans modification apparente, mais si l'on engage le malade à contracter son orbiculaire (acte de fermer les paupières) d'un seul côté, on constate qu'il le fait facilement du côté sain alors que du côté hémiplégique la contraction isolée n'est plus possible. C'est à ce signe que l'on donne le nom de « signe de l'orbiculaire ».

**Diagnostic.** — Le diagnostic du lagophtalmos paralytique ne présente aucune difficulté ; une simple inspection de la région palpébrale cutanée permettra de le différencier du lago-

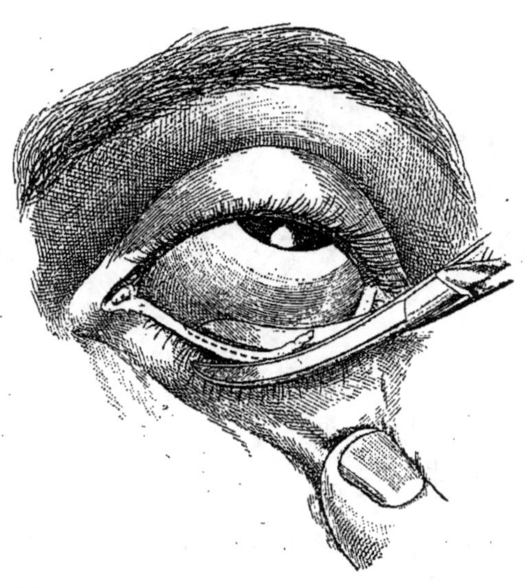

Fig. 72. — Blépharorraphie : avivement de la lèvre muqueuse du bord palpébral avec les ciseaux.

phtalmos cicatriciel consécutif aux brûlures ou à certaines lésions nécrotiques des paupières.

Certaines formes d'atrophie musculaire s'accompagnent d'un lagophtalmos par atrophie de l'orbiculaire. Mais la plupart du temps c'est une paralysie faciale qui entraîne le lagophtalmos.

On ne se contentera pas du diagnostic de paralysie de l'orbiculaire, mais on cherchera à déterminer la cause et le siège de la lésion entraînant le trouble moteur, ce qui constitue, à proprement parler, le diagnostic de la paralysie faciale.

**Traitement.** — Lorsque la lésion qui a donné lieu à la paralysie faciale est susceptible de guérison, le traitement s'adressera uniquement à la paralysie faciale. S'il s'agit d'une paralysie définitive comme celle qui succède à une section nerveuse, il sera sou-

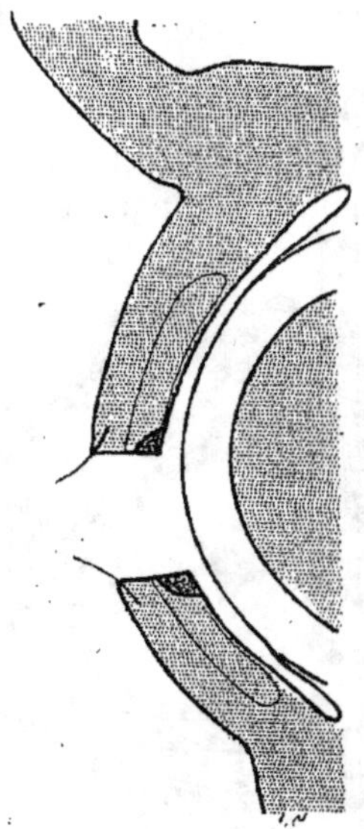

Fig. 73. — Blépharorraphie :
profil montrant la partie du
bord libre à aviver.

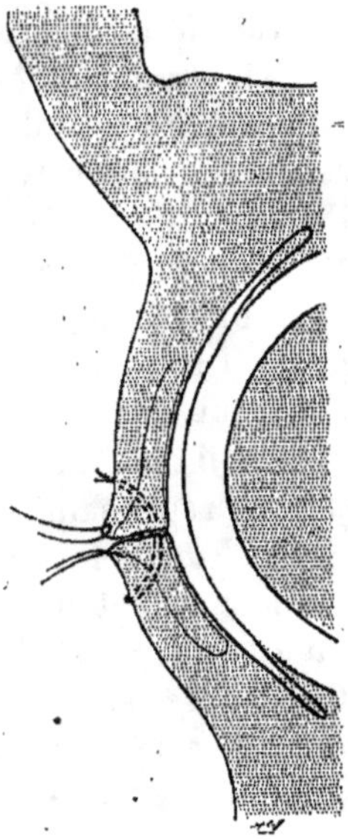

Fig. 74. — Blépharorraphie :
profil montrant le passage
du fil.

vent nécessaire de remédier chirurgicalement aux conséquences que la paralysie de l'orbiculaire peut avoir sur la position de la paupière ou sur l'intégrité de la cornée. Le traitement consistera dans un rétrécissement de la fente palpébrale par une ou deux blépharorraphies partielles. Pour ce faire, après avivement des bords palpébraux (voir fig. 72), on établit des adhérences un

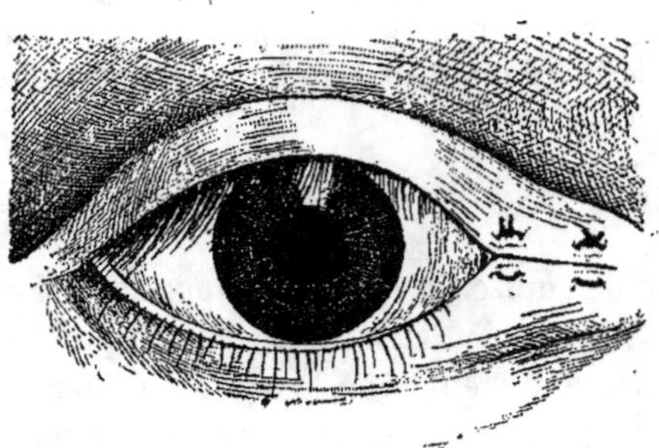

Fig. 75. — Résultat d'une blépharorraphie partielle avec suture en U.

peu en dehors des points lacrymaux et au niveau de la commissure externe, adhérences qui empêcheront la formation d'un ectropion paralytique (fig. 75).

## Spasme du releveur de la paupière

Le spasme du releveur de la paupière ou rétraction spasmodique de la paupière supérieure s'observe rarement. Ce trouble peut exister à l'état de symptôme isolé ou accompagner une ophtalmoplégie externe du même côté ou une paralysie ancienne de l'œil du côté opposé. Lorsque le malade regarde devant lui, la fente palpébrale est plus largement ouverte ; s'il regarde vers le sol la paupière supérieure ne suit pas le mouvement d'abaissement du globe. Enfin l'occlusion des paupières est incomplète ; il se produit un lagophtalmos par insuffisance d'abaissement de la paupière supérieure.

Ce symptôme est encore peu connu dans ses causes et sa nature. Pour remédier à ce trouble, Truc a pratiqué avec succès la ténotomie du releveur palpébral et J. Chaillous a réalisé l'allongement du releveur palpébral.

Dans la maladie de Basedow on observe fréquemment un léger degré de spasme du releveur qui se traduit par le *signe de Graefe*.

## Ptosis paralytique. Paralysie du releveur palpébral

Les mots de *ptosis paralytique* servent à désigner la chute de la paupière supérieure ou l'abaissement de son bord libre résultant d'une paralysie acquise du releveur de la paupière supérieure innervé par un rameau du nerf oculo-moteur commun (IIIe paire crânienne). On en sépare le ptosis congénital qui a été décrit plus haut et le pseudo-ptosis réalisé par diverses affections que nous envisagerons à propos du diagnostic.

**Symptômes.** — Lorsque le ptosis est complet, la paupière supérieure tombe devant le globe comme un voile inerte ; les plis et sillons de la peau sont effacés et quelque effort que le malade fasse pour suppléer par la contraction du muscle frontal à la paralysie du releveur, la fente palpébrale ne s'entrouvre pas ou si peu que la vision de l'œil correspondant est absolument annihilée. Si le ptosis complet affecte les deux côtés, le malade est forcé, pour y voir, de relever l'une des paupières supérieures avec un doigt.

Dans les paralysies incomplètes, l'abaissement de la paupière supérieure est beaucoup mons considérable, de telle sorte qu'une partie de la cornée ou de la pupille peut être découverte. On observe en général, chez le malade porteur de ce trouble, une attitude compensatrice particulière : la tête est renversée en arrière, les muscles frontaux sont fortement contractés, ce qui entraîne un plissement très accusé de la peau du front. Si l'on engage le malade à regarder en haut, on voit le bord libre de la paupière supérieure demeurer immobile, alors que la pupille et la cornée disparaissent derrière la paupière.

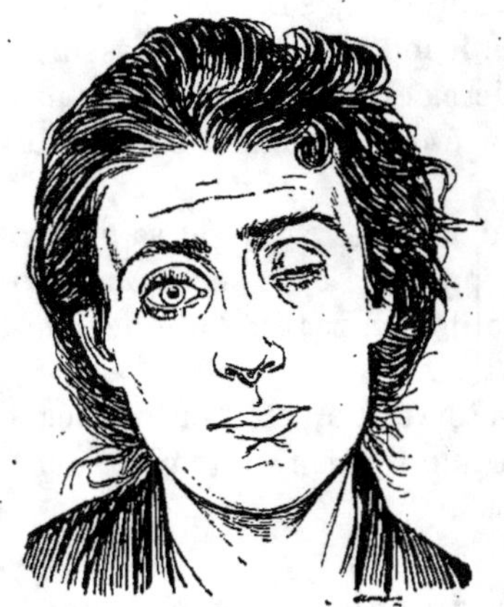

Fig. 76. — Ptosis paralytique de l'œil gauche.

En dehors de la gêne visuelle, le ptosis ne s'accompagne d'aucune autre sensation subjective. Dans les cas de paralysie du moteur oculaire commun, il empêche la production de la diplopie et supprime la gêne souvent très accusée résultant de ce trouble

Pour mesurer le degré d'un ptosis on se servira du périmètre : le menton étant placé sur le support, l'arc disposé verticalement, l'œil devra se trouver au niveau du plan horizontal passant par le point de fixation. On recherchera jusqu'à quelle hauteur sur l'arc la lecture d'un caractère fin peut se faire sans renversement de la tête. Dans les conditions normales la lecture se fait encore à 45° ou 50° ; dans les cas de ptosis incomplet, elle se fera à 10°, 20° ou 40°.

*Formes cliniques.* — A part quelques faits exceptionnels où le ptosis a pu être rattaché à une lésion musculaire, à une myosite du releveur, la paralysie du releveur a pour cause une lésion des filets nerveux innervant le muscle : cette lésion peut siéger dans l'orbite, sur le trajet de l'oculo-moteur commun, à la base du crâne ou enfin au niveau des noyaux protubérantiels. C'est de l'ensemble des symptômes qui accompagnent ou non le ptosis paralytique que l'on déduit le siège probable de la lésion et à ce point de vue on peut envisager trois formes cliniques principales du ptosis paralytique acquis :

Le *ptosis isolé*, caractérisé par l'absence de tout autre trouble oculo-moteur ;

Le *ptosis accompagné* d'autres troubles oculo-moteurs ;

Le *ptosis associé* à d'autres symptômes neuropathologiques.

*Ptosis isolé.* — Il peut être la conséquence d'un *traumatisme* direct, d'un coup de feu, d'une fracture de la voûte orbitaire atteignant le nerf du releveur dans l'orbite. La cause cependant de beaucoup la plus fréquente est la *syphilis*, soit qu'elle revête la forme clinique de la périostite orbitaire ou de la méningite gommeuse basilaire, soit qu'elle évolue suivant le type tabétique : le ptosis isolé unilatéral ou bilatéral peut être en effet la première manifestation apparente d'un tabès. Il survient souvent d'une manière brusque et complète. Son évolution n'a rien de constant, mais il n'est pas rare qu'il soit de courte durée et qu'après 3 à 6 semaines on assiste à un retour complet de la mobilité palpébrale. Il peut aussi récidiver ou persister indéfiniment.

Le ptosis par lésion périostée ou basilaire s'accompagne de phénomènes douloureux, de symptômes du côté du nerf optique. Il est plus nettement influencé par le traitement mercuriel.

Les *tumeurs orbitaires*, les *sinusites frontales ou sphénoïdales* peuvent aussi, quoique plus rarement, donner lieu à un ptosis isolé.

*Ptosis accompagné.* — C'est le ptosis qui fait partie de la paralysie complète de l'oculo-moteur commun. Nous nous en occuperons à propos des paralysies orbitaires, basilaires ou bulbo-protubérantielles de la IIIe paire.

*Ptosis associé.* — L'association d'un ptosis à d'autres symptômes cérébraux ou généraux, a un grand intérêt diagnostique. Nous rappellerons rapidement les principaux de ces syndromes que l'ophtalmologiste doit connaître, le trouble oculaire étant souvent celui qui fixe le plus l'attention.

*L'encéphalite léthargique* a un début fébrile avec céphalées et vomissements. Très rapidement apparaît une somnolence qui s'accentue jusqu'à devenir un véritable coma. L'appareil musculaire des yeux est presque toujours atteint dès le début sous forme de nystagmus, de diplopie et surtout de ptosis souvent bilatéral. La ponction lombaire montre une réaction méningée inconstante. La mort survient parfois après quelques jours mais habituellement la guérison se produit et les phénomènes oculaires paralytiques disparaissent progressivement.

Dans la *maladie de Gerlier* ou *vertige paralysant* il s'agit d'un trouble survenant par accès, caractérisés par une douleur de la nuque, une parésie musculaire intermittente et des symptômes oculaires, entre autres le ptosis. L'accès ne dure jamais plus de 10 à 15 minutes, mais il peut se répéter. L'affection a été observée en France et au Japon.

Le ptosis peut s'observer aussi dans cette forme d'*intoxication alimentaire* qui porte le nom de *botulisme* et qui est due à l'absorption d'une toxine élaborée par un microbe anaérobie se développant dans les conserves de viandes ou de poissons mal préparées) les symptômes débutent 24 à 48 heures après l'ingestion des aliments altérés ; il y a, en dehors du malaise, des vomissements, de la sécheresse de la gorge, une paralysie accommodative bilatérale et du ptosis. Si le malade survit à cette intoxication, le ptosis disparaît après quelques semaines.

Dans quelques cas très exceptionnels d'*intoxication diphtérique* on a vu le ptosis accompagner l'ophtalmoplégie externe et la paralysie accommodative.

Le *syndrome de Weber* est un type de plosis (avec ou sans paralysie des autres branches de la IIIe paire) associé à une hémiplégie siégeant du côté opposé. Ce syndrome est réalisé le plus souvent par une lésion de la région pédonculaire (tubercule, syphilome, tumeur, hémorragie) ; il peut être produit parfois par un abcès cérébral du lobe temporo-sphénoïdal (Mac Even) consécutif à une infection auriculaire, pharyngienne, ou sinusienne.

**Diagnostic.** — Si la détermination exacte de la nature et de la cause du ptosis paralytique offre parfois certaines difficultés, il est rare que l'on confonde le ptosis paralytique avec le pseudo-ptosis relevant de troubles indépendants du releveur palpébral. Ce n'est guère que dans les cas de ptosis incomplet que la confusion sera posible : la conjonctivite granuleuse au début donne souvent lieu à un léger abaissement du bord libre ; il en est de même de certains cas de tarsite syphilitique ou de trichinose, mais ce sont surtout le ptosis pseudo-paralytique hystérique et le ptosis sympathique qui peuvent créer une confusion. On trouvera plus loin la description du syndrome sympathique. Le ptosis pseudo-paralytique hystérique, décrit par Parinaud, consiste dans un abaissement modéré de la paupière supérieure avec abaissement du sourcil du même côté. Ce trouble unilatéral, et qui paraît causé par un spasme de l'orbiculaire, s'accroît parfois lorsqu'on engage le malade à regarder en haut.

**Pronostic.** — Le pronostic dépend de l'affection générale ou locale à laquelle est lié le ptosis. Le ptosis traumatique sans section du nerf constitue la forme la plus bénigne.

**Traitement.** — Le traitement médical ne peut s'adresser qu'à la cause du trouble paralytique. Lorsque après quelques mois de ce traitement le ptosis ne subit plus de modification on pourra envisager l'opportunité d'une intervention chirurgicale. Il y aura différents cas particuliers à envisager.

*a.* Le ptosis s'accompagne d'une paralysie complète de l'élévation du globe oculaire ; on devra s'adresser aux procédés qui raccourcissent la hauteur de la paupière par une résection tarso-cutanée et qui établissent une suppléance fonctionnelle du releveur par le muscle frontal : procédés de de Wecker ou d'Angelucci.

*b.* Le mouvement d'élévation du globe est conservé : on demandera la suppléance fonctionnelle au releveur du globe ; procédé de Motais ou procédé de Parinaud.

*c.* Le ptosis est très faiblement accusé et la correction a surtout un but plastique ; on pourra se contenter d'une résection tarso-musculaire : procédé de Gillet de Grandmont.

Laissant de côté la pince à ptosis de Sichel avec laquelle on pince la peau de la paupière supérieure au-dessus du sourcil pour obtenir une correction temporaire du ptosis, nous décrirons rapidement ces différents procédés opératoires, en rappelant qu'il faut veiller à ce que l'occlusion palpébrale puisse se faire normalement après l'intervention et qu'il serait dangereux, sous prétexte de corriger un ptosis, de créer un lagophtalmos.

Toutes ces interventions peuvent être exécutées avec l'anesthésie locale par injection sous-cutanée de novocaïne. Si l'agitation d'un sujet très jeune rend l'opération trop difficile il sera préférable de la retarder jusqu'à l'époque où elle pourra être effectuée sans le secours de l'anesthésie générale.

*Procédé de de Wecker.* — On circonscrit par deux incisions légèrement arquées un lambeau cutané en croissant et correspondant à la moitié supérieure du tarse, puis on le résèque. On passe alors deux fils, dont chaque chef porte une aiguille, dans la peau et le tissu épitarsien situé au-dessous de l'incision inférieure ; les aiguilles cheminent sous la peau jusqu'au dessus de l'implantation du sourcil, où elles sortent. Les deux chefs de chaque fil sont noués sur un petit tube de caoutchouc. Les fils ne seront enlevés qu'après 2 à 4 semaines, ce qui a pour effet de produire une bride cicatricielle sous-cutanée.

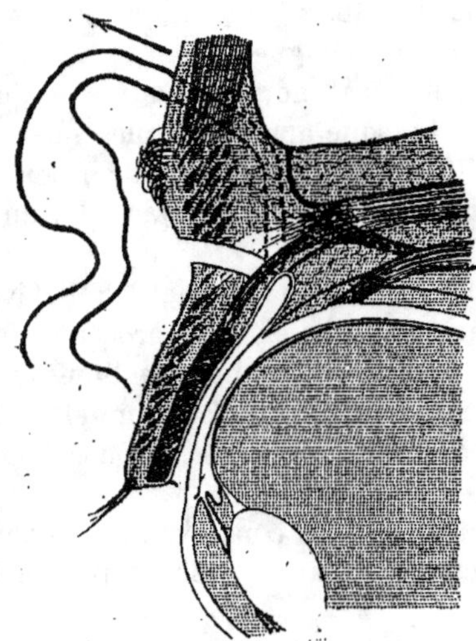

Fig. 77. — Procédé d'Angelucci pour l'opération du ptosis par suppléance du muscle frontal : le profil montre la disposition des sutures.

*Procédé d'Angelucci.* — Dans ce procédé c'est le tendon du releveur qui est fixé au frontal. On fait une incision parallèle au sourcil et, à 2 ou 3 millimètres au-dessous du bord orbitaire, on incise l'orbiculaire de manière à pouvoir charger sur un crochet le tendon du releveur qui sera sectionné à 4 millimètres du bord supérieur du tarse puis traversé par deux anses de fil armées chacune de deux aiguilles ; celles-ci sont dirigées en haut entre le périoste et le muscle frontal et perforent la peau au-dessus du sourcil. Les deux chefs sont noués sur un bout de tube en caoutchouc : suivant le degré de traction sur les fils, on obtient un résultat plus ou moins considérable.

*Procédé de Motais.* — Ici la suppléance est obtenue par le muscle droit supérieur dont une languette est fixée au bord supérieur du cartilage tarse. Le globe oculaire est fortement abaissé et fixé à l'aide d'une pince ou d'un crochet à chalazion saisissant le tissu épiscléral au-dessus du bord supérieur de la cornée. La paupière supérieure est retournée, ce qui met au jour le cul-de-sac supérieur. On incise verticalement la conjonctive bulbaire et le cul-de-sac jusqu'au bord supérieur du tarse, puis on met à nu le tendon du droit supérieur que l'on charge sur un crochet à strabisme. Un fil est alors passé en séton dans la partie moyenne du tendon, puis une légère traction permet de libérer avec les ciseaux la partie soulevée dont on aura soin de laisser l'extrémité musculaire en rapport avec le corps du muscle droit. La languette ainsi obte-

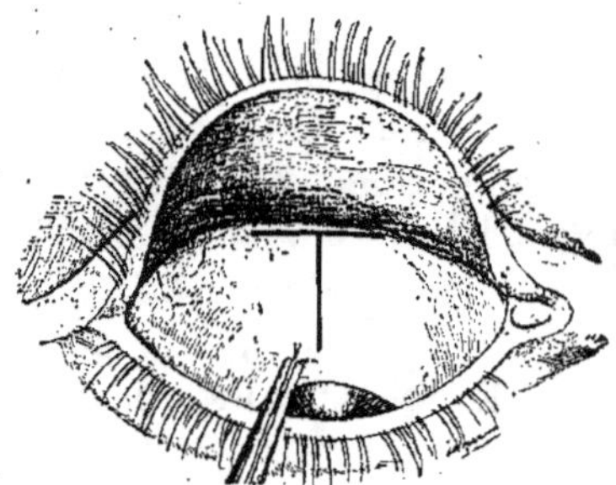

Fig. 78. — Opération du ptosis. Procédé de Motais. Le T indique le tracé de l'incision conjonctivale : l'arc pointillé correspond à la portion du tarse à réséquer.

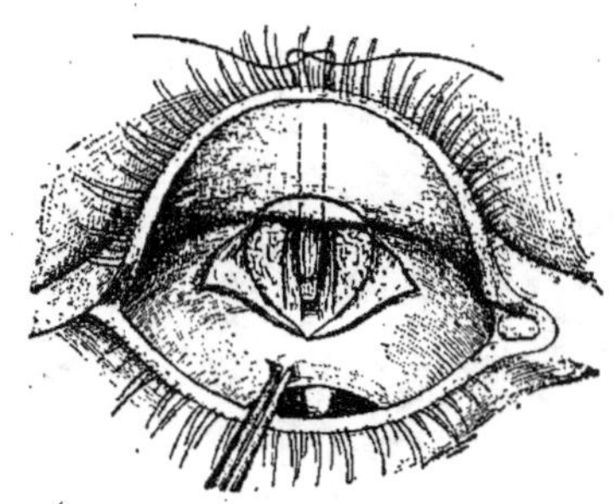

Fig. 79. — Procédé de Motais. Libération de la languette du droit supérieur.

nue est fixée au bord supérieur du tarse dont on résèque une portion plus ou moins grande suivant l'effet à obtenir. Les deux chefs du fil sont passés dans le bord supérieur du tarse, traversent la couche musculaire de la paupière et viennent sortir à la face cutanée à 3 ou 5 millimètres du bord libre. On les noue en rosette sur un tube en caoutchouc, ce qui permet d'augmenter ou de diminuer la constriction suivant l'effet à obtenir. Les fils sont retirés après 6 à 7 jours.

*Procédé de Parinaud.* — Au lieu de détacher une languette du droit supérieur, on passe sous le tendon du droit supérieur un fil dont les deux chefs, après avoir traversé les lèvres de la plaie conjonctivale, rentrent dans cette plaie, pénètrent dans le tarse dont le bord supérieur a été excisé et sont

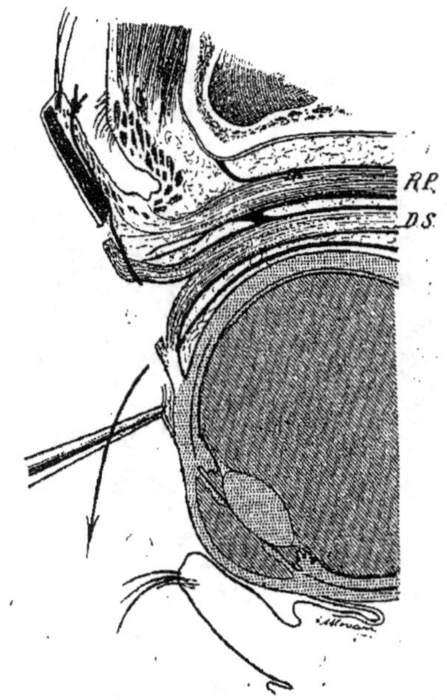


Fig. 80. — Procédé de Motais. Rapports du releveur palpébral (RP), du droit supérieur (DS) et de la languette destinée à établir la suppléance.

finalement noués sur la face cutanée du bord libre de la paupière.

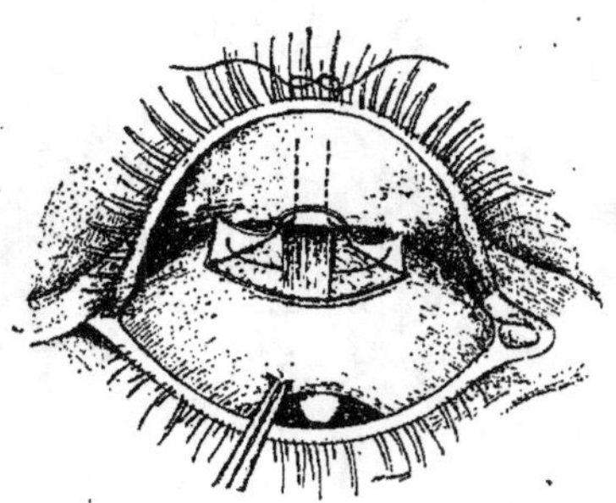

Fig. 81. — Procédé de Parinaud. Le fil passe sous le tendon, traverse la conjonctive et pénètre dans l'encoche tarsienne pour cheminer devant le tarse jusqu'au bord libre.

Suivant le degré de constriction des fils, on obtient ici aussi un effet plus ou moins accusé. On gradue également l'effet en enlevant les fils plus ou moins tôt : la bride cicatricielle créée par le fil est d'autant plus rétractile que le fil est laissé plus longtemps en place.

*Procédé de Gillet de Grandmont. Résection tarso-musculaire.* — Ce procédé est souvent avantageusement combiné à l'un des précédents dans le but de parfaire l'effet cosmétique.

Après avoir glissé la plaque à paupière sous la paupière supérieure on fait une incision légèrement arquée et correspondant au bord supérieur du tarse. On dissèque ensuite la peau dont un aide

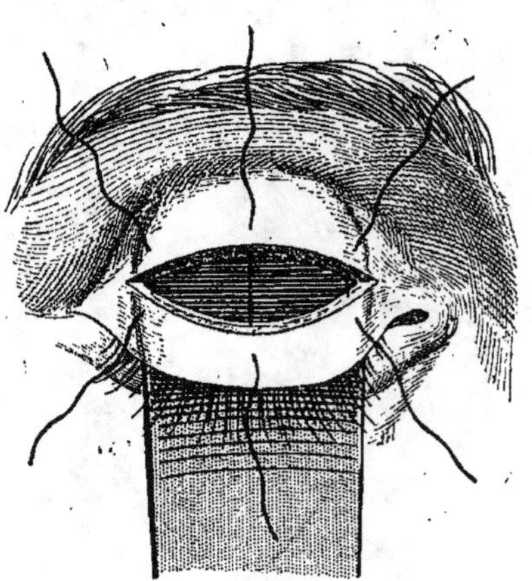

Fig. 82. — Procédé de Gillet de Grandmont (face). Les sutures passent dans le tissu prétarsien.

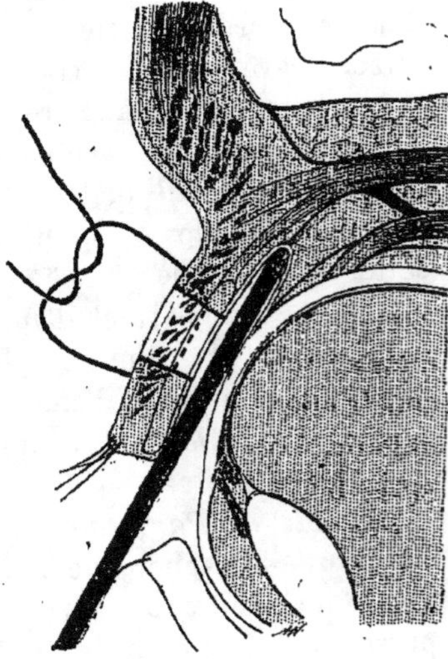

Fig. 83. — Procédé de Gillet de Grandmont (profil). Les deux traits parallèles circonscrivent le segment tarso-musculaire à réséquer.

maintient les deux lèvres écartées, puis on circonscrit, par deux incisions faites à fond, un croissant de muscle orbiculaire et de tarse dont la hauteur correspondra à peu près au relèvement que l'on veut obtenir. L'incision inférieure sera faite au-dessus de la rangée des bulbes pileux, c'est-à-dire à 3 millimètres au moins du bord libre. On réunit la plaie par trois points de suture passés à travers les lèvres de l'incision cutanée, puis dans le tissu superficiel des deux lèvres du tarse.

## Ectropion paralytique

On entend par le terme d'ectropion, un renversement en dehors du bord libre de la paupière. dont la conséquence est la mise à nu de la face conjonctivale tarsienne ; la paupière inférieure est plus souvent affectée que la supérieure.

Nous l'avons déjà signalée comme une des conséquences possibles de la paralysie faciale périphérique. On l'observe aussi dans certains états inflammatoires ou non du bord palpébral (blépharo-conjonctivites chroniques indéterminées ou liées à une affection des voies lacrymales, infiltrations lépreuses ou syphilitiques des paupières, etc ). Dans ces différents cas le relâchement palpébral qui donne naissance à l'ectropion est dû à un état de parésie de l'orbiculaire. Suivant les cas, on qualifie l'ectropion de lacrymal, de blépharo-conjonctival, etc. ; nous envisagerons plus loin une variété

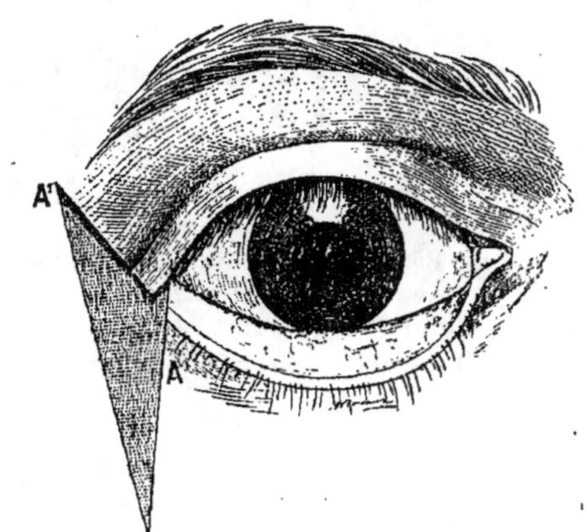

Fig. 84. — Opération de l'ectropion de la paupière inférieure. Procédé de Szymanowski. Excision triangulaire et glissement du lambeau cutané A en A'.

d'ectropion très différente et à laquelle on réserve le nom d'ectropion cicatriciel, parce qu'il est la conséquence d'une rétraction de la peau, produite par une cicatrice palpébrale ou faciale.

*Traitement.* — Il est toujours chirurgical, mais les procédés en sont nombreux et ont leurs indications spéciales. Le traitement des affections lacrymales ou blépharo-conjonctivales précédera toujours le traitement de l'ectropion proprement dit ; ce traitement suffit parfois à faire disparaitre un ectropion au début et encore peu accusé.

*Raies de feu*. — Si le résultat désiré n'est pas obtenu, on peut, à la condition que l'éversion du bord palpébral ne soit pas complète, redresser la paupière par la création de brides cicatricielles obtenues par cautérisation ignée profonde, à l'aide du galvanocautère. Après injection palpébrale de novocaïne et aseptisation conjonctivale, on glisse entre la paupière inférieure et le globe la plaque palpébrale et, par traction sur la peau, on renverse complètement la paupière. La pointe du galvanocautère, tenue verticalement est enfoncée dans la région médiane du cul-de-sac inférieur, puis ramenée rapidement vers le bord correspondant de la

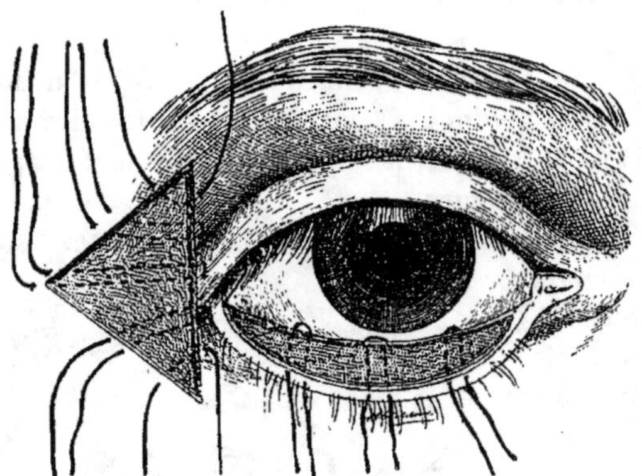

Fig. 85. — Opération de l'ectropion de la paupière inférieure. Procédé de Terson. Excision d'un lambeau cutané triangulaire et résection de la muqueuse ectropionnée.

paupière, en créant un sillon de cautérisation conjonctivale et sous-conjonctivale, plus ou moins profond suivant l'effet à obtenir. On pratique ainsi 3 ou 4 « raies de feu » verticales et parallèles. Un pansement est appliqué les premiers jours pour éviter l'infection des escarres. Le résultat n'apparaît qu'après 3 ou 4 semaines, lorsque la cicatrisation fibreuse est terminée. C'est là un des petits inconvénients du procédé, et il sera utile d'en prévenir l'opéré.

*Excision cutanée triangulaire*. — Dans les degrés plus marqués d'ectropion, il faudra recourir à une intervention sanglante qui peut d'ailleurs être pratiquée avec l'anesthésie cocaïnique seule. Le principe des différents procédés opératoires décrits est toujours le même : il consiste dans un raccourcissement de la peau de la paupière, réalisé par une excision triangulaire dans la région de la commissure externe.

Dans le procédé de Szymanowski (fig. 84), on tend le bord libre de la paupière en suturant l'angle que forme ce bord avec l'incision verticale (A) dans l'angle supérieur (A') de la plaie.

Dans le procédé de Terson (fig. 85) le triangle de peau excisée ne comprend pas le bord libre. On fait aussi l'excision de la surface conjonctivale ectropionnée à l'aide de la pince et des ciseaux, et on réunit les lèvres par quelques fils de suture à la soie fine.

## Déviations cicatricielles des paupières

Suivant le siège et la nature des lésions cicatricielles, la paupière est déviée en dehors ou en dedans et l'on parle d'ectropion ou d'entropion cicatriciel. La présence des cicatrices empêchera toute confusion avec l'ectropion et l'entropion spasmodique dont il a déjà été question.

## Ectropion cicatriciel

L'ectropion cicatriciel peut offrir différents degrés en rapport avec l'intensité des lésions cutanées ou profondes qui lui ont donné naissance. C'est parfois un léger bâillement de la paupière inférieure ou supérieure empêchant le contact du bord libre avec le globe et entraînant du larmoiement, puis une inflammation de la conjonctive. Dans les cas extrêmes, la face conjonctivale d'une ou des deux paupières est entièrement retournée. Le bord libre est attiré vers le bord supérieur ou inférieur de l'orbite et le globe oculaire n'est plus protégé par les paupières.

En plus de l'effet disgracieux résultant des bourrelets rougeâtres qui entourent le globe, il peut alors se produire des lésions de la cornée (ulcération, infection cornéenne) ainsi qu'il en a été question à propos du lagophtalmos.

***Étiologie.*** — L'ectropion cicatriciel succède le plus souvent à une brûlure par le feu ou par un acide ayant atteint le derme. Il peut aussi être la conséquence d'une inflammation ulcéreuse ou nécrosante de la peau (lupus, syphilide ulcéreuse, pustule maligne, nécrose streptococcique), d'un épithélioma sclérosant, d'une plaie infectée, etc.

***Traitement.*** — Il sera toujours nécessaire, en cas d'insuffisance d'étendue de la paupière, de faire une blépharoplastie ou greffe cutanée, par un des procédés que nous allons indiquer, mais il est de toute importance pour le succès final, de pratiquer en même temps la soudure du bord libre des paupières ou blépharorraphie. Cette soudure devra être maintenue pendant plusieurs mois si l'on veut éviter toute rétraction nouvelle du tissu greffé.

Le premier temps de toute opération autoplastique consistera

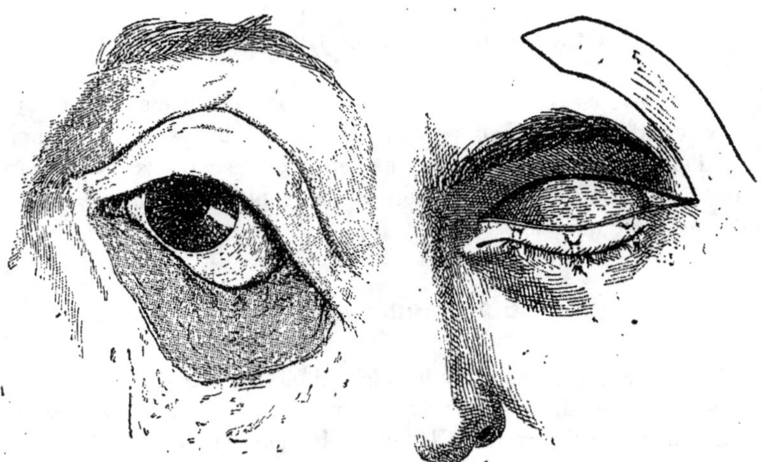

Fig. 86. — Ectropion cicatriciel de la paupière inférieure causé par un lupus de la joue.

Fig. 87. — Taille du lambeau temporo-frontal pour blépharoplastie dans un cas d'ectropion de la paupière supérieure, avec blépharorraphie.

dans une incision parallèle au bord libre de la paupière et distante de 3 à 6 millimètres, suivant l'étendue de paupière dont l'intégrité est conservée. On disséquera les deux lèvres de la plaie, de façon à amener le bord libre de la paupière ectropionnée au contact du bord libre de la paupière opposée. Si les deux paupières sont ectropionnées, on fera la même incision à chaque paupière. On avivera ensuite les bords libres en excisant la lèvre muqueuse de ces bords que l'on amènera et que l'on maintiendra au contact par l'application de quelques fils de suture (voir fig. 72 à 75, p. 90 et 91). Le bâillement de la plaie permettra de se rendre exactement compte de la dimension du lambeau cutané à transplanter.

Il existe trois procédés d'autoplastie : l'autoplastie par glissement, l'autoplastie par lambeaux non pédiculés, l'autoplastie par lambeaux pédiculés, prélevés dans une région éloignée (méthode italienne).

*Autoplastie ou Blépharoplastie par glissement.* — Le lambeau sera prélevé à la région temporale ou temporo-frontale (fig. 87 et 88) suivant l'étendue de la plaie à combler. Dans certains cas on pourra avoir recours à un lambeau pédiculé prélevé à la région frontale moyenne, à la joue ou encore à la face latérale du cou (Procédé de Snydacker, fig. 89 et 90).

*Autoplastie ou Blépharoplastie à lambeaux non pédiculés.* — On y aura recours lorsque le procédé précédent n'est pas applicable par suite de lésions cicatricielles à la région temporo-frontale.

La *greffe dermo-épidermique* ou greffe de Reverdin se recommande par sa simplicité. Avec un grand rasoir à lame souple (rasoir de Magitot) stérilisé à sec, on prélèvera des lambeaux de toutes dimensions comprenant l'épiderme et les couches super-

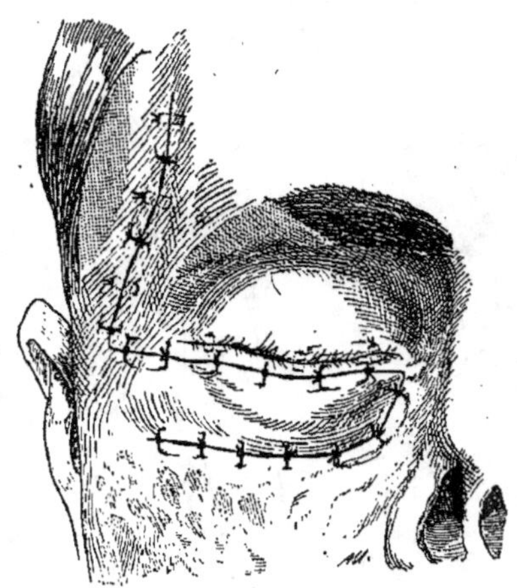

Fig. 88. — Blépharoplastie par glissement de lambeau à pédicule temporo-frontal, avec blépharorraphie totale, dans un cas d'ectropion cicatriciel par lupus facial.

ficielles du derme. Ces lambeaux prélevés au niveau des parties glabres (face interne du bras, de la cuisse, etc.) sont étalés avec soin à l'aide d'une pince sans griffe sur la surface cruentée. Les sutures sont inutiles. On applique une couche de tulle gras puis le pansement aseptique. La reprise des lambeaux greffés est très rapide.

Dans certains cas, pour donner plus de consistance à la greffe, on transplante jusqu'aux parties profondes du derme.

Le lambeau sera taillé dans la peau de la face interne du bras. On sépare le derme du tissu cellulo-adipeux et l'on dissèque un lambeau 2 à 3 fois plus large que celui qui serait nécessaire pour combler la plaie. Ces lambeaux non pédiculés subissent, en effet, dans la suite, une rétraction très marquée. Le lambeau disséqué

est appliqué sur la plaie et maintenu par un certain nombre de
sutures marginales. Il est quelquefois nécessaire de faire plusieurs
autoplasties successives pour obtenir un résultat suffisant.

*Blépharoplastie par la méthode italienne.* — Le lambeau est
emprunté à la face interne du bras, mais on le laisse adhérent par

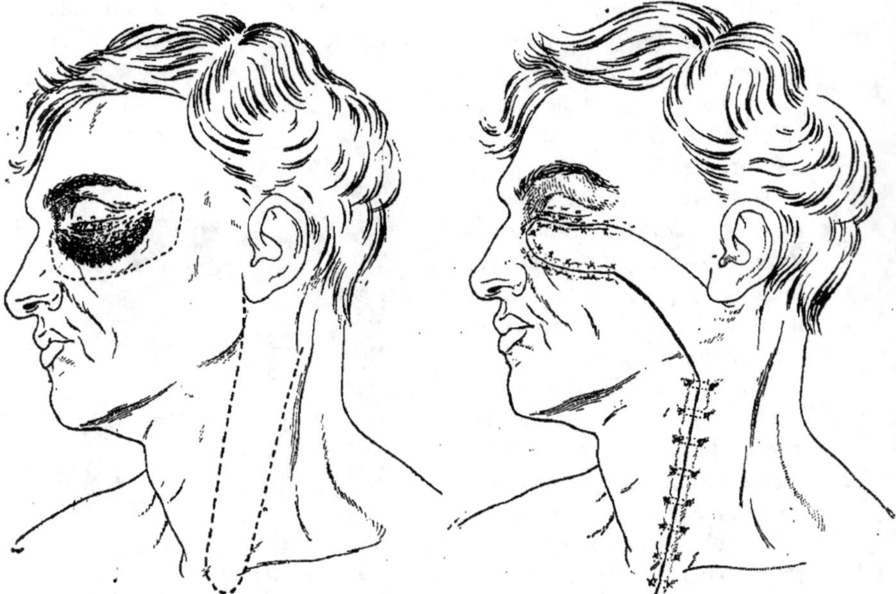

Fig. 89. — Taille du lambeau cervical
dans le procédé de Snydacker.

Fig. 90. — Mise en place du lambeau
dont le pédicule reste sous forme
de pont au devant de la joue.

un pédicule qui ne sera sectionné qu'après 5 à 7 jours. On est
obligé de fixer le bras dans une position telle que sa face interne
soit en contact avec la région palpébrale. Cette position fort pénible nécessite un certain entraînement; elle sera maintenue par
l'application d'un appareil spécial. Ce lambeau se rétracte peu, ce
qui lui donne un certain avantage sur les lambeaux non pédiculés.

## Entropion cicatriciel

Si l'ectropion cicatriciel correspond à des lésions des téguments
externes, l'entropion est la conséquence des lésions atteignant la
muqueuse conjonctivale ou le tarse sous-jacent.

Le trachome est de beaucoup la cause la plus fréquente de l'entropion de la paupière supérieure. Les brûlures de la conjonctive, le pemphigus, certaines syphilides ulcéreuses, etc., entraînent plus fréquemment l'entropion de la paupière inférieure.

L'inconvénient principal de l'entropion est la conséquence du renversement des cils et de leur frottement sur la cornée ou la conjonctive. Ce point a déjà été envisagé à propos du trichiasis (fig. 91)

*Traitement.* — Il est nécessaire d'indiquer successivement le traitement de l'entropion de la paupière supérieure, puis celui de la paupière inférieure.

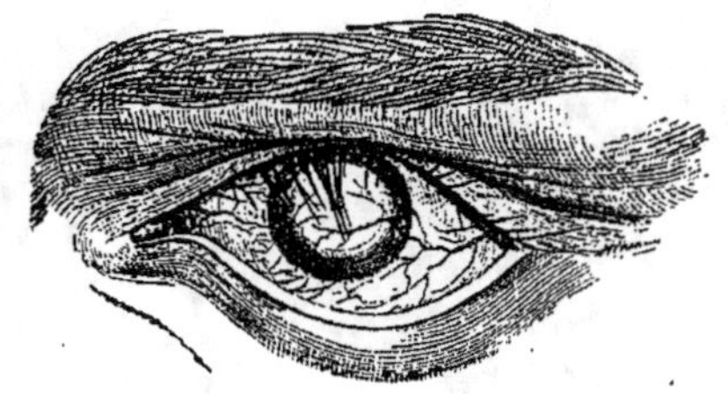

Fig. 91. — Trichiasis de la paupière supérieure avec leucome consécutif et vascularisation cornéenne.

L'entropion granuleux résulte autant des cicatrices conjonctivales proprement dites que de l'incurvation cicatricielle du tarse. C'est sur cette lésion d'incurvation que l'on peut agir si l'on veut rétablir la position normale des cils. Ce résultat est obtenu par trois procédés opératoires : celui de Snellen, celui d'Anagnostakis-Panas et celui de Lagleyze. Lorsque le tarse n'est pas incurvé et que l'entropion ne consiste que dans le déplacement de la lèvre ciliaire du bord libre, on pourra se contenter d'agir sur ce bord en le déplaçant (procédé de Gayet, etc.).

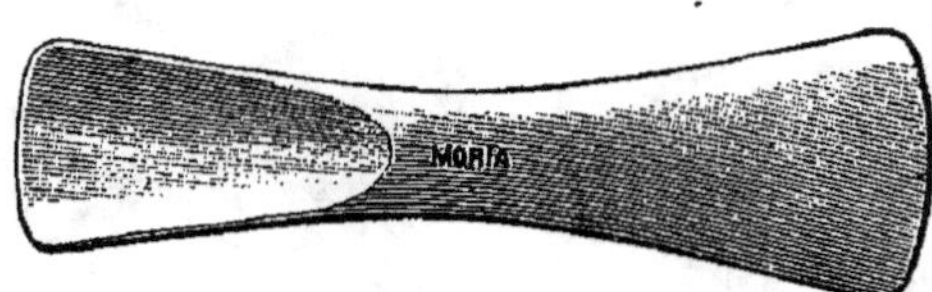

Fig. 92. — Plaque à paupières.

Pour l'entropion cicatriciel de la paupière inférieure, c'est au procédé de Gayet, ou au procédé de tarso-marginoplastie que l'on aura recours.

Au point de vue de l'efficacité et de la durée du résultat opératoire, les procédés de marginoplastie sont préférables aux procédés qui n'agissent que sur le tarse.

*Redressement du tarse.* — L'anesthésie générale n'est pas nécessaire. On peut opérer avec l'anesthésie locale seule. Pour l'hémostase on se servira de la plaque (fig. 92) ou de la pince de Snellen introduite sous la paupière supérieure.

a) *Procédé de Hotz-Snellen*. — Excision d'un lambeau cutané en croissant correspondant à la région moyenne du tarse ; les fibres de l'orbiculaire sont réclinées pour mettre à nu le tarse dans lequel on taille un lambeau prismatique ou une gouttière. Pour cela, en tenant le couteau tangentiellement à la face convexe du tarse, on en enlève des lamelles jusqu'à ce que le sommet de la gouttière ainsi formée atteigne la couche la plus profonde du tarse. On réunit les lèvres de la plaie à l'aide de 3

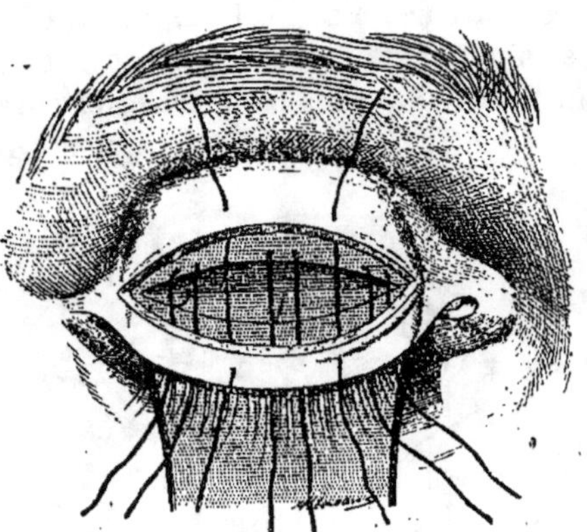

Fig. 93. — Entropion granuleux de la paupière supérieure. Opération de Snellen. Après amincissement du tarse en gouttière les fils ont été passés (face).

fils dont chaque chef est armé de deux aiguilles (fig. 93 et 94).

b) *Procédé d'Anagnostakis-Panas*. — Incision du plan musculo-cutané à 3 millimètres au-dessus du bord libre et parallèlement à lui. Dissection et mise à nu du tarse, puis incision complète du tarse et de la conjonctive tarsienne un peu au-dessus de la ligne noire correspondant à la racine des cils. Application de 3 à 5 points de suture disposés conformément aux figures 93 à 95. Les fils sont noués et fixés au-dessus du sourcil avec un peu de collodion et enlevés au 5e ou 6e jour.

**Déplacement du sol ciliaire.** — Le principe des nombreux procédés décrits consiste dans le déplacement du sol ciliaire par rapport au cartilage tarse. On dédouble le bord libre par une incision longitudinale qui a pour but de créer un feuillet tarsien

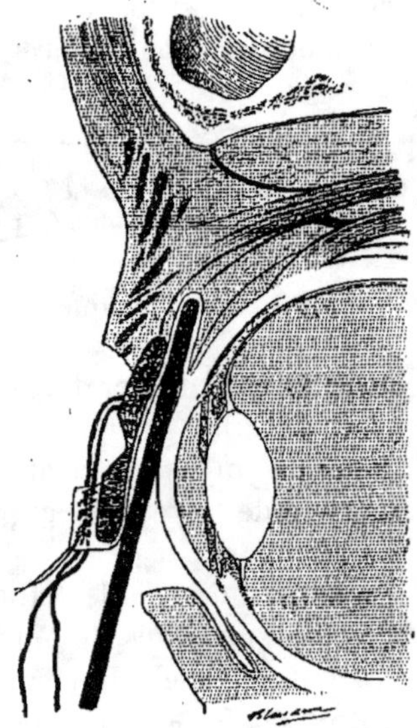

Fig. 94. — Entropion granuleux de la paupière supérieure. Opération de Snellen (profil).

postérieur, un feuillet cutané antérieur, qui doit comprendre les bulbes pileux des cils. C'est le feuillet antérieur ou la portion ciliaire de ce feuillet qui est déplacée en haut avec ou sans blépharoplastie.

a) *Procédé de Jæsche-Arlt.* — Après avoir dédoublé la paupière dans tout ou partie de son étendue (entropion total ou partiel) on excise à 3 millimètres du bord ciliaire un lambeau musculo-cutané en forme de croissant. On réunit les lèvres de la plaie, ce qui a pour effet de relever

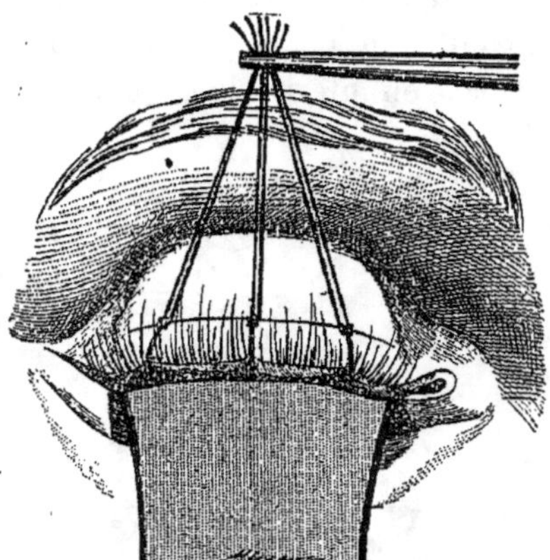

Fig. 95. — Entropion granuleux. Réunion des fils.

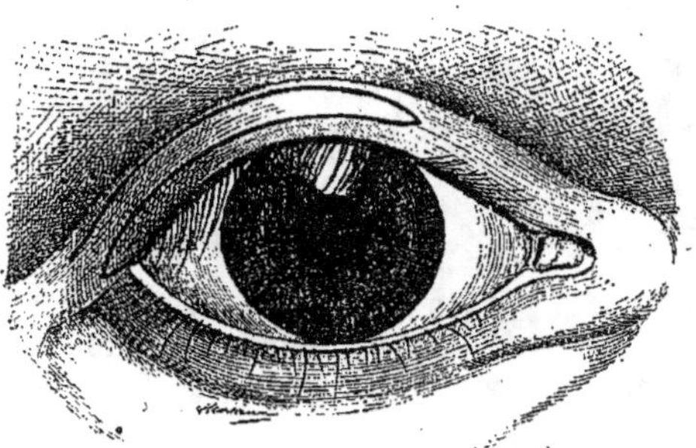

Fig. 96. — Déplacement du sol ciliaire. Tarsomarginoplastie de Gayet, Tracé des incisions.

le sol ciliaire. Dans l'espace qui reste entre le bord ciliaire et le tarse, on peut insérer le lambeau musculo-cutané excisé.

b) *Procédé de Junge.* — C'est une modification du procédé de Jæsche-Arlt consistant dans ce fait qu'au lieu d'exciser le lambeau musculo-cutané, on le dissèque en ne le laissant adhérent que par ses extrémités qui lui servent de pédicules nourriciers. Ce pont est inséré dans les lèvres de la plaie, après relèvement du sol ciliaire.

c) *Procédé de Gayet.* — Au lieu d'un lam-

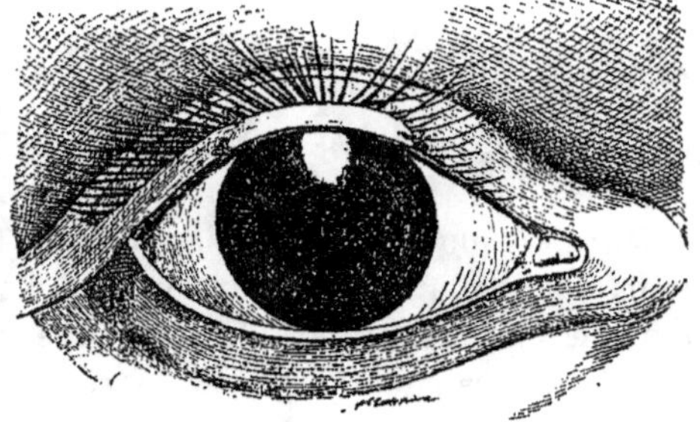

Fig. 97. — Tarsomarginoplastie de Gayet. Déplacement des lambeaux.

beau pédiculé en forme de pont, on peut se contenter de tailler un lambeau en forme de corne et dont le sommet se tourne vers le milieu de la paupière, tandis que sa base correspond au bord externe ou interne de la paupière supérieure (fig. 96 à 99).

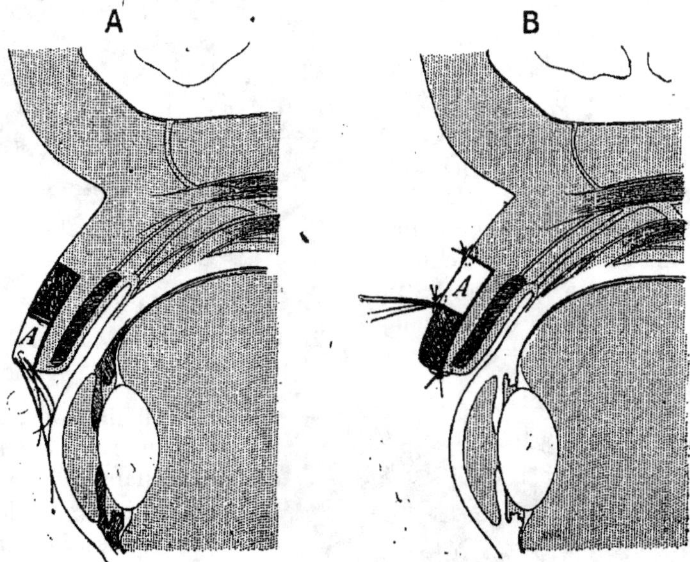



Fig. 98. — Tarsomargino-plastie de Gayet. Vue de profil, les lambeaux étant encore en place.

Fig. 99. — Tarsomarginoplastie de Gayet. Lambeaux dépla-cés.

Pour obtenir un effet étendu à tout le bord ciliaire, il suffira de faire deux lambeaux semblables et dont les pointes s'entre-croisent légèrement.

## VI. — NÉOFORMATIONS DES PAUPIÈRES

Rien n'est plus vague que le terme de tumeur ; il évoque néan-moins l'idée d'une lésion susceptible d'accroissement progressif, aussi me paraît-il préférable de grouper dans ce chapitre de « néo-formations des paupières » une série de lésions correspondant à des affections diverses et dont le seul caractère commun est de faire saillie à la face cutanée des paupières.

## Millium. Acné miliaire

C'est un kyste par rétention d'une glande sébacée cutanée. Il
forme une légère saillie blanc-jaunâtre dont le volume ne dépasse
guère un grain de millet. Le kyste est sous-épidermique et ne
détermine aucune gêne. Il suffit d'une piqûre ou d'un coup de
curette tranchante pour en énucléer une petite masse consistante.
On touchera le fond du kyste avec la pointe du crayon de nitrate
d'argent.

## Molluscum contagiosum

Cette affection peut atteindre d'autres parties des téguments
externes, mais elle est particulièrement fréquente sur la peau de
la face et plus spécialement
du front et des paupières
(fig. 100).

C'est le plus souvent une
petite saillie blanchâtre dont
le diamètre moyen ne dépasse
guère 2 à 3 millimètres, mais
qui dans quelques cas néanmoins peut atteindre 1 centimètre. Le centre en est légèrement déprimé et lorsqu'on
comprime la petite lésion entre les doigts on en voit sortir,
par le centre, un petit filament
vermiculaire. Lorsqu'il atteint
un certain volume, le molluscum peut s'enflammer ; il

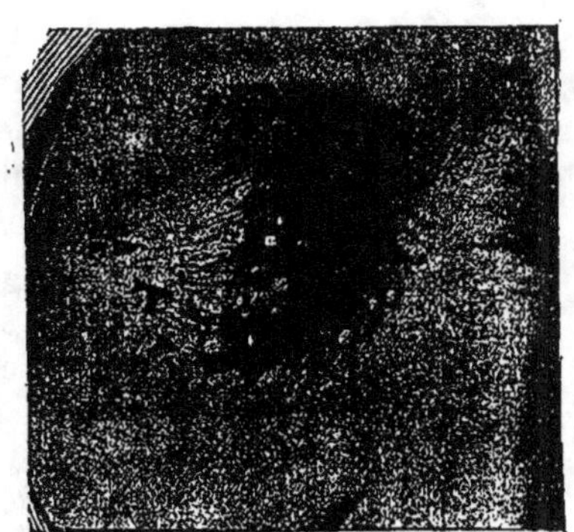

Fig. 100. — Molluscum contagiosum des paupières (Musée de
l'hôpital Saint-Louis, Thibierge,
1892). Les lésions sont tout particulièrement confluentes.

s'entoure d'une collerette érythémateuse ou devient le siège d'un
peu de gêne. Si les éléments siègent au voisinage du bord libre, on
observe parfois une légère irritation conjonctivale.

***Étiologie.*** — Le molluscum paraît nettement transmissible et
sa contagiosité expliquerait la rareté d'un élément unique chez les
personnes atteintes. Sa structure a vivement intrigué les histolo-
gistes qui avaient cru y voir une affection d'origine coccidienne

en raison de la présence d'inclusions cellulaires particulières. Depuis il a été démontré que le molluscum contagiosum humain est produit par une infection à virus filtrant (c'est-à-dire passant à travers les bougies en terre d'infusoire de Berkefeld), dont on a rapproché les virus auxquels on attribue le trachome et la conjonctivite à inclusions des nouveau-nés.

*Traitement.* — Ablation à la curette et attouchement des pertes de substance avec la pointe du crayon de nitrate d'argent.

## Xanthélasma

Cette affection est caractérisée par l'apparition de taches jaunâtres ou brunâtres, légèrement saillantes au-dessus de la peau et de forme ovalaire allongée. Il peut n'exister qu'un ou deux éléments qui siègent alors au voisinage de l'angle interne et sur la paupière supérieure ; dans certains cas, les éléments sont extrêmement nombreux et occupent la plus grande partie de la surface cutanée des quatre paupières.

L'affection se développe à partir d'un certain âge et paraît se rencontrer un peu plus souvent chez la femme que chez l'homme. Son étiologie est inconnue et la relation qu'on a cherché à établir entre son apparition et les affections hépatiques est encore à démontrer.

Elle n'entraîne aucune gêne et ne comporte aucune signification pronostique.

L'étude histologique des lésions n'a pas complètement élucidé son étiologie. On constate superficiellement dans le derme un amas de cellules dites xanthélasmiques : ce sont des cellules volumineuses à noyau arrondi et dont le protoplasma est bourré de gouttelettes homogènes dont la nature lipoïdique a été démontrée. Il s'agirait même d'éthers de la cholestérine et le xanthélasma serait pour quelques auteurs (Chauffard et Guy Laroche) l'expression d'une hypercholestérinémie. Les amas cellulaires xanthélasmiques ne seraient pas autre chose qu'une réaction lymphocytaire autour des dépôts de cholestérine. Pour Mawas, Steinhaus, il ne s'agirait pas d'un dépôt, mais d'une hyperproduction de lipoïdes par les cellules elles-mêmes.

*Traitement.* — Lorsque les malades désirent être débarrassés de ces lésions, il suffit de les exciser avec les ciseaux et de réunir les lèvres de la plaie par quelques ligatures. Si les placards sont nombreux et confluents on pourra recourir à l'électrolyse (Villard et Bosc).

## Papillomes

Il est très fréquent d'observer à la surface des paupières des papillomes de formes variées, depuis la verrue ne dépassant que d'un millimètre le plan cutané, jusqu'à la corne palpébrale, formant une saillie de 1 ou 2 centimètres.

On en pratiquera l'excision complète aux ciseaux et on ne négligera pas l'examen histologique, qui permettra de différencier nettement le papillome de l'épithélioma.

## Epithélioma

Nous avons déjà signalé, à propos des ulcérations de la paupière, le type le plus fréquent de l'épithélioma palpébral (voir p. 63). On observe beaucoup plus rarement le type végétant, formant à la surface des tissus une saillie en chou-fleur : cette saillie est rouge, irrégulière et saigne facilement. On voit parfois des récidives d'épithélioma du type ulcéreux affecter cette forme végétante.

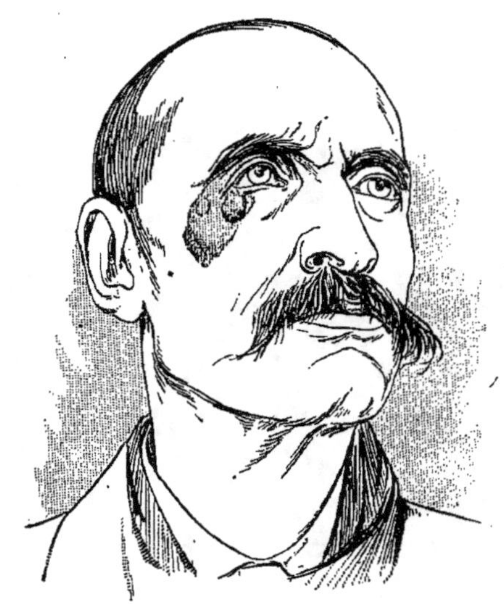

Fig. 101. — Epithélioma végétant de la paupière inférieure développé au niveau d'une tache mélanique ancienne.

L'excision large, suivie de blépharoplastie, en est actuellement le traitement le plus sûr.

## Sarcome de la paupière

Le sarcome débute ordinairement dans la profondeur de la paupière ou sous la conjonctive et n'envahit que secondairement les téguments palpébraux. C'est une tumeur rare, dont le diagnostic est très difficile au début, surtout s'il s'agit de la variété non pigmentée. On la prend alors le plus souvent pour un chalazion. Si l'erreur n'était pas relevée au moment de l'intervention par l'aspect même du tissu excisé, puis par l'examen histologique, la récidive locale rapide et l'augmentation de volume de la lésion ne tarderaient pas à démontrer sa nature maligne.

Le pronostic est des plus graves, car, quelles que soient l'étendue de l'ablation et sa précocité, la récidive locale ou les métastases à distance sont la règle ; la mort survient en général dans les deux premières années qui suivent le début de la tumeur.

## CHAPITRE IV

# MALADIES DE L'APPAREIL LACRYMAL

Nous aurons à envisager les affections, assez rares, des organes de sécrétion des larmes, puis les affections des voies d'excrétion, dont la fréquence par contre est grande.

*Sémiologie du larmoiement.* — Lorsqu'on se trouve en présence d'un malade se plaignant de larmoiement on doit tout d'abord rechercher :

S'il y a une lésion irritative oculaire : corps étranger de la cornée ou de la conjonctive tarsienne, lésions cornéennes (érosion, herpès) ; iritis ou cyclite ; glaucome subaigu. J'ai montré que dans cette dernière affection le symptôme larmoiement pouvait constituer le seul trouble réflexe produit par l'hypertension oculaire. En l'absence de toute lésion oculaire manifeste, l'examen tonométrique ne devra jamais être négligé ;

S'il y a des lésions du bord libre de la paupière : blépharite ciliaire ; phtiriase ; cils déviés ;

S'il existe une obstruction lacrymale ou une irritation du côté des voies d'excrétion ; en ce cas, on aura recours à l'exploration lacrymale ;

En l'absence de toute lésion irritative oculaire on pensera encore à un larmoiement lié à une sinusite frontale ou ethmoïdale.

Si aucune de ces causes ne peut être incriminée on aura à envisager la possibilité d'un larmoiement hypersécrétoire : tabes, goitre exophtalmique, hystérie, tic spasmodique de la face.


## I. — MALADIES DES GLANDES LACRYMALES

Les affections des glandes lacrymales, palpébrale ou orbitaire, entraînent une augmentation de volume de l'organe qui se traduit par une déformation plus ou moins accusée de la région palpébro-orbitaire correspondante. Les troubles fonctionnels sont exceptionnels et le seul procédé que nous ayons de juger qu'il existe de l'hypersécrétion sera indiqué à propos des affections des voies d'excrétion.

## Lésions traumatiques des glandes lacrymales

A la suite des traumatismes orbitaires on peut observer deux types de lésions des glandes lacrymales orbitaires : l'un accompagne les plaies pénétrantes et consiste dans une véritable énucléation de la glande qui fait saillie hors de la plaie et n'est maintenue que par son pédicule. Le second type consiste dans une luxation de la glande orbitaire qui forme, dans l'épaisseur de la paupière, une tumeur mobile entraînant un abaissement du bord libre de la paupière supérieure.

**Traitement.** — Dans l'un et l'autre cas, c'est l'extirpation de la glande qui constituera le seul traitement à appliquer.

## Dacryoadénite aiguë

L'inflammation aiguë de la glande lacrymale palpébrale ou orbitaire ou des deux simultanément se traduit par une tuméfaction de la moitié temporale de la paupière supérieure avec déformation du bord libre en forme d'∞ allongé. Si la glande palpébrale est seule enflammée, la voussure palpébrale est moins accusée, mais en retournant la paupière supérieure et en faisant diriger le regard en bas et en dedans, on voit saillir dans le cul-de-sac supérieur un bourrelet rougeâtre. Il y a, en général, une teinte érythémateuse des téguments, un peu de sensibilité à la pression et une sensation spontanée de gêne orbitaire. Après une durée variable de quinze jours à trois semaines, la tuméfaction diminue peu à peu et la glande reprend son volume normal sans qu'il en résulte des modifications fonctionnelles apparentes.

**Étiologie. Pathogénie.** — La dacryoadénite aiguë n'est jamais une infection primitive, à moins qu'elle ne succède à une plaie infectée de la glande ; elle ne semble même jamais secondaire à une affection conjonctivale, mais résulte d'une localisation infectieuse métastatique dans la glande lacrymale. C'est au cours des oreillons qu'on l'observe le plus souvent ; elle en est même parfois le premier symptôme. On l'a vue aussi survenir au décours de la blennorragie, dans la fièvre typhoïde, la rougeole, etc.

**Traitement.** — La dacryoadénite évolue habituellement vers la guérison sans intervention thérapeutique. S'il se produisait une suppuration, ce qui est exceptionnel, on donnerait issue au pus par une incision conjonctivale.

## Dacryoadénite chronique

Dans la dacryoadénite chronique, les symptômes réactionnels sont nuls ; l'évolution de la déformation est lente et celle-ci caractérise seule l'affection qui dure des mois ou des années. Lorsque la glande orbitaire atteint un volume un peu considérable, elle peut donner lieu à une déviation du globe oculaire.

**Étiologie.** — On a démontré la nature tuberculeuse d'un certain nombre de dacryoadénites chroniques. Il est probable qu'on pourra démontrer de même la nature syphilitique de quelques autres de ces cas.

On décrit sous le nom de maladie de Mickulicz un syndrome d'étiologie non déterminée, caractérisé par l'hypertrophie indolente et des glandes lacrymales et des glandes salivaires.

**Diagnostic.** — Le diagnostic différentiel avec les tumeurs orbitaires ou palpébrales n'offre pas de difficultés, il ne sera, par contre, possible de différencier la dacryoadénite chronique d'une tumeur de la glande que par l'examen histologique. On a décrit des endothéliomes, des lymphomes, des épithéliomas primitifs de la glande lacrymale ; mais il s'agit de faits exceptionnels.

**Traitement.** — L'extirpation de la glande lacrymale hypertrophiée constituera le traitement le plus rapide et le plus efficace, d'autant que dans les cas de tuberculose, la récidive locale ne s'observe pas.

Aubineau a obtenu un résultat remarquable dans un cas de maladie de Mickulicz par la radiumthérapie.

*Extirpation de la glande lacrymale palpébrale.* — La glande palpébrale peut être atteinte par la conjonctive. L'opération se fait à la cocaïne. On en instillera quelques gouttes.

puis on fera une injection du mélange cocaïne-adrénaline dans le tissu sous-conjonctival du cul-de-sac supérieur.

On retourne la paupière supérieure et un aide maintient le globe oculaire en bas et en dedans. Il suffit de tendre la commissure externe pour faire saillir la glande sous forme de bourrelet ayant l'aspect d'une fève aplatie. On fait une incision aux ciseaux, allant de la commissure externe à la partie médiane du cul-de-sac, et l'on voit saillir les lobules de la glande, que l'on saisit avec un crochet à chalazion et que l'on dissèque en dedans et en dehors à l'aide de quelques coups de pointe de ciseaux. La suture des lèvres de la plaie n'est pas nécessaire.

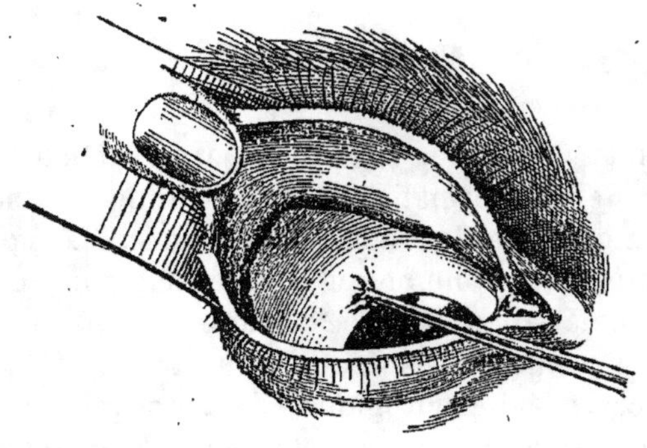

Fig. 102. — Ablation de la glande lacrymale palpébrale. Le trait indique l'emplacement de l'incision conjonctivale.

*Extirpation de la glande lacrymale orbitaire.* — La glande orbitaire doit être atteinte par une incision cutanée siégeant au niveau de la queue du sourcil préalablement rasée. Après incision de la peau, de l'orbiculaire et du tissu cellulaire dans une étendue de 3 centimètres, on voit saillir la glande immédiatement au-dessous du bord supéro-externe de l'orbite. Il suffit de la saisir avec un crochet ou une pince et de la libérer par quelques coups de ciseaux. Les lèvres de la plaie seront réunies par deux points de suture.

## Kystes des glandes lacrymales. Dacryops

Le dacryops ou grenouillette lacrymale est un kyste par rétention développé dans les conduits principaux ou accessoires des glandes lacrymales. Il se traduit par une légère voussure de la partie temporale de la paupière supérieure. Si l'on retourne la paupière inférieure, on voit dans la région de la glande lacrymale palpébrale une saillie arrondie grisâtre demi-transparente comme un grain de raisin. Le contenu de ces kystes est un liquide clair.

Leur cause est indéterminée et leur gravité nulle. On les enlèvera d'un coup de ciseaux après anesthésie locale à la cocaïne.

## Hypersécrétion lacrymale

Il ne faut pas parler d'une hypersécrétion lacrymale pathologique lorsqu'il se produit du larmoiement émotif ; il y a des gens qui pleurent à tout propos. Ce qui caractérise l'hypersécrétion lacrymale telle qu'elle apparaît au cours de certains états névropathiques, c'est précisément l'absence de toute concordance avec un état mental correspondant. Ce larmoiement hypersécrétoire s'observe dans le tabes, dans l'hystérie et le goitre exophtalmique. Il survient en général par accès et peut persister assez longtemps.

Le diagnostic se fera par l'examen attentif des voies d'excrétion, la constatation d'une perméabilité lacrymale parfaite et l'existence d'autres symptômes nerveux.

S'il s'agit d'un larmoiement hystérique, il sera de toute importance de ne pas entreprendre un traitement des voies lacrymales qui pourrait avoir pour effet de rendre l'hypersécrétion plus tenace.

Dans le tabes et le goitre exophtalmique, il s'agit d'un symptôme d'excitation dont la durée ne s'étend guère au delà de quelques mois et qui ne comporte aucun traitement particulier.

## II. — MALADIES DES VOIES D'EXCRÉTION DE L'APPAREIL LACRYMAL

Toutes les affections des voies lacrymales se traduisent par un même symptôme, le larmoiement. L'énoncé de ce symptôme ne constitue pas un diagnostic. Le médecin devra préciser le siège de l'obstacle à l'écoulement lacrymal, sa nature et la cause qui lui a donné naissance. Pour faire ce diagnostic il est nécessaire de procécède à un examem systématique et complet des voies lacrymales. Nous allons en indiquer la technique.

On examinera tout d'abord la position et l'état des points lacrymaux dont la déviation ou l'oblitération partielle peut être la cause du trouble dans l'écoulement des larmes. On s'assurera que la caroncule hypertrophiée n'obstrue pas la lumière des points lacrymaux. On peut d'ailleurs se faire une idée de la perméabilité générale des voies d'excrétion en déposant une goutte de solution colorante (solution de bleu de méthylène, de fluorescéine, d'argyrol) dans le cul-de-sac inférieur (Kalt) et en engageant le malade à se

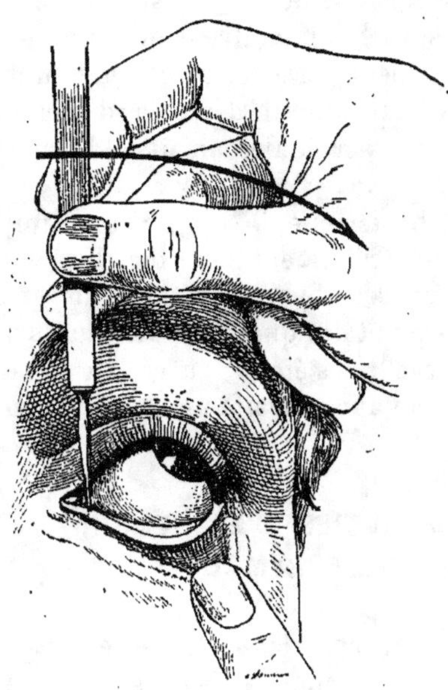

Fig. 103. — Stylet conique pour la dilatation du point lacrymal.

moucher quelques secondes après. Dans les conditions normales, on verra le mouchoir se colorer si les voies lacrymales sont nettement perméables. Plus généralement, on aura recours à l'injection d'épreuve des voies lacrymales. On sera le plus souvent forcé de dilater légèrement le point lacrymal inférieur pour pouvoir introduire la petite canule d'or de la seringue d'Anel (fig. 106, modèle stérilisable). Le pouce appuyé sur la paupière inférieure tend la commissure externe, tandis que le malade regarde en haut. On introduit délicatement le stylet conique de Bowman (fig. 103) d'abord perpendiculairement (fig. 104) puis parallèlement (fig. 105) au bord palpébral en lui imprimant un très léger mouvement de rotation sur lui-même. On retire le stylet et on introduit la canule adaptée à la seringue remplie d'eau stérile (fig. 107). Le malade penchera la tête légèrement en avant et tiendra un plat

Fig. 104. — Dilatation du point lacrymal avec le stylet conique monté sur manche ; premier temps : après pénétration de la pointe mousse dans le point lacrymal, le manche est abaissé dans le sens de la flèche.

haricot sous son menton. L'injection est poussée sans brusquerie ; on notera :

Si le liquide ressort largement par la narine correspondante ;

S'il se produit un reflux par le point lacrymal supérieur ;

Si l'injection fait sortir du pus par le point lacrymal supérieur ou par le point lacrymal correspondant ;

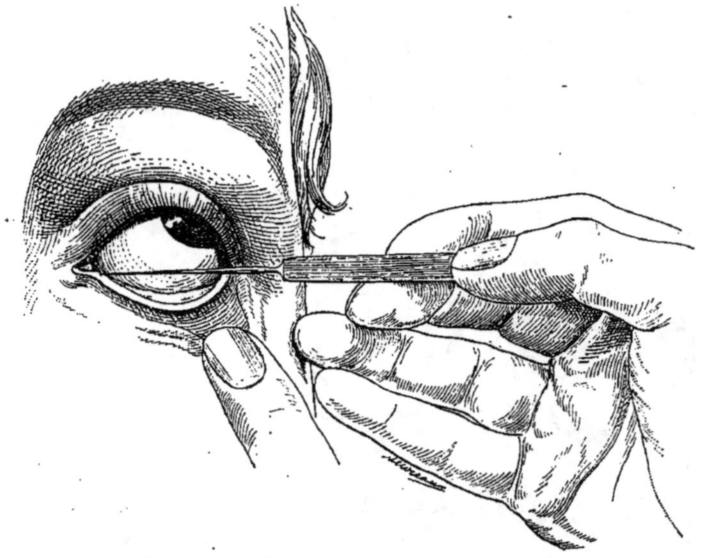

Fig. 105. — Dilatation du point lacrymal, deuxième temps. Le stylet est poussé horizontalement dans le canalicule.

Si l'injection fait saillir la région du sac lacrymal.
De ces renseignements on pourra conclure à l'existence d'une

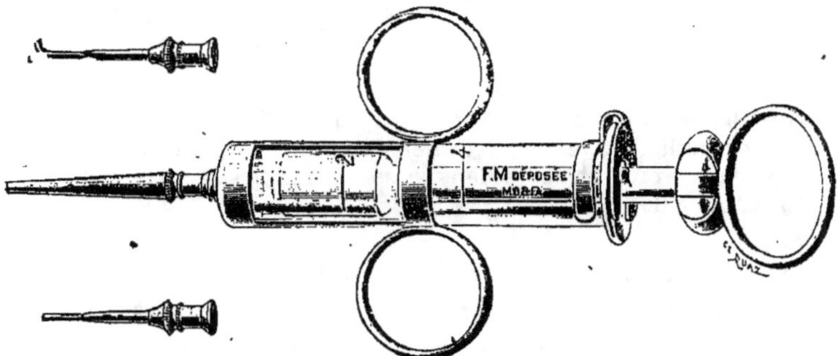



Fig. 106.— Seringue d'Anel à voies lacrymales, modèle stérilisable. La canule conique adaptée à la seringue n'est utilisable que si le point lacrymal a été incisé ; les deux autres canules peuvent être introduites dans le point lacrymal simplement dilaté.

obstruction lacrymale, à l'existence d'une suppuration du sac (dacryocystite), à une dilatation du sac lacrymal.

Le cathétérisme permettra de compléter le diagnostic en indiquant le siège supérieur ou inférieur du rétrécissement, **son** caractère membraneux ou osseux.

**Technique du cathétérisme des voies lacrymales.** — Il est utile d'instiller une goutte de collyre de cocaïne au 1/20 dans le sac conjonctival et d'injecter par le point lacrymal une à deux gouttes

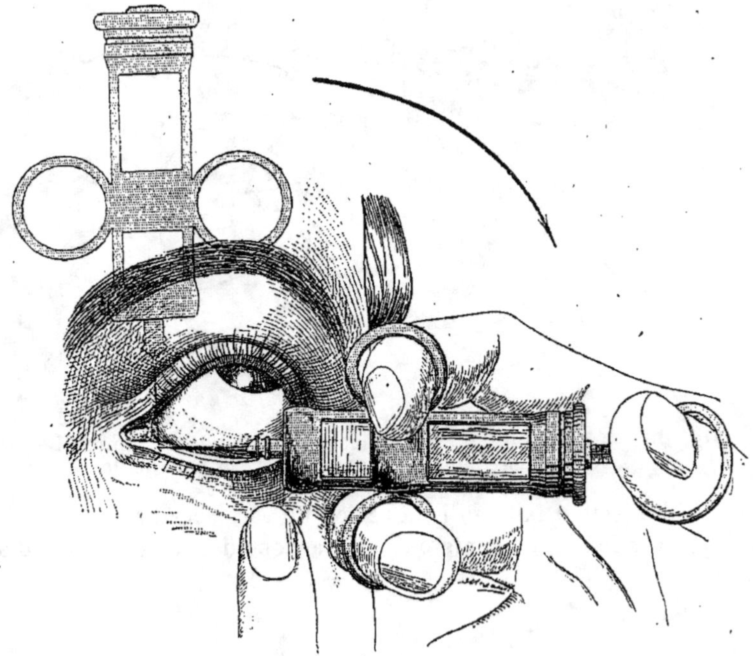

Fig. 107. — Injection des voies lacrymales. La seringue, armée de la fine canule, est tenue verticalement d'abord, pour franchir le point lacrymal, puis abaissée dans le sens de la flèche pour pénétrer dans le canalicule.

de cette solution dans le sac lacrymal. Cela rend le cathétérisme beaucoup moins pénible. On ne se servira, cela va sans dire, que d'instruments aseptiques. Comme les sondes sont en argent on peut les stériliser par immersion durant 5 minutes dans de l'eau en ébullition.

Les fabricants livrent souvent les sondes droites : il est toujours utile de leur donner une courbure assez forte qui correspond mieux à la direction du canal nasal.

Lorsqu'il s'agit d'un cathétérisme diagnostique, on introduit la sonde sans inciser le point lacrymal, mais il sera nécessaire alors de le dilater préalablement avec le stylet conique.

L'opérateur se place en face du malade, dont la tête est maintenue par un aide. La contention n'est d'ailleurs nécessaire que chez les enfants et les personnes pusillanimes. L'opérateur tend la commissure interne par une légère traction exercée par le pouce de la main gauche appliqué sur la paupière inférieure. La sonde (n$^{os}$ 1 ou 2), dont l'extrémité arrondie est plongée dans

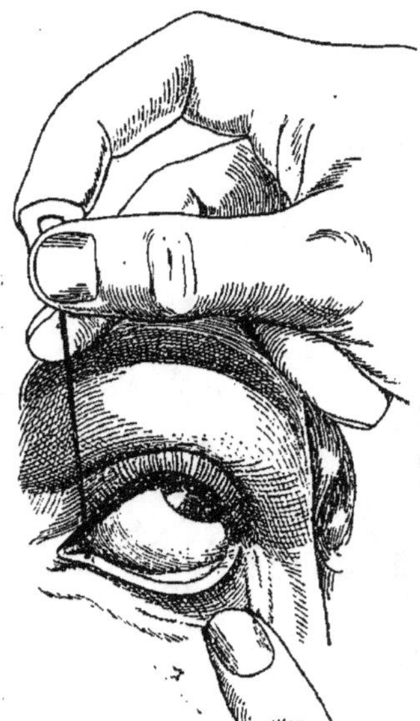

Fig. 108. — Cathétérisme des voies lacrymales, 1$^{er}$ temps; introduction dans le point lacrymal.

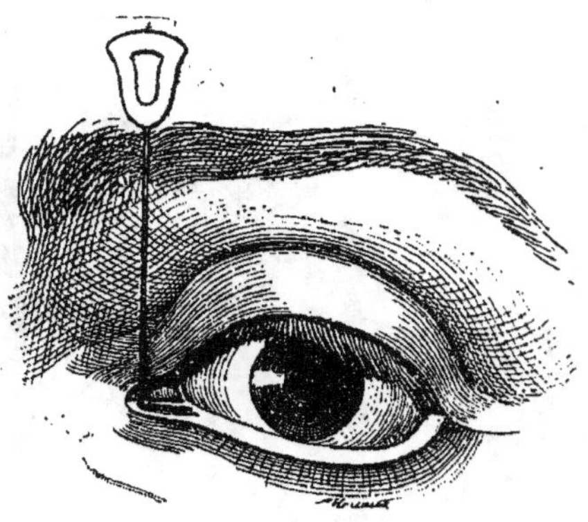

Fig. 109. — Cathétérisme des voies lacrymales; position de la sonde à la fin du 4$^e$ temps.

de la vaseline stérile pour faciliter le glissement, est saisie au niveau de sa plaquette entre le pouce et l'index de la main droite, et introduite perpendiculairement au bord libre de la paupière, dans le point lacrymal. Après un trajet de 1 millimètre (1$^{er}$ temps), on fait pivoter la sonde de 90° et on la pousse horizontalement et parallèlement au bord libre (2$^e$ temps) jusqu'au moment où l'on rencontre une résistance osseuse. On ramène alors la sonde dans sa position primitive (3$^e$ temps) et l'on pousse verticalement en bas et très largement en avant en ayant soin de suivre la paroi nasale (4$^e$ temps).

Si le sac lacrymal et le canal nasal ont leurs diamètres normaux le passage de la sonde se fait sans difficultés. S'il y a des rétrécissements, la sonde est arrêtée ou ne passe qu'avec difficulté.

Il faut toujours opérer avec douceur pour ne point créer de

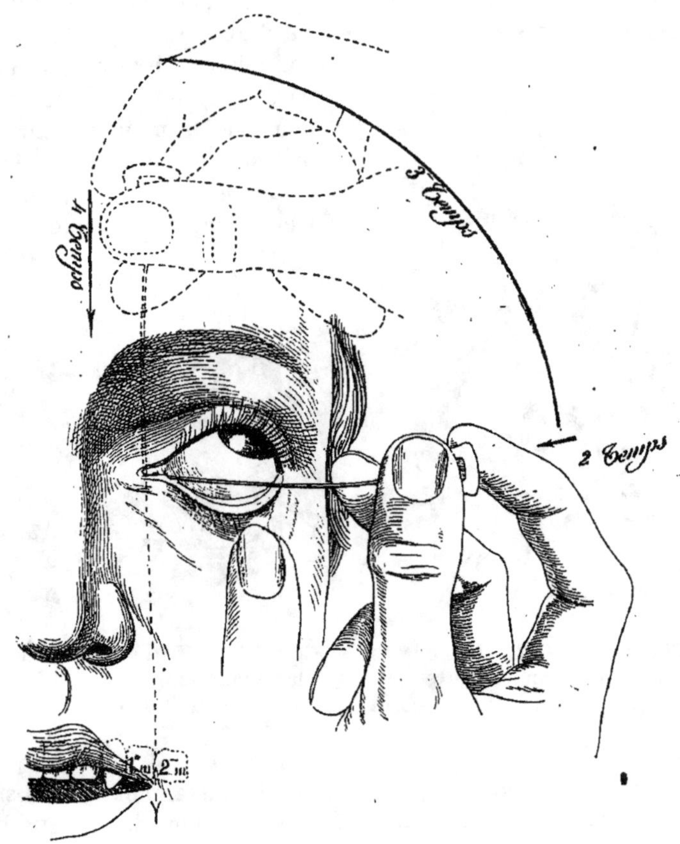


Fig. 110. — Cathétérisme des voies lacrymales, 2e, 3e et 4e temps. La longueur des flèches correspond approximativement à l'étendue du mouvement.

*fausses routes* que les cathétérismes ultérieurs ne feraient qu'agrandir. Parfois il est impossible de pratiquer le cathétérisme par le canalicule inférieur mais on peut le réaliser en passant par le point lacrymal supérieur.

**Examen radiologique des voies lacrymales.** — A ces différents moyens de diagnostic, il y a lieu d'ajouter l'examen radiologique des voies lacrymales (Aubaret). On utilise un mélange de vaseline-parafine-minium ou vaseline-parafine oxyde de thorium, ou encore vaseline-parafine-sous-nitrate de bismuth (pâte de Beck). Ces préparations sont opaques aux rayons X. Comme elles remplissent la lumière du sac et du canal ceux-ci dessineront un trajet sombre sur l'écran ou la plaque.

Après injection de cocaïne par le point lacrymal, on charge la seringue avec le mélange liquéfié à une température peu élevée. Le mélange est injecté sans violence jusqu'à ce que son passage dans la narine ou le rhinopharynx soit signalé. L'examen radioscopique puis radiographique est alors pratiqué. L'élimination de la pâte se fait spontanément mais on peut l'activer par quelques injections d'eau chaude.

## Atrésie des voies lacrymales.

L'atrésie des voies lacrymales se traduit uniquement par du larmoiement, c'est-à-dire par le reflux sur la joue du liquide lacrymal. Si le malade est dans une atmosphère chaude et si sa conjonctive n'est pas irritée par une cause extérieure ou par une complication de l'atrésie, le larmoiement est rare et peu accusé. Il devient au contraire des plus gênant lorsque le malade s'expose au vent, au froid, aux poussières, etc.

Ce sont surtout les complications des atrésies des voies lacrymales qui donnent lieu à une série d'inconvénients sérieux que nous ne faisons que signaler ici, car l'étude en sera reprise plus loin.

Il existe fréquemment une *blépharite unilatérale,* s'accompagnant de folliculite ciliaire. Cette blépharite devient parfois la cause d'une éversion du bord palpébral. Du côté de la conjonctive, on peut observer de la *conjonctivite chronique,* ou cette forme de conjonctivite spéciale compliquée parfois d'iritis qu'est la *conjonctivite lacrymale à streptocoques.* Les observations de ces dix dernières années ont montré la fréquence des *infections oculaires par le pneumocoque* chez les rétrécis lacrymaux : *ulcère serpigineux à pneumocoques de la cornée, iridocyclites* ou *iridochoroïdites* à pneumocoques à la suite des plaies pénétrantes opératoires ou traumatiques.

A ces complications éloignées il faut ajouter les complications du côté des voies lacrymales elles-mêmes : *ectasie du sac lacrymal, péricystite lacrymale, dacryocystite suppurée, fistule lacrymale*, etc., que l'on trouvera décrites plus loin.

**Étiologie.** — La cause des atrésies lacrymales n'a guère été étudiée que depuis une vingtaine d'années : on peut établir déjà certaines catégories de faits, mais il faut reconnaître que, dans le plus grand nombre des cas, l'étiologie du rétrécissement échappe à nos moyens d'investigation. Les causes des affections lacrymales ne paraissent pas les mêmes aux différents âges de la vie. Chez le nouveau-né on admet une *obstruction congénitale des voies lacrymales* résultant d'un retard dans l'abouchement du canal nasal dans le méat inférieur (Rochon-Duvignaud), mais on observe plus fréquemment une obstruction inflammatoire qui débute vers le 7ᵉ ou 10ᵉ jour et s'accompagne de conjonctivite et de coryza. Cette *conjonctivite lacrymale du nouveau-né*, dont les instillations du collyre au sulfate de zinc à 1/40 ont en général raison en quelques semaines, peut s'accompagner d'une dacryocystite suppurée mono ou bilatérale. Le pus lacrymal renferme le plus souvent du pneumocoque. Si les instillations ne suffisent pas, on fera, une ou deux fois, des injections de sulfate de zinc dans le point lacrymal.

Chez l'enfant et l'adolescent ce sont surtout la *tuberculose* et la *syphilis* héréditaire qui produisent des affections lacrymales. La *syphilis acquise* paraît être une des causes importantes des rétrécissements lacrymaux chez l'adulte, aussi bien quelques mois que quelques années après le début de l'infection. Ce n'est pas cependant la seule cause : certaines *infections nasales* dont l'étiologie est mal connue, l'*ozène*, le *rhinosclérome*, la *lèpre* peuvent donner lieu à des rétrécissements. Il en est de même des *tumeurs des fosses nasales* : polypes de la pituitaire, tumeurs malignes des fosses nasales, etc. Il est tout à fait exceptionnel de rencontrer des *tumeurs primitives du sac lacrymal* ou *du canal nasal*. Ajoutons encore à la liste des affections susceptibles de donner lieu à l'atrésie des voies lacrymales, certains *traumatismes* de la région lacrymo-nasale, les *fractures du nez* par contusion ou par projectiles, etc.

**Anatomie pathologique.** — Les atrésies des voies lacrymales qui sont consécutives aux traumatismes du squelette nasal (blessures de guerre par exemple) siègent toujours dans le parcours osseux du canal nasal. La dilatation du sac est presque constante ainsi que l'inflammation suppurée de la muqueuse.

Dans les atrésies d'ordre infectieux on peut souvent en situer le siège en deux points principaux : la région où le sac s'unit au canal nasal (rétrécissement supérieur) et l'embouchure du canal nasal dans le méat inférieur (rétrécissement inférieur).

Ces derniers rétrécissements s'observent surtout dans les inflammations chroniques de la muqueuse nasale — tuberculose à type lupique notamment — et il est habituel de voir la dilatation excessive du sac et la mucocèle se développer dans ces conditions.

Le rétrécissement supérieur nous a paru souvent lié à des lésions sous-muqueuses ou périostiques relevant de la syphilis, mais il est rare de pouvoir influencer le processus infectieux au moment de son activité.

**Traitement.** — Il ne sera question ici que du traitement de l'atrésie proprement dite, car les complications comportent des indications thérapeutiques spéciales.

Il est utile de commencer par l'incision du point lacrymal avec le couteau de Weber. L'opération se pratique de la manière suivante. Après

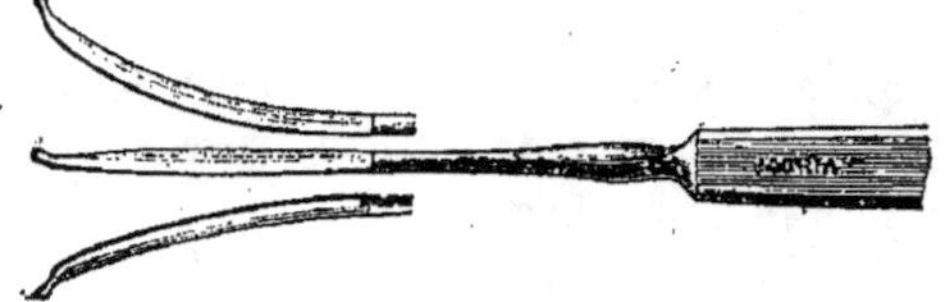

Fig. 111. — 3 formes du couteau de Weber pour l'incision du point et du canalicule lacrymal.

anesthésie cocaïnique et dilatation du point lacrymal par le stylet

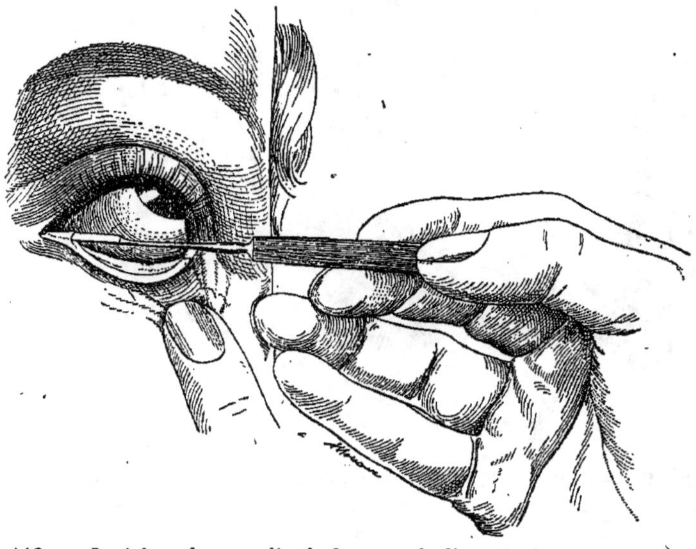

Fig. 112. — Incision du canalicule lacrymal; l'extrémité boutonnée du couteau de Weber a été poussée à fond dans le sac lacrymal et le tranchant est dirigé en haut et en arrière de façon à sectionner la paroi muqueuse du canalicule.

conique, on introduit dans le canalicule et en la poussant jusqu'au sac, la lame du couteau de Weber, dont on aura soin de diriger le tranchant en haut et légèrement en arrière.

Si l'on a affaire à un rétrécissement simple, on aura recours à la dilatation progressive par les sondes. On introduira pour commencer, et ainsi qu'il a été exposé plus haut, une sonde nº 1 ou 2 que l'on laisse en place une ou deux minutes au plus. On passera ensuite la sonde de calibre supérieur et l'on pourra dans les séances ultérieures atteindre les nºs 4, 5 puis le nº 6. Quelques oculistes préconisent cependant des sondes plus grosses (Poulard). Le cathétérisme sera répété 3 fois par semaine au début, puis 2 fois et enfin espacé jusqu'à ce que l'injection passe largement. L'épreuve de l'injection sera toujours faite avant et jamais après le cathétérisme.

Si l'obstruction lacrymale est complète et s'il y a des lésions osseuses, on pourra alors agir sur le symptôme larmoiement par l'ablation de la glande lacrymale palpébrale.

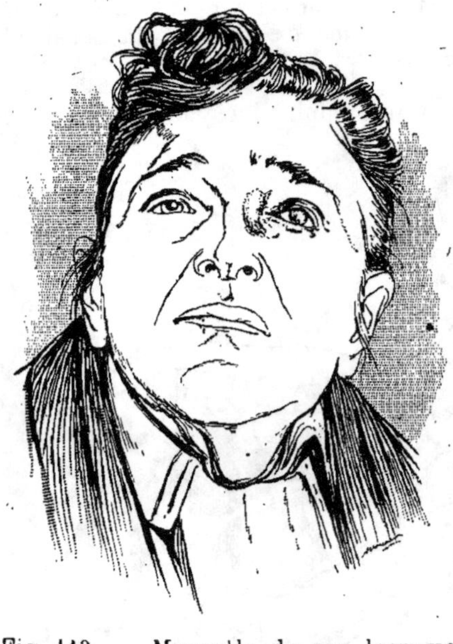

Il sera toujours utile de faire un traitement général, dans les cas où la syphilis est en cause et un traitement nasal, si l'état du nez le commande.

## Ectasie du sac lacrymal. Mucocèle.

La dilatation du sac lacrymal est une complication fréquente et qui paraît plus particulièrement en rapport avec le siège du rétrécissement à la partie moyenne ou inférieure du

Fig. 113. — Mucocèle du sac lacrymal gauche. La malade présente de ce côté un leucome consécutif à une kératite à pneumocoques.

canal nasal. L'ectasie se traduit extérieurement par une légère voussure de la région du sac lacrymal. Dans certains cas, cette tumeur lacrymale atteint un développement considérale. Par pression sur cette saillie, on provoque l'issue d'un mucus, transparent ou coloré suivant les cas, qui s'écoule par l'un des points lacrymaux ou par la narine correspondante. Parfois la pression, même la plus énergique, ne déplace pas la collection liquide : il s'agit alors d'une mucocèle enkystée.

C'est le cathétérisme qui constituera le seul traitement local de ces mucocèles. On y adjoindra dans certains cas rebelles, l'injection d'une solution de nitrate d'argent au 1/40.

## Dacryocystite suppurée chronique.

Il est fréquent de voir une mucocèle du sac lacrymal s'infecter sans cause occasionnelle ou à la suite d'un coryza, d'un cathétérisme septique; d'autres fois l'ectasie du sac lacrymal s'accompagne d'emblée de suppuration. Ce qui distingue l'affection que nous étudions dans ce chapitre de celle que nous envisagerons plus loin sous le nom de dacryocystite et péricystite lacrymale à strep-

Fig 114. — Sonde creuse de de Wecker.

tocoques, c'est que les téguments de la région lacrymale ne montrent aucun symptôme réactionnel ou ne sont le siège que d'une légère injection érythémateuse.

La cause la plus fréquente de ces suppurations du sac dilaté paraît être la prolifération d'un bacille identique au bacille de l'influenza de Pfeiffer, du pneumocoque ou beaucoup plus rarement du pneumobacille de Friedlænder.

Le traitement doit avoir un double but : dilater le canal nasal rétréci, agir sur l'infection du sac lacrymal. Il ne suffit pas de faire des injections dans le sac lacrymal, il faut que le liquide caustique agisse dans toute la longueur des voies lacrymales. C'est dans ce but que l'on a recours aux sondes creuses de de Wecker, qui sont introduites, armées de leur mandrin, dans les mêmes conditions qu'une sonde ordinaire. Lorsque l'extrémité de la sonde a atteint la narine, on retire le mandrin et on met le pavillon de la sonde en relation avec une seringue d'Anel remplie d'une solution de nitrate d'argent au 40e, par l'intermédiaire d'un raccord en caoutchouc.

On commence à pousser l'injection pour s'assurer que le liquide passe dans la narine, puis, tout en retirant la canule, on continue à chasser le liquide jusqu'à ce que l'extrémité de la sonde ait quitté le sac lacrymal. Ces injections rétrogrades sont répétées tous les

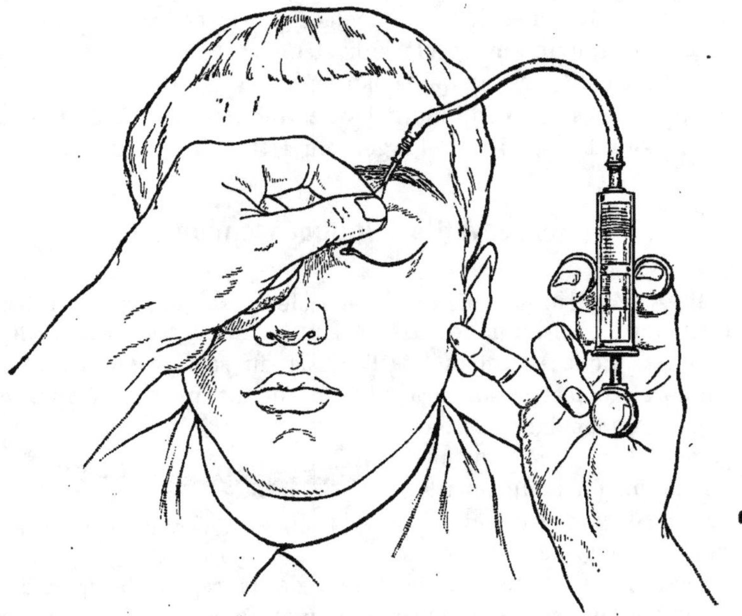

Fig. 115. — Emploi de la sonde creuse de de Wecker : elle est reliée à une seringue d'Anel par un raccord en caoutchouc.

jours ou tous les deux jours, puis espacées ou suspendues dès que la suppuration a pris fin. En même temps, on fera faire matin et

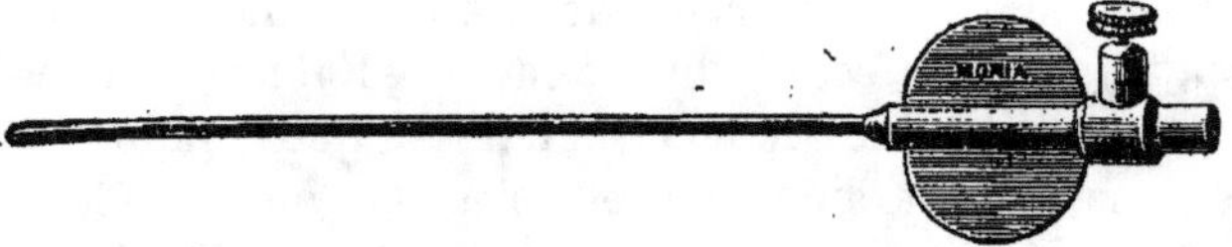

Fig. 116. — Sonde de Lagrange pour l'électrolyse des voies lacrymales.

soir des instillations d'un collyre au sulfate de zinc au 50e et on conseillera de mettre de la vaseline mentholée dans les narines.

Dans certains cas, l'emploi de l'acide chromique à 2 0/0, préconisé par le Dr Vacher, permettra de tarir assez rapidement la suppuration. Il faut avoir soin en raison de l'action caustique de l'acide chromique, de neutraliser avec de l'eau oxygénée à 8 volumes tout ce qui reflue dans le sac conjonctival. La canule recourbée étant introduite jusque dans le sac, un tampon d'ouate hydrophile imbibé d'eau oxygénée est appliqué sur l'angle interne des paupières. Au contact de l'eau oxygénée, l'acide chromique est transformé en un oxyde inoffensif de coloration violette.

Lorsque ces traitements ne suffisent pas, on peut obtenir de bons effets par l'*électrolyse des voies lacrymales* dont voici la technique :

On se sert des sondes à électrolyse du Pr Lagrange qui sont introduites dans les voies lacrymales comme une sonde de Bowman ordinaire. La sonde est reliée au pôle négatif d'une pile à électrolyse munie d'un galvanomètre. Le pôle positif, représenté par un tampon trempé dans de l'eau salée, est introduit dans la narine correspondante ou appliqué sur la joue. On aura soin de n'augmenter que graduellement l'intensité du courant, car les modifications

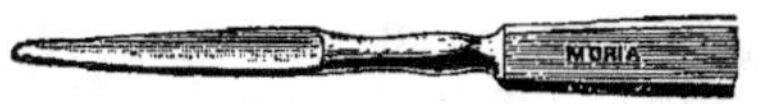

Fig. 117. — Couteau de Stilling pour le débridement du sac lacrymal.

brusques de tension sont très pénibles. On ne dépassera pas 5 milliampères et la séance d'électrolyse ne durera pas au delà de 5 minutes; 2 à 3 séances à huit jours d'intervalle seront parfois nécessaires.

Il est quelquefois utile, dans ces suppurations chroniques du sac, de faire une large ouverture de sa paroi latérale. C'est l'*opération du débridement de Stilling*. On se servira de préférence du couteau de Stilling avec lequel on fera d'abord l'incision du canalicule supérieur. L'opérateur se place derrière son malade. De l'index de la main gauche il attire la paupière supérieure en haut. Le couteau est introduit perpendiculairement par le point lacrymal supérieur, puis poussé parallèlement au bord libre le tranchant en bas. On l'incline en bas et en dehors pour sectionner le canalicule, puis on le relève et, le tranchant tourné en avant, on le pousse verticalement en bas comme si l'on voulait cathétériser le sac lacrymal. En tendant la paupière inférieure et en retirant le couteau, on achève la section qui a pour effet d'ouvrir la paroi antéro-externe du sac lacrymal et de permettre au pus une évacuation complète et facile par la commissure interne dans le cul-de-sac conjonctival.

L'extirpation du sac lacrymal constitue souvent le plus expéditif des traitements de ces suppurations chroniques du sac lacrymal. Nous en donnons la description plus loin.

## Dacryocystite et péricystite lacrymales
## à streptocoques

L'infection des voies lacrymales par le streptocoque est l'une des complications les plus fréquentes et les plus graves, car elle peut donner lieu à une infection générale se terminant par la mort. En raison de la fréquence de ces infections streptococciques, cette terminaison fatale est évidemment exceptionnelle, surtout si le malade reçoit les soins nécessaires.

On décrivait autrefois ces cas sous le nom de phlegmon du sac lacrymal, mais l'analyse attentive des faits a montré que l'infection streptococcique, qui prend son point de départ au niveau du rétrécissement, peut suivre deux voies de propagation : d'une part, la voie muqueuse qui, si le sac est dilaté, aboutira à une collection purulente intrasaculaire à développement aigu ayant tendance à s'ouvrir au dehors : c'est la dacryocystite à streptocoques, véritable phlegmon du sac. L'autre voie est la voie lymphatique; la prolifération du streptocoque et la formation du pus se produisent autour du sac lacrymal, qui peut d'ailleurs conserver son calibre normal et même offrir une perméabilité relative : c'est le phlegmon périlacrymal ou péricystite à streptocoques de Parinaud. Enfin, il n'est pas rare de voir les deux processus évoluer simultanément, ce qui nous permet de les réunir dans un même chapitre.

***Symptômes.*** — L'affection débute assez brusquement chez une personne présentant depuis quelque temps du larmoiement. Avec de la fièvre, du malaise et de la céphalalgie, le malade éprouve une sensation de chaleur, puis de douleur dans la région du sac lacrymal, qui, dans l'espace d'une nuit, s'infiltre d'œdème ainsi que les paupières du même côté. A l'œdème s'ajoute rapidement, dans la région angulaire, une teinte érythémateuse et une sensibilité de plus en plus vives. Les ganglions préauriculaire et sous-maxillaires sont presque constamment perceptibles au toucher et sensibles à la pression. La fièvre, le malaise, parfois le délire vont en s'accentuant, pendant 3 à 6 jours, en même temps que la coloration érythémateuse devient plus sombre. La base du nez est tuméfiée et la pression la plus légère exercée sur la région lacrymale provoque une douleur extrême. On perçoit une fluctuation et si l'ouverture chirurgicale n'est pas faite, il ne se passe guère plus de 24 à 48 heures avant que l'abcès s'évacue spontanément au dehors, amenant un soulagement très manifeste et parfois même la guérison rapide et complète. D'autres fois, après un retour progressif vers l'état normal, une nouvelle poussée moins intense que la première se reproduit, suivie d'une série d'autres qui laissent après elles une tuméfaction chronique des téguments de la région orbitaire.

Lorsque le sac était dilaté avant l'infection streptococcique, on peut voir se développer des fongosités du sac et un trajet fistuleux qui ne se guérit que par la destruction complète du sac.

**Étiologie.** — Si l'on étudie les commémoratifs des sujets porteurs de ces infections lacrymales streptococciques, on est surpris de la proportion de syphilitiques parmi eux. Mais il n'en est pas moins vrai que toutes les formes de rétrécissement peuvent présenter ces complications. Dans la tuberculose des voies lacrymales, il est presque constant de voir une dacryocystite ou une péricystite à streptocoques ouvrir la scène ou tout au moins fixer l'attention.

Lorsqu'on examine le pus de ces suppurations aiguës lacrymales, on y retrouve toujours, par l'examen microscopique ou par la culture, des streptocoques en chaînettes; il est probable qu'il s'agit d'une infection ascendante d'origine nasale.

**Diagnostic.** — La péricystite lacrymale est souvent confondue avec un érysipèle au début, dont elle présente d'ailleurs tous les caractères généraux. Le kyste sébacé enflammé de la région lacrymale et le furoncle pourraient être confondus avec une péricystite au début, mais l'absence de passé lacrymal sera déjà une indication importante. Il est quelquefois plus délicat de différencier la péricystite lacrymale de la sinusite ethmoïdale fusant dans l'orbite, de la périostite suppurée aiguë que l'on observe chez les jeunes sujets ou encore de certaines suppurations périostées liées à une infection dentaire venant s'ouvrir dans la gouttière lacrymale (Parinaud).

**Traitement.** — Lorsque la péricystite est à ses débuts, on obtient parfois un résultat appréciable en faisant une injection des voies lacrymales avec une solution faible de nitrate d'argent (1 p. 100). Mais, le plus souvent, la région est si douloureuse au contact que toute tentative d'intervention lacrymale est impossible. On cherchera à calmer les douleurs par des applications glacées.

Dès que la suppuration est produite, il faut lui donner issue par la peau. Pour cela, après aseptisation de la peau, on insensibilisera la région à l'aide d'un jet de chlorure d'éthyle, puis on introduira le bistouri par la pointe, le tranchant tourné en avant : l'incision, d'un bon centimètre au moins, sera verticale et correspondra au point le plus saillant de la tuméfaction, un peu en dedans du plan passant par la commissure interne. Dès que la détente se sera produite, c'est-à-dire dès le lendemain ou le surlendemain, on commencera le traitement du rétrécissement et les injections dans le sac lacrymal si celui-ci était dilaté.

## Fistule lacrymale

On donne le nom de fistule lacrymale à la communication directe du sac lacrymal avec la peau. Cette disposition peut exister dès la naissance et en l'absence de toute trace de lésions inflammatoires On constate un petit orifice situé au-dessous du ligament palpébral interne et par lequel s'échappe de temps à autre une goutte de sécrétion lacrymale : c'est la *fistule lacrymale congénitale*, affection très rare.

Le plus habituellement il s'agit d'une fistule acquise, consécutive à l'ouverture d'une collection suppurée. Elle s'accompagne de symptômes réactionnels du côté de la peau et donne issue à du pus. Par le cathétérisme à travers la fistule, on arrive dans le canal nasal.

Nous avons vu que le trajet fistuleux réunissant le sac lacrymal à la peau pouvait se développer à la suite d'une poussée de dacryocystite ou de péricystite à streptocoques, mais sa durée n'est en général que de quelques semaines, surtout si l'affection est traitée. Si la fistule persiste plus longtemps, elle est en général en rapport avec une tuberculose ou une syphilis du sac lacrymal ayant donné lieu à des végétations fongueuses de sa cavité.

*Diagnostic.* — Les antécédents lacrymaux et l'épreuve de l'injection par le point lacrymal permettront d'éviter la confusion que l'on pourrait faire d'une fistule lacrymale avec une fistule consécutive à une sinusite ethmoïdale ou à une périostite orbitaire.

*Traitement.* — La cautérisation au galvanocautère suffira en général pour produire l'oblitération de la fistule congénitale. Si la fistule est la conséquence d'une péricystite, le traitement du rétrécissement constituera le meilleur moyen pour amener l'oblitération de celle-ci.

Il y a tout avantage, au début, à pratiquer le cathétérisme par la fistule.

Lorsque la fistule est liée à l'évolution d'une tuberculose ou d'une syphilis lacrymale, on aura recours, si le cathétérisme et les injections lacrymales ne suffisent pas, à l'extirpation du sac lacrymal.

## Extirpation du sac lacrymal

Cette opération a été préconisée même dans les cas de larmoiement simple avec ou sans ectasie du sac. Elle a pour effet d'oblitérer complètement les voies d'excrétion et de laisser persister le larmoiement. Elle offre, par contre, l'avantage de supprimer les infections ascendantes et les dangers qui en résultent pour le globe oculaire. Elle est en partie justifiée chez les ouvriers exposés aux traumatismes oculaires fréquents, atteints de larmoiement et ne pouvant consacrer à la cure de leur affection un temps suffisant. L'extirpation est particulièrement indiquée dans les cas où le sac lacrymal est rempli de fongosités.

La technique est la même qu'il existe ou non une fistule lacrymale.

L'opération peut presque toujours être pratiquée avec l'anesthésie locale à la novocaïne-adrénaline, même s'il y a encore des lésions cutanées inflammatoires. L'injection d'adrénaline diminue beaucoup l'hémorragie et facilite par conséquent la découverte et la résection du sac.

On injectera le mélange anesthésique en enfonçant successivement l'aiguille d'un geste brusque au-dessus, en avant et au-dessous du tracé d'incision cutanée (fig. 118) ; l'aiguille est poussée peu à peu jusqu'au plan osseux et l'on injecte une quantité d'anesthésique qui peut sans inconvénients atteindre 6 à 10 centigrammes de novocaïne. On peut aussi se contenter de deux injections au niveau des deux troncs nerveux sensitifs. Une première injection est poussée à un centimètre en dessous du milieu du rebord orbitaire inférieur vers le plan osseux et l'orifice de sortie du nerf sous-orbitaire. On est averti que l'aiguille rencontre le nerf par la sensation de névralgie dentaire très passagère indiquée par l'opéré. L'injection du frontal interne est réalisée en enfonçant l'aiguille au niveau de l'angle supéro-interne de l'orbite. Quelle que soit la méthode choisie, on attendra 10 minutes avant d'opérer.

On fait une incision légèrement arquée de 2 centimètres de hauteur, située à 4 ou 5 millimètres en dedans de la commissure interne et dont la réunion du tiers supérieur avec les 2/3 inférieurs correspondra au ligament orbiculaire interne (fig. 118). L'incision comprend la peau, puis le ligament palpébral interne au contact duquel se trouve le sac. On diminuera l'hémorragie en écartant la peau avec des écarteurs (écarteurs à griffes de Valude, écarteur de Dupuy-Dutemps ou écarteur de Müller combiné avec celui d'Axenfeld (fig. 119).

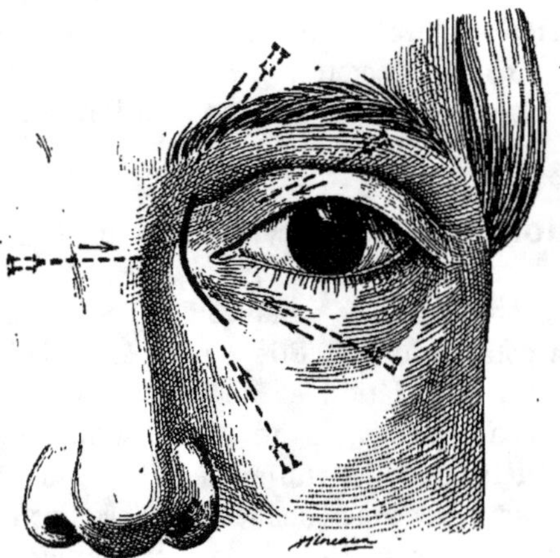

Fig. 118. — Tracé de l'incision cutanéo-musculaire pour l'extirpation du sac lacrymal et points d'injection du mélange anesthésique et hémostatique.

Le sac est saisi avec une pince au niveau de sa partie supérieure ; on le libère par quelques coups de la pointe des ciseaux ; on sectionne les canalicules puis on décolle la face interne du sac adhérent à la gouttière lacrymale à l'aide du décolle-tendon. On coupe alors le collet du sac dans le canal nasal par un coup de ciseaux. L'attouchement de la muqueuse du canal avec la pointe fine du thermo-cautère terminera l'opération. On suture ensuite les lèvres de la plaie cutanée avec 3 sutures à la soie ou au crin de Florence. La suture médiane comprendra les deux bouts du tendon de l'orbiculaire sectionné. S'il y a fistule, on aura soin de réséquer la partie de la peau correspondant à celle-ci.

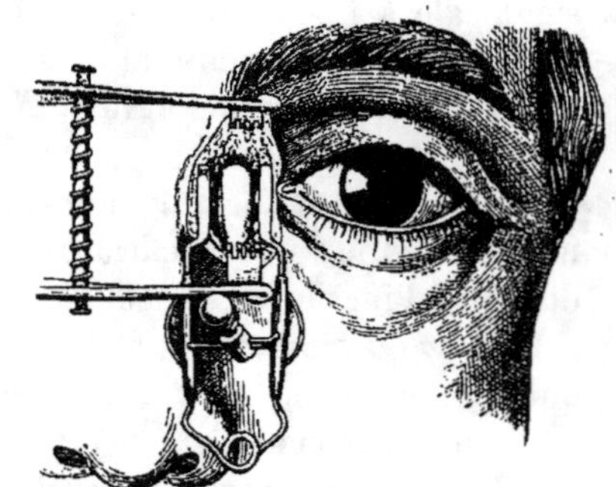

Fig. 119. — Ecartement de la plaie avec l'écarteur horizontal de Müller et l'écarteur vertical d'Axenfeld et mise à nu du sac après section du ligament palpébral interne.

La cicatrisation est rapide et les fils peuvent être retirés après 4 à 6 jours. Les traces laissées par l'incision sont à peine visibles après quelques mois.

A cette extirpation totale, on peut substituer la destruction ignée du sac lacrymal. L'incision étant faite et les lèvres de la plaie écartées, on pénètre dans le sac avec la pointe du thermo-cautère qui atteindra toute la surface de la muqueuse du sac. S'il y a beaucoup de fongosités, on pourra les cureter avant d'introduire le thermo-cautère. La plaie est ensuite suturée et si la cautérisation a été suffisamment étendue, la cicatrisation est rapide et complète.

## Tuberculose lacrymale

Après avoir indiqué les différentes lésions que l'on rencontre au niveau de l'appareil lacrymal, il nous semble nécessaire de résumer les symptômes cliniques qui permettront de reconnaître l'affection dont ces lésions dépendent et contre laquelle on oublie trop souvent d'orienter la thérapeutique.

L'infection tuberculeuse de la muqueuse des voies lacrymales s'observe surtout chez des sujets jeunes, en particulier de huit ans à vingt-cinq ans et plus souvent chez la femme. Elle succède parfois à des localisations tuberculeuses de la muqueuse nasale évoluant d'une manière latente ou ne se traduisant que par le développement d'une adénite sous-maxillaire ou cervicale. Il est très exceptionnel que la muqueuse du sac ou du canal nasal constitue le point initial de pénétration du bacille tuberculeux.

La tuberculose des voies lacrymales revêt différents aspects cliniques en rapport avec la localisation du processus tuberculeux et les caractères de l'inflammation produite par lui d'une part (tumeur lacrymale fongueuse, tuberculose lacrymale caséeuse avec fistulisation, larmoiement simple, mucocèle lacrymale) et avec la superposition d'infections aiguës d'autre part (dacryo-péricystite lacrymale à streptocoques). L'évolution en est toujours lente et lorsque le foyer s'ouvre au niveau de la peau, on peut voir la fistule qui en résulte devenir le point de départ d'un placard de tuberculose cutanée.

Quelquefois même, un foyer lupique de la peau ou de la conjonctive se développe en l'absence de toute lésion lacrymale manifeste ; une exploration attentive décélera presque toujours sa présence dans ces cas-là. Le diagnostic de tuberculose lacrymale se fera avant tout par l'inoculation au cobaye du pus du sac ou mieux des végétations ou d'un fragment d'une paroi. C'est le seul procédé certain de différenciation d'avec la syphilis ou la sporotrichose lacrymale.

Le traitement sera différent suivant les symptômes cliniques. On combattra l'infection secondaire, l'atrésie comme dans les cas où la tuberculose n'est pas en jeu. S'il y a fistule et si les injections modificatrices (huile iodoformée, eau iodée, nitrate d'argent) restent sans effet on aura recours à l'extirpation du sac avec cautérisation ignée. Le traitement diététique, le séjour à la mer ou à la montagne auront toujours leur utilité.

## Syphilis lacrymale

On oublie trop fréquemment que les voies lacrymales et les tissus qui les entourent sont le siège fréquent de localisation de la syphilis et qu'un traitement général agirait plus efficacement que des interventions locales. Il est vrai aussi que beaucoup de malades ne viennent pas réclamer nos soins au moment où le processus actif pourrait être influencé et attendent que des lésions cicatricielles se soient produites pour solliciter nos conseils.

On observe toutes les variétés de troubles, depuis le larmoiement simple jusqu'aux lésions gommeuses avec altérations osseuses profondes et il n'y a pas d'âge ni de sexe qui soit plus spécialement affecté.

Il faut y penser parce que, d'une part le traitement général anti-syphilitique peut se montrer efficace sur des lésions qui débutent et que, d'autre part, l'apparition d'une affection lacrymale qu'aucune autre cause n'explique peut être la première manifestation révélatrice d'une syphilis acquise ou héréditaire. La nature syphilitique de l'affection n'empêchera pas la mise en œuvre des moyens locaux qui s'adressent à l'atrésie, aux infections secondaires, etc.

## Sporotrichose lacrymale

La dacryocystite aiguë suppurée peut, dans quelques cas exceptionnels, résulter d'une infection primitive des voies lacrymales par *Sporotrichum Beurmanni*. L'affection se reconnaîtra à la présence d'une adénite préauriculaire ou sous-maxillaire et le diagnostic se basera avant tout sur la culture du pus lacrymal. Le traitement ioduré pourra être aussi efficace que dans les autres formes de sporotrichose oculaire. Dans un cas d'abcès prélacrymal avec fistule et adénopathie préauriculaire, Morax a aussi mis en évidence par la culture le *Sp. Beurmanni*.

## Concrétions des voies lacrymales.

Le larmoiement est parfois causé par la présence de petites concrétions développées dans la lumière des canalicules lacrymaux qu'elles dilatent. On reconnaît l'affection à la présence d'une petite tuméfaction siégeant entre le point lacrymal et la commissure et s'accompagnant d'une légère béance du point lacrymal. L'incision du canalicule lacrymal suivi d'un curetage en fait sortir une ou plusieurs petites masses jaunâtres ou brunâtres mûriformes. Dissociées et examinées au microscope, on y reconnaît les filaments enchevêtrés d'un champignon microsiphonné filamenteux, le *Cohnistreptothrix Fœrsteri*.

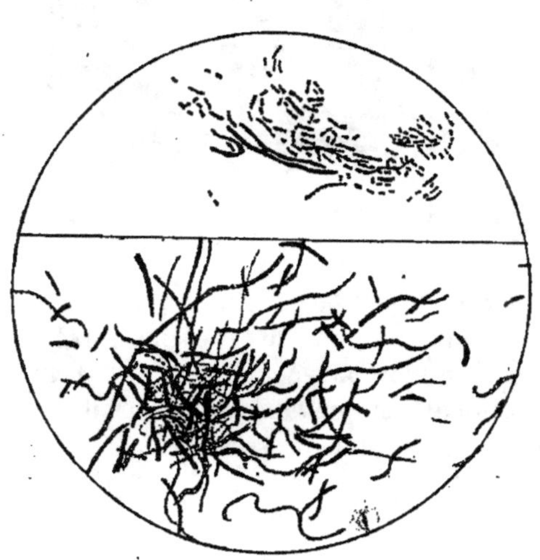

Fig. 120. — *Cohnistreptothrix Fœrsteri*. En haut, frottis obtenu par écrasement d'une concrétion du canalicule lacrymal ; en bas, frottis de culture anaérobie. Gross. : 800 diamètres.

L'incision du canalicule et l'ablation des concrétions est suivie d'une guérison complète.

En raison d'une certaine analogie morphologique entre le *Cohnistreptothrix* de Fœrster et certains parasites trouvés au cours de l'actinomycose, on a souvent décrit ces concrétions sous le nom d'actinomycose du canalicule lacrymal Il s'agit cependant d'une infection cliniquement très différente puisque dans les cas étudiés la prolifération du parasite n'a jamais envahi les tissus et s'est cantonnée dans la lumière du canalicule ou du sac lacrymal.

## Tumeurs des voies lacrymales

Les tumeurs primitives sont extrêmement rares.

On observe parfois au niveau du canalicule de petits *papillomes* sans gravité. On a décrit quelques rares cas de tumeurs malignes du sac lacrymal, notamment d'*épithélioma* C'est l'examen microscopique qui fera reconnaître la nature néoplasique de la lésion. La récidive est la règle. On connaît quelques cas de *polypes des voies lacrymales* à point de départ nasal, ou dont le développement a été secondaire aux cathétérismes L'épithélioma des fosses nasales peut se propager au canal naso-lacrymal et donner lieu ultérieurement à un envahissement orbitaire et palpébral. L'évolution en est généralement assez rapide.

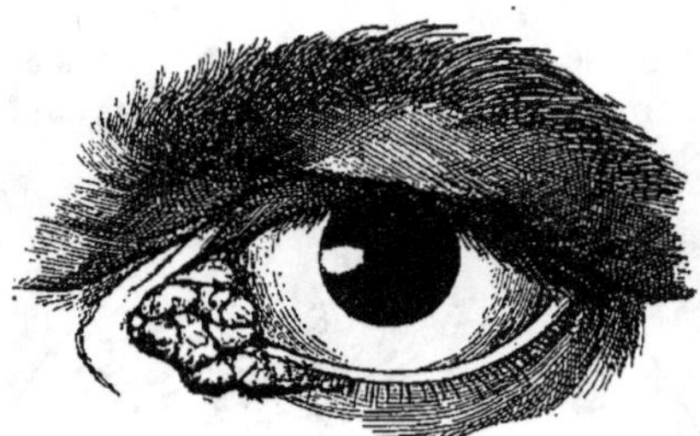

Fig. 121.— Papillome du sac et du canalicule lacrymal supérieur.

## CHAPITRE V

# MALADIES DE LA CONJONCTIVE

On appelle conjonctive la muqueuse qui tapisse le segment antérieur du globe, la face postérieure des paupières et se continue d'une part, avec l'épithélium cornéen et, d'autre part, avec la peau au niveau du bord libre palpébral  On distingue 3 régions principales de la muqueuse :

1º La conjonctive bulbaire, directement visible par simple

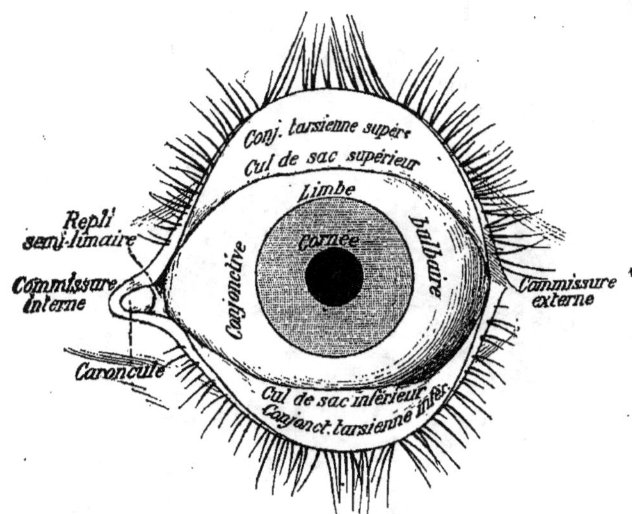


Fig. 122. — Schéma des différentes régions du sac conjonctival.
Vue de face.

écartement des paupières, cette portion de la conjonctive n'adhère pas au plan profond et peut se déplacer sur l'épisclère ;

2º La conjonctive tarsienne ou palpébrale qui adhère aux tissus sous-jacents et ne peut être examinée qu'après retournement des paupières ;

3º Les culs-de-sac supérieur ou inférieur qui correspondent à cette partie de la muqueuse intermédiaire aux deux précédentes.

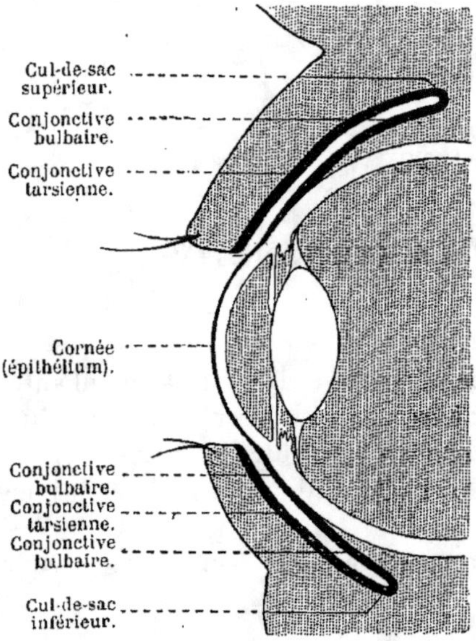

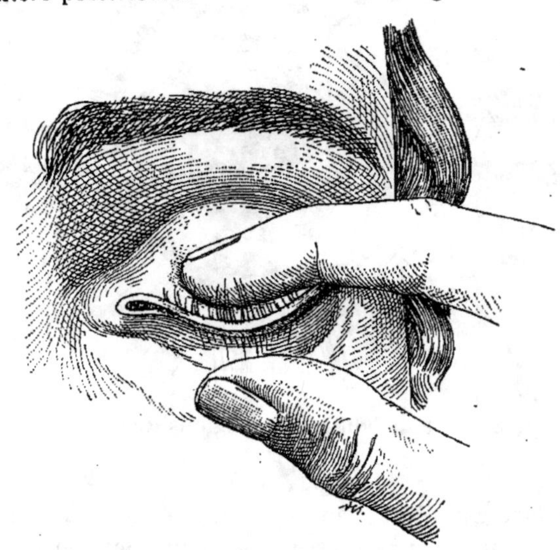

Fig. 123. — Schéma des différentes régions du sac conjonctival sur une coupe antéro-postérieure.



## Retournement des paupières

Le *retournement de la paupière supérieure* nécessite un petit tour de main qui s'acquiert assez vite à la condition d'observer les quelques indications qui vont suivre.

On engagera le malade à diriger son regard en

Fig. 124. — Retournement de la paupière supérieure. Le bord cubital de l'index déprime légèrement le bord supérieur du tarse.

bas sans contracter ses paupières, et on aura soin de ne pas exercer de pression ou de traction brusque qui provoqueraient un mouvement de défense. Les figures ci-jointes (fig. 124 à 131) nous dispensent d'entrer dans de longs détails. La première série montre la disposition des doigts lorsque les cils sont assez fournis pour que la prise puisse s'exercer sur eux. Dans la seconde série (fig. 128 à 130), on verra par contre la modification de la prise palpébrale rendue nécessaire par leur absence.

Après avoir retourné la paupière supérieure, si l'on veut mettre au jour complètement le cul-de-sac supérieur il faudra que le malade abaisse son regard le plus possible et qu'à l'aide d'une baguette de verre, ou de la cuillère d'un releveur de Desmarres appliquée sur la peau,

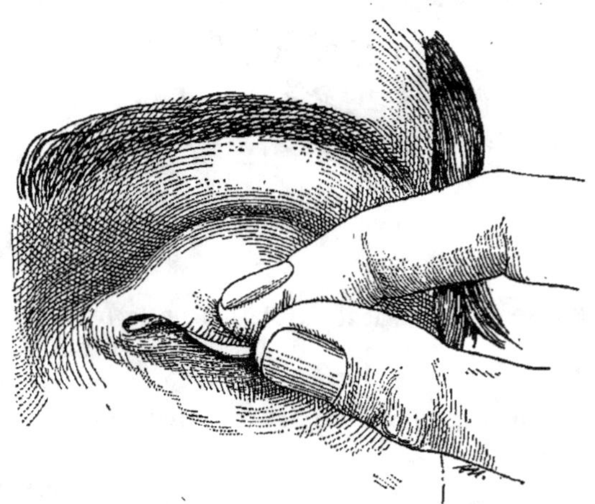

Fig. 125. — La rangée des cils est saisie entre le pouce et l'index qui continuent le mouvement d'abaissement du bord libre.

dans la région correspondant au cul-de-sac, l'observateur déprime les tissus et déplisse ainsi la muqueuse (fig. 131).

L'*inspection du cul-de-sac inférieur* est beaucoup plus facile ; il suffit d'exercer une légère traction sur la peau de la paupière inférieure tout en engageant l'observé à diriger son regard en haut, pour éverser la paupière inférieure (fig. 132).

## Sémiologie générale de la conjonctive

La muqueuse oculaire présente une transparence parfaite qui laisse voir un réseau vasculaire très discret, surtout au niveau de la portion bulbaire. Elle est lisse et sa surface n'offre aucune saillie manifeste. La sécrétion conjonctivale ne se distingue pas de la sécrétion lacrymale et dans les conditions normales, elle ne renferme, à part de rares globes de mucus, que quelques cellules épithéliales desquamées et quelques leucocytes.

Il est très fréquent de voir, sous des influences diverses, le

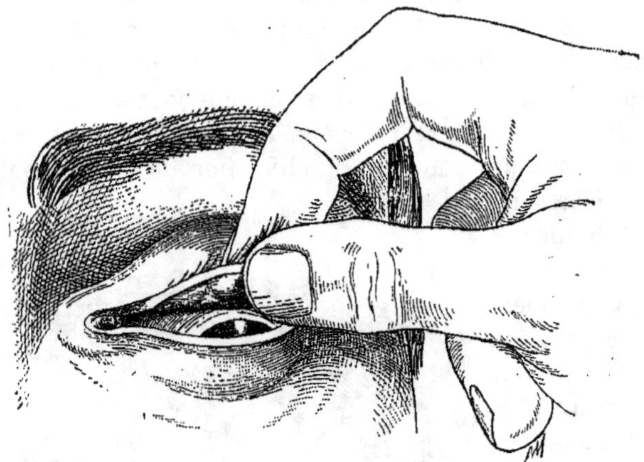

Fig. 126. — Une légère rotation de la main vers le bord cubital fait basculer le tarse.

réseau vasculaire de la conjonctive se dilater et la muqueuse prendre une coloration plus rouge. Cette *hyperémie* ne suffit pas à elle seule pour parler de conjonctivite ; on en recherchera la cause dans une lésion de voisinage (bord palpébral, cornée, iris, etc.). Lorsque cette vascularisation est liée à une inflammation de la conjonctive, lorsqu'il y a, à proprement parler, une conjonctivite, le symptôme *sécrétion* s'ajoute à ce caractère d'hyperémie.

Outre cette hyperémie, surtout nette à la région bulbaire, on notera les modifications d'aspect de

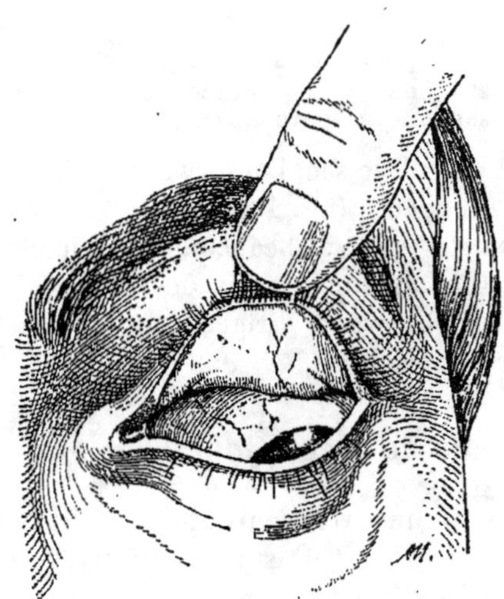

Fig. 127. — Le pouce presse la rangée des cils contre le bord orbitaire pour maintenir le retournement.

la conjonctive palpébrale (épaisissement, follicules, granulations, ulcération, grains jaunes), la palpation des ganglions préauricu-

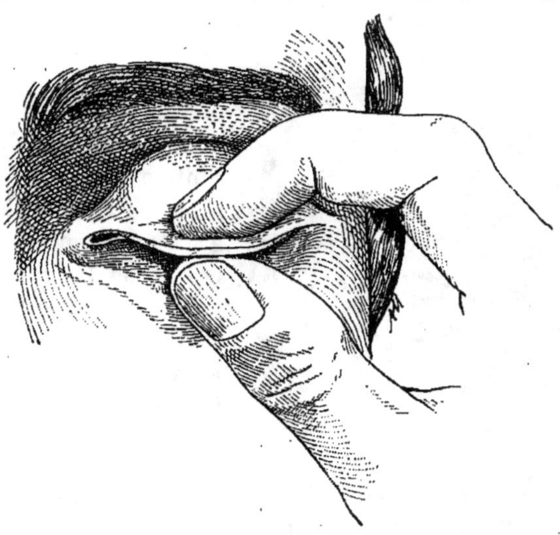

Fig. 128. — Retournement de la paupière dépourvue de cils. Le pouce glisse sous le bord libre tandis que l'index déprime la paupière.

laires et la pression sur le sac lacrymal aideront au diagnostic.

La muqueuse enflammée fournit un exsudat de consistance variable, dont la présence se traduit par l'agglutinement des paupières le matin au réveil et la formation d'une concrétion plus ou moins épaisse au niveau de la commissure interne. Les caractères de cet exsudat, la présence de micro-organismes, l'évolution des symptômes et les troubles fonctionnels constituent autant de signes permettant de

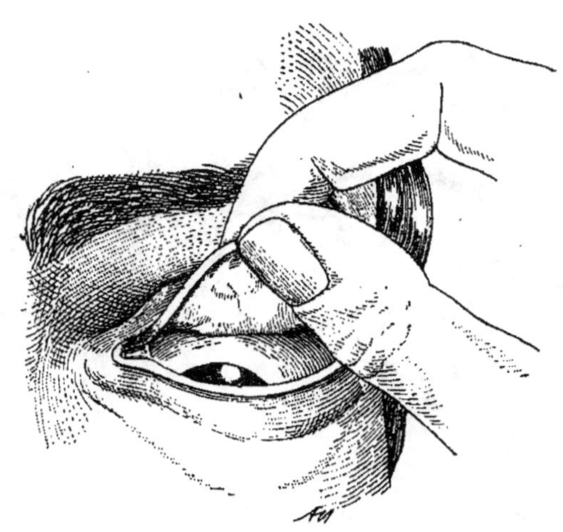

Fig. 129. — La paupière est saisie par son bord libre entre le pouce et l'index.

préciser la nature et la cause de l'inflammation conjonctivale. La conjonctive étant une muqueuse ouverte, largement exposée à l'air, on avait admis autrefois qu'elle était souillée par les microorganismes les plus divers. C'est là une conception qui ne s'est pas vérifiée. On réussit bien à isoler, à l'état d'unités, des microbes variés (ce sont les souillures accidentelles de toute surface exposée), mais, en dehors de ces souillures, on est frappé du petit nombre de microbes que l'on décèle soit par la culture, soit par l'examen microscopique direct. Deux espèces surtout constituent les saprophytes normaux du sac conjonctival : un bacille prenant le Gram, le Bacille massué (ou bacille du

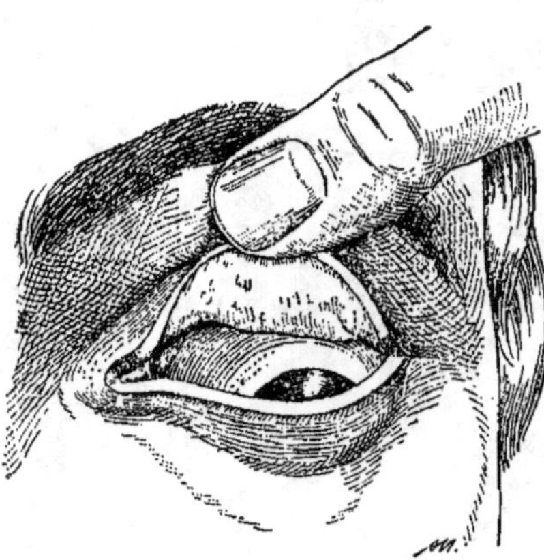

Fig. 130. — Le retournement est maintenu par pression du pouce sur le bord palpébral.

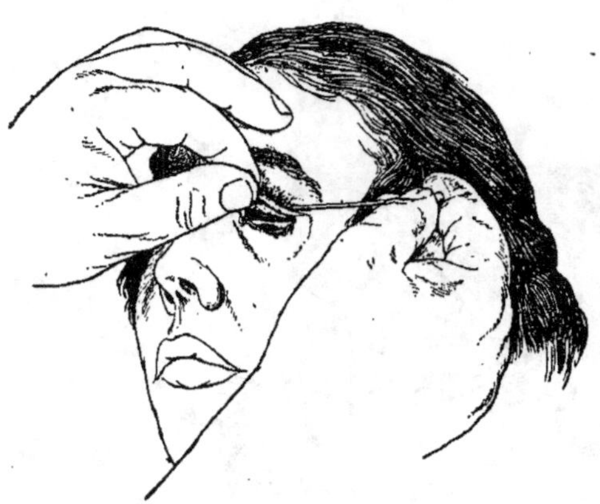

Fig. 131. — Déplissement du cul-de-sac supérieur à l'aide d'une baguette.

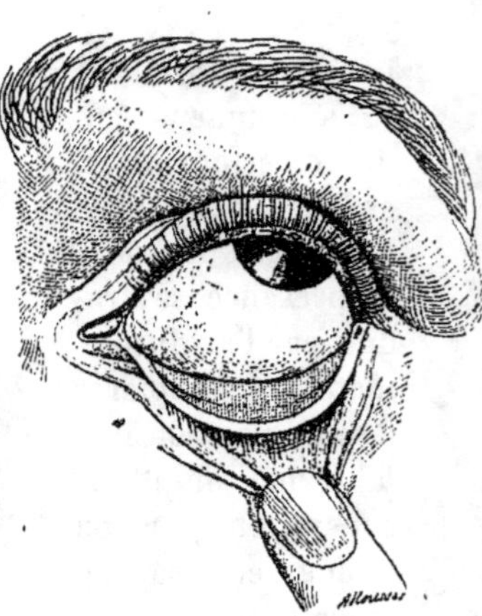

Fig. 132. — Eversion de la paupière inférieure. L'index déprime la peau de la paupière inférieure et attire le bord libre en bas.

xérosis, fig. 134), ressemblant beaucoup au bacille diphtérique (pseudo-diphtérique) et un coccus ayant les caractères du *Micro-*

*coccus epidermitis*, prenant le Gram, et ne liquéfiant pas la gélatine. Ces deux microbes ne paraissent pas pouvoir provoquer de réactions inflammatoires du côté de la conjonctive ou de la cornée. Les microbes pathogènes sont rares sur la conjonctive normale si l'on excepte le pneumocoque, dont la présence devient infiniment plus fréquente lorsque les voies lacrymales ne

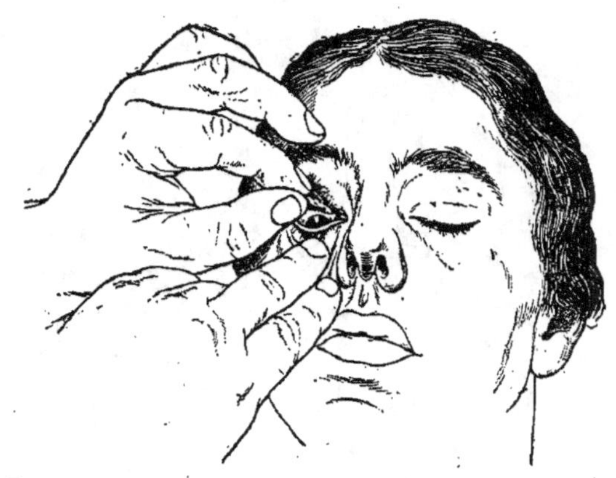

Fig. 133. — Retournement du tarse. Le bord supérieur du tarse est saisi entre le pouce et l'index.

fonctionnent pas normalement ; d'autres microbes pyogènes peuvent aussi, dans ces conditions, proliférer dans le sac conjonctival.

***Examen microscopique de la sécrétion conjonctivale.*** — L'examen microscopique de la sécrétion conjonctivale a une importance diagnostique des plus grandes. Sa technique rapide et facile a rendu pratique ce moyen d'investigation.

Un peu de sécrétion est recueilli avec un fil de platine préalablement flambé, avec une pipette effilée ou, à leurs défauts, avec un tampon de coton. Abaissant la paupière inférieure, on promènera

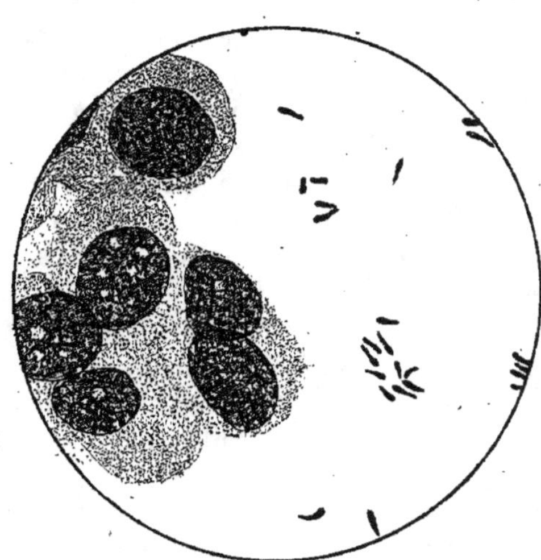

Fig. 134. — Cellules épithéliales et bacilles massués de la conjonctive normale.

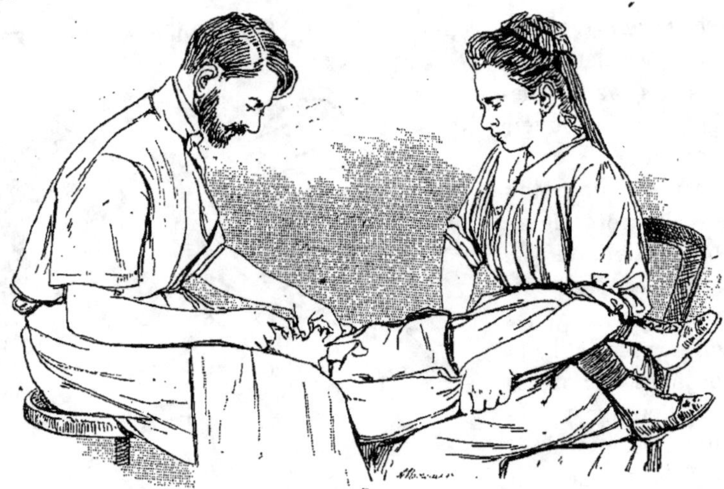

Fig. 135. — Procédé de contention des enfants. La tête de l'enfant est maintenue par la pression des genoux.

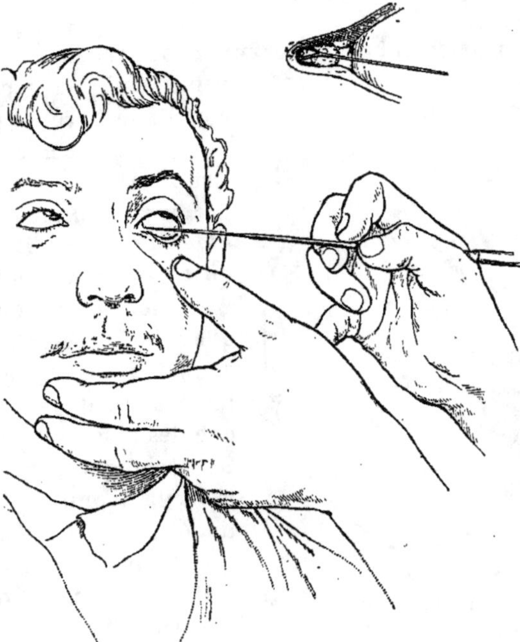

Fig. 136. — Prélèvement de sécrétion conjonctivale dans l'angle interne. Dans le cartouche, en haut et à gauche, dessin de la commissure interne avec l'anse de platine introduite dans le sillon caronculo-palpébral.

l'anse de platine dans le cul de-sac inférieur ; s'il y a peu d'exsudat, on le recherchera au niveau de la commissure interne, dans le petit cul-de-sac qui se trouve au-devant de la caroncule (voir fig. 136). On étale la sécrétion recueillie sur une lame porte-objet. Il suffit pour cela de frotter légèrement la surface du verre dans une certaine étendue et d'éviter les accumulations de pus. La couche mince étalée se dessèche en quelques secondes ; la préparation est alors passée lentement dans la flamme, la face chargée tournée en haut pour la fixation des éléments cellulaires ; il sera possible de la colorer et de l'examiner de suite, ou de différer l'examen aussi longtemps qu'on le voudra : c'est dire que si l'on n'a pas sous la main les moyens de coloration et les instruments nécessaires à l'examen, il suffira d'expédier les lames telles quelles à un laboratoire.

La coloration des préparations se fait avec le mélange suivant (Pick-Jacobsohn) :

20 centimètres cubes d'eau.
*XV gouttes* de solution de fuchsine [1] phéniquée de Ziehl.
*VIII gouttes* de solution alcoolique saturée de bleu de méthylène.

Cette solution, de coloration violacée, n'est utilisable que dans la journée. Par contre, les solutions mères se conservent indéfiniment.

Pour colorer le frottis, on dépose dessus quelques gouttes du mélange que l'on laisse agir pendant 20 à 30 secondes au plus. On lave sous un filet d'eau, puis on dessèche sans chauffer. On peut hâter la dessiccation en absorbant une partie du liquide avec du papier buvard ou Joseph légèrement pressé sur la lame.

Lorsque toute trace d'humidité a disparu, on dépose une goutte d'huile à immersion directement sur le frottis qu'on examine alors avec un objectif à immersion (1/12e) et un oculaire 2 ou 3. Il faut en effet atteindre un grossissement de 6 à 800 diamètres pour distinguer nettement les plus fins bacilles dont nous aurons à parler.

Pour différencier certains microbes (le gonocoque, par exemple, du staphylocoque ou du pneumocoque) on a recours à un procédé de coloration de contrôle : la méthode de Gram. Un second frottis est recouvert de quelques gouttes d'une solution phéniquée de violet de gentiane [2]. On laisse la coloration se faire pendant 30 secondes au moins ; on enlève le colorant en inclinant la lame et on le remplace par une quantité égale de solution iodo-iodurée dite liquide de Gram [3]. Cette solution renouvelée une ou deux fois est laissée le même temps que le colorant. On obtient une coloration acajou. On lave à l'eau, puis on décolore avec de l'alcool absolu. Le frottis semble alors avoir perdu toute coloration ; il doit être lilas très clair. Examiné avec l'objectif à immersion, on y retrouvera facilement et fortement colorés en violet,

---

1. Pour obtenir la fuchsine de Ziehl, on dissout 1 gramme de fuchsine cristallisée dans 10 centimètres cubes d'alcool à 95° et on ajoute peu à peu 100 grammes d'eau phéniquée à 1 0/0.

2. Préparée de la même manière que la solution phéniquée de fuchsine.

3. On dissout 2 grammes d'iodure de potassium dans quelques centimètres cubes d'eau distillée, puis on ajoute 1 gramme d'iode métallique. Lorsque l'iode est dissous, on étend à 300 centimètres cubes d'eau.

les microbes qui prennent le Gram : pneumocoques, staphylocoques, streptocoques, bacilles diphtériques, bacilles massués, filaments de champignons, etc. Par contre, les microbes qui ne prennent pas le Gram :

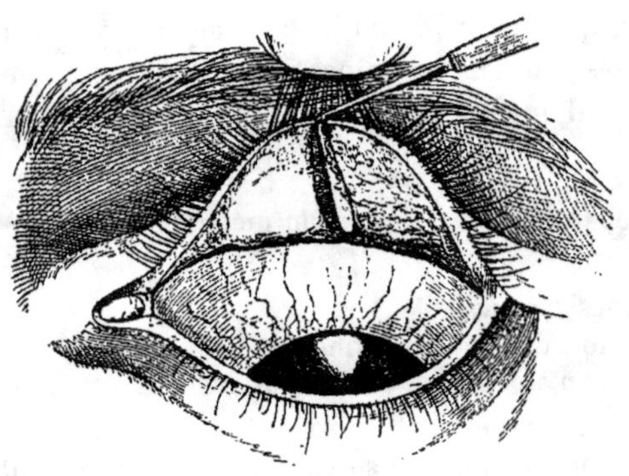

Fig. 137. — Prélèvement de l'épithélium conjonctival dans un cas de trachome à l'aide d'une spatule coudée dont le bord racle légèrement la surface de la conjonctive tarsienne.

gonocoques, bacilles de Weeks, bacilles de Pfeiffer, diplobacilles, etc., ne seront pas mis en évidence par ce procédé de coloration.

Lorsqu'on examine un exsudat conjonctival qu'on a qualifié cliniquement de sécrétion muqueuse ou de sécrétion purulente, on constate, au microscope, qu'elle contient toujours des éléments cellulaires : les leucocytes polynucléaires et mononucléaires y prédominent ; on y voit aussi quelques cellules épithéliales ; mais ce qui constitue l'intérêt de cet examen, c'est la présence, entre les cellules ou dans leur protoplasma, du microorganisme qui est la cause de l'affection (voir fig. 138, 140, 141, etc.). Dans quelques formes d'inflammations de la conjonctive on peut tirer certaines déductions diagnostiques du seul examen cytologique de la sécrétion (cellules éosinophiles nombreuses dans le catarrhe printanier, prédominance des mononucléaires dans la conjonctivite aiguë à follicules, etc.).

Dans d'autres affections (trachome, ophtalmie non gonococcique du nouveau-né, etc.), on pratique l'examen microscopique non de la sécrétion conjonctivale mais de l'épithélium superficiel de la muqueuse tarsienne. Pour en faire le prélèvement, on instille une goutte de collyre de chlorhydrate de cocaïne à 1/20 et après avoir retourné la paupière supérieure, on racle sa surface conjonctivale avec une spatule à arête peu tranchante (fig. 137) ou avec le bord d'une lame de verre, en évitant de faire saigner la muqueuse.

La coloration est faite suivant la méthode de Giemsa, après fixation du frottis par immersion dans l'alcool absolu. On place la lame dans un récipient contenant pour 20 cc. d'eau distillée (non acide) X gouttes de solution de Giemsa (bleu azur et éosine [1]). Les frottis y séjournent deux heures, puis sont rincés sous un jet d'eau, séchés, et examinés à l'immersion.

---

1. La solution de Giemsa se trouve toute préparée dans le commerce.

## I. — AFFECTIONS CONGÉNITALES
## DE LA CONJONCTIVE

Les affections congénitales de la conjonctives sont rares : en dehors de certains cas de *pigmentation congénitale* circonscrite, exceptionnelle dans nos régions, et de la malformation décrite sous le nom de *conjonctive en tablier*, épitarse ou pseudo-ptérygion de la conjonctive tarsienne, les affections congénitales sont surtout représentées par trois types de tumeurs : l'angiome, le dermo-épithéliome, et le lipome.

L'*angiome* est le plus souvent un prolongement sous-conjonctival d'un angiome palpébral. Il siège de préférence au voisinage de la commissure interne et soulève la muqueuse au travers de laquelle il apparaît sous la forme d'une tumeur bleuâtre ou violacée.

Le *dermo-épithéliome* se présente comme un épaississement de la conjonctive bulbaire, de couleur chamois ou jaunâtre, ayant une certaine tendance extensive. C'est une tumeur épithéliale bénigne à laquelle on a donné aussi le nom d'épithélioma kystique bénin.

Le *lipome sous-conjonctival* est un peu plus fréquent que l'affection précédente. Il forme un soulèvement de coloration jaune pâle légèrement allongé parallèlement au cul-de-sac et siégeant habituellement dans son voisinage immédiat.

L'excision de ces tumeurs congénitales est le seul traitement à leur appliquer. L'angiome peut être combattu par l'électrolyse.


## II. — AFFECTIONS TRAUMATIQUES
## DE LA CONJONCTIVE

### Corps étrangers

Il est fréquent de voir un corps étranger (grain de sable, fragment de charbon) se fixer à la face postérieure de la conjonctive tarsienne et déterminer une violente irritation oculaire et des phénomènes douloureux très pénibles.

L'instillation d'une goutte de cocaïne calmera les douleurs ; il suffira de retourner la paupière supérieure et d'enlever le corps étranger avec l'aiguille à corps étranger ou avec un tampon de coton promené sur la surface de la muqueuse.

Lorsque le sac conjonctival contient de nombreux corps étrangers (projection de terre, de plâtras) on aura recours à l'irrigation conjonctivale après anesthésie locale et renversement des paupières.

Il n'est pas rare que la sensation de corps étranger persiste quelques heures ou quelques jours après l'ablation. On prescrira un collyre à la novocaïne au centième pour combattre cette sensation.

## Ecchymoses sous-conjonctivales

L'ecchymose sous-conjonctivale traumatique accompagne fréquemment l'ecchymose palpébrale. Elle se présente sous forme d'une tache rouge sombre, limitée ou étendue à toute la conjonctive-bulbaire, ce qui communique au regard un caractère très particulier.

Le premier jour, l'épanchement sanguin peut soulever légèrement la conjonctive, mais il n'entraîne aucune gêne fonctionnelle. Les jours suivants, la teinte de la tache se modifie et passe au violet, puis au jaune. La résorption complète réclame huit à quinze jours environ.

C'est le plus souvent une contusion de la région palpébrale ou du globe qui est la cause de ces ecchymoses traumatiques. Les commémoratifs seuls les différencient des *ecchymoses spontanées* dont la fréquence est assez grande, à tout âge et qui ne comportent le plus souvent aucune signification particulière.

Il suffira de prescrire quelques lotions avec de l'eau bouillie pour satisfaire au besoin de thérapeutique des malades.

## Plaies de la conjonctive

Les solutions de continuité de la conjonctive se réparent avec la plus grande facilité et ne nécessitent que des lotions aseptiques. Si les lèvres de la plaie sont écartées et déchiquetées, il sera préférable, après aseptisation, d'appliquer un ou deux points de suture (fil à sutures cornéennes).

## Brûlures et cautérisations

Ce sont surtout les agents chimiques qui provoquent les brûlures de la conjonctive, en particulier la chaux et les acides. L'acide sulfurique ou vitriol est une cause relativement fréquente de cautérisation conjonctivale et cornéenne. Nous y reviendrons à l'occasion des cautérisations de la cornée.

Le cul-de-sac inférieur est en général plus atteint que le supérieur. Aussitôt après l'action du caustique, la conjonctive présente une coloration blanche mate ; on n'aperçoit plus de vaisseaux et un examen superficiel pourrait faire méconnaître les lésions. Les jours suivants, la teinte mate s'atténue, la conjonctive se soulève et s'œdématie et si les tissus ont été complètement nécrosés, ils s'éliminent en petites escarres blanchâtres semblables à du pus. Si l'altération est moins complète, on assiste à une réparation lente et il s'écoule des semaines jusqu'à ce que la muqueuse ait repris son aspect normal.

Dans les cas où les tissus ont été nécrosés, le danger réside, d'une part, dans la rétraction cicatricielle qui a pour effet de limiter le cul-de-sac et l'excursion du globe, et d'autre part dans les adhérences qui peuvent se créer entre le tarse et le globe. Il est indispensable, pour cela, que les régions correspondantes de la conjonctive aient été nécrosées et que le contact entre elles soit maintenu quelque temps. Ce symblépharon crée dans la suite une limitation de l'excursion du globe et une gêne si grande que l'on devra toujours se préoccuper d'en prévenir le développement.

***Traitement.*** — Nous appliquons toujours aux brûlures les principes généraux du traitement des plaies ; l'aseptisation des paupières et de la conjonctive en constitue la partie la plus importante et nous y apportons le même soin à chaque pansement. Celui-ci sera renouvelé une à deux fois par jour, les premiers jours, afin de mobiliser le globe. On en profitera pour instiller deux gouttes du collyre suivant stérilisé.

Cocaïne . . . . . dix centigr.
Huile d'olive . . . 10 grammes.

L'occlusion des deux yeux est utile les premiers jours, elle atténue les douleurs et favorise la réparation des tissus. Nous n'avons plus recours aux poudres ni aux pommades antiseptiques et nous appliquons toujours un pansement aseptique sec.

## Conjonctivite par pénétration de poils de chenilles

Lorsque certaines chenilles (chenilles processionnaires du pin) sont projetées dans un œil, une violente réaction inflammatoire se déclare. Les symptômes subjectifs sont intenses, les lésions objectives peu marquées ; on ne voit qu'une simple érosion conjonctivale, avec injection modérée. Mais bientôt se développent des nodules caractéristiques : de nombre variable, d'un diamètre de 1 à 2 millimètres, ils siègent habituellement dans la conjonctive de la partie inférieure du globe, mais peuvent envahir la cornée. Ils ont une consistance ferme. Sur la cornée, ils forment une opacité circonscrite au centre de laquelle il est possible de reconnaître, à la loupe, un fragment de poil de chenille. Ces nodules peuvent même exister sur l'iris.

L'affection est chronique et procède par poussées. Les nodules ne disparaissent jamais complètement pendant les périodes d'accalmie.

Après une durée variable, les poids de chenilles s'éliminent ou se résorbent, mais en laissant parfois des opacités cornéennes plus ou moins étendues.

Ces opacités et les lésions de l'iris rendent le pronostic grave.

*Diagnostic.* — Le diagnostic est facile quand les commémoratifs existent. Dans le cas contraire, l'examen à la loupe et l'examen microscopique permettent de distinguer ces nodules des nodules tuberculeux, syphilitiques ou lépreux.

*Traitement.* — On s'aidera de la cocaïne et de la loupe pour pratiquer l'ablation des poils, seul traitement efficace.

## III. — MALADIES INFECTIEUSES DE LA CONJONCTIVE

On comprend sous le nom de *conjonctivite* l'inflammation de la muqueuse conjonctivale, qui se traduit par une vascularisation anormale accompagnée d'exsudation.

On dit qu'on a l'*œil collé*, lorsqu'on se réveille avec de l'agglutination des paupières ; ce symptôme, le plus important de la conjonctivite, traduit la présence d'un exsudat qui se dessèche au bord libre des paupières et entre les cils.

On attribue souvent ce trouble à un *coup d'air*. Il est bien démontré que les variations atmosphériques, les modifications de température, etc., ne jouent aucun rôle dans l'apparition des inflammations conjonctivales.

La modification de couleur de la muqueuse, résultant de changements survenus dans l'état de ses vaisseaux, d'une infiltration cellulaire profonde ou d'une exsudation de surface, est après l'agglutination, le signe le plus important à étudier mais il peut être extrêmement variable pour une même maladie. Chez différentes personnes d'une même famille on voit souvent, sous l'influence du même agent infectieux, la réaction de la muqueuse présenter des caractères d'intensité et de modalité très différents.

Toute vascularisation anormale de la conjonctive, toute *rougeur de l'œil* ne sera pas prise pour une conjonctivite : une iritis (localisation infectieuse dans le tissus de l'iris), une cyclite (localisation infectieuse dans la région ciliaire), un glaucome aigu (trouble de la tension de l'œil entraînant des phénomènes de congestion vasculaire dans les parties antérieures de l'œil) donneront lieu à de la rougeur de l'œil et l'on se gardera bien de parler dans ces cas-là de conjonctivite. On évitera aussi d'appliquer un traitement conjonctival qui pourrait aggraver la situation.

La conjonctivite est généralement due à la prolifération d'un agent infectieux sur la muqueuse oculaire.

Les infections de la muqueuse conjonctivale sont nombreuses et variées : elles constituent une forte proportion des maladies oculaires et sont les plus susceptibles d'être influencées dans leur fréquence par les mesures prophylactiques. Comme la plupart de ces conjonctivites constituent des maladies transmissibles, dont la propagation se fait surtout par contamination directe, on comprend facilement le rôle particulièrement important que peut avoir le médecin dans leur limitation.

La classification des conjonctivites en catarrhales, purulentes, pseudo-membraneuses, etc., basée sur les caractères de la sécrétion a le grave inconvénient de confondre dans un même groupe des maladies différentes. Il n'est plus, d'ailleurs, nécessaire de discuter la légitimité de la classification étiologique que nous suivons dans l'étude des infections conjonctivales.

Nous envisagerons tout d'abord :

A. — Les conjonctivites où l'inflammation a un caractère diffus.

Un premier groupe comprendra les conjonctivites : aiguë contagieuse à bacilles de Weeks ; subaiguë ou à diplobacilles ; à pneumocoques, avec ses différents aspects ; à bacilles de Pfeiffer.

Ces quatre infections donnent le plus souvent lieu à des réactions inflammatoires modérées correspondant au type ancien de la *conjonctivite catarrhale* ou muco-purulente. Mais la réaction des tissus à l'agent infectieux et à ses toxines est essentiellement variable. Il n'est pas rare de rencontrer des cas de conjonctivite aiguë contagieuse où la réaction inflammatoire est telle, qu'en l'absence de l'examen microscopique, on n'hésiterait pas à les ranger dans le cadre de la conjonctivite purulente.

L'étude des divers types de conjonctivite gonococcique viendront ensuite : celle-ci évolue le plus souvent sous les apparences de la *conjonctivite purulente* avec muqueuse épaissie et boursouflée, pus épais, etc.

Il nous restera à décrire les deux formes de la conjonctivite à streptocoques et la conjonctivite diphtérique dont le caractère particulier réside surtout dans l'exsudat pseudo-membraneux qui recouvre la conjonctive tarsienne et les faisaient rentrer dans les *conjonctives à fausses membranes*.

En raison de leur époque d'apparition et des conditions particulières qui président à leur développement on décrit sous le nom d'*ophtalmies des nouveau-nés* toutes les infections conjonctivales qui surviennent dans les 15 jours qui suivent la naissance. Ces ophtalmies avaient été cliniquement réparties en deux groupes suivant leur gravité, gravité résultant de l'atteinte de la cornée.

Les ophtalmies graves presque toujours dues au gonocoque, seront décrites à propos de la conjonctivite blennorragique : l'infection diphtérique n'atteint que très exceptionnellement le nouveau-né.

Parmi les ophtalmies bénignes du nouveau-né, on trouvera tout d'abord, par ordre de fréquence, une conjonctivite dite à inclusions, parce que l'épithélium de la muqueuse oculaire enflammée renferme des éléments corpusculaires analogues à ceux que l'on a décrits dans le trachome ; puis des conjonctivites à pneumocoques, à diplobacilles, etc., qui n'ont rien de spécial.

B. — Le second groupe des infections conjonctivales comprendra un certain nombre de maladies où les lésions de la muqueuse offrent un caractère plus circonscrit et constituent de petites saillies appelées follicules ou granulations. Nous y ferons rentrer les différents types de conjonctivites folliculaires, la conjonctivite granuleuse ou trachome.

C. — Notre troisième groupe réunira la conjonctivite de Parinaud, l'infection tuberculeuse, l'infection syphilitique primitive, la sporotrichose conjonctivale et l'infection vaccinale de la conjonctive, qui se compliquent toutes du développement d'une adénopathie sous-maxillaire ou pré-auriculaire très caractéristique.

La conjonctivite impétigineuse et la conjonctivite printanière dont l'étiologie nous est inconnue seront étudiées avec les affections non classées.

## Conjonctivite aiguë contagieuse à bacilles de Weeks

Cette inflammation conjonctivale, très contagieuse, à marche rapide et atteignant les deux yeux, est causée par un microorganisme spécial : le bacille de Weeks. Elle donne souvent lieu à des épidémies.

*Symptômes.* — C'est par les enfants que l'affection pénètre dans la famille, car c'est surtout dans les crèches, les asiles, les écoles que se fait la contagion. On remarque, un matin, que l'enfant a de la difficulté à ouvrir les paupières : les cils sont collés les uns aux autres et l'angle

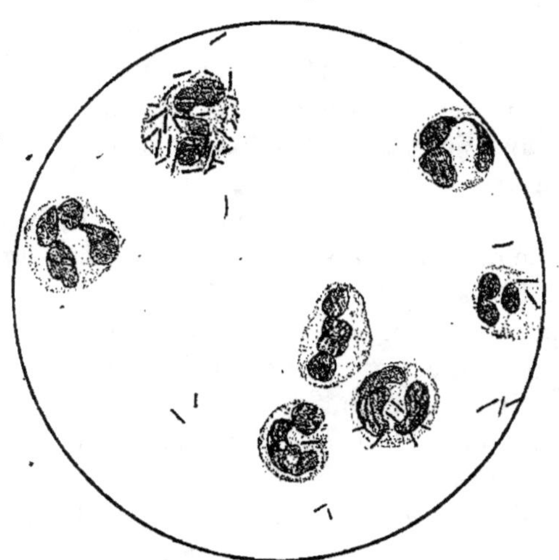

Fig. 138. — Bacilles de Weeks.

interne est occupé par une petite masse de pus jaunâtre. Les paupières sont souvent œdématiées au point que la fente palpébrale reste fermée. Écarte-t-on les paupières, on voit s'écouler une sécrétion muco-purulente qui se renouvelle assez rapidement.

L'examen de la muqueuse conjonctivale montre une rougeur légère du « blanc de l'œil ». C'est une teinte rosée uniforme (*œil rose*, *pink eye* des Anglais) avec, en certains points, de petites hémorragies sous-conjonctivales formant des taches d'un rouge plus sombre ; leur présence n'est cependant pas constante. La conjonctive des culs-de-sac et du tarse est plus rouge et, dans le cul-de-sac inférieur, on trouve des filaments de muco-pus. L'inflammation atteint d'abord un œil, mais ne tarde pas à envahir le second ; le temps qui s'écoule ne dépasse guère quarante-huit heures et correspond à la période d'incubation moyenne de la maladie, c'est-à-dire à la période qui va du moment de l'inoculation à l'apparition des premiers signes de l'affection.

Les troubles subjectifs ou généraux qui accompagnent l'inflammation oculaire sont assez variables : la photophobie est constante, mais elle est bien moins accusée que dans les affections cornéennes, comme la phlyctène de la cornée, souvent confondue avec la conjonctivite aiguë. Les premiers jours, la sécrétion provoque une sensation de corps étranger qui pousse les malades à se frotter les yeux et à enlever la sécrétion avec les doigts. Cette sensation s'accompagne de quelques douleurs périorbitaires et d'une cuisson palpébrale qui peut être des plus vives. L'inaptitude au travail est presque constante. Après quelques jours (huit à quinze jours, si l'affection est abandonnée à elle-même), l'inflammation oculaire et la sécrétion diminuent, mais l'agglutinement des paupières ne cesse guère qu'à la fin de la troisième ou quatrième semaine, attestant la guérison complète.

Les symptômes que nous venons d'indiquer : sécrétion muco-purulente, inflammation conjonctivale et palpébrale, phénomènes douloureux, peuvent subir de très grandes variations d'intensité d'un sujet à l'autre et sans que l'on puisse invoquer, pour les expliquer, des conditions différentes de résistance du sujet ou d'activité du bacille.

Un fait généralement observé, c'est que l'affection est plus douloureuse et d'apparence plus sérieuse chez l'adulte que chez l'enfant, au point que des cas de conjonctivite aiguë contagieuse de l'adulte peuvent être confondus avec une conjonctivite gonococcique.

Il n'est pas rare de rencontrer, et cela surtout chez l'enfant, une forme de conjonctivite si légère qu'il faut la rechercher. Pendant deux ou trois jours, les parents ont remarqué que l'enfant avait un peu de sécrétion, un « coup d'air », qui a paru guérir spontanément. Cependant les paupières ont depuis lors été agglutinées chaque matin, sans d'ailleurs que les yeux aient été modifiés dans leur aspect. Ces formes très légères, qui peuvent durer deux ou trois mois et dont la sécrétion est tout aussi susceptible de transmettre l'infection, sont les plus dangereuses au point de vue de la diffusion de la maladie, car les enfants fréquentent l'école ou l'asile et y contaminent leurs camarades, de même que chez eux ils deviennent la cause d'épidémies familiales. C'est là un fait dont l'importance a été reconnue pour beaucoup d'autres affections contagieuses.

Dans certains cas, la conjonctivite aiguë contagieuse donne lieu à un exsudat *pseudo-membraneux* de la conjonctive tarsienne qui ne se reproduit que les premiers jours. On peut voir aussi, sur le limbe, une petite saillie semblable aux « phlyctènes » de la conjonctivite phlycténulaire. Le ganglion pré-auriculaire est souvent sensible à la palpation : dans quelques cas même, il est manifestement augmenté de volume et très douloureux pendant deux ou trois jours.

Les complications sont exceptionnelles et ne s'observent que chez l'adulte. Il peut se produire de petites ulcérations cornéennes, rapidement enrayées par le traitement de la conjonctivite et guérissant le plus souvent sans laisser de traces.

**Etiologie**. — Koch avait reconnu dans les frottis de sécrétion de certaines conjonctivites d'Egypte la présence d'un petit bacille, mais c'est Weeks qui par la culture et l'inoculation à l'homme démontra le rôle de ce bacille dans l'étiologie de ce type particulier d'infection oculaire

Les recherches de Morax, de Weichselbaum et Müller, de Hoffmann, etc., ont complété nos connaissances sur l'étiologie de cette infection.

Lorsqu'on examine, avec l'objectif à immersion (1/12ᵉ), les frottis de sécrétion conjonctivale d'un cas de conjonctivite aiguë contagieuse, colorés par la fuchsine de Ziehl diluée au dixième, on constate la présence en nombre variable de petits bacilles fins, rigides, disposés en amas dans le protoplasma de quelques leucocytes ou par petits groupes entre les cellules. Ce bacille ne prend pas le Gram. Il se cultive difficilement et forme sur gélose sérum ou sur gélose sanglante de petites colonies minuscules et transparentes.

Il suffit de déposer une trace de cette culture sur la conjonctive humaine pour que, sans l'intervention d'aucune autre cause, on assiste, après une incubation de vingt-quatre à quarante-huit heures, à l'apparition d'une conjonctivite ayant tous les caractères de la conjonctivite aiguë contagieuse. Le tempérament individuel est sans influence sur son évolution et ses caractères.

La conjonctivite causée par le bacille de Weeks peut s'observer à tout âge et on l'a rencontrée dans presque tous les pays. Elle est extrêmement fréquente en Orient et en Extrême-Orient. Elle existe à l'état endémique dans toutes les grandes agglomérations et n'est pas transmissible aux animaux.

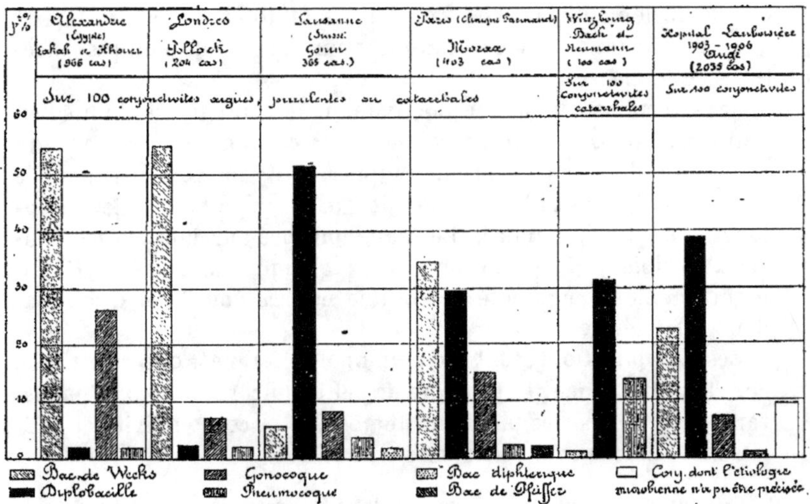


Fig. 139. — Graphique de la fréquence relative des différentes infections conjonctivales dans différentes villes (Augé).

**Diagnostic.** — En cas d'hésitation, l'examen microscopique de la sécrétion lèvera tous les doutes. Cet examen sera particulièrement indiqué dans les formes légères ; si les médecins inspecteurs d'école étaient au courant de cette recherche si facile, ils réussiraient à éviter bien des contaminations.

**Pronostic.** — Il s'agit d'une affection bénigne et il est tout à fait exceptionnel que la vision soit altérée après une atteinte de conjonctivite aiguë contagieuse, mais il ne faut pas perdre de vue que, dans des milieux contaminés, la conjonctivite aiguë peut favoriser le développement d'autres infections oculaires, l'infection granuleuse notamment, qui se superpose à l'infection aiguë et persiste après elle.

**Prophylaxie.** — Les conditions de transmission du bacille de

Weeks sont très limitées, car le bacille est peu résistant et, après deux jours au plus, la sécrétion oculaire ou les objets souillés par elle ont perdu le pouvoir de transmettre l'infection. Il suffit donc d'isoler le malade jusqu'à guérison complète pour éviter qu'il ne transmette son affection. Si les personnes de l'entourage ont soin de se savonner les mains après tout contact avec le malade ou avec les objets touchés par lui, si elles évitent de porter leurs doigts aux yeux et de se servir de la même cuvette et des mêmes linges de toilette, la contagion sera sûrement évitée. On comprend que l'encombrement rend difficile l'application de ces précautions et augmente les chances de diffusion, mais il n'agit pas autrement. Je n'ai jamais observé de contaminations intérieures dans mon service hospitalier où les seules mesures appliquées consistaient dans l'isolement du petit malade dans son lit et dans l'habitude prise par le personnel traitant ou infirmier de se savonner les mains après avoir touché au malade.

*Traitement.* — L'affection peut guérir spontanément, mais le traitement en abrège l'évolution et atténue la gêne et les douleurs. Les sels d'argent ont donné jusqu'à présent les résultats les plus certains et, dans les formes un peu intenses, rien n'égale les instillations d'un collyre de nitrate d'argent au 50e faites une fois par jour, par le médecin : on aura soin de renverser la paupière supérieure. S'il y a ulcération cornéenne, les cautérisations au nitrate d'argent produiront une amélioration rapide. On peut leur substituer, si l'affection est légère, les collyres de protargol (1/20) ou d'argyrol (2/10), qui seront instillés 2 à 3 fois par jour jusqu'à guérison complète.

Les lotions avec de l'ouate hydrophile imbibée d'eau bouillie, de solution physiologique ou d'eau boratée tiède, seront faites plusieurs fois par jour pour calmer la gêne palpébro-oculaire et chasser la sécrétion. Le port des verres fumés atténuera la photophobie ; en aucun cas on n'appliquera de pansement occlusif.


## Conjonctivite subaiguë ou à diplobacilles


La conjonctivite subaiguë est une infection causée par un diplobacille spécial. C'est une conjonctivite contagieuse, presque toujours bilatérale, le plus souvent chronique.

*Symptômes.* — La conjonctivite subaiguë débute d'une façon

insidieuse et, en général, sans cause appréciable. Le malade éprouve parfois une gêne légère au niveau des paupières, mais le premier symptôme est presque toujours l'agglutinement des paupières : un matin le malade se réveille avec un œil légèrement collé ; deux ou trois jours après, le second œil est pris. Il est très rare en effet que l'affection reste unilatérale. L'examen de la conjonctive montre une très légère injection ; la cornée est saine.

En quelques jours les symptômes atteignent leur maximum, mais ils ne sont jamais très accentués. La sécrétion augmente légèrement et donne de petits filaments fibrineux que l'on voit surtout dans le cul-de-sac inférieur. Lorsqu'elle est peu marquée elle forme à peine une petite concrétion grisâtre dans l'angle interne de l'œil. L'agglutinement des paupières au réveil persiste.

Le malade est gêné par cette conjonctivite mais il n'en souffre pas. Il éprouve des fourmillements, des démangeaisons, d'ailleurs peu intenses, surtout dans les angles de l'œil, une sensation de grains de sable sous la paupière. Le jour, la photophobie est insignifiante ; mais le soir, à la lumière, elle est souvent considérable et le malade ne peut ni lire ni écrire sans être fortement incommodé ; la cuisson augmente, les yeux larmoient, s'injectent et le malade est obligé d'abandonner son travail.

Au bout de quelques jours, la peau des paupières devient légèrement rosée ; cet érythème se limite souvent ou est plus marqué aux angles interne et externe, d'où le nom de *conjonctivite angulaire* sous lequel on désignait autrefois ces cas. La caroncule, la conjonctive tarsienne sont injectées tandis que la conjonctive bulbaire n'est que faiblement modifiée.

Cette conjonctivite a une marche essentiellement chronique ; elle ne guérit presque jamais spontanément et présente, au cours de son évolution, des alternatives d'amélioration ou de recrudescence.

A côté de cette forme de beaucoup la plus fréquente, on voit parfois des cas où les phénomènes réactionnels sont plus intenses et simulent à s'y méprendre une conjonctivite aiguë. Dans ces cas aussi la douleur fait toujours défaut et ce symptôme négatif est très important pour établir le diagnostic.

Chez certains malades, il existe soit de petites saillies folliculaires dans le cul-de-sac inférieur, soit une injection localisée de la conjonctive bulbaire. Ces lésions surajoutées disparaissent avec la conjonctivite.

Celle-ci est essentiellement bénigne. La complication la plus fréquente est l'*ulcération de la cornée*. Cette ulcération, d'allure généralement peu grave, ne survient que chez les malades non traités. C'est le plus souvent une petite ulcération superficielle, plutôt ovalaire qu'arrondie, siégeant au voisinage du limbe, ne s'accompagnant pas d'infiltration du reste de la cornée. Les phénomènes subjectifs sont peu marqués. L'infection cornéenne par le diplobacille prend parfois un caractère plus grave. La cornée s'infiltre ; il se produit de l'hypopyon et l'on peut croire à une infection pneumococcique. C'est en particulier le cas lorsqu'un traumatisme de la cornée survient chez un malade atteint de conjonctivite subaiguë.

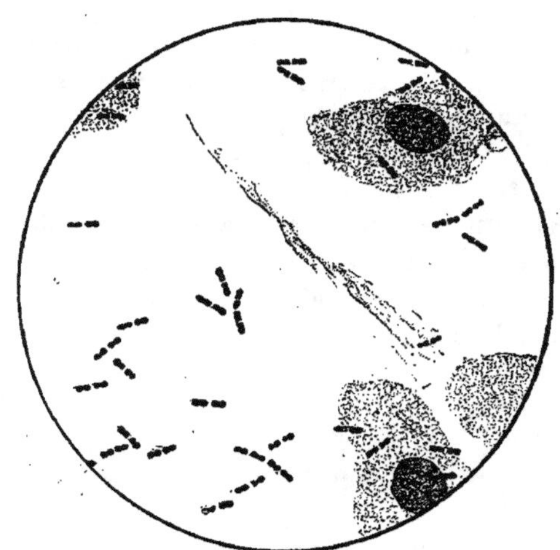

Fig. 140. — Diplobacilles de la conjonctivite subaiguë dans un frottis de sécrétion. Immersion 1/12. Ocul. III.

**Diagnostic.** — Le diagnostic clinique est généralement facile ; la recherche du diplobacille supprimera toute hésitation dans les cas douteux. L'examen bactériologique est indispensable dans les cas où l'affection revêt un caractère aigu. C'est encore lui qui permet de poser un diagnostic certain de ces ulcérations cornéennes d'origine diplobacillaire. Liegard et Landrieu dans un cas de conjonctivite tenace rappelant la conjonctivite subaiguë ont trouvé dans la sécrétion des filaments prenant le Gram et qu'ils ont identifiés par la culture avec *Nocardia Dassonvillei*, parasite de la farine moisie et peut-être de la poudre de riz.

**Etiologie.** — La conjonctivite subaiguë est produite par un diplo-bacille dont l'abondance et l'aspect caractéristique dans la sécrétion facilitent beaucoup le diagnostic microscopique. Je l'ai décrit en 1896 et dénommé diplobacille de la conjonctivite subaiguë. Il est aussi connu sous le nom de diplobacille de Morax. Il ne prend pas le Gram. Il cultive sur les milieux artificiels additionnés de sérosités organiques et liquéfie le sérum coagulé. Il n'est pas pathogène pour les animaux ; son inoculation sur la conjonctive humaine donne au contraire des résultats positifs constants.

La conjonctivite subaiguë est contagieuse. La contagion s'opère par l'intermédiaire de la sécrétion. La faible résistance du bacille fait admettre que la transmission doit se faire directement par les doigts ou le mouchoir avec lequel les malades essuient si souvent leurs yeux.

La conjonctivite subaiguë existe partout, aussi bien à la campagne qu'à la ville, et dans toutes les saisons. Elle est plus fréquente chez l'adulte que chez l'enfant.

*Traitement.* — Si la conjonctivite subaiguë abandonnée à elle-même a parfois une durée indéfinie, elle guérit rapidement par le sulfate de zinc ou l'ichthyol.

Le collyre au sulfate de zinc doit être au 40ᵉ pour donner un résultat efficace.

> Sulfate de zinc . . . . . . . . .   0,25 centigr.
> Novocaïne. . . . . . . . . . . .   quinze centigr.
> Eau distillée. . . . . . . . . .   10 grammes.

Une goutte matin et soir dans les *deux* yeux pendant 8 jours consécutifs. Il faut continuer pendant 8 jours, même si l'affection semble guérie au bout de 2 ou 3 jours. De cette façon seulement, on évitera les récidives. On ajoute de la novocaïne au collyre pour diminuer la cuisson que provoque le sulfate de zinc. C'est encore le sulfate de zinc qu'il faut employer lorsqu'il y a une ulcération de la cornée.

Lorsque les lésions palpébrales sont étendues, on adjoindra au collyre la pommade à l'ichthyol.

> Ichthyol. . . . . . . .   0,50 centigr. à 1 gramme.
> Oxyde de zinc . . . .   2 grammes
> Vaseline. . . . . . .   15   —
> Lanoline. . . . . . .   5   —

Appliquer un peu de cette pommade matin et soir sur les paupières, en en faisant pénétrer dans la fente palpébrale.

Les lotions tièdes à l'eau bouillie ou boriquée, le port de verres fumés complètent le traitement.

Dans les cas rebelles, ce sont ceux où la muqueuse est épaissie et où les lésions remontent à plusieurs mois, il est parfois utile d'adjoindre au traitement ci-dessus l'application une fois par jour de la pommade suivante :

$$\left\{ \begin{array}{l} \text{Oxyde jaune d'Hydrargyre.} \ldots \quad 0,30 \text{ centigr.} \\ \text{Vaseline.} \ldots \ldots \ldots \ldots \quad 10 \text{ grammes} \end{array} \right.$$

## Conjonctivite à pneumocoques

La conjonctivite à pneumocoques, très variable dans ses aspects cliniques, n'a été réellement différenciée des autres infections con-jonctivales que par l'examen bactériologique.

***Symptômes.*** — La symptomatologie de cette conjonctivite est essentiellement variable. Il est cependant possible de distinguer 3 types bien différenciés : un type aigu à sécrétion muco-purulente ; un type pseudo-membraneux ; un type que l'on rencontre chez les nouveau-nés : la conjonctivite lacrymale à pneumocoques des nouveau-nés.

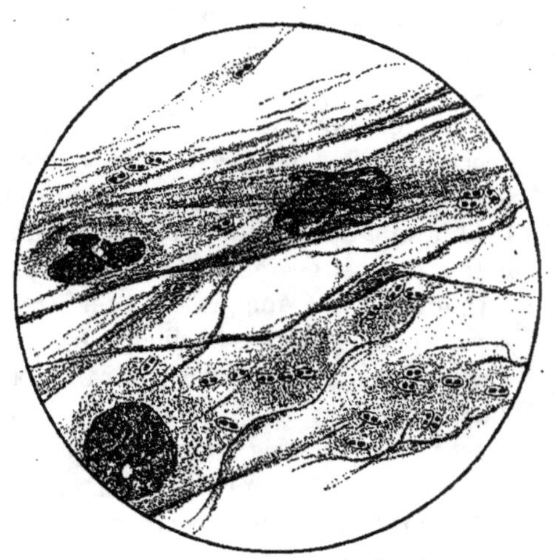

Fig. 141.— Pneumocoques encapsulés dans la sécrétion d'une conjonctivite aiguë à pneumocoques. Immers. 1/12. Ocul. III.

1º Dans le type aigu, à sécrétion muco-purulente, le malade éprouve brusquement la sensation d'un corps étranger dans l'œil. Il est pris ainsi en pleine santé, sans aucun symptôme morbide antérieur. Parfois, cependant, il était atteint d'un coryza plus ou moins violent depuis quelques jours. La sécrétion apparaît rapidement et se reforme aussitôt enlevée. La conjonctive, bulbaire et tarsienne, est légèrement injectée et l'œil présente un aspect larmoyant.

Un symptôme beaucoup plus important au point de vue du diagnostic est l'*œdème du bord libre de la paupière*. Cet œdème, rose, limité au bord ciliaire de la paupière, apparaît et disparaît rapidement. Le second œil, toujours pris, devient malade très peu de temps après le premier, six à douze heures environ.

Les symptômes de cette conjonctivite sont très marqués pendant 2 ou 3 jours. Au bout de 5 à 6 jours, elle est guérie.

Il n'y a jamais de complications cornéennes

2º Le type pseudo-membraneux est bien plus rare. Il se caractérise par un exsudat, léger, superficiel, blanc-grisâtre, étendu à la conjonctive tarsienne supérieure et inférieure, ne présentant jamais d'adhérences avec la muqueuse, se reproduisant très rapidement. L'œdème palpébral est nul ou à peine marqué. Contrairement à ce que l'on observe dans la conjonctivite diphtérique, il n'y a ni adénopathie préauriculaire ni complications cornéennes.

3º La conjonctivite lacrymale à pneumocoques des nouveau-nés, décrite par Parinaud, est assez fréquente et représente le tiers ou le quart des ophtalmies du nouveau-né. Elle débute plus tard que l'ophtalmie blennorragique, du 8ᵉ au 12ᵉ jour après l'accouchement. Les yeux sont légèrement collés le matin, le larmoiement est plus marqué que la sécrétion. On voit dans le cul-de-sac inférieur quelques dépôts fibrineux. L'œil est à peine hyperémié parfois d'apparence normale Au contraire, la conjonctive du tarse et des culs-de-sac est un peu injectée. Il n'y a ni gonflement des paupières, ni chémosis. Dans quelques cas rares, il se produit une exsudation pseudo-membraneuse toute superficielle.

L'enfant présente généralement un coryza léger.

L'exploration des voies lacrymales par l'injection avec la seringue d'Anel montre une obstruction plus ou moins complète du canal nasal. L'affection guérit en 3 ou 4 semaines. Elle peut disparaître plus ou moins rapidement dans un œil et persister très longtemps dans l'autre.

**Pronostic.** — Le pronostic est bénin. Il n'y a jamais de complications cornéennes.

**Diagnostic.** — Avec un peu d'habitude il est possible de faire le diagnostic de la conjonctivite pneumococcique aiguë sans recourir à l'examen microscopique.

Cet examen aura un intérêt tout particulier dans la conjonctivite pseudo-membraneuse. Dans cette forme le diagnostic est rendu encore plus délicat par l'association relativement fréquente de l'infection pneumococcique et de l'infection diphtérique. Rappelons cependant que dans la conjonctivite diphtérique l'œdème palpébral est beaucoup plus marqué, la fausse membrane est bien plus épaisse et plus adhérente. C'est dans ces cas que l'examen bactériologique complet, comprenant l'examen microscopique de l'exsudat, la culture sur sérum coagulé et l'inoculation au cobaye est indispensable ; seul il peut donner une certitude.

**Étiologie.** — La conjonctivite à pneumocoques est causée par la prolifération du pneumocoque dans le sac conjonctival. Nous avons vu que le pneumocoque pouvait exister à l'état de saprophyte sur la conjonctive normale. Mais il s'y trouve alors à l'état d'unités tandis que dans les états pathogènes qu'il provoque, les éléments microbiens sont très nombreux.

Des inoculations à l'homme ont montré nettement que le pneumocoque pouvait produire une conjonctivite.

Le pneumocoque apparaît dans la sécrétion, comme un diplocoque, entouré le plus souvent, mais pas toujours, d'une capsule incolore. Il prend le Gram. Il pousse sur gélose-sérum et donne en vingt-quatre heures des colonies formant de petites saillies très transparentes (gouttes de rosée).

La conjonctivite à pneumocoque n'est pas très fréquente. Elle atteint aussi bien l'adulte que l'enfant.

**Traitement.** — Le traitement consiste en lotions tièdes avec de l'eau bouillie ou de l'eau boriquée, et en instillations quotidiennes d'un collyre au sulfate de zinc au 50ᵉ.

La conjonctivite lacrymale des nouveau-nés est parfois plus tenace. Aux instillations de sulfate de zinc, il faut ajouter un traitement nasal : injection d'eau boriquée dans les narines et introduction de 2 ou 3 gouttes d'huile mentholée au 50ᵉ.

Si le canal nasal est obstrué, l'injection d'une solution de sulfate de zinc au 50ᵉ par le point lacrymal inférieur donne souvent de bons résultats.


## Conjonctivite aiguë causée par le bacille de Pfeiffer

Cette conjonctivite a les allures de la conjonctivite aiguë contagieuse, mais son évolution est plus rapide.

**Symptômes.** — Elle atteint surtout les jeunes enfants.

L'enfant se réveille un matin les paupières agglutinées par une sécrétion abondante. Les paupières sont moins gonflées que dans les autres conjonctivites aiguës. Si on les écarte, on voit dans l'ouverture palpébrale des amas de pus jaunâtre, visqueux. La conjonctive bulbaire est à peine injectée. Les symptômes réactionnels sont peu marqués.

L'évolution en est très rapide. En 4 ou 5 jours la sécrétion est tarie.

Bien rares sont les cas où l'affection revêt une allure plus grave ; la cornée reste toujours intacte.

**Étiologie.** — Le bacille de Pfeiffer se présente sous la forme de petits bâtonnets courts, tantôt uniformément colorés, tantôt plus colorés à leurs extrémités et revêtant alors l'aspect d'un diplocoque fin. Il ressemble un peu au bacille de Weeks. Comme lui, il ne prend pas le Gram. Il ne s'en distingue que par sa forme plus irrégulière, son extrême abondance dans certaines cellules.

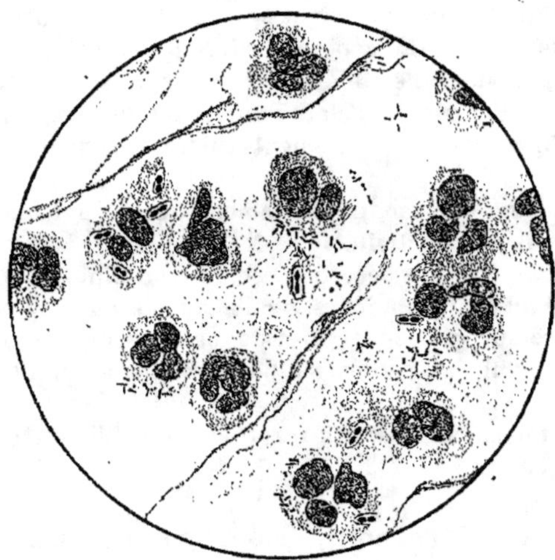

Fig. 142. — Bacilles de Pfeiffer et pneumocoques dans la sécrétion conjonctivale. Immers 1/12, Ocul. III.

La conjonctivite à bacilles de Pfeiffer ne paraît pas fréquente.

Elle est contagieuse et, dans l'entourage des enfants atteints de cette affection, on trouve soit des conjonctivites, soit une manifestation grippale quelconque : coryza aigu, bronchite.

**Diagnostic.** — Le diagnostic clinique se basera sur les symptômes de conjonctivite aiguë atténuée et sur la recherche de la cause de la contagion. Mais, en fin de compte, le microscope seul peut trancher la question d'une façon absolument certaine.

**Pronostic.** — Le pronostic en est tout à fait bénin, et par la rapidité de son évolution et par l'absence de complications.

**Traitement.** — Le traitement consiste en lavages fréquents avec de l'eau bouillie ou avec la solution boriquée et en instillations quotidiennes de sulfate de zinc au 50e.

## Conjonctivite blennorragique

La conjonctivite blennorragique est causée par la prolifération locale du **gonocoque**.

L'infection de la muqueuse oculaire peut se faire de deux façons, donnant lieu à deux types cliniques distincts.

Le gonocoque peut être déposé sur la conjonctive avec l'exsudat d'une muqueuse atteinte d'infection gonococcique : l'infection est d'origine *exogène*. C'est la conjonctivite blennorragique la plus fréquente. Nous l'étudierons chez le nouveau-né d'abord, chez l'enfant et l'adulte ensuite.

D'autre part, au cours d'une infection blennorragique, le gonocoque peut passer de la muqueuse primitivement infectée dans le sang et du sang dans le tissu sous-conjonctival, donnant lieu à des phénomènes réactionnels du côté de la conjonctive : c'est l'infection d'origine *endogène*. La conjonctivite réalisée ainsi porte le nom de conjonctivite blennorragique métastatique.

L'étiologie étant la même dans les deux cas, sera étudiée dans un seul chapitre.

### 1 — Conjonctivite blennorragique du nouveau-né.

Il est fréquent de voir les yeux du nouveau-né atteints d'une inflammation suppurative, bilatérale le plus souvent. Le terme d'ophtalmie du nouveau-né est demeuré d'un usage courant pour désigner toutes les conjonctivites survenant dans les deux premières semaines Nous avons dit plus haut que l'infection pneumococcique pouvait en être une cause, nous décrirons plus loin une forme très fréquente d'ophtalmie non gonococcique du nouveau-né, dite « ophtalmie à inclusions », mais l'infection gonococcique d'origine maternelle est la seule qui donne lieu aux formes dangereuses d'ophtalmie.

***Symptômes.*** — Dans la presque totalité des cas, la conjonctivite ne débute qu'après la naissance. Cependant, quelques observations ont montré que l'infection pouvait se faire *in utero*, non seulement dans un accouchement prolongé, mais même dans un accouchement normal.

Dans ces cas rares, on trouve, dès la naissance, tous les symptômes d'une conjonctivite blennorragique en évolution.

En règle générale, la conjonctivite débute du 2e au 5e jour après la naissance ; les cas à début plus tardif, du 6e au 7e jour et au delà, sont exceptionnels.

Ce qui frappe tout d'abord les parents, c'est la présence d'une

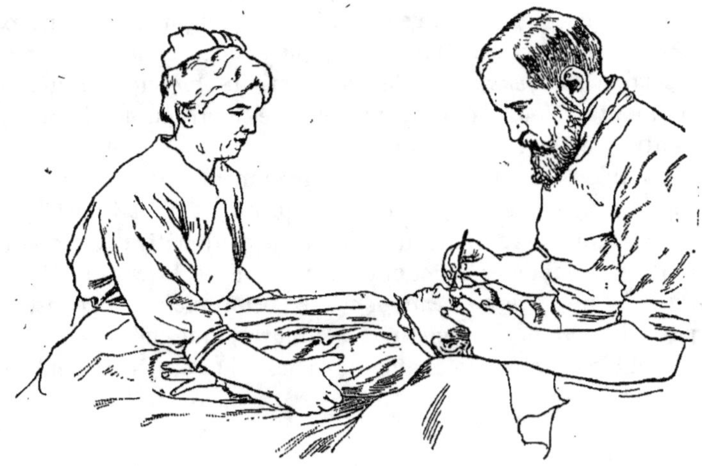

Fig. 143. — Mise en place des releveurs de Desmarres. La cuillère est introduite sous la paupière supérieure relevée avec l'index.

sécrétion anormale sur le bord des paupières ou dans l'angle interne ; l'enfant a les yeux collés, il ne peut les ouvrir. Très souvent, dès le début, il existe déjà un peu de gonflement de la paupière supérieure.

Si l'on entr'ouvre les paupières, une goutte de pus grisâtre ou jaunâtre apparaît. Ce pus enlevé avec un tampon d'ouate imbibée d'eau bouillie, on voit les muqueuses bulbaire et tarsienne injectées, boursouflées dans toute leur étendue. La cornée est plus difficile à voir. La paupière supérieure se luxe facilement, la conjonctive du cul-de-sac inférieur fait un bourrelet qui entre en contact avec la conjonctive palpébrale supérieure, et cache complètement la cornée. Pour la voir, il faut autant que possible ne se servir que de ses doigts. On n'emploiera les releveurs de

Desmarres que si l'examen est impossible autrement. Si l'on est forcé de s'en servir, on introduira la cuillère parallèlement à la paupière supérieure en la glissant au-dessous d'elle, et en prenant bien soin de n'exercer aucune pression, aucun frottement, même léger, sur la cornée (fig. 143 à 145).

Les jours suivants, la sécrétion purulente devient plus abondante et coule sur la joue ; la conjonctive est plus rouge, plus épaisse, plus boursouflée. L'œdème de la paupière supérieure augmente et rend l'ouverture de l'œil encore plus difficile.

Après un nombre de jours variable, l'affection atteint son apogée et s'y maintient pendant une durée rarement inférieure à 3 ou 7 semaines. Puis les symptômes s'atténuent peu à peu et la guérison survient complète s'il n'y a pas eu de complications cornéennes.

A côté de cette forme à suppuration intense qu'on rencontre dans les deux tiers des cas environ, il en est d'autres où l'infection est pour ainsi dire atténuée et où les symptômes sont bien moins marqués.

***Complications.*** — La complication de beaucoup la plus fréquente est l'*ulcération de la cornée*. Elle survient dans un quart des cas environ. L'époque de son apparition correspond au 2e ou 3e septénaire. Mais on peut l'observer dès les pre-

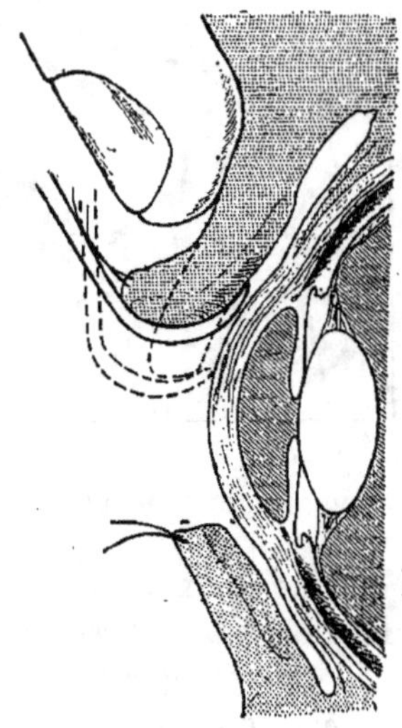

Fig. 144. — Schéma montrant le danger de traumatiser la cornée en introduisant la cuillère du releveur de manière défectueuse (pointillé). Dans l'introduction correcte (trait plein) la cuillère est parallèle au plan tarsien.

miers jours. Elle débute par une érosion épithéliale siégeant le plus souvent tout près du limbe et à la partie inférieure de la cornée. L'instillation d'une goutte de fluorescéine la met nettement en évidence en provoquant à son niveau l'apparition d'une tache verte. Sans cet artifice l'ulcération peut échapper à l'examen direct. D'autres fois, elle forme une surface opaque entourée d'une zone d'infiltration grisâtre. Elle gagne peu à peu, bien plus en profondeur qu'en surface, et aboutit bientôt à la perforation de la cornée. Cette perforation, souvent annoncée par une légère saillie de la partie centrale de l'ulcération, entraîne habituellement, lorsqu'elle se produit, une sédation des symptômes. Son évolution est variable suivant ses dimensions. Petite, elle est en général

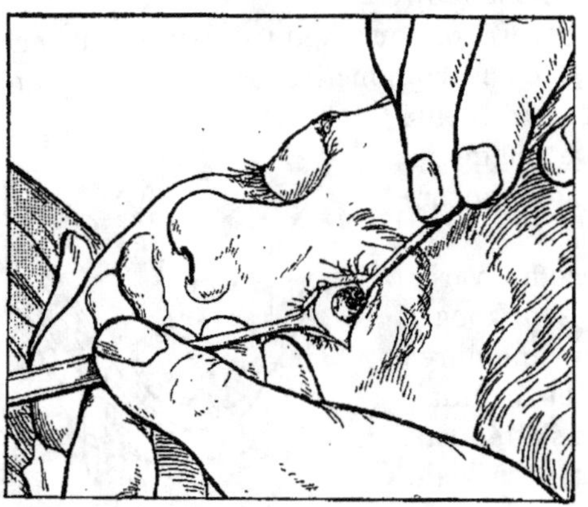

Fig. 145. — Manière de tenir les deux releveurs pour l'inspection de la cornée.

obstruée par l'iris qui vient s'appliquer sur ses bords ; il en résultera plus tard un leucome adhérent ; grande, elle donnera lieu non pas à une cicatrice plate, mais le plus souvent à un staphylome cornéen plus ou moins étendu.

Quelle que soit l'issue de l'ulcère cornéen, il persiste toujours des cicatrices indélébiles. Les cas les plus heureux sont ceux où le leucome est la conséquence d'une ulcération périphérique, peu étendue, non perforante.

Si l'on excepte l'expulsion du cristallin parfois observé lorsque la perforation cornéenne est étendue, les *complications cristalliniennes* se résument en une seule : la cataracte polaire. Elle n'est pas spéciale à la conjonctivite blennorragique et peut succéder à toute perforation de la cornée survenue dans l'enfance.

Quant aux complications à distance, elles sont exceptionnelles et consistent en *arthrites aiguës* qui ne diffèrent en rien de celles qu'on peut observer dans toute infection gonococcique ; elles résultent du développement du gonocoque au niveau des tissus articulaires.

## II. — Conjonctivite blennorragique chez l'enfant et l'adulte.

Chez l'enfant et l'adulte, la conjonctivite blennorragique évolue d'une manière générale comme chez le nouveau-né, mais les lésions de la cornée sont encore *plus fréquentes* et donnent à la maladie une plus grande gravité.

Le temps qui s'écoule entre le contact infectieux et l'apparition des symptômes ne dépasse guère 1 à 3 jours ; la conjonctive commence par s'injecter et le malade éprouve une sensation de corps étranger. Une sécrétion peu abondante, d'abord simplement séreuse, agglutine les paupières ; au réveil les yeux sont collés : puis les paupières s'injectent, prennent une coloration violacée ; la paupière supérieure s'œdématie au point de fermer complètement la fente palpébrable. Écarte-t-on les paupières, on voit au niveau du tarse et des culs-de-sac la conjonctive rouge foncé, veloutée, parsemée de points sombres formés par des hémorragies interstitielles. La conjonctive bulbaire est jaunâtre, infiltrée et fait autour de la cornée un bourrelet chémotique souvent très marqué. A ce moment la conjonctive tarsienne est souvent recouverte d'exsudations pseudo-membraneuses. Ces pseudo-membranes n'adhèrent pas à la muqueuse sous-jacente ; il suffit de promener un tampon de coton pour les enlever. Elles sont moins épaisses que les fausses membranes diphtériques et n'ont ni leur durée ni leur persistance.

Dès le début, le malade souffre ; il souffre dans l'œil et autour de l'œil. Les douleurs, parfois très vives, s'accompagnent souvent de malaise général : jointes à la photophobie et à l'impossibilité d'entr'ouvrir les paupières, elles obligent les malades à garder la chambre, surtout si l'affection est bilatérale.

Ces symptômes augmentent peu à peu. La sécrétion devient très abondante : c'est un liquide verdâtre ou grisâtre, épais, qui coule continuellement sur la joue. La conjonctive bulbaire et tarsienne n'est pas seulement infiltrée ; elle est épaissie et cet épaississement persiste jusqu'à la fin de la maladie.

Le ganglion préauriculaire se tuméfie très souvent et devient douloureux à la pression.

La durée de la maladie est très variable. Elle est influencée par les complications, le traitement, le degré de virulence du gonocoque et les prédispositions individuelles.

A côté de la forme grave, de beaucoup la plus fréquente, on voit des cas spontanément bénins. Les symptômes sont réduits à leur minimum et l'on croirait plutôt à une conjonctivite aiguë contagieuse ou subaiguë qu'à une conjonctivite blennorragique. C'est l'examen bactériologique qui fait faire le diagnostic. Malgré un traitement souvent tardif et irrégulier, ces cas se compliquent rarement de lésions cornéennes. Ils sont d'ailleurs exceptionnels.

**Complications.** — La grosse complication est ici, comme chez le nouveau-né, la *lésion cornéenne*. Elle débute du deuxième au cinquième jour, le plus souvent d'une façon insidieuse ; aussi faut-il examiner avec grand soin et tous les jours la cornée des malades atteints de conjonctivite blennorragique. L'instillation de fluorescéine qui met en évidence les moindres solutions de continuité de l'épithélium cornéen permet souvent d'en saisir le début. L'érosion épithéliale précède en effet le trouble léger et diffus, localisé au centre ou à la périphérie, qui annonce l'ulcération. En ce point, la cornée est mate, dépolie. Cette ulcération cornéenne, qui témoigne généralement de l'invasion de la cornée par le gonocoque, gagne plus ou moins rapidement en profondeur et produit bientôt une excavation en cuvette. Quand la cornée se perfore, le malade a la sensation d'un écoulement de liquide sur la joue. Parfois la perforation est si brusque qu'il se produit, par suite de la brusque détente de l'œil, une hémorragie rétrochoroïdienne considérable. Comme chez le nouveau-né, cette perforation peut donner lieu soit à une cicatrice plate, soit à un staphylome total ou partiel — c'est-à-dire à une distension cicatricielle de la cornée résultant de l'accolement de l'iris à la membrane de Descemet.

Les *lésions iriennes* sont une conséquence de l'ulcération cornéenne. Elles se manifestent par des synéchies postérieures, des infiltrations diffuses dans l'angle de la chambre antérieure, parfois par un hypopyon plus ou moins abondant. Ces lésions iriennes, en particulier l'inclusion de l'iris dans la cicatrice cornéenne, peuvent donner lieu plus tard à un glaucome secondaire qui augmentera encore le staphylome cornéen.

Chez l'enfant, il survient parfois un *ectropion de la conjonctive tarsienne de la paupière supérieure*, qui disparaît quelques jours après la guérison de la conjonctivite.

Les *localisations articulaires* existent ici comme chez le nouveau-né. Elles n'ont aucun caractère spécial.


### III. — Conjonctivite blennorragique métastatique.


Cette conjonctivite, d'origine endogène, « ophtalmie rhumatismale » de Fournier, par opposition à « l'ophtalmie de contagion », est plus rare, sans être exceptionnelle.

Elle apparaît très souvent en même temps que les manifestations articulaires. Elle atteint presque toujours les deux yeux qui sont pris en même temps où à vingt-quatre heures d'intervalle. L'agglutinement des paupières au réveil est léger ; la sécrétion, peu abondante, ne contient presque jamais de gonocoques. Les paupières sont très peu gonflées. La conjonctive est injectée, surtout au niveau du globe et des culs-de sac ; la rougeur diffuse, presque nulle au voisinage du limbe cornéen, augmente peu à peu pour atteindre son maximum au niveau des culs-de-sac.

Le malade éprouve un peu de cuisson, se plaint de photophobie.

L'affection guérit sans complication cornéenne en deux à quatre semaines. Elle récidive souvent à chaque poussée articulaire.

**Pronostic.** — Si l'on met à part la forme métastatique, on peut dire que la conjonctivite blennorragique est une des plus graves affections oculaires ; elle est grave au cours de son évolution puisque, au moment de la perforation cornéenne, l'œil peut se vider plus ou moins complètement ; elle l'est surtout et bien plus souvent par ses complications tardives : leucomes étendus de la cornée, staphylomes, glaucome secondaire par enclavement irien dans la cicatrice cornéenne entraînant la cécité.

**Diagnostic.** — Le diagnostic, facile même au point de vue purement clinique, devra toujours être confirmé par l'examen de la sécrétion.

Étiologie. — Le gonocoque est la cause unique de toutes ces formes de conjonctivites. C'est un microcoque spécialisé à l'homme et qu'on trouve en grande abondance dans la sécrétion sous la forme de diplocoques « en grain de café » ou de cocci isolés parfois libres entre les leucocytes polynucléaires mais qui sont plus souvent intracellulaires. Il se colore par les colorants habituels et ne prend pas le Gram.

L'organisme humain seul offre un milieu naturel favorable à son développement. Laissé à une température de 10 à 25° et dans un milieu sec, le gonocoque perd très vite sa vitalité et, après trois jours, il n'est plus infectant.

La conjonctivite blennorragique existe partout : elle n'est pas très fréquente en Europe. Dans les **pays chauds**, en Égypte surtout, elle fait un plus grand nombre de victimes en août et septembre. Dans les climats froids ou tempérés, les variations saisonnières n'ont pas d'influence marquée sur son apparition.

Elle se développe à tout âge. L'adolescent et le vieillard sont les moins souvent atteints. Chez les petites filles, elle résulte habituellement d'une contagion par la sécrétion d'une vulvo-vaginite gonococcique.

Le contage se fait presque toujours par les doigts ou les objets de toilette.

La conjonctivite blennorragique, qui ne se développe que par contagion, est souvent unilatérale, même en l'absence du bandeau occlusif protecteur de l'œil sain. Il va sans dire que, malgré la faible transmissibilité du gonocoque, il faut prendre toutes les précautions nécessaires pour empêcher l'infection du second œil chez le malade et la contamination des personnes en rapport avec lui.

L'état antérieur de l'œil, l'état général du malade ne paraissent influencer aucunement la marche de la conjonctivite.

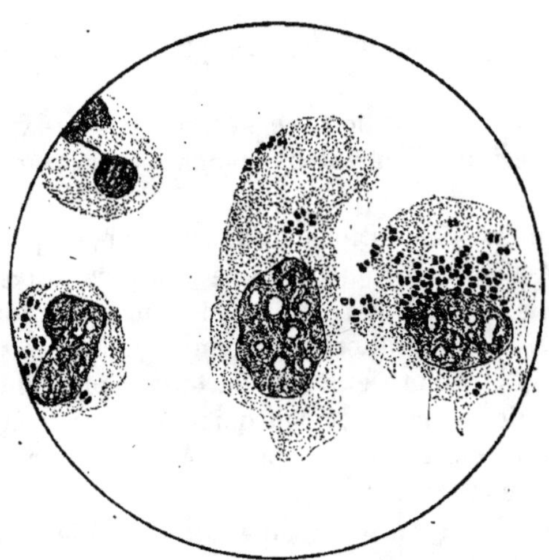

Fig. 146. — Gonocoques dans la sécrétion conjonctivale. (Immers. 1/12. Ocul. III).

**Anatomie pathologique.** — Au début, la prolifération du gonocoque se fait surtout dans les interstices cellulaires de l'épithélium conjonctival ; celui-ci desquame par places ; les gonocoques sont libres, pour la plupart, et forment des amas superficiels. L'infiltration leucocytaire est très marquée surtout dans la conjonctive tarsienne et les culs-de-sac. On constate en outre des lésions d'œdème et de vaso-dilatation. Peu à peu, les gonocoques pénètrent la muqueuse et à mesure qu'ils deviennent plus profonds, on les voit de plus en plus englobés par les leucocytes.

Au bout de quelques jours, l'épithélium conjonctival a presque entièrement disparu. L'infiltration leucocytaire est considérable.

**Prophylaxie.** — *Chez le nouveau-né* le traitement prophylactique doit être appliqué dans tous les cas où la mère a présenté des signes manifestes de blennorragie utérine ou uréthrale (écoulement tachant le linge, douleur pendant la miction). L'application systématique du traitement prophylactique sera fait dans les maternités, en raison des infections utéro-vaginales latentes. C'est à la technique de Gibson-Crédé que l'on aura recours, à l'exclusion des autres qui n'ont pas fait leurs preuves. Elle comprend la désinfection du vagin maternel avant l'accouchement et la désinfection du sac conjonctival, aussitôt après la naissance ; on fait d'abord une toilette extérieure des paupières avec de l'eau bouillie, puis tout en écartant légèrement les paupières on instille avec un compte goutte dans la fente palpébrale une goutte de collyre au nitrate d'argent au 50e : on absorbe l'excès de liquide à l'aide d'un tampon de coton. Il arrive parfois que le lendemain de cette instillation la conjonctive soit injectée et les yeux légèrement collés ; on ne confondra pas cette réaction chimique, toujours légère, avec le début d'une ophtalmie. En cas de doute, on aura recours à l'examen microscopique de la sécrétion.

*Chez l'enfant et l'adulte* porteurs d'une infection gonococcique uréthrale, utérine ou vulvo-vaginale, le traitement prophylactique consistera dans le traitement de l'infection primitive et dans le savonnage fréquent des mains ; on veillera à ce que les doigts ne transportent jamais aux yeux du pus blennorragique.

Chez le malade atteint d'une conjonctivite gonococcique unilatérale, il est prudent de pratiquer l'occlusion de l'œil sain avec un verre de montre maintenu par du diachylon (fig. 21).

**Traitement.** — Le *traitement classique* est la cautérisation avec une solution de nitrate d'argent dont la concentration ne doit pas être inférieure à 1 p. 50. La conjonctive tarsienne et le cul-de-sac supérieur sont les points où la prolifération du gonocoque est la plus marquée. Il faut donc bien renverser les paupières pour que la cautérisation atteigne ces régions ; on rencontre souvent une certaine difficulté à exécuter ce retournement par suite du gonflement palpébral. On enlève alors la sécrétion avec un tampon de coton, puis on instille deux ou trois gouttes du collyre sur les conjonctives palpébrales éversées, tandis que la fente palpébrale fermée protège la cornée du contact direct avec le collyre ; on laisse les paupières se refermer et on enlève l'excès de nitrate, qui s'écoule par la fente palpébrale, à l'aide d'une boulette de coton pour éviter la pigmentation cutanée produite par le nitrate d'argent et la lumière. La cautérisation se fait une ou deux fois par jour suivant l'intensité de l'affection.

Des lavages à l'eau bouillie ou au sérum physiologique stérilisé seront pratiqués toutes les heures.

En outre toutes les heures on instillera une goutte d'un collyre d'argyrol.

> Argyrol . . . . . . . . . . . . . . . . .   2 grammes.
> Eau distillée. . . . . . . . . . . . . .   10 grammes.

Ce collyre, de couleur noire, tache le linge. On en enlèvera l'excédent avec de l'ouate hydrophile.

On peut remplacer ces lavages par les *grandes irrigations au permanganate de potasse* préconisées par Kalt en solution au 3000°; on en fera couler un demi-litre ou un litre à chaque fois. Nous ne sommes pas partisan de l'introduction d'une canule en forme de pavillon entre les paupières; il peut en résulter une érosion traumatique de la cornée pouvant devenir le point de départ d'un ulcère cornéen. Chaque jour on fera une cautérisation au nitrate et trois ou quatre irrigations. La cautérisation sera supprimée dès que la sécrétion est notablement amoindrie et ne présentera plus de gonocoques à l'examen microscopique. On ne cesse les irrigations que lorsque la sécrétion est tarie.

Les douleurs seront calmées par des applications froides.

La présence de complications cornéennes n'empêchera pas de continuer les cautérisations biquotidiennes au nitrate d'argent; on instillera en outre de l'atropine; si l'ulcère est profond et que la perforation menace, on remplacera l'atropine par l'ésérine ou la pilocarpine. La cautérisation ignée légère des bords de l'ulcère donne parfois de bons résultats.

Après la perforation de la cornée, on réséquera l'iris hernié si le prolapsus est volumineux. Plus tard une iridectomie optique, au besoin combinée au tatouage du leucome, pourra améliorer un peu la vision.

## Conjonctivites à streptocoques.

Il existe surtout deux types de conjonctivite à streptocoques :
La conjonctivite lacrymale à streptocoques;
La conjonctivite grave à streptocoques.

### I. – Conjonctivite lacrymale à streptocoques.

Cette infection conjonctivale se voit chez les adultes atteints de rétrécissement des voies lacrymales avec poussées inflammatoires péricystiques.

**Symptômes.** — Elle est presque toujours unilatérale et débute au cours d'une poussée de péricystite. Le malade est courbaturé ; il a des frissons, un peu de fièvre. La conjonctive présente une injection intense, rouge sombre, ou violacée, profonde, occupant le réseau sous-conjonctival comme dans l'iritis, généralisée et épaississant la muqueuse comme dans toute conjonctivite intense ; une sécrétion muco-purulente s'établit, agglutinant les paupières qui sont modérément gonflées. La cornée n'est que très rarement altérée. Le ganglion préauriculaire est douloureux à la pression.

Cette conjonctivite guérit en douze à quinze jours, parfois avant la disparition des phénomènes lacrymaux.

Les complications sont très rares. Parfois on note des polyarthrites séreuses ou des arthrites suppurées. Mais la complication la plus fréquente est l'*iritis*, qui peut se développer sans lésion cornéenne. Les synéchies sont rares ; par contre les dépôts pigmentaires sur la cristalloïde antérieure sont nombreux.

**Pronostic.** — Le pronostic, généralement bénin, est néanmoins assombri par les complication générales et iriennes qui peuvent survenir.

**Diagnostic.** — L'unilatéralité, l'existence d'une poussée de péricystite, l'aspect de la conjonctive permettent en général de faire le diagnostic sans recourir à l'examen bactériologique.

**Étiologie. Pathogénie.** — Le streptocoque qui cause cette conjonctivite a tous les caractères morphologiques et biologiques du streptocoque pyogène, et l'on retrouve toujours quelques chaînettes caractéristiques dans la sécrétion conjonctivale.

**Traitement.** — La première indication est de traiter l'affection lacrymale. L'instillation quotidienne d'un collyre au sublimé au millième précédée et suivie d'une instillation de cocaïne constitue le meilleur traitement.

L'instillation d'atropine, le repos visuel et général seront indiqués en cas de complications iriennes.

## II. — Conjonctivite grave à streptocoques.

Cette conjonctivite se caractérise par la présence de fausses membranes et la fréquence des lésions cornéennes, lésions suraiguës et éminemment destructives.

**Symptômes.** — La conjonctivite streptococcique grave s'observe chez l'enfant, à la suite d'une fièvre éruptive, et coïncide presque toujours avec un coryza purulent.

D'emblée les phénomènes généraux font leur apparition ; en trois jours ils atteignent leur maximum. La fièvre s'élève à 39 et 40° ; l'état général est mauvais, l'enfant est dans un état d'adynamie très marquée. A côté de ces phénomènes généraux intenses, les symptômes subjectifs locaux passent inaperçus tandis que les lésions sont manifestes.

Les paupières sont tuméfiées, rouges ; il est souvent très difficile de les entr'ouvrir ; par la fente palpébrale s'écoule un pus grisâtre et épais.

Écarte-t-on les paupières, on voit que la conjonctive tarsienne est recouverte par une fausse membrane grisâtre, de consistance pulpeuse, plus ou moins épaisse. La conjonctive bulbaire est rouge, chémotique ; la pseudo-membrane y est moins marquée.

Ce qui fait la gravité de cette conjonctivite, c'est l'apparition presque constante des lésions cornéennes. Ces lésions sont si graves et marchent parfois avec une telle rapidité qu'en vingt-quatre heures on voit une ulcération de la cornée, avec hypopyon, se terminer par une fonte complète de cette membrane. Parfois même l'infection, loin de s'arrêter, après la perforation de la cornée, gagne l'œil tout entier et détermine une panophtalmie. L'enfant peut succomber en huit ou dix jours à une broncho-pneumonie ou à une infection générale.

**Pronostic.** — Le pronostic de cette affection est grave, non seulement au point de vue visuel, mais aussi au point de vue général, puisqu'on a vu plusieurs fois la mort en être la consé-quence.

**Diagnostic.** — La conjonctivite grave à streptocoques ressemble beaucoup à la conjonctivite diphtérique. Il est même probable que ce sont des cas de conjonctivites à streptocoques qui ont servi de type à certaines descriptions de la conjonctivite diphtéri-que. Il est difficile de baser un diagnostic sur les seuls symptômes objectifs ; il ne faut pas oublier que l'infection diphtérique peut se superposer à cette conjonctivite à streptocoques.

C'est par l'examen microscopique de la sécrétion et la culture que l'on pourra déterminer la nature exacte de l'affection.

**Étiologie.** — Cette infection conjonctivale atteint presque toujours les enfants, le plus souvent après une rougeole ou une scarlatine. Il existe assez souvent d'autres manifestations streptococciques portant sur la muqueuse nasale, l'appareil pulmonaire, la peau.

*Traitement.* — La gravité de cette conjonctivite devrait être connue de tous les médecins. Ils comprendraient la nécessité de surveiller rigoureusement l'état des fosses nasales au cours des fièvres éruptives.

Le traitement local, d'ailleurs bien peu efficace, consistera en lavages antiseptiques et en instillations de collyre au nitrate d'argent au 50e.

Le traitement général, qui seul pourrait donner des résultats, est purement symptomatique. Le sérum antistreptococcique a une action très incertaine.

## Conjonctivite diphtérique

L'infection diphtérique de la conjonctive peut exister indépendamment de toute autre manifestation diphtérique. Elle accompagne souvent la diphtérie nasale mais constitue de nos jours une affection rare.

*Symptômes.* — *Forme légère.* — L'affection apparaît souvent au cours d'une fièvre éruptive. Au début ce sont des symptômes de conjonctivite légère, mais bientôt, parfois dès le lendemain, apparaît un symptôme capital qui doit faire penser d'emblée à la diphtérie : c'est l'*œdème des paupières*, en particulier de la paupière supérieure. C'est un œdème mou, pâle, effaçant le sillon orbito-palpébral supérieur.

Enfin, contraste frappant, malgré cet œdème, la sécrétion n'a pas augmenté, parfois même elle est assez peu marquée pour ne pas entraîner l'agglutinement matinal des paupières.

La conjonctive bulbaire est très peu injectée.

Lorsqu'on retourne les paupières, on voit que la conjonctive tarsienne est recouverte par une fausse membrane blanc-grisâtre.

Un tampon d'ouate promené sur la conjonctive enlève certaines parties de la pseudo-membrane, tandis que d'autres restent adhérentes à la muqueuse. Si on les détache, le point d'implantation saigne légèrement. A-t-on enlevé la fausse membrane, un exsudat se produit bientôt après et en douze ou vingt-quatre heures une nouvelle fausse membrane est complètement formée.

Le ganglion pré-auriculaire est sensible et douloureux.

Les phénomènes généraux contrastent avec le peu de réaction inflammatoire qu'on note du côté des yeux. Ce ne sont pas des symptômes bruyants comme dans la conjonctivite grave à streptocoques ; il y a très peu de fièvre, très peu de douleur, mais le teint est pâle, terreux, l'enfant est abattu, tous symptômes d'une affection retentissant sur l'état général.

Bien traitée, cette conjonctivite guérit rapidement. Non traitée, elle peut durer plusieurs semaines. Dans ce dernier cas, même dans la forme légère, il peut survenir des lésions cornéennes qui auront les mêmes caractères que dans la forme grave.

b. *Forme grave.* — Les symptômes atteignent en vingt-quatre heures leur maximum. La fièvre est élevée, l'adynamie profonde. Les lésions oculo-palpébrales prennent d'emblée un aspect menaçant. Les deux yeux sont généralement affectés. Les paupières sont extrêmement gonflées, de couleur rouge lie de vin. Le malade ne peut ouvrir les yeux et le médecin a parfois de la peine à retourner la paupière supérieure.

L'injection conjonctivale est assez forte et un chémosis très accusé entoure la cornée. La conjonctive tarsienne est recouverte d'une fausse membrane grisâtre ou brunâtre, épaisse, très adhérente à la muqueuse.

Les ganglions pré-auriculaires et sous-maxillaires sont tuméfiés et douloureux.

L'évolution dépend essentiellement du traitement employé.

**Complications.** — Les complications cornéennes sont de beaucoup les plus importantes et les plus communes.

Au début, la cornée s'exfolie en un point limité et devient grisâtre. Cette opalescence s'étend peu à peu et finit par donner à la cornée un aspect porcelainé très spécial. Si l'infection est enrayée, l'opacité cornéenne diminue progressivement dans les premiers mois qui suivent la guérison, mais si l'infiltration a été très marquée, il reste des taies indélébiles.

Dans certains cas graves, l'opalescence de la cornée s'accompagne d'une ulcération profonde à hypopyon, à marche rapide et à tendance très nettement destructive.

Bien plus rares sont les autres complications : symblépharon total ou partiel, atrophie des culs-de-sac et état xérotique de la conjonctive et de la cornée.

**Étiologie. Pathogénie.** — La conjonctivite diphtérique se développe presque toujours secondairement à une conjonctivite rubéolique, impé-tigineuse, streptococcique, etc. Comme ces affections sont beaucoup plus fréquentes chez l'enfant, il s'ensuit que la conjonctivite diphté-rique se voit surtout chez celui-ci.

Le bacille de Lœffler se retrouve à l'état de pureté ou associé à d'autres microorganismes dans la fausse membrane. La gravité de la conjonctivite est due à la virulence du microbe et aux lésions causées par l'affection primitive.

Les lésions pseudo-membraneuses, comme les altérations de la cornée, sont la conséquence de l'absorption locale de la toxine diphté-rique sécrétée par le bacille.

*Diagnostic.* — Lorsque les symptômes sont au complet : fausses membranes, lésions typiques de la cornée, état général grave; lorsqu'il y a des fausses membranes dans la gorge ou des cas de diphtérie dans le voisinage, le diagnostic clinique est rela-tivement facile. Mais il faut établir son diagnostic le plus tôt possible enfin d'enrayer par un traitement approprié l'évolution de l'affection. On sait aujourd'hui que la présence d'une fausse membrane ne constitue pas un caractère suffisant pour diagnos-tiquer une conjonctivite diphtérique. D'autres infections conjonc-tivales produites par le bacille de Weeks, le pneumocoque, le streptocoque peuvent donner lieu, beaucoup plus rarement il est vrai, à des exsudats pseudo-membraneux. Pour différencier sûre-ment ces lésions, il est absolument indispensable de faire un exa-men bactériologique. L'examen microscopique de l'exsudat mon-trera la présence de bacilles un peu irréguliers, à formes renflées et prenant le Gram (fig. 147). La culture sur sérum coagulé fera reconnaître après vingt-quatre heures d'étuve à 37° les petites colonies blanches saillantes caractéristiques du bacille diphté-rique.

Il existe sur la muqueuse oculaire et d'une manière constante deux bacilles ayant avec le bacille diphtérique les plus grandes analogies : le bacille massué ou bacille du xérosis (fig. 134) et le bacille pseudo-diphtérique. Ces bacilles ne se différencient du bacille diphtérique vrai que par leur absence de pouvoir pathogène lorsqu'on injecte leurs cultures au cobaye.

Si l'on ne peut pas recourir au diagnostic bactériologique, il sera prudent, en cas de doute, d'admettre la nature diphtérique et de recourir à l'injection sérothérapique.

**Prophylaxie.** — La conjonctivite diphtérique est presque toujours secondaire. Le vrai traitement prophylactique consiste dans l'injection de 10 cc. de sérum antidiphtérique à toute personne faisant partie d'une famille où il existe un cas de diphtérie ; cette pratique a été discutée depuis que l'on connaît les accidents d'anaphylaxie ; ceux-ci sont d'ailleurs exceptionnels.

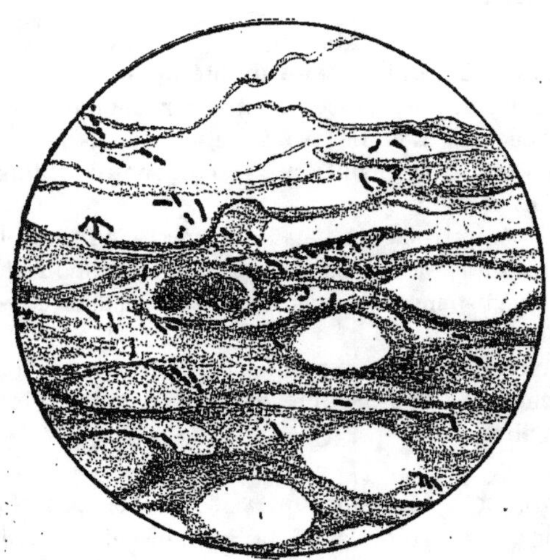

Fig. 147. — Bacilles diphtériques dans un frottis de fausse membrane conjonctivale. (Immers. 1/12. Ocul. III).

**Traitement.** — Le traitement doit être rapidement institué. Chez les enfants il faut faire d'emblée une injection de 40 cc. de sérum antidiphtérique dans la paroi abdominale. S'il y a d'autres localisations, on injecte 50 cc. Le lendemain, si l'amélioration n'est pas évidente ou si le diagnostic a été confirmé par la culture, on fait une nouvelle injection de 30 à 40 cc. de sérum. Le traitement local consiste simplement en lavages avec la solution boratée ou le sérum physiologique.

La présence des complications cornéennes ne commande pas d'autre traitement.

## Conjonctivite dysentérique

Au cours et au décours de la dysenterie bacillaire (à bacilles de Shiga) on peut voir se produire en même temps que des manifeslations articulaires ou indépendamment d'elles des inflammations oculaires intéressant le plus souvent la conjonctive mais quelquefois l'iris et le corps ciliaire.

**Symptômes.** — L'inflammation conjonctivale apparaît vers la fin de la première quinzaine; elle se traduit par de l'hyperémie conjonctivale et par une sécrétion modérée déterminant l'agglutination palpébrale. L'hyperémie peut être plus accusée au niveau du cul-de-sac et présente une grande analogie avec celle qu'on observe dans la scléro-conjonctivite gonococcique métastatique. Il n'existe que des phénomènes gênants sans douleurs et l'évolution des symptômes ne dépasse pas 15 jours. La guérison spontanée est constante et l'on ne connaît pas de complications durables.

La sécrétion — dans le petit nombre de cas examinés — ne contenait pas le microorganisme spécifique.

**Diagnostic.** — Dans le cas où l'on aurait à différencier ce syndrome conjonctivo-articulaire de celui qui s'observe dans l'infection gonococcique, on pourrait avoir recours au séro-diagnostic par agglutination du bacille de Shiga.

Ces complications ont été plus fréquemment observées au cours de la guerre 1914-1919 en raison des épidémies de dysenterie qui se sont produites. De simples lotions constituent la seule indication thérapeutique.

## Conjonctivite non gonococcique du nouveau-né dite « à inclusions »

L'ophtalmie à « inclusions » est une forme fréquente de conjonctivite du nouveau-né. Elle représente, lorsqu'on examine systématiquement tous les cas, près de la moitié des faits. Elle débute du 2e au 10e jour après la naissance; elle est fréquemment monoculaire, au début surtout, mais, par la suite, les deux yeux sont le plus habituellement atteints.

L'aspect clinique peut être identique à celui qu'offre la conjonctivite gonococcique : aussi en l'absence d'un examen microscopique est-on fortement exposé à l'erreur. La réaction conjonctivale est toutefois moins accusée. La muqueuse est épaissie et, en renversant la paupière inférieure, on fait saillir le cul-de-sac qui présente des plis parallèles au bord libre. La surface de la muqueuse est parfois recouverte d'une petite fausse membrane. La sécrétion ne manque jamais et peut persister longtemps (1 à 2 mois). Lorsque l'affection atteint cette durée, ce qui est possible malgré le traitement le mieux conduit, il n'est pas rare d'observer quelques follicules dans la muqueuse mais jamais nous ne leur avons vu acquérir un développement tel que l'on puisse penser au trachome.

La cornée reste toujours saine et l'on ne note jamais de complications cicatricielles nettes du côté de la conjonctive.

Si l'on enlève un peu d'épithélium de la surface conjonctivale au niveau du tarse, avec une lame de verre ou une spatule (fig. 137) et si, après fixation à l'alcool absolu, on le colore avec la solution de Giemsa (voir p. 148), on reconnaît dans le protoplasma de quelques cellules épithéliales des *inclusions* (fig. 148) identiques à celle du trachome au début.

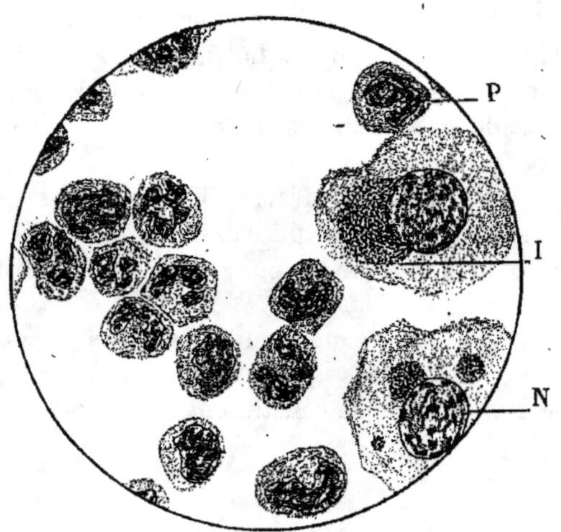

Fig. 148. — Frottis de l'épithélium d'un enfant atteint de conjonctivité non gonococcique du nouveau-né. P, leucocyte polynucléaire ; deux cellules contiennent des « *inclusions* » (I) ; N, noyau de la cellule épithéliale.

Étiologie. — Il serait prématuré de faire de ces inclusions l'agent de cette conjonctivite ; toutefois celle-ci est transmissible au singe (papion, chimpanzé). Il faut noter seulement que Lindner, Fritsch et Hofstaetter ont retrouvé les mêmes inclusions dans le vagin maternel et dans l'urètre de l'homme : ils en concluent qu'il existe une infection spéciale de l'urètre et du vagin, transmissible à la muqueuse oculaire comme l'est l'infection blennorragique, mais différente de celle-ci. Pour Lindner cette infection, identique au trachome de par son parasite, constituerait un trachome atténué. Rien ne nous paraît jusqu'ici légitimer cette hypothèse.

**Prophylaxie et traitement.** — La méthode de Gibson-Crédé ne permet pas de prévenir le développement de cette ophtalmie. Une instillation quotidienne de nitrate d'argent au 100ᵉ, jointe à des lavages répétés 4 à 5 fois par jour constituent une thérapeutique suffisante.

## Conjonctivites folliculaires

Les conjonctivites folliculaires sont caractérisées par la présence de nombreux follicules sur la conjonctive. On donne le nom de follicule à une petite saillie soulevant légèrement l'épithélium conjonctival et ne modifiant pas la coloration de la muqueuse. Ces conjonctivites ne forment pas une classe bien définie. Certains collyres, l'éserine notamment, instillés pendant un certain temps dans la fente oculaire, peuvent aussi donner naissance à des follicules, mais nous ne ferons pas rentrer ces lésions artificielles dans le cadre des conjonctivites folliculaires. En attendant une description et une classification définitives, il faut admettre deux groupes bien différents de conjonctivite folliculaire :

La conjonctivite folliculaire proprement dite ;

Les conjonctivites aiguës avec follicules.

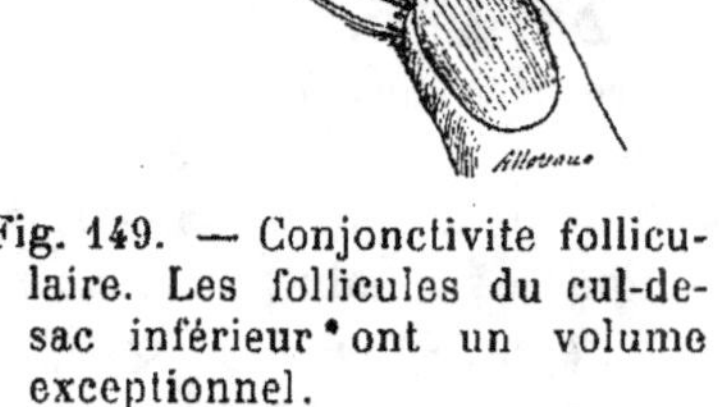

Fig. 149. — Conjonctivite folliculaire. Les follicules du cul-de-sac inférieur ont un volume exceptionnel.

A. *Conjonctivite folliculaire proprement dite.* — Cette affection à évolution essentiellement lente est bénigne est caractérisée par la présence de petits follicules, surtout sur la conjonctive tarsienne inférieure.

*Symptômes.* — Les symptômes subjectifs de cette affection sont si peu marqués que, dans bon nombre de cas, elle passe inaperçue et ne se révèle au praticien qu'à l'occasion d'un autre trouble oculaire ou d'un examen systématique. Dans certains cas cependant, elle provoque une légère photophobie, accompagnée ou non de clignement.

C'est en ectropionnant la paupière inférieure, qu'on voit sur la conjonctive tarsienne normale ou faiblement injectée, de petites saillies, d'un millimètre de diamètre environ, blanc rosé, plus pâles et plus transparentes que le fond plus rouge de la conjonctive. Elles sont souvent disposées par lignes parallèles au bord palpébral.

Elles n'existent généralement que sur la conjonctive de la paupière inférieure. On peut en voir, il est vrai, sur la conjonctive tarsienne supérieure et jusque sur la conjonctive bulbaire et le repli semi-lunaire. Dans ces cas rares, elles sont toujours beaucoup moins marquées qu'à la paupière inférieure. Mais que ces follicules soient localisés ou disséminés sur tout le sac conjonctival, il est un fait constant et qui constitue un des caractères de la conjonctivite folliculaire : c'est qu'ils n'atteignent jamais la cornée.

L'évolution en est essentiellement chronique. Les follicules persistent des semaines, des mois sans changer ni d'aspect ni de volume. Ils finissent toujours par s'effacer complètement et, contrairement aux granulations du trachome, ne laissent jamais de cicatrices et ne donnent jamais lieu à des déformations cicatricielles des paupières.

**Pronostic.** — Le pronostic en est donc très bénin. Malgré la durée des follicules, la guérison est toujours complète.

**Diagnostic.** — Quant au diagnostic, il s'impose toujours. La présence des follicules sur la conjonctive de la paupière inférieure, leur aspect, leur évolution, leur absence ou leur très faible développement sur la conjonctive palpébrale supérieure, l'intégrité toujours absolue de la cornée sont des caractères suffisants pour différencier la conjonctivite folliculaire de la conjonctivite printanière et du trachome.

**Anatomie pathologique.** — Le follicule, lésion essentielle de la conjonctivite folliculaire, est situé dans la couche adénoïde de la muqueuse immédiatement au-dessous de l'épithélium. Il est constitué par une charpente fibrillaire extrêmement ténue, dans les mailles de laquelle se trouvent des amas de cellules lymphoïdes, et est contenu dans une enveloppe incomplète formée par de fines fibres conjonctives.

**Étiologie.** — Ce sont surtout les enfants et les adolescents qui sont atteints de cette conjonctivite. Axenfeld s'inocula le produit de broyage d'un follicule et fut atteint d'une conjonctivite folliculaire. Il s'agit donc d'une affection de nature parasitaire. Mais le parasite n'en est pas encore connu.

**Traitement.** — Cette affection est trop bénigne et la pathogénie en est trop mal connue pour prendre à son égard des mesures prophylactiques et interdire l'accès de l'école aux enfants qui en sont atteints.

Le traitement local consistera en instillations de collyre au borax au 40e, à l'alun au 100e, et en lotions boratées. La marche de la maladie en est d'ailleurs faiblement influencée.

B) *Conjonctivite aiguë avec follicules (Type Béal).* — Cette variété peu fréquente de conjonctivite folliculaire se caractérise par une injection manifeste de la conjonctive, par des symptômes de gène et d'irritation oculaire, par la présence de follicules dans les culs-de-sac et par son évolution rapide en 15 jours ou 2 mois. Les deux yeux sont presque toujours atteints successivement. Ce qui la distingue nettement des formes folliculaires de conjonctivites à diplobacilles ou à pneumocoques, c'est l'absence dans la sécrétion de tout microorganime spécial et le nombre relativement grand des leucocytes mononucléaires par rapport aux polynucléaires.

Bien que cette variété de conjonctivite donne lieu à de petites épidémies, son étiologie est obscure et sa transmissibilité n'est pas encore démontrée.

Le traitement consiste en instillations d'un collyre faible au sulfate de cuivre à 0,25 p. 10 ou de nitrate d'argent au 100e.


## Conjonctivite granuleuse. Trachome

Affection contagieuse, à marche lente, la conjonctivite granuleuse ou trachome se caractérise par des lésions nodulaires, les granulations. Celles-ci siègent de préférence sur la conjonctive tarsienne supérieure et au niveau du cul-de-sac supérieur, mais peuvent gagner tout le sac conjonctival et même la surface de la cornée.

Extrêmement répandu dans certaines contrées, au point d'affecter les 9/10 de la population indigène d'Egypte, le trachome est au contraire rare en France, en Suisse, en Angleterre.

**Symptômes.** — Le début de la conjonctivite granuleuse est insidieux, surtout chez l'enfant; il n'y a ni sécrétion, ni agglutinement des paupières; on note parfois la fréquence du clignement avec sensation vague de gène oculaire.

C'est souvent fortuitement ou par suite de l'apparition d'une complication que l'on en est amené à constater la présence des granulations. Là où le trachome est pandémique, ce n'est qu'un examen systématique des paupières retournées qui permet de se rendre compte de la fréquence de l'infection.

Les paupières paraissent normales ; cependant il existe souvent une chute plus ou moins marquée de la paupière supérieure. La conjonctive bulbaire, la conjonctive tarsienne et le cul-de-sac inférieurs ne sont pas modifiés. Toutes les lésions siègent au niveau de la conjonctive tarsienne et du cul-de-sac supérieur.

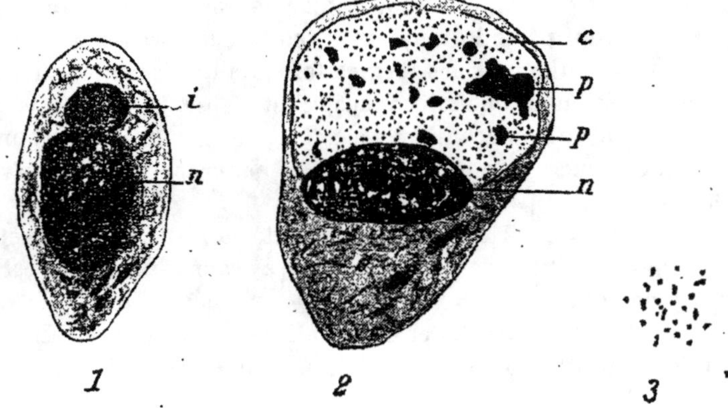

Fig. 150. — Cellules à inclusions dans le trachome et corps initiaux
(d'après la première figure d'Halberstaedter et Prowazek).
1. Cellule épithéliale avec un noyau *n* coiffé d'une inclusion *i*. —
2. Une autre cellule épithéliale avec une inclusion volumineuse ;
corps initiaux *c* et masses de plasmine *p*. — 3. Corps initiaux
libres.

Les granulations débutent en effet par la conjonctive tarsienne supérieure, puis gagnent rapidement le cul-de-sac. Elles revêtent un aspect différent sur chacun de ces deux points.

Lorsqu'on retourne la paupière supérieure, on voit la conjonctive tarsienne rouge, épaissie, veloutée. Sur ce fond rougeâtre on distingue de petites saillies plus claires, jaunâtres ou grisâtres que l'on a comparées à des grains de sagou bouilli ou à des œufs de frai de grenouille.

Au niveau du cul-de-sac, ces granulations sont beaucoup plus marquées et forment parfois de véritables saillies.

Toute la muqueuse tarsienne offre dans certains cas une apparence gélatineuse, jaunâtre ; en la comprimant entre les doigts on fait saillir une série de masses visqueuses à sa surface.

Les lésions de la *cornée* sont très fréquentes et suffisent pour distinguer la conjonctivite granuleuse des autres conjonctivites à lésions nodulaires. La partie supérieure du limbe est le point le premier pris. La lésion gagne peu à peu la cornée pour en envahir généralement les 2/3 supérieurs : c'est le *pannus* trachomateux ou kératite panneuse. L'examen à la loupe montre un fin réseau vasculaire superficiel venant des vaisseaux de la conjonctive et entre les mailles de ce réseau de petites taches grises qui sont de véritables granulations cornéennes. Celles-ci se confondent peu à peu les unes avec les autres et transforment la cornée en une membrane opaque, d'aspect charnu.

Si, le plus souvent, le pannus reste limité aux deux tiers supérieurs de la cornée, il l'envahit dans certains cas dans sa totalité. Mais quel que soit son développement il n'en reste pas moins toujours une lésion *superficielle.*

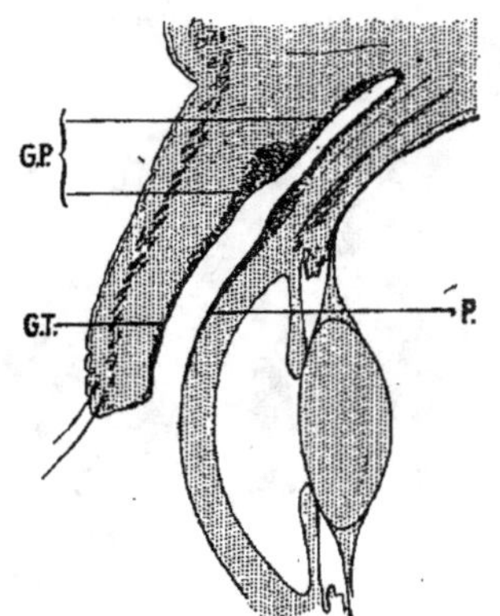

Fig. 151. — Coupe antéro-postérieure d'un œil atteint de trachome avec pannus, montrant la distribution des lésions granuleuses. GP : partie de la muqueuse où les granulations sont les plus volumineuses ; GT : granulations de la conjonctive tarsienne ; P : pannus granuleux.

Les lésions de la cornée se réparent parfois complètement, mais il peut persister là aussi des traces indélébiles, représentées par des taies plus ou moins étendues, plus ou moins épaisses.

Dans les contrées où le trachome est très répandu, la contamination a lieu dès les premières années ou pendant la période scolaire. L'affection est alors presque toujours bilatérale. Par contre, chez l'adolescent et l'adulte on a parfois l'occasion de surprendre l'affection à ses débuts et de voir les lésions limitées à un œil. Il s'écoule en général une période de 7 à 15 jours au moins entre l'atteinte des deux yeux. Si le malade est soigneux, la contamination du second œil peut d'ailleurs être évitée.

La conjonctivite granuleuse évolue d'une façon extrêmement

variable. Elle peut persister très longtemps sans aucun changement ou guérir sous l'influence du traitement, parfois même spontanément. Une fois guérie, elle peut récidiver et présenter de véritables poussées aiguës. Elle peut enfin, et c'est le cas fréquent,
continuer à progresser pendant des mois. Elle gagne la conjonctive
bulbaire, la conjonctive tarsienne inférieure, le cul-de-sac, mais
surtout elle s'étend à la surface de la cornée.

Lorsque les lésions conjonctivales guérissent, elles laissent des
cicatrices ; c'est là un caractère qui distingue le trachome des
autres conjonctivites nodulaires. Ce sont de petites brides blanches, donnant à la conjonctive tarsienne une coloration lactes-
cente et entraînant presque tou-jours un certain degré de rétraction.

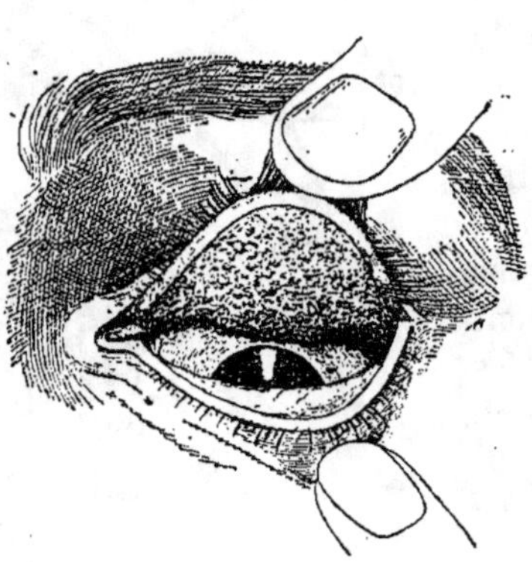

Fig. 152. — Conjonctivite granuleuse.

En dehors des lésions cornéen-nes, il existe deux groupes bien
tranchés de complications du trachome. Les unes sont des
affections étrangères au trachome et viennent se superposer à l'infection granuleuse. Les autres sont les conséquences des lésions cicatricielles.

Parmi les premières signalons surtout des infections conjonctivales : la conjonctivite subaiguë, la conjonctivite aiguë contagieuse
ou la conjonctivite gonococcique. En Egypte, la superposition fréquente d'une de ces conjonctivites aiguës avait fait admettre une
évolution aiguë particulière du trachome qui a été décrite comme
trachome aigu. Du côté de la cornée, on peut voir un ulcère à
pneumocoques ou touté autre infection cornéenne compliquer le
pannus.

La déviation des cils ou trichiasis est la plus fréquente des
complications cicatricielles du trachome ; elle s'accompagne souvent d'incurvation en dedans du cartilage tarse, et donne alors
lieu à des ulcérations cornéennes qui viennent encore aggraver le
pronostic.

La diminution de longueur de la fente palpébrale par soudure
de la commissure externe (blépharophimosis cicatriciel), la dévia-

tion ou l'occlusion des points lacrymaux sont plus rares et beaucoup moins redoutables.

**Pronostic.** — Le pronostic est sérieux et doit toujours être réservé. Les opacités cornéennes, les lésions cicatricielles conjonctivo-palpébrales, qui sont souvent la conséquence du trachome, en font une affection grave. Il faut savoir surtout que, lorsque l'affection paraît guérie, elle peut entrer à nouveau dans une période active et donner lieu soudain à des complications auxquelles on ne s'attendait plus.

**Diagnostic.** — Facile lorsque l'affection en est à sa période d'état, lorsque la cornée est envahie, le diagnostic est beaucoup plus difficile lorsque le trachome n'est que peu marqué.

La localisation des lésions ou leur prédominance à la conjonctive tarsienne supérieure, la notion de contagion permettront en général de différencier le trachome de la conjonctivite folliculaire. Mais, dans certains cas difficiles, l'évolution seule peut donner la certitude.

**Étiologie.** — La conjonctivite granuleuse existe partout, mais sa diffusion est extrêmement variable. En France elle est rare, si l'on excepte les départements du Nord et du littoral méditerranéen.

Elle est extrêmement répandue là où les conditions sociales et hygiéniques sont encore très défectueuses et où la promiscuité rend les chances de diffusion plus grandes. C'est le cas chez les Arabes, les Chinois, les Indous. On la rencontre avec une fréquence assez grande en Russie, en Autriche-Hongrie, dans le sud de l'Italie, en Irlande, en Belgique, dans la Prusse orientale, la Pologne, etc.

L'influence de la race, du climat est peu importante. C'est une affection contagieuse et la contagion est le seul facteur important du trachome. On n'a pu encore malgré de nombreuses recherches démontrer quel en était l'agent infectieux. Quelques expérimentateurs ont pu provoquer chez le cercopithèque (Hess et Römer), chez le chimpanzé (Morax, Nicolle) et chez le magot (Nicolle, Blaizot et Cuénod), par inoculation de produits prélevés sur la conjonctive humaine, une conjonctivite à granulations d'évolution plus bénigne que celle de l'homme mais où l'on retrouve les mêmes inclusions : Nicolle, Blaizot et Cuénod ont pu même provoquer des troubles identiques avec le virus filtré.

**Anatomie pathologique.** — La granulation, qui constitue la lésion particulière du trachome, occupe la couche superficielle du derme conjonctival. Elle est formée par un amas de lymphocytes mononucléaires, soutenus par une charpente conjonctive et vasculaire extrêmement délicate. On voit au milieu de ces lymphocytes des cellules volumineuses, contenant des débris nucléaires qui en avaient imposé pour un parasite spécial : ce sont les cellules à corpuscules. Lorsqu'on examine les cellules épithéliales de la conjonctive tarsienne dans un trachome au début et que l'on procède comme nous l'avons indiqué à propos de la recherche des inclusions (voir p. 148), on reconnaît dans le protoplasme de quelques cellules épithéliales des petits grains colorés en bleu par le Giemsa et qui semblent contenus dans une enveloppe (voir fig. 150). Prowazek a cru y reconnaître des chlamydozoaires qui seraient les parasites des épithélioses.

Entre deux granulations, l'épithélium conjonctival qui, de cylindrique est devenu pavimenteux, présente souvent de nombreuses cellules à mucus. Ces cellules accumulées dans un sillon peuvent en imposer pour une glande (pseudo-glande d'Iwanoff).

Le siège de prédilection des granulations est la conjonctive tarsienne et le cul-de-sac supérieur. — Les lésions cornéennes consistent dans une infiltration des couches superficielles de la cornée par des lymphocytes mononucléaires avec quelques cellules à corpuscules sous l'épithélium. Les vaisseaux néoformés du pannus font suite au réseau conjonctival.

*Prophylaxie.* — La contamination familiale joue un très grand rôle, comme dans toutes les infections de longue durée ; elle n'est guère évitable que par l'éducation du milieu et le traitement des personnes atteintes. La transmission de l'infection paraît se faire surtout par le contact et l'attouchement des yeux ou des paupières avec les doigts ou les objets de toilette. C'est de l'hygiène individuelle que dépendra donc avant tout la limitation des cas. Pour éviter la contamination scolaire, on a institué dans certains pays des écoles de trachomateux. En Russie et en Egypte, des colonnes volantes d'oculistes campent dans les villages et traitent les malades tout en diffusant quelques règles d'hygiène.

*Traitement.* — Le traitement curatif varie suivant la période de l'affection, mais ce qu'il faut bien savoir, c'est que le traitement doit être continué *très longtemps* même après la guérison apparente de la maladie.

Au début, le meilleur traitement consiste en une instillation quotidienne d'un collyre au sulfate de cuivre.

> Sulfate de cuivre. . . .     0,25 centigr. à 1 gramme
> Novocaïne. . . . . . . .     vingt centigr.
> Glycérine . . . . . . . .     10 grammes.

On y ajoute une ou deux fois par semaine un massage avec la poudre :

> Sulfate de cuivre déshydraté. . .     1 gramme.
> Acide borique. . . . . . . . . .     50 grammes.

Ce massage est pratiqué après cocaïnisation ; la paupière renversée est prise entre l'indéx appliqué sur la face cutanée de la paupière et le pouce chargé de poudre sur la face conjonctivale. Il faut exercer une friction assez intense jusqu'à ce qu'il se produise un léger écoulement sanguin.

On peut remplacer ce massage par un attouchement de la conjonctive tarsienne au crayon de sulfate de cuivre ou par des cau-

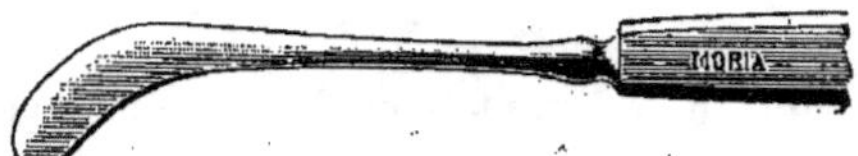

Fig. 153. — Scarificateur de Desmarres.

térisations espacées avec la solution de nitrate d'argent au 40e ou 30e.

Lorsque la conjonctivite est à une période plus avancée, si la muqueuse est très épaisse et les granulations très marquées, il faut un traitement plus énergique.

Le brossage, l'expression, le grattage, les scarifications, la galvano-cautérisation, l'électrolyse sont les moyens les plus employés. Mais il faut se rappeler que ce traitement chirurgical n'aura le plus souvent qu'un résultat temporaire, et qu'il faudra toujours le faire suivre pendant longtemps, du traitement médical.

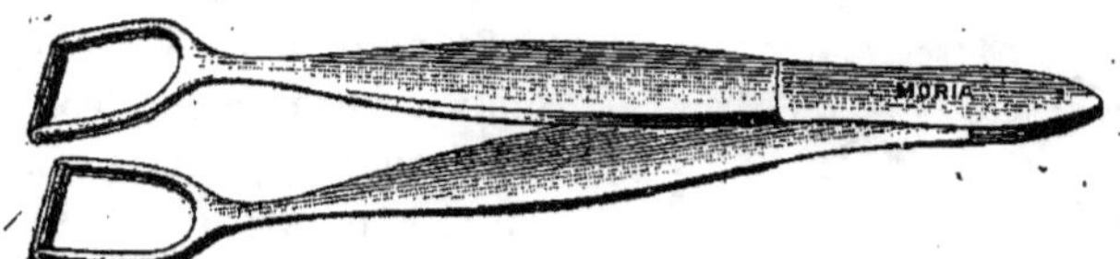

Fig. 154. — Pince à roulettes de Knapp.

Le brossage et l'expression se feront de préférence après injection palpébrale de novocaïne. Pour le brossage, on stérilise une brosse à dents à poils durs. La conjonctive tarsienne et le cul-de-sac supérieur étant bien développés (ce qui s'obtient en pinçant tangentiellement avec une pince de Kocher le bord palpébral et en imprimant à cette pince un mouvement de rotation autour de son axe) on fait un certain nombre de scarifications parallèles, on trempe la brosse dans une solution de cyanure de mercure ou de sublimé à 1 p. 1000 et on brosse la surface conjonctivale.

Pour l'expression, on saisit entre-les deux mors à roulettes ou à palettes d'une pince spéciale (Knapp, Kuhnt), la muqueuse malade et on l'écrase en quelque sorte.

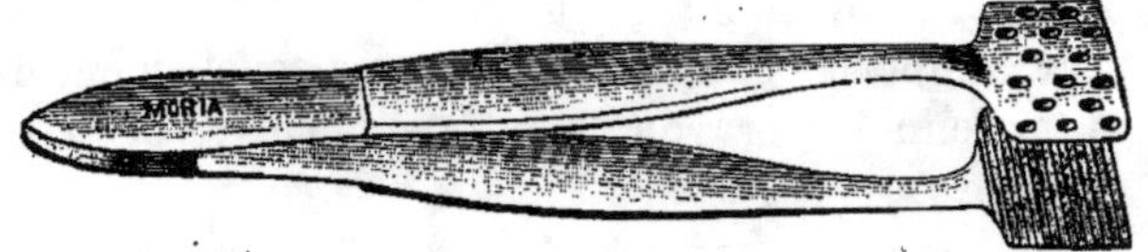

Fig. 155. — Pince de Kuhnt pour l'expression des granulations.

Les lésions cornéennes sont favorablement influencées par le sulfate de cuivre. Lorsque le pannus est très marqué et tenace, l'emploi du jéquirity appliqué au pinceau sur la conjonctive tarsienne est indiqué et donne parfois de bons résultats.

## Conjonctivite infectieuse de Parinaud

La conjonctivite de Parinaud se caractérise par le développement de saillies végétantes sur la muqueuse épaissie du tarse et des culs-de-sac et par une adénopathie polyganglionnaire, le tout s'accompagnant de symptômes réactionnels peu marqués.

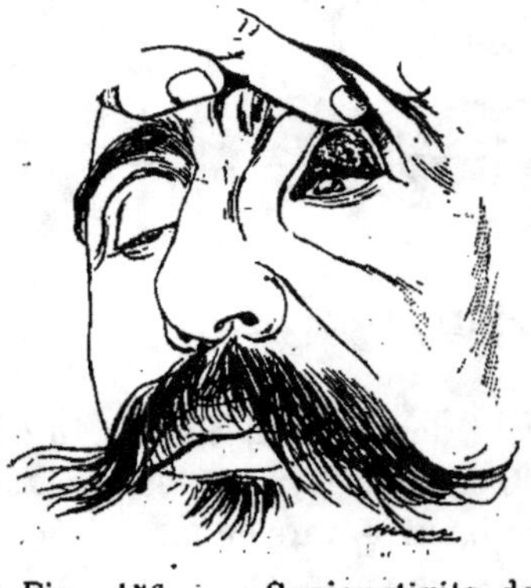

***Symptômes.*** — Généralement monoculaire, cette conjonctivite ressemble au premier abord à une conjonctivite granuleuse particulièrement intense. Ce sont, dit Parinaud, des « végétations rouges ou jaunâtres, demi-transparentes au début, opaques à un degré plus avancé, qui peuvent atteindre le volume d'une grosse tête d'épingle. A côté de ces granulations charnues, on en trouve de plus petites, tout à fait jaunes », qui pourraient faire penser à la tuberculose de la conjonctive.

Fig. 156. — Conjonctivite de Parinaud, végétation de la paupière supérieure.

La cornée reste saine le plus souvent. La sécrétion est peu abondante. Les paupières sont un peu tuméfiées.

L'adénopathie préauriculaire débute avec la conjonctivite et augmente rapidement en s'accompagnant d'un empâtement qui envahit la région parotidienne et peut s'étendre jusqu'à la région sous-maxillaire. Au milieu de cet empâtement on sent des ganglions tuméfiés. Cet empâtement diminue vers le 7e jour. Les ganglions restent gros puis se résorbent. Dans des cas plus rares, ils suppurent ; l'évacuation du pus se fait par la peau.

Pendant la période d'acmé de cette conjonctivite, le malade a des frissons, un peu de fièvre. L'état général reste bon.

L'évolution est subaiguë. La durée minima oscille entre deux à trois mois.

La guérison se fait sans cicatrices.

**Étiologie.** — L'affection est assez rare ; elle a été observée chez des enfants et des adultes. L'examen bactériologique de la sécrétion, la culture, l'inoculation aux animaux n'ont donné que des résultats négatifs. Ayant remarqué que les malades qui en étaient atteints étaient plus ou moins en contact avec des gros animaux domestiques, Parinaud émit l'hypothèse d'une infection d'origine animale. Mais jusqu'ici toutes les tentatives d'inoculations sont restées négatives, caractère qui permet déjà de la différencier de la tuberculose conjonctivale.

**Anatomie pathologique.** — L'épithélium est normal et très faiblement infiltré. La muqueuse est épaissie surtout par l'infiltration diffuse sous-épithéliale. Cette infiltration, constituée par des lymphocytes, peut revêtir parfois une disposition légèrement nodulaire. On n'y trouve pas de cellules géantes contrairement à ce que l'on observe dans la tuberculose et dans la sporotrichose conjonctivale. Le développement vasculaire est peu marqué, beaucoup moins que dans le trachome.

**Diagnostic.** — La conjonctivite de Parinaud peut être confondue avec certaines infections streptococciques accompagnées d'adénopathie, avec la tuberculose conjonctivale, avec le chancre induré de la conjonctive, enfin et surtout avec la sporotrichose conjonctivale primitive ; en ce cas l'ensemencement d'un tube de gélose maltosée de Sabouraud donnera en 5 à 8 jours des colonies caractéristiques de *Sporotrichum Beurmanni*.

**Pronostic.** — Le pronostic est généralement bénin. La seule conséquence lointaine consiste dans les cicatrices qui succèdent à la suppuration ganglionnaire. Dans les rares cas où la cornée est atteinte, on doit néanmoins redouter une évolution grave.

***Traitement.*** — Le traitement ne semble pas susceptible de modifier la marche de la maladie.

Néanmoins, la moindre fréquence de la suppuration ganglionnaire dans les derniers cas observés, est peut-être attribuable au traitement local de la conjonctive. On fera des lotions avec une solution au 6000e de cyanure d'hydrargyre. On pourra y joindre quelques cautérisations avec une solution de nitrate d'argent au 100e.

## Sporotrichose primitive de la conjonctive

L. Dor a créé le mot de Sporotrichose pour désigner la maladie due à l'infection de l'organisme par un champignon pathogène, le *Sporotrichum*, dont l'espèce la plus fréquente est *S. Beurmanni*. La muqueuse oculaire peut être la porte d'entrée de cette infection, qu'il importe d'autant plus de reconnaître à temps qu'un traitement général approprié peut en prévenir la généralisation et guérir les lésions oculaires.

***Symptômes.*** — L'épaississement de la muqueuse conjonctivale joint à des ulcérations superficielles et à une hypertrophie des ganglions lymphatiques correspondants doit toujours faire penser à la sporotrichose.

L'aspect des lésions de la muqueuse est variable : dans un des cas la muqueuse du cul-de-sac et du repli semi-lunaire était tuméfiée et présentait une série de petites masses jaunâtres simulant de petites gommes à contenu non ramolli ; une autre fois, la muqueuse tarsienne offrait une surface bosselée irrégulière avec des ulcérations superficielles à contours irréguliers. Dans ces deux faits la sécrétion était peu abondante et la vascularisation de la conjonctive bulbaire relativement faible. Néanmoins il existait une sensation de gêne très accusée. A travers la paupière on sentait les tissus infiltrés et épaissis.

Le ganglion préauriculaire peut avoir le volume d'une noisette et d'une noix et parfois aussi les ganglions sous-maxillaires peuvent être très fortement hypertrophiés et sensibles à la pression.

Abandonnée à elle-même, l'affection amènerait des lésions destructives. Traitée, elle peut rétrocéder dans un temps relativement court.

Nous n'avons pas à décrire ici les manifestations cutanées,

principalement gommeuses, ou viscérales qui surviennent lorsque l'infection se généralise.

**Diagnostic.** — La présence d'une affection conjonctivale et d'une adénopathie manifeste devra toujours faire rechercher l'infection en jeu. La présence de nodules jaunâtres, de petites ulcérations superficielles multiples, jointe à une infiltration des tissus profonds, incitera à faire la culture de la sécrétion conjonctivale, seul procédé de diagnostic certain. La sporo-agglutination ne trouverait son indication que si les lésions conjonctivales étaient cicatrisées et s'il y avait lieu de faire un diagnostic rétrospectif.

Le chancre syphilitique de la conjonctive se distingue surtout par sa dureté, son adénopathie indolore, la présence de *Treponema pallidum* dans la sécrétion conjonctivale. Si le diagnostic était difficile tout au début, l'apparition des lésions secondaires viendrait lever les doutes.

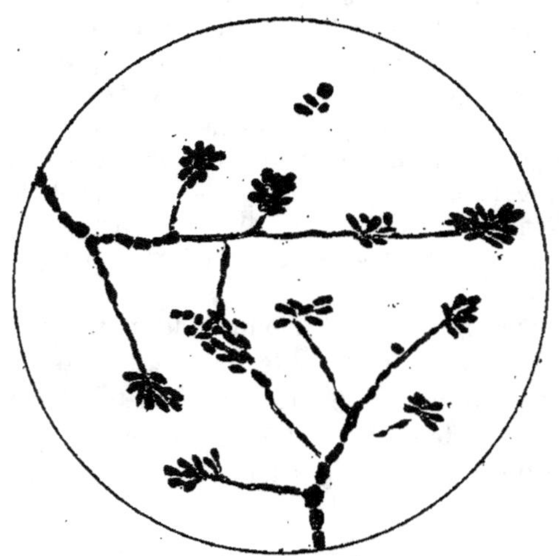

Fig. 157. — Cultures de *Sporotrichum Beurmanni*. Aspect des filaments et des spores sur les bords de la colonie.

Le diagnostic de tuberculose de la conjonctive est plus difficile à faire. Il n'y a qu'un seul procédé certain pour trancher la difficulté : l'inoculation d'un fragment de végétation dans le péritoine ou sous la peau d'un cobaye.

**Pronostic.** — Lorsque l'affection est diagnostiquée de bonne heure et que le malade est soumis au traitement ioduré, la guérison complète peut être obtenue en quelques semaines ou un ou deux mois.

**Étiologie.** — *Sporotrichum Beurmanni* est un champignon qui paraît exister à l'état de saprophyte dans la nature. Une solution de continuité n'est pas indispensable à sa pénétration et nous avons vu, chez un confrère, la simple projection dans l'œil d'une culture du parasite donner lieu à des lésions conjonctivales et palpébrales dont la première manifestation clinique se produisit sept jours après l'infection.

**Anatomie pathologique et Bactériologie**. — Les coupes microscopiques de la muqueuse enflammée montrent des lésions assez semblables aux lésions de la tuberculose conjonctivale : tissu d'infiltration formé de cellules mononucléaires à protoplasma abondant et parsemé de quelques cellules géantes. On met difficilement en évidence le champignon dans les coupes. Par contre on l'isole facilement en ensemençant la sécrétion conjonctivale recueillie avec une pipette sur la gélose de Sabouraud ou sur gélose ascite ; des colonies, d'abord blanches, se développeront même à la température de la chambre, à la fois à la surface et dans les couches superficielles du milieu. Leur partie aérienne devient bientôt noire ou brunâtre et l'examen microscopique, que l'on pratiquera de préférence sur le verre du tube à culture où l'on aura eu soin de laisser couler une goutte de pus (Gougerot), montre qu'il s'agit d'un mycélium avec de nombreuses spores (fig. 157).

*Traitement.* — L'iodure de potassium à la dose de 2 à 5 g. par jour constitue le meilleur traitement. L'amélioration des symptômes subjectifs se manifeste déjà après quelques jours mais il importe de continuer le traitement pendant plusieurs semaines et parfois même plusieurs mois.

## Tuberculose de la conjonctive

La tuberculose de la conjonctive peut être primitive ou secondaire. Primitive, elle est la première localisation du bacille de Koch dans l'organisme. Secondaire, elle peut succéder à une tuberculose des fosses nasales, de la joue ou d'un organe éloigné.

*Symptômes.* — Les symptômes varient essentiellement suivant la forme primitive ou secondaire de la tuberculose conjonctivale.

I. *Tuberculose primitive.* — Il y a deux symptômes principaux à envisager : l'un, extrêmement variable, la lésion conjonctivale ; l'autre, fixe, l'adénopathie.

Le seul lien qui réunit les différents types de lésion conjonctivale, est la présence du bacille de Koch. L'aspect clinique varie beaucoup ; on peut néanmoins distinguer schématiquement quatre types.

Un premier type se caractérise par des *ulcérations* accompagnées de granulations tuberculeuses. L'ulcération siège surtout au niveau du bord supérieur du cartilage tarse et dans sa moitié interne. Elle est très rare dans les culs-de-sac et sur la conjonctive bulbaire. Les bords sont déchiquetés, irréguliers, plus ou moins décollés. Le fond est recouvert d'un exsudat gris jaunâtre; lorsqu'il est détergé, on y voit parfois des granulations tuberculeuses, sous formes de petits nodules pâles, grisâtres. Autrefois on accordait une grande valeur diagnostique à ces granulations, mais elles peuvent manquer ou n'être reconnues qu'à l'examen microscopique.

Ce premier type reste localisé à la conjonctive. Mais l'ulcération peut envahir les paupières. C'est la *forme ulcéreuse avec lésions palpébrales destructives*. L'ulcération s'avance peu à peu vers le bord palpébral, l'atteint et crée à ce niveau une encoche plus ou moins étendue. Contrairement à la forme précédente

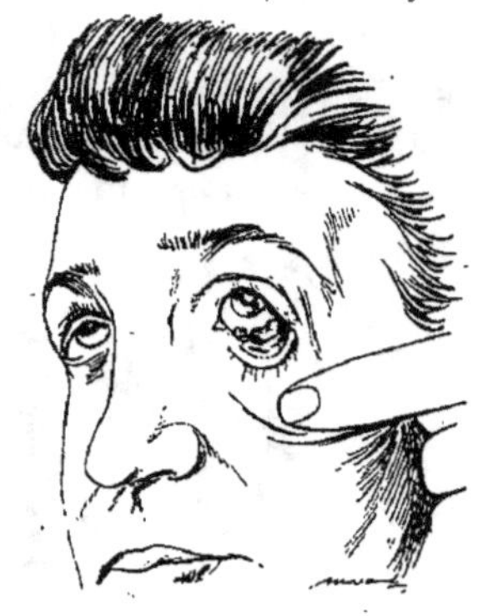

Fig. 158. — Tuberculose conjonctivale à forme végétante. Les végétations occupent le cul-de-sac inférieur.

qui peut guérir avec des lésions cicatricielles minimes, celle-ci ne se répare qu'au prix de déformations de la paupière parfois très marquées.

Le *type végétant à forme de polype pédiculé* est plus rare. Cette rareté est due probablement à ce qu'on croit avoir affaire à un polype muqueux sans en chercher la nature. Il s'agit en effet d'une ou de plusieurs végétations mûriformes, pédiculées, implantées sur une muqueuse saine dont aucun caractère clinique ne rappelle la tuberculose. Mais l'adénopathie existe toujours. C'est elle, ainsi que l'inoculation au cobaye, qui ont permis de rattacher cette forme à la tuberculose.

La tuberculose peut enfin revêtir la *forme végétante avec végétations papillaires* (fig. 158 et 159). C'est la tuberculose pseudo-trachomateuse ou pseudo-folliculaire. Les culs-de-sac sont envahis par des végétations sessiles aplaties, rosées ou légèrement grisâtres. Confluentes ou séparées par des intervalles de peau saine, elles existent seules ou s'accompagnent d'ulcérations caractéristiques.

Mais quelle que soit la forme de la tuberculose conjonctivale, les phénomènes réactionnels sont toujours les mêmes. Très peu marqués, ils se résument en un peu de gêne oculaire, une sensation de grains de sable sous la paupière. Il n'y a pas de douleur vraie, pas de larmoiement, pas d'agglutinement des paupières au réveil.

Le symptôme fixe, capital, qui doit toujours faire suspecter dans ces cas la nature tuberculeuse de la lésion, c'est l'*adénopathie*. Cette adénopathie est préauriculaire, ou sous-maxillaire ; les ganglions cervicaux eux-mêmes sont rapidement envahis. Le volume des ganglions est essentiellement variable. Ce peut être un petit ganglion qui ne déforme pas la région et qu'il faut rechercher ; ce peut être une adénopathie énorme simulant les oreillons. Le ganglion est sensible à la pression ; il est dur ou mou. Il dure longtemps et, contrairement au ganglion du chancre induré de la conjonctive, il peut persister plusieurs mois.

Ces différentes lésions tuberculeuses se développent après une période d'incubation dont la durée minima est de quinze jours. Leur évolution est chronique.

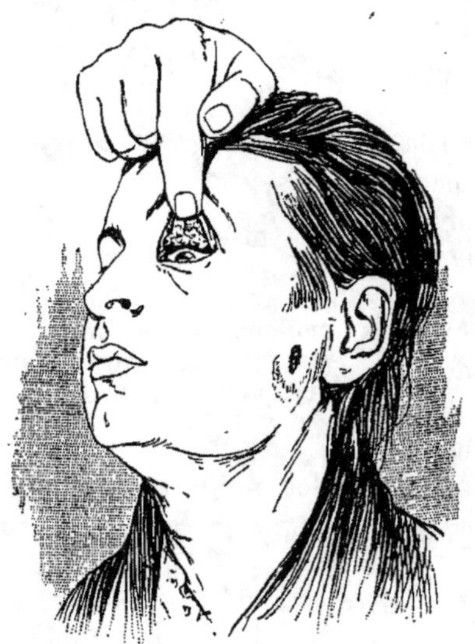

Fig. 159. — Tuberculose conjonctivale à végétations papillaires avec fistule au niveau de l'adénopathie préauriculaire.

L'affection dure plusieurs mois. Certaines lésions guérissent, tandis que d'autres apparaissent à côté. La tuberculose primitive de la conjonctive peut ne pas rester localisée à cette muqueuse : elle peut dépasser la ligne de défense ganglionnaire et donner lieu à des manifestations secondaires du larynx ou du poumon. Néanmoins la guérison des lésions conjonctivales, même en l'absence de tout traitement local, est plus fréquente qu'on ne le supposait autrefois.

II. *Tuberculose secondaire*. — Il est assez rare que la tuberculose de la conjonctive succède à une localisation viscérale ou osseuse du bacille de Koch. Elle revêt surtout alors la forme ulcéreuse.

Elle succède bien plus souvent, surtout chez les enfants et les adolescents, à une tuberculose nasale à forme lupique. C'est une infection ascendante par les voies lacrymales. La conjonctive est simplement épaissie et injectée. La cornée présente assez souvent une opacification superficielle qui se recouvre de vaisseaux. L'adénopathie est moins constante que dans la forme primitive.

*Diagnostic*. — L'examen clinique et l'examen microscopique sont souvent insuffisants pour établir le diagnostic. Mais il existe deux moyens absolument certains : l'inoculation au cobaye et la réaction thermique à l'injection de tuberculine.

*Pronostic*. — La tuberculose primitive, bénigne quand elle reste localisée, peut être le point de départ d'une généralisation tuberculeuse. La tuberculose secondaire à une affection nasale est moins grave pour la vie du malade, mais entraîne assez souvent des troubles visuels par l'opacification cornéenne à laquelle elle donne lieu.

**Etiologie**. — La tuberculose conjonctivale s'observe surtout chez les enfants et les adolescents. Elle apparaît souvent chez des individus dont la santé est excellente. Quant au mode de contagion, il est encore mal élucidé.

**Anatomie pathologique**. — Les lésions anatomiques sont en tout semblables aux lésions tuberculeuses des muqueuses. A l'exception de la forme lupique où l'on observe surtout une infiltration de cellules épithélioïdes, les cellules géantes sont très abondantes et permettent un diagnostic histologique rapide. Les bacilles sont par contre assez rares et difficiles à déceler dans les coupes.

*Traitement*. — Si la lésion est bien limitée, il faut en faire l'exérèse complète. Dans le cas contraire, la cautérisation ignée, légère, est le traitement de choix. Le curettage et les scarifications seront employés si la cautérisation ne suffit pas.

Ce qui domine d'ailleurs tout le traitement, c'est la médication générale : cure d'air, cure de repos, héliothérapie, suralimentation, tuberculinothérapie.

## Syphilis de la conjonctive

Nous envisagerons successivement : la lésion primitive, le chancre de la conjonctive, les lésions secondaires avec leurs différents types.

### I. — *Chancre syphilitique de la conjonctive*

**Symptômes**. — Le chancre de la conjonctive siège souvent dans le grand angle de l'œil, surtout au niveau du repli semi-lunaire. Le contraste entre l'intensité des phénomènes objectifs et l'absence presque complète des symptômes subjectifs est frappant.

Le début passe très souvent inaperçu. Les paupières sont gonflées ; la conjonctive est injectée et recouverte d'une fausse membrane.

Peu à peu les caractères du chancre se précisent. Ils varient essentiellement avec son siège mais, quelle que soit la localisation, deux d'entre eux dominent toute la symptomatologie : l'*induration* et l'*adénopathie*.

Lorsque le chancre siège au niveau du repli semi-lunaire, celui-ci est considérablement épaissi et fait saillie. Sur ce repli, on voit une zone ovalaire à grand diamètre vertical contrastant par sa coloration grisâtre, son aspect lardacé, avec la couleur rose ou rouge des tissus voisins.

Au niveau de la conjonctive tarsienne inférieure, le chancre forme une érosion étalée, légèrement déprimée en cuvette, limitée en dedans par un bord curviligne tourné vers le cul-de-sac.

Au niveau du petit angle, la lésion revêt la forme du chancre dit « en branches de compas », les deux branches se réunissant au niveau de la commissure externe.

Le chancre de la conjonctive tarsienne supérieure provoque une tuméfaction et une induration telles de la paupière, qu'il est souvent impossible de retourner celle-ci et que le diagnostic doit être fait uniquement par l'induration et l'adénopathie.

Enfin, mais exceptionnellement, le chancre peut siéger sur la conjonctive bulbaire. Il y forme une saillie papuleuse à centre légèrement déprimé, recouvert d'une exsudation pseudo-membraneuse. La conjonctive voisine est jaune, œdématiée, mais n'est pas injectée. Quelquefois, le chancre donne lieu à une ulcération à contours irréguliers

Si la lésion est le plus souvent unique, il faut bien savoir qu'il peut exister deux chancres : l'un sur la conjonctive, l'autre sur la face cutanée de la paupière.

Il ne suffit pas de regarder le chancre ; il faut le saisir entre les doigts pour bien en sentir l'induration. Cette exploration n'est pas toujours facile, surtout lorsque le chancre siège sur la conjonctive bulbaire ou le repli semi-lunaire. Dans ce cas, après anesthésie à la cocaïne, on pince

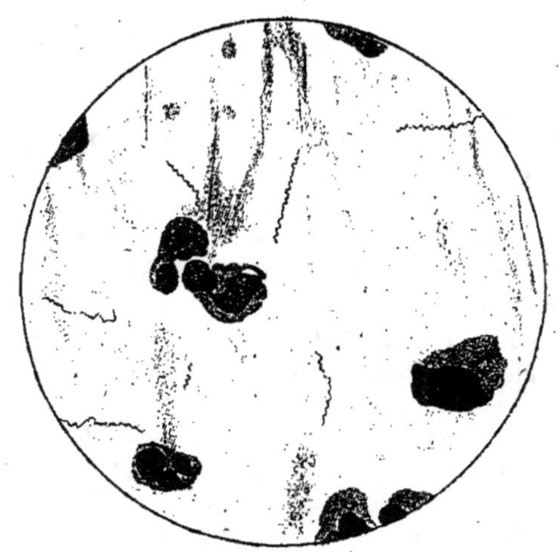

Fig. 160. — *Treponema pallidum* (Schaudinn et Hoffmann) dans la sécrétion conjonctivale d'un malade atteint de chancre syphilitique de la conjonctive.

légèrement la lésion entre les deux branches d'une pince mousse et l'on sent ainsi nettement l'induration.

L'adénopathie est parotidienne et préauriculaire dans le chancre du petit angle de l'œil ; elle est sous-maxillaire dans celui du grand angle. D'ailleurs il n'est pas rare de sentir une véritable chaîne ganglionnaire commençant au ganglion préauriculaire pour finir en bas à la partie inférieure de la région cervicale antérieure ; comme dans tout chancre induré, l'adénopathie est dure, froide, indolore, de volume moyen.

L'évolution du chancre de la conjonctive n'a aucun caractère spécial. Il progresse pendant une huitaine de jours, reste stationnaire pendant un mois, puis guérit progressivement.

**Pronostic.** — La lésion guérit toujours complètement et ne laisse pas de trace sur la conjonctive. Le pronostic éloigné est celui de tout chancre syphilitique ; il n'est pas modifié par le siège céphalique du point d'inoculation.

**Diagnostic.** — Le diagnostic est facile. L'induration et l'adénopathie sont, nous le répétons, les deux symptômes capitaux.

**Etiologie.** — Le chancre de la conjonctive est rare. Sur 849 cas de chancres syphilitiques céphaliques relevés par Fournier, on ne trouve que 21 cas de chancres conjonctivaux ou palpébraux. En réalité, la fréquence en est plus grande que ne le laisserait supposer cette statistique parce qu'en pareil cas le malade consulte presque toujours l'oculiste.

Il s'observe à tout âge. Le mode de contagion en est très variable. La contamination se fait par les doigts, les linges, la projection de salive.

Il est établi que la cause déterminante du chancre spécifique est le *Treponema pallidum* de Schaudinn et Hoffmann. On peut en reconnaître facilement la présence dans le chancre en pressant la lésion et en recueillant entre lame et lamelle un peu de sérosité que l'on examine à l'aide de l'ultra-microscope. Les tréponèmes en mouvement continuel se détachent en clair sur le fond sombre ; ils ont une forme de tire-bouchons à spires assez rapprochées. Dans le chancre conjonctival, on retrouve toujours le tréponème dans la sécrétion lacrymale. Il se colore faiblement par la méthode de Giemsa : on devra le rechercher dans les frottis faits avec l'exsudat du chancre : le procédé à l'encre de Burri est très pratique. On pourra aussi exciser un petit fragment de la paroi que l'on traitera, après fixation au formol, par la méthode de Levaditi. Les tréponèmes se détachant en noir sur fond jaune s'y retrouvent en grand nombre.

**Traitement.** — Une fois le diagnostic établi, le malade sera soumis au traitement spécifique.


## II. — *Lésions syphilitiques de la conjonctive*


Les accidents secondaires sont beaucoup plus rares que le chancre ; on peut en distinguer schématiquement quatre types : la conjonctivite syphilitique simple ; la conjonctivite syphilitique pseudo-granuleuse ; les syphilides conjonctivales ; la scléro-conjonctivite spécifique.

La *conjonctivite syphilitique* est rare ; son existence a été mise en doute, mais il est certain qu'elle existe. Elle est généralement bilatérale ; la conjonctive tarsienne est épaissie, veloutée ; la sécrétion peu abondante, les symptômes subjectifs presque nuls. Cette conjonctivite existe aussi chez le nouveau-né coïncidant souvent avec un mauvais état général et d'autres symptômes indéniables d'hérédo-syphilis.

La *syphilis conjonctivale pseudo-granuleuse* ressemble beaucoup au trachome. Il existe néanmoins deux symptômes importants : la coloration jaunâtre de la muqueuse et la ressemblance des granulations avec de la gelée.

Les *syphilides* sont très rares au niveau de la conjonctive. Ce sont des papules « absolument mobiles avec la conjonctive qui les porte » (Terson). Elles siègent en général sur la caroncule, empiètent parfois sur le bord ciliaire, formant un liseré croùtelleux qui agglutine les cils. Les symptômes réactionnels sont très peu marqués.

La *scléro-conjonctivite spécifique*, que Gunn appelle « infiltration gélatineuse de la conjonctive et de la sclérotique », se distingue de la sclérite, de la sclérokératite tuberculeuse et de l'épisclérite par l'aspect gélatineux du bord cornéen infiltré.

**Etiologie.** — Ces lésions sont très rares ; aussi est-il difficile de déduire des quelques cas observés les conditions qui favorisent leur apparition. Elles se manifestent le plus souvent dans les premières années de l'infection, mais parfois beaucoup plus tard.

**Traitement.** — Le traitement local est simple. Lotions avec la solution faible de cyanure de mercure au 6000e ; dans le cas de syphilides commissurales, cautérisation superficielle avec le crayon de nitrate d'argent ou un collyre au 50e.

C'est au traitement général (mercure ou novarsenobenzol) que l'on donnera le plus d'importance.

## Conjonctivite vaccinale

La conjonctivite vaccinale correspond au développement de la pustule vaccinale sur la conjonctive bulbaire ou palpébrale. C'est une affection très rare.

**Symptômes.** — L'affection se développe le plus souvent chez des enfants vaccinés qui transportent par les doigts le vaccin dans l'œil. La période d'incubation n'est pas exactement précisée ; elle dure de quelques jours à une semaine au maximum. Ce qu'il y a d'important à noter, c'est que la contagion se fait le jour de la vaccination et non pas au moment de l'éclosion de la pustule de vaccination.

La conjonctivite vaccinale peut être primitive ou secondaire. Primitive, elle se développe d'emblée sur la conjonctive ; secondaire, elle succède à une éruption palpébrale.

Le premier symptôme et le plus frappant est l'œdème palpébral. Les paupières sont rouges, infiltrées, dures, fermant par leur volume la fente palpébrale. L'œdème peut gagner la joue et dans certains cas même descendre jusqu'au cou. La région préauriculaire est également tuméfiée et on sent sous la peau le ganglion douloureux.

Entr'ouvre-t-on les paupières, on voit un chémosis considérable, modérément rouge. Par places se trouvent une ou plusieurs ulcérations, reste des pustules que l'on n'observe jamais intactes. Le fond est recouvert par un exsudat purulent ; au-dessous de l'exsudat qui n'est pas adhérent et qu'on peut enlever avec facilité, se trouve le fond de l'ulcération qui forme une surface finement granuleuse et saignant facilement.

Lorsque la conjonctivite est secondaire aux localisations palpébrales celles-ci peuvent consister en une pustule typique, ou en petites ulcérations siégeant presque exclusivement dans la partie intermarginale du bord palpébral.

Quelle qu'en soit la forme, la douleur, la photophobie, le larmoiement, la céphalalgie même sont toujours très marqués. La température atteint 38°, 38°,5. Ces phénomènes disparaissent progressivement après 5 ou 6 jours au maximum.

L'affection dure en moyenne deux septénaires.

Les lésions *cornéennes* sont assez fréquentes et ce sont elles qui donnent à la conjonctivite vaccinale son caractère de gravité. Parmi ces lésions, il en est de caractérisées par des infiltrations périphériques de la cornée, infiltrations bénignes qui guérissent souvent sans laisser de traces. Il est une forme grave que Schmitz désigne sous le nom de kératite profonde. La cornée s'infiltre surtout à son centre ; les couches superficielles sont uniformément troubles, les couches profondes sont striées. Il se produit ultérieurement une vascularisation de la cornée et les opacités persistantes peuvent diminuer considérablement l'acuité visuelle.

**Pronostic**. — Le pronostic est bénin en l'absence de lésions cornéennes.

**Diagnostic**. — Le diagnostic se fonde sur les commémoratifs de vaccination antérieure. Il faut rechercher l'éruption sur le malade ou les personnes de son entourage. En cas de doute, l'inoculation d'une génisse neuve et d'une génisse antérieurement vaccinée permettrait seule un diagnostic certain.

**Etiologie**. — La conjonctivite vaccinale n'est pas une complication à distance de la vaccine. Elle est due à l'inoculation directe du vaccin sur la conjonctive. Cette inoculation se fait généralement par les doigts.

**Traitement**. — Il faut prévenir toute personne vaccinée de la contamination possible. Chez l'enfant, on recouvrira le point inoculé par un petit pansement.

Lorsque l'affection s'est développée, il faut surtout s'abstenir de caustiques et de solutions antiseptiques et ne conseiller que des lotions au sérum physiologique stérilisé.

## IV. — LÉSIONS CONJONCTIVALES ÉRUPTIVES ET AFFECTIONS NON CLASSÉES

Il est fréquent d'observer du côté de la conjonctive et de la cornée des lésions plus ou moins comparables aux lésions cutanées éruptives.

La plupart des manifestations oculaires de cet ordre accompagnent des lésions cutanées analogues ou alternent avec elles. Il n'est pas toujours facile de les différencier des affections non éruptives, car la présence de la lésion élémentaire est souvent masquée par une inflammation diffuse de la muqueuse ou modifiée par une complication surajoutée.

L'affection éruptive, de beaucoup la plus fréquente, est représentée chez les enfants par ce que l'on a décrit sous des noms divers : kérato-conjonctivite phlycténulaire, scrofuleuse, lymphatique, etc., et à laquelle nous conserverons le nom de conjonctivite impétigineuse qui évoque sa coexistence habituelle avec les placards impétigineux de la face ou du cuir chevelu.

Nous envisagerons ensuite les manifestations oculaires des fièvres éruptives et de quelques dermatoses.

Parmi les affections non classées, nous rangerons certaines

maladies particulières, telles que la conjonctivite printanière, la dégénérescence amyloïde de la conjonctive, la pinguécula, le ptérygion, etc.

## Conjonctivite impétigineuse (phlycténulaire)

La conjonctivite impétigineuse, improprement appelée phlycténulaire, est caractérisée par la présence d'éléments éruptifs, les « phlyctènes » qui peuvent siéger sur la conjonctive, sur la cornée ou sur les deux à la fois. La lésion oculaire coïncide le plus souvent avec des lésions éruptives analogues siégeant sur la muqueuse nasale ou les téguments de la tête.

*Symptômes.* — La gravité de cette affection est très variable. Elle revêt une allure tantôt bénigne, tantôt grave ; entre ces deux formes bénigne et grave, existent naturellement tous les intermédiaires possibles.

A. *Forme bénigne.* — On l'observe surtout chez les enfants et en particulier chez ceux qui présentent, au niveau des narines, des commissures buccales, du pavillon de l'oreille ou dans le sillon rétroauriculaire, ces lésions croûteuses qu'on désigne sous le nom d'impétigo.

La « phlyctène » peut se développer sur la conjonctive, et sur la cornée, ou n'atteindre qu'une seule de ces membranes.

Lorsqu'elle siège sur la conjonctive, les symptômes subjectifs sont à leur minimum. La photophobie est peu intense ; l'agglutinement des paupières est plus ou moins marqué au réveil. L'œil devient rouge et larmoie. Si l'on écarte les paupières, on voit que la conjonctive est injectée ; l'hyperémie est plus marquée en certains points qui font un léger relief. Lorsque la phlyctène est bien dessinée, elle apparaît sous la forme d'une saillie dont le sommet est un peu plus pâle que le pourtour qui est, lui, d'une coloration plus rouge que la conjonctive voisine ; les bords sont en pente douce ; le plateau, brillant les premiers jours, s'ulcère et devient mat. Ces phlyctènes siègent le plus souvent au niveau du limbe ou à 2 ou 3 millimètres en dehors sur la conjonctive bulbaire. Leur nombre varie beaucoup ; il peut n'en exister qu'une seule. Plus elles sont nombreuses, plus elles sont petites ; elles font parfois le tour de la cornée, lui formant une véritable collerette.

L'évolution en est rapide et bénigne : la « phlyctène du limbe » guérit en 6 ou 8 jours.

Dans la « phlyctène » de la cornée, au contraire, la photophobie est intense, les paupières restent énergiquement fermées, l'écoulement des larmes est très abondant. Il faut faire précéder l'examen de l'œil d'une instillation d'un collyre à la cocaïne. Malgré cette anesthésie, il est souvent très difficile d'entr'ouvrir les paupières de l'enfant. La « phlyctène » siège presque toujours au centre de la cornée. Elle apparaît sous la forme d'une petite infiltration grisâtre. L'instillation d'une goutte de fluorescéine montre qu'à son niveau l'épithélium est desquamé. Cette ulcération toute superficielle se creuse parfois davantage et donne lieu à un véritable ulcère cornéen à bords taillés à pic. Soignées à temps, ces lésions guérissent en ne laissant que des traces légères sous forme de taies qui,

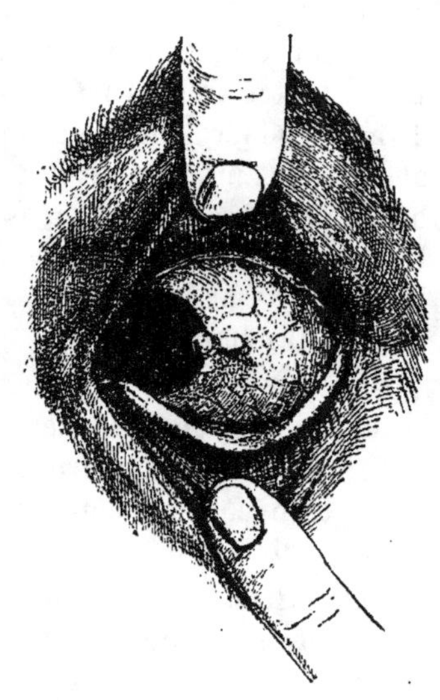

Fig. 161.— Conjonctivite phlycténulaire ; phlyctène du limbe.

par leur situation ou par l'astigmatisme irrégulier qu'elles déterminent, diminuent l'acuité visuelle.

Les récidives sont très fréquentes. Si chacune des lésions ne dure en elle-même que quelques jours, la formation successive de nombreuses « phlyctènes » ou encore les érosions récidivantes qui se produisent au niveau des cicatrices, prolongent beaucoup la durée de la maladie.

B. *Formes graves.* — Chez les enfants dont les lésions impétigineuses de la face sont très accentuées, la conjonctivite impétigineuse revêt une allure plus grave et plus rebelle. Même lorsqu'elle ne siège que sur la conjonctive, la sécrétion est beaucoup plus intense, l'injection conjonctivale plus marquée, les paupières sont gonflées. Parfois même, il se forme un exsudat pseudomembraneux qui peut simuler la diphtérie conjonctivale. La conjonctive tarsienne et le bord libre de la paupière sont fortement injectés. Ces lésions guérissent, mais bien plus lentement que dans la forme bénigne.

Il en est de même des lésions cornéennes. Ce 'n'est plus une petite infiltration grisâtre que l'on constate mais une opacification beaucoup plus étendue ; l'ulcération, au lieu d'être superficielle, est plus profonde et s'accompagne parfois d'iritis avec hypopyon. Les rechutes en sont fréquentes, et la guérison, souvent très tardive, est généralement incomplète. Il persiste des taies étendues, absolument indélébiles, qui donnent lieu à un développement plus ou moins marqué de néovaisseaux cornéens superficiels. Ces lésions vascularisées de la cornée sont quelquefois désignées par le terme de pannus scrofuleux ou eczémateux par opposition au pannus trachomateux.

**Pronostic.** — Le pronostic dépend et de la gravité des lésions et du moment où le traitement est commencé. Si l'affection, soignée à temps, peut guérir sans cicatrices, il faut bien se rappeler que, soignée tardivement, elle peut laisser sur la cornée des traces indélébiles.

**Diagnostic.** — De la présence de « phlyctènes », il ne faut pas nécessairement conclure à la nature impétigineuse de la conjonctivite, car, ainsi que nous l'avons dit, les conjonctivites aiguë contagieuse et subaiguë s'accompagnent parfois de formations semblables. L'examen microscopique de la sécrétion fixera le diagnostic, dans ces cas, en montrant la présence du bacille de Weeks ou du diplobacille.

Les symptômes cutanés et généraux concomitants permettront de distinguer la conjonctivite impétigineuse des localisations conjonctivales de la variole, de la varicelle, de l'érythème polymorphe.

La « phlyctène » classique de la cornée se diagnostique au premier coup d'œil, mais lorsqu'elle acquiert de grandes dimensions, lorsqu'elle est tenace, on peut la confondre avec une forme circonscrite de la kératite interstitielle hérédo-spécifique.

**Etiologie.** — Tantôt primitive, tantôt secondaire à une maladie aiguë, la conjonctivite impétigineuse est une affection presque exclusive à la première enfance. Les adolescents ou les adultes qui en sont atteints en ont généralement souffert dans leur enfance.

Lorsqu'on examine attentivement les enfants atteints de conjonctivite impétigineuse, on est frappé par l'existence presque constante de lésions nasales, sur la nature desquelles on n'est pas fixé.

La cause réelle de l'affection est totalement inconnue. On trouve assez souvent du staphylocoque dans la sécrétion conjonctivale, mais il s'agit d'une infection secondaire.

On faisait autrefois des phlyctènes de la conjonctive et de la cornée un attribut de la scrofule. On s'est demandé si le bacille tuberculeux pouvait être la cause des phlyctènes.

Les recherches entreprises ont montré la fréquence de la tuberculose chez les enfants atteints de phlyctènes, mais ne légitiment pas jusqu'ici l'hypothèse d'une relation directe de cause à effet entre les deux affections.

**Anatomie pathologique.** — Au point de vue anatomique, la « phlyctène » est, suivant la description d'Iwanoff qui l'a étudiée le premier, une accumulation de leucocytes sous l'épithélium conjonctival. Ce n'est donc point une phlyctène au sens anatomique du mot, mais une papule. Au niveau de la cornée, cet amas cellulaire est disposé sous l'épithélium de la cornée qui s'ulcère dans la suite.

*Traitement.* — Le traitement ne doit pas être simplement oculaire ; il doit en même temps porter sur les lésions naso-pharyngées.

On veillera à une propreté absolue de l'enfant et on combattra la phtiriase si elle existe, l'impétigo de la peau (nitrate d'argent) et du cuir chevelu (eau d'Alibour) : on traitera les lésions nasales par des lavages et des applications de pommade mentholée. S'il y a des végétations adénoïdes, il sera utile de les enlever. Le traitement nasal sera poursuivi longtemps.

S'il s'agit de phlyctènes de la conjonctive, quelques lotions boriquées, quelques applications de poudre de calomel à la vapeur suffisent. L'affection guérit d'ailleurs spontanément.

S'il s'agit au contraire de lésions cornéennes, le traitement doit être plus actif. L'instillation d'un collyre faible à l'atropine est la première indication. On emploie le collyre suivant :

| | | |
|---|---|---|
| Atropine (sulfate neutre). . . . | trois centigr. |
| Eau distillée neutre . . . . . | 10 grammes. |

L'atropine n'est pas employée pour prévenir les complications iriennes, qui sont exceptionnelles. Elle a le grand avantage de mettre l'œil au repos et de calmer les douleurs mieux que toute autre médication. On fait une instillation matin et soir.

On fera en outre, une fois par jour, le matin de préférence, une application palpébro-conjonctivale de pommade jaune.

> Oxyde jaune d'hydrargyre fraiche-
> ment précipité et porphyrisé dans
> quelques gouttes d'huile de vase-
> line . . . . . . . . . . . 0,25 à 0,50 centigr.
> Vaseline ou lanoline . . . . . 10 grammes.

On introduit cette pommade entre les paupières à l'aide d'une baguette de verre à extrémités mousses (fig. 162). On fait ensuite à travers la paupière un léger massage pour bien étaler la pommade dans tout le sac conjonctival.

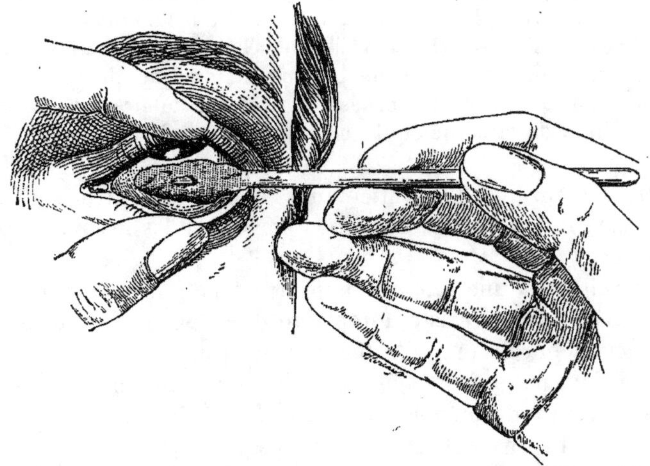

Fig. 162. — Mode d'application de la pommade à l'aide d'une baguette de verre.

Quelques instillations d'un collyre de nitrate d'argent au 100e seront parfois utiles. Enfin, si la phlyctène cornéenne est infiltrée, et si les phénomènes irritatifs ne cèdent pas à ce traitement, on activera souvent la cicatrisation en faisant un chauffage à distance avec le galvanocautère.

## Manifestations oculaires dans la rougeole

Il est de notion courante que la rougeole s'accompagne fréquemment de manifestations oculaires. Mais il y a lieu de distinguer entre la blépharo-conjonctivite morbilleuse proprement dite et les affections secondaires qui peuvent la compliquer.

Cette blépharo-conjonctivite est très fréquente. Elle ne précède jamais les symptômes généraux, mais peut au contraire précéder, accompagner ou suivre l'éruption.

Le malade a une sensation de gêne oculaire, une légère photophobie, ses paupières sont un peu agglutinées au réveil ; la conjonctive bulbaire est faiblement injectée ; le bord des paupières présente une rougeur érythémateuse peu marquée. L'examen de la sécrétion ne décèle aucun microbe spécifique.

L'évolution en est rapide ; en quatre ou cinq jours les symptômes ont disparu.

Au décours de la rougeole, il n'est pas rare d'observer des lésions blépharo-conjonctivales ou cornéennes, appartenant au point de vue clinique, au type de la conjonctivite impétigineuse décrite plus haut. Il peut même se développer des abcès palpébraux ou des infections conjonctivales par le staphylocoque. La rougeole n'agit en ces cas que comme cause prédisposante.

Le traitement préventif consiste dans une toilette des bords palpébraux et de la conjonctive et dans la surveillance des fosses nasales. Si celles-ci s'obstruent dans le cours de la rougeole, on fera des irrigations et des applications de pommade mentholée.

## Manifestations oculaires dans la varicelle

On observe parfois au cours de l'éruption de varicelle, l'apparition d'une irritation oculaire liée à la présence au niveau de la conjonctive bulbaire ou au niveau du limbe d'un ou deux éléments éruptifs qui ne donnent guère lieu à des troubles persistants et ne nécessitent pas d'autre traitement que des lotions chaudes et des instillations d'atropine en cas de photophobie marquée.

## Manifestations oculaires dans la variole

Les lésions conjonctivales et cornéennes peuvent survenir en même temps que l'éruption cutanée : c'est l'ophtalmie variolique primitive; on observe aussi des lésions secondaires aux altérations palpébrales éruptives et qui apparaissent tardivement : elles constituent l'ophtalmie post-variolique.

Dans l'*ophtalmie variolique primitive*, le gonflement des paupières rend difficile l'examen de l'œil. Il peut être nécessaire de se servir des écarteurs. Les lésions sont variables : tantôt c'est une injection diffuse de la conjonctive, tantôt c'est une lésion localisée de la conjonctive ou du limbe. Les vésicules siègent de préférence sur la conjonctive bulbaire. On ne voit presque jamais la vésicule ; elle est ouverte au moment de l'examen et forme une érosion ovalaire recouverte d'un exsudat.

Lorsque la vésicule siège au niveau du limbe, il se produit au point correspondant de la cornée une opalescence grisâtre qui devient bientôt une ulcération.

S'il n'y a pas de complication, la lésion guérit mais très lentement.

Les lésions de l'*ophtalmie post-variolique* ne sont pas dues à l'infection variolique, mais aux infections secondaires. L'ulcération cornéenne s'étend rapidement, se complique d'hypopyon, d'iritis, et aboutit parfois très rapidement à une perforation de la cornée avec toutes ses conséquences.

*Pronostic.* — La variole était autrefois une des grandes causes de cécité. Les lésions oculaires sont moins graves chez les vaccinés ; néanmoins, les éléments éruptifs qui siègent sur la cornée entraînent toujours une opacification partielle.

*Traitement.* — La vaccination est le meilleur préventif. Des lavages fréquents de l'œil avec la solution physiologique de chlorure de sodium à 6 p. 1 000 pourront éviter les infections secondaires, souvent plus graves que l'affection qu'elles compliquent.


## Manifestations conjonctivales au cours de l'érythème polymorphe

Les lésions conjonctivales qui surviennent au cours de l'érythème polymorphe sont comme lui essentiellement variables. Il existe des formes bénignes et des formes malignes.

Les formes bénignes se caractérisent tantôt par une injection diffuse de la conjonctive bulbaire avec légère agglutination des cils, tantôt par des papules rosées qui rappellent le bouton d'épisclérite. Ces papules apparaissent du quatrième au sixième jour après le début de l'éruption cutanée. L'épithélium s'ulcère parfois au sommet de la papule. Ces lésions ne durent que cinq à dix jours.

Dans la forme grave, les lésions conjonctivales sont beaucoup plus marquées et se recouvrent le plus souvent d'une exsudation pseudo-membraneuse adhérente à la muqueuse sous-jacente.

Ces manifestations oculaires sont toujours bénignes et n'atteignent jamais la cornée.

Le diagnostic se fonde sur les lésions cutanées, les phénomènes généraux et leur évolution.

L'affection étant bénigne, le traitement consiste simplement en lotions avec des solutions indifférentes chaudes.

## Pemphigus oculaire

Cette affection, qui coïncide avec une éruption de même nature sur la peau ou la muqueuse buccale, est caractérisée par le développement subit de grosses bulles soulevant l'épithélium conjonctival ou cornéen, laissant à leur suite des cicatrices ou des adhérences et se reproduisant par poussées à des intervalles plus ou moins longs.

*Symptômes.* — Le pemphigus vrai de la conjonctive est toujours une affection chronique évoluant par poussées.

L'éruption bulleuse se voit rarement ; la bulle a presque toujours éclaté quand le malade se présente au clinicien. Quand elle existe, elle apparaît sous la forme d'une saillie jaunâtre, transparente, dépressible, fluctuante. La paroi épithéliale très mince ne tarde pas à se déchirer ; alors on voit à sa place une ulcération irrégulière, généralement recouverte d'un exsudat blanchâtre pseudo-membraneux et dont les bords présentent des lambeaux épithéliaux. L'ulcération guérit progressivement et laisse une cicatrice blanche, plus ou moins étoilée, qui se rétrécit en tirant sur la muqueuse voisine.

De nouvelles bulles se reproduisent ainsi successivement jusqu'à ce que la totalité de la conjonctive soit entièrement transformée en tissu cicatriciel ; l'étendue du sac conjonctival diminue considérablement et sa surface paraît sèche : c'est à cet aspect de la conjonctive que l'on donne le nom de xérosis cicatriciel ; les adhérences résultant de la soudure de la conjonctive tarsienne et bulbaire jointes à la rétraction cicatricielle entraînent un renversement des bords palpébraux vers la cornée et une limitation très accusée dans l'excursion des globes.

L'éruption se développe souvent sur la cornée qui s'opacifie au point atteint. Comme sur la conjonctive, de nouvelles bulles se produisent aboutissant finalement à l'opacification cicatricielle totale des deux cornées.

L'état général des malades est atteint d'une façon assez précoce. Ils s'affaiblissent et meurent d'une infection développée sur les plaies cutanées. Le pronostic de cette affection est donc extrêmement grave.

***Diagnostic.*** — Lorsque la bulle existe, le diagnostic est facile. Lorsqu'elle manque, et c'est la règle du moins au premier examen, on ne peut s'assurer de la nature de l'éruption que par l'examen répété de la peau et de la muqueuse buccale.

***Étiologie.*** — C'est une manifestation oculaire de l'affection cutanée décrite sous le nom de pemphigus chronique vrai. Sa nature est absolument inconnue.

***Traitement.*** — Le traitement aussi bien général que local ne donne aucun résultat. Il faut surtout s'attacher, par des lotions aseptiques, à empêcher les infections secondaires.

On peut quelquefois par des autoplasties marginales combattre le renversement des cils vers la cornée et empêcher des lésions traumatiques secondaires.

## Conjonctivite printanière

Cette conjonctivite se caractérise par la présence sur la conjonctive bulbaire ou tarsienne de lésions hypertrophiques qui s'atténuent ou disparaissent pendant la saison froide pour reparaître ou s'exagérer au printemps ou en été.

***Symptômes.*** — L'affection débute dans l'enfance ou dans l'adolescence. L'enfant ne se plaint que de picotements, de démangeaisons, d'une sensation légère de gêne oculaire. Le larmoiement et la photophobie sont généralement peu intenses. Les paupières ne sont pas toujours collées le matin.

Suivant la localisation des lésions conjonctivales on décrit à la conjonctive printanière deux formes principales : la *forme lim-bique* la plus anciennement connue, la *forme tarsienne* que l'on pourrait méconnaître si l'on ne prenait soin de retourner la pan-pière supérieure. Assez souvent les lésions sont à la fois péricor-néennes et tarsiennes mais, quelle que soit leur localisation prédo-minante, ces modifications objectives sont caractéristiques. Elles atteignent toujours les deux yeux.

Au niveau du *limbe*, les altérations consistent en un épaississe-ment gélatiniforme qui fait un bourrelet entourant la cornée et empiétant légèrement sur elle. La teinte est gris bleuâtre et tranche sur la couleur rouge de la conjonctive voisine. La consis-tance est ferme et s'apprécie facilement quand on saisit le bour-relet péricornéen entre les mors d'une pince.

Les lésions de la *conjonctive tarsienne* se localisent presque exclusivement à la conjonctive tarsienne supérieure. Tantôt la conjonctive est simplement épaissie et présente une teinte laiteuse opaline : cet état accompagne le plus souvent les lésions du limbe cornéen ; tantôt il se développe des lésions hypertrophiques qui ont un cachet tout spécial : ce sont des papilles plates, serrées les unes contre les autres, formant un véritable pavage ; l'aspect en est absolument caractéristique.

Les poussées se répètent tous les ans. Presque toujours, après un nombre variable d'années, l'affection guérit sans laisser de traces.

Le pronostic en est donc bénin.

**Diagnostic.** — Le diagnostic est facile lorsque les lésions sont nettement développées. Il peut être hésitant lors d'une première poussée, si l'on ne constate qu'une vascularisation diffuse et du prurit. On ne confondra pas une conjonctivite printanière à locali-sation tarsienne avec les granulations du trachome.

L'examen cytologique de la sécrétion conjonctivale peut rendre des services très grands dans les cas embarrassants. Il a été établi que les leucocytes éosinophiles existaient en très grand nombre dans la muqueuse altérée et passaient dans la sécrétion. Cette proportion élevée d'éosinophiles dans l'exsudat conjonctival ne s'observe dans aucune autre affection, si ce n'est dans certaines conjonctives artificiellement provoquées (voir conjonctivite à ipéca).

**Étiologie. Pathogénie.** — La nature de cette infection est inconnue. On sait qu'elle présente ses poussées au printemps et en été, mais les recherches anatomiques n'ont donné au point de vue de la pathogénie aucun résultat.

On a voulu trouver une relation entre la conjonctivite printanière et les effets de la lumière solaire. Jusqu'ici la thérapeutique basée sur cette hypothèse, consistant dans l'occlusion des yeux ou le port de verres protecteurs, n'en a pas justifié le bien-fondé.

**Anatomie pathologique.** — L'examen microscopique a montré que ces lésions étaient non pas des lésions inflammatoires banales, mais de véritables lésions hypertrophiques du tissu sous-épithélial.

*Traitement.* — Aucun traitement ne provoque la guérison du processus.

Les collyres au protargol, à l'acide acétique, les cautérisations, l'excision n'ont donné aucun résultat nettement satisfaisant.

On a conseillé les pommades à l'ichtyol ou au précipité jaune et le massage léger des paupières avec ces pommades.

Les applications froides, l'adrénaline associée ou non à la novocaïne atténuent mieux que toutes autres médications les sensations pénibles pendant les mois de chaleur.

# Dégénérescence hyaline et amyloïde de la conjonctive

Cette affection, extrêmement rare, et de nature inconnue, a été surtout décrite chez les granuleux, mais elle paraît indépendante du processus trachomateux et peut s'observer chez des sujets qui n'ont aucun passé oculaire.

Son début est lent et progressif et le premier symptôme est l'existence d'une hypertrophie et, par suite, d'un abaissement de la paupière. La paupière retournée, on voit la conjonctive pâle, blanchâtre, présentant un aspect cireux ou lardacé demi-transparent surtout dans sa partie tarsienne et au niveau du cul-de-sac supérieur.

Il se produit parfois au cours de l'évolution des hémorragies palpébrales profondes spontanées.

L'évolution dure des années; les lésions ne se réparent jamais spontanément.

Le pronostic en est bénin au point de vue de la vision. Les troubles qu'elle occasionne sont surtout des troubles dans la motilité de la paupière et la gêne due à la pression des lésions hypertrophiques.

Le traitement est purement chirurgical. Il nécessite une excision totale de la muqueuse dégénérée.

## Ptérygion

Le ptérygion est une affection particulière de la conjonctive et de la cornée caractérisée par la présence d'une membrane opaque, vasculaire, de forme triangulaire, dont le sommet empiète sur la cornée et se dirige vers le centre. Le faux ptérygion est une lésion cicatricielle d'origine traumatique.

**Symptômes.** — Généralement bilatéral, le ptérygion siège dans chacun des yeux à l'extrémité interne du diamètre horizontal de la cornée. Sa base se continue avec la conjonctive, son sommet ou tête s'avance vers le centre de la cornée, ses bords supérieurs et inférieurs sont séparés de la conjonctive sous-jacente par une fente, mais dans aucun cas la face postérieure du ptérygion n'est libre dans toute son étendue. Cette membrane est plissée, plus ou moins vasculaire. Son évolution est progressive mais très lente. Elle cesse généralement lorsque la tête a atteint le centre de la cornée. La marche du ptérygion peut d'ailleurs s'arrêter définitivement avant qu'il ait atteint le champ pupillaire.

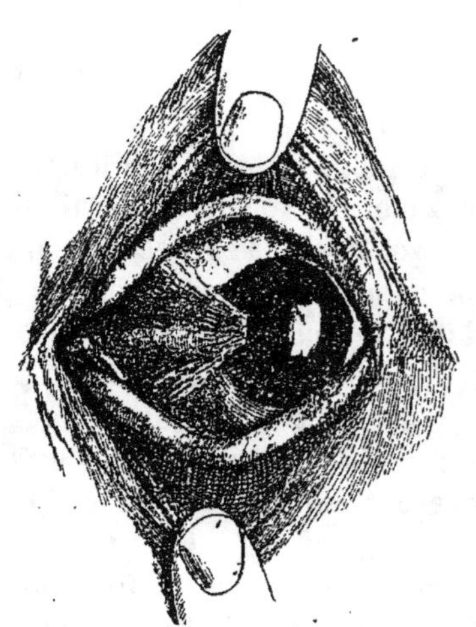

Fig. 163. — Ptérygion.

Cette affection ne s'accompagne d'aucun symptôme subjectif.

**Pronostic.** — Cet empiétement progressif du ptérygion sur la cornée en rend le pronostic sérieux, mais il faut bien savoir que les cas d'arrêt spontanés ou opératoires sont plus fréquents qu'on ne le dit.

**Étiologie.** — Le ptérygion existe surtout chez l'homme et chez l'adulte. Sa nature est totalement inconnue.

**Traitement.** — Le traitement est purement chirurgical.

On saisit le ptérygion avec une pince et l'on transfixe la surface d'insertion avec un couteau de de Græfe, le tranchant dirigé vers la cornée. On le pousse tangentiellement au globe, de façon à détacher les lames superficielles de la cornée sur lesquelles se fait l'insertion de la tête du ptérygion. On dépasse légèrement la limite du ptérygion. La base est réséquée avec les ciseaux, puis on réunit les lèvres de la plaie par un ou deux points de suture.

Si la surface à combler est assez étendue, on détachera la conjonctive de ses adhérences cornéennes voisines, de façon à pouvoir rapprocher les deux lèvres sans exercer une traction trop forte.

On a préconisé aussi l'ablation de la tête du ptérygion avec les couches superficielles de la cornée suivie de greffe de la cornée.

## Pinguécula

La pinguécula est une lésion bénigne de la conjonctive bulbaire, siégeant au voisinage du limbe, un peu au-dessous du diamètre horizontal de la cornée et formant une tache légèrement surélevée de coloration blanc jaunâtre. Elle est comprise dans l'épaisseur de la conjonctive et se déplace avec elle. Elle peut persister longtemps sans modification.

Cette affection paraît surtout après 40 ans. Certains auteurs lui donnent comme origine l'irritation persistante de la muqueuse par des causes extérieures. En réalité, on n'en connaît pas la nature.

Au point de vue anatomique, la pinguécula se caractérise, pour Fuchs, par une dégénérescence hyaline du tissu fibreux.

La pinguécula n'occasionne aucun trouble fonctionnel et ne réclame pas de traitement. Chez les névropathes qui s'inquiètent de la présence de cette tache, il est indiqué d'en faire l'excision.

## Xérosis de la conjonctive

Le xérosis de la conjonctive ou xérophtalmie est un symptôme caractérisé par la sécheresse de la conjonctive et qui dépend soit de lésions oculaires cicatricielles profondes (xérosis parenchymateux), soit de modifications de l'état général (xérosis épithélial). Le xérosis épithélial est le véritable xérosis de la conjonctive.

**Symptômes.** — La conjonctive est surtout atteinte dans l'aire qui répond à la face palpébrale. Elle n'a plus son aspect brillant et humide. Légèrement épaissie à ce niveau, elle est mate opaque et recouverte par une mousse blanchâtre extrêmement ténue.

Les troubles subjectifs sont nuls ou très peu marqués. Le xérosis conjonctival coïncide parfois avec une forme légère et transitoire d'héméralopie ; dans d'autres cas, chez des malades atteints d'affection hépatique, le xérosis existe en même temps qu'une héméralopie permanente.

Cette association est décrite sous le nom de « *Syndrome de Bitot* ». Bitot l'avait observée dans des orphelinats et l'attribuait à une nutrition défectueuse.

**Anatomie pathologique.** — L'affection se caractérise au point de vue anatomique par une dégénérescence graisseuse de l'épithélium.

L'examen microscopique de la mousse blanche qui recouvre la conjonctive xérotique montre en outre l'existence de bacilles massués ou bacilles du xérosis (fig. 124). Ce bacille, que Kuschbert et Neisser considéraient comme la cause du xérosis, est dénué de toute action pathogène et s'observe à l'état normal sur la conjonctive.

**Traitement.** — Le traitement consistera dans des lotions fréquentes de la conjonctive, des douches de vapeur, etc.


## V. — LÉSIONS DE LA CONJONCTIVE PRODUITES PAR CERTAINES SUBSTANCES CHIMIQUES ET PAR LES AGENTS PHYSIQUES

Certaines substances chimiques, les quinones, les couleurs d'aniline artificielles, les vapeurs de nitronaphtaline, les sels de chrome, le venin des serpents, le calomel, le plomb, la chrysarobine, la cantharide, enfin l'atropine et l'ésérine et certains agents physiques (étincelles électriques, radium, rayons X et ultra-violets) peuvent produire des lésions conjonctivales. Ces lésions sont rares. Je n'envisagerai que les lésions produites par les gaz toxiques, le jéquirity, l'ipéca et le podophylin, les rayons X et le radium, les rayons ultra-violets.

*Lésions oculaires produites par les gaz toxiques* (lacrymogènes et vésicants). Au cours de la guerre de 1914-1918, l'ennemi a pris l'initiative de l'emploi de gaz et de liquides toxiques qui suivant leur prédominance d'action sur l'œil ont été divisés en gaz lacrymogènes et gaz vésicants. Au premier groupe des *lacrymogènes* appartiennent le bromure de benzyle, la chlorétone, etc. L'action immédiate de ces gaz se traduit par une sensation de cuisson et par un larmoiement très gênant. L'examen immédiat de la cornée après instillation de fluorescéine fait reconnaître une légère desquamation épithéliale que caractérise la coloration verte de la surface desquamée. C'est à cette lésion cornéenne que sont liés les symptômes subjectifs. Ceux-ci sont de courte durée et la réparation complète n'exige guère plus de 4 à 8 jours. Quant au deuxième groupe, celui des *vésicants* (arsine, ypérite) leur effet irritant sur la muqueuse oculaire est moins immédiat. Ce n'est qu'après quelques heures qu'il se développe pour acquérir une intensité et durée beaucoup grandes. L'hyperémie conjonctivale, le larmoiement, la douleur sont plus intenses. Les lésions cornéennes peuvent être plus graves et aboutir même dans quelques cas exceptionnels à des leucomes cicatriciels. La photophobie peut durer de 3 à 4 semaines. La guérison complète est la règle.

Le traitement préventif a consisté dans l'emploi d'un masque. L'instillation de cocaïne soulage immédiatement et permet de pratiquer un lavage avec une solution faiblement alcaline (borate de soude, bicarbonate de soude).

## Lésions oculaires produites par le jéquirity

Pour combattre la conjonctive granuleuse, de Wecker préconisait l'application au pinceau d'une macération de graines concassées sur la conjonctive. Rœmer a eu recours à des solutions titrées d'abrine, c'est-à-dire de la substance active retirée des graines de jéquirity. Pratiquement on peut essayer une solution d'abrine à 1 p. 100 ou une macération de 2 à 3 grammes de poudre dans 100 grammes d'eau distillée L'instillation des solutions d'abrine a l'inconvénient de faciliter la pénétration du jéquirity dans les voies lacrymales dont il produit l'inflammation. Il faut tâter la susceptibilité conjonctivale qui varie beaucoup avec chaque individu.

18 à 24 heures après l'application, la muqueuse s'injecte et devient le siège d'une sécrétion purulente abondante analogue à

celle que produirait une conjonctivite blennorragique de moyenne intensité. La réaction atteint presque d'emblée son maximum, puis les symptômes s'atténuent et disparaissent après quelques jours.

## Lésions oculaires produites par l'ipéca, le podophyllin (Conjonctivites provoquées)

Les oculistes ont observé au cours de la guerre une inflammation conjonctivale d'aspect assez particulier, le plus souvent unilatérale, caractérisée par une teinte jambonnée prédominant au cul-de-sac inférieur et ne s'accompagnant que d'une sécrétion modérée. L'examen de la sécrétion ne décèle aucun des microorganismes habituels mais par contre la présence de nombreux éosinophiles (Bollack). il a été démontré que cette inflammation était provoquée par l'introduction entre les paupières de poudre d'ipéca, de grains de Vals (podophyllin), etc.

Les solutions d'émétine dont l'usage thérapeutique s'est répandu ont donné lieu, à la suite de projection accidentelle dans l'œil, à des réactions analogues, à début douloureux.

## Lésions oculaires produites par les rayons X, le radium et les rayons ultra-violets

Ces lésions s'observent après des séances trop prolongées de radiothérapie. Comme toutes les lésions produites par les rayons de Rœntgen, leur apparition ne suit pas immédiatement l'application radiothérapique. La période d'incubation est de quatorze jours environ.

Ces lésions peuvent atteindre la conjonctive et la cornée.

La conjonctive est peu intéressée et ne présente que de l'injection et une légère sécrétion. La cornée, au contraire, est plus gravement atteinte et l'on voit souvent un trouble diffus et profond persister longtemps.

Il faut donc protéger l'œil par des plaques métalliques imperméables aux rayons X et ne pas faire de séances trop rapprochées pour éviter des effets d'accumulation ; on se servira de coques de plomb.

Sous le nom d'*ophtalmie des neiges* et d'*ophtalmie électrique* on décrit deux types d'inflammations conjonctivales produits par l'action des rayons ultra-violets, dans le premier cas après une marche sur la neige sans lunettes préservatrices convenables surtout à la montagne : dans le second cas lorsque l'œil a été exposé à une lumière d'arc électrique riche en rayons ultra-violets ou à un court-circuit entre des conducteurs de haut voltage.

La peau des paupières et de la face présente généralement en même temps les caractères de l'érythème solaire. Ce n'est que plusieurs heures (6 à 10 heures) après l'action des radiations que la conjonctive s'injecte, qu'une sécrétion légère se produit s'accompagnant d'un sentiment d'ardeur et de corps étranger.

Les artistes de cinéma sont particulièrement exposés aux accidents, d'ailleurs transitoires, causés par l'emploi des éclairages électriques intensifs. L'apparition brusque et au cours de la nuit des accidents oculaires leur occasionnent parfois de vives préoccupations.

Des applications fraîches et des instillations d'un collyre de novocaïne au centième feront disparaître la gêne en quelques heures ou deux jours au plus. L'affection peut d'ailleurs récidiver sous l'influence des mêmes causes.

## VI. — NÉOFORMATIONS DE LA CONJONCTIVE

Nous ne reviendrons pas ici sur les tumeurs congénitales de la conjonctive : le dermo-épithéliome, l'angiome, le lipome, etc. Nous ne décrirons que les concrétions, les polypes, les kystes, l'épithélioma et le sarcome.

### Concrétions de la conjonctive

On observe fréquemment sur la conjonctive tarsienne et en particulier au voisinage du bord libre de petits grains jaunâtres affleurant la surface de la muqueuse ou faisant saillie et, dans ces cas là, provoquant une sensation de corps étranger avec quelques phénomènes irritatifs. Bien que décrites sous le nom de lithiase conjonctivale, ces concrétions assez dures sont constituées par une masse hyaline dont l'origine nous échappe. Après instillation de cocaïne, on les enlèvera avec la pointe d'un couteau à cataracte.

## Polypes fibreux de la conjonctive

On rencontre quelquefois sur la conjonctive de petites tumeurs pédiculées s'insérant au niveau des culs-de-sac ou de la caroncule et formant une masse rouge à surface lisse. Il ne faudra pas se contenter du diagnostic de polype, car il a été démontré que la tuberculose conjonctivale pouvait parfois revêtir cette apparence clinique de végétation unique. Elle s'accompagne alors d'une adénopathie correspondante (voir p. 199). D'autres fois le polype a eu pour cause la présence d'un corps étranger.

Le polype fibreux a la structure fibro-conjonctive avec revêtement épithélial des polypes des fosses nasales parfois très vasculaires. Il suffit de l'exciser d'un coup de ciseaux.

## Papillomes de la conjonctive

C'est au niveau de la caroncule et sur la conjonctive de l'angle interne que l'on constate parfois la présence de petites saillies à surface mamelonnée ou papillaire et de coloration rosée. L'examen histologique montre une structure comparable à celle des verrues, c'est-à-dire un revêtement épithélial hypertrophié qui ne pénètre nulle part dans le derme.

Il est exceptionnel de voir le papillome prendre un grand développement et envahir toute ou partie de la surface conjonctivale. Bien que l'examen anatomique indique une certaine analogie de structure avec la verrue, il s'agit probablement d'une néoplasie différente.

On ne confondra pas le papillome vrai avec ces *bourgeons inflammatoires* qui peuvent occuper la surface de section de la conjonctive après énucléation par exemple. On leur appliquera d'ailleurs le même traitement : l'excision avec les ciseaux, suivie de la cautérisation superficielle du pédicule avec le crayon de nitrate d'argent ou le galvanocautère.

## Kystes de la conjonctive

Il n'est pas rare de voir se développer des kystes dans l'épaisseur de la conjonctive ou dans le tissu sous-conjonctival. Ils se reconnaissent à une saillie de coloration grisâtre ou jaunâtre et à leur translucidité relative. Leur volume, toujours très circonscrit, ne permet pas de rechercher la fluctuation.

Ces formations kystiques peuvent correspondre à des affections très différentes, et il importe d'établir des divisions.

Le *cysticerque sous-conjonctival* est une rareté. Il siège dans le cul-de-sac inférieur ou dans l'angle interne. C'est en général une petite « tumeur kystique rose pâle, presque diaphane au centre, où l'on reconnaîtra dans la majorité des cas un disque blanchâtre ou jaunâtre circonscrit, se déplaçant latéralement dans une certaine étendue, mais adhérent à la sclérotique par le centre de sa face postérieure » (Sichel). Des symptômes inflammatoires apparaissent si le kyste suppure, ce qui n'est pas très rare.

Les *kystes glandulaires* sont ceux qui se développent au niveau des glandes lacrymales accessoires de la conjonctive ou au niveau des glandes de Henle. Les kystes qui ont pour origine les glandes de Krause, sont en général uniques, et siègent de préférence dans le cul-de-sac supérieur. Ceux qui se développent aux dépens des glandes de Henle sont fréquemment multiples et siègent plus spécialement au niveau de la conjonctive tarsienne et du cul-de-sac inférieur. Ils sont toujours de petites dimensions et n'atteignent qu'exceptionnellement le volume d'un grain de mil. Il est rare que ces derniers entraînent une gêne quelconque, alors que les premiers peuvent provoquer un peu d'irritation oculaire. On en pratique l'excision aux ciseaux après anesthésie cocaïnique par instillation.

Les *kystes lymphatiques* siègent de préférence sur la conjonctive bulbaire. Ce sont de petites saillies absolument transparentes et donnant l'impression d'une goutte de mucus déposée sur la conjonctive. On observe parfois, sur une certaine étendue de la conjonctive, un boyau allongé de même apparence et que l'on considère comme un lymphatique obstrué et dilaté. Un coup de ciseaux ou une cautérisation avec la pointe du galvano-cautère feront disparaître ces petites lésions qui causent toujours plus d'inquiétude que de gêne.

## Épithélioma de la conjonctive

C'est la tumeur maligne la moins rare de la conjonctive. Quand elle est primitive elle siège le plus souvent alors au niveau du limbe ; l'épithélioma secondaire de la conjonctive tarsienne résulte parfois de l'extension d'un épithélioma primitif de la face cutanée des paupières. Dans ce cas le diagnostic ne présente aucune difficulté.

C'est l'apparition d'une saillie d'aspect charnu et de teinte rosée siégeant sur le segment antérieur du globe qui attire l'attention du malade. Cette saillie sessile s'étend lentement en surface, en n'entraînant que de légers symptômes d'irritation conjonctivale. Il s'écoule souvent plusieurs années avant que le malade se décide à demander conseil et, à ce stade de développement, le diagnostic n'offre pas de difficultés. Il n'est pas rare de voir une ulcération plus ou moins étendue se produire sur la tumeur. Le tissu néoplasique a peu de tendance à pénétrer le globe oculaire et à envahir les membranes profondes de l'œil. Il n'y a néanmoins pas lieu de considérer ce fait comme un caractère absolu. Par contre, l'envahissement de la surface cornéenne est fréquent.

En cas de doute, l'examen histologique d'un fragment de la tumeur sera toujours indiqué. Les caractères anatomiques de la tumeur ne diffèrent pas de ceux des épithéliomas en général.

L'épithélioma de la conjonctive s'observe surtout chez les vieillards. On a vu néanmoins des adultes de vingt-cinq à quarante ans en être atteints.

Le pronostic doit être très réservé. Il s'écoule souvent plusieurs années avant que la vision soit compromise, mais la récidive et l'envahissement orbitaire ou palpébral s'observent habituellement même après ablation large de l'épithélioma conjonctival.

Le traitement radical consiste dans l'énucléation du globe et la résection de la conjonctive bulbaire très au delà des limites du néoplasme. En raison de la lenteur de l'évolution et de l'âge des malades on pourra se contenter parfois d'une excision limitée de la région correspondant à l'épithélioma.

## Sarcome de la conjonctive

Le sarcome de la conjonctive est très rare. Le plus souvent, il s'agit d'un sarcome mélanique de siège sous-conjonctival formant une saillie noir-bleuâtre. Chez un certain nombre de malades, il coexistait avec un sarcome mélanique intraoculaire ; le noyau secondaire conjonctival résultait de la propagation transclérale le long d'une veine ou de l'inoculation à la suite d'une ponction exploratrice du globe : dans ces derniers cas, il s'est écoulé une période variable, de un à sept ans, entre la ponction et le développement de la tumeur d'inoculation.

Les sarcomes primitifs siègent habituellement au niveau du limbe. Ils ont une tendance à envahir la cornée et la sclérotique et à pénétrer dans la cavité oculaire. Ils sont constitués par des cellules fusiformes à disposition fasciculée et contenant du pigment. Le développement du sarcome est un peu plus rapide que celui de l'épithélioma.

Ce sarcome mélanique peut donner lieu à des noyaux secondaires locaux ou à distance.

Ici, l'opération radicale s'impose absolument et aussitôt le diagnostic posé ; on aura recours à l'énucléation du globe avec résection large de la conjonctive.


## Maladies de la caroncule et du pli semilunaire


Les affections de la caroncule et du pli semilunaire sont rares et de peu d'intérêt pratique. On observe quelquefois des lésions inflammatoires caractérisées par la vascularisation et l'hypertrophie de la caroncule et entraînant, en dehors d'un peu de gêne, un larmoiement plus ou moins accusé. C'est ce que l'on désignait autrefois sous le nom d'*encanthis inflammatoire*. Ces lésions sont encore peu connues au point de vue étiologique.

On peut voir un *chancre syphilitique*, des *syphilides secondaires*, des *lésions sporotrichosiques* se localiser au niveau du pli semilunaire et de la caroncule. La présence d'une adénopathie préauriculaire ou sous-maxillaire donnera l'éveil.

La cautérisation au nitrate d'argent ou l'excision de la caroncule d'un coup de ciseaux constitueront les meilleurs moyens d'action sur les lésions inflammatoires qui ne relèvent pas de ces infections chroniques.

Les tumeurs (polypes ou épithéliomas) à point de départ caronculaire constituent des raretés.

## Sémeiologie de l'adénopathie préauriculaire dans les affections oculaires

La constatation d'une adénite préauriculaire a une grosse importance sémiologique dans les affections de la conjonctive, des paupières et des voies lacrymales et, au cours de l'examen, l'observateur ne doit pas négliger d'explorer le ganglion situé au devant du tragus dont l'hypertrophie plus ou moins accentuée est facile à percevoir. C'est en effet, de tous les ganglions du groupe parotidien, le seul qui soit accessible et il reçoit presque uniquement les lymphatiques de la moitié externe de la conjonctive et des paupières, ceux de la partie interne se rendant aux ganglions sous-maxillaires, plus malaisément explorables et d'une valeur sémiologique moins grande, puisqu'ils reçoivent aussi les lymphatiques des gencives, des lèvres, etc.

Le ganglion préauriculaire peut être augmenté de volume d'une manière variable, lorsqu'il a les dimensions d'un grain d'orge, d'une graine de ricin, d'un grain de café, on a affaire à des adénites petites d'après la classification de Poulard qui réserve le nom d'adénites grosses aux cas où le ganglion est plus hypertrophié,

Au point de vue sémiologique on peut distinguer 3 cas :

*Pas d'adénite.* — Conjonctivites diplobacillaires, pseudo-membraneuses d'origine médicamenteuse, — conjonctivite granuleuse cicatricielle, — tuberculose lupique de la conjonctive ou du sac lacrymal.

*Adénites petites* : elles se rencontrent dans les infections à B. de Weeks, à pneumocoques, staphylocoques, gonocoques, dans la conjonctivite phlycténulaire, la conjonctivite granuleuse en évolution, la conjonctivite lacrymale à streptocoque et la péricystite phlegmoneuse, les accidents syphilitiques secondaires ou tertiaires, — l'orgelet, l'abcès de la paupière à staphylocoque.

*Adénites grosses* : elles se rencontrent dans l'infection syphilitique primaire et l'infection tuberculeuse de la conjonctive, des voies lacrymales, des paupières, dans la conjonctivite infectieuse d'origine animale (Parinaud), la conjonctivite granuleuse à phénomènes réactionnels aigus, les infections streptococciques de la conjonctive, des voies lacrymales, les abcès des paupières.

# CHAPITRE VI

## MALADIES DE LA CORNÉE

### Séméiologie générale.

La cornée est une membrane transparente, de courbure régulière et dont la surface extrêmement lisse et brillante réfléchit les objets à la façon d'un miroir convexe. C'est à la régularité et

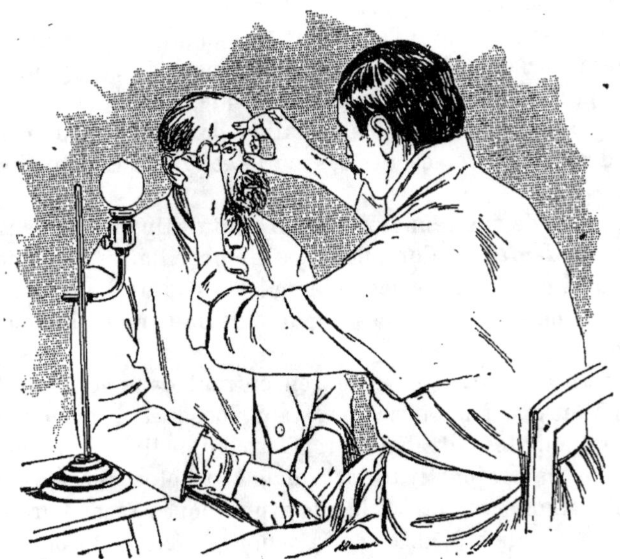

Fig. 164. — Examen de la cornée à l'aide de l'éclairage oblique et de la loupe.

à la continuité de son épithélium qu'elle doit le poli de sa surface. Toute lésion de cet épithélium se traduira par un dépoli et une déformation de l'image réfléchie. On parlera d'*érosion de la cor-*

*née* si la perte de substance ne porte que sur la couche épithéliale. Le terme d'*ulcération* indiquera que la perte de substance porte aussi sur les lames cornéennes. D'autre part, la disposition régulière des lames cornéennes assure la transparence parfaite. Toute infiltration cellulaire ou séreuse, toute modification cicatricielle, en changeant cette disposition, provoqueront des altéra-

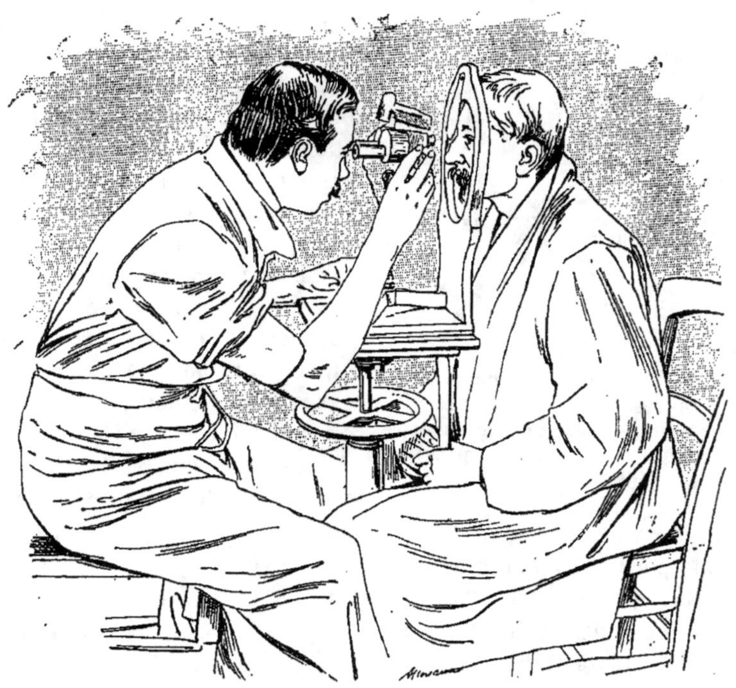

Fig. 165. — Examen de la cornée avec la loupe binoculaire.
Modèle de Czapski.

tions de la transparence et des opacités plus ou moins profondes dont on se rendra compte à l'aide du miroir plan et qui pourront être localisées à l'aide de l'éclairage oblique. On ne confondra pas l'opacité par *infiltration* avec l'opacité *cicatricielle*.

L'étude des reflets cornéens par inspection directe et par l'examen de l'image réfléchie d'une surface lumineuse régulière permettra de s'assurer de l'intégrité ou de l'altération de l'épithélium, ce qui importe toujours pour la différenciation de l'origine exogène ou endogène des inflammations cornéennes. Les inflammations d'origine extérieure s'accompagnent toujours de lésions épithéliales. Pour reconnaître facilement la perte de substance épithéliale, on peut recourir à l'instillation d'une goutte de solution aqueuse saturée de fluorescéine. Cette solution a une couleur orangée et une fluorescence verte. Déposée sur une cornée normale, elle s'écoule dans le sac conjonctival sans teinter la cornée. Existe-t-il une solution de continuité épithéliale, on verra à son niveau une tache verte apparaître aussitôt.

Pour la localisation des opacités cornéennes, on aura recours en outre à l'éclairage oblique avec examen à la loupe monoculaire où binoculaire (fig. 165).

La loupe de Beebe (fig. 167) nous rend de grands services car

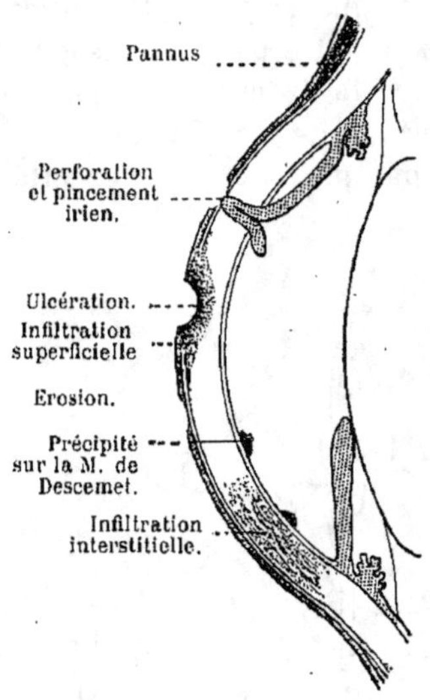



Fig. 166. — Figure schématique représentant le siège des différentes lésions : ulcères, érosions, infiltrations, précipités, etc.

avec un grossissement limité elle permet d'embrasser une assez grande étendue tout en laissant la liberté des mouvements et des mains.

La loupe de Czapsky (fig. 165) permet d'obtenir un grossissement beaucoup plus fort et peut avoir, dans quelques cas particuliers, son utilité.

La cornée doit sa sensibilité aux filets nerveux provenant du plexus ciliaire et du trijumeau. L'irritation des nerfs cornéens résultant d'une lésion épithéliale trau-

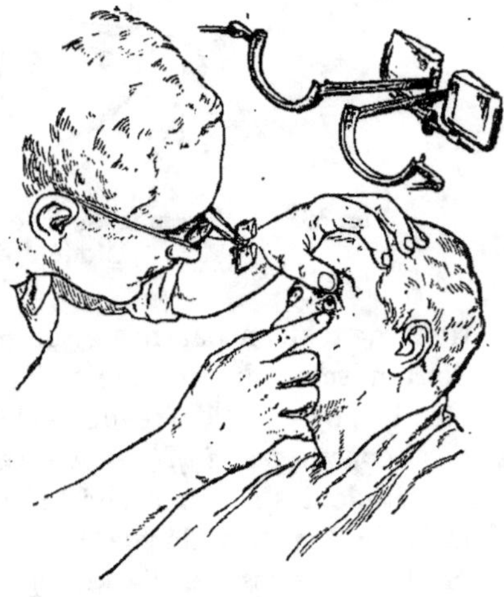

Fig. 167.— Loupe binoculaire de Beebe.

matique ou d'une infection superficielle aura pour conséquence réflexe des symptômes dits d'irritation oculaire : douleur oculaire ou périoculaire, photophobie, larmoiement et vaso-dilatation de la conjonctive et de l'épisclère.

Le contact de la cornée avec un corps quelconque provoque un mouvement de clignement. Ce réflexe cornéen, qu'il faut rechercher dans un examen systématique, est supprimé en cas d'anesthésie de la cornée.

C'est par l'analyse de ces différents symptômes, par la distribution des lésions, par leur évolution aiguë ou chronique, que l'on parvient à différencier les maladies et les symptômes cornéens.


## I. — AFFECTIONS CONGÉNITALES DE LA CORNÉE


Les affections congénitales de la cornée sont rares, exception faite des anomalies de courbure (astigmatisme). On observe un arrêt de développement de la cornée ou *microcornée* dans les cas de microphtalmie ; dans d'autres cas, au contraire, la cornée présente un développement exagéré : c'est la *mégalocornée* dont nous nous occuperons à propos du glaucome infantile.

La *kératite interstitielle* peut exister à la naissance, mais ses caractères ne diffèrent pas alors de ceux qu'elle revêt lorsque son début est plus tardif. La cornée est opaque, sans lésion épithéliale : cette opacité peut être confondue avec celle que provoque le glaucome infantile.

Le limbe cornéen est parfois le siège de petites saillies arrondies, lisses, du volume d'une lentille ou d'une amande, de couleur gris rosée, de consistance ferme et parfois recouverte de quelques poils. On leur donne le nom de *dermoïdes*. Ils peuvent coïncider avec des colobomes palpébraux et siègent alors dans le point correspondant à l'encoche. Ils ont la structure de la peau et renferment quelques glandes. Ils restent habituellement stationnaires.

Lorsqu'ils sont gênants, il suffit, après anesthésie cocaïnique, d'en faire l'abrasion avec un couteau de de Græfe.

## II. — AFFECTIONS TRAUMATIQUES DE LA CORNÉE

En dehors des lésions succédant immédiatement à un traumatisme (érosions, plaies, corps étrangers), nous aurons à envisager certains troubles dans l'étiologie desquels le traumatisme paraît jouer le rôle principal (kératite névralgique intermittente).

### Érosion de la cornée

L'érosion de la cornée consiste dans une solution de continuité ne portant que sur le revêtement épithélial. Elle succède à un coup d'ongle, à une contusion par un feuillet de papier, par une branche : à la présence d'un corps étranger sous la paupière ; au frottement d'un cil dévié, etc.

Elle se traduit par des troubles très accusés d'irritation oculaire : photophobie, larmoiement. Il y a un peu d'injection conjonctivale et des douleurs parfois très violentes.

La fluorescéine met nettement en évidence la solution de continuité qui peut être complètement réparée en vingt-quatre ou quarante-huit heures. Il ne faut pas perdre de vue cependant que, chez un sujet dont les voies lacrymales sont obstruées, cette petite lésion peut devenir le point de départ d'une infection cornéenne.

On fera des instillations d'un collyre de novocaïne au 100e pour calmer les douleurs, une toilette aseptique du sac conjonctival, puis un pansement occlusif et on prescrira le repos visuel ; s'il existe une affection lacrymale, on en instituera le traitement sans retard (cathétérisme, injections).

### Plaies de la cornée

Les plaies cornéennes produites par un instrument acéré ou coupant se coaptent très rapidement et ne donnent souvent lieu qu'à une opacité si légère que l'éclairage oblique ou la loupe binoculaire seuls en révèlent la présence dans le tissu cornéen. Il est important de les rechercher attentivement, surtout si l'on soupçonne un corps étranger intra-oculaire.

Autant les plaies linéaires ont une évolution rapide vers la cicatrisation, autant les plaies contuses ou irrégulières sont lentes à se réparer ; elles entraînent toujours des opacités cicatricielles définitives.

On dit que la plaie est pénétrante, lorsqu'elle intéresse toute l'épaisseur de la cornée. Lorsqu'elle est située en dehors de la zone centrale de la cornée, la plaie pénétrante s'accompagne le plus souvent d'un pincement de l'iris (fig. 166) ou même d'une hernie de l'iris à travers la solution de continuité. Nous en reparlerons à propos des affections traumatiques de l'iris.

Quel que soit le caractère de la plaie, c'est avant tout aux complications infectieuses possibles qu'elle empruntera son caractère de gravité. Ces complications se traduisent : par l'apparition de phénomènes douloureux périorbitaires, postérieurs à ceux qui ont suivi le traumatisme ; par l'infiltration des lèvres de la plaie et par des symptômes d'irritation oculaire très violents. Ces complications peuvent le plus souvent être enrayées par un traitement approprié.

*Traitement.* — Lorsque la plaie n'est pas infectée, on se contentera de faire une toilette aseptique des paupières puis de la conjonctive, et après avoir instillé une goutte de cocaïne stérile au 100e et une goutte de collyre au 200e de sulfate d'atropine, on appliquera une rondelle de gaze stérile et un monocle si la plaie est peu

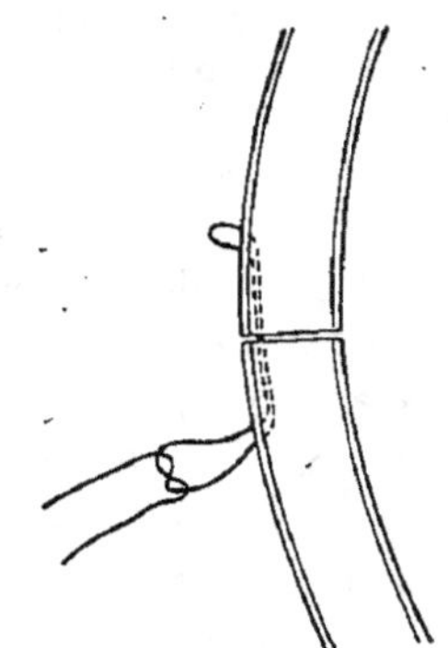

Fig 168. — Sutures de la cornée.

étendue. Si la plaie atteint une certaine dimension, l'occlusion des deux yeux, en assurant l'immobilité des globes, rendra la réparation plus rapide. Cette occlusion ne sera d'ailleurs maintenue que deux ou trois jours.

S'il existe un pincement de l'iris et si les lèvres de la plaie cornéenne ne se coaptent pas exactement, on pourra après réduction ou résection de l'iris faire soit une suture de la cornée, soit un recouvrement total de la cornée par la conjonctive.

Pour la *suture de la cornée* (fig. 168) on se sert d'aiguilles très fines et de fil extrêmement ténu comme on en emploie pour les

sutures des parois vasculaires ou intestinales. La meilleure préparation de ces fils est celle indiquée par Kalt. Chaque aiguillée
toute enfilée est enveloppée séparément dans un papier filtre et
2 ou 3 fils ainsi préparés peuvent être placés dans un tube à
essai qui sera stérilisé à la chaleur *sèche*, ainsi qu'il a été dit à propos de la technique opératoire. Il faut toujours avoir à l'avance quelques-uns de ces fils qui se conserve-ront aseptiques jusqu'au moment de leur emploi.

On aura soin de placer les points de suture cor-néenne en dehors de la zone pupillaire. Le fil pas-

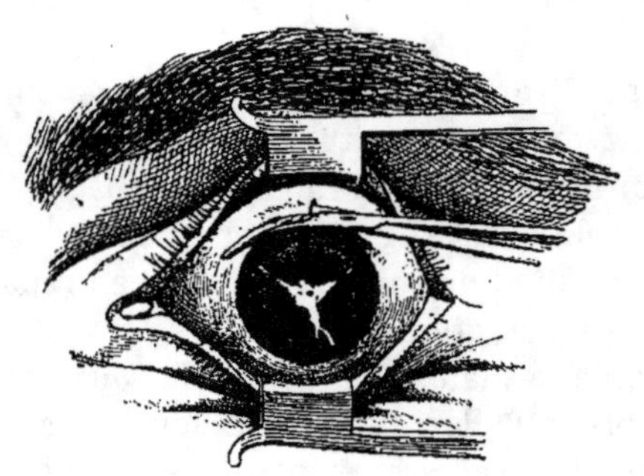

Fig. 169. — Technique du recouvrement conjonctival. Libération de la conjonc-tive au niveau du limbe.

sera dans les couches superficielles de la cornée et ne devra pas traverser entièrement la cornée.

Une ou deux sutures qui chemineront dans les couches superfi-cielles de la cornée (voir fig. 168) sont généralement suffi-santes ; on les retirera après quarante-huit heures en ayant soin d'anesthésier la cornée à la cocaïne.

Le *recouvrement conjoncti-val* rend de grands services dans toutes les solutions de continuité de la cornée dont la réparation se fait attendre. Nous employons la technique suivante : après anesthésie lo-cale par instillation, toilette du sac, puis injection sous-

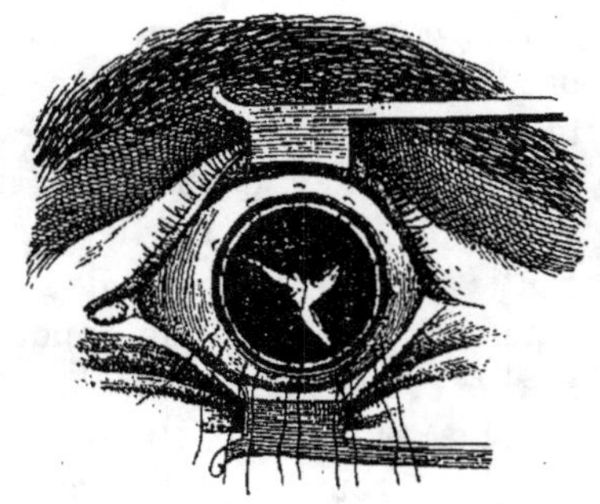

Fig. 170. — Technique du recou-vrement conjonctival. Application des anses de fils pour suturer les lèvres de la conjonctive.

conjonctivale de novocaïne (l'œdème sous-conjonctival facilite la dissection) on détache la muqueuse sur tout le pourtour de son insertion au limbe en ayant soin de maintenir le tranchant des ciseaux courbes au ras de la cornée. La conjonctive est libérée de ses adhérences à la sclérotique jusqu'à 1 centimètre environ du limbe. 3 à 4 sutures en U réunissent bord à bord les lèvres de la muqueuse qui est ainsi attirée au devant de la cornée. Il sera nécessaire si l'on veut maintenir le recouvrement quelque temps, de mettre un pansement binoculaire pour éviter les tiraillements de la muqueuse suturée. Très souvent d'ailleurs un recouvrement de quelques jours suffit.

Les fils seront retirés après 3 jours. La conjonctive reprend en général sa place sans qu'il soit nécessaire de l'inciser à nouveau. La muqueuse ne contracte d'adhérence à la cornée qu'au niveau d'une perte de substance étendue.

Lorsque la plaie est infectée, on fera, en dehors du traitement ci-dessus, le traitement de l'infection par la cautérisation au galvano cautère, ainsi que nous l'indiquons plus loin (voir p. 246). Dans certains cas d'infection légère, on obtiendra un soulagement et un arrêt rapide par une instillation quotidienne de nitrate d'argent au 50ᵉ ou de sulfate de zinc au 40ᵉ. On renouvellera le pansement chaque jour de manière à surveiller l'état de la plaie.

## Brûlures et cautérisations de la cornée

Les explosions de gaz, la projection de vapeur, de liquides chauds ou de métaux en fusion peuvent provoquer une brûlure de la partie découverte de la cornée. Aussitôt après la brûlure la région qui en est le siège présente une teinte blanche mate et une opacité complète. Si la lésion est superficielle, cette escarre épithéliale s'élimine en vingt-quatre ou quarante-huit heures et l'on est parfois surpris de retrouver une cornée parfaitement transparente, là où l'on avait craint une opacité définitive.

Il en est de même des cautérisations produites par les acides ou les caustiques tels que le vitriol, la chaux, le nitrate d'argent en crayon, etc. Suivant la durée du contact et le degré de concentration de la substance, la nécrose produite dans les tissus n'atteint que l'épithélium ou gagne les lames cornéennes. Dans ce dernier cas, il se produira forcément une opacité cicatricielle.

Lorsqu'on aura à se prononcer immédiatement sur les conséquences éloignées d'une brûlure de la cornée, il y aura lieu de se montrer très réservé ; des lésions en apparence bénignes pouvant avoir des suites graves et inversement.

***Traitement.*** — Lorsqu'une substance caustique se trouve en contact avec la cornée ou la muqueuse oculaire, la première indication est de l'enlever le plus vite possible avec de l'ouate, ou à défaut avec un linge et de l'eau. On ne perdra pas son temps à prescrire tel prétendu antidote qui serait sans effet au moment où sa préparation serait achevée.

Ensuite et dès qu'il sera possible, on fera une toilette aseptique très minutieuse de la région palpébrale et oculaire, en instillant de la cocaïne pour calmer les phénomènes douloureux.

On pratiquera l'occlusion d'un ou des deux yeux, suivant l'étendue des lésions, et l'on ne renouvellera le pansement deux fois par jour que dans les cas où les brûlures conjonctivales font craindre la formation d'adhérences.

Si des complications septiques ne se produisent pas, les topiques sont inutiles. On ne se servira, cela va sans dire, que de collyres stérilisés.

## Corps étrangers de la cornée.

C'est un des accidents les plus fréquents qu'ait à soigner l'oculiste, qu'il s'agisse du grain de charbon qui se fixe sur la cornée transparente et se voit nettement à l'éclairage oblique ou d'un fragment de métal projeté au cours du travail d'un serrurier ou encore d'une glumelle de graminée ou d'une élytre d'insecte qui vient se coller au

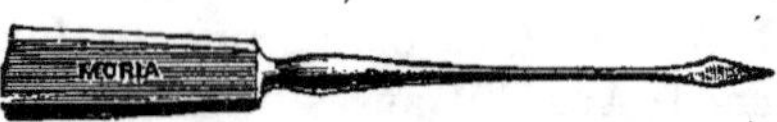

Fig. 171. — Aiguille à corps étrangers

bord cornéen. Le siège est en général très superficiel et ce ne sont guère que des fragments d'acier ou de pierre qui franchissent les lames antérieures de la cornée.

La présence d'un corps étranger se traduit, surtout au début, par de la gêne visuelle, du larmoiement et une douleur parfois intolérable et irradiée dans la moitié de la face.

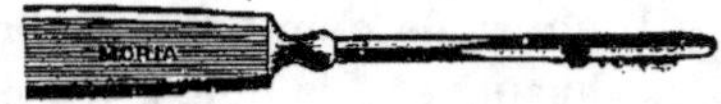

Fig. 172. — Gouge de Meyer pour l'extraction des corps étrangers de la cornée.

Après 24 heures, s'il n'y a pas de phénomènes surajoutés, on peut voir les troubles s'atténuer. La présence du corps étranger ne se traduit alors que par une inaptitude visuelle que le malade n'a plus l'idée d'attribuer à sa véritable cause.

**Traitement.** — Après instillation de cocaïne, on fera avec l'aiguille à corps étranger un grattage du point où siège le corps étranger. Il sera souvent nécessaire de se faire aider de l'éclairage focal et de se servir de la loupe pour enlever des fragments très ténus. Les fragments de fer qui séjournent quelques jours à la surface de la cornée s'entourent d'un petit anneau de pigmenta-

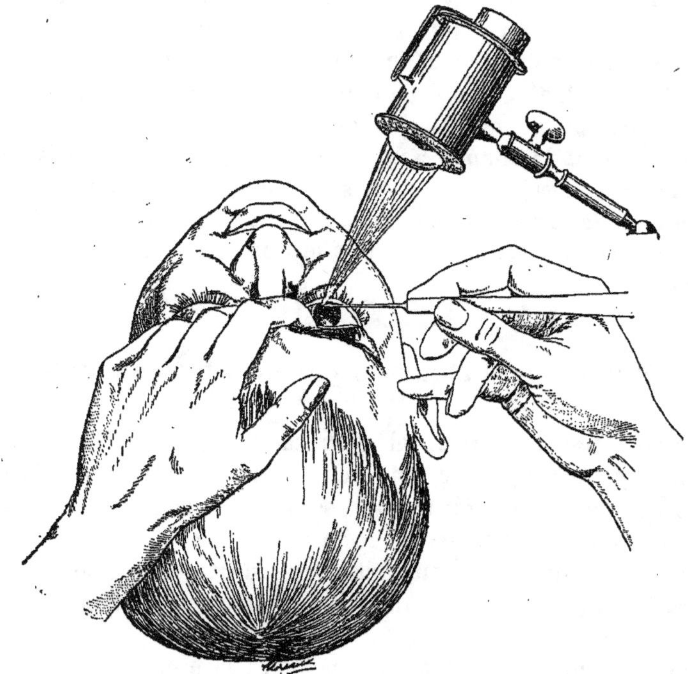

Fig. 173. — Position de l'aiguille pour l'extraction des corps étrangers de la cornée. Eclairage avec le photophore électrique.

tion brunâtre qu'il faudra avoir soin d'enlever avec l'aiguille après l'ablation du corps étranger. La présence de cet anneau de sesquioxyde de fer peut suffire pour entretenir les phénomènes d'irritation oculaire.

Ici encore, on surveillera les voies lacrymales et, en cas de trouble de la région correspondante de la cornée, on fera après ablation du corps étranger une instillation de nitrate d'argent au 50°.

En l'absence de complications, les lavages à l'eau boriquée pendant quelques jours constitueront tout le traitement.

## Ulcère sphinctéralgique de la cornée.

Ce type clinique est caractérisé par une ulcération cornéenne succédant le plus souvent à un traumatisme (parfois à une lésion éruptive) et s'accompagnant d'une très vive hyperesthésie oculaire avec contraction énergique du sphincter irien que l'atropine ne réussit pas à dilater complètement. L'ulcère peut être très limité; il ne s'accompagne ni d'infiltration du parenchyme cornéen ni d'exsudat dans la chambre antérieure et cependant sa résistance aux moyens thérapeutiques usuels est telle qu'il devient parfois nécessaire de faire sous chloroforme une iridotomie. L'effet de cette intervention est rapide et la guérison se produit alors en peu de jours.

## Kératite névralgique vésiculeuse intermittente.

Cette affection, encore appelée kératalgie récidivante ou kératite traumatique paroxystique, est essentiellement caractérisée par des accès douloureux accompagnant des lésions cornéennes et récidivant après plusieurs semaines de guérison.

Le point de départ de cette kératite est un traumatisme oculaire insignifiant, auquel le malade n'ajoute généralement aucune importance.

Huit à quinze jours plus tard, pendant la nuit ou le matin au réveil, le malade éprouve brusquement une sensation de piqûre ou de corps étranger dans son œil antérieurement traumatisé. L'œil s'injecte, il y a un peu de photophobie, du larmoiement.

Ces symptômes disparaissent après quelques jours, puis de nouveau reparaissent au bout d'un temps variable. Ces accès peuvent ainsi se reproduire périodiquement pendant des mois, ou même des années.

Un examen attentif de la cornée à l'éclairage oblique, à la lumière transmise, l'instillation d'un collyre à la fluorescéine, montrent qu'il existe une petite érosion cornéenne : cependant la présence de cette érosion n'est pas absolument liée à la douleur; elle peut l'accompagner, mais aussi la précéder ou la suivre.

L'instillation d'un collyre de novocaïne suffit à faire disparaître les douleurs. L'érosion cornéenne réclame le traitement général des affections de la cornée. Cependant, ici, le nitrate d'argent à 1 p. 100 semble hâter la guérison et prévenir les récidives. On en répétera l'instillation pendant une dizaine de jours au moins.

## III. — LÉSIONS INFECTIEUSES DE LA CORNÉE

Lorsque le tissu cornéen s'enflamme et qu'aux signes d'opacité de la cornée, d'ulcération de sa surface ou de vascularisation inter- stitielle s'ajoutent des phénomènes irritatifs tels que la photo- phobie, le larmoiement, les douleurs, il faut toujours prêter une grande attention à ces symptômes dont les suites peuvent retentir très fâcheusement sur la fonction visuelle. Nous verrons plus loin, à propos du glaucome, que certaines lésions de la cornée sont la conséquence de l'augmentation de tension du globe ocu- laire. Le plus souvent ces symptômes de kératite proviennent d'une infection cornéenne et dépendent de la prolifération superfi- cielle ou profonde de microorganismes venus de la surface ou ayant, au contraire, atteint les espaces interlamellaires de la cor- née par l'intermédiaire du sang et des voies lymphatiques. L'in- fection est dite externe dans le premier cas ; elle est d'origine interne ou encore métastatique dans le second cas.

Dans l'infection externe, l'agent vient du dehors et s'insinue entre les cellules du revêtement épithélial pour atteindre ensuite le tissu propre de la cornée. La présence de l'agent infectieux donne lieu à une infiltration de leucocytes qui peut être diffuse ou circonscrite mais dont le maximum coïncide habituellement avec le foyer infectieux. Ainsi que nous l'avons dit plus haut, cette infiltration se traduira par une tache blanche formant opa- cité dans la cornée.

Les recherches étiologiques ont montré qu'un certain nombre d'espèces microbiennes étaient susceptibles de végéter dans la cornée ou à sa surface en y provoquant des lésions qui, pour n'être pas nettement différentes dans leurs apparences, présentent néan- moins, au point de vue évolutif, des caractères distinctifs. Ces infections peuvent accompagner une infection semblable de la conjonctive ; nous connaissons déjà les ulcérations de la cornée

dans les conjonctivites gonococciques diplobacillaires, etc. D'autres
fois il s'agit, non d'une ulcération, mais d'une infiltration sous-
épithéliale, comme dans la kératite granuleuse qui peut accompagner le trachome.

D'autre part, l'infection de la cornée à type ulcératif peut apparaître primitivement ou succéder à des lésions traumatiques, éruptives ou autres qui, en donnant lieu à l'érosion de l'épithélium,
créent un point d'attaque pour l'agent infectieux. C'est le pneumocoque qui joue le rôle principal dans ces infections, ce qui explique
que nous décrivions tout d'abord la kératite à pneumocoques.

L'examen microscopique de l'exsudat de l'ulcère donne, dans
bien des cas, une précision très grande au diagnostic étiologique.
Pour avoir chance de trouver l'agent infectieux, il faudra faire un
grattage délicat de la partie grisâtre de l'ulcération et traiter le
frottis fait avec le produit de grattage suivant les méthodes de
coloration déjà indiquées.

Dans l'infection interne, l'agent infectieux gagne le tissu cornéen par la circulation et donne lieu à des opacités qui ne sont pas
accompagnées de lésions épithéliales, tout au moins à leurs
débuts. Nous aurons à étudier comme infections internes de la cornée les lésions produites par la syphilis, la tuberculose et la lèpre.

## Kératites liées aux infections conjonctivales

Il n'est pas rare de voir une lésion de la cornée apparaître au
cours d'une inflammation conjonctivale plus ou moins intense.
C'est tout particulièrement dans l'infection gonococcique de la
conjonctive, dans la diphtérie conjonctivale et dans le trachome
que l'on observe ces lésions, mais elles se rencontrent aussi dans
la conjonctivite subaiguë et plus rarement dans la conjonctivite
aiguë contagieuse. Nous ne faisons que les signaler ici, car on en
trouvera la description et le traitement dans les chapitres consa-
crés à chacune des affections conjonctivales qu'elles peuvent compliquer.

## Kératite à pneumocoques

L'infection de la cornée par le pneumocoque peut revêtir deux
aspects cliniques distincts dont les caractères communs sont la

présence d'une ulcération, d'une infiltration de la cornée avec exsudat purulent dans la chambre antérieure, le tout accompagné de symptômes réactionnels. L'ulcère serpigineux, dans lequel la perte de substance gagne surtout en surface, représente le type le plus habituel. L'autre type porte le nom de kératite atypique.

**Symptômes.** — *L'ulcère serpigineux* affecte le plus souvent un adulte atteint d'un larmoiement ancien ou d'une dacryocystite suppurée et survient à l'occasion d'un traumatisme insignifiant. Le malade a d'abord la sensation d'un corps étranger, d'un grain de sable dans l'œil.

La douleur oculaire et périorbitaire augmente rapidement ; elle est quelquefois extrêmement vive, empêchant le sommeil. Le larmoiement, la photophobie sont rapidement portés à leur maximum.

Le malade a quelques frissons, de l'anorexie : il est courbaturé et garde parfois la chambre.

Il vient consulter généralement le 3e ou le 4e jour, tout au moins à la ville, car à la campagne il laisse sou

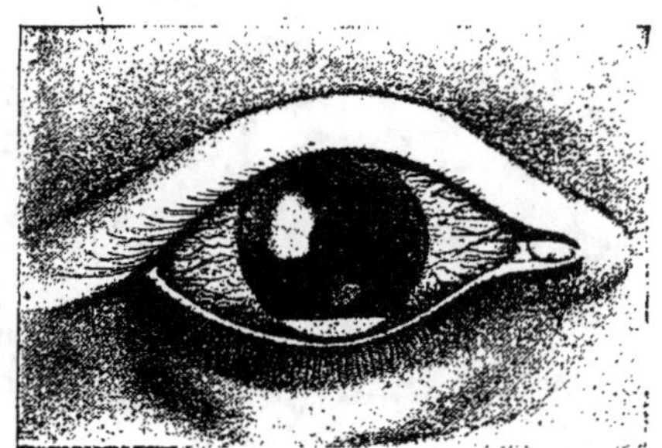

Fig. 174. — Ulcère serpigineux de la cornée avec hypopyon (Kératite à pneumocoques).

vent s'écouler une ou deux semaines avant de réclamer des soins. Il tient l'œil malade fermé, et dès qu'on écarte les paupières, un flot de larmes coule sur la joue.

En un point variable, plus ou moins éloigné du centre de la cornée, on voit un petit ulcère superficiel, grisâtre, d'un à deux millimètres de diamètre, de forme irrégulièrement arrondie. Cet ulcère est très nettement circonscrit par un bord infiltré, de couleur jaunâtre ou blanchâtre ; ce bord n'atteint généralement pas un demi-millimètre de largeur. Si l'on y regarde de plus près, on voit qu'une certaine étendue du contour de l'ulcère est plus infiltrée. Cette zone, toujours très nette, indique le sens que suivra l'ulcère dans son extension en surface.

Autour de ce bord infiltré, la cornée a perdu sa transparence normale ; ce n'est pas une infiltration analogue à celle des bords, mais une espèce d'opalescence, de troubles diffus de la membrane.

Cet ulcère s'accompagne toujours d'une injection périkératique très marquée, mais qui n'a dans l'espèce aucun caractère spécial.

L'examen attentif montrera la présence constante d'un hypopyon (fig. 174), c'est-à-dire d'un exsudat purulent collecté dans la partie inférieure de la chambre antérieure. D'abord minime et se dessinant sous la forme d'une petite ligne jaunâtre dans la partie inférieure de l'angle irido-cornéen, le dépôt de globules de pus dans l'humeur aqueuse s'accentue progressivement jusqu'à remplir la moitié de la chambre antérieure. Cet hypopyon ne contient aucun microorganisme ; il est stérile. L'iris est fortement infiltré et présente de nombreuses synéchies.

Non traité, l'ulcère serpigineux continue le plus habituellement sa marche progressive, serpigineuse.

Il gagne non pas en profondeur, mais en surface. Il s'étend non pas par toute sa périphérie, mais d'un côté surtout, du côté de la partie la plus infiltrée du bord. Il progresse ainsi, gagnant souvent le tiers ou les deux tiers de la cornée. L'iris infiltré, épaissi, n'est plus visible que par une partie minime de la cornée restée transparente.

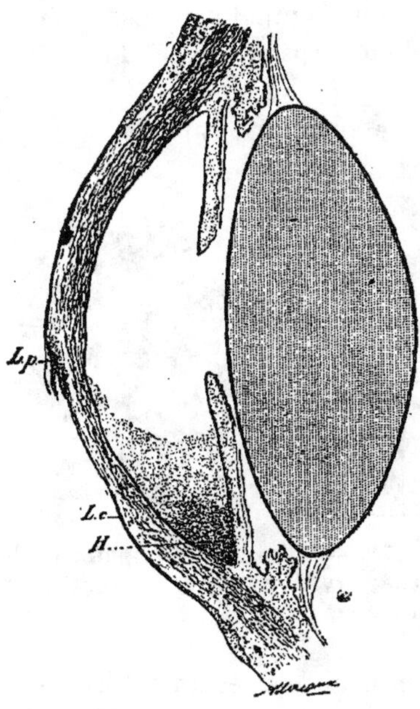


Fig. 175. — Aspect schématique d'une coupe verticale du segment antérieur d'un œil atteint d'ulcère serpigineux : — *Lp*, bord progressif de l'ulcération ; *Lc*, bord cicatriciel; H, hypopyon.

Bientôt les parties profondes de la cornée s'infiltrent et deviennent grisâtres : la perforation va se faire. Elle se fait souvent brusquement ; le malade a la sensation d'un écoulement de liquide sur la joue. Cette perforation une fois faite, les douleurs se calment rapidement.

Dans certains cas, cependant, la perforation cornéenne s'agrandit ; le cristallin, une partie du corps vitré font issue à travers la plaie cornéenne. Dans d'autres cas, l'infection cornéenne se propage à l'iris puis aux membranes profondes; les douleurs redoublent après un moment d'accalmie, une panophtalmie se déclare.

Ces complications sont rares. Mais, même dans les cas heureux, il persiste toujours un leucome plus ou moins étendu, le plus souvent avec enclavement irien. Cet enclavement de l'iris dans la plaie entraîne parfois une augmentation de tension qui transforme la cornée dans la région atteinte ou dans sa totalité, en une saillie irrégulière; c'est le staphylome cornéen total ou partiel.

L'évolution de l'ulcère serpigineux non traité demande toujours plusieurs semaines. L'envahissement de la cornée se fait d'ailleurs plus ou moins rapidement; foudroyante, parfois, la marche progressive peut, dans certains cas, au contraire, se poursuivre pendant plus de 15 jours.

La *kératite atypique à pneumocoques* (Uhthoff et Axenfeld) ne diffère de l'ulcère serpigineux que par la tendance plus marquée de l'infiltration à gagner la profondeur de la cornée et à amener la perforation. Celle-ci se produit plus rapidement et entraîne souvent une destruction étendue du tissu cornéen.

**Diagnostic.** — Le diagnostic de kératite ou d'ulcère à hypopyon n'offre aucune difficulté mais il importe d'en rechercher la cause.

L'examen microscopique de l'exsudat de l'ulcère fournit à ce point de vue des renseignements de première importance.

Il est quelquefois difficile de différencier cliniquement la kératite à pneumocoques de l'ulcère serpigineux produit par le diplobacille de la conjonctivite subaiguë ou par le diplobacille liquéfiant de Petit. Les phénomènes douloureux peuvent être moins accusés ou manquer même complètement dans cette dernière infection. Le microscope permet d'affirmer le diagnostic en faisant reconnaître, au lieu du pneumocoque, des diplobacilles ne prenant pas le Gram.

Ce diagnostic microscopique n'a pas seulement un intérêt scientifique. Dans les ulcères dus au diplobacille et liés à la conjonctivite subaiguë, l'instillation de sulfate de zinc au 40e suffit souvent pour obtenir la guérison. Le pronostic dans ce cas dépend donc du diagnostic exact et du traitement appliqué. L'ulcère serpigineux causé par le diplobacille de Petit est justiciable du même traitement que la kératite à pneumocoque.

**Pronostic.** — Le pronostic doit toujours être très réservé. Il est en rapport avec le moment où est appliqué le traitement. Si le traitement est tardif, la transparence de la cornée reste, dans la majorité des cas, très gravement compromise.

**Etiologie.** — L'ulcère serpigineux est dû au pneumocoque (voir fig. 133). Ce diplocoque peut exister sur une conjonctive normale, mais il se rencontre bien plus souvent lorsque les voies lacrymales sont rétrécies. Pour qu'il puisse proliférer dans le tissu cornéen, il est indispensable qu'il se produise une minime solution de continuité dans l'épithélium cornéen. Celle ci peut être causée par un épi de blé (kératite des moissonneurs), un coup d'ongle, le frottement d'un cil dévié.

Le pneumocoque existe dans l'exsudat de l'ulcère, et se retrouve en très grande abondance dans le bord infiltré.

**Prophylaxie.** — Pour prévenir l'ulcère serpigineux, il faut rétablir la perméabilité des voies lacrymales. L'extirpation du sac est indiquée chez les ouvriers atteints d'affection lacrymale et qui ne peuvent se soumettre à un traitement régulier.

**Traitement.** — Le traitement consiste essentiellement dans la

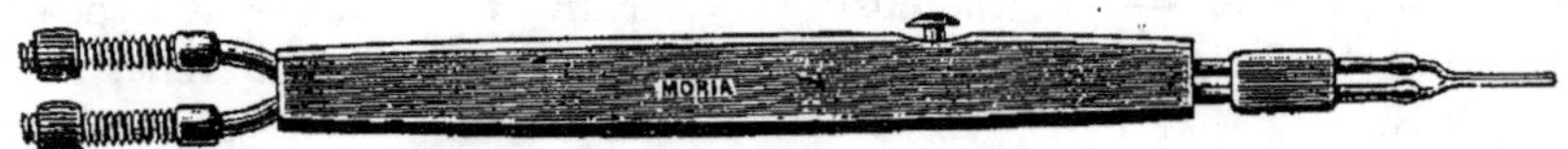


Fig. 176. — Galvano-cautère à interrupteur pour la cautérisation de la cornée.

cautérisation de l'ulcère, et la désinfection du sac conjonctival et des voies lacrymales.

On fera d'abord, comme pour une opération aseptique, une toilette soignée des paupières et des culs-de-sac ; on insensibilisera le globe par l'instillation d'un collyre à la cocaïne à 3 p. 100.

Si l'infiltration est encore très superficielle et très limitée on pourra essayer de cautérisations très circonscrites soit avec le sulfate de zinc au 5e (Eperon) soit avec la teinture d'iode. Si l'on a recours à ce liquide, on y trempera une sonde à voies lacrymales et on laissera l'alcool s'évaporer pendant quelques secondes, avant de l'appliquer sur l'ulcère. On limite ainsi l'effet de l'iode.

Si l'on fait usage du galvano-cautère, on cautérisera surtout les bords de l'ulcère qu'on dépassera légèrement ; la cautérisation devra être superficielle, et faite au rouge sombre. On pourra parfois se contenter de « chauffer » l'ulcère sans le cautériser en en rapprochant la pointe portée au rouge vif, sans toucher le tissu cornéen. On pratiquera le cathétérisme des voies lacrymales et on fera une irrigation antiseptique. Les complications iriennes commandent l'instillation d'atropine. On appliquera un pansement aseptique et on conseillera le repos au lit.

Le pansement sera refait tous les jours.

Une nouvelle cautérisation sera pratiquée le lendemain si la première a été insuffisante.

Lorsque l'ulcère est très étendu, la cautérisation n'est plus indiquée, car les lésions produites par l'anse galvanocaustique seraient trop importantes.

Il faudra avoir recours alors à l'incision

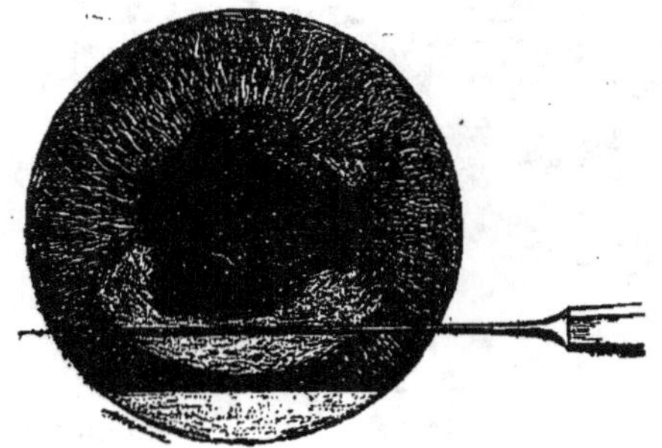

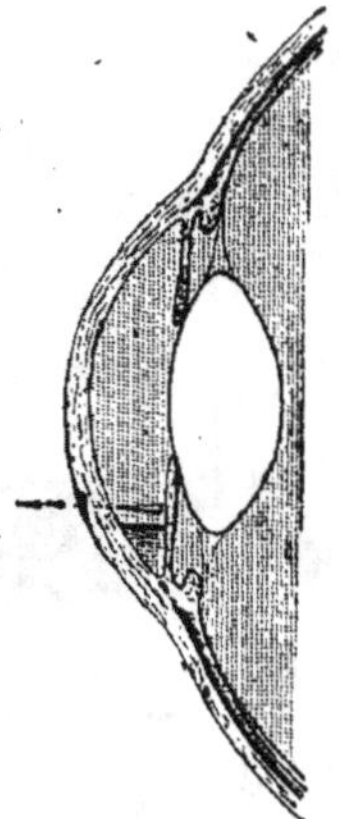

Fig. 177. — Kératotomie de Guttrie-Sæmisch, vue de face. Le trait de section correspond à la zone d'infiltration de la cornée.

Fig. 178. — Kératotomie de Guttrie-Sæmisch, vue de profil.

de la cornée (kératotomie de Guttrie-Sæmisch). L'anesthésie sera obtenue par instillation de cocaïne et injection sous-conjonctivale de novocaïne. La cornée sera transpercée horizontalement avec un couteau de de Græfe introduit de telle sorte que la ligne d'incision corresponde au bord le plus infiltré de l'ulcère.

La cicatrice une fois fermée, il faudra surveiller la tension oculaire. Si elle s'élève, les myotiques seront indiqués, et dès que l'affection lacrymale sera guérie on fera une iridectomie antiglaucomateuse.

Le traitement par le sérum antipneumococcique n'a donné de résultats favorables que dans quelques cas traités dès le début avec des doses très élevées de sérum. L'injection sous-conjonctivale de ce sérum n'est pas plus active que l'injection sous-cutanée.

## Kératomycoses

Sous le nom de kératomycoses, on désigne les lésions cornéennes produites par la pénétration et le développement de champignons dans l'épaisseur de la cornée.

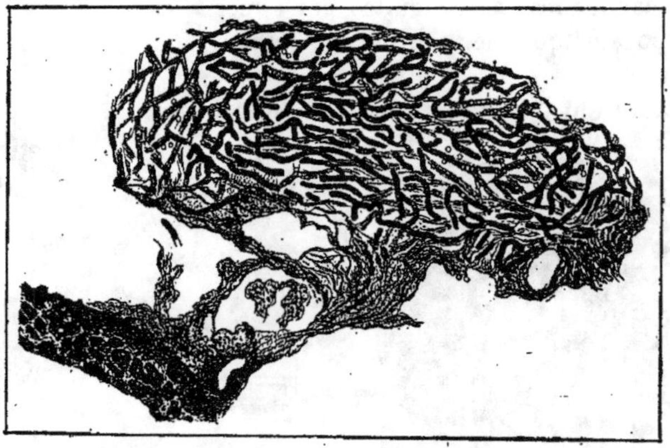

Fig. 179. — Kératite aspergillaire. Feutrage formé par le mycélium d'*Aspergillus fumigatus* au niveau de la cornée (Uhthoff et Axenfeld).

On a décrit une kératomycose à *Aspergillus fumigatus* et une kératomycose à *Verticillium graphii*.

**Symptômes.** — L'affection succède le plus souvent à un traumatisme bénin et débute par une infiltration partielle de la cornée, analogue à une phlyctène ou à un abcès. L'infiltration s'ulcère rapidement. Dans la kératite à *Aspergillus*, l'ulcère a un *fond sec :* ses bords sont nettement tranchés. Si l'on gratte avec force la tache cornéenne, on parvient à l'enlever dans sa totalité.

Dans la kératite à *Verticillium*, l'exsudat a une consistance *pseudo-membraneuse.*

Ces lésions cornéennes s'accompagnent de symptômes réactionnels plus ou moins intenses : injection périkératique, iritis, hypopion.

L'affection non traitée peut envahir la presque totalité de la cornée. Lorsque, au contraire, le mycélium est enlevé, l'ulcère se répare avec rapidité.

**Pronostic.** — Le pronostic dépend donc de la précocité du traitement et aussi du siège primitif, périphérique ou central.

**Diagnostic.** — Il importe de faire un diagnostic précoce. Celui-ci se basera sur l'aspect du fond de l'ulcère et sur l'examen microscopique du frottis. Le mycélium forme un feutrage qui se colore facilement par les couleurs d'aniline et prend le Gram. La culture — particulièrement sur liquide de Raulin — complètera ultérieurement le diagnostic.

**Traitement.** — Le traitement consiste à enlever complètement, après anesthésie à la cocaïne, le feutrage mycélien. L'extraction faite, on instille une goutte d'un collyre au nitrate d'argent et, pendant quelques jours, de l'atropine.

## Ulcérations marginales primitives de la cornée

Les ulcérations marginales primitives de la cornée forment un groupe clinique bien défini, mais dont l'étiologie n'est pas connue.

**Symptômes.** — Sans cause occasionnelle, il se développe à 1 ou 2 millimètres du limbe cornéen une ulcération ovalaire ou en croissant présentant 2 millimètres de longueur sur 1 millimètre de largeur. Cette petite ulcération est parallèle au limbe cornéen.

Les phénomènes réactionnels sont peu marqués.

Zur Nedden a rencontré dans l'exsudat de ces ulcérations un petit bacille à extrémités arrondies ne prenant pas le Gram. Son rôle étiologique n'est pas encore démontré. On ne confondra pas ces ulcérations avec celles qui s'observent dans la conjonctivite subaiguë et qui sont causées par le diplobacille. La présence de symptômes conjonctivaux (agglutinement, sécrétion) permettra le diagnostic à défaut d'examen microscopique.

Le pronostic est essentiellement bénin. L'ulcération reste assez limitée et n'a aucune tendance à envahir le reste de la cornée.

**Traitement.** — Le massage avec la pommade à l'oxyde jaune de mercure donne une guérison rapide. On y adjoindra des lotions oculaires et en cas de récidives fréquentes quelques instillations de collyre de nitrate d'argent à 1 p. 100.

## Kératite neuroparalytique

La kératite neuroparalytique est essentiellement caractérisée au point de vue clinique par une anesthésie des membranes oculaires et une ulcération de la cornée.

*Symptômes.* — C'est après l'ablation chirurgicale du ganglion de Gasser pour une névralgie du trijumeau que l'on peut suivre pas à pas l'évolution de la kératite neuroparalytique.

Si, dans la majorité des cas, l'affection apparaît du 3ᵉ au 10ᵉ jour après l'opération, le début est parfois beaucoup [plus tardif.

La cornée perd son brillant et présente à son centre une érosion à contours circulaires. Une légère injection périkératique accompagne cette exfoliation épithéliale du début  Peu à peu le trouble cornéen et l'érosion augmentent. Un hypopyon apparaît.

Ce qui domine la symptomatologie de cette ulcération ce sont : l'anesthésie de la cornée et de la conjonctive, l'absence de phénomènes douloureux, l'absence de larmoiement. Ces symptômes négatifs ont une importance capitale et doivent mettre immédiatement sur la voie du diagnostic.

Les lésions peuvent s'arrêter : l'ulcère se répare alors en donnant lieu à une taie plus ou moins étendue.

Le plus souvent, cependant, les lésions progressent et aboutissent à la perforation, provoquant parfois une issue du cristallin, une panophtalmie secondaire, toujours, en tout cas, un leucome épais avec enclavement irien.

Les complications autres que l'infection et la panophtalmie sont des conséquences de l'affection causale et non de la kératite. La plus intéressante est l'ophtalmomalacie. L'œil devient mou, il semble plus petit et paraît plus enfoncé dans l'orbite. La cornée semble aplatie et il se développe une hypermétropie pouvant atteindre 8 à 12 dioptries.

*Diagnostic.* — Ce sont les symptômes négatifs qui font faire le diagnostic. On ne pourrait guère confondre une kératite neuroparalytique qu'avec un ulcère serpigineux à diplobacille, mais dans ce cas la cornée n'a pas perdu sa sensibilité.

Le diagnostic de kératite neuroparalytique une fois posé, il faut rechercher la cause de la lésion nerveuse. Le traumatisme, la syphilis, la tuberculose du rocher sont les causes les plus fréquentes de l'altération du ganglion de Gasser ou du trijumeau.

**Pronostic.** — Le pronostic est très grave, sauf dans les cas où la lésion est traitée tout à fait dès le début. Encore faut-il un traitement prolongé pour arriver à la guérison.

**Pathogénie.** — Magendie, le premier, remarqua les troubles oculaires qui surviennent après la section du trijumeau dans le crâne. Il attribua ces lésions à la paralysie des nerfs trophiques de la cinquième paire. C'est la théorie trophique.

Pour Snellen, ces troubles sont dus aux traumatismes auxquels est plus exposé l'animal dont la cornée est devenue insensible. Cependant il admet que si le traumatisme est la cause déterminante, la section nerveuse rend la cornée moins résistante et facilite l'infection. C'est la théorie-traumatique.

Pour Feuer et de Hippel, la kératite neuroparalytique est une kératite par dessèchement de la cornée.

Pour Eberth, le microbe est la seule cause de la kératite neuroparalytique. Cette théorie microbienne explique l'infection, mais ne rend pas compte des lésions primitives.

Aucune de ces théories ne suffit à elle seule pour expliquer la kératite neuroparalytique. Il est probable que plusieurs causes concourent à la réalisation de ce tableau clinique et que seule une théorie mixte expliquera la pathogénie de cette affection.

**Traitement.** — Dans tous les cas de paralysie du trijumeau il faut faire une asepsie soignée des culs-de-sac et pratiquer la suture des paupières (blépharorraphie médiane).

Lorsque l'ulcération s'est développée, on applique le même traitement que pour l'ulcère serpigineux. Les phénomènes infectieux une fois calmés, on fait une suture palpébrale médiane qu'on maintient pendant plusieurs mois.

## Kératites par inocclusion palpébrale

L'inocclusion palpébrale n'a pas forcément pour conséquence le développement d'une lésion cornéenne mais lorsque cette inocclusion présente une longue durée, il est fréquent de voir se produire des érosions épithéliales qui siègent toujours dans la moitié inférieure de la cornée et débutent particulièrement au voisinage du limbe. Ces simples érosions épithéliales peuvent constituer la porte d'entrée d'une infection et devenir le point de départ d'une kératite pneumococcique. Lorsqu'elles ont tendance à se produire, il ne faudra pas hésiter à recourir à l'occlusion palpébrale par blépharorraphie (dans les cas de lagophtalmos de la paralysie faciale périphérique, de goitre exophtalmique, d'exophtalmie des tumeurs ou des hématomes orbitaires) ou par réfection, restauration palpébrale (ectropion paralytique, ectropion cicatriciel, lésions nécrotiques des paupières, mutilation palpébrale, etc.).

## Kératomalacie

La kératomalacie est une infection cornéenne spéciale aux tout jeunes enfants et entraînant le plus souvent la perforation de la cornée en l'absence des symptômes réactionnels qui accompagnent habituellement la kératite à hypopyon.

*Symptômes.* — Cette affection s'observe toujours chez des débilités, des prématurés, des hérédo-syphilitiques de quelques mois à deux ans au plus.

De même que dans la kératite neuroparalytique avec laquelle elle offre quelque analogie, le caractère de l'ulcération kératomalacique consiste surtout dans le peu d'intensité des symptômes réactionnels. Les paupières ne sont pas tuméfiées, l'injection périkératique est légère, la photophobie est peu accusée, le larmoiement manque complètement. Et cependant, dès le début, les lésions sont déjà très marquées. C'est d'abord une opalescence de toute la région de la cornée qui répond à la fente palpébrale. L'instillation d'un collyre à la fluorescéine montre que l'ulcération ne s'étend pas à toute cette région. Il existe en un point un ulcère profond, limité par des bords généralement nets. Par la périphérie de la cornée, il est aisé de voir dans la partie inférieure de l'angle irido-cornéen un hypopyon plus ou moins abondant.

Cette ulcération aboutit le plus souvent à une perforation de la cornée.

La perforation une fois faite, l'infection s'arrête. Il persiste un leucome de dimensions variables avec enclavement de l'iris.

Très souvent la mort survient par le fait de complications broncho-pulmonaires si fréquentes chez les débilités, les athrepsiques.

**Etiologie.** — L'infection de la cornée n'a rien de spécifique. Si Uhthoff et Axenfeld ont trouvé cinq fois du streptocoque, de Hippel et Dœtsch ont noté dans cinq de leurs observations la présence du pneumocoque.

Par contre, tous les auteurs sont d'accord pour faire dépendre la lésion cornéenne de l'état général. Elle paraît même spéciale à l'hérédo-syphilis et S. Stephenson aurait mis en évidence le tréponème pâle dans l'exsudat de l'ulcère.

**Pathogénie.** — L'étude de la pathogénie a donné lieu à de nombreuses théories. Ce qui paraît le plus probable, c'est que l'infection ne suffit pas à elle seule pour déterminer la kératomalacie ; l'état général est l'élément important qui prédispose à l'infection.

**Traitement.** — Le traitement doit être local et général.

Le traitement local est celui de la kératite à pneumocoques. Ici encore, la suture des paupières ou le recouvrement conjonctival de la cornée pourront avoir un heureux effet.

On règlera l'hygiène du nourrisson et on administrera du mercure, en frictions, parfois même en injections intra-musculaires.

## Lésions cornéennes dans la syphilis

L'infection syphilitique de la cornée se traduit par une infiltration interstitielle avec opacification qui ne s'accompagne jamais, tout au moins au début, d'ulcération de la cornée. Nous en étudierons les deux types principaux : la kératite interstitielle des hérédo-spécifiques et des syphilisés du premier âge ou kératite d'Hutchinson, et la kératite interstitielle de la syphilis acquise.

La distinction de ces deux types est assez artificielle ; nous la conservons néanmoins pour la clarté de la description.

### I. — Kératite de Hutchinson

Le caractère le plus particulier de la kératite d'Hutchinson est fourni par l'évolution des lésions qu'on peut ramener schématiquement à deux périodes : l'une de progression, pendant laquelle la cornée s'opacifie peu à peu et le malade devient presque aveugle ; l'autre de régression, où les lésions disparaissent progressivement et la cornée redevient transparente. Au cours de cette évolution qui dure des semaines, des mois et parfois même des années, il ne se produit que très exceptionnellement des lésions superficielles de la cornée. Par contre l'iris, le corps ciliaire, les

parties antérieures de la choroïde participent souvent à l'affection, ce qui en assombrit le pronostic. La kératite d'Hutchinson
atteint des enfants ou des adolescents chétifs que l'infection héréditaire a marqués de son sceau (facies socratique, raggades péri-
buccales, malformations et lésions dentaires, etc.). Mais il n'est
pas rare de la rencontrer chez des sujets en apparence indemnes
et chez lesquels elle constitue la première manifestation syphilitique.

Le début est variable : la cornée peut s'opacifier sans qu'il se
produise de symptômes réactionnels ; d'autres fois, au contraire, le malade présente une photophobie extrêmement marquée qui l'oblige non seulement à porter des verres fortement fumés, mais encore à rester dans une chambre noire. Lorsque l'iris participe à l'infection cornéenne, cette photophobie s'accompagne de douleurs vives.

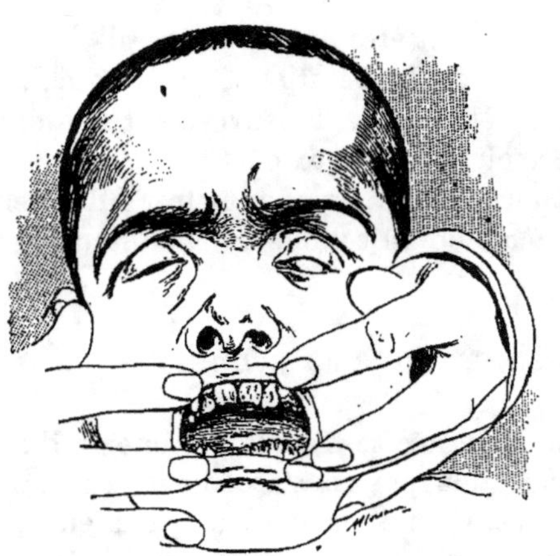

Fig. 180. — Facies d'hérédo-syphilitique
gravement affecté. Malformations dentaires. Front olympien. Nez en selle. Lésions cornéennes bilatérales..

Si ces phénomènes réactionnels sont variables, l'aspect physique des lésions et leur marche sont au contraire beaucoup plus constants.

L'opacification peut débuter de plusieurs façons. Tantôt la
cornée est prise dans son ensemble ; on voit dans les couches profondes de petits points blancs grisâtres. Tantôt, au milieu de ces
petits points grisâtres, il se trouve des masses plus blanches, bien
limitées.

Dans quelques cas l'opacification envahit une zone circulaire
de la cornée intermédiaire entre le centre et la périphérie de la
cornée et y provoque la formation d'un anneau grisâtre (kératite
annulaire de Vossius). Parfois enfin l'opacité peut être très limitée
donnant lieu aux kératites interstitielles nodulaires.

Mais quelle que soit la forme de l'opacité, celle-ci présente toujours un caractère capital, c'est son siège *profond, interstitiel.* L'examen direct, l'examen à l'éclairage oblique le montrent facilement. Les couches superficielles des lames cornéennes ont conservé une transparence tout au moins relative. La surface cornéenne reste brillante ou présente un léger dépoli sans érosion épithéliale.

Cette opacité augmente peu à peu d'épaisseur, communiquant à la cornée une teinte porcelanée caractéristique. Les lésions cornéennes s'accompagnent habituellement d'une injection périkératique qui, dans certains cas, peut être extrêmement accusée.

Ce stade d'opacification dure quelques semaines ou quelques mois, après lesquels commence le stade de vascularisation. La cornée devient rose, parfois rouge cerise et, lorsqu'on l'examine à l'éclairage oblique et à la loupe, on voit des vaisseaux plus ou moins nombreux, en branches de balai, qui naissent au niveau du limbe et siègent dans les couches profondes et moyennes de la membrane.

Il peut exister parfois quelques vaisseaux superficiels se continuant avec les vaisseaux de la conjonctive, mais quand ils existent ils sont beaucoup moins nombreux que les vaisseaux profonds.

Lorsque débute la période de régression l'opacité cornéenne diminue rapidement. Cet éclaircissement se fait tantôt par la périphérie ou par une partie de celle-ci, tantôt par le centre. En quelques semaines, l'affection fait de rapides progrès. Mais bientôt l'amélioration s'arrête : les vaisseaux qui avaient persisté au début de l'éclaircissement de la cornée disparaissent ensuite progressivement. Si, dans un très grand nombre de cas, la cornée est susceptible de recouvrer, au bout d'un temps souvent très long, son état normal au point que la vision revient à son acuité première, il est des malades chez lesquels persistent des leucomes indélébiles qui diminuent d'une façon définitive l'acuité visuelle.

L'affection est très fréquemment bilatérale mais l'atteinte des deux cornées n'est pas toujours simultanée et l'on peut voir, au cours du traitement, le second œil se prendre alors que le premier est en voie de guérison.

## II. — Kératite interstitielle de la syphilis acquise

Les malades qui contractent la syphilis pendant l'adolescence ou à l'âge adulte peuvent présenter une kératite en tous points semblable à la kératite d'Hutchinson. Le plus souvent, néanmoins, elle présente des caractères particuliers, ce qui permet d'en décrire deux types : la kératite interstitielle diffuse et la kératite circonscrite.

La *kératite interstitielle diffuse* diffère de la kératite d'Hutchinson par une évolution beaucoup plus rapide, par des symptômes réactionnels beaucoup moins accusés, notamment en ce qui concerne la photophobie, enfin par sa limitation habituelle à un seul côté.

La *kératite localisée ou circonscrite* présente elle aussi la même évolution que la kératite d'Hutchinson. Ce qui l'en distingue c'est la localisation de l'opacité. Cette opacité peut envahir un secteur de la cornée (type segmentaire). Elle peut se manifester sous forme de taches blanches ou blanc jaunâtres, circonscrites, dans l'épaisseur de la cornée ; ce sont de véritables gommes de la cornée. Ces deux formes subissent le plus souvent une régression complète. L'affection peut enfin revêtir une troisième forme plus rare : la *kératite ponctuée* de Mauthner ou kératite punctiforme de Hock. Ce sont de petites taches nettement limitées siègeant dans les couches postérieures de la cornée. Elles se distinguent des précipités de la cyclite par leur localisation variable par rapport à l'aire cornéenne et par l'absence de lésions iriennes ou ciliaires.

***Complications.*** — Les complications portent sur la cornée et sur le segment antérieur du globe.

Nous avons signalé déjà la rareté des lésions érosives ou ulcéreuses de la cornée. Il se développe parfois au cours de la kératite interstitielle de petites érosions ou même de petits ulcères cupuliformes qui persistent souvent très longtemps et néanmoins ne s'accompagnent jamais d'infection aiguë suppurative.

Après l'évolution de la kératite, la cornée peut conserver des leucomes dont l'étendue et l'épaisseur sont essentiellement variables. Ces cicatrices, indices d'altérations plus profondes du parenchyme cornéen, siègent au centre ou à la périphérie ; dans le premier cas, elles pourront rendre nécessaires une iridectomie optique. On peut, plus rarement, noter une modification de résistance du parenchyme cornéen qui se traduit par une déformation partielle de la cornée et par de l'astigmatisme irrégulier.

Les lésions irido-choroïdiennes sont fréquentes. Elles portent soit isolément, soit simultanément sur l'iris, le corps ciliaire, la choroïde. On peut observer toutes les formes d'inflammation de ces membranes, depuis les plus légères jusqu'aux lésions gommeuses destructives les plus graves, aboutissant à la phtisie du globe.

Une complication plus grave encore et relativement assez fréquente est le glaucome secondaire. Il importe de surveiller très souvent la tension oculaire et de faire une large iridectomie si les myotiques ne diminuent pas la tension.

Les récidives de la kératite interstitielle ne sont pas rares chez certains malades les poussées peuvent reparaître chaque année pendant 3 à 6 ans.

**Etiologie.** — La kératite interstitielle est assez fréquente.

Elle s'observe à tout âge, mais surtout entre sept et vingt-cinq ans et principalement dans le sexe féminin. Le maximum de fréquence est à dix ans et à vingt ans.

Hutchinson, Parinaud admettent que la syphilis des enfants atteints de kératite interstitielle est une syphilis atténuée. Elle atteint souvent le premier des enfants succédant à une ou plusieurs fausses-couches et à des mort-nés.

La kératite interstitielle s'accompagne fréquemment de surdité et d'altérations dentaires. Ces trois groupes de symptômes, kératite parenchymateuse, surdité, altérations dentaires, constituent ce que l'on a désigné du nom de « triade d'Hutchinson ». Mais cette association de symptômes n'est pas constante : la kératite interstitielle peut exister seule, constituant le seul symptôme de syphilis héréditaire. Il n'est pas rare aussi de voir la kératite interstitielle survenir chez des hérédo-syphilitiques qui ont présenté des arthrites ou des lésions périostées.

**Anatomie pathologique.** — Les lésions histologiques ont été très rarement étudiées : Krükow, Meyer, Fuchs, de Hippel, Schultze ont eu l'occasion de les observer, mais la rareté des autopsies faites en pleine évolution de la kératite n'a pas permis de se renseigner sur la nature intime des altérations microscopiques au début.

Ces altérations consistent en une infiltration leucocytaire, diffuse ou nodulaire, intéressant surtout les parties profondes de la cornée et entraînant une vascularisation des tissus infiltrés.

Cette infiltration cellulaire n'est pas seulement localisée à la cornée ; elle peut envahir l'iris, le corps ciliaire, même le segment antérieur de la sclérotique.

**Pathogénie.** — La pathogénie de la kératite interstitielle a été diversement comprise par les auteurs. Panas et A. Fournier en faisaient une affection d'origine dyscrasique, parasyphilitique. Pour Wagenmann, elle est secondaire à une altération primitive des parois vasculaires des vaisseaux ciliaires antérieurs. Pour Jeanselme et Morax, la kératite parenchymateuse serait due à la présence dans la trame de la cornée du parasite de la syphilis, comme les kératites tuberculeuse et lépreuse sont produites par la présence du bacille de Koch et du bacille lépreux. Depuis que cette conception a été développée, la démonstration de la présence du tréponème dans la cornée a été faite par Igersheimer.

*Traitement*. — Le traitement doit s'adresser à l'état général et aux lésions locales.

Le traitement général consistera dans l'administration du mer-

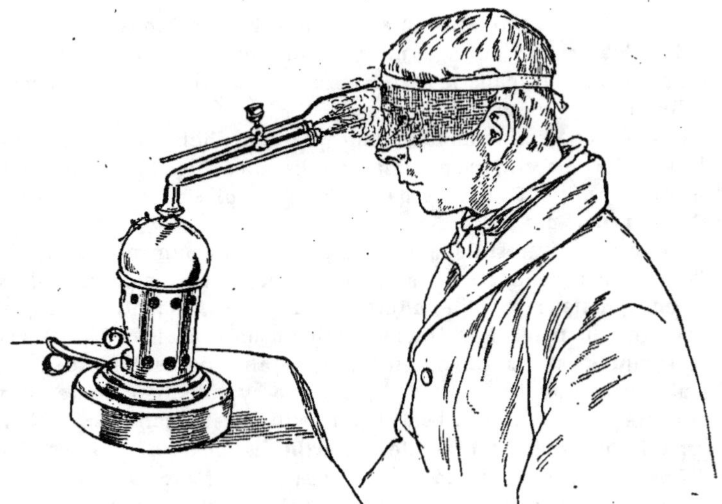

Fig. 181. — **Malade atteint de kératite interstitielle prenant une douche de vapeur avec le vaporisateur de Laurenço.**

cure, en frictions, en injections intramusculaires ou par la voie digestive. On a dit que le traitement mercuriel n'ayant pas ou peu d'action sur la kératite, il était inutile de l'appliquer Nous lui avons au contraire reconnu un excellent effet sur l'état général et même parfois sur l'état local. Ce traitement sera poursuivi pendant longtemps avec les suspensions et les modifications nécessaires. Le novarsénobenzol modifie souvent très rapidement les symptômes gênants tels que les douleurs, la photophobie, le larmoiement : l'évolution des lésions n'en reste pas moins très lente et il faut des semaines et même des mois pour que le tissu cornéen recouvre partiellement ou en totalité sa transparence. Nous combinons toujours ce traitement avec le traitement mercuriel. Dans les formes tenaces, le changement d'air, le séjour au bord de la mer seront parfois des adjuvants utiles. Il ne faut pas perdre de vue que l'infection générale syphilitique est toujours à considérer chez ces malades et à ce seul titre justifie le traitement.

Localement, l'atropine, les compresses chaudes oculaires, les douches de vapeur (fig. 181), le massage à la pommade jaune constituent les principales indications. Si la tension oculaire augmente, on pratiquera une iridectomie antiglaucomateuse.

## Lésions cornéennes tuberculeuses

L'infection tuberculeuse de la cornée est toujours secondaire à une lésion de même nature de l'iris et du corps ciliaire, de la sclérotique ou de la conjonctive ; elle revêt l'aspect clinique de la kératite interstitielle. L'infection primitive n'a jamais été observée.

**Symptômes.** — On peut en distinguer deux types : un type *profond* succédant à une infection tuberculeuse de l'iris et du corps ciliaire ; un type *superficiel* consécutif à une extension en surface d'un lupus de la conjonctive. Enfin sous le nom de *sclérokératite tuberculeuse* on décrit une localisation particulière à la fois sclérale antérieure et cornéenne de l'infection tuberculeuse. Nous la décrirons à propos des affections sclérales (voir p. 286).

Dans le type profond, la cornée revêt l'aspect d'une kératite interstitielle diffuse ou localisée. Elle s'opacifie en prenant une teinte blanche plus ou moins striée de fins vaissseaux néoformés. Lorsqu'on peut surprendre le début des lésions cornéennes et examiner l'iris, on constate toujours des lésions de tuberculose irienne. Fréquemment aussi il s'y ajoute des placards plus ou moins étendus de sclérite. Ces lésions évoluent ordinairement sans douleurs et avec un minimum de phénomènes irritatifs.

Quand la tuberculose de la cornée succède à un lupus conjonctival, les lésions sont superficielles ; il se forme un véritable pannus avec nodules grisâtres siégeant en des points variables, et présentant souvent la plus grande analogie avec le pannus trachomateux.

L'évolution est plus favorable pour le type superficiel. Ce qui fait d'ailleurs la gravité de la tuberculose profonde, ce sont les lésions irido-ciliaires qui aboutissent ordinairement à l'atrophie du globe.

**Diagnostic.** — L'injection de tuberculine constitue parfois le seul moyen d'établir le diagnostic.

**Traitement.** — Nous renvoyons pour le traitement à l'article consacré à la tuberculose irienne.

Lorsqu'il n'y a pas de lésions pulmonaires, on peut essayer avec prudence la tuberculine en injections ; elle paraît donner de bons résultats surtout dans les formes superficielles.

Le diagnostic peut présenter de grandes difficultés en l'absence de renseignements fournis par l'évolution des lésions.

## Lésions lépreuses de la cornée

**Symptômes.** — Les lésions lépreuses de la cornée peuvent revêtir trois types très différents : *type hyperplasique, type interstitiel, type érosif.*

Le type hyperplasique se caractérise par une opalescence qui augmente de volume et refoule la face antérieure de la cornée. Cette tache se vascularise. Elle peut siéger, soit dans la cornée, et dans ce cas elle est généralement indolore, soit au niveau du limbe. L'affection peut alors être douloureuse.

Le type interstitiel, le plus fréquent, débute comme la kératite interstitielle d'origine syphilitique par des opacités profondes de la cornée, qui siègent en des points très variables de cette membrane. L'opacité s'accompagne dans la plupart des cas de vascularisation.

Les phénomènes réactionnels ne sont marqués que lorsque l'iris est lui-même atteint.

L'évolution est toujours lente ; quand l'opacité est limitée à un secteur de la cornée, la transparence peut redevenir normale ; dans le cas contraire, la transparence ne redevient jamais normale, contrairement à ce que l'on observe dans la kératite hérédo-syphilitique.

Le type érosif se manifeste presque toujours au cours du processus interstitiel. On voit se former de petites érosions superficielles qui persistent très longtemps, sans s'accroître et sans s'infecter.

**Anatomie pathologique. Étiologie.** — Les localisations cornéennes de la lèpre sont assez fréquentes et surviennent un certain nombre d'années après le début des symptômes généraux. Elles se voient surtout dans la lèpre tuberculeuse. Dans la lèpre anesthésique il peut aussi se produire des lésions cornéennes qui sont alors la conséquence du lagophtalmos.

Le type hyperplasique se caractérise par une accumulation de cellules lépreuses rondes ou fusiformes qui détruisent le parenchyme cornéen auquel elles se substituent. Dans le type interstitiel, au contraire, il n'y a pas de destruction des éléments cornéens ; c'est une infiltration cellulaire qui siège surtout dans les couches antérieures de la cornée. Les lames de la cornée ne présentent pas de lésions dégénératives particulières.

Entre les lames cornéennes et dans les cellules d'infiltration on trouve des amas de bacilles lépreux.

*Diagnostic.* — Le diagnostic se fait surtout par la présence des manifestations cutanées, nasales ou nerveuses, qui précèdent les lésions oculaires.

*Pronostic.* — Le pronostic est grave. Les lésions finissent généralement par envahir toute la cornée et diminuer d'une façon considérable l'acuité visuelle. Les altérations iriennes et ciliaires viennent encore assombrir le pronostic.

*Traitement.* — Le traitement est purement symptomatique. Dans la kératite interstitielle lépreuse on a recours à l'atropine, aux compresses chaudes, au massage, à la pommade iodoformée.

Dans la kératite hyperplasique, on pourra essayer de quelques cautérisations au galvano-cautère.


## IV. — AFFECTIONS DIVERSES DE LA CORNÉE

Nous décrirons dans ce chapitre un certain nombre d'affections de la cornée qui appartiennent aux manifestations éruptives ou constituent des lésions d'étiologie encore très imprécise. Nous y ajouterons les modifications cicatricielles qui succèdent aux altérations traumatiques ou infectieuses de la cornée.


### Kératite impétigineuse ou phlycténulaire

La kératite impétigineuse ou phlycténulaire est de beaucoup l'affection cornéenne la plus fréquente dans l'enfance ; c'est aussi celle dont les lésions cicatricielles retentissent le plus sur la vision. Nous l'avons décrite à propos de la conjonctivite impétigineuse, il nous suffira d'y renvoyer le lecteur. Il est fréquent, en effet, de voir les lésions cornéennes accompagner ou compliquer les manifestations conjonctivales, mais elles ne présentent pas un caractère particulier lorsqu'elles sont indépendantes de localisations conjonctivales (voir p. 208).

## Herpès de la cornée

L'herpès de la cornée correspond à la localisation sur cette membrane de lésions éruptives analogues à l'herpès labial ou nasal. C'est une affection rare dont l'étiologie et la pathogénie sont totalement inconnues.

**Symptômes**. — L'herpès est dit *herpès fébrile* lorsqu'il survient au cours ou au décours d'un état fébrile (angine, infection broncho-pulmonaire, etc.) ; il peut s'accompagner d'autres manifestations faciales de l'herpès.

Le malade éprouve une sensation de cuisson, de corps étranger ou de vives douleurs péri-oculaires ; la photophobie et le larmoiement sont souvent très intenses. Si l'on examine la cornée tout à fait au début, on peut voir, à l'éclairage oblique, de petites vésicules transparentes, en nombre variable, souvent groupées comme les grains d'une grappe de raisin. Ces vésicules ne sont que très exceptionnellement observées ; elles se rompent rapidement laissant à leur place des lésions érosives caractéristiques.

Ces érosions, à fond et à bords transparents, apparaissent très nettement après l'instillation d'un collyre à la fluorescéine. Elles sont superficielles à bords taillés à pic et polycycliques. Parfois sur les bords il y a de petits lambeaux épithéliaux flottants sur l'ulcération. Dans certains cas, au lieu de demeurer transparente, l'érosion devient grisâtre et prend un aspect dendritique.

L'affection est généralement unilatérale. Son évolution est lente et dure environ de deux à quatre semaines.

Les complications sont rares. L'infection cornéenne est exceptionnelle malgré la solution de continuité de l'épithélium. Dans quelques cas, l'ulcération cornéenne donne lieu à une complication analogue à la contracture du sphincter dans les fissures à l'anus : c'est le spasme douloureux du sphincter irien qui ne cède qu'à l'iridectomie (voir p. 240 la description de l'ulcère sphinc-téralgique). Il peut persister des taies qui troublent la vision soit par l'opacité de la cornée, soit en provoquant un astigmatisme irrégulier.

**Diagnostic.** — Le début brusque, l'aspect caractéristique des vésicules ou des érosions qui leur succèdent, l'existence de vési-cules sur les narines ou les lèvres, l'absence de tout traumatisme, permettent de faire assez facilement le diagnostic.

Un corps étranger sous la paupière supérieure, une kératite filamenteuse seront éliminés par un examen complet et soigneux de la cornée et des culs-de-sac conjonctivaux.

**Pronostic.** — Le pronostic n'est grave au point de vue visuel, que lorsque les vésicules occupent le centre de la cornée. Mais la durée peut être assez longue. La guérison rapide est tout à fait exceptionnelle.

**Traitement** — Quelques cautérisations au nitrate d'argent au 50e, faites une fois par jour, atténueront les symptômes irritatifs et activeront la cicatrisation.

L'atropine, les lotions tièdes, les verres fumés puis les douches de vapeurs compléteront le traitement.

## Kératite ponctuée superficielle

La kératite ponctuée superficielle est caractérisée par l'appari-tion d'un certain nombre de petites lésions circonscrites dissémi-nées à la surface de la cornée et s'accompagnant de symptômes réactionnels plus ou moins accusés.

C'est le plus souvent au 5e ou 6e jour d'un catarrhe conjonctival violent que paraît la lésion cornéenne, sous la forme de petites taches grisâtres, superficielles, arrondies, très nombreuses. Un léger trouble grisâtre, de durée assez courte, occupe les points de la cornée non envahis par les taches ; celle-ci disparaissent com-plètement après un mois ou deux.

Cette affection, souvent bilatérale, s'observe surtout chez de jeunes sujets, de vingt à trente ans.

Un examen attentif portant sur le siège et la forme des opacités permet de distinguer facilement cette kératite d'une kératite interstitielle ou des précipités de la cyclite.

On calme la douléur par des collyres à la cocaïne ou à la dionine et on combat les lésions cornéennes et conjonctivales par l'instillation de nitrate d'argent au 50e.

# Ulcère rongeant de la cornée

L'*ulcus rodens* de la cornée, décrit par Mooren, est une affection dont l'étiologie est inconnue ; ses caractères, son évolution en font une véritable entité morbide.

*Symptômes.* — L'ulcération débute par la périphérie de la cornée, le plus souvent par ses bords supérieur et inférieur. Elle est superficielle et limitée du côté du centre de la cornée par une ligne blanchâtre, légèrement ondulée. Le fond est peu infiltré. L'ulcère siège dans les lames superficielles de la cornée. L'épithélium cornéen recouvre une partie de l'ulcère et il est facile de glisser un stylet mousse entre l'ulcère et le lambeau d'épiderme recroquevillé qui le recouvre.

Il n'y a pas d'hypopyon.

L'affection marche progressivement mais lentement, gagnant 1/2 à 2 millimètres par mois et envahissant enfin toute la surface cornéenne.

*Pronostic.* — Le pronostic doit être très réservé en raison des lésions cicatricielles très étendues qui succèdent à l'ulcère.

*Étiologie.* — L'étiologie est totalemént inconnue. L'examen microscopique n'a révélé l'existence d'aucun microorganisme connu.

*Traitement.* — Le traitement de cette lésion n'a pas donné jusqu'ici de résultats très encourageants. En dehors des moyens ordinaires, on a préconisé des attouchements avec une solution alcoolique d'acide phénique à 20 p. 100 (Dufour), l'acide lactique pur (Pflueger), ou la teinture d'iode (Snellen, Handmann).

Si l'on a recours au galvanocautère, il faut dépasser le bord apparent de l'ulcère et aller cautériser le bord réel de l'ulcération en soulevant l'épithélium.

Il faut naturellement faire une désinfection soignée des culs-desac et appliquer un bandeau occlusif.

Le recouvrement de l'ulcération cornéenne par la conjonctive pourra être tenté.

## Kératite filamenteuse

La kératite filamenteuse est caractérisée par la production de filaments longs et grêles, développés aux dépens de la couche épithéliale de la cornée, plus rarement de la conjonctivite bulbaire, auxquelles ils restent adhérents.

*Symptômes.* — Lorsque l'attention est attirée sur la lésion cornéenne, on peut voir à l'aide de la loupe se former le filament. Il apparaît d'abord sous la forme d'une petite saillie, arrondie, brillante, qui augmente peu à peu, se pédiculise et finit par former le filament.

Ces filaments, en nombre variable, siègent presque toujours dans la moitié supérieure de la cornée. Ils peuvent atteindre une longueur de 7 à 8 millimètres. Ils sont assez fortement adhérents et lorsqu'on attire le filament pris dans le mors d'une pince, on voit l'épithélium cornéen se soulever et se détacher sur une plus ou moins grande étendue.

L'œil est un peu injecté, larmoyant. Le malade a la sensation d'un corps étranger et éprouve des douleurs parfois très vives.

Sourdille distingue deux variétés de kératite filamenteuse : la kératite secondaire, la kératite primitive. La première se développe après une kératotomie pour iridectomie ou cataracte ; les filaments se reproduisent peu.

La seconde, la véritable kératite filamenteuse, apparaît au contraire sur une cornée d'apparence normale. Les filaments se reproduisent avec une grande rapidité. L'évolution en est très longue et présente des moments d'accalmie qui peuvent faire croire à une véritable guérison. Les récidives en sont fréquentes.

*Pronostic.* — Le pronostic n'est pas grave, mais il est sérieux par suite de la durée de la maladie et des troubles visuels qui l'accompagnent.

*Diagnostic.* — Le diagnostic est facile si l'on pense à rechercher l'existence des filaments. L'examen microscopique permet de différencier ces filaments épithéliaux des filaments de fibrine.

**Pathogénie. Anatomie pathologique.** — La cause de cette affection est totalement inconnue. Albrand invoquait l'action des collyres d'atropine et de cocaïne. Mais on voit les filaments se produire en l'absence de toute instillation.

Le filament, de nature cellulaire, présente des renflements irréguliers comme un linge fortement tordu. Il est entouré d'une gangue contenant des cellules arrondies. A la périphérie, au contraire, existent des cellules aplaties formant plusieurs couches.

**Traitement.** — Sourdille emploie un collyre au violet de méthyle au millième ; Nuel, un collyre au chlorhydrate d'ammoniaque à 2 p. 100. Il vaut mieux abraser le filament au couteau de de Græfe et cautériser l'emplacement avec une solution de nitrate d'argent au 50°.

Lorsque les filaments se reproduisent continuellement, on pourra recourir à une intervention qui consistera à abraser les couches superficielles de la cornée et à suturer par-dessus la conjonctive bulbaire voisine.

## Kératite en grillage

Cette variété de kératite est une affection extrêmement rare, héréditaire et familiale, caractérisée par des opacités en forme de grillage siégeant dans la cornée et apparaissant après la puberté.

L'affection atteint les deux yeux quoique d'une façon inégale.

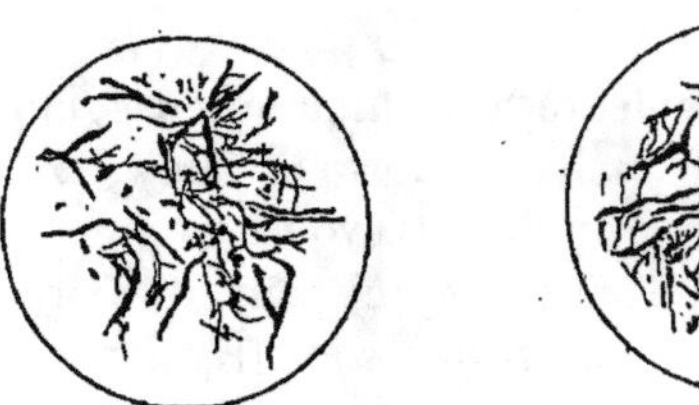

Fig. 182 et 183. — Kératite en grillage (Fuchs).

Au début, on voit au centre de la cornée ou près du centre, de petites opacités grisâtres superficielles, sous-épithéliales, se laissant traverser, sauf sur leurs bords, par la lumière transmise. De la périphérie partent des fibres radiées qui gagnent le centre de la cornée.

Plus tard, entre trente et quarante ans, la lésion progresse. Elle peut s'arrêter définitivement ou augmenter, diminuant de plus en plus l'acuité visuelle.

Il persiste toujours au niveau de la périphérie de la cornée une zone transparente large de 1 à 2 millimètres.

Le traitement est purement symptomatique : si l'acuité est très défectueuse, une iridectomie optique sera parfois indiquée.

Fehr rapproche de la kératite en grillage une forme qu'il décrit sous le nom de *dégénérescence tachetée familiale de la cornée.* L'aspect grillagé y fait défaut ; l'affection débute plus tôt, avant la puberté. La lésion progresse lentement et finit par amener un abaissement marqué de l'acuité visuelle.

## Opacités nodulaires de la cornée

On désigne sous ce nom de petites opacités cornéennes arrondies ou irrégulières, grisâtres et non confluentes.

Cette affection, dont l'étiologie est totalement inconnue, se développe avec une prédilection marquée chez les jeunes hommes.

Elle débute par une poussée aiguë qui dure environ une

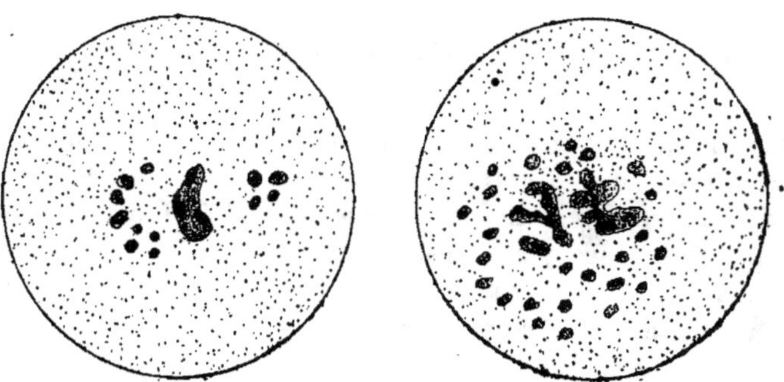

Fig. 184 et 185. — Opacités nodulaires de la cornée (Fuchs).

semaine et qui est caractérisée par une légère sensibilité douloureuse, du larmoiement, de la photophobie.

On voit apparaître dans la zone pupillaire des deux cornées de petites taches grisâtres. A la loupe, la surface de la cornée est mate et présente de petites irrégularités. Ces opacités siègent dans les lames superficielles de la cornée. Elles ont des dimensions variables et Fuchs les distingue en grandes et petites opacités.

Autour de ces opacités, la cornée est légèrement trouble et l'on reconnaît à la loupe de petites taches confluentes superficielles.

Ces opacités nodulaires ne s'accompagnent jamais de vascularisation.

Il persiste le plus souvent un abaissement très marqué de l'acuité visuelle.

Le diagnostic en est facile et l'on ne confondra pas ces opacités nodulaires, non vascularisées, situées dans les couches superficielles de la cornée, avec une kératite parenchymateuse qui est plus profonde et qui se vascularise ; avec des précipités de cyclite qui ont une forme et un siège tout à fait particuliers ; avec une kératite ponctuée superficielle ou une kératite en grillage dans lesquelles les opacités ont une apparence et une disposition absolument caractéristiques.

Ces lésions ne résultent pas d'une infiltration cellulaire de la cornée, mais de lésions dégénératives.

On s'inspirera pour le traitement des procédés employés dans les processus cornéens chroniques : douches de vapeur, massage avec la pommade au précipité jaune, etc.

## Dystrophie épithéliale de la cornée

Fuchs a groupé sous cette désignation des lésions particulières de la cornée dont la nature est encore indéterminée. Par ce terme de dystrophie, il entend caractériser des altérations distinctes de l'infiltration leucocytaire des inflammations aiguës ou chroniques (ulcères infectieux, kératite parenchymateuse) mais différant aussi des modifications cicatricielles. Cette dystrophie épithéliale s'observe chez des personnes âgées ; elle atteint plus souvent la femme que l'homme et peut affecter les deux yeux. L'affection débute par une diminution de la sensibilité de la cornée, à laquelle succède bientôt un trouble de toute la surface, accompagné ou non de phénomènes irritatifs. Le trouble superficiel de la cornée est plus accusé dans la région correspondant à la pupille, ses bords sont diffus. L'épithélium est trouble, mat, parfois inégal et offrant même des vésicules ou des taches noires correspondant à des lacunes sous-épithéliales. L'examen histologique montre des altérations de l'épithélium et des lames superficielles de la cornée.

L'anesthésie au contact est complète. La tension peut rester toujours normale. L'opacité cornéenne augmente avec les années et il peut se former dans la zone pupillaire un disque plus opaque et légèrement saillant. La vision est fortemeut affectée mais les membranes intra-oculaires restent normales sauf s'il existe de l'hypertension oculaire.

**Diagnostic.** — Dans certaines formes de *glaucome* après des opérations de cataracte avec cicatrice vicieuse et hypertonie secondaire on observe parfois des modifications de la cornée analogues à celles qui viennent d'être décrites. L'*herpès récidivant de la cornée* sera différencié par les phénomènes irritatifs, généralement assez marqués : on écartera en se basant sur les commémoratifs les lésions cornéennes résultant d'une action chimique à effet caustique : vapeurs de phénol, nitronaphtaline, etc. Après l'extirpation du corps thyroïde et dans le myxœdème spontané on observe parfois une opacité cornéenne mais de siège plus profond que la dystrophie épithéliale.

Les différents traitements essayés n'ont apporté aucune amélioration dans l'état des lésions.

## Cercle sénile

Le cercle sénile, encore appelé arc sénile ou gérontoxon, est une opacification de la cornée, parallèle au limbe scléro-cornéen. Cette lésion ne s'accompagne d'aucun signe inflammatoire et paraît due au dépôt de substances lipoïdiques dans les lames de la cornée.

**Symptômes.** — Le cercle sénile se forme par la réunion de deux demi-cercles, supérieur et inférieur, qui finissent par se fusionner par leurs bords au niveau des extrémités du diamètre horizontal de la cornée. L'arc supérieur paraît le premier et peut persister seul. Sa couleur varie du gris au blanc saturé. Sa largeur est variable ; elle est généralement de 1/2 à 2 millimètres. Le cercle sénile est toujours bilatéral.

Le symptôme capital qui permet de le différencier d'autres opacités analogues est la présence d'une bande de tissu cornéen absolument normale entre l'arc sénile et le limbe cornéen. On peut l'observer chez de jeunes sujets mais en général il ne débute guère avant cinquante ans. Sa véritable cause est inconnue. Pour P. Marie et Guy-Laroche il s'agirait d'un dépôt de cholestérine entre les lames de la cornée.

On observe chez certaines personnes dont l'arc sénile est très prononcé une dépression en gouttière (décrite sous le nom de *kératite en gouttière*) et liée vraisemblablement à la résorption partielle des parties dégénérées de la cornée. A cette raréfaction peut correspondre une légère vascularisation parenchymateuse marginale de la cornée.

**Diagnostic.** — Le diagnostic est facile. L'instillation d'un collyre à la fluorescéine permettra de distinguer l'arc sénile, qui ne présente jamais d'ulcérations, d'une érosion annulaire superficielle comme on en voit dans la conjonctivite à diplobacilles.

**Traitement.** — Aucun traitement ne peut faire rétrocéder cette opacité. L'arc sénile ne gêne d'ailleurs jamais la vision.

## Kératocône

Le kératocône, qui porte aussi les noms de cornée conique, de staphylome pellucide, est caractérisé par une déformation conique de la cornée, déformation plus marquée au centre qu'à la périphérie de cette membrane.

**Symptômes.** — Le kératocône atteint généralement les deux yeux, quoique d'une manière inégale. Il débute insidieusement, progresse lentement, abaissant peu à peu l'acuité visuelle.

Au début, l'affection peut passer inaperçue. Plus tard, au contraire, on le décèle facilement soit par l'examen direct, soit à l'aide de la skiascopie ou de l'ophtalmomètre de Javal.

Vue de face, la cornée présente un reflet déformé des objets qui viennent faire image sur cette membrane. De profil, la cornée paraît nettement conique.

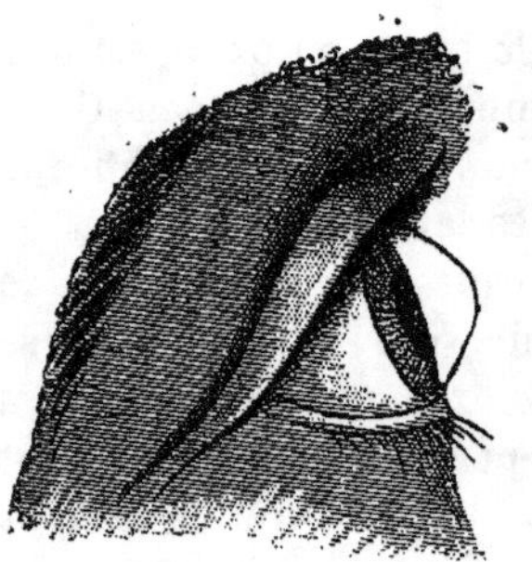

Fig. 186. — Kératocône. Aspect schématique du profil cornéen.

La skiascopie montre dans le centre pupillaire une ombre circulaire concentrique et subissant, sous l'influence des mouvements du miroir, un déplacement irrégulier.

La réfraction est toujours myopique. Mais si, au début, un verre sphérique concave, combiné ou non à un cylindre, améliore considérablement la vision, plus tard la déformation devient telle que ces verres n'ont plus aucune influence sur l'acuité visuelle.

**Complications.** — *L'opacification du sommet du cône,* complication relativement fréquente, reste limitée au centre de la cornée. Elle atteint toute l'épaisseur de cette membrane. Sa formation ne s'accompagne que très rarement de phénomènes réactionnels. On peut voir parfois une opacification passagère du sommet du cône résultant d'une rupture de la membrane de Descemet.

Le sommet du cône peut s'ulcérer soit primitivement, soit secondairement à l'opacification.

Dans certains cas très rares, le sommet peut se rompre sous l'influence d'un traumatisme direct ou d'un effort violent.

**Pronostic.** — Le pronostic est variable, le kératocône n'étant pas une affection fatalement progressive. D'une manière générale, on peut dire que si le kératocône entraîne une grande diminution d'acuité visuelle et que s'il met trop souvent le malade dans l'impossibilité de lire, il ne produit jamais la cécité.

**Étiologie.** — Le kératocône débute le plus souvent entre 12 et 30 ans.

Sa nature, malgré le nombre des théories créées pour l'expliquer, est encore inconnue.

**Traitement.** — Les différents procédés peuvent se grouper sous deux chefs : d'une part, les traitements dirigés contre la maladie cornéenne ou oculaire : d'autre part, les procédés qui ont pour but de remédier au trouble visuel.

Parmi les premiers, signalons les sclérotomies répétés, l'iridectomie large supérieure ayant pour but de diminuer la tension oculaire, à laquelle certains auteurs attribuent le kératocône. C'est dans ce même but que l'on conseillera dès le début l'usage prolongé des myotiques (collyré au nitrate de pilocarpine au cinquantième).

Parmi les seconds, les uns consistent dans l'emploi de verres plus ou moins complexes ; les autres ont pour but de modifier directement la déformation cornéenne.

Les lunettes sténopéiques donnent dans certains cas de bons résultats. Les verres de contact de Fick et Sulzer, l'hydrodiascope de Lohnstein ont l'inconvénient de ne pas pouvoir être supportés longtemps.

De Græfe, Bader, Badal, Fario, Galezowski ont enlevé au sommet du cône un lambeau de forme variable et dont le but était d'amener un affaissement cicatriciel de la déformation cornéenne.

Lorsque la lésion est avancée et la cornée considérablement modifiée, la cautérisation ignée du sommet du cône (Gayet), cautérisation profonde et allant jusqu'à la perforation, pourra donner une amélioration relative. Après résection d'un lambeau cornéen ou cautérisation on aura toujours soin de faire le recouvrement conjonctival par abaissement d'un pont de muqueuse. Si le leucome central consécutif à la cautérisation, gêne la vision, on pratiquera une iridectomie optique.

## Processus cicatriciels de la cornée

On peut distinguer deux types de lésions cicatricielles en rapport avec l'intensité des affections initiales qui leur ont donné naissance.

Lorsqu'il n'y a pas de déformation de la cornée, on parle d'opacités ou de taies de la cornée. Si la cornée se déforme en même temps qu'elle devient opaque, on donne à cette altération cicatricielle le nom de staphylome opaque de la cornée.

### I. — Opacités ou taies de la cornée

Les taies de la cornée portent différents noms suivant leur épaisseur. Superficielles, ce sont des *néphélions*; un peu plus profondes, ce sont des *albugos*. Lorsqu'elles occupent toute l'épaisseur de la cornée, on leur donne le nom de *leucomes* : le leucome est *adhérent* ou non à l'iris.

Ces taies se modifient d'abord rapidement lorsque la maladie qui les a produites est guérie. Puis leur évolution est beaucoup plus lente. Elles tendent cependant, surtout chez l'enfant, à s'atténuer avec les années. Néanmoins, en raison de la courbure irrégulière qui résulte de leur présence autant que par suite de l'opacité cornéenne, la vision est toujours notablement altérée par la présence de ces cicatrices.

Les opacités cicatricielles de la cornée peuvent donner lieu à de nombreuses complications.

La plus fréquente est l'érosion épithéliale. L'épithélium qui recouvre cette cicatrice est plus fragile et plus sujet à desquamation. L'œil s'injecte, devient douloureux et l'instillation de fluorescéine montre nettement la perte de substance. Cette érosion peut devenir à son tour le point de départ d'une infection cornéenne.

C'est surtout dans les leucomes adhérents qu'on a signalé, non seulement l'infection cornéenne, mais aussi l'infection oculaire.

On a fait jouer aux taies de la cornée un certain rôle dans la production de la myopie, mais il faut tenir compte surtout de l'affection qui a provoqué la taie.

**Diagnostic.** — Il suffit d'examiner l'œil attentivement et au besoin de faire l'éclairage oblique pour reconnaître la transparence ou l'opacité de la cornée et pour ne pas diagnostiquer une taie de la cornée alors qu'il s'agit d'une opacification du cristallin. On peut confondre un processus cicatriciel avec une infiltration inflammatoire à évolution chronique (kératite interstitielle). L'examen attentif montre l'opacité plus profonde et plus uniforme ; il est bien rare qu'on n'aperçoive pas alors quelques néovaisseaux profonds de la cornée. Le pannus granuleux en état d'activité se reconnaîtra également à la vascularisation plus superficielle dans ce cas et ainsi qu'à la présence des modifications de la muqueuse conjonctivale. Certaines lésions de la cornée (opacités nodulaires, kératite en grillage) se différencient des cicatrices par la disposition même des opacités.

Pour se rendre compte des modifications de courbure de la face antérieure de la cornée, on aura recours à l'ophtalmomètre de Javal s'il ne s'agit que de l'aire centrale.

Mais si l'on désire être renseigné sur l'altération générale de courbure de la cornée on utilisera le disque de Placido de la façon suivante : on mettra le malade le dos à la fenêtre, de telle sorte que la face noire et blanche du disque se trouve fortement éclairée. Cette face est placée à 10 ou 20 centimètres de l'œil à examiner. L'observateur regarde au travers de l'orifice médian l'image réfléchie du disque sur la surface antérieure de la cornée. Si la courbure est régulière, les anneaux blancs et noirs dessineront des cercles réguliers. En cas de courbure anormale ces cercles prendront, suivant le cas, des formes elliptiques ou irrégulières.

Il est souvent utile de faire un diagnostic étiologique rétrospectif et à cet égard il est assez facile de s'orienter si l'on a soin de différencier les cicatrices superficielles ou comprenant un point de la superficie cornéenne et les cicatrices indépendantes de toute altération superficielle. Dans les premières et par ordre de fréquence nous trouvons :

*a*) Les *cicatrices de phlyctènes de la cornée* : elles sont en général légères et multiples, affectent souvent les deux yeux ; elles remontent à l'enfance ;

*b*) Les *cicatrices d'ulcères infectieux* sont plus opaques et s'accompagnent d'adhérence irienne, signe de perforation ; si elles remontent à l'enfance, elles ont pour cause une ophtalmie gonococcique du nouveau-né, une kératomalacie (syphilis probable) ou une kératite grave au cours d'une maladie infectieuse ;

*c*) Les *cicatrices de cautérisation* (alcalis acides) sont habituellement diffuses, non accompagnées de perforation, mais associées souvent à des cicatrices rétractiles de la conjonctive (symblépharon) ;

*d*) Les *cicatrices de plaies pénétrantes* se reconnaissent généralement à leur disposition plus ou moins linéaire, à l'adhérence irienne fréquente, aux lésions du cristallin ; d'ailleurs en ce cas les commémoratifs aideront à établir l'étiologie de la lésion.

Les processus cicatriciels profonds, sans participation de la surface cornéenne sont en général plus diffus. Leur bilatéralité fera penser à la kératite d'Hutchinson (syphilis héréditaire).

Après la scléro-kératite tuberculeuse, on voit persister des opacités cicatricielles triangulaires dont la base se continue avec la sclérotique alors que la pointe s'avance plus ou moins loin dans la cornée.

**Traitement.** — Il faudra surtout prévenir les cicatrices en agissant efficacement sur toutes les lésions ulcéreuses de la cornée et en empêchant ou en limitant l'infection des plaies ou solutions de continuité de l'épithélium. Le traitement des taies est peu actif. Les douches de vapeur, les applications chaudes, le massage à la pommade jaune ne donnent de résultats que lorsqu'aux lésions cicatricielles s'ajoutent des opacités inflammatoires.

Si la taie réduit considérablement l'acuité visuelle et s'il persiste une région claire de la cornée on peut faire une iridectomie optique combinée ou non à un tatouage de la taie.

L'opacité cicatricielle de la cornée se complique parfois du dépôt de masses calcaires ou hyalines qui peuvent donner lieu à des phénomènes irritatifs. Il est indiqué d'en faire l'ablation. Après aseptisation oculaire et anesthésie locale, on enlèvera au couteau de de Græfe tout le tissu infiltré. Avec l'immobilité du globe réalisée par un pansement binoculaire le recouvrement épithélial de la cornée se rétablira en 24 à 48 heures.

***Iridectomie et iridotomie optiques.*** — Avant de faire l'iridectomie, on s'assurera par la dilatation atropinique et la fente sténopéique orientée dans le sens de la pupille à réaliser, de l'état de la vision : on n'opérera que s'il y a une amélioration notable.

Pour l'iridectomie optique, la kératotomie est faite avec le couteau lancéolaire, plus ou moins près du pourtour cornéen, suivant les dimensions à donner à la pupille artificielle. Il suffit d'une incision de 5 à 6 millimètres, permettant l'introduc-

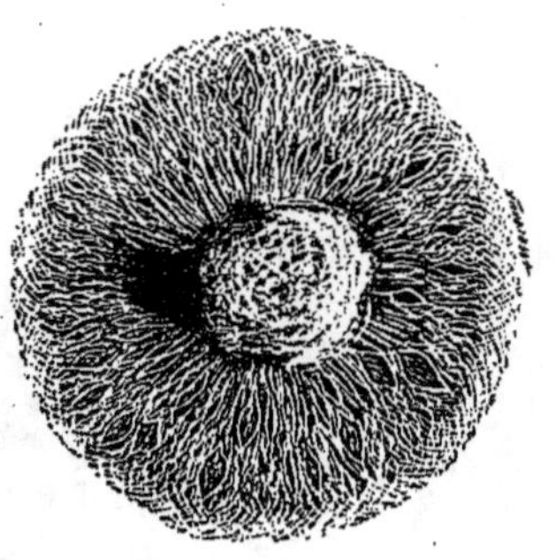

Fig. 187. — Iridectomie optique pour leucome central.

tion de la pince à iris. On pince le tissu irien au voisinage du bord libre en évitant de blesser la capsule cristallinienne, ce qui provoquerait une cataracte traumatique. On attire l'iris hors de la cornée et, d'un coup de pince-ciseaux, on le sectionne au ras de cette membrane (fig. 187 et 188).

On peut, dans certains cas, substituer l'iridotomie optique à

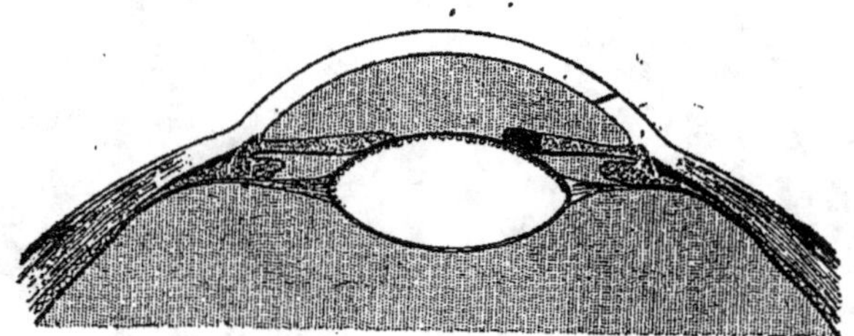

Fig. 188. — Iridectomie optique, vue de profil. La partie ombrée de l'iris correspond à la zone réséquée.

l'iridectomie. Dans ce cas, la pince-ciseaux sectionne radiairement l'iris (fig. 189). La rétraction du sphincter fait que les lèvres de la section s'écartent en V (fig. 190). Après la section ou la résection, on réduit les bords de l'iris avec la spatule (fig. 191).

***Tatouage de la cornée.*** — Le tatouage est pratiqué le plus souvent dans un but esthétique pour supprimer l'effet fâcheux d'un leucome de la cornée. Exceptionnellement, cependant, il peut améliorer la vision en supprimant les cercles de diffusion causés par le passage des rayons visuels à travers des zones demi-trans-

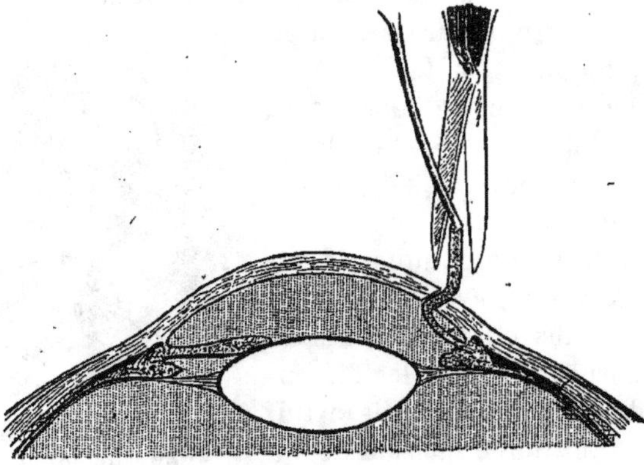

Fig. 189. — Iridotomie optique. Le bord de l'iris, attiré hors de la plaie cornéenne, est sectionné dans le sens radiaire.

parentes de la cornée. C'est une opération des plus simples, mais dont les résultats dépendent surtout de la patience de l'opérateur et de l'opéré ainsi que de l'état de la cicatrice cornéenne. On atten-

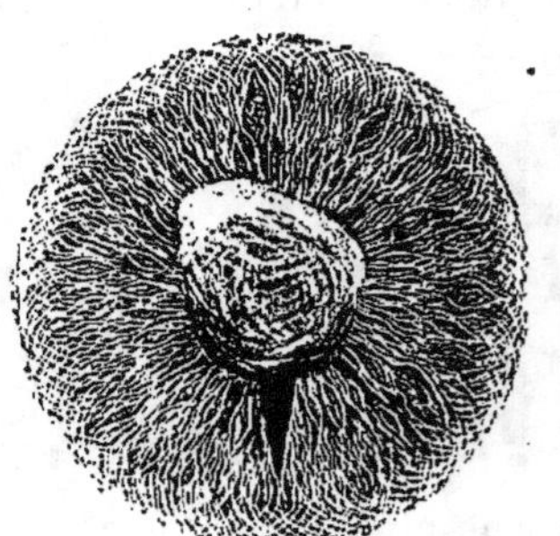

Fig. 190. — Iridotomie optique, résultat vu de face.

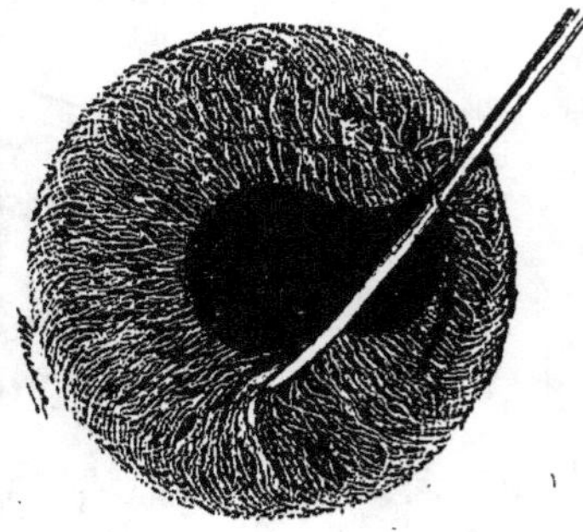

Fig. 191. — Iridectomie optique. Réduction des bords de l'iris avec la spatule.

dra que les phénomènes de vascularisation du leucome aient diminué ou disparu pour faire le tatouage. Il s'agit, en effet, de faire pénétrer dans les couches superficielles de la cornée des particules de pigment (noir ou coloré), et ces particules sont rapidement résorbées dans les tissus enflammés, alors qu'elles persistent presque indéfiniment dans les tissus non vascularisés. Pour les introduire on procède par piqûres à l'aide d'un faisceau d'aiguilles.

Pour le tatouage en noir simulant la pupille, on se sert d'encre

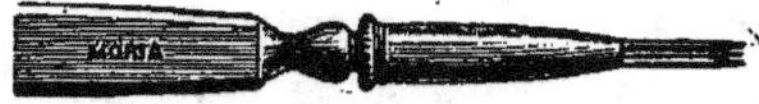

Fig. 192. — Faisceau d'aiguilles
à tatouage.

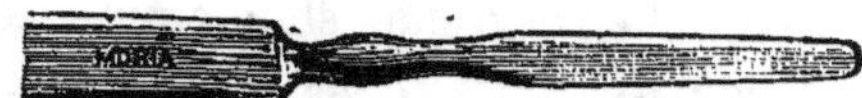

Fig. 193. — Spatule pour déposer
l'encre sur la cornée

de Chine liquide et épaisse, stérilisée à l'autoclave. Le pigment bleu est obtenu par une émulsion de bleu outremer, le pigment vert par la terre verte, etc. Le tatouage coloré imitant l'iris est exceptionnel.

Après aseptisation et anesthésie de l'œil à la cocaïne, on place l'écarteur, puis sans employer la pince à fixer, dont les mors tatoueraient la conjonctive, on dépose, avec la spatule sur la région à tatouer une goutte de l'émulsion de pigment. Le faisceau d'aiguilles tenu perpendiculairement à la surface cornéenne est animé de mouvements verticaux ayant pour but de créer une série de piqûres peu profondes On renouvelle l'application de pigment et les piqûres jusqu'à ce qu'après lavage de la cornée avec quelques gouttes d'eau stérile, on aperçoive une tache noire saturée au niveau du leucome. On peut, lorsqu'il s'agit de tatouer une pupille délimiter l'aire circulaire et tatouer avec

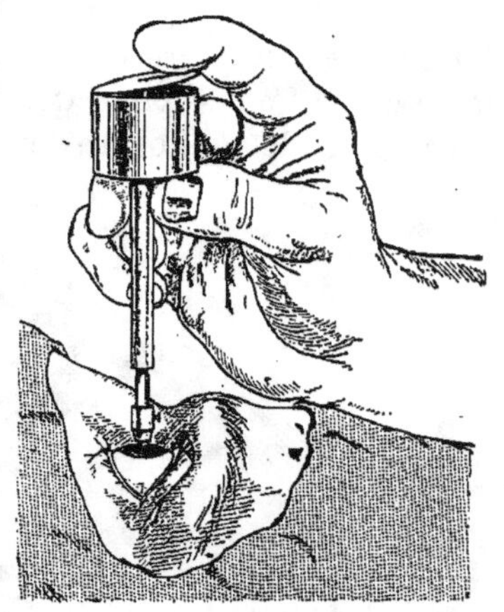

Fig. 194. — Trépan de de Hippel.
Le trépan est disposé dans une gaine métallique stérilisable et la pression du doigt sur le couvercle fait déclancher le ressort.

un anneau métallique ou une couronne de trépan cornéen.

On appliquera un binocle pendant 24 heures seulement. Pratiquée aseptiquement, l'opération du tatouage est sans aucun danger. Pour réaliser une pigmentation parfaite il est souvent nécessaire de faire plusieurs séances de tatouage à quelques jours de distance.

*Kératoplastie ou greffe de la cornée.* — La transplantation d'un lambeau cornéen est indiquée dans certains cas d'opacité étendue et superficielle de la cornée. Il s'agit toujours d'une greffe partielle, le greffon étant emprunté soit à la même cornée (*kératoplastie par transposition*), soit à la cornée saine d'un œil

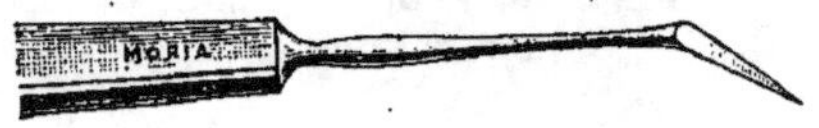

Fig. 195. — Couteau coudé.

humain énucléé pour des lésions non transmissibles (traumatisme, glaucome, etc.), soit encore à un globe prélevé aussitôt après la mort chez un nouveau-né et conservé dans du sérum hémolysé, à la glacière (température constante de 5°). Magitot qui a conçu et étudié ce procédé le nomme *kératoplastie différée*. Le globe oculaire est conservé en totalité et le prélèvement du lambeau à greffer peut n'être fait qu'après 7 à 8 jours.

Quel que soit le procédé employé, il y a lieu de considérer : la taille du greffon, sa dissection, son transfert.

La taille du greffon se fait soit avec le trépan de de Hippel,

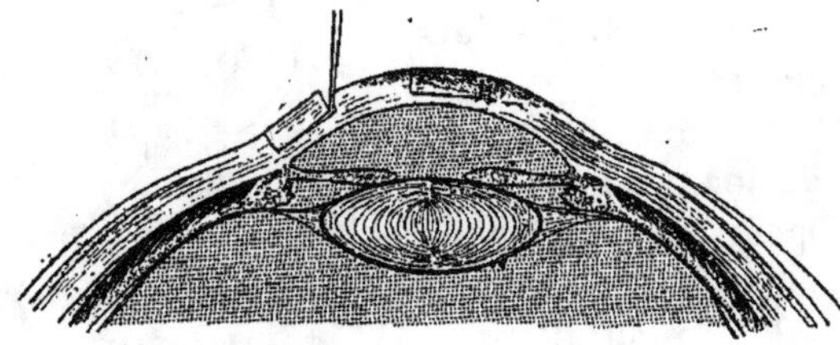

Fig. 196. — Profit de la cornée montrant la disposition des rondelles trépanées dans un cas de kératoplastie par transposition et leur dissection avec le couteau coudé.

(fig. 194) soit avec le double couteau à écartement variable, soit encore avec un couteau de de Græfe ordinaire.

Il va sans dire que tout ce qui entre en contact avec la cornée doit être rigoureusement aseptique. Pour éviter d'atteindre la membrane de Descemet, on règle la profondeur de l'incision à l'aide d'un anneau fixé sur le trépan par une vis.

Pour la dissection du greffon, on se sert d'un couteau coudé très étroit et tranchant sur ses deux bords (fig. 195). On l'insinue à travers l'incision, parallèlement aux lames cornéennes et on détache facilement une rondelle d'épaisseur uniforme. On procède de même pour le leucome en faisant coïncider la greffe avec la zone pupillaire.

La rondelle de tissu cornéen opaque peut fort bien, si le lam-

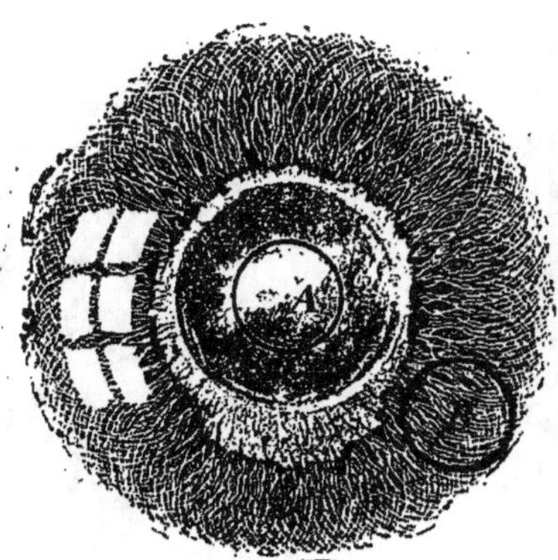 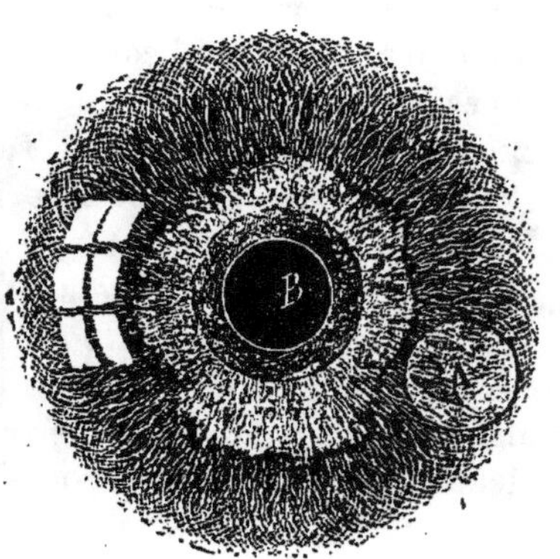

Fig. 197. — Kératoplastie par transposition, Cornée dont le centre est occupé par un leucome opaque. Taille des rondelles en A et B.

Fig. 198. — La rondelle prélevée en B dans la cornée transparente vient occuper la place de la rondelle opaque A laquelle est greffée en B.

beau transparent est prélevé sur le même œil, venir occuper l'emplacement de celui-ci (*kératoplastie par transposition*, fig. 196 à 198). Il faut veiller à ce que la surface épithéliale du greffon soit placée en avant. On ne fait pas de sutures, mais on met un pansement binoculaire pendant 48 heures.

### II. — Staphylome opaque de la cornée.

Le staphylome opaque est caractérisé par une saillie anormale de la cicatrice cornéenne étendue à tout ou partie de la cornée.

La paroi du staphylome est formée par l'accollement de l'iris à la face postérieure de la cornée opacifiée et en général amincie.

Le staphylome succède à une vaste perte de substance et demande en plus pour se produire une large adhérence de l'iris infecté à la cornée.

L'aspect du staphylome est variable. Il est sphérique ou conique et plus ou moins volumineux ; caché parfois complètement sous les paupières, il peut être assez développé pour faire saillie dans la fente palpébrale. Sa surface est grisâtre, gris bleuâtre ou ardoisée et le plus souvent parcourue par des néovaisseaux conjonctivaux.

Une fois développé, le staphylome peut rester stationnaire ou présenter des complications : érosion superficielle pouvant provoquer une cyclite ou une panophtalmie ; rupture du staphylome avec hémorragie intraoculaire.

***Traitement.*** — Le traitement doit être autant que possible préventif. Lorsque dans un œil, antérieurement blessé ou ulcéré, il s'est produit une adhérence étendue de l'iris à la cornée et que

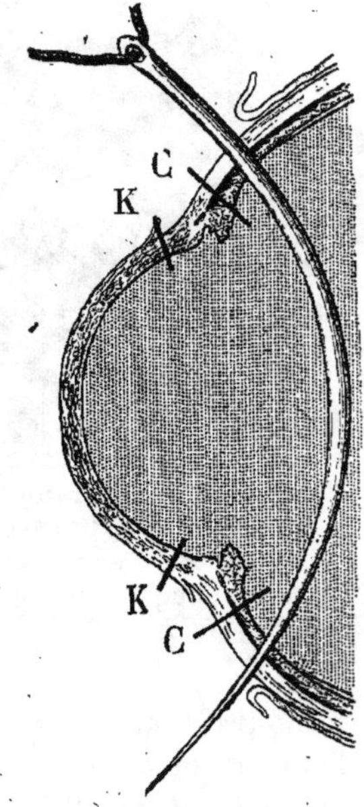

Fig. 200. — Résection du staphylome ou du segment antérieur ; vue de profil. Emplacement des aiguilles et des incisions cornéennes (K) ou ciliaires (C).

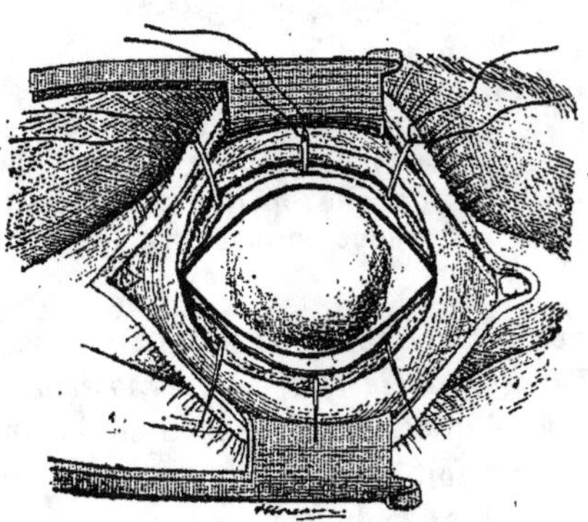

Fig. 199. — Résection du staphylome vue de face. Le trait plein circonscrit la surface cornéo-sclérale à exciser. L'insertion conjonctivale au limbe a été sectionnée.

l'on a des raisons de craindre une augmentation de la tension oculaire qui réalisera les conditions nécessaires au développement d'un staphylome, il faudra pratiquer une large iridectomie et au besoin une sclérectomie. La résection du staphylome ou du segment antérieur de l'œil sera la seule ressource lorsque la distension de la cornée ou du segment antérieur a acquis une certaine étendue. Si l'on veut conserver au globe une certaine tension, il importe de laisser en place le corps ciliaire. D'autre part, il est indispensable d'enlever le cristallin pour éviter les phénomènes d'hypertonie secondaire. Les procédés opératoires connus sous différents noms (opération de Critchett, kératectomie combinée de Panas, etc.) ne diffèrent en somme que par des détails insignifiants.

Il importe surtout d'opérer aseptiquement, de rapprocher aussi bien que possible les lèvres de la plaie d'excision puis de faire un recouvrement conjonctival permettant la cicatrisation parfaite de la sclérotique à l'abri des infections de surface du sac conjonctival.

Après avoir détaché circulairement la conjonctive de ses adhérences au limbe et à la région ciliaire, on introduit 3 ou 4 aiguilles courbes perpendiculairement au méridien horizontal de la cornée et en pleine région ciliaire, ainsi que le montrent les figures 199 et 200. Ces aiguilles sont enfilées de catgut fin et résorbable. Avec un couteau de de Græfe, on ponctionne la région ciliaire au niveau du méridien horizontal du côté temporal, et l'on ressort au point opposé du côté nasal. On sectionne un lambeau scléro-cornéen en portant la lame obliquement en haut ; prenant les ciseaux, on achève la résection symétriquement en bas. On a enlevé ainsi un losange cornéo-scléral.

On extrait rapidement le cristallin avec l'anse, et, sans perdre de temps, on tire les aiguilles pour passer les fils, qui sont noués de manière à rapprocher les lèvres de la plaie oculaire. Deux ou trois points de suture en U réunissent la conjonctive au-devant de la suture sclérale. Il restera un moignon qui constituera un excellent support pour une pièce artificielle.

Dans certains cas, il est nécessaire de réduire le volume du globe buphtalme ; on pourra alors réséquer en pleine région ciliaire (fig. 200, C). Enfin il peut être nécessaire de faire l'ablation des membranes intraoculaires. Après cette ablation, on pourra faire la suture sclérale et conjonctivale comme dans l'opération typique.

## Opacité en ceinture ou en bandelette.

On désigne sous ce nom un état pathologique spécial, caractérisé essentiellement par une infiltration calcaire des couches superficielles de la cornée, disposées assez régulièrement au niveau de l'ouverture de la fente palpébrale.

Cette affection, dont l'étiologie est inconnue, revêt deux formes : une forme primitive, très rare, se développant chez le vieillard sur un œil normal ; une forme secondaire, bien plus fréquente, portant sur des yeux en voie d'atrophie.

La forme *primitive ou sénile* débute vers l'âge de cinquante ans environ ; elle atteint généralement les deux yeux. Elle est extrêmement rare chez la femme. Son début est tout à fait insidieux. Elle commence à se manifester sous la forme de deux taches, situées aux extrémités du diamètre horizontal de la cornée, et distantes de 1 à 2 millimètres du limbe sclérocornéen. Ces deux taches s'avancent l'une vers l'autre progressivement mais très lentement, laissant libre parfois la partie centrale de la cornée Cette affection ne s'accompagne d'aucun phénomène réactionnel. L'acuité visuelle diminue peu à peu.

La *forme secondaire* est analogue comme aspect clinique et comme évolution.

**Traitement.** — On a préconisé le grattage de la couche épithéliale de la cornée (Dixon, Bowman), l'emploi d'acides dilués, d'acide acétique (Nettleship), d'acide chlorhydrique à 10 p. 100 (Sellerbech et Galezowski).

## V. — TUMEURS DE LA CORNÉE.

Les processus néoplasiques développés sur la cornée sont extrêmement rares et, à part quelques faits exceptionnels, appartiennent au type épithélioma. Il importe d'ailleurs de faire remarquer que c'est surtout dans la région du limbe que se trouve le point de départ le plus habituel de ces lésions.

Le *papillome* forme une tumeur aplatie à surface bosselée, offrant parfois une coloration noirâtre par endroits et pouvant en imposer pour une néoformation mélanique. On réussit assez facilement à détacher le papillome des lames superficielles de la cornée puis du limbe, son point de départ habituel. C'est une tumeur bénigne qui peut cependant récidiver.

L'*épithélioma* se présente, au début, sous forme d'un épaississement marginal empiétant sur la cornée transparente dont il se distingue par une teinte plus ou moins rosée et une vascularisation très manifeste.

Toute l'étendue de la cornée peut être dans la suite recouverte et opacifiée par la présence du néoplasme qui fait parfois une saillie très marquée et offre une surface mamelonnée.

Cette forme d'épithélioma se rapproche par son évolution lente et sa propagation en surface de l'épithélioma palpébral. Sa faible tendance à l'envahissement des tissus intra-oculaires et son développement chez des sujets âgés ont engagé souvent les opérateurs à pratiquer des interventions limitées, toujours suivies de récidives après un temps variable.

L'énucléation avec excision large de la conjonctive aurait quelques chances d'amener un résultat définitif.

La radio et radiumthérapie a donné quelques résultats satisfaisants.

# CHAPITRE VII

## MALADIES DE LA SCLÉROTIQUE

La pathologie de la coque oculaire est relativement peu importante, si l'on en retranche les lésions traumatiques. Les processus inflammatoires qui atteignent la sclérotique sont presque toujours secondaires à des localisations épisclérales ou hyposclérales (affections choroïdiennes).

Le segment antérieur de la sclérotique est directement visible sous la conjonctive bulbaire, à laquelle il communique sa coloration particulière d'un blanc jaunâtre.

L'inflammation de la sclérotique ou du tissu épiscléral dans le segment antérieur se traduit par une vascularisation anormale dont la coloration est en général plus violacée que l'injection conjonctivale : elle s'en distingue aussi par une limitation segmentaire et par l'absence de sécrétion.

Lorsque, à la suite de lésions inflammatoires ou autres, la sclérotique s'amincit, la coloration change à ce niveau et une teinte ardoisée ou noirâtre se substitue à la teinte normale. Ces modifications de couleur coïncident souvent avec des saillies de la coque oculaire.

Les seules *lésions congénitales* de la sclérotique consistent dans une pigmentation noirâtre ou ardoisée, diffuse ou circonscrite en forme de taches irrégulières ; leur étiologie est inconnue et elles peuvent coïncider d'ailleurs avec une vision normale.

Les *lésions traumatiques* sont assez fréquentes. Nous les envisageons à propos des affections de la région ciliaire et du globe.

Les *affections inflammatoires* sont décrites sous le nom de sclérites ou épisclérites. Les ténonites, souvent décrites comme localisations orbitaires, peuvent en être rapprochés, aussi les décrirons-nous à la fin de ce chapitre.

## Sclérite. Episclérite.

La bénignité des lésions sclérales et la difficulté que l'on éprouve à en préciser l'étiologie dans chaque cas particulier font que, aujourd'hui encore, nous sommes obligés de grouper tous les cas autour d'une même désignation anatomique. J'ai laissé de côté les faits où l'inflammation de la sclérotique est secondaire à un processus de la région ciliaire (tuberculose, syphilis).

*Symptômes.* — La sclérite s'observe surtout chez l'adulte et le vieillard. Elle est exceptionnelle dans l'enfance.

Elle se manifeste tout d'abord par une légère gêne oculaire et par l'apparition d'une zone d'injection plus ou moins étendue.

L'examen objectif montre souvent, en dehors de la vascularisation, une légère saillie de la région injectée : c'est ce que l'on appelle un *bouton de sclérite*. La pression des doigts à travers la paupière provoque une douleur plus ou moins vive. Il y a un peu d'irritation oculaire et du larmoiement, mais l'acuité visuelle est entière et la gêne fonctionnelle résulte uniquement des sensations oculaires anormales. Les douleurs spontanées s'exagèrent parfois pendant la nuit.

Le bouton de sclérite peut persister des jours et des semaines sans modification. Il disparaît quelquefois spontanément en quelques jours, mais pour être suivi de l'apparition d'une nouvelle lésion en un point jusque-là indemne ; on voit parfois les poussées se succéder pendant des mois sur le même œil ou alterner avec des lésions semblables du côté opposé.

*Étiologie.* — Dans un certain nombre de cas le foyer de sclérite constitue une localisation de l'infection syphilitique et nous avons souvent rencontré des malades chez lesquels le traitement spécifique seul produisit la guérison et l'arrêt des poussées, même en l'absence d'un soulèvement ou d'une caséification permettant de prononcer le mot de gomme.

Chez les lépreux, il est fréquent de voir des poussées d'épisclérite à évolution lente ou rapide. Il semble aussi que certaines localisations épisclérales relèvent d'une tuberculose à évolution bénigne.

En dehors de ces cas à étiologie certaine, il en est une foule d'autres où l'on ne peut déterminer la cause et où l'on invoque le rhumatisme, l'arthritisme ou la goutte. Il n'est pas douteux en effet que, dans un certain nombre de cas, on rencontre la sclérite chez des personnes atteintes des localisations articulaires que l'on classe sous la désignation obscure de rhumatisme.

**Diagnostic. Pronostic.** — La seule difficulté de diagnostic consiste dans la différenciation entre une phlyctène périkératique et un petit foyer de sclérite. L'âge du malade fera le plus souvent le diagnostic, ainsi que l'évolution beaucoup plus rapide de la phlyctène.

Il sera souvent impossible de différencier dès le début une lésion gommeuse d'une épisclérite simple et de préciser l'étiologie de l'affection.

Le pronostic est en général bénin en ce sens que l'on n'observe jamais de diminution de la fonction visuelle ; mais l'évolution lente et les rechutes de la sclérite en font une affection assez sérieuse.

**Traitement.** — Le traitement local consistera en applications de compresses chaudes deux ou trois fois par jour et en instillations de collyres calmants tels que ;

| | |
|---|---|
| Novocaïne . . . . dix centigr.<br>Solution d'adrénaline<br>  au millième . . . *XX gouttes.*<br>Eau distillée . . . 10 gram. | Dionine . . dix centigr.<br>Eau distillée. 10 gram. |

Dans les cas légers, cette thérapeutique sera suffisante. Si la sclérite est tenace on s'inspirera de l'étiologie présumée pour établir le traitement général : traitement mercuriel antisyphilitique, traitement antigoutteux, salicylate de soude, aspirine, etc.

Les applications superficielles de pointes de feu, les injections sous-conjonctivales de sublimé au 3000e seront parfois utiles dans les cas intenses.

## Scléro-kératite tuberculeuse.

On peut séparer des formes de sclérite ce type clinique particulier dans lequel les lésions cornéennes parenchymateuses acquièrent une importance presque aussi grande que les lésions sclérales.

**Symptômes.** — Cette affection s'observe surtout chez les jeunes femmes ; elle peut constituer la première manifestation apparente de tuberculose. C'est tout d'abord l'apparition d'un foyer plus ou moins limité de vascularisation sclérale accompagné d'une sensibilité légère et d'un peu de larmoiement. Ce foyer de sclérite est peu saillant ; il est souvent plus accusé vers le limbe que du côté de l'insertion des tendons des muscles droits. Peu après ou simultanément, le secteur correspondant de la cornée se trouble un peu dans ses couches profondes, la surface conservant son reflet normal. Le trouble cornéen a des contours diffus mais il affecte presque toujours une forme triangulaire, le sommet étant dirigé vers le centre cornéen ; la région centrale de la cornée reste généralement intacte. L'évolution des lésions tant sclérales que cornéennes est lente ; après quelques jours ou quelques semaines, on peut constater au niveau des infiltrations cornéennes une vascularisation interstitielle. Puis peu à peu l'irritation oculaire et la gêne diminuent, les lésions rétrocèdent, laissant persister une opalescence cicatricielle de la périphérie cornéenne. Après une période d'accalmie, un nouveau foyer scléro-cornéen apparaît en un autre point de l'œil. Fréquemment la poussée s'accompagne de quelques symptômes iriens. La pupille dilatée par l'atropine présente quelques adhérences. Si celles-ci atteignent un certain degré, on voit alors apparaître des signes de glaucome secondaire et la vision, jusque-là peu atteinte, se perd progressivement. Il s'écoule parfois 10 à 20 ans entre le début des poussées et le moment où l'extension des lésions et leurs complications rendent l'énucléation nécessaire. Mais on peut aussi observer l'arrêt de l'affection après quelques poussées.

**Diagnostic.** — Le diagnostic étiologique offre seul quelques difficultés.

La réaction locale et générale à la tuberculine (injection sous-cutanée d'un dixième de milligramme), constitue le seul signe pathognomonique.

**Traitement.** — Le pronostic doit être très réservé car, malgré quelques succès thérapeutiques, l'avenir de ces yeux est toujours très incertain.

Le traitement tuberculinique par injections de doses très faibles (doses ne provoquant aucune réaction fébrile) et répétées une ou deux fois par semaine a paru utile dans certains cas. On peut y adjoindre les pointes de feu, les injections sous-conjonctivales d'air stérile et surtout le traitement diététique de la tuberculose.

## Ténonites.

On a donné le nom de ténonite à un processus inflammatoire dont la localisation anatomique correspondrait à la capsule de Ténon, c'est-à-dire à cette zone de tissu fibro-conjonctival qui sépare le pôle postérieur du globe de la graisse orbitaire. Cette localisation exacte n'est rien moins que démontrée ; néanmoins le type clinique est suffisamment caractérisé pour que l'on continue à se servir de cette désignation.

Il s'agit toujours d'une localisation infectieuse métastatique et on peut l'observer dans un certain nombre d'infections aiguës ou chroniques dont la porte d'entrée peut être fort éloignée et doit être recherchée avec soin (ténonite à staphylocoques à la suite d'un furoncle, d'un panaris digital ; ténonite à pneumocoques après une infection trachéo-bronchique, etc.).

*Symptômes.* — Le début est caractérisé par des douleurs orbitaires profondes, réveillées ou exagérées par les mouvements oculaires. Au léger gonflement palpébral, s'ajoute un œdème de la conjonctive bulbaire qui forme autour de la cornée un bourrelet jaunâtre. Ce bourrelet jaunâtre peut même faire saillie à travers les paupières. Il y a un très léger degré d'exophtalmie et parfois un peu de diplopie tout au moins dans certaines directions du regard. La vision n'est le plus souvent pas altérée.

Ces symptômes ont une évolution assez rapide ; après 8 à 10 jours, ils s'atténuent progressivement et il est rare qu'au bout de 2 ou 3 semaines le malade éprouve encore quelque gêne. C'est tout au moins le cas dans la forme légère à laquelle on donne le nom de *ténonite séreuse*.

La symptomatologie est un peu différente dans la *ténonite suppurée* qui correspond aux infections staphylococciques (complications à distance de panaris, furoncles).

Les phénomènes douloureux sont plus marqués ; l'exophtalmie et la limitation des mouvements oculaires atteignent un degré très intense. La pression sur le globe exagère la sensibilité. On observe souvent dans ces cas des modifications du côté de la papille et l'exophtalmie peut entraîner des lésions de la cornée.

Après une période variable de 1 à 4 semaines, la conjonctive bulbaire, chémotique, présente en un point une teinte jaunâtre qui, si le diagnostic n'a pas encore été fait, le fixera d'une manière définitive. Si l'on n'intervient pas, l'abcès s'ouvre à travers la conjonctive ; il arrive souvent que la cornée s'infecte secondairement. Dans quelques cas cependant, l'ouverture précoce de la collection suppurée périoculaire, par une incision conjonctivale, a permis d'obtenir la guérison avec conservation du globe et de la vision.

***Diagnostic.*** — Le diagnostic de la ténonite séreuse ne présente pas de difficultés, si l'on y pense et si l'on tient compte de la douleur qui accompagne les mouvements du globe. Il est par contre souvent impossible de déterminer l'étiologie de la ténonite.

Quant à la ténonite suppurée, son diagnostic peut être plus compliqué au début. Au stade de suppuration sous-conjonctivale, on pourrait confondre la ténonite avec une ophtalmie métastatique ayant donné lieu à une perforation au niveau de l'équateur du globe. Si l'examen ophtalmoscopique est possible, il ne sera pas difficile d'éviter l'erreur.

***Traitement.*** — L'affection guérit toujours spontanément dans les cas de ténonite séreuse. Les applications chaudes, le repos à la chambre – avec occlusion des paupières pour éviter les mouvements oculaires toujours douloureux — constituent les indications thérapeutiques habituelles. Pour calmer les douleurs spontanées on prescrira l'aspirine, le pyramidon, les narcotiques. En cas de ténonite suppurée l'incision conjonctivale avec drainage de l'abcès ténonien sera pratiquée dans le plus bref délai.

## CHAPITRE VIII

## MALADIES DE L'IRIS

La pathologie de l'iris acquiert un intérêt particulier en raison de la localisation métastatique dans cet organe d'un très grand nombre d'infections aiguës et chroniques, en raison aussi du retentissement sur la pupille de toute une catégorie d'affections nerveuses. Les affections traumatiques de l'iris occupent une place non moins grande dans la pathologie oculaire proprement dite. Quant aux malformations congénitales, elles ont surtout pour effet de déterminer une modification de forme de la pupille et n'ont qu'une importance pratique très secondaire.

## Méthodes d'examen de la chambre antérieure, de l'iris et de la région ciliaire

Dans les conditions normales de transparence de la cornée, l'examen direct de l'œil, à un éclairage ordinaire, permettra de se rendre compte des différentes modifications pathologiques de l'iris et de la pupille, ainsi que des modifications produites dans l'humeur aqueuse de la chambre antérieure ; en effet, un certain nombre d'affections iriennes ou ciliaires modifient la transparence de ce liquide ou même provoquent des lésions particulières de la face postérieure de la cornée (*précipités* symptomatiques de l'inflammation ciliaire). Lorsque les éléments cellulaires qui passent dans l'humeur aqueuse sont en grand nombre, ils tombent dans l'angle inférieur de la chambre antérieure et y forment une tache qui se traduit par la présence d'un croissant de teinte blanc jaunâtre, à bord inférieur convexe, correspondant au bord de la cornée : c'est l'*hypopyon*. S'il s'agit de globules rouges le croissant est d'un rouge sombre et porte le nom d'*hyphéma* (fig. 203). L'un et l'autre se déplacent lentement lorsqu'on modifie pendant quelques minutes la position de la tête.

L'inspection à l'œil nu révélera les modifications d'aspect et de couleur de l'iris. On n'oubliera pas de comparer la couleur de l'iris de l'œil sain et celle de l'œil malade. L'examen direct renseignera également sur la position du plan irien par rapport à la cornée et au cristallin (diminution ou augmentation de profondeur de la chambre antérieure), sur l'existence d'adhérences de la pupille à l'un ou l'autre de ces organes ; sur la mobilité anormale de la membrane irienne dans le sens antéro-postérieur. Cette mobilité anormale de l'écran irien (*iridodonesis* ou tremblotement de l'iris), sera mise en évidence en faisant fixer un objet que l'on déplace assez rapidement dans le sens vertical ou hori-

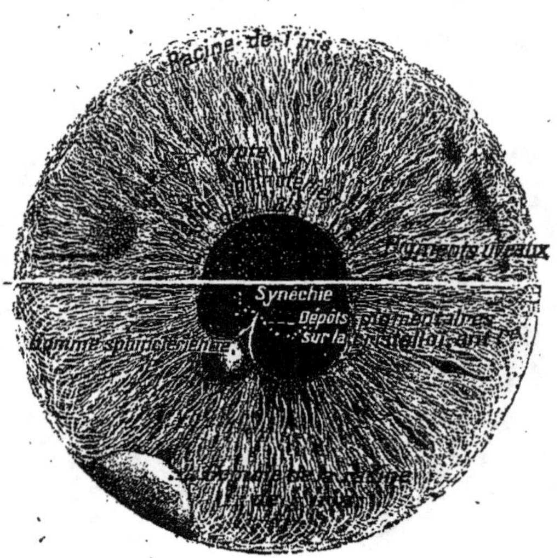


Fig. 201. — Aspect des différentes lésions infectieuses de l'iris.

zontal ; c'est au moment de l'arrêt qu'apparaît l'ondoiement particulier de l'iris ; on l'observe dans la luxation du cristallin, la cataracte régressive, l'aphakie (absence du cristallin).

L'éclairage oblique permettra également de préciser l'apparence de certains détails de la surface de l'iris (vascularisation, saillies, cryptes) ainsi que du bord libre (synéchies antérieures ou postérieures). On pourra avoir recours aussi pour cet examen à la loupe binoculaire. Pour se rendre compte de ces adhérences qui peuvent siéger à sa face postérieure, il est utile de dilater la pupille. On instillera de préférence un collyre au sulfate d'homatropine au 100e, qui ne détermine qu'une mydriase de 24 heures au plus.

## I. — AFFECTIONS CONGÉNITALES

Nous les signalerons très rapidement, car il ne s'agit pas de lésions susceptibles d'être modifiées par un traitement chirurgical.

**Colobome de l'iris.** — Le colobome congénital est caractérisé essentiellement par une modification de forme de la pupille assez analogue

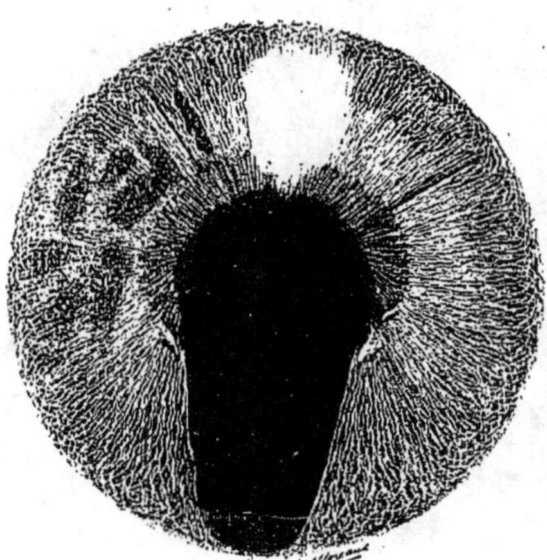

Fig. 202. — Colobome congénital de l'iris de l'œil droit dessiné à la loupe binoculaire. Léger colobome cristallinien.

à celle que l'on réalise dans certaines opérations sur l'iris et qui porte alors le nom de colobome opératoire. Ce qui, à première vue, permet le plus souvent de reconnaître l'origine congénitale du colobome irien, c'est son siège inférieur (fig. 202) et sa bilatéralité. Il n'est pas rare que l'étendue du colobome soit plus accusée d'un côté que de l'autre. La forme de la pupille est le plus souvent celle d'une poire dont l'extrémité effilée se dirige en bas et un peu en dedans et peut atteindre l'insertion de l'iris. La pupille réagit normalement à la lumière et à la convergence et la vision n'est nullement modifiée par la forme pupillaire. Le colobome de l'iris coïncide souvent avec d'autres lésions ou malformations congénitales : colobome choroïdien, colobome cristallinien, etc.

**Colobome atypique. Ectropion de l'uvée.** — Cette petite malformation n'est utile à connaître qu'en raison de l'apparence particulière qu'elle donne à la pupille ; cet orifice semble présenter des contours irréguliers à l'examen direct alors qu'à la lumière transmise il apparaît nettement circulaire. Cela résulte du fait que le plan uvéal pigmenté de l'iris déborde sur la partie sphinctérienne et se confond avec la teinte sombre de la pupille.

**Aniridie. Iridérémie.** — L'absence d'iris n'est pas extrêmement rare et s'accompagne le plus souvent de cataracte. Lorsque le cristallin est transparent, la pupille semble occuper toute la largeur de la cornée et l'on n'aperçoit sur les bords que de petites saillies noirâtres, correspondant aux parois ciliaires. On voit parfois, dans les cas d'iridérémie partielle, la membrane pupillaire réduite à un anneau immobile d'un millimètre à peine de largeur. Après extraction du cristallin, l'acuité peut être assez satisfaisante malgré l'aniridie, mais les malades éprouvent une certaine gêne visuelle.

**Membrane pupillaire persistante.** — La membrane vasculaire qui, chez le fœtus, se rend de l'iris au cristallin et qui disparaît aux environs du septième mois, peut se résorber incomplètement et laisser quelques brides traversant la pupille. Ce qui différencie ces reliquats de lésions exsudatives ou d'adhérences inflammatoires, c'est qu'ils s'insèrent à la face antérieure de l'iris, en avant ou en dehors de la région sphinctérienne. Leur présence ne gêne qu'exceptionnellement la vision.

**Polycorie.** — On dit qu'il y a polycorie lorsque l'iris est percé d'orifices multiples. Ce ne sont pas à proprement parler des pupilles multiples, car un seul des orifices est pourvu de sphincter et subit par conséquent des modifications de diamètre. La pupille véritable est d'ailleurs déplacée et l'aspect général de l'iris évoque l'idée de lésions cicatricielles remontant à la vie intra-utérine.

**Anisocorie congénitale.** — L'inégalité pupillaire datant de la naissance est assez rare. Elle ne paraît comporter aucune signification particulière.

**Hétérochromie irienne.** — La différence de pigmentation de l'iris ou hétérochromie irienne (yeux vairons) est peu fréquente dans l'espèce humaine. Elle est parfois familiale. On ne confondra pas l'hétérochromie congénitale avec certaines formes d'hétérochromie acquise se compliquant de cataracte. L'opacité cristallinienne dans ces cas atteint toujours l'œil dont l'iris est le plus clair.


## II. — AFFECTIONS TRAUMATIQUES DE L'IRIS

Les lésions traumatiques de l'iris peuvent être la conséquence de la contusion du globe ou de plaies pénétrantes. On peut en établir deux groupes : le groupe des affections de l'iris liées à des plaies pénétrantes de la cornée ou de la région ciliaire, et celui des affections où les membranes extérieures du globe ne présentent pas de solution de continuité. Ce sont ces dernières que nous envisagerons d'abord : l'iridodialyse, l'iridoplégie, laissant de côté les modifications de l'iris qui accompagnent les lésions plus graves, telles que la luxation du cristallin.

## AFFECTIONS DE L'IRIS LIÉES AUX CONTUSIONS DU GLOBE

## Iridiodialyse. Désinsertion de l'iris

A la suite d'une contusion violente du globe ayant porté sur la cornée, il n'est pas rare de constater un épanchement sanguin plus ou moins abondant dans la chambre antérieure ; après la résorption totale ou partielle de cette hémorragie, on remarque la présence d'une légère déformation pupillaire. Son contour est aplati et à la base du secteur correspondant de l'iris on voit, soit directement, soit par éclairage ophtalmoscopique, une solution de continuité en forme de croissant et dont la convexité correspond à l'insertion ciliaire de l'iris.

L'étendue de la rupture est des plus variables. Dans certains cas, la désinsertion est totale et l'on assiste à la résorption progressive de l'iris détaché.

On admet que la rupture est la conséquence d'une traction de la membrane irienne résultant de l'aplatissement du globe, ou si l'on veut, du redressement de la courbure cornéenne ayant pour effet d'éloigner les deux points opposés d'insertion du diaphragme irien.

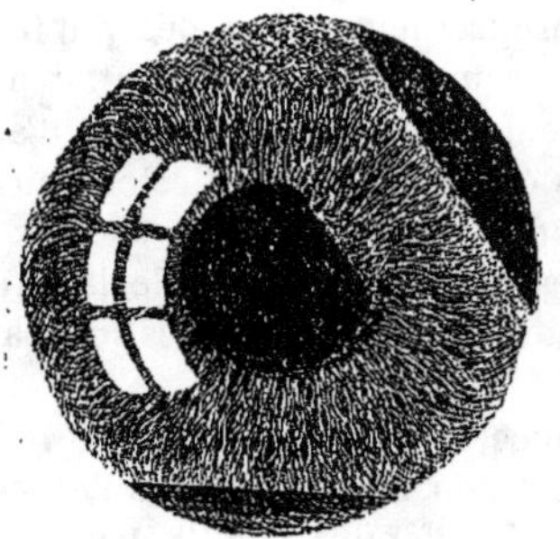

Fig. 203. — Iridodialyse. La désinsertion de l'iris occupe le bord supéro-latéral. A la partie inférieure de la chambre antérieure on voit un dépôt de sang (hyphéma).

L'évolution de ces lésions iriennes est relativement bénigne. Le sang se résorbe en huit à quinze jours, mais la déchirure persiste indéfiniment. Elle n'entraîne pas, sauf coexistence d'autres lésions intraoculaires, de diminution très accusée de la vision.

Le traitement consistera dans le repos visuel et la dilatation pupillaire par l'atropine. Il sera néanmoins utile de surveiller la tension oculaire, car certains malades peuvent présenter de l'hypertonie après un traumatisme.

## Iridoplégie traumatique. Ruptures radiaires

Il n'est pas très rare de voir se produire, à la suite d'une contusion de l'œil (balle de tennis, coup de canne, etc.), une dilatation modérée de la pupille avec immobilité presque complète aux incitations lumineuses et à la convergence. Cet état peut être passager ; on le voit guérir, même après des mois de durée, mais il persiste souvent, quoique atténué.

L'examen à la loupe montre parfois la présence de petites déchirures partant du bord irien et s'étendant plus ou moins loin dans la direction de la périphérie irienne ; on admet que l'iridoplégie est due, en général, à une série de ruptures semblables, dites radiaires, ou se produisant tout au moins dans l'épaisseur du sphincter.

Dans ce dernier cas on ne voit, cela va sans dire, aucune modification apparente de la surface irienne ou du contour pupillaire.

Le traitement est le même que dans le cas d'iridodialyse.

## Déchirure du ligament pectiné

A la suite d'une contusion du globe, on peut observer un épanchement sanguin dans la chambre antérieure sans modifications apparentes de l'iris. Fuchs a montré que dans ces cas il existait une déchirure sclérale au niveau du ligament pectiné, entraînant l'ouverture du canal de Schlemm. La résorption du sang une fois faite, il ne persiste aucune modification particulière.

### AFFECTIONS TRAUMATIQUES DE L'IRIS LIÉES AUX PLAIES PÉNÉTRANTES

Dans les lésions traumatiques liées aux plaies pénétrantes, il y a lieu d'établir une division entre les lésions résultant du traumatisme proprement dit (hernie de l'iris, plaies de l'iris, arrachement de l'iris, perforation) et celles qui sont la conséquence de la pénétration des microbes pathogènes (iritis suppurée ou exsudative), d'éléments cellulaires spéciaux (kyste séreux et perlé de l'iris) ou de corps étrangers métalliques (sidérose de l'iris).

## Hernie de l'iris

Chaque fois qu'une plaie pénétrante de la cornée ou de la région du limbe occupe une certaine étendue (2 millimètres et plus), on peut s'attendre, surtout si la plaie n'est pas faite par un instrument très acéré, à trouver l'iris entre les lèvres de la plaie. On dit qu'il y a *pincement de l'iris*, lorsque le tissu irien ne dépasse pas le niveau de la cornée, et on réserve la désignation de *hernie de l'iris* aux cas où l'iris forme à la surface de la cornée une saillie brunâtre ou noirâtre : cette saillie peut être légèrement aplatie ou au contraire arrondie, lorsque l'humeur aqueuse la distend.

*Traitement.* — Le traitement de la hernie traumatique de l'iris est d'une importance pratique très grande qui nous oblige à nous y arrêter un peu.

Si la plaie est de date récente (1 à 2 heures au plus), et si elle n'a pas été soumise à des contacts septiques (lavages avec de l'eau non bouillie, manipulations du pharmacien, etc.), on devra essayer de faire la réduction de la hernie *après aseptisation* des paupières et de la conjonctive et anesthésie cocaïnique. On instillera de la pilocarpine, puis avec la spatule on refoulera délicatement l'iris à travers la plaie cornéenne. On appliquera un binocle et le malade gardera le lit pendant 24 heures. La réduction de l'iris peut réussir si la plaie n'est pas trop étendue et si l'iris n'est pas trop dilacéré.

Lorsque l'intervention médicale est plus tardive, si le prolapsus remonte à plus de quelques heures, il y a danger à faire la réduction de l'iris ; mais comme, d'autre part, le pincement entre les lèvres de la plaie en retarde considérablement la cicatrisation, l'intervention de choix consistera dans la résection de l'iris.

On se contentera de couper tout le tissu irien qui dépasse la cornée avec la pince-ciseaux, puis de cautériser la plaie avec le galvano-cautère. Si la plaie a une certaine étendue on complétera l'intervention par une suture de la sclérotique et de la cornée et au besoin par un recouvrement conjonctival.

## Plaies de l'iris

A la suite de plaies pénétrantes, produites par des objets piquants ou contondants, il est fréquent de voir, dans l'écran irien, des solutions de continuité, de forme et d'étendue diverses, qui ne subissent plus guère de modifications dans la suite. Ces plaies ont surtout de l'intérêt lorsqu'il y a soupçon de corps étranger intra-oculaire. La recherche attentive du point de pénétration cornéenne et le siège de la plaie irienne permettent en outre de se rendre compte de la direction suivie par le corps étranger au moment de sa pénétration.

L'examen de l'iris avec le microscope cornéen rend souvent facile la découverte des petits éclats qui, sans lui, passeraient inaperçus.

## Iritis suppurative traumatique

L'infection de l'iris est la complication la plus grave que l'on ait à redouter dans les traumatismes iriens. Elle peut être immédiate et résulter de la pénétration des germes pathogènes par la plaie pénétrante, soit que l'instrument ou l'objet vulnérant ait été lui-même infecté, soit qu'il ait entraîné dans la plaie des micro-organismes de la muqueuse conjonctivale. Cette infection primitive est de beaucoup la plus fréquente.

L'infection secondaire est la conséquence de l'infection du prolapsus irien, ou de la plaie cornéenne.

Lorsque l'iritis suppurée traumatique se développe, l'œil reste sensible ou devient plus douloureux durant les 24 heures qui suivent le traumatisme ; alors qu'une plaie aseptique, même étendue, ne provoque plus de sensations pénibles, passé ce délai, toute complication infectieuse, même légère, se traduira par des douleurs plus ou moins fortes.

Au premier pansement, on constatera un peu d'œdème de la paupière supérieure, de la photophobie, de l'injection périkératique, du trouble de l'humeur aqueuse et une vive sensibilité du globe à la pression. Les bords de la plaie sont en général infiltrés et souvent il y a déjà un hypopyon manifeste.

Rien n'est plus variable que l'évolution de cette iritis ; elle peut tourner court après quelques jours et guérir complètement ; elle peut au contraire être le prélude d'une irido-cyclite avec atrophie de l'œil ou même d'une panophtalmie. C'est surtout lorsque la plaie siège dans le limbe et que l'infection a atteint simultanément le corps vitré que cette dernière complication est à redouter.

Nous aurons à étudier un autre type d'infection irienne dont l'évolution est plus insidieuse et qui donne lieu aux accidents dits sympathiques. Elle n'est pas exclusivement liée au traumatisme, mais elle succède néanmoins dans l'immense majorité des cas à une plaie pénétrante ou à une intervention chirurgicale.

**Étiologie.** — Des infections variées peuvent atteindre l'iris. C'est le pneumocoque qui parait être la cause du plus grand nombre de ces complications traumatiques, de même qu'il est l'agent le plus habituel des infections post-opératoires. On peut s'expliquer ce fait par sa présence à la surface de la muqueuse oculaire, même normale. Le streptocoque peut être aussi la cause de l'infection. Dans ce cas le pronostic est encore plus grave.

*Traitement.* — Le point de prolifération de l'agent d'infection étant presque toujours la plaie cornéenne et le prolapsus, on devra toujours, en cas de réaction irienne, cautériser superficiellement la solution de continuité au galvanocautère. On peut voir alors les symptômes s'arrêter. On instillera de l'atropine et on prescrira des calmants. Si l'infection évolue malgré la cautérisation initiale, il est en général inutile d'en faire de nouvelles, sauf si l'infiltration cornéenne locale augmente. Dans ce cas on pourrait aussi recourir à un recouvrement conjonctival partiel de la cornée. Les tentatives faites pour introduire des substances antiseptiques dans la chambre antérieure (bâtonnet d'iodoforme) sont loin d'avoir donné des résultats encourageants et il semble préférable de ne pas diminuer, par un traumatisme nouveau, les quelques chances qu'ont les tissus de surmonter l'infection. Mieux vaut recourir aux injections sous-conjonctivales de sublimé au 3000ᵉ (2 à 3 gouttes), aux frictions mercurielles, ou à l'injection sous-cutanée de sérum antistreptococcique ; il ne faudra néanmoins pas trop compter sur leur efficacité.

## Kyste perlé de l'iris

Le kyste perlé de l'iris constitue une complication souvent assez éloignée du traumatisme ; il succède toujours à une plaie pénétrante de la cornée. Celle-ci est habituellement cicatrisée lorsque l'on voit apparaître, à la surface de l'iris, une petite saillie blanchâtre, nacrée, ressemblant à une perle ; elle augmente lentement de volume, et peut remplir à un certain moment une partie de la chambre antérieure. L'examen à la loupe permet habituellement de reconnaître la présence d'un cil ou d'un fragment de cil.

Ces kystes sont dus à la pénétration d'un bulbe pileux dans la chambre antérieure. Il est démontré qu'il ne s'agit pas de réaction de l'iris, mais d'une véritable inclusion qui ne pénètre pas dans le tissu de l'iris, mais peut le refouler.

On fait une incision marginale de la cornée avec la lance ; on introduit la pince à iris et l'on enlève généralement sans difficultés le kyste perlé. S'il adhérait un peu au tissu irien, on sectionnerait celui-ci avec la pince-ciseaux. C'est le seul traitement à appliquer.

## Kyste séreux de l'iris

Contrairement au kyste perlé, le kyste séreux, qui, comme lui, succède à un traumatisme, se développe dans le stroma de l'iris et forme une poche transparente qui remplit une partie de la chambre antérieure.

Comme il peut donner lieu à des complications glaucomateuses, on en pratiquera l'excision avec le secteur d'iris correspondant. L'excision ne diffère pas sensiblement de l'iridectomie ordinaire que nous décrivons plus loin.

## Kystes épithéliaux de l'iris. Invasion épithéliale de la chambre antérieure

A la suite de plaies cornéennes ou limbiques (opératoires ou accidentelles) dont la cicatrisation n'a pas été régulière (plaies fistulisées) on peut voir se développer après plusieurs semaines ou plusieurs mois des modifications particulières de l'iris et de l'aire pupillaire et notamment l'apparition de kystes à parois très minces et transparentes. Des phénomènes irritatifs et des symptômes d'hypertension oculaire ne tardent pas à apparaître. Il sera presque toujours nécessaire de recourir l'amputation du segment antérieur. L'examen histologique montre en effet qu'il s'agit d'une pénétration dans la chambre antérieure et par la plaie fistuleuse d'une couche épithéliale qui tapisse la membrane de Descemet, la face antérieure de l'iris et la cristalloïde.

## Sidérose de l'iris

Lorsqu'un éclat de fer ou d'acier a séjourné quelque temps dans le globe oculaire, on voit se produire une pigmentation de l'iris couleur de rouille, d'autant plus manifeste et précoce que le siège du corps étranger est dans le tissu irien ou dans son voisinage immédiat. C'est à la dissolution et à l'oxydation du fer déterminant la pigmentation des éléments du tissu irien par le sesquioxyde de fer, qu'est due cette couleur ; à elle seule elle permet parfois de diagnostiquer la présence d'un corps étranger intraoculaire. Nous aurons à revenir sur ce sujet.

Cette teinte rouille peut être aussi produite par des hémorragies intraoculaires : elle n'a alors qu'une assez courte durée, tandis que la sidérose véritable dure souvent indéfiniment. Dans quelques cas néanmoins la sidérose a disparu spontanément ou après extraction de l'éclat métallique.

## III. — INFECTIONS ENDOGÈNES DE L'IRIS

### IRITIS

L'iritis ou inflammation de la membrane irienne peut, ainsi que nous l'avons dit, être la conséquence d'une infection extérieure envahissant le globe oculaire à la faveur d'une plaie pénétrante ou d'une ulcération de la cornée. Plus souvent encore, elle résulte de la localisation irienne d'une infection endogène; ce qui revient à dire, dans ce dernier cas, que l'agent infectieux a pénétré par un point éloigné de l'organisme et n'a atteint l'iris qu'en suivant la voie sanguine et en franchissant les parois vasculaires. Les caractères particuliers de l'inflammation ne subissent pas de modifications constantes en rapport avec la nature de l'infection qui les détermine ; aussi, pouvons-nous indiquer d'abord les symptômes généraux qui traduisent l'inflammation de l'iris.

**Symptômes.** — L'inflammation de l'iris se reconnaît toujours à des symptômes objectifs : elle peut même ne se révéler que par eux. L'un des plus constants consiste dans la *vascularisation anormale* du segment antérieur. La région ciliaire de la sclérotique prend une coloration rouge ou violacée résultant de la dilatation des vaisseaux profonds. Ceux-ci ont une direction radiaire et rectiligne alors que les vaisseaux conjonctivaux présentent une sinuosité très marquée. D'ailleurs ces derniers peuvent aussi être dilatés lorsque l'inflammation de l'iris atteint une certaine acuité. Dans les cas légers, la vascularisation ne s'étend pas au delà de 4 à 5 millimètres de la cornée et n'atteint pas, par conséquent, la région de la sclérotique voisine des culs-de-sac.

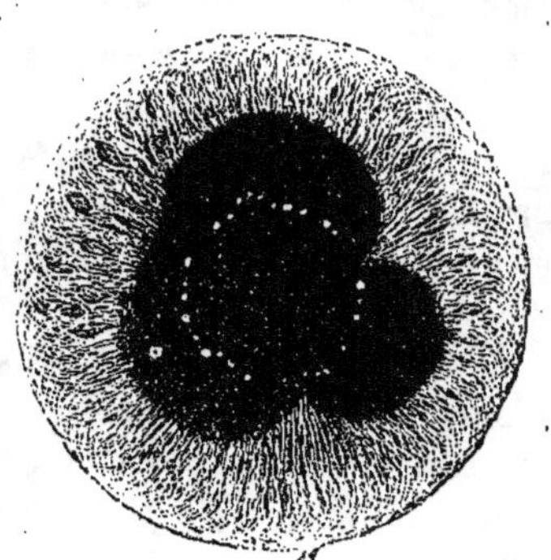

Fig. 204. — Dilatation irrégulière dans l'iritis en raison des adhérences à la cristalloïde antérieure. Le pointillé correspond aux exsudats généralement pigmentés qui siègent au niveau du pourtour initial de la pupille.

La *couleur* de l'iris présente presque toujours une légère modification, surtout apparente lorsque l'iris est peu pigmenté. Cette modification de couleur tient à la vascularisation anormale de l'iris.

La pupille est *contractée* du côté enflammé. Si la pupille est au contraire dilatée, et si l'on peut sûrement écarter l'idée d'une instillation d'atropine, il faut craindre une complication qui s'observe parfois dans le cours de l'iritis et commande une thérapeutique spéciale : le glaucome secondaire.

Le contour pupillaire présente moins de netteté et de régularité, montrant le tissu irien un peu épaissi et les détails estompés.

Il y a presque toujours un léger *trouble de l'humeur aqueuse*, se traduisant par un aspect moins noir de la pupille et résultant des modifications que subit ce liquide (issue de quelques éléments cellulaires, transsudation séreuse).

Si la pupille est dilatée par l'instillation d'un mydriatique (atropine, duboisine, etc.), on en constate souvent l'irrégularité de contour due à la présence de petites brides partant du contour irien et adhérentes à la cristalloïde antérieure : ce sont les *synéchies postérieures*. En pratiquant l'éclairage oblique et en s'aidant de la loupe on reconnaîtra, sur la cristalloïde, de petites taches brunâtres ou noirâtres dont la disposition, plus ou moins nettement circulaire, correspond au bord de l'iris avant la dilatation. Ces *dépôts pigmentaires*, qui résultent du transport par les leucocytes de granulations pigmentaires provenant du tissu irien et en particulier de son épithélium pigmentaire, ont une très grande valeur séméiologique (fig. 204). Ils sont en effet persistants et permettront, longtemps après l'évolution de l'iritis, d'en faire le diagnostic rétrospectif.

A ces symptômes objectifs, presque constants, mais plus ou moins accusés, peuvent s'en ajouter d'autres, spéciaux à certaines infections iriennes : exsudat fibrineux dans la pupille, taches jaunâtres saillantes du tissu irien, saillies brunâtres de la surface irienne, etc. Nous les décrirons à l'occasion des formes d'iritis où on les rencontre habituellement.

Les symptômes fonctionnels sont plus variables, à l'exception de l'un d'entre eux qui ne manque jamais et qui permet même de différencier l'iritis la plus bénigne de certaines formes de conjonctivite ou de sclérite. Ce signe important consiste dans le *trouble visuel* que le malade ne signale que rarement spontanément, mais au sujet duquel ses réponses sont toujours très catégoriques. Le malade se rend compte que sa vision est moins nette du côté malade, même dans le cas où la détermination de l'acuité visuelle ne relève pas de différence marquée entre les deux yeux.

Il existe fréquemment une *photophobie* qui peut même devenir excessive, au point que le malade se confine dans une obscurité absolue. Cette crainte de la lumière a pour raison d'être une sensibilité douloureuse produite par toute impression lumineuse ; elle entraîne du larmoiement et peut s'accompagner de douleurs que le malade localise autour de l'œil et notamment au niveau du bord supérieur de l'orbite. Ces douleurs sont continues ou surviennent par accès paroxystiques.

L'état général en est souvent troublé avec insomnie ou inappétence.

Il importe toujours de rechercher l'état de tension de l'œil atteint d'iritis, car si le plus souvent on peut constater que la tension est normale ou inférieure à la normale, il est des cas où la tension s'élève : les indications thérapeutiques se trouvent de ce fait radicalement modifiées.

Certaines formes d'iritis évoluent d'une manière complètement indolore —, c'est le cas de l'iritis tuberculeuse ; d'autres, au contraire, sont toujours douloureuses, par exemple l'iritis blennorragique.

Les caractères tirés de l'évolution de l'iritis sont eux aussi très variables pour une même forme d'infection : cela est vrai en particulier pour l'iritis syphilitique, qui peut avoir une évolution rapide et guérir complètement ou qui peut donner lieu à des lésions longtemps persistantes. L'iritis tuberculeuse a par contre toujours une évolution chronique, et l'iritis blennorragique, une évolution aiguë.

D'une manière générale, l'existence de l'iritis ne saurait être méconnue que dans les formes très légères ; mais ce n'est pas faire un diagnostic que de dire qu'il y a de l'iritis. Ce qu'il importe de déterminer c'est la cause de l'iritis, la nature de l'infection irienne. Ce diagnostic étiologique ne sera le plus souvent qu'un diagnostic de présomption basé sur l'analyse des antécédents du malade, les circonstances spéciales dans lesquelles l'inflammation irienne est apparue, les autres troubles oculaires ou généraux qu'il présente.

L'oculiste devra en ce cas faire preuve de connaissances générales. Il n'est pas rare que le diagnostic étiologique de l'iritis, impossible au moment de la poussée irienne, s'éclaire par l'apparition d'accidents oculaires, cérébraux ou viscéraux survenant plusieurs années après. C'est fréquemment le cas pour l'iritis syphilitique. Nous décrirons plus loin un certain nombre de types d'iritis dont l'étiologie peut être rattachée à des infections connues. Il ne faut pas perdre de vue qu'en dehors de celles-ci il existe sans doute nombre d'infections encore indéterminées pouvant atteindre l'iris par voie endogène.

**Traitement.** — Le traitement particulier à certaines infections iriennes sera indiqué à propos de chacune des formes d'iritis, mais il est quelques indications thérapeutiques générales que nous signalerons ici pour ne pas être forcé à trop de répétitions.

La première indication est, la dilatation de la pupille, qui a surtout pour but de rompre les synéchies et de diminuer leur importance ultérieurement en agrandissant l'étendue du contour pupillaire. La seule contre-indication à l'emploi des mydriatiques est fournie par l'augmentation du tonus oculaire. Cette hypertonie s'observe surtout, ainsi que nous le verrons plus loin, lorsque l'iritis se complique de cyclite.

Les collyres habituellement usités sont l'atropine et la duboisine. On associera la cocaïne à ces alcaloïdes, ce qui en facilite l'absorption et diminue momentanément la sensibilité oculaire. On pourra y adjoindre la dionine dans le but de calmer les douleurs. Enfin si la vascularisation conjonctivale et épisclérale est intense, on pourra faire précéder l'instillation du mydriatique par celle d'un collyre d'adrénaline : l'effet vaso-constricteur rendra l'absorption plus considérable.

> Cocaïne (chlorhydrate). . . . . . . dix centigr.
> Adrénaline (chlorhydrate) solution au
>   millième . . . . . . . . . *XX gouttes.*
> Eau distillée neutre . . . . . . 10 grammes.

Deux à trois gouttes à quelques secondes d'intervalle.

> Atropine (sulfate neutre). . . . . cinq centigr.
> Cocaïne (chlorhydrate) . . . . . vingt centigr.
> Eau distillée neutre . . . . . . 10 grammes.

Instiller une à deux gouttes trois fois par jour pendant les premiers jours.

Une fois la dilatation obtenue, on n'instillera plus qu'une ou deux gouttes par jour pour maintenir la mydriase. On peut substituer à la cocaïne dix centigrammes de dionine dans la formule précédente.

Chez certaines personnes, sensibles à l'atropine et chez lesquelles l'instillation de cet alcaloïde entraîne une inflammation conjonctivale particulière (conjonctivite atropinique) ou des phénomènes d'intoxication (sécheresse de la gorge, maux de tête, etc.). on aura recours à la duboisine.

> Duboisine (sulfate neutre) . . . . cinq centigr.
> Dionine . . . . . . . . . . dix centigr.
> Eau distillée neutre . . . . . . 10 grammes.

Si la douleur augmente manifestement, une heure après l'instillation du collyre mydriatique, on lui substituera le collyre myotique suivant :

Pilocarpine (nitrate neutre).  .  .  .  vingt centigr.
Cocaïne (chlorhydrate)  .  .  .  .  .  vingt centigr.
Eau distillée neutre  .  .  .  .  .  .  10 grammes.

A cette action sur l'iris, qui est la seule que l'on puisse exercer, on adjoindra comme calmant l'emploi de la chaleur humide d'une part (compresses d'ouate hydrophile imbibées d'eau chaude ou d'une infusion aromatique 3 à 4 fois par jour pendant cinq minutes), d'autre part les analgésiques variés dont la thérapeutique moderne s'est enrichie : antipyrine, phénacétine, aspirine, pyramidon, véronal, etc. Si la douleur est extrêmement violente, ce qui est souvent le cas au début, on sera autorisé à recourir aux injections hypodermiques de morphine. Les émissions sanguines à la tempe (sangsues, ventouse de Heurteloup) faisaient partie de la thérapeutique classique des inflammations oculaires ; elles semblent parfois amener un peu de calme mais sont sans action sur le processus infectieux.

Le malade atteint d'iritis gardera la chambre et le repos au lit si la poussée est un peu vive. Dans le cas contraire, il se préservera de la lumière par des verres de teinte fumée n⁰ˢ 3 ou 4 et dont les bords seront entourés d'un écran de soie noire. Il gardera le repos visuel et observera une hygiène alimentaire et intestinale absolument stricte.


## Iritis syphilitique

L'inflammation causée par la localisation dans le tissu irien du microorganisme de la syphilis, le tréponème de Schaudinn, peut offrir les caractères les plus variés, correspondant d'ailleurs aux désordres que peut causer le même microorganisme du côté de la peau ou des organes internes. Entre la roséole et la gomme cutanée, les différences symptomatiques sont aussi grandes qu'entre l'iritis aiguë et l'iritis à condylomes.

L'époque d'apparition de l'iritis chez les syphilitiques est des plus variables. Il y a néanmoins un maximum de fréquence pour la première année qui suit l'infection syphilitique, et c'est chez des sujets de vingt à quarante ans que l'affection s'observe le plus souvent. Son apparition plusieurs années après le chancre, en l'absence de toute autre manifestation syphilitique, ne peut en aucune manière être invoquée à l'encontre de la nature syphilitique de l'iritis. On l'observe d'ailleurs aussi chez les hérédo-syphilitiques et à tout âge ; chez des nouveau-nés aussi bien que chez des sujets de quarante à cinquante ans.

Dans les statistiques, les hommes sont en plus grand nombre que les femmes : 63 p. 100.

Sur 100 syphilitiques on admet que un à six (suivant les statistiques) sont atteints d'iritis. D'après ces mêmes statistiques la proportion des iritis, dont l'origine syphilitique est basée sur l'existence d'antécédents syphilitiques démontrés, oscille entre 8 et 55 p. 100. Mais ces résultats sont certainement au-dessous de la réalité.

*Types cliniques.* — On peut différencier schématiquement trois formes cliniques de l'iritis syphilitique : la forme diffuse aiguë, la forme condylomateuse ou gommeuse et la forme diffuse chronique. Ces différentes formes ne correspondent pas à une période d'apparition différente de l'iritis par rapport à l'âge de la vérole : c'est cependant dans les six premiers mois de l'infection que l'on rencontre le maximum de fréquence de l'iritis gommeuse.

a) *Iritis diffuse aiguë.* — C'est la forme la plus habituelle, et rien, si ce n'est l'étude des commémoratifs et l'absence de toute autre cause déterminante d'iritis, ne permet de reconnaître son étiologie. Elle est le plus souvent monoculaire au début, mais dans le quart des cas, le second œil est atteint alors que le premier guérit, et cela quel que soit le traitement antisyphilitique employé.

Les phénomènes douloureux et réactionnels sont des plus variables : l'absence de douleurs où leur acuité ne permettra aucune conclusion diagnostique. Dans un petit nombre de cas, on peut voir se produire un léger hyphéma, un hypopyon très limité ou un petit exsudat fibrineux dans la chambre antérieure. La durée est comprise entre deux semaines et deux mois en moyenne. Les récidives ne sont pas rares puisqu'on les observe dans un cas sur cinq.

Fournier, Trousseau considèrent l'iritis comme le signe d'une syphilis sévère pouvant donner lieu à des troubles nerveux ou viscéraux graves. Les statistiques publiées jusqu'ici sont trop peu étendues pour que l'on puisse attacher une très grande signification pronostique à l'éclosion de l'iritis.

Au point de vue local, le pronostic paraît un peu moins sérieux dans cette forme que dans la forme condylomateuse ou chronique.

b) *Iritis condylomateuse ou gommeuse* (fig. 205). — Ce qui caractérise cette forme et en fait une manifestation spéciale à la syphilis, c'est l'apparition de lésions circonscrites de l'iris accompagnant ou non une inflammation diffuse et des symptômes réactionnels semblables à ceux de la forme précédente. Ces lésions circonscrites qui siègent au voisinage du bord pupillaire ou du bord adhérent de l'iris, mais qui atteignent parfois aussi la portion moyenne, forment de petites saillies brunâtres ou des taches gris jaunâtres. On désigne les premières du nom de condylomes et les secondes du nom de gommes, mais il est démontré qu'il n'y a aucune différence essentielle entre ces deux apparences.

Lorsque la lésion occupe le bord pupillaire, elle présente une disposition circulaire, tandis qu'au bord ciliaire elle s'allonge en remplissant l'angle irido-cornéen. Il peut n'exister qu'une seule lésion, mais on en trouve parfois jusqu'à 10 de volume inégal.

Il n'est pas rare de voir un hypopyon ou un hyphéma de 1 à 2 millimètres de hauteur accompagner cette forme d'iritis.

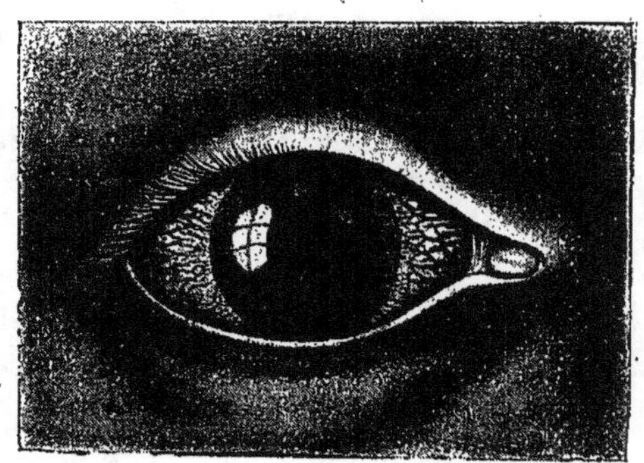

Fig. 205. — Iritis gommeuse syphilitique.

La disparition de ces lésions est extrèmement variable. Elles laissent à leur suite une petite cicatrice, caractérisée par un amincissement du tissu irien ou par une tache plus claire due à la raréfaction du pigment. Elles s'accompagnent toujours d'une adhérence irienne très accusée.

L'iritis gommeuse est plus fréquemment unilatérale que la précédente, mais son pronostic est plus sérieux au point de vue visuel en raison de la coexistence fréquente de gommes de la région ciliaire.

c) *Iritis diffuse chronique.* — Cette forme est plus rare que les deux précédentes, mais ses complications fréquentes et sa longue durée la rendent beaucoup plus grave.

Les symptômes réactionnels sont fort peu accusés, ou, s'ils se produisent de temps à autre, leur durée est éphémère et leur caractère subaigu. Il persiste, par contre, un léger état d'injection périkératique accompagné de synéchies qui, à chaque poussée, diminuent la mobilité de l'iris et amènent après une période indéterminée une adhérence totale de l'iris au cristallin et des symptômes de glaucome secondaire. Très souvent aussi, cette forme d'iritis s'accompagne de choroïdite diffuse. L'effet du traitement général antisyphilitique est souvent peu apparent.

Le danger de glaucome secondaire et de choroïdite diffuse donne au pronostic de cette forme une gravité particulière.

**Lésions.** — Il n'y a pas de lésions caractéristiques de la nature syphilitique de l'inflammation irienne. Les rares examens qui ont pu être faits ont montré l'existence d'une infiltration diffuse de l'iris et des parois ciliaires avec lésions endo et périvasculaires. Dans les lésions gommeuses ou condylomateuses, on a vu une infiltration circonscrite constituée par des polynucléaires, des cellules épithélioïdes et parfois même des cellules géantes. Les éléments occupant le centre de ces lésions ont parfois subi une nécrose totale ou partielle.

*Diagnostic.* — Le jour n'est peut-être pas très éloigné où le diagnostic d'iritis syphilitique acquerra un caractère de certitude qu'il ne comporte pas actuellement. L'efficacité ou non du traitement antisyphilitique ne constitue, en aucun cas, une pierre de touche et les caractères mêmes de l'inflammation irienne ne peuvent être considérés comme pathognomoniques que lorsqu'il s'agit de la forme condylomateuse, à la condition toutefois que la nature tuberculeuse de la lésion soit sûrement écartée.

L'iritis est fort souvent la première manifestation apparente d'une syphilis héréditaire ou acquise et l'on ne devra jamais accepter que sous bénéfice d'inventaire l'étiologie rhumatismale, arthritique, goutteuse, etc., d'une iritis même en l'absence d'antécédents établissant avec certitude la syphilis. En effet, d'une part, il est de plus en plus probable que le nombre des syphilis méconnues, c'est-à-dire des syphilis dont l'accident initial ou les manifestations cutanées ont passé inaperçus, est infiniment plus considérable qu'on ne le pensait autrefois et, d'autre part, il y a des douleurs articulaires qui doivent être mises à l'actif de la vérole.

La réaction de Wassermann pratiquée avec le sang du sujet

peut fournir un élément de grande présomption lorsque le résultat en est positif. Pour ce faire, après aseptisation cutanée au niveau du pli du coude, on ponctionne la veine céphalique avec une aiguille un peu large adaptée à une seringue de verre de 10 cc. et l'on prélève une quantité de sang comprise entre 5 et 10 cc. Le sang est placé dans un tube à essai stérile et remis au laboratoire chargé de cette recherche délicate. Le principe de celle-ci repose sur le phénomène de Bordet et Gengou et sur le fait mis en évidence par Wassermann, Neisser et Brück, à savoir que du sérum de syphilitique mis en présence d'une macération d'organe d'hérédo-syphilitique contenant de nombreux tréponèmes est capable de donner lieu au phénomène dénommé fixation ou déviation du complément. Cette fixation est mise en évidence à l'aide d'une réaction spéciale basée sur la dissolution des globules rouges (hémolyse). La réaction de Wassermann positive correspondrait à une phase active de l'infection. Il y a néanmoins lieu de remarquer que des syphilitiques avérés peuvent faire des accidents syphilitiques démontrant l'activité de leur infection et que leur sérum peut donner à ce moment une réaction de Wassermann négative. Aussi est-il de règle absolue de ne rien conclure d'une réaction négative.

***Traitement.*** — En dehors du traitement local, auquel on pourra adjoindre, surtout dans les formes lentes, des injections sous-conjonctivales de sublimé (au 3.000ᵉ), c'est au traitement général antisyphilitique que l'on aura recours. Le mercure est indiqué et sera prescrit de préférence sous la forme très active d'injections ou de frictions.

L'injection hebdomadaire dans les muscles de la fesse d'huile grise à 40 p. 100 constitue une des formes les plus pratiques d'administration du mercure. On fera 6 injections en 2 mois, puis on espacera ou reprendra le traitement suivant les indications fournies par l'examen de l'état général (voir pour plus de détails, au mémento thérapeutique, à la fin de l'ouvrage).

L'injection intraveineuse de salvarsan ou de néosalvarsan a une action généralement très rapide sur les phénomènes réactionnels et douloureux.

On conseillera la suppression de toutes les causes d'intoxication pouvant affaiblir la résistance cellulaire : tabac, alcool, excès alimentaires, etc.

Dans la forme diffuse chronique, il est souvent utile de faire une large iridectomie qui peut exercer une action préventive à l'égard du glaucome secondaire et met parfois fin aux poussées inflammatoires. On attendra pour opérer que la poussée irienne soit arrêtée. Par contre des adhérences limitées ne justifient en aucune mesure l'iridectomie.

## Iritis blennorragique

Dans un certain nombre de cas d'infection gonococcique urétrale ou utérine, on peut voir survenir en même temps que des arthrites blennorragiques, ou indépendamment d'elles, une poussée irienne ayant les caractères d'une inflammation irienne diffuse et s'accompagnant habituellement de phénomènes douloureux très violents. Ces cas étaient autrefois rattachés à l'iritis rhumatismale, mais depuis que la nature gonococcique de ces arthrites et la présence du gonocoque dans les tissus articulaires a été démontrée, on admet qu'il s'agit aussi d'une localisation du gonocoque dans le tissu irien.

La durée de la poussée irienne aiguë est essentiellement variable, mais ce qui donne un aspect clinique assez particulier à cette forme d'iritis, c'est le caractère récidivant de ses atteintes en l'absence même d'une nouvelle infection urétrale ou utérine. Un certain nombre d'iritis dites métritiques appartiennent à ce type d'inflammation irienne.

On ne sera autorisé à admettre la nature blennorragique de l'iritis que si la première atteinte survient à une époque où l'urètre ou l'utérus est encore en état d'infection gonococcique.

*Traitement.* — En dehors du traitement oculaire habituel, on cherchera à agir au siège initial de l'infection (urètre, utérus). Le traitement urétral ou utérin sera continué jusqu'à guérison définitive. On pourra aussi essayer la quinine, l'aspirine, l'iodure de potassium, dont l'usage prolongé, à la dose de 1 à 2 grammes par jour, a paru parfois très efficace.

## Iritis rhumatismale

Le mot de rhumatisme a perdu toute signification précise et sert à évoquer un ensemble de troubles où les manifestations articulaires constituent les principaux symptômes. A côté des localisations articulaires de certaines infections connues et dont le rhumatisme blennorragique offre le type le mieux différencié, il en est un certain nombre dont la cause nous échappe : c'est le cas du rhumatisme articulaire aigu que l'on considère comme une entité morbide spéciale. On observe quelquefois une poussée d'iritis aiguë assez douloureuse au cours de ce rhumatisme articulaire aigu, mais il s'agit là d'une complication exceptionnelle.

Par contre on voit fréquemment attribuer au rhumatisme l'apparition de poussées iriennes aiguës ou subaiguës et l'on croit ce diagnostic justifié parce que le malade accuse quelques douleurs articulaires passagères. Nous pensons que cette interprétation deviendra moins fréquente à mesure que l'étiologie des affections articulaires sera plus élucidée. C'est ainsi qu'il est certain que les localisations articulaires de la syphilis doivent occuper en pathologie une place plus importante que celle qu'on leur a attribuée jusqu'ici.

Le traitement de l'iritis rhumatismale ne diffère pas de celui que nous avons indiqué. On y adjoindra le salicylate de soude, l'aspirine (1 à 2 grammes en cachets de 0,50 centigrammes par jour). On a préconisé en outre les bains de vapeur, les sudations répétées.

## Iritis dysentérique

Nous avons signalé plus haut les complications conjonctivales de la dysenterie ; elles sont plus fréquentes que les iritis et les iridocyclites. L'iritis dysentérique survient dans les mêmes conditions. Elle est peu intense mais sujette à récidives. La guérison est la règle et les indications thérapeutiques ne présentent rien de particulier.

## Iritis à pneumocoques

Au cours de certaines infections générales par le pneumocoque, notamment à la suite d'angines ou de bronchites, on voit parfois se produire une iritis métastatique ; dans deux cas suivis par nous, cette iritis présentait comme caractère commun la présence d'un exsudat fibrineux épais, occupant le champ pupillaire où il formait un disque grisâtre ; cet exsudat disparut complètement dans l'espace de 2 à 3 semaines. Dans un de ces cas, la mort fut la conséquence de l'infection générale et de localisations cérébrales de l'infection pneumococcique. Le second malade guérit complètement sans déformation pupillaire ni altération de l'acuité visuelle.

## Iritis tuberculeuse

La localisation irienne du bacille tuberculeux est relativement rare, surtout si on la compare avec celle du tréponème de la syphilis. Le nombre de cas publiés n'atteint pas le chiffre de 150. C'est avant tout une affection de l'enfance et de l'adolescence.

***Types cliniques.*** — L'aspect clinique de la tuberculose irienne est assez variable. On peut schématiquement distinguer trois types.

*a*) Dans le type de *tuberculose miliaire de l'iris*, la surface de l'iris paraît parsemée par un certain nombre de nodules de coloration grisâtre ou jaunâtre que l'on ne reconnaît nettement qu'avec la loupe ou le microscope binoculaire. Les symptômes réactionnels peuvent être nuls ou très légers. Les lésions sont le plus souvent bilatérales.

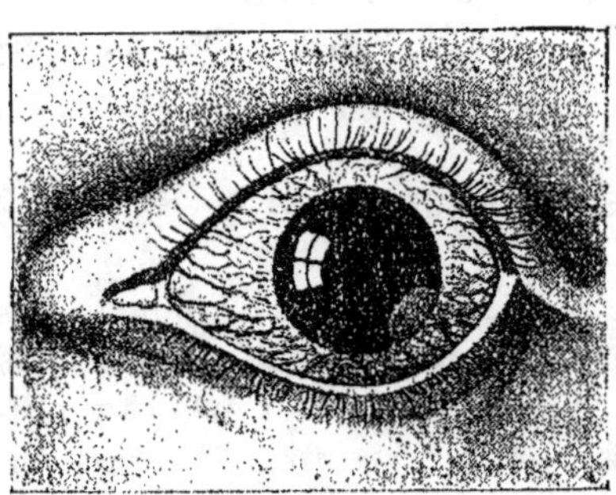

Fig. 206. — Tuberculose irienne. Gomme tuberculeuse de l'angle irido-cornéen.

*b*) Le type d'*infiltration tuberculeuse diffuse de l'iris* sans lésion nodulaire apparente où le tissu irien présente un léger épaississement, se différencie difficilement au début des autres infections iriennes chroniques. Il n'est pas rare de voir, quelques semaines après l'apparition de ces lésions diffuses, se développer un ou deux tubercules manifestes.

*c*) Le 3e type (fig. 206) est caractérisé par la présence de tubercules isolés ou *granulomes de l'iris*, qui présentent avec les gommes syphilitiques de l'iris l'analogie la plus parfaite.

Ces deux dernières formes d'iritis tuberculeuse sont habituellement monoculaires. A la suite des lésions choriorétiniennes tuberculeuses du pôle postérieur, on voit presque toujours à un moment donné l'infection atteindre l'iris ; la réaction qui se produit correspond à l'un ou l'autre de ces types cliniques.

Les troubles fonctionnels sont relativement peu développés à l'exception du trouble visuel toujours très accusé  L'injection périkératique, les douleurs, la photophobie sont modérées ou peuvent même manquer complètement.

Quelle que soit la forme de la tuberculose irienne, son évolution est toujours lente et sa durée dépasse plusieurs mois. Contrairement à ce que l'on croyait autrefois, la guérison des lésions oculaires tuberculeuses n'est pas impossible. Quoi qu'il en soit, le pronostic en est grave par suite des lésions ciliaires constantes et de la fréquence des localisations méningées chez les enfants atteints de tuberculose irienne. La cornée est fréquemment le siège d'une infiltration parenchymateuse à évolution progressive.

**Lésions**. — Lorsqu'on fait l'autopsie d'un globe oculaire atteint de tuberculose du segment antérieur, on est frappé de voir, malgré l'extension des lésions iridociliaires, l'intégrité des membranes profondes, sauf dans les cas où l'atteinte du segment antérieur succède à une lésion du pôle postérieur.

L'iris est toujours augmenté d'épaisseur et contient souvent des points plus épaissis correspondant aux gommes tuberculeuses. L'examen histologique fait reconnaître les caractères des tissus tuberculeux : infiltration de lymphocytes, cellules épithélioïdes, cellules géantes, mais ce qui caractérise spécifiquement ce tissu, c'est la présence d'un nombre variable de bacilles tuberculeux.

**Étiologie**. — Nous avons vu que l'enfance était la période de la vie où la tuberculose irienne présentait son maximum de fréquence. Sur 131 cas publiés nous en voyons 123 se produire avant la 30e année, 103 avant la 20e, 63 avant la 10e.

La tuberculose irienne est aussi fréquente dans un sexe que dans l'autre.

A l'exception d'un cas où l'infection irienne a succédé à une plaie pénétrante et où l'on peut admettre qu'elle a été primitive, la tuberculose irienne est toujours la conséquence d'une infection tuberculeuse endogène dont la localisation initiale peut n'être pas reconnue (tuberculose intestinale, ganglionnaire, etc.).

**Diagnostic**. — Le diagnostic de la tuberculose irienne est très délicat ; c'est surtout avec l'iritis syphilitique et avec l'iritis sporotrichosique que la confusion peut se faire et qu'il importe au point de vue thérapeutique de l'éviter. La présence d'autres lésions tuberculeuses ne constitue pas une preuve absolue de la nature tuberculeuse de l'affection oculaire ; il y aura lieu néanmoins d'en tenir grand compte.

Parmi les moyens permettant d'acquérir une certitude, signalons la réaction à la tuberculine et l'inoculation au cobaye de l'humeur aqueuse. On injectera une petite dose de tuberculine ordinaire (un à deux dixièmes de milligrammes au plus) et l'on notera, s'il se produit dans les 12 heures qui suivent l'injection, une élévation de température supérieure à 1 degré et s'il y a un peu plus de vascularisation oculaire pendant le premier jour. Si la réaction locale s'ajoute à la réaction générale, on peut être certain de la nature tuberculeuse des lésions.

L'inoculation de l'humeur aqueuse sous la peau du cobaye peut être utilisée, mais comme le bacille qui prolifère dans les tissus ne passe pas toujours dans l'humeur aqueuse, le résultat positif de l'inoculation aura seul de la valeur. Il va sans dire que l'inoculation d'un fragment de l'iris aurait une toute autre importance mais il est rare qu'on soit autorisé à prélever ce fragment.

***Pronostic.*** — Le pronostic est grave surtout pour les jeunes malades, car on ne peut conserver l'œil que dans un tiers des cas et dans le plus grand nombre de ceux-ci la vision est nulle ou très réduite.

Au point de vue de la survie, le pronostic est également très fâcheux. La mort est survenue peu de semaines ou de mois après le début de la localisation oculaire chez 1/5 des malades et cela principalement chez les malades âgés de moins de dix ans. En effet, la localisation dans l'œil de l'infection sanguine est presque toujours accompagnée d'une localisation méningée. Si le malade est plus âgé, les chances de survie augmentent.

***Traitement.*** — Il n'y a pas de traitement oculaire curatif de la tuberculose irienne. En dehors de l'instillation d'atropine au début, les indications thérapeutiques s'adressent à l'état général : repos, cure d'air, diététique.

La question qui se pose dans certains cas est celle-ci : faut-il pratiquer l'énucléation ? Chaque fois que les lésions sont volumineuses, que la cornée est perforée, que les altérations pupillaires ne laissent aucun espoir de conserver la vision, nous croyons que l'énucléation s'impose, car elle supprime une cause de gêne et de fatigue et abrège la durée du traitement. Comme il s'agit d'une localisation secondaire, la suppression du globe ne protège nullement contre les autres localisations de la tuberculose : ce n'est pas, en effet, par la propagation le long du nerf optique que la tuberculose du globe peut atteindre les méninges. Les indications opératoires seront fournies uniquement par l'état du globe oculaire. On a préconisé aussi l'excision du lambeau d'iris dans lequel s'est développé un tubercule solitaire, mais les cas où elle est possible sont évidemment très rares.

## Iritis sporotrichosique

Au cours de l'infection par *Sporotrichum Beurmanni*, on a vu dans quelques cas se produire une localisation irido-ciliaire (Jeanselme et Poulard; Legry, Sourdel et Velter; Chaillous).

Dans l'iris épaissi on peut reconnaître de petits nodules grisâtres analogues à des follicules tuberculeux. Le diagnostic se fera par l'étude des lésions cutanées, par la recherche de la sporoagglutination, par l'isolement de *Sp. Beurmanni* des lésions ouvertes ou des abcès cutanés accompagnant la localisation oculaire.

Un diagnostic précoce et un traitement régulier par l'iodure de potassium (2 à 4 grammes par jour) préviendrait sans doute la perte de la vision qui s'est produite dans les cas publiés où l'étiologie a été trop tardivement reconnue.

## Iritis lépreuse

La localisation irienne du bacille de Hansen est fréquente. Il s'agit toujours d'une manifestation secondaire, ce qui enlève au diagnostic une part de difficulté.

***Types cliniques.*** — On rencontre trois types d'iritis lépreuse assez comparables à ceux que nous avons indiqués à propos de la tuberculose irienne.

*a)* Le type d'*iritis lépreuse diffuse* ne diffère guère d'une iritis syphilitique diffuse. Les phénomènes réactionnels peuvent même être accusés et après quelques semaines de durée, la guérison complète est possible.

*b)* Le type de *lépromes miliaires de l'iris* se caractérise par de petites lésions dont le diamètre atteint à peine celui d'une tête d'épingle, dont la couleur grisâtre tranche très faiblement sur le fond irien et qui siègent surtout dans la portion sphinctérienne de l'iris. C'est une lésion qu'il faut rechercher à la loupe, car elle ne s'accompagne d'aucune réaction et peut guérir complètement.

*c)* Les *lépromes volumineux de l'iris* rappellent beaucoup les gros tubercules ou les gommes de l'iris. Leur siège de prédilection est l'angle irido-cornéen. Ils peuvent donner lieu à une perforation des membranes oculaires ou se compliquer de lésions étendues de la région ciliaire, suivies d'atrophie du globe.

**Lésions.** — Il existe presque toujours des lésions simultanées de la région ciliaire et de l'iris caractérisées par l'infiltration de cellules épithélioïdes volumineuses, bourrées de bacilles lépreux.

**Pronostic.** — Il n'y a aucune conclusion à tirer, au point de vue général, de l'apparition d'une iritis chez un lépreux. Au point de vue visuel le pronostic est assez mauvais, car si une poussée peut guérir entièrement, il n'est pas rare de voir de nouvelles lésions se développer ultérieurement et entraîner l'occlusion pupillaire.

**Traitement.** — En dehors du traitement symptomatique, la thérapeutique est des plus décevantes. On sera autorisé à faire une iridectomie si la tension s'élève par suite du glaucome secondaire à la séclusion pupillaire.

## Iritis au cours de la Tick fever et de la fièvre récurrente

La Tick fever ou spirillose africaine est une affection transmise par la piqûre d'un argas alors que la fièvre récurrente ou spirillose européenne est transmise par les poux : ces deux affections présentent des analogies cliniques et se caractérisent par des accès fébriles à rechutes. L'iritis ou l'iridocyclite est cependant beaucoup plus fréquente dans la spirillose africaine. Elles ne présentent pas en elles-mêmes des caractères évolutifs particuliers et leur pronostic est bénin. Les manifestations oculaires ne surviennent jamais au cours du premier accès ; elles peuvent apparaître au moment d'une rechute ou plus tard.

## IV. — TROUBLES PUPILLAIRES

La pupille constitue un orifice assez régulièrement arrondi, placé au centre de l'écran irien et dont le diamètre est constamment influencé par les muscles sphincter et dilatateur de l'iris. Ceux-ci réagissent en effet, par suite d'actions réflexes, aux incitations lumineuses, aux mouvements de convergence, à certaines excitations douloureuses, etc. On comprend sous la désignation de mouvements réflexes, ou simplement de réflexes pupillaires, les modifications de diamètre qui apparaissent sous l'influence de ces causes. Dans les conditions normales, les deux pupilles offrent à chaque instant un diamètre égal.

En raison de la très grande importance séméiologique que présente l'étude du diamètre et des réflexes pupillaires, il y aura toujours lieu, dans un examen médical, d'examiner les pupilles et d'en rechercher systématiquement les réflexes. Nous indiquerons rapidement la marche à suivre dans cet examen et nous exposerons ensuite les caractères et la signification des différents troubles pupillaires.

## Technique de l'examen pupillaire

L'examen direct de la pupille, le malade étant placé face au jour et à un éclairage modéré, permettra de noter :

*a)* La forme régulière ou irrégulière de la pupille ainsi que sa position centrale ou décentrée par rapport à l'iris (*corectopie*) ;

*b)* Le diamètre égal ou inégal des deux pupilles (*anisocorie*) ;

*c)* L'état de resserrement extrême d'une ou des deux pupilles qui constitue le *myosis* ;

*d)* L'état de dilatation extrême d'une ou des deux pupilles, ou *mydriase*.

On donne le nom de *réflexe photomoteur* ou de réaction pupillaire à la lumière aux mouvements de contraction ou de dilatation de la pupille produits par les variations de l'intensité lumineuse.

Pour se rendre compte exactement de la présence ou de l'absence de la réaction pupillaire à la lumière, il convient de placer le malade dans une chambre noire ou dans une demi-obscurité et d'attendre quelques instants pour que la pupille s'adapte à l'obscurité. On dispose la lampe à son côté et on en projette les rayons lumineux à l'aide d'un miroir ophtalmoscopique concave dans chacun des yeux successivement et séparément, tout en engageant l'observé à fixer un objet très éloigné afin de supprimer la réaction liée à la convergence. On peut aussi faire tomber sur la pupille un rayon lumineux par le déplacement latéral d'une lentille convexe (Dupuy-Dutemps). On évitera toujours, pour une recherche délicate, de recouvrir puis de découvrir l'œil avec la main ou d'en approcher une lumière, procédés qui ne permettent pas de dissocier les différents réflexes. Dans les conditions normales, la pupille se rétrécit rapidement sous l'influence de l'excitation lumineuse. Réciproquement, la pupille se dilate lorsque la lumière diminue ; son diamètre maximum est atteint lorsque l'observé est dans l'obscurité la plus complète.

Nous avons vu que les deux pupilles présentaient constamment, dans les conditions normales, un diamètre égal. L'illumination d'un œil provoquera la même contraction du côté illuminé que du côté opposé : c'est le *réflexe consensuel*.

C'est à tort que l'on parle indifféremment de *réaction pupillaire à la convergence* ou à l'accommodation ; en réalité c'est au mouvement de convergence qu'est liée la contraction pupillaire. Ce réflexe de convergence se reconnaîtra même lorsque la pupille est fortement contractée par la lumière, aussi suffira-t-il, après avoir interrogé le réflexe photomoteur, comme nous l'avons indiqué plus haut, d'engager l'observé à fixer son doigt porté près du bout du nez ou un objet quelconque placé très près de ses yeux. Si le réflexe de convergence est conservé, le rétrécissement pupillaire s'accusera encore.

L'absence de réaction pupillaire à la lumière, alors que la réaction à la convergence est conservée, constitue le *signe d'Argyll-Robertson*.

Ces 3 réflexes, le photo-moteur, le consensuel et le réflexe à la convergence, sont les trois plus importants à rechercher en raison de leur valeur séméiologique. On en a décrit d'autres, dont l'importance clinique n'est pas encore établie. Il nous suffira de citer :

Le *réflexe orbiculaire de la pupille* consistant dans une contraction pupillaire accompagnant la contraction de l'orbiculaire ; on le met en évidence en s'opposant à la fermeture des paupières à l'aide des doigts ou d'un blépharostat. Ce réflexe persiste parfois alors que les autres ont déjà disparu.

Le *réflexe pupillaire à la douleur* consiste dans une dilatation lente de la pupille. On peut le rechercher en piquant avec une épingle la région malaire ou temporale et en maintenant l'excitation pendant trente secondes.

Les réflexes corticaux sont d'une observation plus difficile encore. Si l'on attire l'attention d'une personne placée dans une chambre noire sur un objet éclairé, situé dans le champ visuel, tout en l'invitant à ne pas déplacer sa tête, on constate une légère contraction pupillaire : c'est le *réflexe à l'attention* de Haab. Quant au réflexe lié à la représentation mentale, il consiste dans une contraction ou une dilatation pupillaire en rapport avec la représentation mentale d'un objet lumineux ou sombre,

## Irrégularité pupillaire

Une série d'affections iriennes congénitales ou acquises peuvent entraîner une irrégularité du contour pupillaire : colobome, ectropion de l'uvée, iritis, plaies pénétrantes, luxation du cristallin, etc.

En dehors de l'irrégularité résultant d'affections oculaires, on a signalé depuis longtemps ce symptôme dans les affections nerveuses causées par la syphilis (tabes, paralysie générale). On sait aujourd'hui que cette irrégularité, le plus souvent persistante, a une importance très grande au point de vue du diagnostic de la syphilis avec ou sans manifestations nerveuses.

## Inégalité pupillaire. Anisocorie

Il faudra s'assurer tout d'abord que l'anisocorie n'est pas liée à une lésion cicatricielle (iritis), à une action médicamenteuse unilatérale, à un trouble paralytique, car en dehors de ces anisocories occasionnelles il en est une qui est essentiellement caractérisée par l'absence de toute cause oculaire ou nerveuse périphérique susceptible de l'expliquer.

Cette anisocorie peut être congénitale. Certains enfants, d'ailleurs normaux, présentent une inégalité pupillaire qui persistera toute la vie. Les cas en sont assez rares.

L'anisocorie acquise peut être transitoire ou persistante. La première s'observe au cours des méningites aiguës tuberculeuses ou non, au cours de l'attaque d'épilepsie. L'anisocorie persistante est un signe important de syphilis ; elle paraît tout spécialement fréquente lorsque cette infection évolue suivant le type *paralysie générale* ou *tabes*.

On peut l'observer aussi dans les tumeurs intracrâniennes, en particulier au cours de celles qui siègent au niveau des tubercules quadrijumeaux.

## Myosis. Resserrement pupillaire

Le myosis peut être réalisé par une excitation de l'oculo-moteur commun (contraction du sphincter) ou par une paralysie du sympathique (paralysie des fibres dilatatrices). L'instillation de cocaïne produira une mydriase dans le second cas alors qu'elle restera sans effet dans le premier. C'est en réalité l'analyse des autres symptômes plutôt que les caractères du myosis qui permet de faire le diagnostic causal.

Avant de rechercher une cause nerveuse au myosis, on s'assurera qu'il n'a pas de *cause oculaire* : corps étranger de la cornée, iritis, instillation d'un myotique (pilocarpine ou ésérine).

La cause de beaucoup la plus fréquente est la *syphilis*, notamment dans les cas où elle affecte une localisation nerveuse (syphilis cérébro-spinale, tabes, paralysie générale). Le myosis peut être bilatéral ou coexister avec une inégalité pupillaire légère.

Toutes les causes susceptibles de provoquer une *paralysie du sympathique* entraînent le myosis du côté correspondant : section traumatique ou opératoire du sympathique cervical, paralysie radiculaire inférieure du plexus brachial, pachyméningite cervicale tuberculeuse ou syphilitique, syringomiélie, adénopathies cervicales, tumeurs du médiastin, certaines affections pulmonaires, cancer œsophagien, etc.

On a rencontré le myosis au début de certaines méningites aiguës, dans certaines formes d'amblyopie hystérique avec hyperesthésie oculaire.

Chez un malade comateux, l'existence d'un myosis indique habituellement que ce coma est lié à l'intoxication morphinique ou urémique.

On n'oubliera pas que les personnes âgées ont les pupilles beaucoup plus étroites que les jeunes sujets.

## Mydriase. Dilatation pupillaire

La mydriase est le plus souvent la conséquence d'une paralysie du sphincter irien, mais elle peut être réalisée aussi, à un plus faible degré il est vrai, par un spasme du dilatateur dû à l'excitation du grand sympathique. La cocaïne instillée reste sans action sur cette mydriase spasmodique.

La mydriase est un trouble beaucoup plus fréquent que le myosis ; les causes en sont très nombreuses.

Parmi les causes périphériques, l'instillation d'un *mydriatique* : atropine, homatropine, duboisine, scopolamine est la première à envisager. La mydriase produite par ces substances s'accompagne toujours d'une paralysie accommodative. Il n'en est pas de même de la mydriase plus légère que produit l'instillation de cocaïne ou de certaines préparations impures de pilocarpine.

S'il existe des phénomènes d'irritation oculaire, même très légers, on devra explorer la tension et penser à la mydriase du *glaucome aigu* ou subaigu.

Nous avons vu plus haut que les traumatismes oculaires pouvaient provoquer la mydriase par paralysie de la musculature irienne.

Si aucune de ces causes ne peut être invoquée, on admettra la nature nerveuse de la mydriase. Toutes les causes traumatiques, néoplasiques, inflammatoires susceptibles d'intéresser le moteur oculaire commun dans l'orbite, le crâne ou la protubérance, pourront entraîner de ce fait la mydriase, qui n'est alors qu'un symptôme de la paralysie partielle ou totale de la troisième paire. Nous la retrouverons à propos de la description de ce type de paralysie.

La mydriase bilatérale peut être la conséquence de certaines intoxications. L'ingestion d'atropine ou de belladone, le botulisme (intoxication alimentaire spéciale), certains champignons vénéneux entraînent, en dehors des accidents généraux, la mydriase et la paralysie accommodative bilatérale.

La cécité complète par lésion des rétines (oblitération des vaisseaux centraux), par section des nerfs optiques ou des bandelettes, s'accompagne de mydriase et de perte des réflexes alors qu'une cécité corticale par lésion bilatérale des lobes occipitaux laissera les pupilles et ses réactions normales.

Dans l'atrophie des nerfs optiques des syphilitiques (paralytiques généraux, tabétiques) il n'est pas rare de voir le myosis persister malgré la cécité complète, mais souvent aussi la mydriase et l'immobilité pupillaire précèdent la perte complète de la vision.

Le mydriase s'observe encore dans certains cas de méningites aiguës, d'abcès du cerveau, d'apoplexie méningée, dans les attaques d'hystérie ou d'épilepsie, dans la syncope.

En l'absence de toute lésion nerveuse organique, peut-on voir une mydriase persistante se produire? Il semble bien que l'on ait observé des cas indiscutables de mydriase hystérique (succédant habituellement à des instillations d'atropine, mais se prolongeant des semaines ou des mois après la dernière instillation), mais on se souviendra que ces cas restent très exceptionnels.

## Réflexe photomoteur de la pupille

Le réflexe photomoteur prend naissance dans une excitation rétinienne. On ignore quels éléments nerveux sont excités, mais on sait qu'ils sont en rapport avec des fibres pupillaires centripètes mélangées aux fibres visuelles du nerf optique : ces fibres subissent une décussation partielle au niveau du chiasma et gagnent à travers chaque bandelette le corps genouillé externe, qu'elles contournent pour pénétrer la substance du tubercule quadrijumeau antérieur et entrer en connexion avec le noyau de l'oculo-moteur commun. Ce noyau constituerait le centre réflexe (Bernheimer) d'où partent les fibres centrifuges ou fibres du sphincter pupillaire, qui gagnent la pupille par l'intermédiaire du nerf oculo-moteur commun et du ganglion ciliaire.

Les modifications que subit le réflexe photo-moteur ont acquis, en clinique, une valeur séméiologique de premier ordre.

Nous envisagerons d'abord la diminution du réflexe à laquelle on donne le nom de paresse pupillaire, la perte du réflexe, puis la réaction consensuelle et la réaction hémiopique qui appartiennent au réflexe photo-moteur.

*a*) La **paresse pupillaire** s'observe parfois dans les choriorétinites maculaires, dans l'amblyopie nicotino-alcoolique lorsque la recherche est faite à la lumière artificielle. Elle n'est pas rare chez les syphilitiques et dans les yeux atteints de glaucome aigu ou subaigu.

*b*) **Perte du réflexe photo-moteur. Signe d'Argyll-Robertson.** — Toute affection supprimant la fonction visuelle neuro-rétinienne aura pour effet de faire disparaître le réflexe photo-moteur du côté correspondant. Il faut, si la lésion est rétinienne, qu'elle intéresse toute la rétine : aussi n'observe-t-on la perte du réflexe photo-moteur que dans l'artérite des vaisseaux centraux de la rétine. Lorsqu'on couvre l'œil sain, on voit la pupille du côté atteint se dilater au maximum.

La section complète du **nerf** optique (par coup de couteau, projectile, fracture de la base) donnera lieu à des symptômes pupillaires identiques.

Le *signe d'Argyll-Robertson* (perte du réflexe photo-moteur avec conservation du réflexe à la convergence) peut coïncider avec du myosis ou un état de dilatation modéré d'une ou des deux pupilles. Il peut n'exister que d'un seul côté. La présence de ce signe doit faire penser immédiatement à la syphilis acquise ou héréditaire. On l'observe plus particulièrement, comme les différents autres troubles pupillaires, au cours de l'infection syphilitique à localisation nerveuse, c'est-à-dire dans le tabes et la paralysie générale. Le signe d'Argyll-Robertson peut exister à l'état de symptôme isolé ou presque isolé chez des syphilitiques qui pendant des années ne présenteront pas d'autres manifestations. Dans le tabes confirmé, le signe d'Argyll-Robertson est extrêmement fréquent et constitue un trouble persistant. Exceptionnellement il a présenté des intermittences d'apparition et de disparition. L'absence du signe d'Argyll-Robertson ne constituera en aucun cas un argument suffisant contre le diagnostic de tabes. Il en est exactement de même dans la paralysie générale.

En dehors de sa signification comme stigmate de syphilis nerveuse, le signe d'Argyll peut se rencohtrer dans les traumatismes, les contusions directes ou indirectes du globe avec fracture de l'orbite. Magitot a montré que les dissociations des réflexes sont fréquentes et en particulier celle du réflexe photo-moteur et du réflexe de la convergence : dans ces cas, la pupille légèrement déformée est en état de dilatation. Bollack a signalé cette dissociation chez un blessé dont le ganglion ciliaire avait été lésé.

*c*) **Réaction consensuelle.** — Lorsque la réaction consensuelle est normale, l'illumination de chaque œil séparément entraîne une contraction de la pupille des deux côtés ; inversement, l'occlusion d'un œil provoque une légère dilatation du côté opposé.

En cas d'amaurose monoculaire, la conservation de cette réaction indique qu'il s'agit d'une amaurose hystérique ou d'une amaurose simulée.

Si la pupille du côté illuminé ne se contracte pas, tout en donnant lieu à une réaction consensuelle, c'est qu'il existe une mydriase paralytique.

Si la pupille du côté illuminé ne se contracte pas et ne donne pas lieu à une réaction consensuelle ; c'est qu'il y a du côté illuminé cécité complète par oblitération des vaisseaux centraux de la rétine ou par section du nerf optique. L'éclairage de l'autre œil provoquera par contre de ce côté une contraction pupillaire consensuelle normale.

Il est enfin des cas où la réaction consensuelle ne se produit plus, quel que soit le côté éclairé. Il s'agit de lésions du système nerveux, relevant le plus souvent de la syphilis.

*d*) **Réaction pupillaire hémiopique.** — La mise en évidence de la réaction pupillaire hémiopique est le plus souvent si difficile que sa recherche perd beaucoup de son importance. La valeur de cette réaction repose surtout sur les considérations théoriques suivantes : en supposant que les fibres pupillaires centrifuges aient une distribution semblable aux fibres visuelles, lorsqu'une lésion du nerf optique, du chiasma et des bandelettes est la cause de l'hémiopie, l'éclairage de la moitié de la rétine anesthésiée ne doit plus entraîner de contraction pupillaire alors que, au contraire, cette contraction se produit si la lésion causale de l'hémiopie siège dans les hémisphères ou au niveau de l'écorce occipitale. Pour rechercher la lésion hémiopique, on placera le malade dans la chambre noire et l'on projettera un faisceau lumineux peu intense aussi obliquement que possible, de manière à n'éclairer que les parties périphériques de la rétine d'un côté. On comparera l'effet produit sur la pupille par l'éclairage successif des deux côtés, car, dans certains cas, on peut constater une réaction hémiopique relative.

### Réflexe pupillaire à la convergence

L'incitation initiale part habituellement de la rétine, mais on est moins renseigné sur le trajet des fibres centripètes ; en outre, la contraction pupillaire peut accompagner un mouvement de convergence produit par une impulsion volontaire sans but fonctionnel. C'est ce qui nous explique que, même dans la cécité complète, le réflexe pupillaire à la convergence se produit lorsqu'on engage le malade à fixer son doigt ou à converger vers son nez. Le centre de réflexion est le noyau de l'oculo-moteur ; les fibres centrifuges semblent être les mêmes que celles du réflexe photo-moteur.

L'immobilité de la pupille à la convergence est très rarement isolée. Elle accompagne habituellement la perte du réflexe photo-moteur et comporte la même signification que le signe d'Argyll-Robertson. Il va sans dire que, dans la mydriase paralytique, la perte du réflexe de convergence existe toujours.

### Réaction myotonique de la pupille

On donne ce nom au phénomène suivant qui s'observe habituellement sur une pupille présentant le signe d'Argyll-Robertson : lorsqu'on a provoqué par la fixation d'un objet rapproché une contraction pupillaire et qu'on suspend la fixation, la pupille ne reprend que lentement son diamètre habituel comme s'il persistait un certain degré de spasme du sphincter irien. Ce phénomène n'a été observé que chez des tabétiques.

### Mobilité pupillaire anormale. Hippus

Nous avons vu que, par suite des modifications incessantes des excitations périphériques ou centrales qui donnent lieu aux mouvements réflexes de la pupille, le diamètre de celle-ci est en état de variation constante ; on donne à ces variations le nom d'oscillations pupillaires.

La cécité complète et absolue, sauf celle qui résulte de lésions corticales bilatérales, a pour effet de les supprimer.

Il en est de même des affections qui entraînent l'abolition des réflexes pupillaires.

D'autre part, les oscillations pupillaires peuvent dans certains états pathologiques être plus accusées ou plus fréquentes : c'est à ce symptôme que l'on donne le nom d'hippus. On l'a signalé au cours de la méningite tuberculeuse chez l'enfant, de l'ophtalmoplégie externe, du goitre exophtalmique, dans certaines paralysies de l'oculo-moteur commun en voie de guérison. Il a une signification pronostique assez grave.

## V. — LÉSIONS CICATRICIELLES DE L'IRIS

### Synéchies, séclusion et occlusion de la pupille

A la suite des inflammations de l'iris ou des plaies pénétrantes de la cornée, il se produit parfois des lésions cicatricielles dont la connaissance a une certaine importance pratique.

Les adhérences iriennes portent le nom de synéchies L'adhérence à la cornée constitue une *synéchie antérieure*. Elle résulte le plus souvent d'une lésion cornéenne perforante (plaie, ulcère) et est étudiée avec les affections cornéennes. L'adhérence à la cristalloïde antérieure forme par contre la *synéchie postérieure*, si fréquente au cours de l'iritis ; mais souvent aussi elle succède à une plaie pénétrante de l'iris. Lorsque tout le bord pupillaire de l'iris a contracté une adhérence circulaire au cristallin, on dit qu'il y a *séclusion pupillaire*. Celle-ci se reconnaîtra à l'immobilité pupillaire : de plus l'orifice pupillaire semble placé au fond d'un entonnoir résultant de la voussure des parties moyennes de l'iris, refoulées par l'accumulation de l'humeur aqueuse (iris en tomate). Cette lésion coïncide fréquemment avec une *occlusion pupillaire* par une membrane fibreuse opaque, reliquat d'un exsudat plastique.

Le danger de ces lésions résulte uniquement des complications auxquelles elles peuvent donner naissance. Il n'y a pas lieu, ainsi que cela se pratiquait autrefois, de chercher à rompre des synéchies lorsque l'inflammation qui leur a donné naissance est depuis longtemps terminée, mais il est parfois utile d'intervenir chirurgicalement si l'inflammation irienne a tendance à récidiver ou si l'on craint des complications glaucomateuses.

La synéchie antérieure devient, dans certains cas d'infection

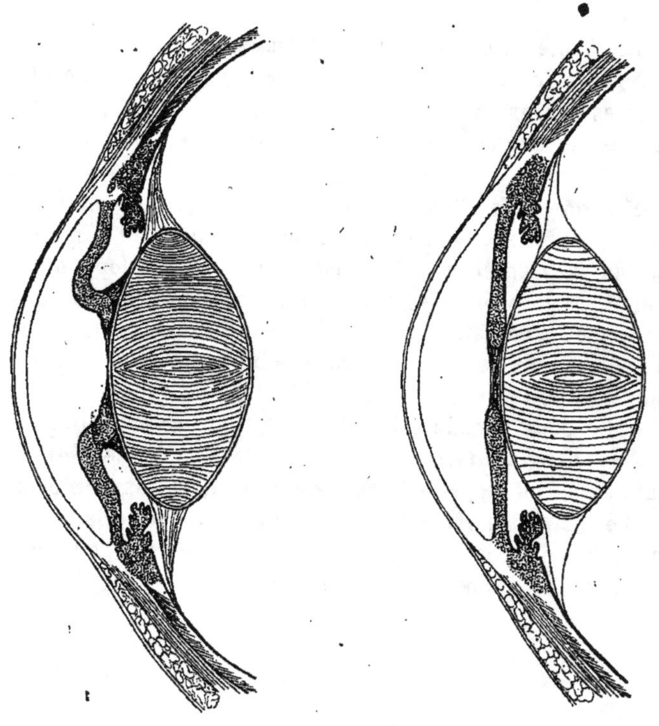

Fig. 207. — Séclusion papillaire. Coupe antéro-postérieure schématique.

Fig. 208. — Occlusion pupillaire. Coupe antéro-postérieure schématique.

cornéenne, une voie de propagation vers l'iris et les membranes profondes.

Lorsqu'elle est limitée, la synéchie postérieure est inoffensive, mais s'il y a séclusion pupillaire, le danger de glaucome secondaire est très grand. On préviendra cette complication en pratiquant une iridectomie anti-glaucomateuse. Il importe de savoir que, dans ces cas, l'instillation d'atropine et même de pilocarpine peut donner lieu à un accès de glaucome aigu.

## VI. — TUMEURS DE L'IRIS

Les tumeurs de l'iris sont extrêmement rares.

***Kystes de l'iris.*** — En dehors des kystes d'origine traumatique (kystes séreux et kyste perlé, voir p. 276 et 277), on observe des kystes dermoïdes, des kystes séreux congénitaux et des cysticerques.

***Sarcomes de l'iris.*** — Les sarcomes de l'iris sont le plus souvent pigmentés et forment des taches brunes ou noires qui siègent sur la face antérieure de l'iris et dont le développement, lent au début et pouvant passer inaperçu, ne tarde pas à devenir plus rapide et à entraîner un trouble visuel et des symptômes de glaucome secondaire. Les sarcomes non pigmentés ou leucosarcomes sont un peu plus rares. L'énucléation du globe, aussitôt le diagnostic posé, sera la seule thérapeutique rationnelle.

***Naevi pigmentaires.*** — On trouve parfois de petites accumulations de pigments à la surface de l'iris formant une ou plusieurs taches brunâtres. On ne les confondra pas avec le sarcome mélanique ; pour cela, il suffira de les observer pendant quelques semaines. Elles n'ont pas de tendance extensive.

## CHAPITRE IX

# MALADIES DU CORPS CILIAIRE

La séparation des affections du corps ciliaire de celles de l'iris a quelque chose d'artificiel. Il est rare que les localisations métastatiques infectieuses n'atteignent pas simultanément l'iris et le corps ciliaire et ne prédominent même au niveau du corps ciliaire. Cette distinction est néanmoins légitime en raison de la fonction particulièrement importante dévolue aux procès ciliaires et à la région ciliaire dans l'équilibre des liquides oculaires et en raison de certains caractères particuliers qui signalent l'atteinte de la région ciliaire. En outre, il n'est pas exceptionnel de voir des infections affecter la région ciliaire principalement et laisser l'iris presque intact, en apparence du moins.

## I. — TRAUMATISMES DE LA RÉGION CILIAIRE

La région ciliaire de la sclérotique est assez fréquemment le siège de solutions de continuité d'origine traumatique. Ce sont le plus souvent des plaies pénétrantes, produites par des instruments piquants ou contondants, par des projectiles, par des corps étrangers ou des plaies par éclatement, résultant d'une contusion du globe.

### Plaies pénétrantes

L'aspect des plaies pénétrantes de la région ciliaire varie suivant les caractères du corps vulnérant et l'étendue de la blessure. Lorsque la plaie est très petite, ce qui est souvent le cas dans les plaies pénétrantes par corps étranger, elle peut passer inaperçue malgré un examen attentif. Il arrive souvent qu'on méconnaisse la pénétration d'un fragment métallique dans l'œil par suite de l'absence de toute solution de continuité apparente. D'autres fois, on ne la reconnaît qu'à une petite tache bleuâtre ou ecchymotique de la sclérotique. Lorsque la plaie scléroticale atteint une certaine étendue, ses lèvres s'écartent toujours plus ou moins et laissent saillir un liquide transparent, de consistance gélatineuse, qui est le corps vitré, ou une masse brunâtre ou noirâtre formée par l'iris ou le corps ciliaire.

Toute plaie de la sclérotique s'accompagne de la diminution de la tension oculaire. Les troubles subjectifs dépendent de l'hémorragie intra-oculaire et des modifications de tension du globe. Lorsqu'il n'y a pas d'infection, l'évolution de la plaie est indolore.

**Complications.** — L'infection est la plus sérieuse des complications des plaies de la région ciliaire, parce que le corps vitré se trouve directement atteint et que la panophtalmie qui en résulte abolit définitivement la vision et nécessite l'ablation du globe. En dehors de cette infection suppurée, les plaies de la région ciliaire exposent plus que toutes les autres à l'infection sympathique qui, après avoir aboli la vision dans un œil, peut atteindre l'œil opposé ou rester une menace tant que l'ablation de l'œil traumatisé n'aura pas été faite. Lorsque la plaie de la région ciliaire a une certaine étendue, on peut voir, même en l'absence de toute infection, l'œil présenter de l'hypertension suivie, après un temps variable, d'atrophie complète. La présence d'un corps étranger dans le globe viendra compliquer la plaie tout en favorisant l'infection ; elle pourra donner lieu aux phénomènes spéciaux que provoque la présence du fer ou du cuivre dans l'œil.

**Traitement.** — En présence d'une plaie pénétrante, il faudra se demander s'il y a ou non corps étranger dans l'œil (voir corps étrangers du vitré). Si ce diagnostic est écarté, on procédera, après aseptisation des membranes externes, à l'excision du prolapsus irien (ou à sa réduction, s'il est récent et limité). Si c'est le corps ciliaire qui fait hernie, on cherchera à le réduire, puis on placera un ou deux points de suture, passés dans les couches superficielles de la sclérotique ou dans la conjonctive seule si l'écartement des lèvres de la plaie est faible. On appliquera un pansement binoculaire aseptique et on prescrira le repos au lit. Il est de toute importance d'immobiliser les globes oculaires.

Si, malgré ces soins immédiats, l'infection se développe sous l'une des deux formes que nous avons indiquées plus haut, l'énucléation immédiate aura le double avantage de raccourcir de beaucoup la durée du traitement et des douleurs et de prévenir sûrement toute complication sympathique du côté opposé.

## Plaies par éclatement de la région cilio-sclérale

Les plaies par éclatement s'observent à la suite de contusions violentes du globe oculaire : coup de poing, coup de bâton, coup de corne, etc. Elles siègent de préférence à la partie supérieure du globe. La rupture est située à 1 ou 2 millimètres du bord cornéen et présente une disposition en arc. Sa longueur est variable ; il n'est pas rare qu'elle occupe le tiers ou le quart de la périphérie de la région ciliaire et qu'elle présente une régularité qui peut faire croire à une section par un instrument contondant.

La conjonctive peut être intacte ou rompue au point correspondant à la sclérotique. Il y a souvent alors prolapsus du vitré ou de l'iris et des procès ciliaires. Il n'est pas rare que le cristallin se trouve dans la plaie ou sous la conjonctive. Il est parfois expulsé entièrement. L'état de la fonction visuelle est commandé par les lésions des membranes profondes. Le pronostic en est un peu moins grave que celui des plaies pénétrantes, en raison du risque d'infection qui est un peu moins grand. Il n'est pas exceptionnel de voir l'œil conserver un certain degré de vision malgré la rupture sclérale et la luxation hors du globe du cristallin. Dans ce dernier cas, il faudra corriger l'aphakie par un verre approprié.

***Traitement.*** — Le traitement sera le même que dans les cas de plaies pénétrantes.

## II. — INFECTION DE LA RÉGION CILIAIRE. CYCLITE

L'exploration directe du corps ciliaire étant impossible par le fait même de sa situation, on déduit le diagnostic de l'inflammation du corps ciliaire d'un certain nombre de symptômes que l'analyse clinique et anatomique a permis de lui attribuer. Le plus important est celui auquel on a donné le nom de *précipités* ou *précipitations* à la face postérieure de la cornée sur la membrane de

Descemet. C'est même aux cas où ces précipités coexistent avec les signes d'iritis que l'on réserve la désignation d'iridocyclite.

Voici en quoi consistent ces précipités qu'il faut souvent rechercher avec l'éclairage oblique et la loupe : on voit, dans une aire triangulaire, dont le sommet correspond à peu près au centre de la pupille et dont la base siège au bord cornéen inférieur, une série de petites taches grisâtres ou brunâtres qui semblent siéger dans les couches profondes de la cornée, alors qu'elles sont placées en réalité sur la face postérieure de la cornée (on les désignait autrefois du nom de *descemétite* ou d'aquocapsulite).

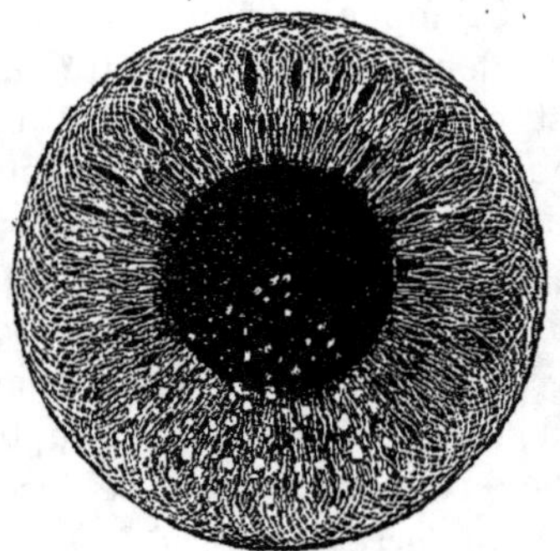

Fig. 209. — Cyclite. Disposition demi-schématique des précipités à la face postérieure de la cornée.

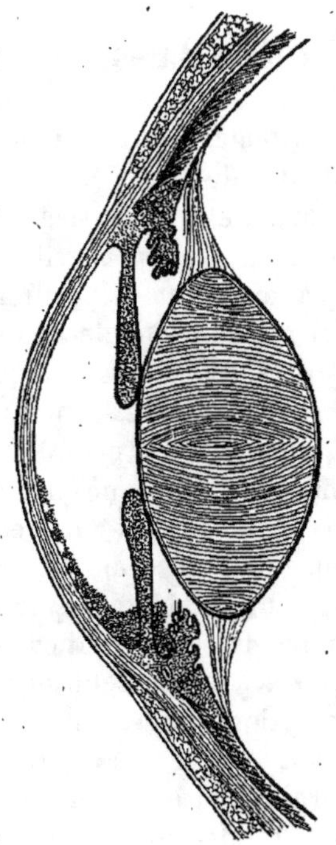

Fig. 210. — Cyclite. Disposition des précipités ; coupe antéro-postérieure schématique.

Ces précipités sont habituellement punctiformes, mais, dans certaines infections violentes du corps ciliaire, on peut les voir atteindre le diamètre d'une ou de deux têtes d'épingle. Parfois aussi ils s'accompagnent d'un hypopyon dans l'angle irido-cornéen inférieur ; ce dernier se différencie souvent de l'hypopyon ordinaire par un volume moindre et une consistance plus grande qui lui fait affecter une forme pyramidale ; en outre il ne se déplace pas avec les mouvements d'inclinaison de la tête.

L'examen anatomique a montré que ces précipités sont constitués par des lymphocytes fixés sur l'endothélium de Descemet dont une rangée de cellules a pu disparaître. Ces lymphocytes contiennent en quantité plus ou moins considérable du pigment provenant de la région ciliaire. C'est à la présence de ce pigment qu'est due la teinte brunâtre de certains précipités. Après la mort du lymphocyte, le pigment persiste au niveau de la lésion et on peut le retrouver des mois et des années après la poussée de cyclite en le recherchant avec soin.

A cette exsudation très particulière dans la chambre antérieure correspond, presque toujours, une exsudation plus ou moins manifeste dans le corps vitré ; en raison des difficultés qu'on éprouve à la constater, elle acquiert beaucoup moins d'importance diagnostique que les précipités.

Les phénomènes réactionnels sont extrêmement variables. Dans les cas légers, on n'observe qu'une photophobie modérée avec larmoiement et un trouble très accusé de la vision. Il y a presque toujours un peu d'injection périkératique et une sensibilité manifeste lorsqu'on exerce sur la région ciliaire de la sclérotique une légère pression soit directement, soit au travers des paupières. Ces différents symptômes peuvent, cela va sans dire, acquérir plus d'acuité dans les cas intenses ; néanmoins ce ne sont pas eux, mais certaines complications, non constantes il est vrai, qui impriment à l'infection son caractère de gravité.

Ces complications résultent des modifications de tension oculaire produite par l'inflammation de la région ciliaire. L'hypertonie est fréquente au cours de la cyclite ou de l'iridocyclite et le glaucome secondaire qui se développe alors peut avoir tous les caractères d'un glaucome aigu. On a décrit ces cas sous le nom d'iritis glaucomateuse, mais l'iritis peut manquer, tandis que la cyclite est constante et la recherche minutieuse des précipités permettra toujours d'en constater la présence. Ce qui fait le danger de ces cas, c'est précisément la confusion avec une iritis simple et la prescription de mydriatiques, alors que les myotiques ont une action rapide et constante sur les phénomènes produits par l'hypertension.

Dans d'autres cas, l'hypertonie se produit lentement, d'une manière insidieuse, affectant les allures du glaucome secondaire subaigu ou chronique. Là encore, il importe de faire un diagnostic complet et de ne pas se contenter d'un examen superficiel.

Lorsque l'atteinte du corps ciliaire est plus profonde, c'est la diminution de la tension oculaire, l'hypotonie, qui se produit, soit comme symptôme passager, soit, plus souvent, comme symptôme durable aboutissant à la phtisie du globe, c'est-à-dire à un affaissement du globe oculaire dont tous les diamètres deviennent plus petits et dont les membranes profondes et les milieux transparents subissent une atrophie marquée. Cette hypotonie s'observe notamment à la suite des traumatismes de la région ciliaire, des cyclites ou iridocyclites suppurées graves.

**Étiologie.** — La cyclite est toujours la conséquence d'une infection exogène ou endogène de la région ciliaire. L'infection exogène est réalisée par le traumatisme, notamment par les plaies opératoires, par les plaies pénétrantes avec ou sans corps étranger. On peut en différencier deux types :

1º Une infection suppurative le plus souvent causée par le pneumocoque, le streptocoque ou d'autres microorganismes pyogènes.

2º Une infection à évolution moins rapide, à exsudations plastiques dont le microorganisme nous est inconnu, mais dont les caractères cliniques et anatomiques sont d'autant mieux connus qu'elle est susceptible de se transmettre au second œil en donnant lieu à des lésions analogues décrites, depuis Mackenzie, sous le nom d'ophtalmie sympathique. Bien que débutant presque toujours par le corps ciliaire, nous laisserons de côté pour l'instant ce type d'infection oculaire auquel nous consacrerons un chapitre spécial.

L'infection endogène de la région ciliaire est au moins aussi fréquente. Elle peut être produite par la localisation des agents pathogènes d'une infection générale causée par le pneumocoque ou le streptocoque. Ces cas sont souvent désignés sous le nom d'ophtalmie métastatique. Nous y reviendrons lorsque nous étudierons les affections de la choroïde, car il se produit le plus souvent une localisation simultanée du pneumocoque ou du streptocoque dans les vaisseaux de la choroïde et dans ceux de la région ciliaire. D'autres fois, la région ciliaire ou la région choroïdienne sont l'une ou l'autre plus particulièrement atteintes.

Dans la plupart de ces cas, l'exsudat purulent est déversé dans la chambre antérieure sous forme d'hypopyon et les précipités passent au second plan ou sont même absents.

D'autres infections endogènes peuvent se localiser dans le corps ciliaire. La plus fréquente paraît être la syphilis à toutes les périodes de son évolution : parfois, au moment de la généralisation secondaire ; d'autres fois, des années après le chancre initial.

Nous ne reviendrons pas sur ce que nous avons dit à propos des localisations ciliaires de la tuberculose et de la lèpre. Il est probable que d'autres germes infectieux peuvent donner naissance à la cyclite. Après des poussées de bronchite aiguë et en particulier au cours de l'influenza, on peut voir se produire une cyclite légère qui se signale uniquement par quelques précipités et un peu de photophobie. L'affection guérit en quinze jours ou trois semaines. S'agit-il d'une localisation ciliaire du bacille de Pfeiffer? Il est impossible de se prononcer à cet égard, faute d'examens directs. On connaît des cas de cyclite dans le typhus récurrent causée par le développement dans le sang du spirille d'Obermeyer. On en a aussi observé chez des malades atteints de tick-fever.

L'étiologie de ces cyclites présente donc la même complexité que celle des inflammations iriennes. Il importe néanmoins de ne pas perdre de vue que, parmi les infections humaines, c'est l'infection par le tréponéme de Schaudinn qui donne lieu le plus souvent à l'inflammation de la région ciliaire et de l'iris.

**Diagnostic.** — L'examen attentif de la cornée et surtout de sa moitié inférieure, chaque fois que l'on constate des phénomènes d'irritation oculaire ou des symptômes d'hypertension ou d'hypotonie, permettra toujours de reconnaître l'existence des lésions qui indiquent une atteinte particulièrement grave du corps ciliaire.

On ne se laissera pas influencer par la constatation des symptômes glaucomateux aigus, par le dépoli de la cornée pouvant rendre plus difficile la recherche des précipités.

Si le diagnostic de la réaction du corps ciliaire n'offre pas en général de difficultés, il n'en est pas de même du diagnostic de la cause qui l'a produite. Ce diagnostic est particulièrement délicat lorsque la cyclite existe seule et que l'étude des commémoratifs ne fournit aucune indication précise. C'est dans ces cas que l'on invoque l'arthritisme, le rhumatisme et autres termes permettant de dissimuler notre ignorance.

Il y aura lieu de faire l'analyse du sang par la réaction de Wassermann. On aura également recours à l'injection diagnostique de tuberculine.

**Pronostic.** — Le pronostic de la cyclite, quelle qu'en soit la nature, est toujours grave, et bien qu'il y ait nombre de cas légers suivis d'une guérison complète, il faut toujours redouter les complications possibles et surveiller les malades pendant longtemps. Certaines formes de cyclites affectent une allure chronique avec des rechutes continuelles que l'on ne parvient généralement pas à empêcher.

**Traitement.** — Le traitement local sera symptomatique. S'il y a iridocyclite, l'instillation d'atropine ne sera faite qu'après que l'on se sera assuré que la tension oculaire est normale. On surveillera l'œil malade chaque jour et, si l'on constate après l'instillation une aggravation des symptômes ou l'existence d'une hypertonie manifeste, on remplacera l'atropine par l'ésérine ou la pilocarpine.

Il sera très important de faire un traitement général lorsqu'il s'agit d'une infection sur laquelle on peut avoir quelque action. Le traitement arsenical donne très souvent des résultats excellents et nous avons observé plusieurs fois après injection de salvarsan une diminution marquée et prolongée de la tension oculaire dans des cas de cyclite syphilitique avec hypertension.

## III. — TUMEURS DE LA RÉGION CILIAIRE

La région ciliaire est un des sièges de prédilection de certaines tumeurs primitives ou secondaires ; ce sont néanmoins des affections rares que l'on ne devra pas confondre avec les lésions hyperplasiques produites par la syphilis, la tuberculose ou la sporotrichose.

**Symptômes.** — Il est rare que ces tumeurs soient reconnues au début. C'est le cas néanmoins lorsque la tumeur a son point d'origine au voisinage de l'insertion de l'iris au corps ciliaire et refoule en avant le tissu irien.

C'est le plus souvent à un stade plus avancé que les modifications de la vision, engagent le malade à consulter. On constate alors une saillie anormale derrière le cristallin.

Cette saillie peut avoir une coloration brunâtre (sarcome mélanique) ou rougeâtre (cas de myome de Badal et Lagrange).

Après un temps variable, la tension oculaire augmente et le glaucome secondaire vient confirmer le diagnostic.

**Types anatomo-cliniques.** — Le *sarcome mélanique* ou *non pigmenté* est la forme néoplasique la plus fréquente de la région ciliaire comme d'ailleurs des autres parties de l'uvée. Il forme sur les coupes antéro-postérieures de l'œil une surface ovalaire ou discoïde qui repousse la racine de l'iris en avant et soulève ou envahit les procès ciliaires. Le plus souvent la tumeur fait saillie dans le corps vitré ; exceptionnellement elle soulève la sclérotique et donne lieu à un staphylome du limbe.

Castelain a mis en évidence un type douloureux de sarcome de la région ciliaire, caractérisé par des douleurs faibles d'abord puis violentes, à forme de sensations de battements; ces douleurs surviennent par crises, et sont séparées par des périodes indolores assez régulières de quelques semaines. Il ne s'agit pas des douleurs de glaucome ou d'iridocyclite, mais probablement d'un décollement du corps ciliaire par le développement de la tumeur.

Ces tumeurs sont formées par des éléments cellulaires sphériques (sarcome à cellules rondes), fusiformes (sarcome fuso-cellulaire) ou par un mélange de ces éléments avec des cellules géantes (sarcome à myéloplaxes). Ces cellules sont disposées autour d'un riche réseau vasculaire formant de véritables lacunes ou des canaux dont les bords sont limités par une seule rangée de cellules sans paroi propre.

Pour ne pas nous répéter, nous renvoyons à la description du sarcome de la choroïde pour tout ce qui touche à l'évolution de cette tumeur et aux complications métastatiques à distance, qui entraînent la mort. Il n'y a pas de différence à ce point de vue entre le sarcome choroïdien et le sarcome de la région ciliaire.

Les cas de *myome du corps ciliaire* sont exceptionnels. La tumeur est constituée par des fibres musculaires lisses divisées en faisceaux et irriguées par des vaisseaux à paroi propre. Il ne semble pas, d'après le très petit nombre d'observations publiées, que la tumeur récidive localement ou à distance après ablation du globe, comme c'est, par contre, le cas habituel pour les sarcomes.

**Traitement.** — L'énucléation du globe, aussi hâtive que possible, est la seule thérapeutique efficace. Même lorsqu'elle ne prévient pas les métastases, elle évite au malade la période pénible causée par les douleurs liées au glaucome secondaire.

# CHAPITRE X

## MALADIES DU CRISTALLIN

Le cristallin est formé par une stratification de cellules lamellaires maintenues dans une enveloppe continue, résistante, la capsule du cristallin ou cristalloïde ; cette capsule est tapissée, dans sa moitié antérieure seulement, d'un épithélium régulier situé entre la capsule antérieure et le tissu du cristallin proprement, dit. Aucun vaisseau ne pénètre ce kyste épithélial qui reçoit ses élé-

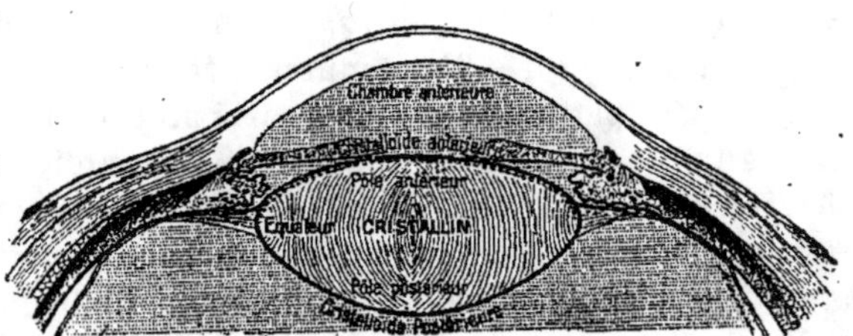


Fig. 211. — Schéma des rapports du cristallin.

ments nutritifs par diffusion au travers de la capsule. Cette absence de vaisseaux et les conditions particulières de nutrition du cristallin, impriment à la pathologie de cet organe un caractère tout particulier. Les causes qui produisent les affections du cristallin sont encore fort mal connues, malgré les recherches faites dans ces dernières années pour pénétrer le mécanisme de l'affection la plus fréquente et la plus importante, la cataracte.

Nous indiquerons, tout d'abord, les procédés d'examen particuliers à l'exploration du cristallin, puis nous étudierons les affections congénitales, les affections traumatiques et les affections acquises de cet organe.

## Procédés d'examen

Comme le cristallin se trouve placé derrière l'iris, l'exploration ne peut en être faite qu'au travers de l'orifice pupillaire. C'est d'ailleurs fort souvent à une modification de la teinte de la pupille que se reconnaît l'affection cristallienne. Mais l'inspection directe, même complétée par l'examen à l'éclairage oblique, ne nous permettra d'explorer que les parties du cristallin correspondant au champ pupillaire ; ces parties découvertes ne représentent que du tiers au cinquième du diamètre du cristallin, suivant l'état de

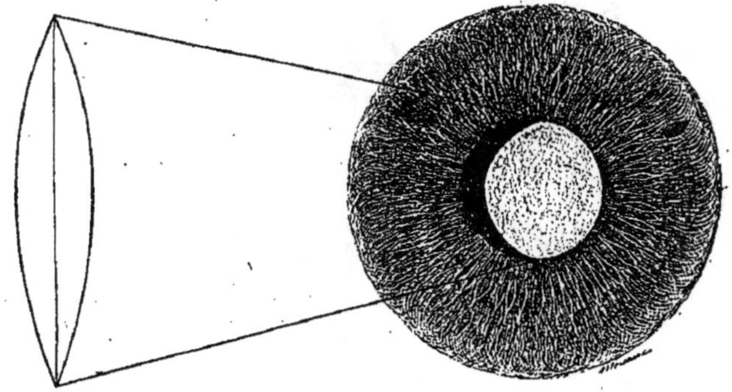

Fig. 212. — Ombre portée de l'iris sur le cristallin cataracté vue de face. La lentille placée à la gauche de l'œil fait converger les rayons lumineux sur le champ pupillaire.

la pupille. Il sera donc généralement nécessaire de la dilater par instillation d'homatropine ou d'eumydrine.

L'exploration directe de l'aire pupillaire révélera la transparence, l'opalescence ou l'opacité du tissu cristallinien : à l'épaisseur du tissu cristallinien transparent qui séparera la cristalloïde de l'opacité, on pourra juger approximativement de son siège dans la profondeur du cristallin. On donnait autrefois une assez grande importance à cette recherche, pour l'appréciation du degré de maturité d'une cataracte. On déterminait l'étendue de l'ombre portée de l'iris sur le cristallin en plaçant à côté du malade une source lumineuse. A l'état normal le champ pupillaire paraît uniformément noir. S'il est opacifié dans ses couches moyennes, on

voit un croissant d'ombre plus ou moins large dans la partie de
la pupille située du côté de la lumière. Le restant de la pupille
paraît grisâtre ou blanchâtre (fig. 212 et 213). Lorsque la totalité des fibres cristalliennes est dégénérée (cataracte mûre), l'ombre
portée est réduite à une ligne.

L'éclairage de la pupille à la lumière transmise fournira aussi
des renseignements très importants. On se servira de l'ophtalmo-

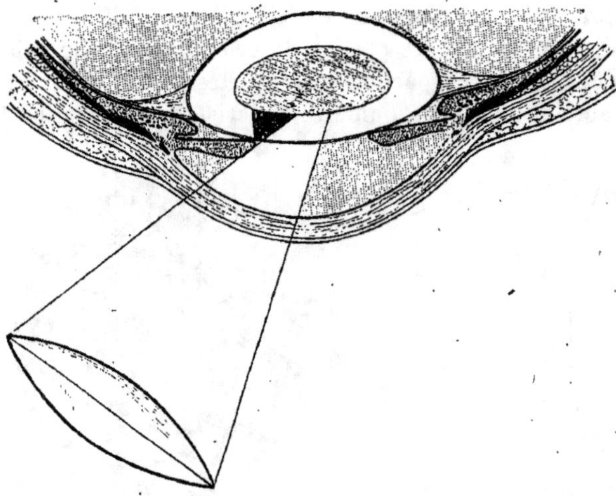

Fig. 213. — Ombre portée de l'iris sur le cristallin cataracté dans ses
parties centrales. Le triangle sombre entre le bord de l'iris et l'opacité cristallinienne donne la mesure de l'ombre portée

scope à miroir plan et on projettera la lumière dans le champ
pupillaire ainsi qu'il sera exposé plus loin. Si le cristallin est
transparent, le champ pupillaire apparaît comme un disque rouge.
S'il y a des opacités du cristallin, elles trancheront en noir ou en
gris, suivant le cas, sur la teinte rouge de la pupille ; si le cristallin
est entièrement opaque, on n'obtiendra aucune lueur pupillaire
même après dilatation de la pupille.

La différence qui existe dans l'indice de réfraction de la cornée,
de l'humeur aqueuse, du cristallin et du corps vitré donne lieu,
lorsqu'on éclaire la pupille d'une certaine manière, à une série
d'images réfléchies qui ont été étudiées par Young, puis par Purkinje. On les dénomme souvent images de Purkinje, mais c'est
Sanson qui eut le premier l'idée de les utiliser dans l'étude des
troubles du cristallin (fig. 214).

Pour rechercher les images de Sanson, l'observé sera placé dans une chambre noire, de manière à n'avoir au devant de lui aucune autre surface éclairante que la source lumineuse servant à l'examen. La pupille sera dilatée par un mydriatique ; une bougie, qu'un petit écran cachera à l'observateur, servira de source lumineuse. On la placera à une petite distance et à la hauteur de l'œil du malade, un peu latéralement, tandis que l'observateur se placera en face de la pupille, de manière à faire avec le rayon lumineux allant de la lumière à la cornée de l'observé, un angle de 20 degrés. On voit alors très nettement 3 ou 5 images.

1º La première image est de beaucoup la plus brillante. Elle est droite : c'est l'image cornéenne.

2º La deuxième image, plus petite, est droite aussi, mais moins nette. Elle correspond à la face antérieure du cristallin.

3º La troisième est encore moins grande et renversée, c'est l'image réfléchie par la face postérieure du cristallin.

4º et 5º Les parties centrales du cristallin ont presque toujours, et même chez de jeunes sujets, une valeur réfringente différente de celle des parties périphériques. C'est ce qu'on appelle le noyau

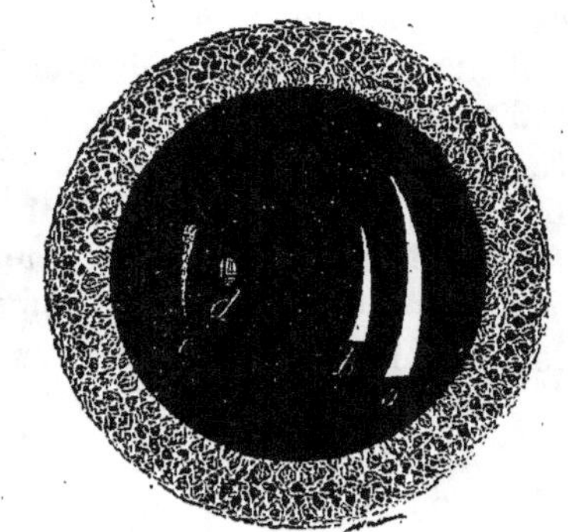

Fig. 214. — Images de Sanson ou reflets pupillaires. — *a*, image droite cornéenne ; *b*, image droite de la face antérieure du cristallin ; *c*, image renversée de la face postérieure du cristallin ; *d*, image renversée de la face postérieure du noyau.

du cristallin. Il est facile, en y prêtant un peu d'attention, de voir, même en explorant avec une bougie, deux images, l'une droite, l'autre renversée, correspondant à la face antérieure et à la face postérieure du noyau.

Si l'on avait quelque difficulté à les reconnaître, il suffirait de déplacer légèrement la source lumineuse de haut en bas. On verra les trois images droites (1, 2 et 4) se déplacer dans le même sens, mais le mouvement apparent de la 2e sera plus rapide que celui de la 4e.

On comprend, sans qu'il soit nécessaire d'insister longuement, quel intérêt sémiologique peut présenter la recherche des images 2, 3, 4 et 5 et en particulier les 2e et 3e.

L'absence des reflets pupillaires (le reflet 1 mis à part, puisqu'il se produit à la face antérieure de la cornée) indiquera l'absence du cristallin. C'est même le seul moyen certain de diagnostiquer l'aphakie ou la luxation du cristallin. Le reflet 3 manquera dans les cas où une opacité cristallienne atteint les parties moyennes ou profondes du cristallin. Sa présence empêchera par contre de confondre une cataracte noire avec des lésions du fond de l'œil telles que les hémorragies du vitré, le décollement total, etc.

L'exploration à l'aide d'un foyer lumineux de très grand éclat et de faible étendue tel qu'il est réalisé dans l'appareil à fente de Gullstrand peut rendre de grands services dans l'examen du cristallin. L'appareil se compose d'une lampe Nernst (que l'on pourra remplacer par une lampe à filament de tungstène) dont les rayons lumineux sont centrés à l'aide d'un système de lentilles sur une fente qui devient une source lumineuse très petite et très intense.

A ces procédés directs d'examen du cristallin viennent s'ajouter les procédés indirects basés sur l'étude objective ou subjective de la réfraction cristallinienne.

C'est à la présence du cristallin qu'est liée la propriété que possède l'œil de modifier sa réfraction et de se mettre au point pour des distances variables.

Cette accommodation sera étudiée plus loin, mais nous devons dire ici que la suppression du cristallin supprime la propriété accommodative. Ce n'est pas là son seul effet sur la réfraction oculaire. Lorsqu'on supprime le cristallin d'un emmétrope, on place l'œil dans des conditions telles que la vision des détails à distance n'est possible qu'avec un verre convexe de 11 à 12 D. La valeur réfringente dont on diminue l'œil par l'ablation du cristallin n'est pas la même chez un myope. Si la myopie atteint 18 dioptries, la suppression du cristallin rendra l'œil emmétrope et permettra la vision nette à distance sans aucun verre.

Les altérations du cristallin et en particulier les modifications séniles se traduisent souvent par un changement de réfraction. Il n'est pas rare de voir des personnes ayant dépassé la soixantaine et qui jusque-là avaient eu une vision à distance parfaite, ne plus voir nettement et ne recouvrir une bonne acuité qu'à l'aide d'un verre concave de — 2 à — 3 D. Il s'est développé une myopie dite *cristallinienne* parce qu'elle est produite par une modification de réfringence du tissu cristallinien, en particulier de son noyau.

## I. — AFFECTIONS CONGÉNITALES DU CRISTALLIN

La cataracte mise à part, les lésions congénitales du cristallin sont extrêmement rares. Nous les signalerons rapidement.

*Aphakie congénitale.* — L'arrêt du développement du cristallin est mis en doute par beaucoup d'auteurs. L'absence du cristallin doit toujours être considérée comme la conséquence de la résorption du cristallin et non pas de son absence de développement. Les yeux où on l'a constatée sont généralement atteints de microphtalmie ou d'autres lésions résultant d'infections ayant évolué pendant la vie intra-utérine.

*Lenticône antérieur ou postérieur.* — Le lenticône antérieur est beaucoup plus rare que le postérieur.

Il consiste dans une conformation particulière de la face antérieure ou postérieure du cristallin. La courbure de ces surfaces est plus accusée qu'à l'état normal.

L'affection se traduit par un trouble de l'acuité visuelle; celle-ci est parfois améliorée par des verres concaves.

Il y a presque toujours des opacités cristalliniennes à siège postérieur et parfois aussi une persistance de l artère hyaloïdienne.

A l'examen skiascopique, les parties périphériques du cristallin ont une réfraction inférieure à celle des parties centrales. On voit souvent se produire dans le champ pupillaire des ombres en croissant ou en demi lune.

La troisième image pupillaire (voir fig. 214) paraît très petite, ce qui permet de distinguer le lenticône postérieur vrai, affection congénitale, du faux lenticône, maladie acquise et due aux modifications du noyau cristallinien.

Si les verres concaves n'améliorent pas la vision, on procédera à l'extraction du cristallin.

*Colobome du cristallin.* — On donne le nom de colobome du cristallin à une malformation caractérisée par la présence d'une dépression du bord cristallinien. Cette dépression en général peu profonde est creusée en forme de selle, de cœur; elle peut être irrégulière.

La zonule existe ou fait défaut à son niveau. La colobome du cristallin correspond souvent à un colobome irien ou choroïdien (voir fig. 202, p. 292). Il n'en résulte aucun trouble fonctionnel.

*Ectopie du cristallin.* — L'ectopie ou luxation congénitale du cristallin s'observe souvent chez plusieurs membres de la même famille.

Elle est presque toujours bilatérale et symétrique, le sens du déplacement étant le même dans les deux yeux.

C'est le plus fréquemment vers le bord supérieur de la pupille que se produit le déplacement.

Le déplacement du cristallin par rapport à la pupille peut être léger ou très accusé. Dans ce dernier cas, le bord cristallinien correspond au centre ou au tiers de la pupille et, par la skiascopie, on reconnaît l'existence d'une réfraction différente suivant les points explorés.

La chambre antérieure est ordinairement plus profonde ; l'iris et le cristallin offrent souvent un tremblotement manifeste dans les déplacements du globe (iridodonésis) ; en outre, la pupille peut occuper une position anormale.

Le cristallin ectopié peut rester indéfiniment transparent ; il peut aussi s'opacifier ou se luxer complètement.

Si le trouble visuel est trop accusé, on aura recours à l'extraction du cristallin ; nous en indiquerons la technique à propos des luxations acquises.

## Cataractes congénitales cristalliniennes

L'opacité partielle ou totale du cristallin est fréquemment constatée dès la naissance ou au cours des premiers mois de la vie.

L'attention des parents est attirée par une coloration grise anormale de la pupille ou par le développement visuel ou par l'insuffisance de la vision qui se manifeste lorsqu'on sollicite le regard de l'enfant.

Nous décrirons les différentes modalités anatomiques de la cataracte congénitale tout en reconnaissant d'emblée que ces différentes formes ne correspondent nullement à des maladies distinctes ayant une étiologie ou une évolution différentes.

Dans les familles où la cataracte congénitale est héréditaire, on peut voir, par exemple, une génération atteinte de cataracte zonulaire, alors que, dans la génération suivante, la forme nucléaire dominera. On a signalé d'autre part des malades dont un des cristallins présentait une cataracte zonulaire et l'autre une cataracte fusiforme.

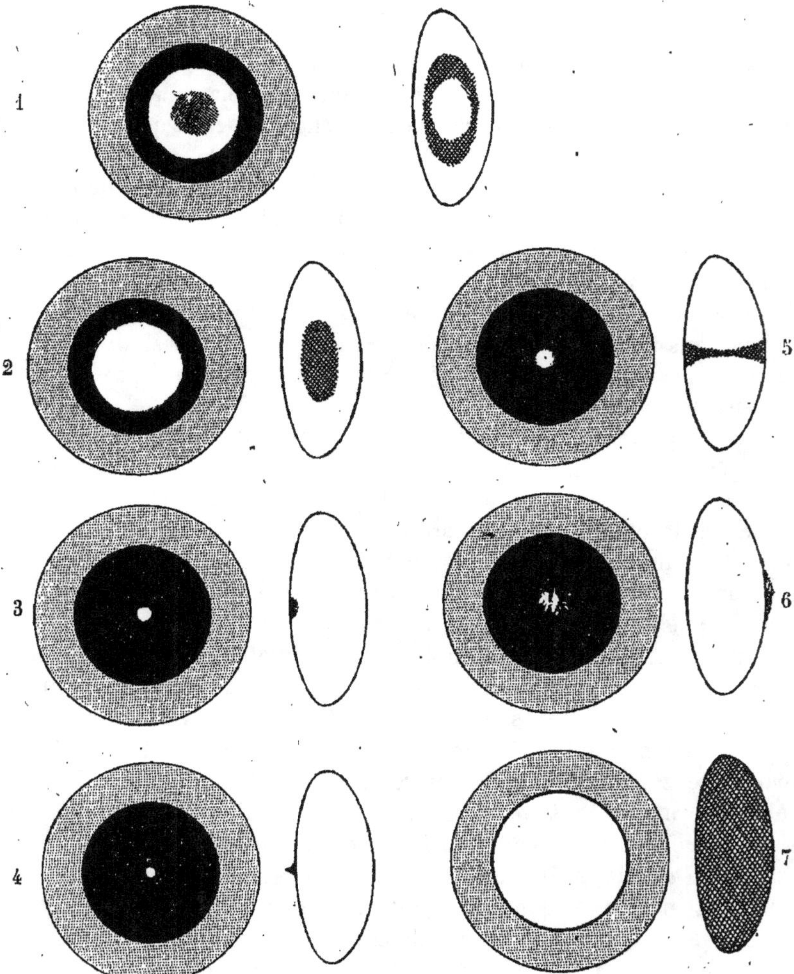

Fig. 215. — Schéma des différentes opacités cristalliniennes, aspect de face et de profil. — 1, Cataracte zonulaire ; 2, Cataracte nucléaire ; 3, Cataracte polaire antérieure ; 4, Cataracte pyramidale ; 5, Cataracte fusiforme ; 6, Cataracte polaire postérieure ; 7, Cataracte totale. (L'iris est en grisé).

### Cataracte zonulaire

La cataracte zonulaire (fig. 215, 1) consiste dans une opacité
partielle du cristallin, intéressant les couches intermédiaires entre
le noyau et la partie périphérique des couches corticales qui restent
parfaitement transparentes. A l'examen direct à travers la pupille
dilatée, on constate un trouble grisâtre plus ou moins profond et
saturé qui n'atteint pas la périphérie cristallinienne et se limite à
ce niveau par un contour net. L'étendue de la zone opaque offre
un diamètre qui varie de 3 à 8 millimètres. Il n'est pas rare que
les parties centrales de l'opacité paraissent plus transparentes. On
trouve aussi, dans la périphérie transparente du cristallin, de
petites opacités formant un anneau ou même deux anneaux concentriques à l'opacité zonulaire.

Les cas où la cataracte zonulaire est très opaque et constitue
une gêne très marquée pour la vision sont les plus nombreux. Il
n'est cependant pas rare de rencontrer des malades chez lesquels
la cataracte zonulaire n'est représentée que par un semis de petites
opacités punctiformes formant un véritable anneau grisâtre autour
du noyau lorsqu'on pratique l'éclairage de la pupille ; c'est ce que
l'on a appelé la cataracte zonulaire rudimentaire.

La cataracte zonulaire est habituellement bilatérale et également
développée dans chaque œil. Les faits où elle est monoculaire ou
inégalement développée sont l'exception. Le nystagmus est fréquent.

Un certain nombre de malades (un tiers environ) atteints de
cataracte zonulaire sont améliorés par des verres concaves. Le
plus souvent l'œil est emmétrope.

On a beaucoup discuté l'origine congénitale ou non de la
cataracte zonulaire. Un certain nombre d'observateurs admettent
qu'elle se développe dans les premiers mois après la naissance. La
difficulté tient à ce que le trouble cristallinien peut ne se révéler
qu'à l'examen ophtalmoscopique et qu'il est exceptionnel qu'on le
pratique dans les premiers jours de la vie.

D'après tout ce que nous savons de la pathologie cristallinienne
et en se basant notamment sur l'existence d'une cataracte zonulaire acquise ne différant en rien de la cataracte congénitale,
il n'y a entre ces deux types cliniques aucune délimitation certaine.

La cataracte zonulaire est le plus souvent stationnaire, mais il
est des cas où l'opacification gagne toute l'étendue du cristallin.

### Cataracte centrale ou nucléaire

Dans cette forme d'opacification congénitale, c'est le noyau qui est atteint. L'opacification forme au centre de la pupille, éclairée à l'aide de l'ophtalmoscope, une tache noire dont le diamètre ne dépasse guère 2 millimètres. Cette cataracte nucléaire (fig. 215, 2) peut coexister avec l'opacité zonulaire.

Elle est le plus souvent stationnaire et bilatérale.

### Cataracte totale

L'opacification totale des fibres cristalliniennes (fig. 215, 7), existant dès la naissance, est plus rare que les cataractes partielles précédemment décrites. Elle est reconnue dès les premiers jours, car la pupille présente toujours une coloration blanchâtre, très apparente : il s'agit d'une cataracte molle, parfois très diffluente et dont l'évacuation se fait très facilement et très complètement.

Il est très fréquent de voir le cristallin, atteint de cataracte totale, subir une diminution de volume qui correspond souvent avec un changement dans l'aspect du cristallin. Cette diminution de volume produite par une résorption lente du tissu cristallinien altéré, peut être déjà manifeste dans les premiers mois de la vie. La chambre antérieure paraît plus profonde ; l'iris et le cristallin présentent dans les déplacements du globe un tremblotement caractéristique. Lorsqu'on instille de l'atropine, la pupille ne se dilate que très incomplètement. C'est à ces modifications secondaires du cristallin cataracté que l'on donne le nom de *cataractes régressives*. La cataracte aride siliqueuse n'est qu'une modalité de ce processus de régression. Le cristallin apparaît d'un blanc crayeux.

### Cataracte fusiforme ou axiale

Cette forme d'opacité est encore plus rare que les précédentes (fig. 215, 5). Elle est caractérisée, à l'éclairage oblique, par une strie grisâtre paraissant réunir le pôle antérieur et le pôle postérieur et dont la portion médiane légèrement dilatée correspond à la région nucléaire. Vue à l'ophtalmoscope, elle forme une opacité centrale discoïde, ressemblant à une cataracte nucléaire.

**Lésions**. — L'étude histologique du cristallin montre, quelle que soit la forme de cataracte congénitale, un processus de dégénérescence des fibres cristalliniennes dont la localisation seule diffère. La fibre cristallinienne gonfle, perd son aspect homogène par le développement dans son épaisseur d'une série de gouttelettes ayant les réactions de la graisse. Les autres parties du cristallin peuvent conserver leur structure normale et il est même habituel que l'examen anatomique du globe ne révèle aucune lésion.

**Étiologie**. — Le mystère qui entoure encore la pathogénie des lésions cristalliniennes a permis de faire de nombreuses hypothèses relatives à leur étiologie. Nous ne songeons nullement à en faire l'énumération.

En étudiant attentivement les antécédents héréditaires des malades atteints de cataracte congénitale, en recherchant les troubles qu'ils présentent au cours de leur développement, soit du côté des os des membres, de la tête ou du tronc, soit du côté du système nerveux, il est impossible de ne pas être frappé par l'ensemble de ces troubles et de ne pas les rattacher à leur cause la plus fréquente, la syphilis héréditaire. C'est là tout ce que l'on peut dire à l'heure actuelle, car il n'est pas encore possible de soupçonner par quel mécanisme direct ou indirect *treponema pallidum* intervient dans la production de l'opacité.

*Diagnostic*. — Le diagnostic des opacités cristalliniennes est des plus simples et la seule erreur possible consisterait à les confondre avec des opacités capsulaires dont nous indiquerons plus loin les caractères. Il est, par contre, assez difficile d'affirmer la nature congénitale des opacités, en l'absence de commémoratifs précis. Nous avons dit que des lésions acquises pouvaient présenter le même aspect. La bilatéralité du trouble permettra fréquemment de les différencier d'une cataracte traumatique.

*Traitement*. — Le traitement médical est sans effet sur ces opacités. On comprend facilement que, même en admettant l'origine syphilitique de la cataracte congénitale, le traitement antisyphilitique soit sans action sur des cellules dégénérées. On se placera donc au point de vue visuel seul et l'on devra rechercher le moyen le plus propre à améliorer la vision dans chaque cas particulier.

Dans les cataractes zonulaires ou centrales, l'iridectomie est parfois préférable à l'extraction du cristallin, car elle permet de conserver l'accommodation. On cherchera à se rendre compte de l'amélioration visuelle produite par l'iridectomie en dilatant la pupille et en plaçant devant la pupille dilatée un écran percé d'une fente correspondant à peu près à l'orifice pupillaire à réaliser. Toutefois comme il arrive parfois que l'opacification complète du cristallin se produit, on devra prévoir dans l'emplacement à donner au colobome optique la possibilité d'une extraction ultérieure. Si la vision n'est pas suffisante, on aura recours à l'extraction simple après discission ainsi que cela se pratique dans l'extraction du cristallin transparent (voir traitement opératoire de la myopie).

Les cataractes totales ne sont justiciables que de l'extraction simple. L'issue des masses cristalliniennes molles se fait sans difficultés et ne nous paraît pas justifier des procédés compliqués tels que la succion ou l'aspiration. Après kératotomie à la pique et discission de la capsule, l'issue des masses se fait rapidement par simple introduction de la curette de Daviel. L'anesthésie générale est parfois nécessaire, car il est impossible d'obtenir des enfants une immobilité suffisante. De même il est préférable de ne pas les opérer trop jeunes, surtout si l'on a une discission à faire avant l'extraction. Nous jugeons utile dans ces cas d'attendre la 4e ou la 5e année, ce qui paraît sans inconvénients pour le développement de la vision. On corrigera l'aphakie produite par des verres convexes. Les résultats visuels seront presque toujours médiocres en raison du mauvais état du fond de l'œil (choriorétinites, scotomes centraux) de ces sujets.

On a parfois remarqué qu'avec le seul verre correcteur pour la distance, le jeune aphake peut voir de près et de loin. Il existe dans ces cas un certain degré d'accommodation dont la réalité n'est pas contestée mais dont on n'a pu encore donner une explication satisfaisante.

## Cataractes congénitales polaires ou capsulaires

On peut séparer du groupe des opacités congénitales précédemment décrites les opacités qui se développent au pôle antérieur ou postérieur du cristallin. Leur étiologie est encore très obscure : il ne faut pas perdre de vue qu'elles peuvent coïncider avec les cataractes zonulaires ou nucléaires.

*Formes cliniques.* — On en décrit trois formes principales : la cataracte pyramidale et les cataractes polaires antérieure et postérieure.

La *cataracte pyramidale* (fig. 215, 4) se caractérise par une légère saillie blanchâtre occupant le centre de la pupille et accompagnant souvent des malformations congénitales. Elle se développe parfois chez des enfants atteints d'ophtalmie du nouveau-né. C'est une cataracte stationnaire.

La *cataracte polaire antérieure congénitale* (fig. 215, 3) forme une tache d'un blanc intense, de dimension variée, occupant le centre de la pupille. Cette tache est arrondie ou présente des prolongements stellaires. A l'éclairage oblique, elle se résout parfois en un certain nombre de grains. A l'ophtalmoscope, elle forme une tache sombre sur le fond absolument transparent de la pupille. La cataracte polaire reste habituellement stationnaire dans le plus grand nombre des cas, surtout si elle est de petite dimension et ne provoque de gêne visuelle que si elle atteint une certaine étendue. On note alors des phénomènes nyctalopiques, la vision étant meilleure lorsque la pupille est légèrement dilatée.

Dans la *cataracte polaire postérieure congénitale* (fig. 215, 6), l'opacité n'est décelable que par l'examen ophtalmoscopique. Il est rare qu'elle ait des caractères aussi nettement tranchés que la cataracte polaire antérieure. Certains cas décrits comme cataracte polaire postérieure rentrent dans la cataracte zonulaire. Dans le plus grand nombre des cas, les opacités sont produites par la persistance de l'artère hyaloïde, c'est-à-dire de l'artère nourricière du cristallin, qui, normalement s'atrophie et se résorbe à la fin de la période intra-utérine. Cette variété de cataracte polaire se rencontre principalement dans des yeux microphtalmes ou porteurs d'autres anomalies de développement.

**Lésions.** — Le rôle de l'ulcération de la cornée ou de certaines lésions inflammatoires du segment antérieur de l'œil dans la cataracte polaire antérieure acquise a fait admettre que la cataracte polaire antérieure congénitale pourrait bien être en rapport avec une inflammation cornéenne intra-utérine La démonstration en est encore à faire, bien que l'identité des lésions puisse à la rigueur être considérée comme un argument favorable à cette hypothèse. Au niveau de la lésion, on constate une prolifération cellulaire de l'épithélium capsulaire avec quelques altérations dégénératives des fibres cristalliniennes du voisinage On voit souvent l'opacité nettement délimitée et comprise entre la capsule et la couche de l'épithélium capsulaire.

**Traitement.** — Lorsque l'opacité antérieure est suffisamment étendue pour gêner la vision, on améliorera notablement celle-ci par une petite iridectomie sphinctérienne.

## II. — AFFECTIONS TRAUMATIQUES DU CRISTALLIN

Les lésions traumatiques du cristallin sont assez fréquentes. La rupture du ligament suspenseur du cristallin, produite par la contusion de l'œil, peut donner lieu à un déplacement de l'organe, à une subluxation ou à une luxation véritable du cristallin. Les plaies pénétrantes de la capsule cristallinienne ou même une simple contusion un peu forte, sans plaie pénétrante, peuvent donner naissance à une opacification du cristallin ; on lui donne le nom de cataracte traumatique. Enfin, des corps étrangers peuvent se loger dans le cristallin et y développer, en dehors de la cataracte, des lésions spéciales.

## Luxations traumatiques du cristallin

A la suite d'une contusion violente du globe oculaire on peut observer quatre types de luxation du cristallin :

*a)* La subluxation, correspondant à un déplacement léger du cristallin ;

*b)* La luxation complète en arrière, caractérisée par la mobilité plus ou moins parfaite du cristallin dans le corps vitré ;

*c)* La luxation complète en avant dans la chambre antérieure.

*d)* La déchirure de la sclérotique avec luxation du cristallin sous la conjonctive ou expulsion au dehors ;

Nous indiquerons les différents symptômes et complications auxquels elles peuvent donner lieu.

### Subluxation du cristallin

Le cristallin occupe encore le champ pupillaire et a conservé sa transparence tout au moins pendant les premières semaines qui suivent le traumatisme. En dehors des autres lésions que la contusion a pu provoquer, on note une dilatation pupillaire avec déformation du contour pupillaire et plissements concentriques d'une partie de sa surface. Le cristallin et l'iris montrent souvent un léger tremblotement dans les déplacements du globe.

Si le bord du cristallin correspond à l'orifice pupillaire dilaté, on

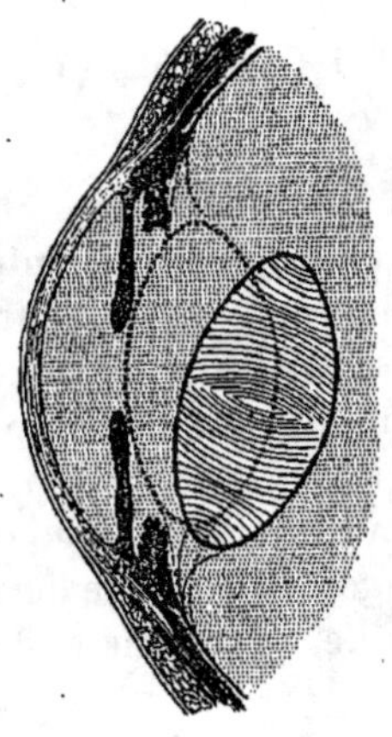

Fig. 216.—Subluxation du cristallin ; coupe antéro-postérieure schématique.

constate une différence de teinte très nette entre la partie de la pupille occupée par le cristallin et celle qui en est dépourvue. La première a, par rapport à la seconde, une teinte plus grise malgré la transparence parfaite du tissu cristallinien.

La vision est toujours gênée et la réfraction subit une modification résultant de la position oblique du cristallin. On constate en général de la myopie faible ou de l'astigmatisme.

En dehors du trouble visuel, la subluxation n'a le plus souvent aucune conséquence ultérieure. Il est néanmoins possible de voir l'opacification se produire tardivement. Les complications glaucomateuses sont rares dans cette forme alors qu'elles constituent un danger permanent dans les luxations complètes.

## Luxation complète en arrière

La luxation complète en arrière était autrefois, avant Daviel, réalisée volontairement dans l'opération de la réclinaison du cristallin. Cette opération n'est plus pratiquée qu'à titre exceptionnel, en raison des complications tardives que cette luxation ne manque pas d'entraîner.

La pupille peut conserver une forme plus ou moins régulière, mais le plan irien est plus profond qu'à l'état normal et l'iridodonésis est manifeste. On ne retrouve plus les images de Sanson, et, à la skiascopie, on constate une modification considérable de la réfraction qui est devenue hypermétropique ; il faut placer devant l'œil un verre de + 10 à + 12D pour obtenir une acuité visuelle relative. Les premiers jours qui suivent la contusion, le sang épanché dans le vitré peut rendre la recherche subjective impossible. L'examen ophtalmoscopique permettra parfois de se rendre compte de la situation du cristallin ; cet organe apparaîtra sous forme d'une masse sombre tantôt très mobile, tantôt fixée en un point de l'œil et ne subissant qu'un déplacement limité.

Le glaucome secondaire est la plus fréquente et la plus grave des complications de la luxation complète. Par un mécanisme non élucidé, la tension intra-oculaire s'élève lentement, entraînant les conséquences habituelles de l'hypertonie chronique : excavation

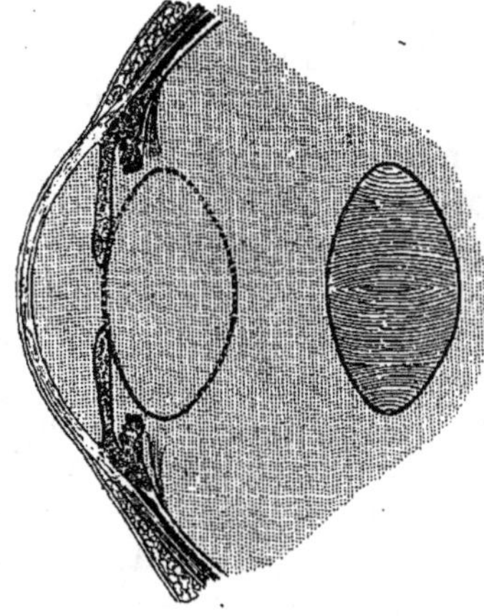

Fig. 217. — Luxation complète du cristallin en arrière. Coupe antéro-postérieure schématique.

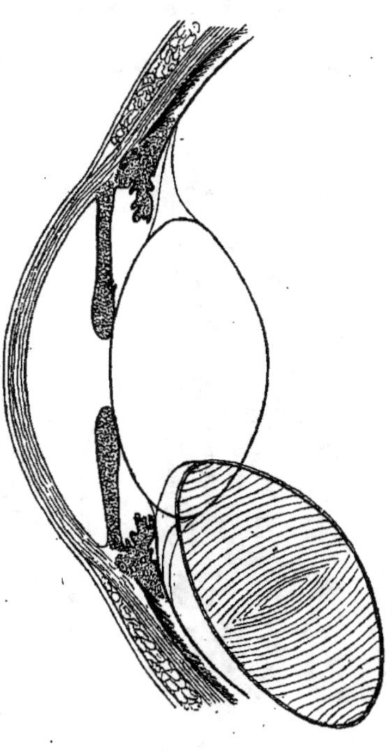

Fig. 218. — Luxation du cristallin en bas. Coupe antéro-postérieure schématique.

papillaire et trouble de la circulation rétinienne aboutissant à la cécité.

L'iridocyclite secondaire à la luxation du cristallin est beaucoup moins fréquente. Elle s'observe surtout dans les cas de luxation avec solution de continuité des membranes oculaires externes. Elle n'était pas rare jadis dans les opérations de réclinaison du cristallin et résultait de l'infection par les instruments.

Le cristallin luxé s'opacifie toujours après un temps variable. Dans quelques cas exceptionnellement heureux, il peut subir une résorption progressive et complète.

### Luxation du cristallin dans la chambre antérieure

La luxation dans la chambre antérieure peut s'accompagner ou non de plaie pénétrante.

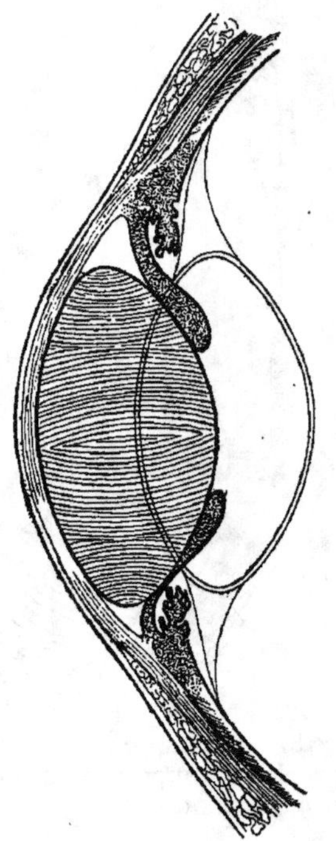

Fig. 219. — Luxation du cristallin dans la chambre antérieure. Coupe antéro-postérieure schématique.

Le cristallin luxé occupe la chambre antérieure et donne au début l'impression d'une goutte d'huile. Le bord du cristallin forme un cercle continu dont une moitié devient brillante si l'on pratique l'éclairage oblique ; c'est le bord **opposé** à la direction de la lumière qui s'illumine. Cette apparence se modifie bientôt, car l'opacification se développe assez vite sous forme de stries radiées, puis de troubles diffus. Le passage du cristallin dans la chambre antérieure est parfois incomplet.

Dans l'un et l'autre cas, on ne tarde pas à voir se produire des phénomènes d'irritation oculaire et d'hypertonie qui, lorsqu'on ne les combat pas de bonne heure, peuvent entraîner la perte de la vision par glaucome aigu.

### Luxation sous-conjonctivale du cristallin

La luxation sous-conjonctivale du cristallin suppose, cela va sans dire, la rupture cilio-sclérale et nous avons déjà dit que cette dernière se produisait au voisinage du bord cornéen. La rupture et la luxation du cristallin succèdent à un traumatisme violent par force contuse : les coups de corne de vache, par exemple, en sont souvent la cause.

Le cristallin forme sous la conjonctive soulevée une saillie de coloration jaunâtre. Il adhère assez rapidement à la conjonctive et à la sclérotique et il faut le disséquer pour l'enlever. Si on ne l'enlève pas, il se résorbe ou s'enkyste.

Lorsque la rupture s'accompagne de plaie conjonctivale, le cristallin peut s'échapper du globe. Chez une malade qui, à la suite d'une chute sur le bord du trottoir, avait eu une plaie scléro-conjonctivale au voisinage du limbe, le résultat de la luxation traumatique du cristallin aurait pu faire croire à une extraction opératoire des mieux réussie. Avec le verre correcteur de l'aphakie, la vision était très satisfaisante.

Les complications auxquelles peut donner lieu la luxation sous-conjonctivale du cristallin consistent dans la hernie de l'iris ou du corps ciliaire et, en particulier, dans l'infection irido-ciliaire. En l'absence d'une solution de continuité macroscopique de la conjonctive, on a pu voir une iridocyclite se développer et donner lieu à une ophtalmie sympathique de l'œil opposé.

***Diagnostic des luxations traumatiques du cristallin.*** — Le diagnostic des différentes variétés de luxation du cristallin est généralement facile, et les données relatives au traumatisme subi permettront d'en préciser l'étiologie. On ne pourrait confondre les luxations traumatiques qu'avec les luxations congénitales ou spontanées, avec lesquelles elles offrent une très grande similitude de caractère. La difficulté n'existe d'ailleurs que si le traumatisme est déjà fort éloigné.

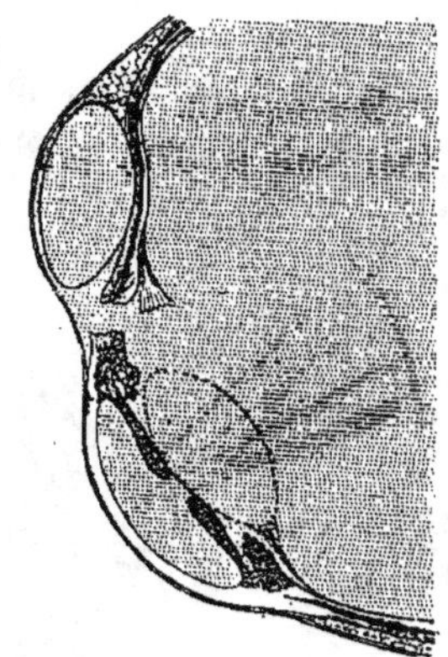

Fig. 220. — Luxation sous-conjonctivale du cristallin. Coupe antéro-postérieure schématique.

***Traitement.*** — Lorsqu'il s'agit d'une subluxation, on peut essayer d'un traitement conservateur qui consistera dans l'instillation de pilocarpine et dans le repos visuel pendant les premiers jours qui suivent le traumatisme. On surveillera le malade ensuite, afin d'intervenir si l'on constatait soit une diminution de l'acuité, soit un rétrécissement du champ visuel.

Dans les luxations antérieures ou postérieures, l'extraction du cristallin luxé constitue la seule chance de conserver la vision de l'œil atteint. En cas de luxation dans la chambre antérieure, on interviendra le plus vite possible.

***Technique de l'extraction du cristallin luxé dans la chambre antérieure.*** — On la pratiquera sous l'anesthésie chloroformique, car les phénomènes d'irritation conjonctivale rendent le plus souvent l'anesthésie cocaïnique insuffisante. Il y a lieu d'éviter d'autre part l'issue trop grande du vitré qui se présentera dans la plaie aussitôt l'incision de la cornée pratiquée.

La paupière supérieure étant relevée à l'aide d'un petit releveur

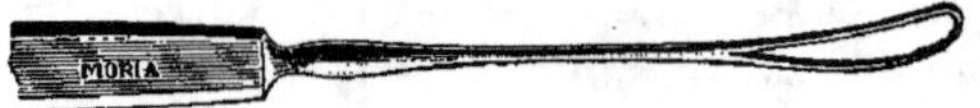

Fig. 221. — Anse de Snellen.

de Desmarres, maintenu par un assistant, on place une suture de Kalt (voir p. 379) puis on fait, avec un couteau de de Græfe, au bas de la cornée, une incision pas trop périphérique _et suffisamment large pour que le cristallin la franchisse aisément. Par une légère dépression de la lèvre inférieure et une pression au bord supérieur de la cornée, exercées à l'aide de curettes de Daviel, il est facile de faire sortir le cristallin. Le mouvement sera rapidement exécuté pour limiter la sortie du corps vitré et la plaie sera aussitôt bridée à l'aide du fil de la suture.

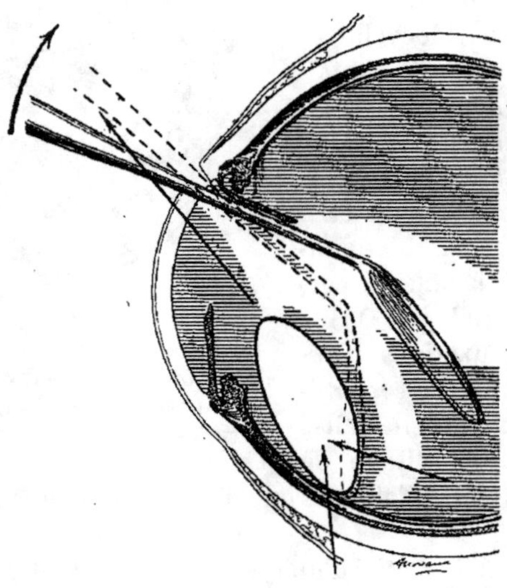

Fig. 222. — Extraction du cristallin luxé dans le corps vitré. Les flèches indiquent le sens des mouvements successifs de la cuillère de l'agenstecher.

*Technique de l'extraction dans la luxation en arrière.* — Lorsque la luxation dans la chambre antérieure est incomplète, lorsqu'il s'agit d'une subluxation ou d'une luxation dans le corps vitré, la technique opératoire sera un peu différente.

Ici encore l'anesthésie générale sera préférable à l'anesthésie locale seule. L'écartement des paupières est obtenu par les doigts d'un aide ou par un petit releveur de Desmarres.

Si le cristallin est immobilisé en un point, on repère exactement ce point et on pratique l'incision de la cornée au point opposé après avoir mis en place une suture cornéenne. L'incision ne doit pas être trop périphérique, car il ne sera pas possible de faire une iridectomie ; en plaçant l'incision un peu en avant du limbe, on évitera plus sûrement le pincement de l'iris. La plaie faite, et sans perdre de temps, car l'issue du vitré se produit aussitôt après l'incision cornéenne, on introduit la cuillère de Pagenstecher ou une anse fenêtrée (anse de Snellen, fig. 221, anse de Millée) dans la pupille et on la dirige en arrière du cristallin. Le bord inférieur de la cuillère ou de l'anse doit décrire un mouvement de circumduction pour venir se placer au bord inférieur du cristallin. La cuillère pressera alors le cristallin contre la région ciliaire et la face postérieure de la cornée, puis l'expulsion sera achevée par un mouvement vertical vers la plaie (fig. 222).

*Technique de l'extraction du cristallin luxé mobile.* — Lorsque le cristallin luxé présente une mobilité telle qu'il est impossible de le repérer d'une manière durable, il devient indispensable de le fixer avant de procéder à l'extraction. La fixation à l'aide d'une aiguille à discission, d'un couteau de de Graefe ou d'une aiguille fourchue (bident d'Agnew), peut être réalisée par ponction de la cornée ou par ponction équatoriale de la sclérotique. La pointe embroche le cristallin, et l'amène au voisinage du champ pupillaire où l'anse de Snellen ira le saisir comme il a été dit précédemment.

## Cataractes traumatiques

Nous avons eu déjà l'occasion de dire qu'une contusion du globe oculaire pouvait, en l'absence de toute plaie pénétrante de la capsule cristallinienne, provoquer une opacité du cristallin. C'est ce que l'on appelle la cataracte par contusion, infiniment moins fréquente que la cataracte par blessure capsulaire.

*Cataracte par contusion.* — On observe deux types de cataractes par contusion suivant qu'il y a ou non rupture capsulaire.

La *cataracte par contusion, sans rupture capsulaire,* se développe en général tardivement, des semaines ou des mois après le traumatisme. Elle débute soit par de légères opacités des couches corticales antérieures, soit par des opacités rayonnées des couches corticales postérieures. L'opacification une fois commencée progresse assez rapidement et atteint la totalité du cristallin.

On a démontré expérimentalement que cette opacification pouvait se produire sans aucune rupture capsulaire. Il est probable qu'il y a lésion de l'épithélium capsulaire.

Lorsque la contusion donne lieu à une *rupture capsulaire*, c'est le plus souvent au niveau du pôle postérieur que se produit la rupture. Dans ces cas-là, l'opacification du cristallin débute immédiatement après le traumatisme.

Il s'agit en général, dans les deux cas, d'une cataracte molle qui peut être opérée par extraction simple si le sujet n'a pas dépassé la cinquantaine.

*Cataracte traumatique par blessure capsulaire.* — Cette forme de cataracte est identique à celle que l'on réalise opératoirement lorsqu'on se propose d'extraire un cristallin transparent (myopie forte) ou atteint d'opacités circonscrites (cataracte zonulaire). Sa cause la plus fréquente réside dans la pénétration accidentelle d'un objet pointu au travers de la cornée blessant le cristallin : poinçon, aiguille, bec de plume, fil de fer, pointe de canif, etc. Le traumatisme peut être si bénin que certains malades ne songent pas à en faire la cause de leur trouble oculaire.

Si la blessure capsulaire a une certaine étendue, l'opacification est toujours rapide. S'il s'agit d'une légère piqûre, l'opacification peut ne débuter que plus lentement. Si la plaie capsulaire dépasse 1 millimètre, le gonflement des masses cristalliniennes amène parfois une déchirure du sac capsulaire et l'on voit une partie de ces masses faire saillie dans la chambre antérieure ou même se déposer dans l'angle irido-cornéen inférieur.

Dans certains cas, et surtout lorsqu'il s'agit d'une blessure faite par la pénétration d'un corps étranger, on constate, au niveau du point transpercé, une opacification en étoile qui ultérieurement se complète ou peut parfois disparaître.

L'opacification complète du cristallin, après blessure capsulaire, ne demande pas plus de 4 à 8 jours. Le cristallin présente en ce cas la teinte blanc grisâtre des cataractes molles. Lorsque le sujet est jeune et que des complications n'ont pas rendu une intervention nécessaire, on peut assister en quelques mois à la résorption lente et complète du cristallin cataracté ; on ne trouve plus alors dans le champ pupillaire que le sac capsulaire plus ou moins transparent. Au delà de la 30e année, il est rare de voir cette résorption complète se produire.

**Complications.** — Les complications peuvent être de deux ordres ; septiques ou glaucomateuses. L'instrument qui a produit la blessure peut avoir entraîné des germes dans le tissu cristallinien. *L'infection traumatique du cristallin* détermine des symptômes réactionnels du côté de l'iris. L'œil devient douloureux et on peut voir se développer un abcès du cristallin avec iridocyclite à hypopyon. Ces infections sont toujours graves, mais leur pronostic est cependant bien moins mauvais que celui de l'infection rétro-cristallinienne.

Le *glaucome secondaire* au gonflement du cristallin (qu'il s'agisse d'une cataracte traumatique ou opératoire) constitue une complication bien connue et que l'on devra toujours redouter.

C'est à cause d'elle qu'on recherchera attentivement le degré de tension oculaire les jours qui suivent le traumatisme. On sera d'ailleurs averti de la présence de cette complication par l'apparition de quelques douleurs périoculaires et par un larmoiement plus accusé. Le pronostic de cette complication est des plus favorables, nous en indiquerons plus loin le traitement.

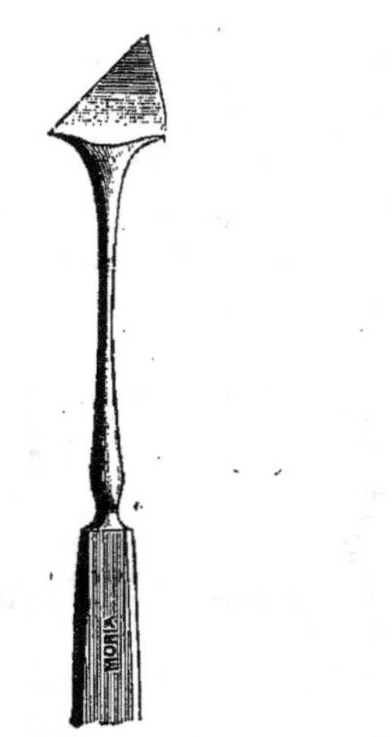
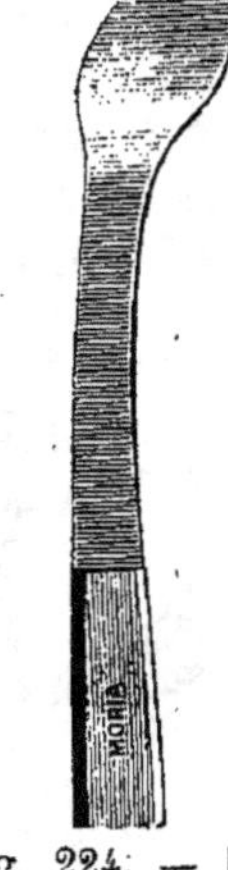
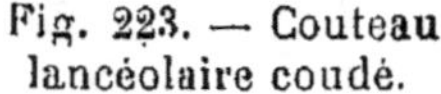

Fig. 223. — Couteau lancéolaire coudé.   Fig. 224. — Lance de Landolt.

**Traitement.** — Le traitement immédiat de la blessure cristallinienne ne diffère en rien du traitement de la blessure cornéenne : aseptisation du sac conjonctival, immobilisation de l'œil pendant les vingt-quatre ou quarante-huit premières heures, suivant l'étendue de la plaie cornéenne, par l'application d'un pansement binoculaire.

L'atropine est indiquée si l'iris est lésé ou s'il y a des phénomènes réactionnels, mais on en usera discrètement et, s'il se produit la moindre menace d'hypertonie, on aura recours à la pilocarpine ou à l'ésérine. Dans l'un et l'autre cas on ne se servira que de collyres stériles. S'il y a des phénomènes infectieux légers du côté de l'iris et si l'hypertonie cède aux myotiques, on attendra deux ou trois mois avant d'extraire le cristallin. Si la cataracte évolue sans complication, on attendra une huitaine de jours avant de faire l'extraction simple, mais si l'hypertonie apparaît avant ce délai, l'extraction des masses cataractées constituera le plus sûr moyen de la faire disparaître.

*Technique de l'extraction simple.* — Il est utile, sauf contre-indication fournie par l'hypertonie, de dilater la pupille par l'atropine instillée trente minutes au moins avant l'opération. Après aseptisation de la conjonctive, les paupières sont écartées avec le blépharostat et l'œil fixé avec la pince à fixation au point de la cornée opposé à celui où aura lieu la section cornéenne. Celle-ci est faite de préfé-

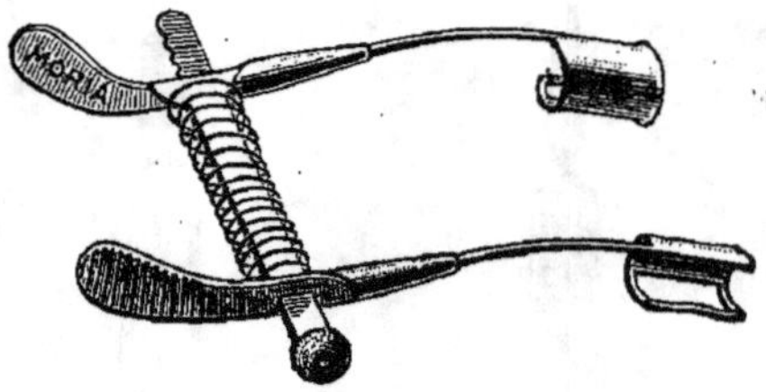

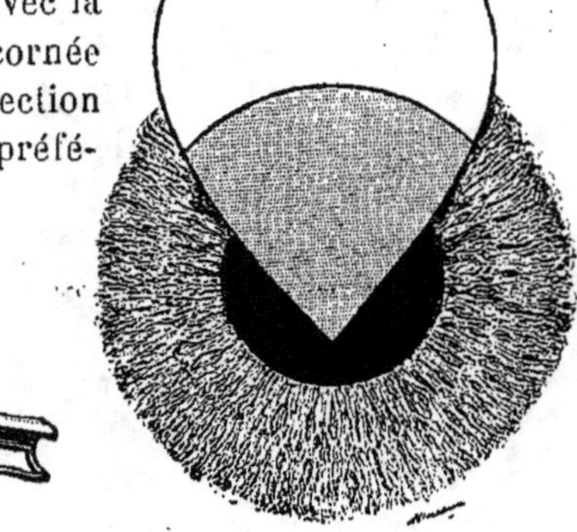

Fig. 225. — Blépharostat de Mellinger modifié.

Fig. 226 — Kératotomie avec la lance. Vue de face.

rence avec le couteau lancéolaire (fig. 223 et 224), les plaies faites avec cet instrument se cicatrisant très rapidement. On fait l'incision au voisinage de l'extrémité supérieure du méridien vertical de la cornée ou à l'extrémité temporale du méridien horizontal. On ponctionnera avec la lance en plein tissu cornéen transparent, à 2 ou 3 millimètres du limbe (fig. 227). La pointe de la lance est dirigée perpendiculairement au globe vers le centre de la pupille, puis, aussitôt entrée dans la chambre antérieure, la direction de la lance deviendra parallèle au plan irien de façon à ne pas blesser l'iris (fig. 226). L'instrument est poussé plus ou moins loin suivant la dimension de la plaie à obtenir. Une plaie de 4 à 6 millimètres est en général très suffisante. D'un mouvement sec, on retire alors la lance sans évacuer l'humeur aqueuse. On introduit ensuite, par la plaie cornéenne, le kystitome (fig. 228) ou la pince capsulaire pour ouvrir largement la capsule antérieure (fig. 241 et 242). Il suffit alors de déprimer légèrement la lèvre périphérique de la plaie cornéenne en comprimant sans brutalité le pourtour opposé du limbe, pour que les masses s'évacuent. Si leur consistance en rend l'évacuation plus difficile, on la facilitera par introduction de la curette de Daviel. Lorsque toutes les masses sont évacuées, le champ pupillaire paraît noir. On peut s'en tenir là, mais, si l'on désire un résultat visuel parfait, on enlève le blépharostat, on introduit la pince capsulaire de Terson et on va arracher d'un mouvement rapide un lambeau de la capsule postérieure (fig. 259).

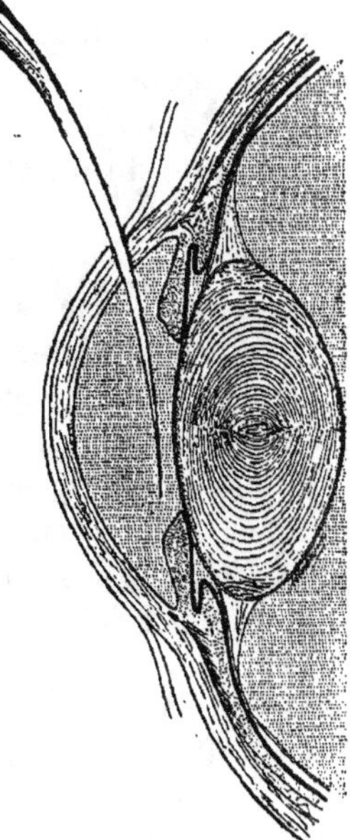

Fig. 227. — Kératotomie avec la lance. Vue de profil.

Les yeux seront immobilisés pendant quarante-huit heures sous un pansement aseptique binoculaire, que l'on remplacera, passé ce délai et si la coaptation des lèvres de la plaie cornéenne est parfaite, par des verres fumés.

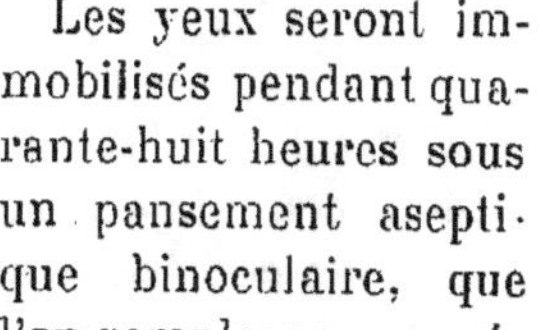

Fig. 228. — Kystitome flexible.

## Corps étranger du cristallin

Lorsqu'un corps étranger perfore la cornée, pénètre dans le cristallin et y séjourne, tout se passe le plus souvent comme s'il s'agissait d'une blessure capsulaire du cristallin : l'opacification se produit très rapidement ; si les commémoratifs ne font pas penser à la possibilité de la présence d'un corps étranger, si celle-ci n'est pas mise en évidence par la radiographie ou la sidéroscopie (bien entendu, en cas de corps étranger magnétique), il s'écoulera

un certain temps — une à trois semaines — entre l'accident et le
moment où d'autres troubles viendront indiquer la présence du
corps étranger. Ces troubles ne s'observent d'ailleurs que si le
corps étranger est constitué par du fer ou de l'acier. Dans ce cas
le champ pupillaire, c'est-à-dire du cristallin cataracté, après avoir
présenté une coloration blanc grisâtre, se teintera de plus en plus
en jaune rouille pâle. Cette sidérose du cristallin est due à l'oxydation lente du fer et à l'imprégnation du tissu cristallinien par le
sesquioxyde de fer. Lorsque le fragment d'acier est très petit, si l'on
réussit à le retirer de suite à l'aide de l'électro-aimant, on peut
parfois empêcher le développement de la cataracte, mais le cas est
relativement rare. Il sera néanmoins toujours utile d'en tenter
l'extraction pour prévenir les accidents d'imprégnation ferrique,
qui sont susceptibles de s'étendre à l'iris (voir p. 300). L'extraction
se fera avec le gros électro-aimant. S'il s'agit d'éclats non magnétiques, ils s'évacueront généralement, au moment de l'extraction,
avec les masses molles, sans manœuvre spéciale : sinon, on en
pratiquera l'ablation à la pince.

## III. — AFFECTIONS PRIMITIVES DU CRISTALLIN

En groupant dans ce chapitre les lésions du cristallin qui constituent ce que l'on appelle tout court la « cataracte », nous ne pré-
tendions nullement indiquer que ces lésions sont le résultat d'une
altération en quelque sorte primitive et spontanée du cristallin.
Nous voulons simplement les séparer des affections congénitales
et traumatiques d'une part et, d'autre part, des affections du cristallin qui succèdent manifestement à des lésions des membranes
profondes de l'œil ; nous grouperons ces dernières dans le chapitre
des cataractes compliquées.

On a l'habitude de différencier les nombreuses formes cliniques
de la cataracte primitive, en un certain nombre de types correspondant à une évolution particulière des opacités ; mais, comme
on observe fréquemment toutes les formes intermédiaires entre
ces différents types, il faut bien reconnaître que leur différenciation a quelque chose de très artificiel. Nous indiquerons rapidement les caractères de la cataracte sénile et de la cataracte diabétique.

## Modifications du cristallin avec l'âge

Le cristallin présente chez l'enfant une transparence parfaite et il ne se distingue par aucune teinte spéciale de l'eau dans laquelle on l'immerge. Si l'on mesure le pouvoir réfringent de ses différentes parties, on ne constate aucune différence manifeste entre les parties centrales et les parties périphériques. D'assez bonne heure, souvent même entre la 15e et la 25e année, on peut constater à l'aide des reflets pupillaires une différenciation légère des parties centrales du cristallin : elle s'accuse par ce fait que l'on voit se former un 4e reflet à image droite et un 5e à image renversée (voir p. 341). Avec les années, cette différenciation devient de plus en plus manifeste, mais elle ne se traduit par aucun trouble subjectif, sauf dans les cas où elle entraîne une modification de la réfraction (myopie cristallinienne) A partir d'un certain âge, ce noyau cristallinien acquiert la propriété de résister à la dégénérescence qui peut atteindre les fibres cristalliniennes périphériques lorsqu'un traumatisme a ouvert le sac capsulaire. C'est pour cette raison qu'il n'est pas possible d'appliquer au traitement de la cataracte sénile, ou à l'extraction du cristallin transparent des personnes âgées, les procédés utilisables chez les enfants.

On distingue souvent cette modification du cristallin par le nom de *sclérose*, alors qu'en réalité il ne s'agit nullement de transformation fibreuse. L'étude histologique n'y révèle aucune modification perceptible à nos moyens d'analyse, mais l'examen montre un accroissement très net du pouvoir réfringent. Cette modification cristallinienne physiologique, ne comporte aucun traitement. C'est elle qui détermine parfois la modification de réfraction statique du cristallin chez les vieillards, vers 70 ou 80 ans, les rendant légèrement myopes en compensant ainsi leur presbyopie.

## Cataracte sénile

Le qualificatif de sénile, couramment employé pour la forme de cataracte qui apparaît sans cause provocatrice extérieure, sans lésion oculaire, sans diabète, chez les personnes ayant dépassé la quarantaine, ne sert qu'à dissimuler notre ignorance de l'étiologie de cette affection.

***Symptômes***. — Nous envisagerons tout d'abord les troubles fonctionnels par lesquels s'accusent les modifications du cristallin aboutissant à la cataracte complète.

Ces troubles peuvent manquer et l'on constate parfois fortuitement des opacités périphériques abondantes sans que le patient éprouve le moindre changement dans sa vision. Comme ces opacités périphériques peuvent rester des années stationnaires, on devra éviter de créer des préoccupations au malade en l'en prévenant alors qu'il n'en est pas gêné.

Les modifications cristalliniennes s'accusent le plus souvent, par une gêne visuelle dont les caractères sont très variables. C'est parfois une diminution dans la netteté de la vision et dans la clarté des objets ; les lumières vives donnent lieu à des sensations d'éblouissement assez gênantes. Chez certains malades âgés, la réfraction subit une modification inverse de celle que la presbyopie a entraînée : les verres correcteurs pour la lecture deviennent trop forts et la vision à distance perd de sa netteté. Il se produit une myopie cristallinienne qui peut atteindre de 1 à 3 D. Parfois, et c'est le cas surtout chez les malades dont les opacités débutent dans les parties centrales du cristallin, la gêne visuelle est extrême lorsqu'ils se trouvent au soleil ou dans des salles très éclairées, alors que par un jour gris ou dans une pièce un peu sombre la vision est satisfaisante (nyctalopie). D'autres patients ont une sensation de tache persistante dans le champ visuel ou de diplopie monoculaire.

C'est en général pour l'un de ces troubles que les malades viennent consulter.

L'examen objectif, pratiqué au début de l'opacification, révèle des aspects assez différents suivant les cas, et qui ont permis de décrire un certain nombre de types en rapport avec le siège sous-capsulaire, supra-nucléaire ou nucléaire des opacités .

La *cataracte sous-capsulaire* constitue le type le plus fréquent. Les opacités forment, à l'ophtalmoscope, des stalactites, des cavaliers, ou des aiguilles noires qui occupent surtout la périphérie du cristallin, alors que le noyau et les parties centrales sont indemnes.

Dans la *cataracte supra-nucléaire*, les opacités forment de

petites stries disposées autour du noyau, de petits flocons irréguliers ou un voile grisâtre dans la région équatoriale.

La *cataracte nucléaire* est un peu moins fréquente et débute
par un trouble diffus du noyau. Elle s'observe surtout chez les
adultes de quarante à cinquante ans.

Ces différences anatomiques ne correspondent pas à des types
évolutifs définis, aussi leur distinction n'a-t-elle pas de valeur pratique.

A partir du moment où l'opacification est apparue dans une
partie du cristallin, il est presque constant de lui voir suivre une
marche extensive et progressive. Cette marche est des plus capricieuse et il est impossible de baser sur des caractères certains
l'évolution d'une cataracte et de pronostiquer l'époque à laquelle
elle sera arrivée à maturité. Parfois, en quelques semaines, ou
même en quelques jours, l'opacification totale peut être réalisée.
Lorsque l'opacification évolue aussi rapidement, on note souvent
un accroissement de volume du cristallin, qui refoule en avant le
plan irien et diminue la profondeur de la chambre antérieure.

Quand les opacités ont gagné toute l'étendue du cristallin ou
quand elles ont atteint les couches corticales antérieures, la pupille
prend une teinte grisâtre ou blanchâtre qui, à l'œil nu, permet de
faire le diagnostic.

On attachait autrefois une assez grande importance au diagnostic
de la maturité de la cataracte. On disait qu'une cataracte était
mûre lorsque l'opacification atteignait toutes les fibres cristalliniennes, y compris celles qui sont sous-jacentes à la capsule, ce
que l'on reconnaît à l'étroitesse de l'ombre portée de l'iris sur le
cristallin complètement opaque (voir fig. 212 et 213). Dans ces
cas le trouble visuel peut être très accusé, mais le malade perçoit
encore le mouvement des objets peu éloignés de l'œil, il compte
même ses doigts à 20 ou 40 centimètres.

*Évolution.* — Lorsque la cataracte sénile est abandonnée à
elle-même, c'est-à-dire lorsque l'extraction du cristallin n'est pas
pratiquée, on observe trois modes distincts d'évolution : la cataracte persiste indéfiniment sans modification d'aspect, ou bien
elle prend les caractères de la cataracte hypermûre ou morga-
gnienne : le sac capsulaire épaissi contient alors un liquide laiteux
dans lequel nage le noyau que l'on peut voir parfois apparaître au
pôle antérieur sous forme de corps jaunâtre. Le troisième mode
évolutif est la résorption complète que l'on décrit parfois à

tort sous le nom de guérison spontanée ; les cas en sont assez rares.

**Lésions.** — Les altérations des fibres cristalliniennes qui donnent lieu aux opacités ou à la cataracte complète sénile ne diffèrent en rien de celles que nous avons indiquées à propos des cataractes congénitales : modification de forme des fibres cristalliniennes, production de lacunes chargées de gouttelettes graisseuses entre les fibres. Dans ces dernières années, on a étudié attentivement l'épithélium capsulaire et on a rencontré fréquemment des lésions dégénératives précoces de ses cellules. Aucune des lésions décrites ne paraît présenter cependant un caractère de constance qui permette de lui attribuer une importance pathogénique.

*Diagnostic.* — L'aspect grisàtre de la pupille que présentent certains vieillards et qui s'observe aussi dans le glaucome pourrait faire croire à l'existence de la cataracte après un examen très superficiel. L'examen ophtalmoscopique permettra toujours de se rendre compte de l'état de transparence du cristallin.

Nous devons nous arrêter plus longuement au diagnostic de la nature primitive ou secondaire de l'opacification cristallinienne, au diagnostic de l'opportunité opératoire qui est commandé par l'état des membranes profondes. Tant que l'opacité est partielle, l'examen ophtalmoscopique après mydriase atropinique permet encore de se renseigner sur l'état de ces membranes. On complètera cet examen par la détermination de l'acuité visuelle et le relevé du champ visuel.

Lorsque l'opacité est complète, l'appréciation de l'état des membranes profondes est plus difficile. On admet en général qu'un œil cataracté ayant une perception maculaire normale doit percevoir à 5 mètres la flamme d'une bougie. La recherche se fera dans la chambre noire ; l'observateur couvrira et découvrira successivement la flamme avec un écran. Pour se rendre compte de la perception périphérique de la rétine, on examine aussi le malade dans la chambre noire comme pour l'examen ophtalmoscopique. On dirige obliquement un rayon lumineux (image de la source lumineuse réfléchie sur le miroir ophtalmoscopique) dans la pupille d'un œil, l'autre étant recouvert. On engage le malade à indiquer du doigt la direction de la lumière et l'on note si cette indication est exacte ou non : dans ce dernier cas on dit que la *projection* lumineuse est mauvaise. Ce symptôme indique toujours une altération grave des membranes profondes et, sans contre-indiquer l'opération formellement, elle fait prévoir que le bénéfice visuel sera très relatif.

Au point de vue de l'opportunité de l'opération, les idées ont beaucoup changé depuis une vingtaine d'années. On attendait autrefois que la cataracte fût mûre pour intervenir parce que l'opacification complète des fibres cristalliniennes en rend l'issue plus parfaite et diminue un peu les chances de cataracte secondaire. Actuellement, l'intervention pour cataracte secondaire est beaucoup moins redoutée, car il est facile de prévenir les complications septiques qui en constituaient autrefois la gravité. D'autre part, certaines cataractes non mûres sortent aussi complètement que des cataractes mûres, surtout si le sujet a dépassé la soixantaine. Aujourd'hui, la non-maturité d'une cataracte ne constitue jamais une contre-indication à l'extraction, si celle-ci est rendue nécessaire par les conditions défectueuses de la vision. Nous avons pratiqué bien souvent l'extraction de cristallins très peu opacifiés mais dont la présence rendait la vision impropre au travail professionnel. Il n'y a aucun avantage à attendre des mois ou des années, comme on le faisait autrefois, surtout si le trouble est bilatéral.

La seule contre-indication à une intervention opératoire réside dans l'état des voies lacrymales ou de la conjonctive oculaire. Aussi le médecin ne se contentera-t-il pas de poser le diagnostic de cataracte; il éprouvera la *perméabilité lacrymale*, s'assurera qu'il n'y a pas de sécrétion conjonctivale.

Si l'œil présente de la sécrétion, il est indiqué de faire, avant toute opération, l'examen bactériologique de celle-ci et notamment de rechercher la présence du pneumocoque. La constatation de ce microbe engagera à différer l'intervention et à faire des instillations de sulfate de zinc jusqu'à sa disparition; on devra en outre pratiquer avant l'intervention une injection préventive sous-cutanée de 20 cc. de sérum antipneumococcique.

***Traitement.*** — On a émis, à différentes reprises, l'hypothèse d'une guérison ou d'un arrêt de l'opacification du cristallin sous l'influence de médications internes ou locales. Badal a même préconisé les bains oculaires dans une solution d'iodure de potassium, mais aucun fait n'a justifié jusqu'ici les espérances basées sur ces hypothèses. L'irrégularité extrême dans l'évolution des opacités a pu seule fournir l'apparence de quelques résultats favorables. D'ailleurs, l'obscurité dans laquelle nous vivons à l'égard de l'étiologie de la cataracte ne nous permet même pas d'entrevoir le mécanisme par lequel l'intervention thérapeutique pourrait s'exercer.

Le traitement médical de la cataracte, ainsi que nous l'avons dit, n'existe pas; mais avant d'aborder le traitement chirurgical, seul efficace, nous devons signaler les petits moyens destinés à atténuer la gène visuelle provoquée par les opacités cristalliniennes au début.

Lorsque les opacités siègent dans les parties médianes du cris-

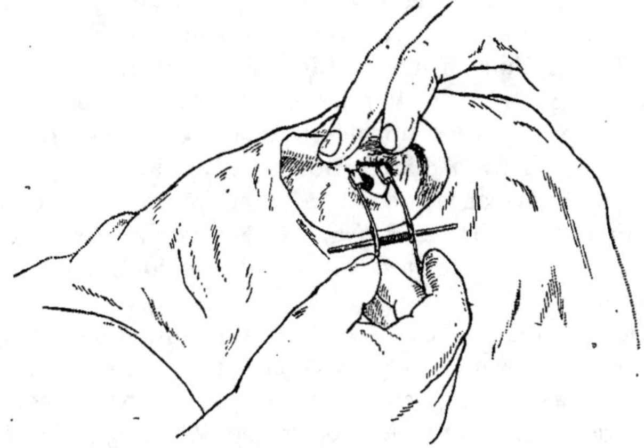

Fig. 229. — Mise en place du blépharostat : introduction de la cuillère supérieure. La paupière supérieure est attirée en haut et le regard dirigé en bas.

tallin, le port de verres fumés (nᵒˢ 2 ou 3) ou même la dilatation légère de la pupille produite par une instillation quotidienne de cocaïne ou une instillation d'eumydrine tous les 2 jours, pourra diminuer la gène visuelle et améliorer un peu la vision. (A. Dufour.)

Eumydrine . . . . . . . . . . . dix centig.
Eau distillée . . . . . . . . . . . 10 grammes.

Il n'y a aucun inconvénient à prescrire les verres correcteurs de la myopie cristallinienne lorsque celle-ci existe.

Lorsque la vision est réduite au point de rendre l'existence pénible, il faut recourir à une opération. La seule que l'on pra-

tique aujourd'hui est l'extraction du cristallin cataracté. Lorsque
les deux yeux sont atteints, on préfère, par prudence, n'opérer

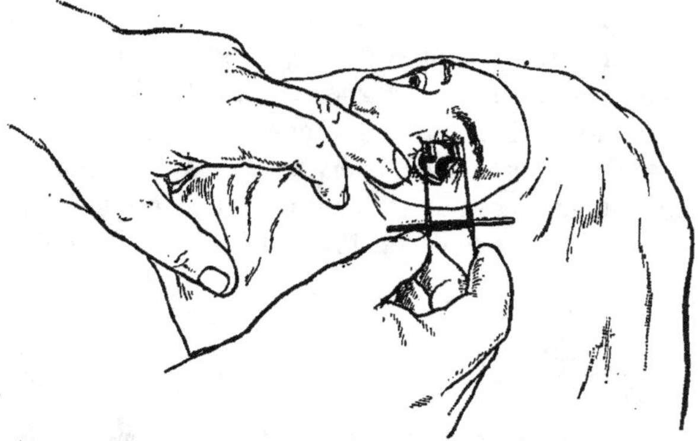

Fig. 230. — Mise en place du blépharostat : introduction de la cuillère inférieure. La paupière inférieure est atirée en bas et le regard
dirigé en haut.

qu'un œil à la fois. Les procédés opératoires d'extraction, préco-

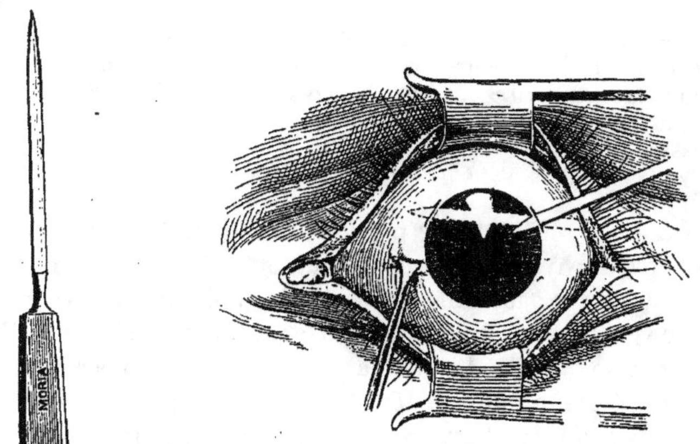

Fig. 231. —     Fig. 232. — Extraction du cristallin : saisie de la conjonc-
Couteau de     tive à VIII heures avec la pince à fixer et kératotomie
de Græfe.      au couteau de de Græfe à II heures. Œil gauche, vue
               de face.

nisés depuis Daviel, sont innombrables et leur énumération,
légitime à une époque où l'on pensait que les complications

opératoires étaient directement liées au procédé employé, ne présente plus aujourd'hui qu'un intérêt historique. L'asepsie a rendu possible une juste appréciation de ce qui, dans telle ou telle technique, peut présenter des avantages ou des inconvénients, aussi peut-on ramener tous les procédés opératoires à deux types principaux : *l'extraction combinée avec l'iridectomie* et *l'extraction simple*. Nous en indiquerons maintenant la technique.

*Technique de l'extraction combinée.* — Après aseptisation des téguments palpébraux et du sac conjonctival, on dispose un champ aseptique percé d'un orifice de 10 centimètres de diamètre (fig. 3).

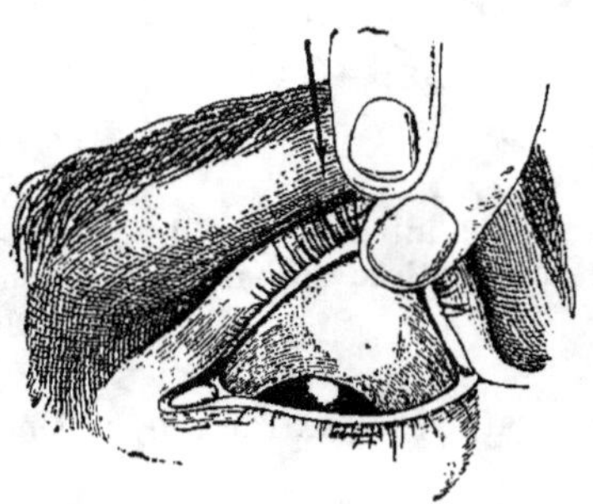

Fig. 233. — Écartement et fixation de la paupière supérieure par un aide. 1er temps. Le médius relève le bord ciliaire. L'index s'abaisse.

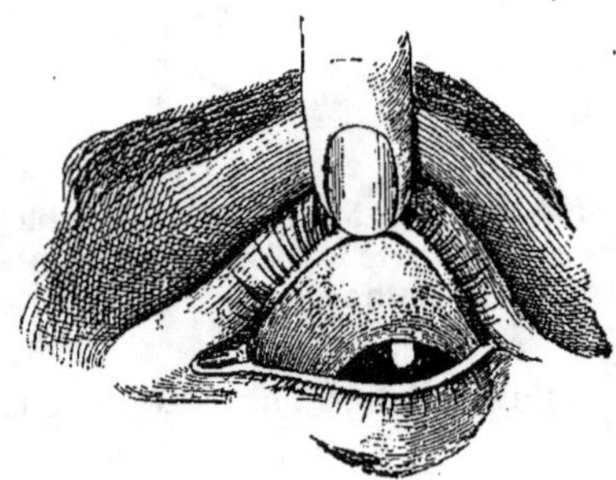

Fig. 234. — 2e temps. L'index fixe la paupière en pressant le bord ciliaire contre le bord orbitaire.

L'anesthésie a été obtenue par l'instillation de trois gouttes de solution de chlorhydrate de cocaïne au 30e stérilisée : une goutte avant le lavage des paupières, une seconde goutte avant l'irrigation du sac conjonctival et une troisième goutte aussitôt avant l'opération proprement dite. Le blépharostat est mis en place (fig. 229 et 230), l'opérateur étant placé derrière la tête de l'opéré, s'il s'agit de l'œil droit, et à la gauche de son épaule gauche, s'il s'agit de l'œil gauche (fig. 12 et 13). On engage le malade à diriger son regard un peu en bas et à tenir les deux yeux ouverts. On saisit avec la pince un pli de la conjonctive au voisinage du limbe et au point opposé du méridien au niveau duquel a lieu la ponction (voir fig. 232).

Lorsque l'indocilité de l'opéré ou des contractions spasmodiques de l'orbiculaire font redouter l'emploi du blépharostat, on peut le remplacer par le relèvement de la paupière supérieure à l'aide de l'index de l'aide placé derrière le malade. La pulpe du médius de la main droite presse sur le bord ciliaire et le relève jusqu'à ce qu'il bute contre le bord supérieur de l'orbite ainsi que l'indique la figure 233. A ce moment, l'index s'abaisse dans le sens de la flèche et, par une seule pression sur les cils et sur l'arcade orbitaire (fig. 234), il maintient le relèvement de la paupière sans exercer aucune pression sur le globe.

a) *Section de la cornée*. — Celle-ci sera pratiquée avec un couteau de de Græfe très effilé (fig. 231) : tenu dans la main droite comme un porte-plume, il doit pénétrer dans la chambre antérieure au niveau du limbe et dans un plan correspondant au bord supérieur de la pupille moyennement contractée : cette *ponction* aura donc lieu vers X heures pour l'œil droit et vers II heures pour l'œil gauche. La

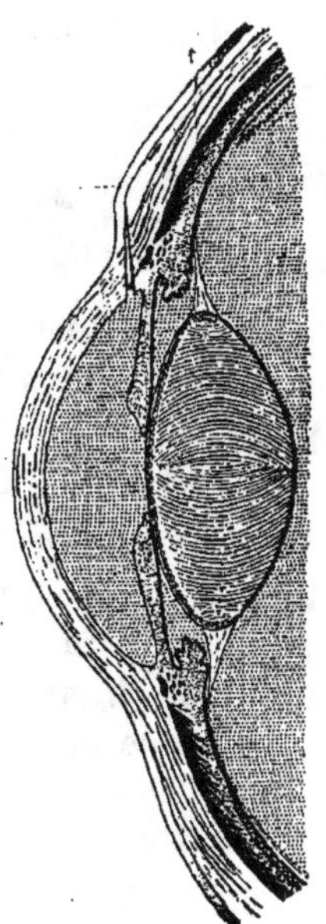

Fig. 235. — Section de la cornée et de la conjonctive (profil).

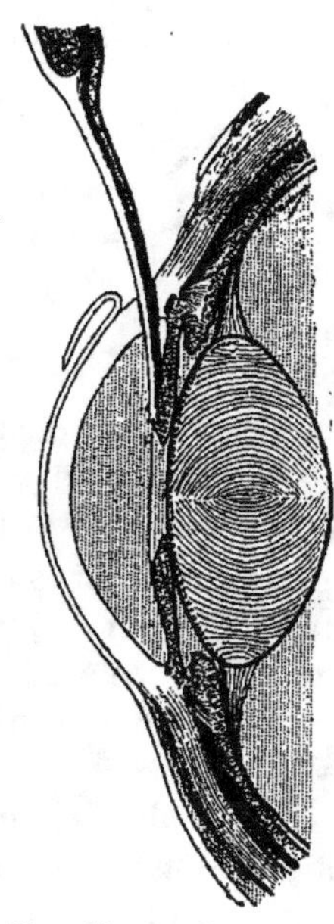

Fig. 236. — Introduction de la pince à iris après renversement du lambeau conjonctival

pointe doit d'abord être dirigée vers le centre de la pupille, puis se relever peu à peu en visant le point situé *dans* la cornée à 1 millimètre environ du limbe, exactement opposé à celui de la ponction et dans le même plan horizontal, soit à II heures environ pour l'œil droit ou à X heures pour l'œil gauche (fig. 232). En raison de la réfraction cornéenne, la sortie du couteau se fera ainsi exactement au limbe. Si l'on cherchait à atteindre directement celui-ci, la *contre-ponction* serait trop postérieure. Au cours de la ponction et de la contre-ponction on évitera l'écoulement de l'humeur aqueuse.

Le tranchant étant alors dirigé en haut, il suffit d'imprimer au couteau un mouvement doux de scie pour sectionner, en suivant le limbe, le pont scléro-cornéen et soulever la conjonctive (fig. 235). Il est préférable de ne pas sectionner la muqueuse au niveau de la section scléro cornéenne mais de tailler ce que l'on appelle un *lambeau conjonctival* (fig. 246). Pour cela, une fois la section scléro-cornéenne achevée, au lieu de continuer la section dans le

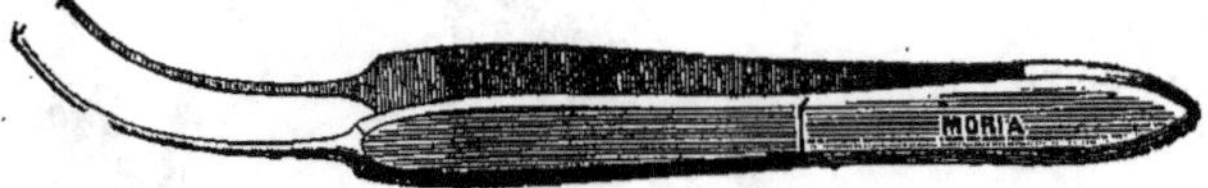

Fig. 237. — Pince à iris.

plan vertical, on dirige le tranchant un peu en arrière dans l'espace sous-conjonctival.

*b) Iridectomie.* — On se trouvera mieux, en général, de retirer la pince à fixer. Si la fixation est indispensable, on pourra faire exécuter la section de l'iris par l'aide à moins que l'on ne préfère lui confier la pince à fixer ; en ce cas, avant de prendre la pince, l'aide devra donner à sa main un solide point d'appui sur la face du malade.

Avant d'aller saisir l'iris, on aura soin de renverser avec un tampon humecté le lambeau conjonctival sur la cornée pour éviter de le sectionner. La pince à iris (fig. 237), saisie de la main

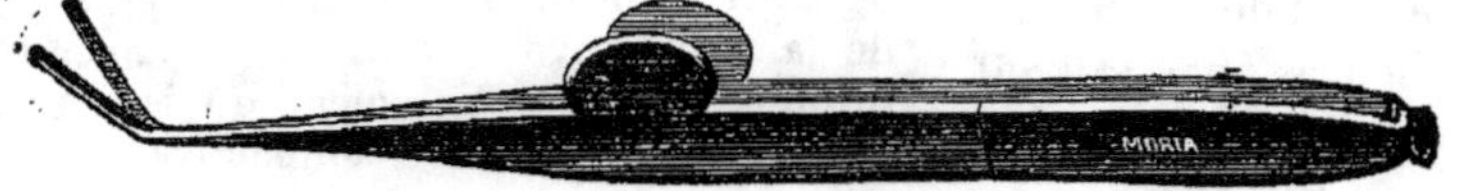

Fig 238. — Pince-ciseaux de de Wecker.

gauche bien assurée sur le front, est introduite fermée dans la chambre antérieure (fig. 236). On l'ouvre pour saisir le bord supérieur de la pupille que l'on attire facilement dans la plaie. En même temps, la pince-ciseaux de de-Wecker (fig. 238), tenue entre le pouce et l'index de la main droite, est placée de telle sorte que les branches des ciseaux soient tangentes à la plaie cornéenne et reçoivent dans le V formé par leurs deux branches le repli d'iris attiré au dehors. La pointe du V doit être dirigée en bas (fig. 239).

D'un coup sec, la fermeture des ciseaux résèque ce repli. Si la
section a été bien exécutée, on voit la pupille prendre une forme
en trou de serrure très régulière (fig. 247). Une erreur fréquente
consiste à placer les ciseaux laté-
ralement en <, ce qui donne lieu
à un colobome moins régulier.
Si l'anesthésie n'a pas été très
complète, ce temps de l'opération
peut être un peu douloureux et
demande à être exécuté avec légèreté.

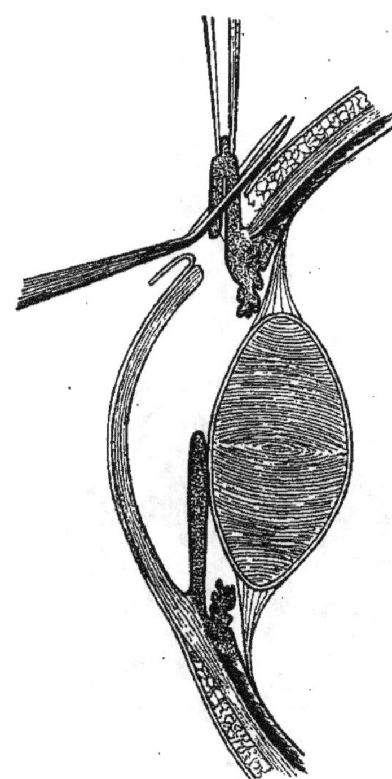

Fig. 239. — Section de l'iris avec
la pince-ciseaux pour iridectomie dans l'extraction dn cristallin. Le lambeau conjonctival
est renversé sur la cornée.

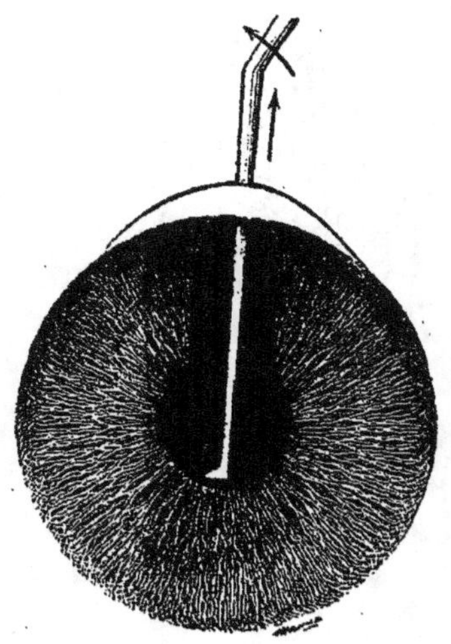

Fig. 240. — Introduction du kystitome. Vue de face. Les flèches
indiquent le sens du mouvement :
rotation sur l'axe pour placer la
pointe perpendiculairement à la
cristalloïde ; puis mouvement
vertical pour déchirer la capsule.

c) *Discission de la capsule antérieure.* — Pour faire sortir le
cristallin, il est de toute nécessité de sectionner la face antérieure
de sa capsule ou d'en arracher un lambeau. La section ou *discission* se fait avec le kystitome. C'est le procédé le plus simple et
le plus exempt d'aléas, aussi le recommandons-nous de préférence
à l'arrachement, qui réclame plus d'habileté. Le kystitome en

forme de pointe triangulaire (fig. 228) ou de serpette est introduit à plat dans la chambre antérieure et jusqu'au bord inférieur de la pupille. Arrivé là on imprime au manche de l'instrument un léger mouvement de rotation destiné à diriger la pointe perpendiculairement à la face antérieure de la capsule (fig. 240 et 241). La pointe

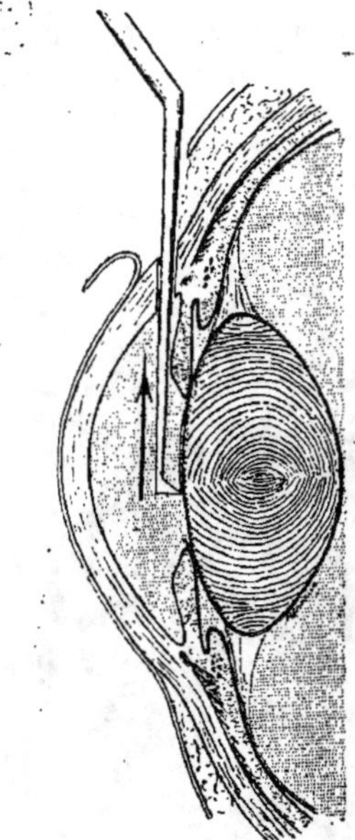

Fig. 241. — Déchirure de la cristalloïde avec le kystitome. Vue de profil.

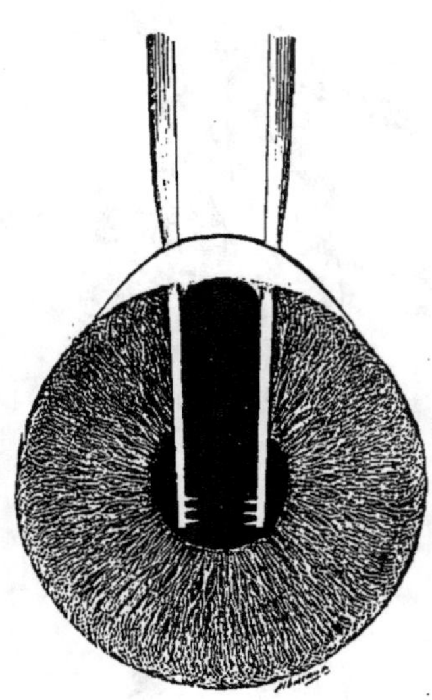

Fig. 242. — Déchirure de la cristalloïde avec la pince capsulaire.

y pénètre facilement et si l'on retire l'instrument en haut, on crée une déchirure dans la capsule.

Pour retirer le kystitome de la chambre antérieure on aura soin de le tourner légèrement, de manière à ce que sa pointe soit parallèle à l'iris et non perpendiculaire.

Lorsqu'on pratique l'arrachement capsulaire, on se sert d'un des nombreux modèles de pince à capsule. La pince est introduite fermée et à plat. Lorsque les mors sont arrivés à la hauteur de la pupille, on laisse les branches s'écarter (fig. 242), puis, en exerçant une pression aussi modérée que possible sur le cristallin, on les

rapproche un peu brusquement. On enlève ainsi un lambeau de
capsule plus ou moins étendu, Kalt parvient parfois à enlever ainsi
le cristallin tout entier dans sa capsule.

*d) Expulsion du cristallin.* — Si l'on déprime légèrement la

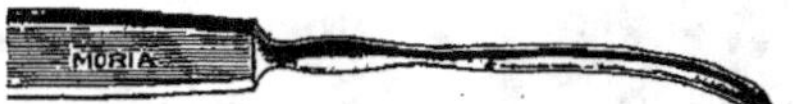


Fig. 243. — Curette de Daviel.

sclérotique au-dessus de l'incision avec une spatule ou une curette
de Daviel (fig. 243), tout en exerçant au-dessous de la cornée une
compression légère, on verra le bord supérieur du cristallin faire

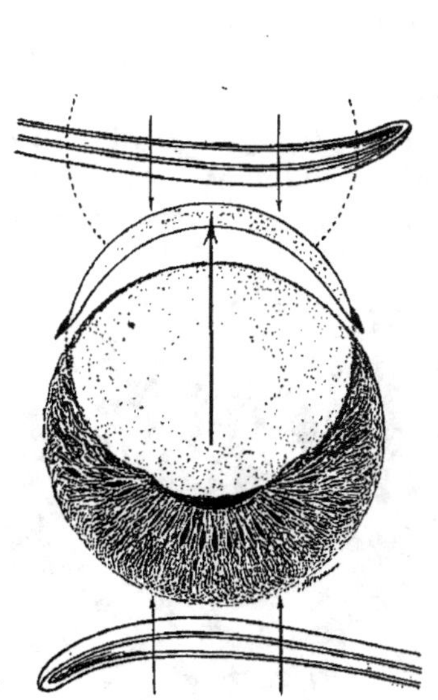

Fig. 244. — Expulsion du cristallin. Pression et contre-pression
avec la curette de Daviel. Vue de
face.

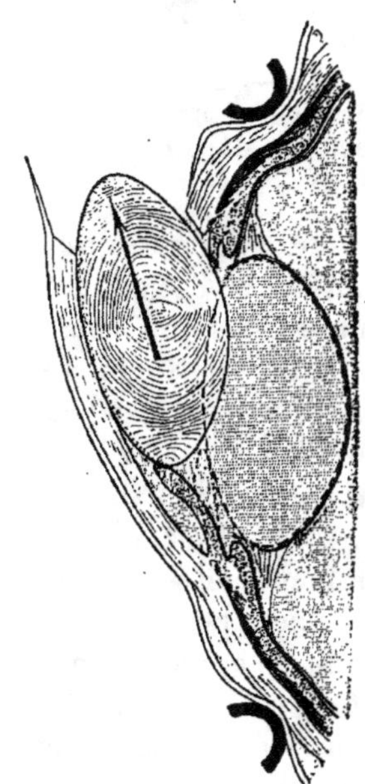

Fig. 245. — Expulsion du
cristallin. Pression et contre-pression avec la curette
de Daviel. Vue de profil.

saillie dans la plaie. Par quelques pressions et contre-pressions on
lui fera franchir aisément la plaie cornéenne (fig. 244 et 245). On
cessera toute pression dès que le plus grand diamètre du cristallin

aura traversé la plaie, car il ne faut pas perdre de vue qu'à ce moment la capsule postérieure et la zonule empêchent seules l'issue du corps vitré.

Lorsque le malade est indocile ou lorsqu'on remarque des contractions de l'orbiculaire, il devient nécessaire ou de retirer le blépharostat ou de le faire maintenir par un aide ; ce dernier devra le soulever légèrement en avant, ce qui empêchera la contraction palpébrale de presser sur le globe par l'intermédiaire du blépharostat et de faire bâiller la plaie cornéenne.

*e) Nettoyage de la pupille.* — Si le cristallin est sorti dans sa totalité et si l'éclairage oblique ne décèle pas de masses cristalli-

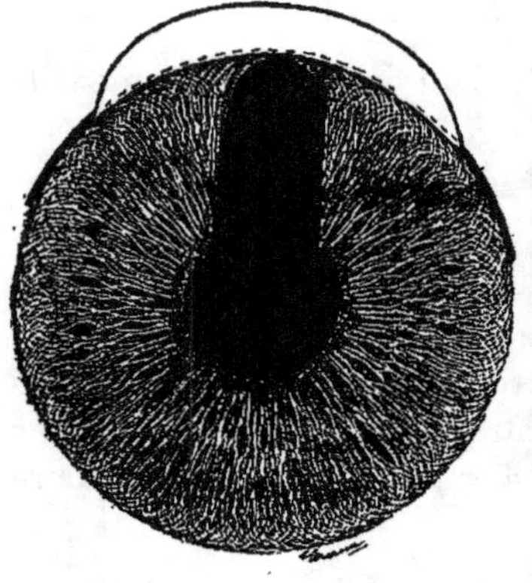

Fig. 246. — Schéma de l'incision cornéo-conjonctivale et de l'iridectomie dans l'extraction combinée.

*Réduction des bords de l'iris.* —

niennes dans le champ pupillaire, on se contentera de nettoyer les bords de la plaie en y passant délicatement la spatule (fig. 248). Avec celle-ci on ramènera les bords du colobome au centre de la pupille, ce qui aura pour effet d'empêcher le pincement de l'iris dans la plaie et la création d'une fistule sous-conjonctivale qui retarderait la cicatrisation.

S'il y a des masses cristalliniennes, on répétera la manœuvre faite pour

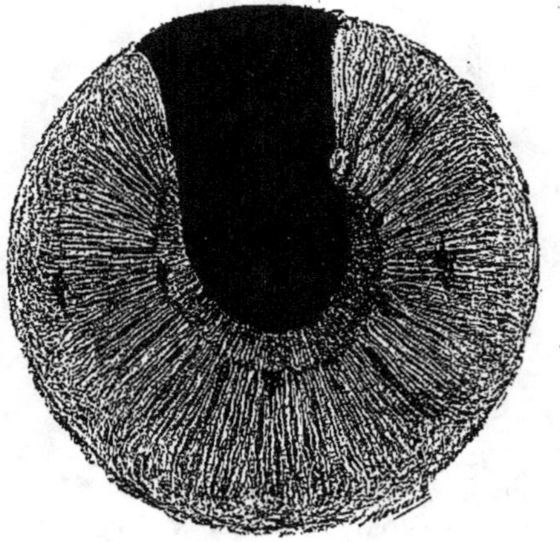

Fig. 247. — Aspect d'un colobome irien opératoire, dessiné à la loupe binoculaire.

faire sortir le cristallin ou, si l'issue ne se fait pas, on pourra la faciliter en introduisant une curette de Daviel dans la pupille.

Les dernières masses pourront être évacuées en pratiquant à travers la paupière inférieure un léger massage de la cornée.

Le lambeau conjonctival est remis en place avec la spatule et le

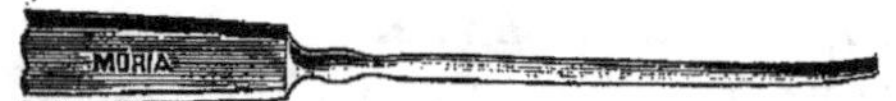

Fig. 248. — Spatule pour la réduction de l'iris.

blépharostat retiré. On enlèvera ensuite avec la pince à caillots, les petites coagulations sanguines formées dans les bords de la plaie, puis on appliquera un pansement binoculaire aseptique. Ce pansement doit être léger et non compressif. Il a pour but d'immobiliser les globes par la fermeture des paupières. L'on se trouvera bien parfois de remplacer les bandes du pansement par un grillage qui protégera la région orbitaire contre la pression des doigts.

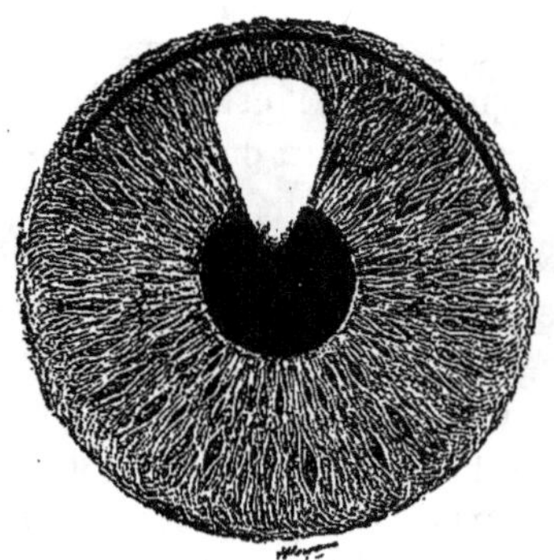

Fig. 249. — Kératotomie dans l'extraction simple. Vue de face.

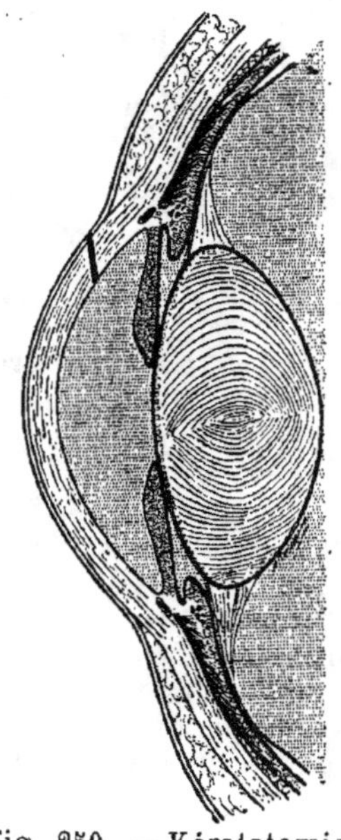

Fig. 250. — Kératotomie dans l'extraction simple. Vue de profil.

L'opéré gardera de préférence le lit pendant trois jours; néanmoins, s'il s'agit de vieillards pour lesquels l'immobilisation dans la situation horizontale est dangereuse, on pourra sans inconvénients les lever et les installer dans un fauteuil pendant quelques heures. Le pansement sera renouvelé au 3e ou 4e jour, sauf indications spéciales fournies par l'état des voies lacrymales ou de la conjonctive. Si la coaptation est parfaite, on pourra alors supprimer le pansement et le remplacer par des verres fumés. Du 8e au 10e jour l'opéré peut, en général, faire sa première sortie.

***Technique de l'extraction simple.*** — L'extraction simple a le seul avantage de ne pas déformer la pupille par la création d'un colobome opératoire, car elle laisse l'iris intact. Elle a, par contre, l'inconvénient d'exposer l'œil opéré à une complication grave, la hernie de l'iris. Nous en parlerons plus loin. C'est la fréquence relative (6 à 8 p. 100) de cette complication qui a poussé le [plus grand nombre des opérateurs à renoncer à l'extraction simple ou à n'y recourir que dans certains cas déterminés : cataractes dures, malades dociles, etc. Nous ne nous arrêterons que sur les temps qui diffèrent nettement de l'extraction combinée.

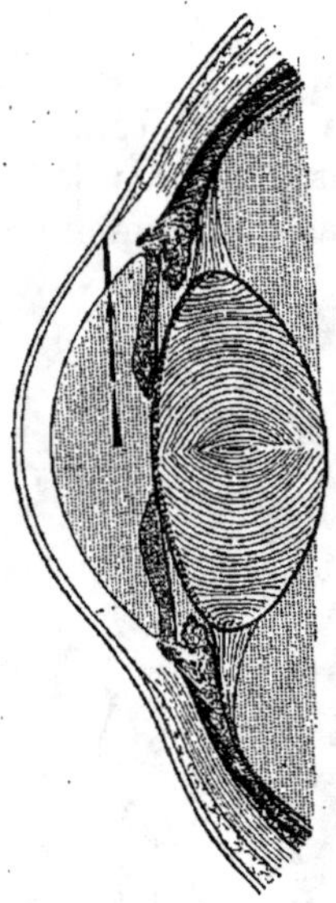

Fig. 251. — Kératotomie dans l'extraction simple à lambeau. On voit le profil du couteau qui se dirigera dans le sens de la flèche.

*a) Incision de la cornée.* — On comprend facilement que plus l'incision cornéenne se rapproche de l'insertion de l'iris, plus cette membrane aura de facilité à s'insinuer entre les lèvres de la plaie. C'est pour cette raison que l'on fait une incision plus antérieure que dans l'extraction combinée. On peut néanmoins placer l'incision au niveau du limbe, à la condition de mettre un point de *suture* (Kalt, voir fig. 252 et 253) ou de ne pas achever la section du lambeau conjonctival : celui-ci forme alors un *pont* correspondant à la partie médiane de l'incision cornéenne (Vacher).

*b)* La *discission* ne diffère pas de celle de l'extraction combinée.

*c)* L'*extraction* n'est pas absolument semblable en ce sens que le cristallin doit tout d'abord franchir la pupille et, pour cela, se présenter par son bord supérieur et, par suite, effectuer un mouvement de bascule. La pression à exercer avec les curettes sera un peu plus soutenue, mais ici encore on évitera toute brus-

queric. Si le cristallin s'engage difficilement et se coiffe de l'iris,
au lieu de franchir la pupille, on pourra favoriser le dégagement
en refoulant l'iris avec la spatule.

*d*) Le *nettoyage de la pupille* et la *réduction de l'iris* devront
être faits avec un soin tout particulier. Il est souvent utile d'instiller une goutte de collyre de sulfate d'ésérine stérile pour que l'iris
se contracte et s'écarte des lèvres de la plaie.

Les soins consécutifs diffèrent un peu de ceux que nous avons
indiqués : en l'absence de suture ou de
pont, l'immobilité devra être beaucoup plus
stricte et il sera particulièrement nécessaire d'éviter tout effort, tout mouvement

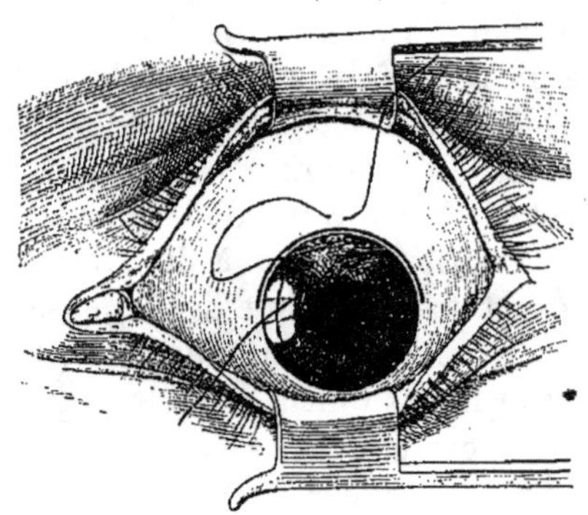

Fig. 252. — Suture de Kalt dans l'extraction simple. Disposition du fil dans la
cornée et la conjonctive.

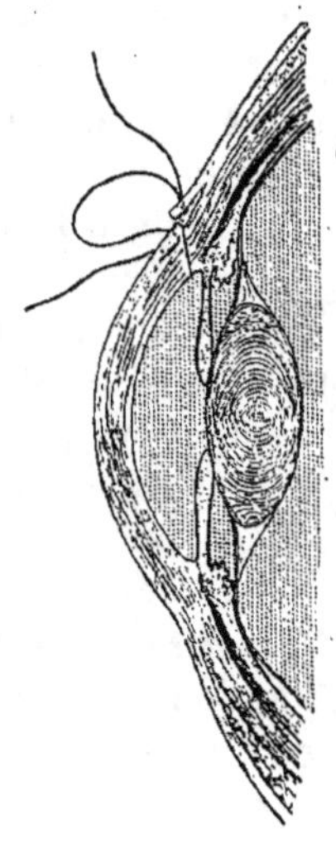

Fig. 253. — Suture de
Kalt. Vue de profil.

brusque. Le pansement sera renouvelé chaque jour, car il importe
de surveiller l'iris et d'intervenir le plus tôt possible si la hernie
se produisait. On apportera une délicatesse toute particulière dans
l'exécution des pansements, la cicatrisation cornéenne étant si peu
solide pendant les premiers jours qu'il suffit souvent de peu de
chose pour en provoquer la rupture, immédiatement suivie de
l'enclavement irien.

**Suture de Kalt.** — Nous avons indiqué plus haut l'aiguille et le
fil qui servent à cette suture (chap. I). Avant de faire la kératotomie on applique l'anse de fil dans les couches superficielles de
la cornée puis dans la conjonctive au voisinage du limbe (fig. 252
et 253) ; l'anse comprise entre la conjonctive et la cornée est écar-

tée pour permettre le passage du couteau et l'on procède à la kératotomie. Lorsque l'extraction est terminée, on tire sur les deux bouts du fil et on noue. On pourra ensuite, si on le désire, pratiquer l'aspiration des masses avec un aspirateur à bouche.

L'ablation du fil se fera le quatrième jour; après anesthésie cocaïnique, on coupe le nœud avec des ciseaux à bouts mousses sans employer la pince ; une fois la section faite, on retire doucement le fil.

*Accidents opératoires.* — On peut en faire deux groupes suivant que l'on envisage la part qui revient à l'opérateur et celle qui revient à l'opéré dans la cause de l'accident.

L'appréhension de l'opération provoque fréquemment chez les opérés, malgré l'anesthésie locale la plus complète, des contractions de défense de l'orbiculaire. Van Lint, puis Villard conseillent de pratiquer trois injections de novocaïne au voisinage du pourtour externe et inférieur de l'orbite. Ces injections poussées profondément ont pour but de parésier les filets orbiculaires du facial et de déterminer ainsi une paralysie temporaire de l'orbiculaire. Ces injections précéderont l'intervention de cinq à dix minutes.

Les accidents suivants résultent d'une technique défectueuse.

*Mauvaise introduction du couteau.* — L'opérateur peut, par inattention, introduire son couteau le dos tourné dans le sens où il comptait faire la section. Si l'humeur aqueuse s'est échappée, il retirera le couteau et attendra pour reprendre l'opération que la chambre antérieure se soit rétablie, ce qui ne demande pas plus de quelques heures.

Une *contre-ponction trop postérieure* risquerait d'embrocher l'iris qui serait désinséré, tandis qu'une section sclérale faite trop en arrière peut déterminer une hémorragie dans la chambre antérieure ou une rupture de la zonule avec issue du vitré.

*Incision trop large.* — Si l'incision est trop étendue, on préviendra le prolapsus irien possible en faisant une iridectomie un peu plus large que dans les conditions normales.

*Section de l'iris avec le couteau.* — Lorsque l'humeur aqueuse s'est évacuée un peu trop brusquement après la ponction ou la contre-ponction, il arrive que l'iris vienne faire saillie au devant de la lame du couteau et que celui-ci en enlève un lambeau. On continuera l'incision sans se préoccuper de cet incident qui aura pour seule conséquence un colobome irien moins régulier que celui fait avec la pince-ciseaux.

*Déchirure de l'iris.* — Lorsque l'iris est saisi avec la pince à iris, il peut arriver qu'une traction un peu trop vive entraîne une déchirure partielle de l'iris au niveau de son insertion ciliaire. Elle aura pour conséquence une hémorragie assez abondante dans la chambre antérieure ; cet incident ne devra pas empêcher l'opérateur de poursuivre l'extraction.

La *luxation du cristallin dans le vitré* est un accident plus sérieux qui se produit parfois au moment des tentatives d'expulsion du cristallin. On prendra l'anse de Snellen que l'on portera en arrière du cristallin et on fera l'extraction comme nous l'avons exposé à propos des luxations traumatiques du cristallin (voir fig. 222, p. 356).

*L'issue du corps vitré* se produit toujours avant la sortie du cristallin lorsqu'il y a luxation, mais elle peut aussi apparaître aussitôt après la sortie du cristallin. Elle tient en général à une contraction palpébrale du malade, ou à une pression trop prolongée sur le globe qui a amené la rupture de la zonule. Si la quantité de corps vitré écoulée est peu considérable, les conséquences en seront nulles. Souvent même, par suite de la rupture de la capsule postérieure, le résultat visuel est aussi parfait qu'après une discission de cataracte secondaire. Il faut éviter toutefois l'issue du vitré qui empêche la réduction des bords de l'iris, peut retarder la cicatrisation de la plaie, et favoriser ainsi l'infection secondaire.

La responsabilité directe de l'opérateur est beaucoup moins engagée dans les accidents que nous allons indiquer maintenant.

*L'hémorragie dans la chambre antérieure* est un accident assez fréquent, mais sans conséquence. Il s'observe surtout dans l'extraction combinée, chez certains sujets prédisposés ou lorsque l'incision a été faite un peu trop en arrière dans le tissu scléral. Elle se produit aussitôt après la section ou après l'iridectomie. Dans l'un et l'autre cas on n'en continuera pas moins l'opération. Si, après l'extraction du cristallin, il reste du sang dans la chambre antérieure, on ne fera pas de tentatives prolongées pour l'évacuer car il se résorbe, en général, en six à huit jours.

Le *collapsus de la cornée* ou plissement de la cornée après l'issue du cristallin et l'ablation du blépharostat est un incident sans aucune importance en rapport avec l'hypotonie oculaire produite par l'instillation de cocaïne. Ce collapsus ne persiste jamais plus de quelques heures.

L'*hémorragie expulsive* est l'accident opératoire le plus désastreux. Il peut être indépendant de l'opérateur. Certains vieillards font une rupture vasculaire choroïdienne sous l'influence d'une dépression très légère. On l'évitera le plus souvent en anesthésiant très complètement le globe, en évitant toute pression ou toute dépression oculaire un peu brusque, c'est-à-dire en opérant avec légèreté. L'hémorragie expulsive est annoncée par un écoulement lent mais continu du corps vitré, bientôt suivi par l'apparition des membranes profondes dans la plaie, puis d'une hémorragie assez tenace. Dans ce cas la vision est, cela va sans dire, définitivement compromise.

La *hernie immédiate de l'iris* ou, si l'on veut, l'irréductibilité de l'iris, distendue par le passage du cristallin, ne s'observe que dans l'extraction simple. L'exécution d'une iridectomie s'impose alors.

*Complications post-opératoires*. — Dans les conditions normales, si aucune complication ne survient, les suites opératoires sont des plus simples. Il y a souvent dans la première journée quelques légers élancements dans l'œil ou un peu de sensibilité péri-oculaire, mais ces troubles ont disparu le lendemain. S'il y a de la gêne oculaire ou des douleurs on devra refaire le pansement avec les précautions aseptiques ordinaires (voir chap. I) et examiner l'état de la paupière supérieure, de la conjonctive, de la plaie et de la chambre antérieure. Un œdème plus ou moins marqué du bord libre de la paupière supérieure, de la photophobie et une sensibilité vive à la pression avertissent déjà de l'existence de la complication la plus redoutable, l'*infection oculaire*. Avec une asepsie complète et une technique parfaite, l'infection opératoire devient exceptionnelle. Elle comporte des degrés et des localisations variables. Un très grand nombre d'opérateurs affirment ne plus avoir d'infections opératoires ; ils veulent dire par là qu'ils n'ont plus de suppuration aiguë du globe, de *panophtalmie* ou *phlegmon de l'œil*. Cette infection suraiguë, produite le plus souvent par le pneumocoque, plus rarement par le streptocoque, s'accuse, dès les 24 ou 36 premières heures, par des douleurs oculaires plus ou moins vives, par un léger état fébrile et de l'insomnie. En enlevant le pansement, on trouve la paupière supérieure œdématiée, un peu de pus entre les paupières, la cornée trouble et la pupille occupée par un exsudat jaunâtre qui se continue avec un exsudat semblable faisant bâiller les lèvres de la plaie. La surface de l'iris est décolorée. Les phénomènes douloureux augmentent d'intensité en même temps que la vascularisation sclérale et conjonctivale s'accroît. On voit souvent le globe oculaire devenir plus volumineux.

Après deux ou trois semaines, l'état inflammatoire s'atténue. le globe diminue de volume et s'atrophie. La vue est définitivement abolie. Il est d'ailleurs souvent nécessaire, pour raccourcir la période douloureuse, de faire l'énucléation du globe ou l'évidement de la coque oculaire.

L'infection opératoire se présente plus fréquemment, de nos jours, avec des allures moins graves d'*iritis* ou d'*iridocyclite simple ou exsudative*. C'est dès les 3 ou 4 premiers jours ou du 4e au 10e jour que l'on constate l'apparition de douleurs péri-oculaires, de sensibilité à la pression sur le globe, d'injection péri-kératique, de trouble de l'humeur aqueuse et de modifications de couleur de l'iris, indiquant l'infection irienne. Ces accidents sont décrits sous le nom de *complications post-opératoires tardives*. Tout peut rentrer dans l'ordre après une durée de 8 à 15 jours. Dans le cas d'iridocyclite on voit s'ajouter à ces troubles la formation de précipités à la face postérieure de la cornée et quelquefois aussi d'un petit hypopyon. Ces iridocyclites infectieuses post-opératoires sont souvent d'une gravité particulière par la longue durée des troubles qu'elles entraînent et par les exsudats dont elles déterminent l'apparition dans le champ pupillaire, dans l'iris ou dans le corps vitré ; mais, ce qui les rend particulièrement redoutables, c'est la propagation de l'infection à l'autre œil et l'évolution d'une *ophtalmie sympathique*.

Le traitement de ces complications infectieuses est purement symptomatique : instillations d'atropine, applications chaudes, repos visuel. S'il existe au début un point d'infiltration au niveau de la plaie, on y portera la pointe du galvanocautère, ce qui permet parfois d'enrayer l'infection. Si la plaie n'est pas fermée on procédera à son recouvrement à l'aide d'un lambeau conjonctival. On s'abstiendra de toute autre intervention, car l'expérience a montré, depuis longtemps, les mauvais résultats obtenus en intervenant sur un œil infecté. Il faudra même attendre plusieurs mois avant de pratiquer la discission, l'iridotomie ou telle autre opération rendue nécessaire par l'iritis ou l'iridocyclite post-opératoire.

L'*hémorragie secondaire*, survenant de 3 à 8 jours après l'opération et occupant le tiers ou la moitié de la chambre antérieure n'est en réalité qu'une manifestation de certaines formes d'infections iriennes dont le pronostic est en général bénin, mais qui souvent retarderont la guérison de plusieurs semaines ou de quelques mois.

On ne confondra pas cette hémorragie secondaire spontanée avec celle qu'on provoque parfois par un pansement un peu brutal au 3e ou 4e jour. L'hémorragie apparaît sous les yeux de l'observateur et se résorbe en 3 ou 4 jours.

Le *retard dans le rétablissement de la chambre antérieure* est toujours la conséquence d'un pincement léger de l'iris dans les lèvres de la plaie ou d'une coaptation défectueuse par interposition d'un fragment de capsule ou de conjonctive. Il suffit souvent d'instiller une goutte d'atropine. ou de pilocarpine pour voir l'iris reprendre sa place normale. Pour se rendre compte de la cause de cette petite complication il est nécessaire d'examiner avec la loupe et l'éclairage oblique la plaie scléro-cornéenne.

La *hernie de l'iris* ne s'observe guère que dans l'extraction simple; dans l'extraction combinée, si l'incision a été très grande et très périphérique, on peut voir se produire un pincement des bords du colobome qui n'a ni la même gravité ni la même signification que le prolapsus de l'extraction simple. Ce dernier apparaît dans les trois premiers jours. Lorsqu'on entr'ouvre l'œil, on voit les lèvres de la plaie écartées et un bourrelet noirâtre plus ou moins épais en remplissant l'écartement. Le danger de l'enclavement réside, d'une part dans la réouverture d'une plaie et la chance d'infection qu'elle fait courir à l'œil, et, d'autre part, dans la cicatrisation défectueuse amenant la déformation cornéenne et pouvant être l'origine d'un glaucome secondaire.

Dès que le prolapsus irien est constaté, il faut, sans tarder, refaire la toilette aseptique des paupières et de la conjonctive, ouvrir la plaie et faire une large iridectomie comme on l'aurait pratiquée au moment de l'extraction. L'œil étant en général douloureux et l'anesthésie cocaïnique insuffisante, il faudra recourir à l'anesthésie générale pour avoir quelques chances de faire une opération régulière et de conserver à l'œil le bénéfice de l'extraction du cristallin. Une suture cornéenne assurera la bonne coaptation de la plaie. Lorsque le prolapsus est très limité et fait à peine saillie au-dessus du plan cornéen, on pourra essayer de le réduire avec la spatule et l'instillation des myotiques. Si le prolapsus date de quelques jours et s'il paraît déjà le point de départ d'accidents infectieux, on le cautérisera complètement avec le galvanocautère et on fera un recouvrement soigneux du pincement à l'aide de la conjonctive détachée du limbe avec les ciseaux et réunie au-devant du bord cornéen à l'aide d'une ou deux sutures (voir la technique du recouvrement conjonctival).

On voit parfois un état de *glaucome* se développer après l'extraction du cristallin. Il faut établir une distinction entre le cas d'un glaucome antérieur à l'extraction et se manifestant par une poussée aiguë à l'occasion de celle-ci, et le glaucome survenant dans un œil indemne jusque-là de toute manifestation hypertonique. Dans ce dernier cas il s'agit d'une hypertonie liée à une poussée d'iridocyclite (par infection) ou au gonflement rapide de masses cristalliniennes non évacuées. Nous avons dit plus haut que la cicatrisation irido-cornéenne vicieuse pouvait, elle aussi, devenir l'origine d'accidents glaucomateux qui sont plus tardifs. Ceux que nous avons en vue ici sont rapidement influencés par l'instillation de myotiques ou par la paracentèse suivie de l'évacuation des masses secondaires.

## Cataractes secondaires

Les cataractes secondaires constituent, si l'on veut, une complication de l'extraction du cristallin, mais leur importance et leur fréquence valent qu'on s'y arrête un peu. Lorsqu'on extrait le cristallin, dans les conditions ordinaires décrites, on laisse en place la capsule ; contrairement à ce que l'on pourrait croire, des fibres cristalliniennes restent toujours adhérentes en plus ou moins grande abondance à cette capsule. Lorsque les masses cristalliniennes transparentes et invisibles, aussitôt après l'extraction, se sont altérées au contact de l'humeur aqueuse, elles forment dans la pupille une masse grisâtre qui peut rendre celle-ci inéclairable. S'il n'y a pas d'infection opératoire, ces masses cristalliniennes se résorbent progressivement et le champ pupillaire peut devenir absolument clair après 2 à 6 mois. Pendant toute cette période, la vision est mauvaise et beaucoup d'opérés ne se résignent pas à attendre la résorption spontanée de cette cataracte secondaire.

Il est habituel de voir, à l'éclairage oblique et dans la pupille en apparence la plus parfaite, un léger réseau ressemblant à une toile d'araignée : il correspond à la capsule postérieure. L'opacité de cette capsule résultant soit de modifications de sa surface, soit de plissements, peut exister aussitôt après l'extraction, et il faut savoir qu'elle a une action très marquée sur l'acuité visuelle. Souvent aussi, la vision d'abord parfaite et demeurant telle pendant 6 mois ou un an, s'altère ensuite et de 5/10 ou 5/15 passe à 5/50. C'est à l'opacification tardive souvent qualifiée de plissement de la capsule postérieure qu'il faut rapporter cette altération secondaire de la vision qui nécessite une nouvelle intervention. Cette forme de cataracte secondaire n'est pas susceptible d'amélioration spontanée.

Il existe une troisième forme de cataracte secondaire résultant de l'adjonction d'exsudats inflammatoires à l'une ou l'autre forme déjà décrite. L'exsudat cicatrisé a eu pour effet d'établir des adhérences résistantes entre la capsule et l'iris et d'empêcher presque complètement le passage des rayons lumineux en réduisant la vision à une simple perception quantitative de lumière.

*Traitement.* — Pour prévenir la formation de la cataracte secondaire capsulaire, quelques opérateurs, Gradenigo et plus récemment Smith, ont préconisé l'*extraction du cristallin dans sa capsule.* Les dangers que fait courir à la vision cette opération sont infiniment supérieurs à ceux qui résultent de l'extraction ordinaire suivie d'une discission ou d'un arrachement capsulaire ultérieur.

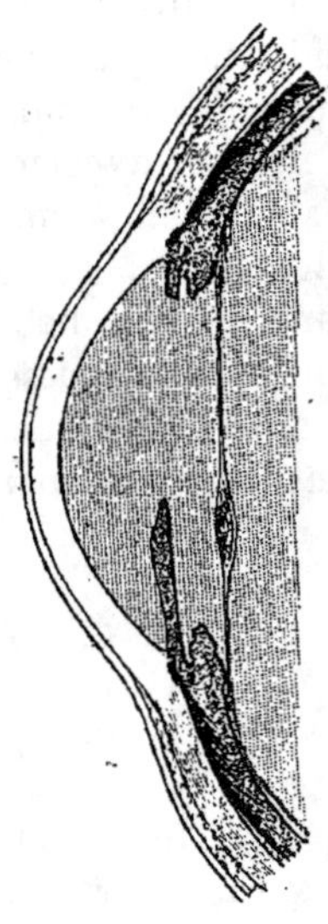

Fig. 254. — Reliquat de capsule et de cristallin après l'extraction combinée.

Les cataractes secondaires ne sont justiciables que d'un traitement chirurgical, qui diffère suivant les cas. On redoutait beaucoup autrefois les opérations secondaires, et un certain nombre d'oculistes ont aujourd'hui encore la crainte de la discission. Ces craintes étaient des plus justifiées il y a 30 ans, car l'introduction dans le globe, par une plaie étroite, d'un instrument non aseptisé constituait un moyen beaucoup plus sûr d'ensemencer le globe oculaire que l'exécution d'une kératotomie à lambeau dans les mêmes conditions.

Avec une technique rigoureusement aseptique, les opérations de cataracte secondaire n'exposent pas plus au danger d'infection que toute autre intervention sur le globe ; aussi ne doit-on pas craindre d'y revenir chaque fois que l'acuité obtenue après l'extraction n'atteint pas un degré jugé satisfaisant par l'opéré.

S'il s'agit de masses secondaires, on procédera comme si l'on avait affaire à une cataracte traumatique : incision à la lance, extraction des masses à la curette et, une fois la pupille nettoyée, discission de la capsule avec le kystitome ou le couteau de de Græfe. Si la cataracte secondaire est formée par la capsule postérieure seule et que les adhérences à l'iris soient nulles ou légères, ce dont on s'assurera en dila-

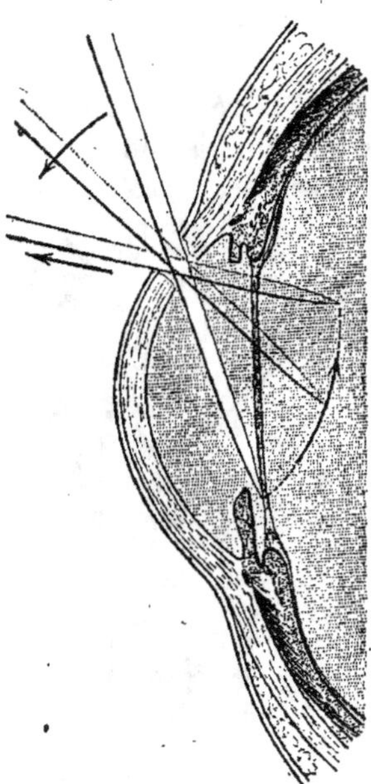

Fig. 255. — Discission de la cataracte secondaire avec le couteau de de Græfe. Vue de profil.

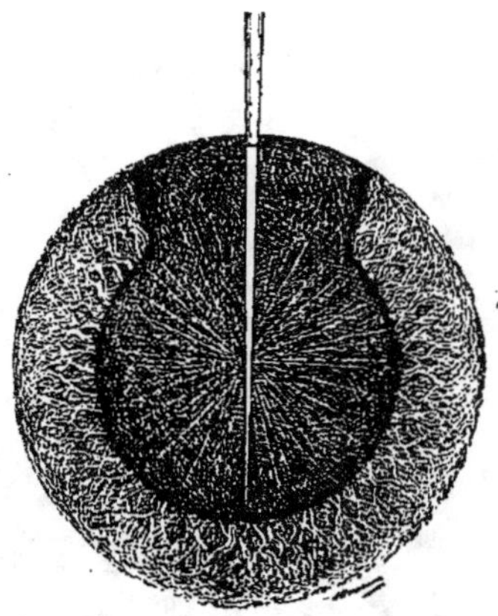

Fig. 256. — Discission de la cataracte secondaire avec le couteau de de Græfe. Vue de face.

tant la pupille, on pourra recourir à deux opérations un peu différentes, mais donnant toutes deux d'excellents résultats : la section de la capsule au couteau de de Græfe ou l'arrachement de la capsule avec la pince capsulaire.

*Technique de la discission capsulaire*. — On se servait autrefois d'une aiguille à tige arrondie, mais on a reconnu qu'il était préférable de lui substituer une lame étroite comme celle d'un couteau de de Græfe usé par le repassage, car l'accolement des

lèvres de la plaie. linéaire est plus rapide que celui de l'orifice
arrondi. Après dilatation atropinique de la pupille, instillation de
cocaïne et écartement des paupières, on fixe le globe à VI heures,

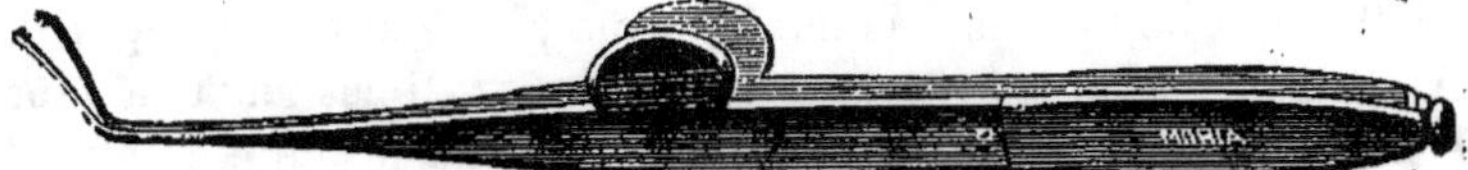

Fig. 257. — Pince capsulaire de Terson.

puis on introduit le couteau de de Græfe à l'extrémité supérieure
du méridien vertical de la cornée et dans le limbe, à midi, le tranchant tourné en arrière. La pointe du couteau est dirigée d'abord

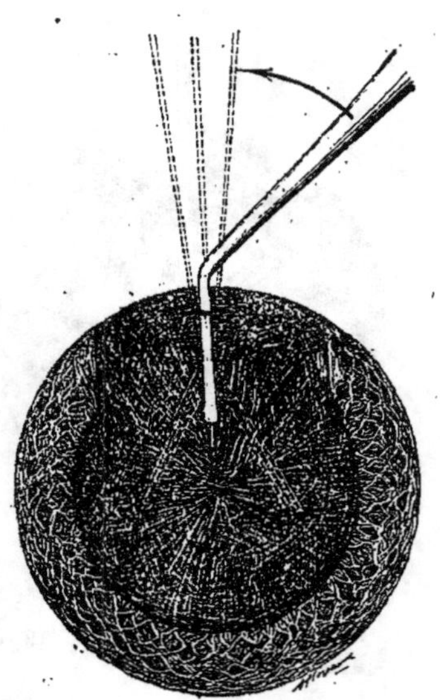 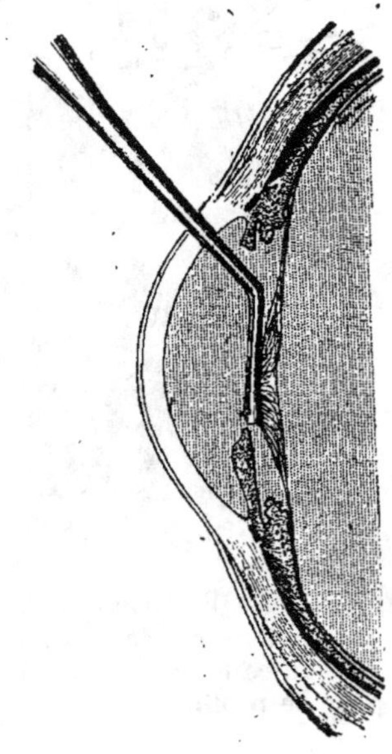

Fig. 258. — Arrachément de la
cataracte secondaire. La pince
de Terson fermée pénétre à travers l'incision cornéenne. Le
pointillé indique la position des
branches avant le pincement de
la capsule.

Fig. 259. — Arrachement de la
cataracte secondaire avec la
pince de Terson. Les branches
rapprochées saisissent un repli
capsulaire. Vue de profil.

vers le centre du globe, puis, une fois dans la chambre antérieure,
elle chemine verticalement en bas jusqu'au bord inférieur de la
pupille. Le manche du couteau est porté un peu en avant, de

manière à faire pénétrer la pointe dans la membranule. En continuant ce mouvement, tout en retirant doucement le couteau, on sectionne verticalement la capsule (fig. 255 et 256). On crée ainsi une fente verticale fusiforme. Le traumatisme étant très léger, il suffit de vingt-quatre heures d'immobilité des globes, par un pansement occlusif, pour que la plaie cornéenne soit oblitérée.

Il faut éviter de faire une section très limitée de la capsule.

*Technique de l'arrachement capsulaire.* — La nécessité d'introduire une pince capsulaire (fig. 257) dans la chambre antérieure entraîne l'obligation d'une section cornéenne de 3 à 4 millimètres au moins. On l'exécutera avec le couteau lancéolaire, à 3 millimètres du bord cornéen, parallèlement à ce bord et en face du colobome irien. On introduit la pince les branches fermées,

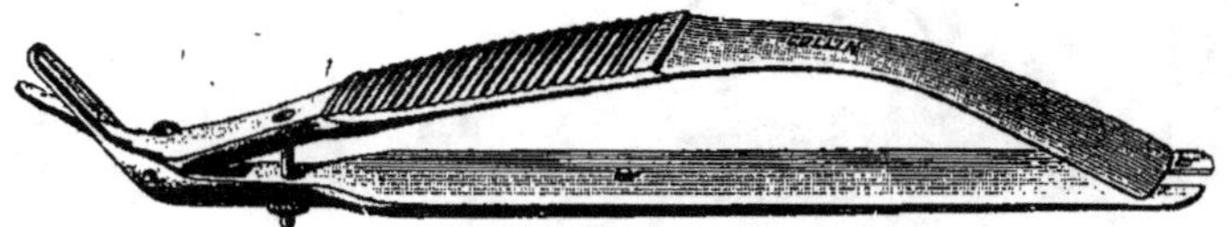

Fig. 260. — Emporte-pièce de Vacher.

puis, lorsqu'elles se trouvent en face du plan horizontal médian de la pupille, on les écarte et, tout en déprimant légèrement la capsule, on en saisit un peu brusquement un repli sur lequel on exerce une traction délicate (fig. 258 et 259). La pince est retirée et, en l'agitant dans l'eau, on se rend compte aisément du lambeau capsulaire prélevé. D'ailleurs la pupille prend aussitôt après une couleur noire et il s'écoule parfois une gouttelette de corps vitré. Cette extraction capsulaire donne le plus souvent d'excellents résultats; chez les sujets très âgés nous l'avons vu parfois donner lieu à des hémorragies intra-oculaires assez gênantes et dont la guérison se poursuivait lentement Si l'on craignait cette complication on pourrait recourir à la résection capsulaire avec l'emporte-pièce de Vacher (fig. 260) : après la kératotomie, on fait une capsulotomie horizontale à travers laquelle on fait pénétrer l'un des mors de l'emporte-pièce.

Lorsque l'obstacle à la vision résulte de la présence d'exsudats inflammatoires organisés réunissant la capsule à l'iris et obstruant la pupille et le colobome opératoire, on attendra, ainsi que nous l'avons déjà dit, aussi longtemps que possible avant d'intervenir.

L'opération de choix est l'irido-capsulectomie. Il est en effet toujours nécessaire de sectionner à la fois l'iris et la capsule qui lui est adhérente.

*Technique de l'iridö-capsulectomie.* — On pratique une kératotomie avec le couteau lancéolaire et on place l'incision assez près du limbe. Cette incision aura 6 à 7 millimètres de largeur. Dans les yeux dans lesquels la chambre antérieure est effacée, on se servira du couteau de de Græfe étroit. On introduit par un des angles de l'incision une pince-ciseaux de de Wecker dont une des branches est pointue. Cette branche perfore l'écran irido-capsulaire, tandis que la branche mousse est poussée dans la chambre antérieure, jusqu'à atteindre le point le plus inférieur de l'orifice à créer. D'un coup sec, on referme les branches des ciseaux, ce qui produit une

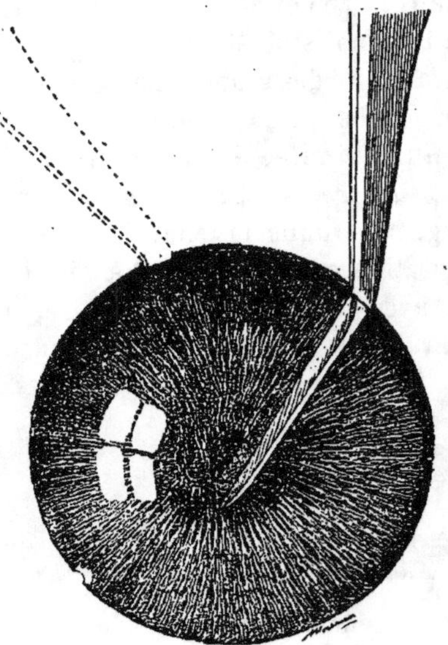

Fig. 261. — Irido-capsulectomie avec la pince-ciseaux pour séclusion pupillaire. La pince-ciseaux est prête à faire la première section. Le pointillé indique la position qu'elle occupera pour la deuxième section.

section franche dans l'iris et la capsule. On répète la même manœuvre à l'autre angle de l'incision et l'on a circonscrit un triangle à sommet inférieur qu'il sera facile de saisir avec la pince à iris et de sectionner au voisinage de sa base (fig. 261 et 262).

On peut, dans ces cas, se servir aussi de la pince emporte-pièce de Vacher (fig. 260).

Lorsque la membrane irido-capsulaire est peu épaisse, il suf-

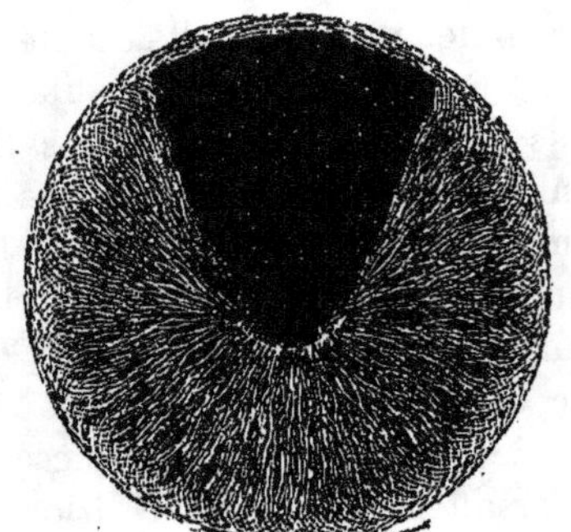

Fig. 262 — Résultat de l'irido-capsulectomie.

fit souvent d'un seul trait de section pour obtenir une fente pupillaire, dont l'effet au point de vue visuel est satisfaisant. Dans ces cas, l'incision cornéenne placée sur le bord temporal n'aura que la longueur nécessaire pour l'introduction de la pince-ciseaux. Celle-ci devra faire une incision horizontale et dépassant de 3 ou 4 millimètres le centre pupillaire. C'est à cette intervention que l'on donne le nom d'*irido-capsulotomie transversale*. Lorsque l'iris est attiré vers la cicatrice de la première intervention cette section horizontale donne un bon orifice pupillaire.

## Cataracte diabétique

La fréquence relative de la cataracte, chez les diabétiques, a semblé justifier le rapport supposé entre l'opacification du cristallin et la glycosurie. On lui a décrit des caractères propres, un pronostic opératoire particulièrement grave, mais, à y regarder d'un peu plus près, on voit qu'aucun de ces caractères ne permet réellement de la séparer des cataractes juvéniles ni des cataractes séniles, non accompagnées de glycosurie. Le diabétique est moins résistant que l'homme sain aux différentes formes d'infection, mais si l'opération de la cataracte est faite aseptiquement, les suites opératoires ne diffèrent en rien de ce qu'elles sont chez les opérés non glycosuriques,

## IV. — CATARACTES COMPLIQUÉES

Il n'est pas toujours facile d'établir une distinction entre une cataracte dite primitive et les cataractes produites par certaines affections du globe et auxquelles on donne le nom de cataractes compliquées. Les lésions irido-ciliaires, certaines chorio-rétinites avec ou sans décollement irien, certaines formes de glaucome, sont la cause habituelle de ces cataractes compliquées. Nous en envisagerons deux types : la cataracte noire et la cataracte compliquée proprement dite.

## Cataracte noire

La cataracte noire se rencontre chez des myopes de degré élevé, le plus souvent porteurs de lésions chorio-rétiniennes. Elle tire son nom de la coloration noirâtre ou plus exactement brunâtre qu'offre le cristallin extrait.

***Symptômes.*** — Le trouble visuel est toujours très accusé et cependant la pupille conserve sa teinte noire. A l'éclairage oblique, le cristallin montre un reflet brun jaunâtre. L'examen ophtalmoscopique est habituellement très difficile à interpréter ; néanmoins, avec une lumière un peu forte, on réussit souvent à obtenir une lueur pupillaire ou même à percevoir quelques détails. L'examen des images de Purkinje-Sanson montrera la très faible clarté ou l'absence de l'image corticale postérieure (voir fig. 214).

***Lésions.*** — Le cristallin est volumineux et la zonule très friable ; aussi, lorsqu'on en pratique l'extraction, le cristallin sort-il presque toujours avec sa capsule. La coloration brunâtre n'est pas encore expliquée, car la présence de pigments hématiques n'a pu y être démontrée.

***Diagnostic.*** — Le diagnostic est souvent très difficile, si l'on ne dilate pas la pupille par l'atropine. La transparence apparente du cristallin, à l'éclairage oblique, peut faire croire à un trouble du corps vitré, à une hémorragie diffuse par exemple.

***Pronostic.*** — L'intervention est un peu plus compliquée que dans l'extraction ordinaire en raison de la subluxation qui peut se produire et de la nécessité de faire l'extraction avec l'anse de Snellen. Au point de vue fonctionnel, les lésions profondes rendent l'acuité visuelle très inférieure à la normale. Ces réserves faites, on peut dire que les opérés retirent toujours un bénéfice visuel de l'extraction de leur cataracte noire.

## Cataracte compliquée proprement dite

Avant l'asepsie, on évitait soigneusement d'opérer les cataractes compliquées ; de là l'importance accordée au diagnostic de cette variété de cataracte. Il importe toujours de prévoir l'état des membranes profondes, de manière à ne pas promettre une bonne acuité visuelle à un malade atteint de décollement rétinien derrière sa cataracte ; mais, au point de vue opératoire, il n'y a aucune différence pronostique entre une cataracte compliquée et une cataracte ordinaire.

***Symptômes.*** — En dehors de l'opacité cristallinienne, on relève des symptômes variables suivant la nature de l'affection primitive.

Lorsque la cataracte est secondaire à une affection irido-ciliaire, on constate des synéchies plus ou moins étendues. La chambre antérieure sera plus profonde que normalement si la cataracte a succédé à un décollement rétinien ; elle sera au contraire un peu effacée si elle succède au glaucome. L'étude attentive de la projection visuelle, de l'acuité, en procédant comme nous l'avons indiqué plus haut, permettra de déterminer le degré relatif d'altération des membranes oculaires profondes.

L'aspect seul du cristallin cataracté permet parfois de diagnostiquer les lésions profondes. C'est ainsi qu'un cristallin dont la face antérieure est irrégulière et présente des taches crayeuses, blanches ou jaune citron, permet de soupçonner un décollement rétinien ancien. Souvent le cristallin est tremblotant ou même subluxé. C'est presque uniquement dans les cas de cataracte compliquée que l'on observe la luxation spontanée dans le vitré ou la chambre antérieure. Dans les yeux atrophiés, le cristallin est toujours cataracté ; il peut même être incrusté de sels calcaires. Il va de soi que ce que nous avons dit plus haut au sujet de l'intervention dans les cas de cataracte compliquée, ne s'applique pas à cette forme de cataracte.

***Traitement.*** — Lorsqu'on a affaire à un cristallin adhérent à l'iris, la capsule présente souvent une résistance plus grande. Si le globe est en état de glaucome, on opérera avec beaucoup de prudence ; si le malade n'est pas absolument docile, on aura recours à l'anesthésie chloroformique. Il est de toute importance d'éviter la détente brusque qui pourrait provoquer une hémorragie rétro-choroïdienne.

Une large iridectomie est toujours indiquée. Si aucune complication ne se produit, le résultat de l'extraction combinée sur l'évolution du glaucome peut être favorable. Quant à la conduite à tenir dans le cas de cataracte compliquée luxée nous renvoyons à ce que nous avons dit à propos des luxations traumatiques.


## APPENDICE


## CHOIX DES VERRES POUR LES APHAQUES

L'aphakie ou absence du cristallin a des conséquences importantes au point de vue visuel. La plupart des opérés éprouvent une impression particulière de lumière bleuâtre ; les objets leur paraissent éclairés par des rayons lunaires. Si l'opéré était emmétrope, hypermétrope ou myope de degré peu élevé, il est incapable de percevoir le détail des objets. S'il n'arrive pas généralement à se conduire facilement, il voit d'habitude assez pour reconnaître les obstacles et même s'orienter. Pour obtenir une vision nette des objets éloignés, il est nécessaire que le malade, privé de son cristallin, se serve de verres d'un pouvoir réfringent élevé. Pour un emmétrope, c'est en général un verre de $+ 10$ à $+ 12$ D. qui permet la vision des détails à distance. Comme l'aphakie a pour effet de supprimer la fonction accommodative, il sera indispensable d'augmenter le verre de 3 à 4 D., c'est-à-dire de prescrire un verre de $+ 13$ à $+ 16$ D. pour la vision nette à 30 centimètres, pour la lecture par exemple.

Toute plaie de la cornée ou du limbe a pour résultat l'apparition d'un astigmatisme de courbure qui, d'abord très accusé, tend à s'atténuer dans la suite. Lorsque l'incision cornéenne a été faite au bord supérieur de la cornée, on trouve un astigmatisme dont l'axe est parallèle à la direction de l'incision, c'est-à-dire horizontal, donc inverse. Il peut atteindre 7 à 12 D. dans les premières semaines (surtout s'il y a eu pincement irien). Après 4 à 5 semaines, il ne dépasse plus guère 2,5 à 5 D. Après 3 ou 4 mois, il est fixé à un degré inférieur et ne se modifiera plus dans la suite.

On attend en général 4 à 5 semaines pour faire le premier choix de verres. Les verres définitifs ne pourront être donnés que 3 à 4 mois après l'opération. On prescrira la combinaison sphéro-cylindrique qui donne la meilleure vision. Ces verres seront portés en lunettes, car, en raison de leur épaisseur et de leur pouvoir réfringent élevé, il est de toute importance qu'ils aient une stabilité parfaite devant les yeux. Il est utile, au début surtout et si le malade est porteur d'un colobome irien, de lui conseiller des verres de teinte fumée nos 2 ou 3.

Par suite de leur effet prismatique pour les objets qui ne sont pas situés dans l'axe visuel, les verres deviennent très gênants, surtout au début, lorsque l'opéré de cataracte descend un escalier ou suit un trottoir. Cette gêne disparaîtra dans la suite, mais dans les premiers mois, on conseillera à l'opéré d'enlever ses lunettes lorsqu'il se déplace dans des conditions indiquées ci-dessus. On a cherché à remédier dans une certaine mesure à ces inconvénients en calculant des surfaces spéciales et l'on trouve dans le commerce des verres fort coûteux dits *verres asphériques* (Gullstrand). Pour la prescription de ces verres on indiquera à l'opticien l'acuité visuelle obtenue à l'aide de la combinaison sphéro-cylindrique; le verre plan-cylindrique sera placé en avant et le sphérique-convexe en arrière. Il faut signaler la distance de la face plane du cylindre à la face convexe du verre biconvexe ainsi que la distance du sommet de la face postérieure de ce verre à la cornée. Le verre asphérique doit être placé dans sa monture de telle sorte que sa face postérieure concave se trouve à 12 mm. environ du sommet de la cornée.

La correction de l'œil aphaque par un verre n'est utile que si l'œil opposé est atteint de cataracte ou si son acuité est inférieure à celle de l'œil opéré. Lorsque la vision de l'œil non opéré est parfaite, mieux vaut ne pas prescrire de verres : les images des deux yeux ne pouvant se fusionner, il en résulterait plus de gêne que de bénéfice fonctionnel. Von Rohr a cependant réussi à construire des combinaisons de lentilles qui égalisent les images des deux yeux et permettent la fusion binoculaire d'un œil emmétrope avec l'œil privé de son cristallin

Même en l'absence du rétablissement de la vision binoculaire, l'opération de la cataracte unilatérale offre de sérieux avantages : en effet, outre la tranquillité d'esprit que donne un œil opéré à un malade dont le second cristallin s'opacifie, comme cela est la règle, la récupération du champ visuel du côté opéré, même sans verres correcteurs, facilite considérablement l'orientation.

CHAPITRE XI

# PROCÉDÉS D'EXAMEN DU FOND DE L'ŒIL

## I. — PROCÉDÉS OBJECTIFS

L'invention de l'ophtalmoscope par Helmholtz a rendu possible l'exploration directe des milieux oculaires et des membranes profondes et a permis de soumettre à un contrôle objectif un très grand nombre de troubles fonctionnels éprouvés par les malades.

Le principe de l'ophtalmoscope et de l'ophtalmoscopie se trouvant exposé dans le *Précis de physique biologique*; nous y renvoyons le lecteur. Nous nous contenterons d'indiquer ici la technique de l'ophtalmoscopie et les renseignements que l'on peut en obtenir.

### Choix de l'ophtalmoscope

Il fut un temps où les oculistes s'ingénièrent à modifier l'ophtalmoscope, si bien que le nombre des modèles est infini et que l'on peut hésiter dans son choix. Nous conseillons au débutant de choisir le modèle le plus simple, l'ophtalmoscope, dit de Follin (fig. 263), dont il faut deux modèles, l'un plan et l'autre concave, ou le modèle d'Essad (fig. 264) dans lequel le miroir concave et le miroir plan sont disposés dos à dos sur une charnière à ressort et peuvent à volonté être utilisés. On se servira d'une loupe de 13 dioptries. Comme les rayures du verre sont très gênantes pour l'observation, on aura grand soin de la lentille qui sera protégée par un large anneau de métal ou d'ébonite.

Le miroir plan est utilisé pour la skiascopie ; le miroir concave sert surtout pour l'examen du fond de l'œil à l'image renversée.

Pour l'examen à l'image droite, décrit plus loin, il est utile que le miroir soit incliné et que l'observateur puisse corriger sa réfraction et celle de l'observé. On se sert pour cela d'ophtalmoscopes un peu plus compliqués, dits ophtalmoscopes à réfraction (fig. 265), et construits de telle sorte que l'on peut amener derrière le miroir des lentilles convexes ou concaves de valeur réfringente variée. Dans certains modèles, l'éclairage s'obtient à l'aide d'une lampe

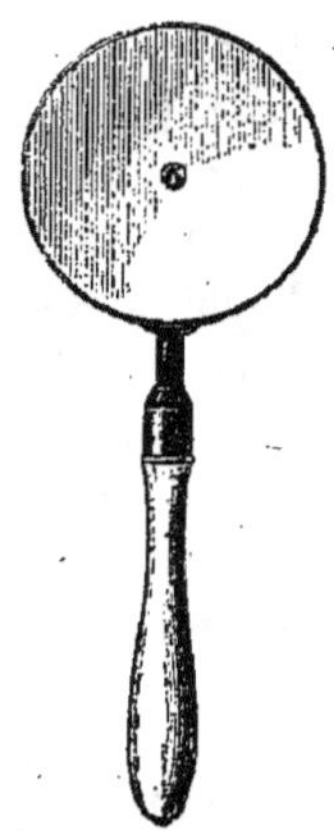
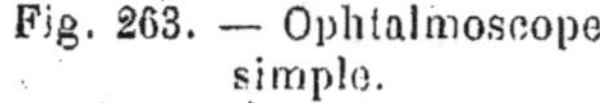
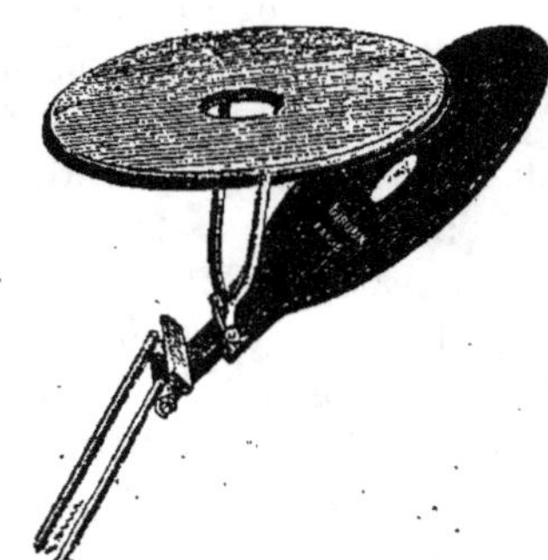

Fig. 263. — Ophtalmoscope simple.     Fig. 264. — Ophtalmoscope à miroirs plan et concave.

électrique de faible voltage contenue dans l'appareil et alimentée par une pile de poche : le petit modèle de Baum est très pratique.

Il existe deux types d'ophtalmoscopes fixes, montés sur pied et permettant la démonstration du fond de l'œil à des personnes non exercées. L'ophtalmoscope de Thorner rend des services lorsqu'on veut faire un examen détaillé de la rétine ou reproduire l'aspect d'une lésion par le dessin ; l'ophtalmoscope sans reflet de Gullstrand permet une analyse encore plus précise ; aucun de ces appareils n'est indispensable dans la pratique.


## Examen ophtalmoscopique


L'examen ophtalmoscopique comprend deux parties bien distinctes : l'examen des milieux, cristallin et corps vitré ; l'examen du fond de l'œil.

***Emploi des mydriatiques.*** — L'étroitesse de la pupille est un obstacle souvent très grand, parfois même insurmontable à l'examen ophtalmoscopique et il devient nécessaire de dilater la pupille : on a recours à l'instillation de quelques alcaloïdes dilatateurs de la pupille : cocaïne, homatropine, atropine.

Il est souvent utile, pour le débutant surtout, de recourir à cette dilatation pupillaire, mais il est indispensable d'en connaître les inconvénients et même les dangers.

L'instillation de 2 à 3 gouttes d'un collyre de chlorhydrate de cocaïne au 20ᵉ, ou mieux de *cocaïne-adrénaline*, provoque au bout de 30 minutes une mydriase suffisante quoique incomplète ; elle est passagère et ne modifie pas l'accommodation. Il n'en résulte pour l'observé qu'une très légère gêne due surtout à l'agrandissement de la fente palpébrale et à l'asymétrie palpébrale qui en résulte si l'instillation a été unilatérale.

On obtiendra une dilatation plus parfaite en faisant, après instillation de cocaïne, deux instillations d'*homatropine* à 2 p. 100 répétées à quelques minutes d'intervalle. La mydriase est obtenue en 30 minutes et dure 24 heures environ.

Avec l'*atropine* on doit redouter l'apparition d'un accès de glaucome aigu, si l'on ne peut à coup sûr écarter l'idée d'un état glaucomateux latent. En outre la mydriase et la paralysie de l'accommodation rendent l'œil impropre à tout travail et persistent pendant plusieurs jours. On n'aura donc recours à l'atropine qu'en cas de nécessité absolue, et si la mydriase maximale est désirable. En outre on fera toujours précéder l'instillation d'une détermination de la tension oculaire au moyen du tonomètre de Schioetz.

***Examen des milieux.*** — Le malade est placé dans la chambre noire. Il se tient assis, le corps droit, la tête droite, bien en face de l'observateur, les yeux largement ouverts et sans raideur. Il faut bien placer le patient ; il a toujours tendance à renverser la tête, à la pencher à droite ou à gauche, à la tourner de côté. Une fois la position donnée, on lui recommandera de ne plus déplacer sa tête lorsqu'on lui dira de regarder dans telle ou telle direction et de ne remuer que les yeux.

A côté de lui est une table sur laquelle est placée la source lumineuse. Celle-ci doit être à la hauteur de l'œil à observer. Ce peut être une lampe à gaz (avec manchon à incandescence de préférence), une lampe électrique avec verre dépoli du type dit lampe focale ; mais on peut aussi se servir d'une vulgaire lampe à pétrole ou à huile, à la condition que la surface éclairante ne soit pas trop limitée.

L'observateur se met en face du malade et lui indique la direction qu'il doit donner à son regard. Si l'on veut examiner l'œil droit, le malade regardera vers la droite de l'observateur ; il regardera vers la gauche, de l'observateur, si c'est l'œil gauche que l'on examine.

Pour bien examiner les milieux, il faut un faisceau lumineux peu intense : c'est dire que le miroir plan est l'instrument de choix. Sans doute on peut explorer les milieux avec un miroir concave ; on peut voir ainsi des opacités du cristallin ou du vitré. Mais, si ces opacités sont minimes, elles seront traversées par la lumière trop vive et passeront inaperçues. Avec le miroir plan, au contraire, on perçoit de bien plus petites opacités. Pour diminuer l'éclairage parfois encore trop fort du miroir plan, on n'a qu'à s'éloigner du malade ; la lumière transmise devient encore plus faible et on peut voir des détails invisibles autrement. Si l'on veut faire un examen plus délicat encore, on se sert du miroir oblique de l'ophtalmoscope à réfraction et l'on s'éloigne plus ou moins du malade pour diminuer ou augmenter l'éclairage.

Ordinairement on se sert de l'ophtalmoscope de Follin à miroir plan. On se met à 20 ou 30 centimètres et on projette le faisceau lumineux sur l'œil.

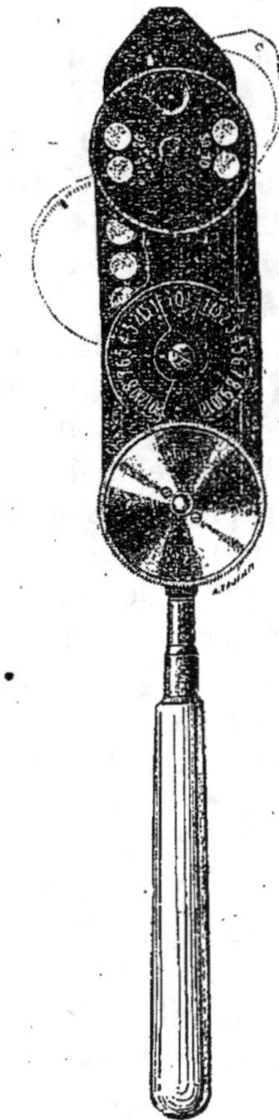

Fig. 265. — Ophtalmoscope à réfraction.

Après avoir fait l'examen dans cette position primaire, on demande au malade de regarder successivement dans tous les sens, et non seulement en haut et en bas, en dedans et en dehors, mais dans les directions intermédiaires.

Quelle que soit la position de l'œil, la pupille apparaît en rouge ; dans les conditions habituelles, la lueur est égale dans toute la pupille; on ne voit aucune strie sombre; les milieux sont normaux.

Si, au contraire, les milieux ne sont pas absolument transparents, les opacités apparaîtront dans le champ pupillaire comme autant de points noirs, de stries sombres, mobiles ou immobiles.

Il faut se demander où siègent ces opacités : dans le cristallin ? Dans le corps vitré ? Les troubles de la cornée et de la chambre antérieure sont en effet éliminés par l'examen à l'éclairage oblique, qui doit toujours précéder l'examen ophtalmoscopique. La mobilité de ces opacités, l'examen du cristallin à l'éclairage oblique, enfin les déplacements parallactiques permettent de déterminer leur siège exact.

La recherche de la mobilité de ces opacités est facile. Au premier coup d'œil, parfois, on les voit descendre, puis disparaître en arrière du bord inférieur de l'iris. Dans ces cas le diagnostic est fait d'emblée, mais il n'en est pas toujours ainsi.

Lorsque la mobilité n'est pas nettement apparente, voici comment il faut procéder : le malade étant mis en place et regardant dans la direction primitivement indiquée, on lui demande de porter son regard en haut, puis brusquement en bas, pendant qu'avec l'auriculaire gauche, on empêche la paupière supérieure de s'abaisser. Ces mouvements brusques d'élévation et d'abaissement ont pour but de mobiliser les corps flottants ; ceux-ci ont une tendance naturelle à descendre vers la partie inférieure du globe ; le mouvement d'élévation suivi de l'abaissement brusque de l'œil fait pour ainsi dire voler ces opacités à la partie supérieure, d'où elles descendent ensuite lentement comme une pluie de points noirs parfaitement visibles. Cette mobilité, au lieu d'être complète, peut être relative ou se localiser à une partie seulement du corps flottant, par exemple s'il s'agit d'un filament adhérent par une de ses extrémités aux membranes profondes. Il n'en est pas moins vrai que, si l'on peut conclure que tout corps mobile en totalité ou en partie est dans le corps vitré, on ne peut pas affirmer, par contre, d'une façon absolue que tout corps immobile est dans le cristallin.

L'éclairage oblique et les mouvements parallactiques permettent de compléter le diagnostic.

L'éclairage oblique, surtout à travers une pupille largement dilatée, permet d'examiner complètement le cristallin et de localiser les opacités dans l'épaisseur de cet organe.

Nous avons déjà signalé pour l'examen du segment antérieur, l'appareil à fente de Gullstrand. Cet appareil permet également d'explorer les couches antérieures du corps vitré.

Les mouvements parallactiques permettent de déterminer exactement le siège des opacités. L'œil de l'observé restant fixe, l'observateur se déplace latéralement et voit ces opacités changer de situation. Lorsqu'elles siègent dans la cornée, l'humeur aqueuse, le cristallin, et les couches antérieures du vitré, c'est-à-dire en avant du centre de rotation de l'œil, elles se déplacent en sens inverse de l'observateur. Si elles sont en arrière, elles se meuvent dans le même sens. Si elles sont au niveau du centre de rotation, elles restent immobiles.

L'examen avec le miroir plan nous permet donc non seulement de déceler des troubles des milieux, mais de fixer leur situation d'une façon précise.

Knapp a indiqué un procédé grâce auquel on peut avoir une image plus nette. On se sert d'une lentille de 18 à 20 dioptries et du miroir concave. On éloigne la lentille de l'œil suffisamment pour obtenir une image renversée de l'iris. On la rapproche de nouveau progressivement et on explore ainsi les différentes couches du vitré. Cette méthode est généralement inutile et l'examen avec le miroir plan permet de faire un diagnostic dans la majorité des cas.

***Examen du fond de l'œil.*** — L'examen du fond de l'œil peut se pratiquer de deux manières différentes qui portent les noms de : procédé à l'image renversée et procédé à l'image droite.

Le *procédé à l'image renversée* est ainsi nommé parce que, dans l'image que l'on obtient des membranes profondes, la droite correspond à la gauche et réciproquement. Pour réaliser ce procédé, l'ophtalmoscope est éloigné de l'œil de 30 à 40 centimètres et l'on interpose une lentille entre l'œil observé et le miroir ; ce procédé permet d'embrasser d'un seul coup une grande partie de la rétine, mais il ne donne qu'un faible grossissement (environ 4 fois).

Dans le *procédé à l'image droite*, l'image ophtalmoscopique est exactement celle que l'on aurait en enlevant le segment antérieur du globe et en regardant les détails de la papille et de la rétine à travers une forte loupe. Ce procédé ne permet d'embrasser qu'une minime partie du fond, mais il donne un grossissement de 16 diamètres, bien plus fort que le précédent (voir fig. 270, p. 405).

Il ne faut pas être exclusif et n'utiliser que l'image droite ou
que l'image renversée. Il faut examiner le fond de l'œil à l'aide
des deux procédés. On commence par l'image renversée ; on inspecte ainsi la rétine dans toute son étendue. Ce n'est que lorsqu'on

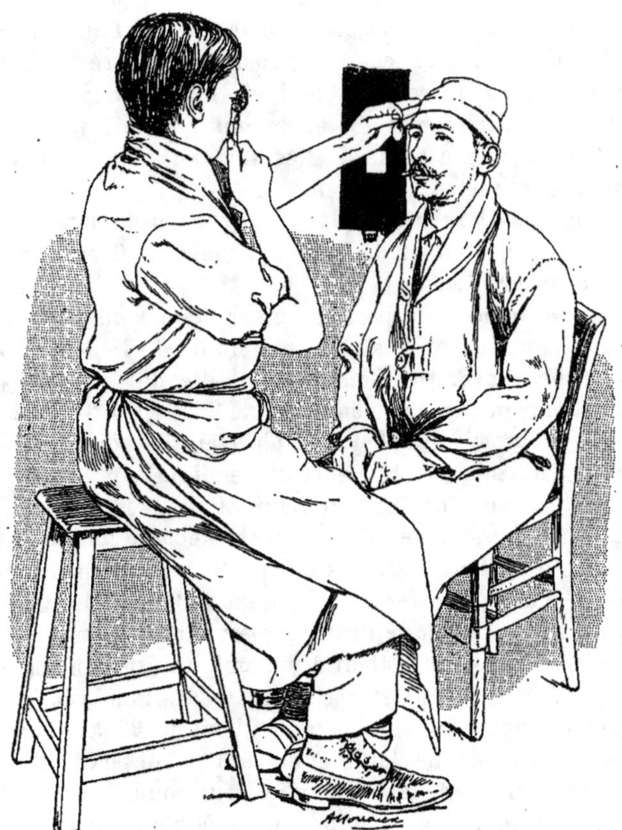

Fig. 266. — Position de l'observateur et de l'observé pour l'examen
ophtalmoscopique à l'image renversée.

l'a ainsi examinée qu'on étudie à l'image droite, pour mieux en
apprécier les détails, chacune des lésions découvertes.

*Image renversée.* — Le malade, le médecin, la source lumineuse sont placés comme pour l'examen des milieux (fig. 266).
On commencera l'examen du fond de l'œil par la papille. Pour ce

faire, on indiquera au malade le point précis qu'il doit fixer. S'il
regarde bien le point indi-
qué, on tombe directement
sur la papille. L'observateur se servant de son œil
droit demandera au ma-
lade dont il examine l'œil
gauche de regarder la partie supérieure du pavillon
de son oreille gauche.
Pour l'œil droit, le malade
doit regarder au même
niveau dans le sens vertical, mais à 10 centimè-
tres environ en dehors de
l'oreille droite du médecin
(fig. 267).

De la main gauche, l'ob-
servateur tient une lentille
de 13 dioptries entre le
pouce et l'index, tandis
que le petit doigt et l'annulaire prennent point
d'appui sur le front, un
peu au-dessus de l'arcade
sourcilière. Il éloigne la
loupe de l'œil de 5 à 6
centimètres en veillant à
ce que le plan de la len-
tille reste autant que possible parallèle à la tan-
gente de la cornée.

De la main droite, il
prend le miroir concave,
l'inclinant un peu à sa
gauche pour recueillir le
faisceau lumineux. Il re-
garde par l'orifice percé
au centre du miroir et

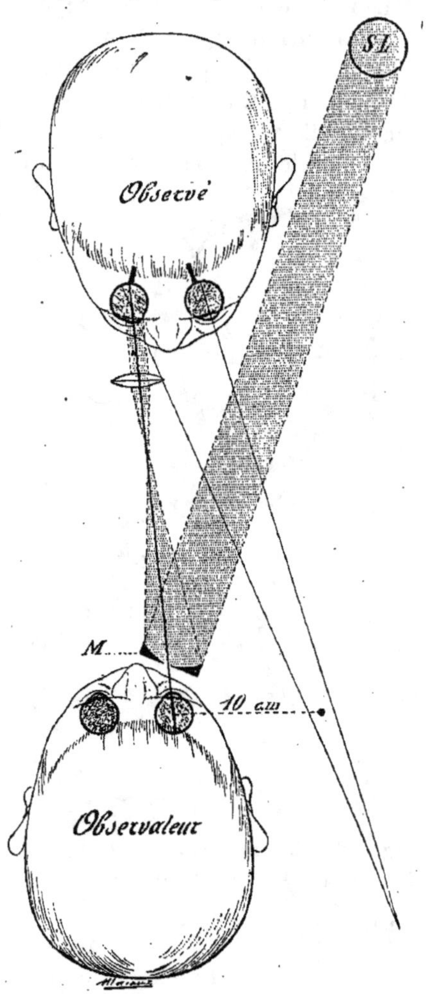


Fig. 267. — Schéma de la position de
l'observateur et de l'observé dans
l'examen ophtalmoscopique de l'œil
droit à l'image renversée. La direction
du regard de l'observé est telle que
l'observateur voit la région papillaire.
*SL*, source lumineuse; *M*. ophtalmoscope.

dirige la lumière sur la pupille. Il fait coïncider l'axe de la lentille
avec celui du faisceau lumineux.

Le reflet cornéen gêne beaucoup les débutants. On arrive peù à peu à en faire abstraction complète. Ce qu'il faut bien savoir, c'est qu'on ne doit pas chercher l'image dans le fond de l'œil, mais entre le miroir et la lentille. C'est une *image aérienne* pour laquelle il faut apprendre à accommoder.

La papille une fois trouvée, on examine sa forme, sa couleur, ses dimensions, la netteté de ses bords, ses vaisseaux et enfin la région péripapillaire (voir Pl. A, fig. III).

Ceci fait, on inspecte toute la rétine. Pour cela, tenant toujours le miroir et la lentille de la même façon, on prie le malade de regarder successivement dans les différentes directions, non seulement en haut et en bas, en dedans et en dehors, mais dans les positions intermédiaires, comme on l'a fait pour l'examen des milieux. On examine ainsi toute l'étendue du fond de l'œil (Pl. A, fig. I et II).

Il reste à explorer la macula. Voir la macula est la partie difficile de l'examen. Le malade doit fixer le centre du miroir ou le milieu de la région inter-sourcilière

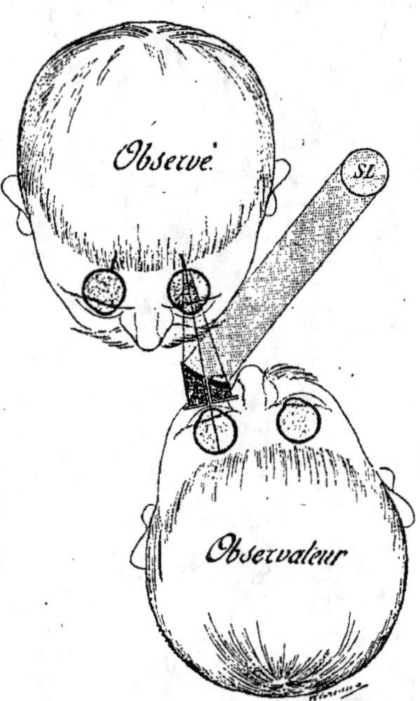



Fig. 268. — Schéma de l'examen ophtalmoscopique de l'œil gauche à l'image droite. L'observateur examine la papille. *SL*, source lumineuse.

de l'observateur. Le resserrement de la pupille et la présence du reflet cornéen expliquent la difficulté de cette partie de l'examen. En effet, la lumière arrivant concentrée sur la tache jaune détermine un rétrécissement intense de la pupille. De plus le reflet cornéen est très marqué; on arrive à le rendre moins gênant en inclinant légèrement la lentille de 20 à 30 degrés sur l'horizontale au lieu de la tenir verticalement. Si la macula se voit bien à travers une pupille dilatée, il faut une grande habileté pour la saisir à travers une pupille rétrécie. Elle apparaît sous la forme d'une petite tache rouge, présentant parfois au centre un point blanchâtre et entourée à distance, surtout chez l'enfant, par une collerette ovalaire d'un blanc chatoyant (Pl. A, fig. IV).

Lorsqu'on veut obtenir un plus fort grossissement de l'image ophtalmoscopique sans recourir au procédé de l'image droite, il est très indiqué de se servir de la loupe de Polack (fig. 269). L'anneau qui porte la lentille de 8 dioptries, est tourné du côté de l'observateur ; l'anneau libre est maintenu entre le pouce et l'index, comme s'il s'agissait de la loupe ophtalmoscopique habituelle : le grossissement est de 8 environ, avec un champ assez étendu.

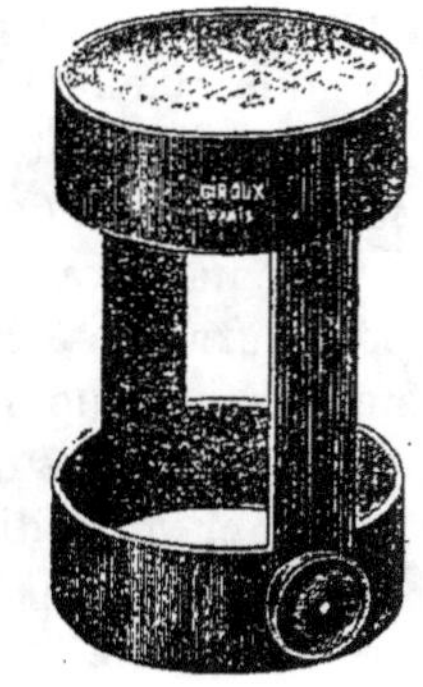

Fig. 269. — Loupe de Polack.

*Image droite.* — Le procédé de l'image droite est plus difficile à exécuter et demande un autre dispositif. Ainsi que nous l'avons dit plus haut, il faut un ophtalmoscope à réfraction avec un petit miroir oblique, ou un petit ophtalmoscope électrique.

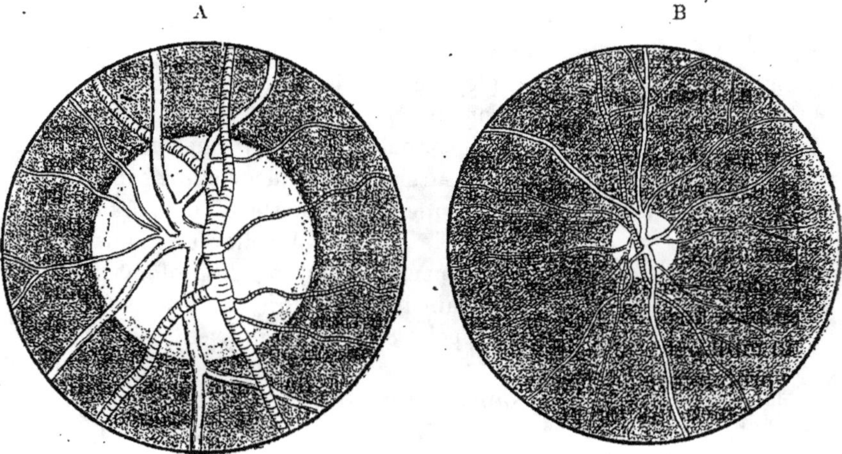



Fig. 270. — Aspect comparatif de la région papillaire dans l'examen à l'image droite (A) et dans l'examen à l'image renversée (B).

Le malade est installé comme il a été dit plus haut. La source lumineuse est placée à la droite du malade pour son œil droit, à sa gauche pour l'œil gauche. L'observateur s'approche jusqu'à quelques centimètres de l'œil à examiner. Pour examiner l'œil droit, la lampe étant à la droite du malade, le médecin tiendra son ophtalmoscope de la main droite et regardera avec son œil droit. Pour examiner l'œil gauche, la lampe étant à la gauche du malade, il tiendra son ophtalmoscope de la main gauche et regardera avec son œil gauche (voir fig. 268).

Il demande au malade de regarder dans la direction indiquée pour l'examen à l'image renversée et il projette le faisceau lumineux sur la pupille. Il tombe ou non sur la région papillaire. S'il ne la trouve pas du premier coup, il cherche un vaisseau et arrive à trouver la papille en suivant ce vaisseau. Il continue son examen comme il l'a déjà fait pour l'image renversée.

Pour voir le fond de l'œil à l'image droite, il faut que les deux yeux, observé et observateur, relâchent complètement leur accommodation, et cela nécessite, de la part de l'observateur surtout, une certaine habitude.

L'image est nette si les deux yeux sont emmétropes. Mais s'ils sont atteints d'un vice de réfraction, il faut le corriger. Cette correction se fait par des verres placés entre les deux yeux à l'aide de dispositifs variant avec les ophtalmoscopes. On peut ainsi mesurer le vice de réfraction du malade, ce procédé de mesure de la réfraction était même très employé autrefois; il l'est beaucoup moins depuis l'usage de la skiascopie.

L'image droite, outre la connaissance bien plus précise des lésions, permet encore de mesurer la profondeur d'une excavation glaucomateuse ou la saillie d'une papille de stase. On met au point pour avoir une image nette de la partie la plus élevée de la papille; puis on fait de même pour la partie qui est la plus profonde; pour y arriver on fait passer devant l'œil des verres concaves de plus en plus forts. Si l'on se rappelle que trois dioptries représentent un millimètre de saillie ou d'excavation, on pourra ainsi apprécier la profondeur de l'excavation ou le degré de saillie de la papille. Cette mensuration peut aussi être faite à l'aide de la skiascopie en comparant le résultat de la mesure faite sur la papille à celle faite sur la macula.

L'examen ophtalmoscopique, tel que nous venons de l'exposer, doit toujours être fait complètement, méthodiquement. De la comparaison entre les données de cet examen objectif méthodique et celles de l'examen subjectif découlera presque à coup sûr un diagnostic précis et exact.

## II. — PROCÉDÉS D'EXAMEN SUBJECTIF DE LA SENSIBILITÉ RÉTINIENNE

Nous envisagerons successivement la mesure de l'acuité visuelle, la mesure de la vision périphérique ou périmétrie et la recherche du sens chromatique.

### Mesure de l'acuité visuelle

La mesure de l'acuité visuelle, c'est-à-dire du pouvoir de différenciation de la région maculaire de la rétine, est basée sur la lecture d'optotypes ou test-objets placés à une distance excluant l'intervention de la fonction accommodative. Dans la pratique ces optotypes sont placés à 5 ou 6 mètres de l'observé.

Le test-objet le plus commode est constitué par une lettre majuscule dont le dessin est formé par un trait plein uniforme et dont l'épaisseur correspond, pour une distance donnée, à une ouverture angulaire déterminée.

Bien que l'invention des optotypes fût antérieure à Snellen, on a adopté généralement l'unité préconisée par lui. L'acuité visuelle est considérée comme égale à 1 si l'observé reconnaît à 5 mètres une lettre dont le trait correspond à un angle d'une minute et dont la hauteur totale (égale à 5 épaisseurs de traits) sous-tend un angle de 5 minutes. Cette unité correspond à une moyenne et il ne faut pas s'exagérer l'importance de cette mesure, car il y a des yeux normaux dont l'acuité

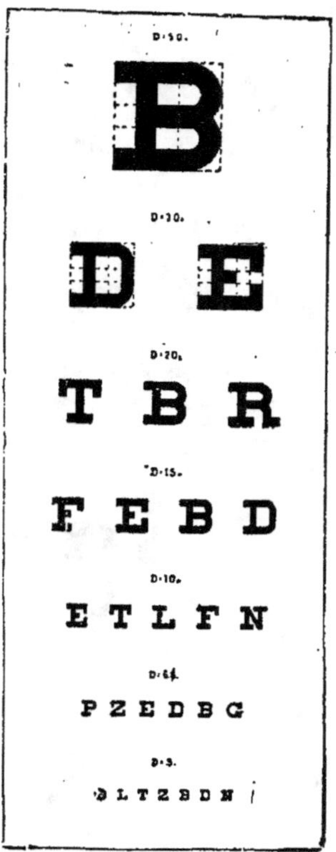

Fig. 271. — Échelle d'optotypes

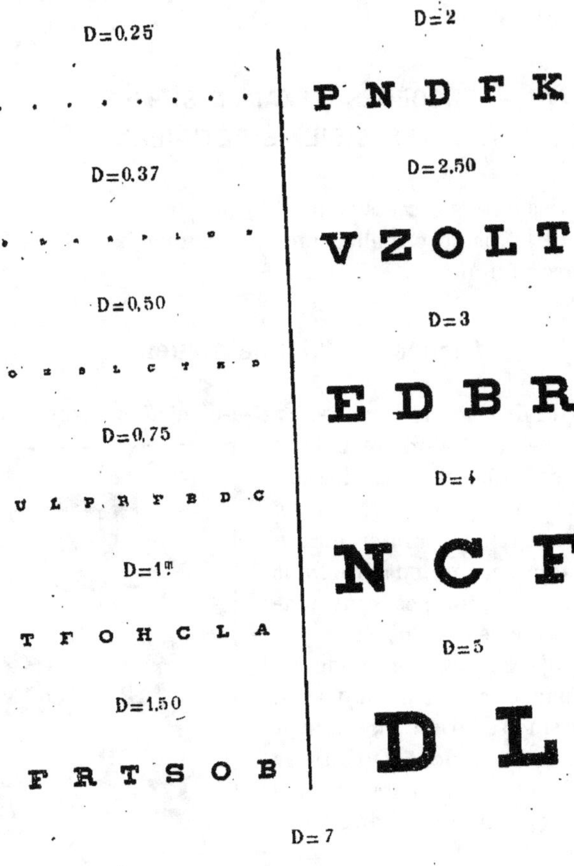


Fig. 272. — Réduction de l'échelle d'optotypes de Parinaud, pour le contrôle de l'acuité visuelle à courte distance. Le chiffre placé au-dessus des séries de lettres indique la distance de l'œil pour laquelle la dite série correspond à l'acuité 1.

est un peu inférieure et d'autres yeux normaux dont l'acuité est bien supérieure à l'unité.

Pour obtenir une échelle d'acuités décroissantes, il suffit de disposer sur une feuille de papier une série de lettres dont la hauteur correspondra toujours à une ouverture angulaire de 5 minutes, mais pour une distance de 7,5, 10, 15, 20, 25, 50 mètres. Si notre malade ne reconnaît à 5 mètres que des caractères qui normalement devraient être vus à 50 mètres, nous inscrivons que son acuité est de 5/50 ou V (symbole de l'acuité) = 5/50 : l'on pourra ainsi noter toutes les acuités en fractions dont le numérateur indiquera la *distance à laquelle la mesure a été faite* et le dénominateur, la *distance normale* de vision de l'optotype employé.

Dans certaines échelles, l'acuité est indiquée non plus en fractions, mais en décimales ; au lieu d'écrire 5/50, 5/10, on écrira 0,1, 0,5, etc. (Monoyer) ou en fractions $\frac{1}{10}$, $\frac{1}{2}$, etc. (de Wecker).

Pour les illettrés on remplace les lettres par des anneaux brisés ou par des dessins établis d'après les mêmes principes que les optotypes.

On a cherché à unifier la détermination de l'acuité visuelle par l'adoption d'une échelle internationale (Congrès de Naples, 1909) composée d'une seule série de lettres, de chiffres et d'anneaux brisés, mais son emploi ne s'est pas encore généralisé.

La détermination de l'acuité visuelle acquiert une importance particulière chez les malades atteints de certaines affections des membranes profondes. Pour apprécier les modifications survenues, on notera l'acuité visuelle, à chaque examen et, pour que la comparaison soit possible, il importera de se placer dans des conditions sensiblement égales d'éclairage : c'est pour cette raison qu'il est utile d'avoir recours à l'éclairage artificiel des optotypes. Le malade tournera le dos à la lumière du jour, car l'éblouissement peut gêner la détermination.

La détermination de l'acuité visuelle sera faite pour chaque œil séparément, puis pour les deux yeux simultanément, car il n'est pas rare de constater une légère différence, l'acuité binoculaire étant généralement supérieure à chaque acuité monoculaire. On corrige toutefois les défauts de réfraction, car lorsqu'on parle de l'acuité visuelle on suppose toujours que les *amétropies ont été exactement corrigés*.

*Sémiologie.* — En dehors des troubles des milieux (cornée,

cristallin, corps vitré) qui peuvent influencer l'acuité visuelle, ce sont surtout les affections choriorétiniennes, les lésions du nerf optique et le glaucome qui l'altèrent.

## Périmétrie

La mensuration de la vision périphérique a une valeur sémiologique au moins aussi grande que la mesure de l'acuité visuelle, et cependant on a quelque tendance à négliger ce procédé d'observation ou à l'appliquer avec trop peu de rigueur.

A l'état normal, chacun de nos yeux embrasse un champ d'une certaine étendue qui correspond à une ouverture angulaire de

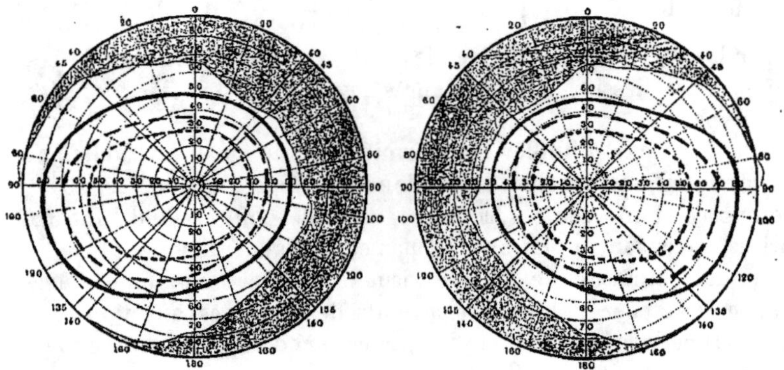

Fig. 273. — Projection plane des champs visuels.
La zone blanche correspond au champ visuel pour le blanc.
Le trait plein ▬▬ marque la limite de la perception du bleu.
Le trait ▬▬▬ — — rouge.
Le trait ▬▬▬ — — vert.

150 degrés environ dans le sens horizontal et un peu moins dans le sens vertical. Le schéma ci-dessus (fig. 273) montre le champ visuel normal moyen de chaque œil. Il signifie que lorsque l'œil droit fixe un objet placé devant lui (en 0°) il est susceptible de percevoir à 90° du côté temporal une surface blanche d'une certaine étendue sans déplacement de l'œil.

On se sert pour la mesure du champ visuel d'un appareil appelé *périmètre*, constitué essentiellement par un arc de cercle de

30 centimètres de rayon, mobile autour de son axe. La tête de l'observé peut se placer en face de la concavité de l'arc de cercle, de telle sorte que l'œil examiné corresponde exactement au centre de la sphère décrite par l'arc du périmètre. Une mentonnière mobile, que l'on peut élever ou abaisser, permet d'obtenir ce résultat. Il importe, pendant l'examen périmétrique, que l'œil examiné fixe d'une manière continue le milieu de l'arc.

On aura soin d'examiner chaque œil séparément et de pratiquer l'occlusion de l'œil non examiné. Un examen périmétrique complet devra comprendre non seulement la recherche de la perception d'une surface blanche, mais de surfaces de couleurs, de dimensions et de clartés déterminées.

Pratiquement, on se servira d'un index circulaire de 2 centimètres de diamètre fixé à l'extrémité d'une baguette, et l'on cherchera à préciser exactement le point de l'arc de cercle où il commence à être reconnu.

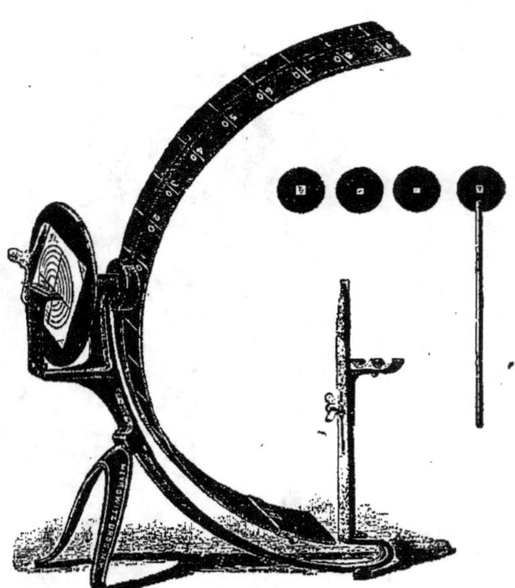

Fig. 274. — Périmètre de Foerster.

On s'attachera tout particulièrement à déterminer la limite périphérique dans les méridiens secondaires. Il faudra à chaque instant s'assurer que le malade se rend bien compte du renseignement qu'on lui demande ; dans ce but, on présentera successivement l'index devant et derrière l'arc, afin de contrôler la véracité de ses réponses.

Lorsque le malade a une lacune centrale dans le champ visuel, empêchant la fixation et l'immobilité de l'œil, on aura souvent de grandes difficultés à faire le relevé périmétrique. Pour immobiliser l'œil, on pourra avoir recours au procédé qui consiste à suppléer à la fixation par le sens musculaire. L'observé mettra son index sur le milieu de l'arc périmétrique et on l'engagera à regarder le bout de ce doigt en réveillant au besoin son sens musculaire par une pression sur l'ongle.

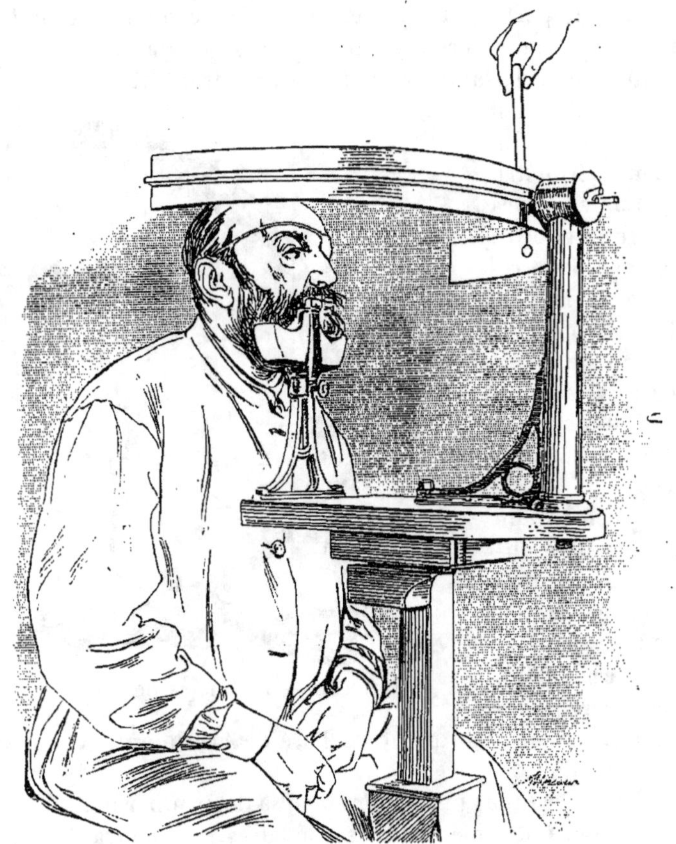

Fig. 275. — Position de l'observé pour la détermination du champ visuel de l'œil droit. Le menton repose dans la mentonnière de gauche et l'œil gauche est recouvert.

On utilise le plus souvent le périmètre de Foerster ou l'une des nombreuses modifications qui en ont été faites (fig. 275). On en a compliqué le mécanisme (périmètres enregistreurs) ou augmenté la précision (orthopérimètres), mais, pour la détermination courante, le modèle le plus simple rend encore les meilleurs services.

L'exploration du champ visuel peut montrer des limites nor-

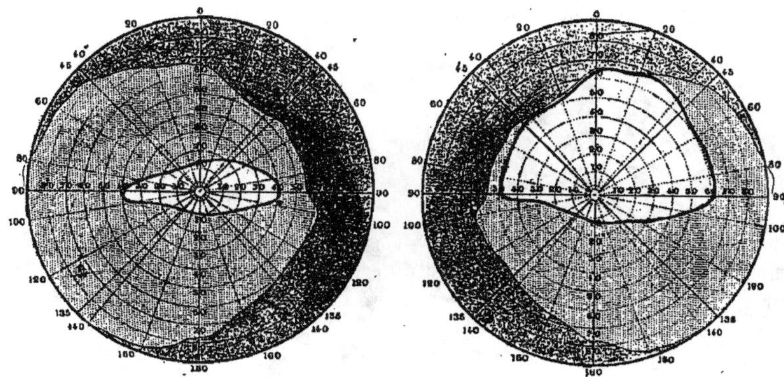

Fig. 276. — Rétrécissement irrégulier du champ visuel dans un cas d'atrophie des nerfs optiques chez un syphilitique tabétique.

males (fig. 273) ou des limites anormales : dans ce dernier cas, on dit qu'il y a rétrécissement du champ visuel. Ce rétrécissement

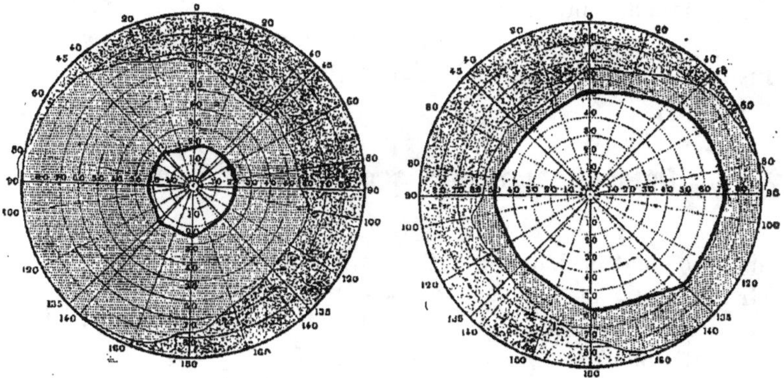

Fig. 277. — Rétrécissement concentrique du champ visuel.

peut être irrégulier (fig. 276) ou concentrique (fig. 277), c'est-à-dire sensiblement égal dans les différents méridiens. Lorsqu'il existe une zone où la vision est nulle dans le champ visuel, on dit

qu'il y a un scotome : ce scotome peut être central (zone de
fixation) ou périphérique ; une forme particulière de ce scotome
périphérique est représentée fig. 278. On lui donne le nom de
scotome en croissant ou annulaire. Nous envisagerons ailleurs la
signification des rétrécissements hémianopsiques.

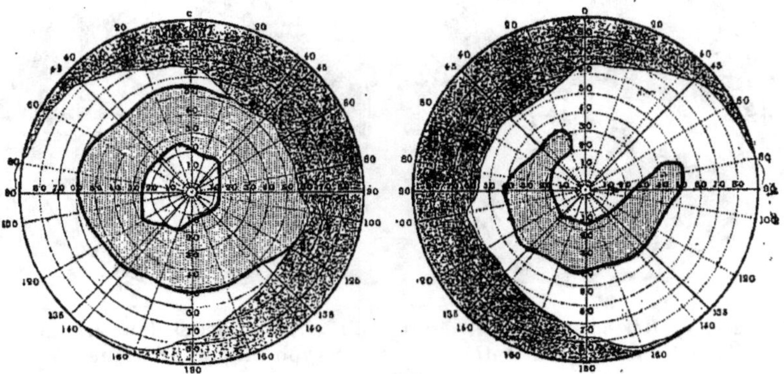

Fig. 278. — Scotome annulaire (OG) et scotome en croissant (OD)
dans un cas de choriorétinite pigmentaire

En dehors des affections choriorétiniennes et des manifestations
nerveuses, l'examen périmétrique a une importance toute spéciale
dans les différentes formes de glaucome.

## Détermination des scotomes centraux

Il est souvent difficile de mettre en évidence, par l'examen périmétrique seul, la présence de scotomes centraux, c'est-à-dire
d'une zone centrale du champ visuel où la perception est nulle,
ou très affaiblie. La difficulté vient de ce fait que l'œil atteint de
scotome central ne se dirige plus sur le point à fixer. Pour immobiliser l'œil, Haitz a indiqué un procédé parfait dans tous les cas
où la vision binoculaire n'est pas abolie. Il consiste à se servir
du stéréoscope et à présenter sur l'une, puis sur l'autre des
figures vues par chaque œil, un petit index blanc ou de couleur
(fig. 279).

On arrive ainsi à établir, avec la plus grande précision, la forme

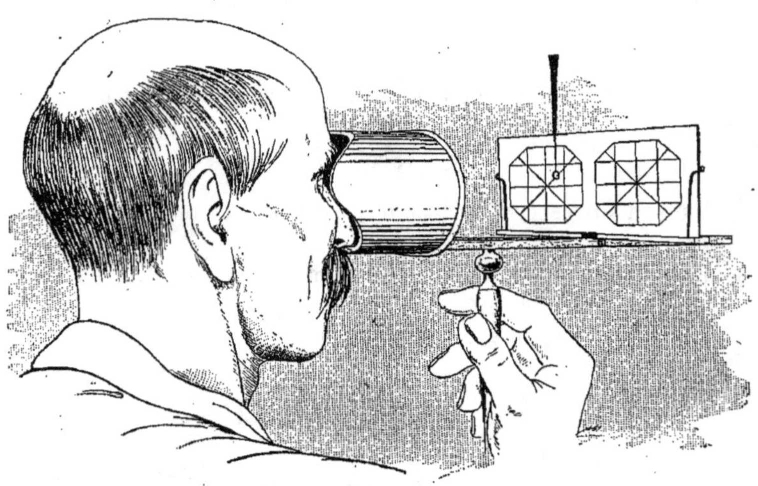

Fig. 279. — Détermination des scotomes centraux par le procédé de Haitz à l'aide du stéréoscope pour obtenir la fixation binoculaire.

et l'étendue d'un scotome central dont on pourra faire le relevé sur un schéma correspondant à la figure stéréoscopique préconisée par Haitz (fig. 280).

On peut aussi se servir dans le même but du stéréoscope dièdre à miroir bisecteur de Pigeon avec les cartons de Joseph (fig. 281). Le champ de projection étant beaucoup plus étendu on pourra relever des scotomes centraux et paracentraux d'une manière plus précise.

Lorsque le scotome est très limité, ainsi que cela s'observe dans de petites lésions très circonscrites de la fovea (choriorétinites maculaires myopiques, rétinites séniles, etc.) un

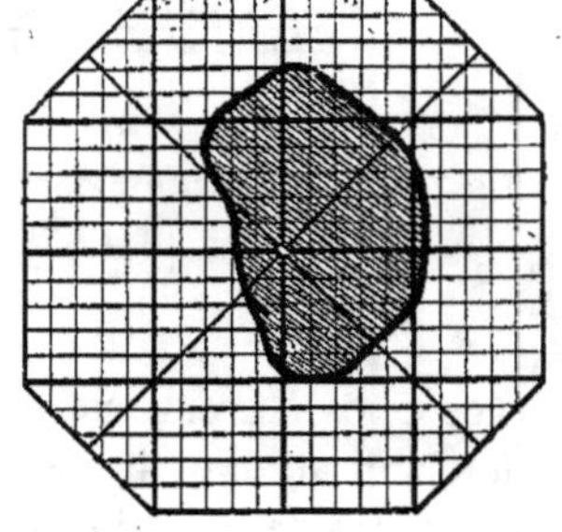

Fig. 280. — Inscription du scotome sur un schéma semblable à la figure stéréoscopique de Haitz et dont chaque division correspond à un angle de 5°.

procédé très délicat consiste à faire fixer de l'œil malade un mot sur une page d'impression. On demande au patient de fixer la lettre centrale d'un mot, par exemple :

Scotome.

Le malade déclarera qu'en fixant le t une partie du mot s'efface ou même disparaît :

Scot..e.

Dans d'autres cas la lacune se produira dans les premières lettres.

En étudiant la vision des hémianopsiques au moyen du sté-

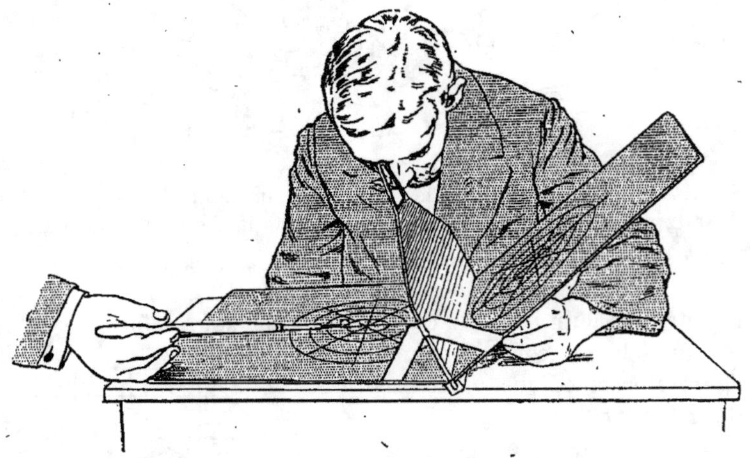

Fig. 281. — Délimitation d'un scotome central à l'aide du stéréoscope de Pigeon et les cartons de Joseph.

réoscope, Moreau est arrivé à une précision plus grande dans la détermination de la vision axiale, centre de fixation correspondant au centre de la région maculaire comprenant le *fundus foveæ*. Il emploie des tests formés de petites étoiles blanches sur fond noir, de grandeur décroissante, le noyau de ces étoiles étant compris entre 3 mm. et 0 mm. 5, les rayons étant de 0 mm. 7. Il recherche quelle est la plus grande de ces étoiles qui est vue entièrement et non par moitié.

Il y a d'ailleurs lieu de subdiviser la zone centrale qui forme un angle de 10º à 12º et au niveau de laquelle les images visuelles

sont particulièrement précises, en 2 zones : 1º une zone de fixation, correspondant au
*fundus foveæ*, de 1º5
à 2º, par laquelle sont
perçus les caractères de
lecture ; 2º la zone cen-
trale correspondant au
reste de la région macu-
laire, entourant la pré-
cédente, aire de 10º à
12º. Au delà commence
la zone périphérique du
champ visuel où les
images n'offrent ni [précision, ni contours nets.

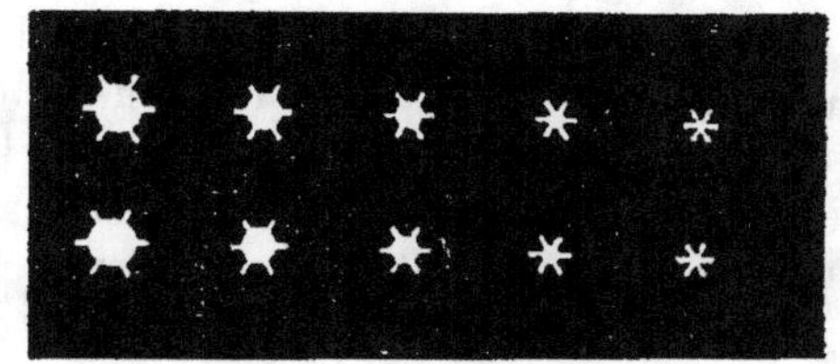

Fig. 282. — Figures en étoile de Moreau
pour l'étude des scotomes de la région
fovéale.

## Détermination du sens chromatique

La propriété de différencier les couleurs peut être modifiée, en
partie ou en totalité, dans toute l'étendue du champ visuel ou dans
une zone déterminée. Quelle que soit la nature de l'altération du
sens chromatique, c'est le plus souvent un trouble méconnu et
un examen systématique le met seul en évidence. Cet examen se
fait de deux manières différentes :

I. A l'aide du périmètre et en procédant comme nous l'avons
dit pour la recherche des limites périphériques du champ visuel
ou des scotomes centraux. Au lieu d'un index blanc on aura
recours à un index coloré (rouge, vert, bleu ou jaune). Ce mode
d'examen permettra de relever les modifications des limites du
champ visuel pour les couleurs (altération des nerfs optiques,
hystérie, etc.), les scotomes centraux pour les couleurs (névrite
rétro-bulbaire), l'hémiachromatopsie ou abolition du sens chromatique dans une moitié de chaque champ visuel (lésion du centre
cortical de la vision).

Lorsqu'on veut mettre en évidence un trouble du sens chromatique limité aux parties centrales du champ visuel (scotome central relatif pour les couleurs de l'amblyopie toxique), on peut
aussi se servir du stéréoscope et utiliser de petits index colorés
(cartons de Haitz). On peut encore présenter successivement et
devant chaque œil séparément des surfaces colorées de saturation

croissante (cartons de Parinaud); on constatera ainsi que certaines couleurs, le rouge et le vert par exemple ne seront reconnues que dans les surfaces les plus saturées. De plus certaines couleurs non vues en vision centrale sont immédiatement reconnues si d'un mouvement brusque on les amène dans le champ périphérique ou si l'on présente au malade des surfaces colorées suffisamment grandes (scotome central pour les couleurs).

II. A l'aide de plusieurs méthodes qui ont pour but d'apprécier, non plus la topographie du sens chromatique, mais son développement qualitatif.

Nous nous contenterons de décrire la méthode dite des *laines colorées de Holmgren*, puisqu'elle représente encore la seule méthode réellement pratique. Elle est basée sur le classement que doit faire l'examiné d'un certain nombre d'écheveaux de laine d'après un échantillon qui lui est remis. Voici comment on procédera :

1º On donnera à l'observé un échantillon *vert clair* et on l'engagera à sortir de la collection tous les écheveaux de même couleur.

Si le sens chromatique est vicié, l'observé aura fait choix d'échantillons de tonalités variées en dehors des écheveaux de couleur verte (gris clair, jaune clair, brun clair).

2º On lui présentera ensuite un écheveau *pourpre* (mauve).

Si le sujet prend des écheveaux bleus ou violets en dehors des pourpres, il y a cécité pour le rouge.

Si les écheveaux confondus sont verts ou gris, il y a cécité pour le vert.

Si la confusion porte sur le rouge et l'orange, il y aurait cécité pour le violet.

3º Pour confirmer les résultats obtenus par la seconde épreuve, on présente un écheveau *rouge carmin*.

L'aveugle pour le rouge en rapprochera les écheveaux vert olive ou marron foncé; l'aveugle pour le vert, des écheveaux verts, jaunes ou marrons plus clairs.

L'achromatope complet groupera des échantillons de couleur quelconques mais de même saturation.

CHAPITRE XII

# MALADIES DU CORPS VITRÉ

Le corps vitré, qui occupe l'espace compris entre la face postérieure du cristallin et la surface interne de la rétine, présente à
l'état normal et pendant toute l'existence la limpidité et la transparence de l'eau. En dehors de certaines malformations congénitales, les maladies propres du corps vitré consistent surtout dans
la pénétration de certains parasites (kystes hydatiques), de corps
étrangers ou de germes infectieux venus directement du dehors.
Nous aurons en outre à nous occuper de certaines lésions du
vitré, de beaucoup les plus fréquentes et qui ne font que traduire,
en réalité, l'existence d'une inflammation de la choroïde. Nous les
retrouverons d'ailleurs encore à propos des affections choroïdiennes.

## I. — MALFORMATIONS CONGÉNITALES

Ces malformations consistent surtout dans la persistance de vestiges d'organes qui existent dans le corps vitré pendant la vie
intra-utérine et qui, dans les conditions normales, subissent une
régression complète.

### Persistance de l'artère hyaloïdienne

Pendant la période fœtale, le cristallin est entouré d'un sac vasculaire dont une des artères afférentes, la plus importante, provient de l'artère centrale de la rétine dont elle se détache au niveau
de la papille. Elle traverse le corps vitré d'arrière en avant, dans

un espace qui porte le nom de canal de Cloquet, et, arrivée au pôle postérieur du cristallin, elle se ramifie autour de lui. Ce vaisseau et ses ramifications s'oblitèrent à la fin de la vie fœtale et subissent une atrophie, puis une résorption complète. Dans certains cas, on les voit persister à l'état de vestiges et c'est en particulier au niveau du pôle postérieur du cristallin, au-devant de la papille qu'on peut en retrouver des traces.

L'anomalie se reconnaîtra à l'ophtalmoscope par la présence d'un filament ou d'un cordon grisâtre dont l'extrémité postérieure est en contact avec la papille et parfois même en contact direct avec un des vaisseaux centraux.

L'extrémité antérieure du cordon peut se déplacer légèrement dans le vitré. Elle se termine en ampoule, en cône, parfois en filaments ramifiés. Ce cordon est souvent entouré d'une gaine moins sombre. En dilatant la pupille et en pratiquant l'éclairage oblique, on peut habituellement vérifier les rapports du cordon avec la face postérieure du cristallin.

La présence de cette anomalie ne se traduit par aucun trouble fonctionnel mais elle coïncide fréquemment avec d'autres malformations (colobomes iriens, cataracte, microphtalmie) qui peuvent affaiblir la vision.

## II. — AFFECTIONS TRAUMATIQUES DU CORPS VITRÉ

Nous décrirons comme affections traumatiques du corps vitré des hémorragies en rapport avec une contusion, des infections résultant de l'ouverture de la coque oculaire ou enfin le séjour de corps étrangers.

## Hémorragie traumatique du corps vitré

A la suite d'un traumatisme direct sur le globe oculaire, on observe parfois une diminution considérable de la vision, coïncidant avec l'impossibilité d'éclairer le fond de l'œil avec l'ophtalmoscope. On trouvera les symptômes et le diagnostic de ces hémorragies dans le chapitre consacré aux hémorragies spontanées.

Disons seulement que ces hémorragies traumatiques ont, en général, une évolution assez bénigne, en rapport, cela va sans dire, avec la gravité des lésions vasculaires choroïdiennes ou rétiniennes engendrées par le traumatisme. La résorption du sang épanché dans le corps vitré peut demander deux ou trois semaines. Elle est souvent suivie par la présence, pendant un temps assez long, de flocons du corps vitré.

Il n'est pas rare de rencontrer des hémorragies du vitré dans les plaies par coups de feu de la région orbitaire, lorsque le projectile a pénétré dans l'orbite tangentiellement au globe. C'est par la radiographie que l'on diagnostiquera la présence ou non du corps étranger dans le globe inéclairable.

*Traitement.* — Le repos visuel, l'instillation de pilocarpine, pour combattre l'hypertonie qui peut exister les premiers jours, constitueront la base du traitement.

## Panophtalmies traumatiques
## Infections directes du corps vitré

L'humeur vitrée constitue un excellent terrain de culture pour les différentes espèces microbiennes. Sa consistance visqueuse, l'éloignement des vaisseaux choroïdiens et rétiniens dans lesquels circulent les leucocytes chargés de la défense de l'organisme contre la prolifération microbienne, communiquent aux infections du corps vitré une gravité particulière et nous expliquent que des microbes qui ne sont pas infectants dans les conditions habituelles, puissent le devenir lorsqu'ils pénètrent dans le corps vitré. C'est là aussi la raison pour laquelle, à une époque où l'asepsie opératoire était ignorée ou mal connue, la pénétration d'un instrument quelconque dans le corps vitré était considérée comme un acte chirurgical des plus dangereux.

*Symptômes.* — La panophtalmie traumatique débute habituellement dans les 24 heures qui suivent une plaie pénétrante de la région cilio-sclérale ou équatoriale. La présence ou non du corps étranger intraoculaire ne modifie en rien la symptomatologie de l'infection. Lorsque l'on examinera le blessé peu d'heures après le traumatisme, on sera déjà frappé par le degré des symptômes réactionnels oculaires, par le trouble des milieux et, si la plaie est entrebâillée et qu'on y trouve une gouttelette de corps vitré, par

son aspect louche parfois franchement purulent. L'examen microscopique direct de ce pus permettra de se renseigner immédiatement sur la nature de l'infection. Il est enfin un symptôme qui
ne manque pour ainsi dire jamais au cours des infections traumatiques, c'est la douleur oculaire et surtout périoculaire qui apparaît déjà dans les premières heures et prend une acuité de plus en
plus grande. Le blessé a presque toujours une légère ascension
thermique ; la température rectale vespérale atteint 38º à 38º5. Il
a de l'insomnie, souvent des vomissements et des céphalées assez
violentes.

Dès le lendemain, en enlevant le pansement, on est frappé par
le gonflement des paupières qui s'entr'ouvrent difficilement à cause
de l'œdème et de la photophobie. La conjonctive est injectée et
forme souvent un bourrelet saillant entre les bords libres palpébraux. La cornée laisse encore voir le trouble de l'humeur aqueuse
et la présence d'un exsudat purulent dans les parties déclives de
la chambre antérieure. Les milieux oculaires sont inéclairables et
la perception visuelle abolie. Si l'énucléation n'est pas pratiquée
aussitôt, les différents symptômes s'exagèrent encore les jours
suivants. Le globe oculaire, distendu par la suppuration, peut
augmenter de volume et refouler les paupières tuméfiées en donnant lieu à une exophtalmie ; celle-ci est moins accusée que dans
le cas de phlegmon orbitaire qui ne complique que rarement la
panophtalmie. Tant que le pus est contenu dans la coque oculaire,
les phénomènes douloureux persistent. Ils disparaissent, par
contre, aussitôt que l'évacuation provoquée ou spontanée du foyer
purulent a eu lieu.

Dans certains cas exceptionnels on peut voir, après quelques
jours d'évolution, les phénomènes inflammatoires cesser comme
par enchantement. Les douleurs disparaissent, l'injection conjonctivale s'atténue, l'exsudat de la chambre antérieure peut même se
résorber, mais la tension oculaire diminue de plus en plus et le
globe subit un processus d'atrophie qui ne s'arrêtera que lorsqu'il
n'offrira plus que le tiers ou le quart de son volume antérieur.
Cette évolution paraît spéciale à certains cas d'infections par le
pneumocoque. Le plus souvent, le siège de la blessure devient le
point d'évacuation du contenu purulent du globe. Dans ce cas
aussi, l'atrophie du globe succède à l'évacuation.

***Complications.*** — Nous avons dit que le phlegmon orbitaire
peut compliquer la panophtalmie traumatique. C'est surtout le cas

lorsque le traumatisme infectant a atteint simultanément le globe et le tissu cellulaire de l'orbite

L'infection générale conséeutive à une infection primitive du globe oculaire paraît exceptionnelle ; nous ne l'avons jamais observée. Les complications méningées à la suite d'énucléation d'yeux panophtalmes s'observent parfois, mais seulement chez des malades atteints d'infection générale (pneumococcique surtout) et chez lesquels la localisation oculaire comme la localisation méningée ne constituent que des métastases de l'infection sanguine. En dehors de ces faits il paraît certain qu'une intervention orbitaire septique a pu, dans quelques cas, donner lieu à une méningite opératoire.

Il nous reste à envisager la question de l'ophtalmie sympathique. Ainsi qu'on le trouvera exposé au chapitre consacré à cette affection, il est exceptionnel qu'une panophtalmie traumatique se complique d'ophtalmie sympathique. Pour que pareille complication se produise il faut qu'à l'infection aiguë se superpose l'infection chronique spéciale sympathisante.

**Lésions.** — Lorsqu'on fait l'autopsie d'un globe atteint d'infection traumatique on constate que ses parois sont épaissies et comme recouvertes à l'intérieur d'un exsudat blanc jaunâtre qui infiltre une partie ou la totalité du corps vitré. Les parties liquides de ce tissu sont réduites à fort peu de chose. Cet exsudat est constitué par des leucocytes polynucléaires renfermant des éléments microbiens et des corpuscules de pigment. Les membranes oculaires sont plus ou moins infiltrées par les mêmes cellules.

**Étiologie.** — Les recherches bactériologiques ont montré que, contrairement à ce qu'on avait supposé tout d'abord, ce n'est pas le staphylocoque qui cause habituellement la suppuration du globe.

Le pneumocoque est un des agents les plus fréquents de la panophtalmie postopératoire. Il est la cause d'un certain nombre de panophtalmies accidentelles.

Le streptocoque joue un rôle moins important, mais les infections oculaires qu'il provoque ont une allure plus grave.

A côté de ces agents infectieux, on a trouvé parfois des microbes auxquels on avait refusé jusque-là toute action pathogène. C'est le cas pour le *Bacillus subtilis* (Haab, Silberschmidt, Kayser), qui cause plus particulièrement les panophtalmies produites par des éclats de pioches souillés par la terre. Dans d'autres faits, il s'agissait de microbes anaérobies comme le *Bacillus perfringens* (Chaillous). La différenciation de ces infections ne repose encore que sur l'examen bactériologique.

On ne discute plus guère l'origine des germes infectieux introduits par le corps étranger ou par l'instrument piquant. Le pneumocoque et le streptocoque pouvant être des hôtes du sac conjonctival et n'ayant qu'une vitalité très limitée loin des tissus humains, il est probable que, le plus souvent, le corps vulnérant ne fait qu'entraîner une souillure existant sur la muqueuse. Ces considérations s'appliquent peut-être aussi au *Bacillus perfringens*, microbe sporulé et peu résistant. L'infection secondaire de la plaie paraît peu probable, tout au moins dans les cas où celle-ci n'est pas largement ouverte.

Il n'en est plus de même pour d'autres microbes infectants comme le *Bacillus subtilis*, qui présente des spores très résistantes et qui se rencontre dans presque toutes les terres ainsi que dans les poussières.

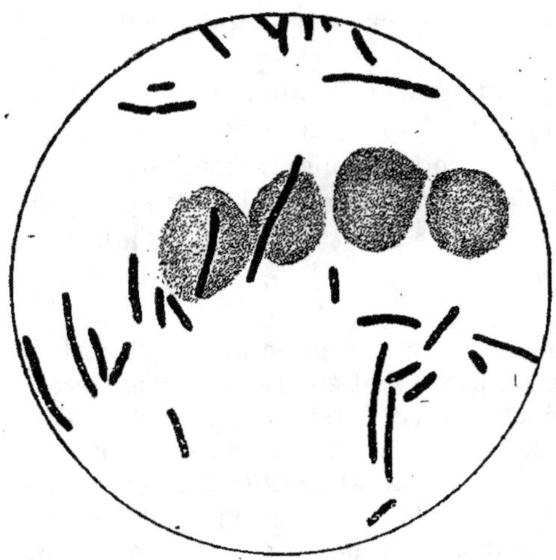

Fig. 283. — *Bacillus perfringens*. Frottis de pus vitréen contenant de nombreux bacilles et quelques hématies.

***Diagnostic***. — La différenciation d'une panophtalmie traumatique avec une panophtalmie succédant à la localisation dans la choroïde ou la rétine d'une infection d'origine éloignée se fera par les commémoratifs. Elle ne présentera de difficultés que dans les cas où la pénétration du corps étranger dans l'œil a passé inaperçue. On ne confondra pas les processus d'infection superficiels (conjonctivites, infections cornéennes, etc.) avec l'infection intraoculaire. En cas d'hésitation, l'analyse attentive de la vision supprimera toutes difficultés.

***Pronostic***. — Le pronostic est toujours très grave puisque la panophtalmie traumatique entraîne la cécité et rend presque toujours l'énucléation nécessaire.

***Traitement***. — On peut hésiter au début, dans les vingt-quatre premières heures, à intervenir par une opération radicale.

Après toilette aseptique des paupières et des membranes exter-

nes, on appliquera un pansement occlusif. On prescrira l'alite-
ment et les opiacés pour calmer les douleurs. Dès que les signes
de panophtalmie ne laisseront plus de doutes, l'indication de l'énucléation s'imposera et on y aura recours sans retard.

L'anesthésie générale n'est pas indispensable. Bien que toute la
région orbitaire présente une sensibilité douloureuse extrême,
l'anesthésie locale suffit à condition d'injecter la novocaïne sous
la conjonctive, puis dans les corps des muscles droits, enfin de
pratiquer une injection profonde dans le tissu rétro-oculaire. On
ne craindra pas d'injec-
ter de six à dix centi-
grammes de novocaïne.
Nous préférons l'énu-
cléation aux autres pro-
cédés d'évacuation du
foyer purulent (incision
du globe, ponction au
thermocautère, évide-
ment de la coque ocu-
laire à la curette), par-
ce qu'étant tout aussi
inoffensive, si elle est
pratiquée aseptique-
ment, elle amène une

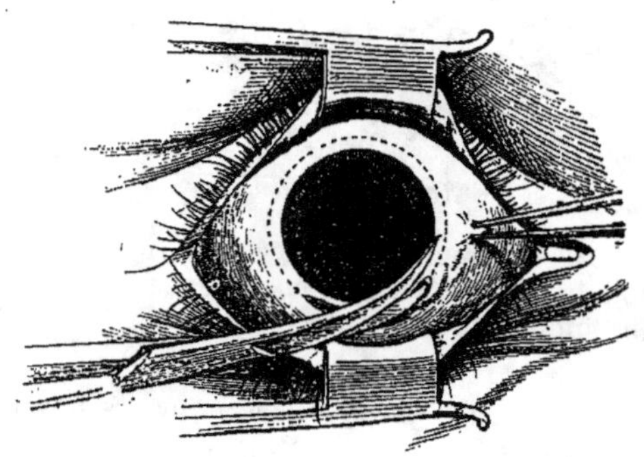

Fig. 284. — Énucléation du globe oculaire.
Section de la conjonctive au niveau du
limbe.

réparation plus rapide et une suppression immédiate des phénomènes douloureux ; elle offre en outre l'avantage de supprimer
toute menace possible d'affection sympathique.

La technique de *l'énucléation du globe oculaire* est fort simple. Après mise en place de l'écarteur, on saisit avec la pince un
pli de la conjonctive bulbaire au voisinage du limbe, à VI heures ;
en quelques coups de ciseaux on sectionne la muqueuse au ras du
limbe tout autour de la cornée (fig. 284) puis, soulevant la conjonctive désinsérée, on la détache aussi loin que possible du plan sous-
jacent par petits coups de ciseaux accompagnés de légers mouvements de latéralité des ciseaux fermés. L'on insinue alors un crochet à strabisme sous le tendon du droit supérieur qui est sectionné
au ras de son insertion bulbaire. On procède de même pour les
tendons des droit interne et droit inférieur (fig. 285). Le tendon
du droit externe est sectionné à 2 ou 3 mm. de son insertion, ce qui
permettra de saisir le bout adhérent au globe avec la pince à fixa-

tion. Tandis que le globe est attiré vers le nez à l'aide d'une traction sur l'insertion du tendon du droit externe, on introduit les ciseaux courbes fermés entre la conjonctive et le globe dans l'angle externe en ayant soin de les diriger parallèlement au plan horizontal de l'orbite. On entr'ouvre les branches pour sectionner le pédicule oculaire très profondément (fig. 286 et 287), en évitant d'exercer une pression sur le globe. S'il y a eu plaie ou si l'abcès intraoculaire menace de crever, cette

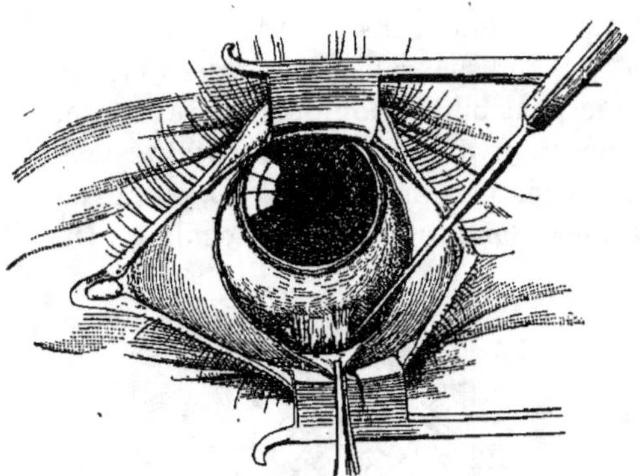

Fig. 285. — Énucléation du globe. Introduction du crochet à strabisme pour la section du tendon du droit inférieur.

pression aurait pour conséquence le passage du pus dans le tissu cellulaire de l'orbite. Bien que cette ouverture du globe en état de suppuration n'ait pas forcé-

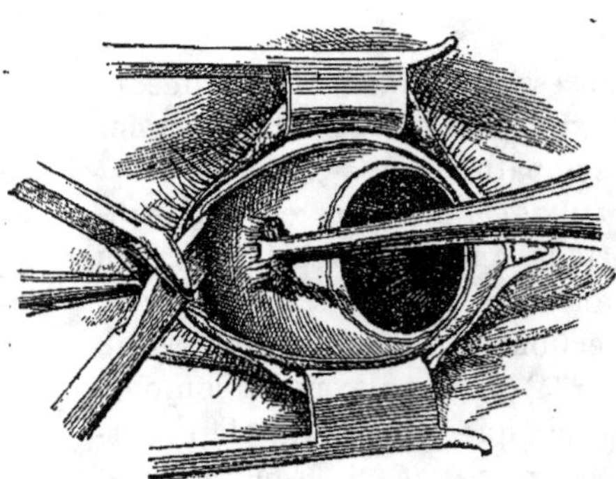

Fig. 286.— Introduction des ciseaux courbes pour la section du nerf optique.

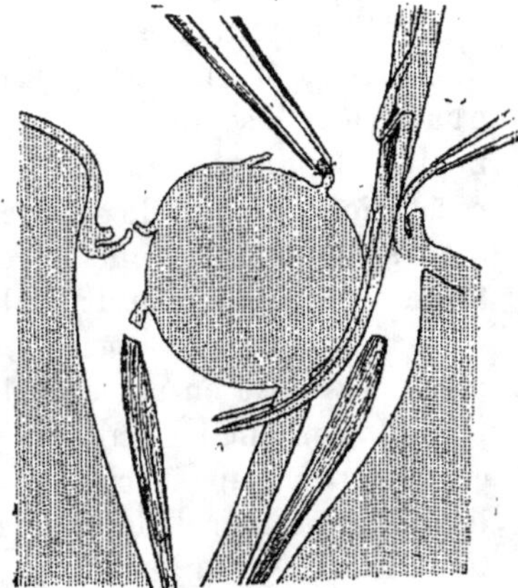

Fig. 287. — Introduction des ciseaux courbes pour la section du nerf optique. Coupe schématique antéro-postérieure.

ment des conséquences sérieuses, il est préférable de l'éviter. Aussitôt le pédicule oculaire sectionné, le globe peut être attiré au dehors de la cavité orbitaire dans laquelle il n'est plus maintenu que par les tendons des obliques : ceux-ci seront sectionnés avec les ciseaux au ras du globe. La suture conjonctivale n'est pas nécessaire. Une légère pression exercée au travers des paupières pendant quelques minutes arrêtera l'hémorragie et évitera les hématomes orbitaires ou palpébraux qui, sans cette précaution, se produiraient fréquemment. On applique un pansement monoculaire en évitant toute introduction de gaze ou d'ouate entre les paupières et l'on peut supprimer tout pansement dès le 4e ou 5e. jour. Si les suites sont régulières, l'œil artificiel pourra être porté de 8 à 15 jours après l'énucléation.

*L'éviscération du globe* peut, elle aussi, être pratiquée avec l'anesthésie locale (injection sous-conjonctivale de novocaïne, injections latérales et injection rétro-oculaire). Si l'on pratique l'ablation de la cornée, on libérera tout d'abord la conjonctive par une incision circulaire aux ciseaux. A l'aide du couteau à cataracte on pratique une ponction et une contre-ponction à un ou deux millimètres du limbe dans le plan du méridien horizontal ; la lame est dirigée en haut vers le limbe et sectionne ainsi la demi-circonférence supérieure. Pour la demi-circonférence inférieure l'emploi des ciseaux est plus commode. La cornée enlevée, on détache le contenu oculaire y compris la choriorétine avec la curette, puis on suture les deux lèvres sclérales avec des anses passant dans de la conjonctive.

Poulard préconise l'éviscération sans résection de la cornée et avec inclusion d'une sphère de verre dans la cavité sclérale : il libère la conjonctive dans l'hémisphère supérieur et en prolongeant l'incision latéralement. L'incision sclérale est faite largement de telle sorte que le lambeau comprend la cornée et un centimètre de sclérotique de chaque côté. Par cette large ouverture il extrait le contenu du globe et, après s'être assuré du nettoyage parfait de la face sclérale interne, il introduit la sphère de verre stérilisée. Quelques points de suture scléro-conjonctivaux terminent l'opération.

Il se produit fréquemment pendant les premiers jours quelques phénomènes douloureux et un œdème palpébro-conjonctival plus ou moins accusé. Lorsque le chemosis a disparu, ce qui peut réclamer quelques semaines, la prothèse peut être appliquée. Elle est en général assez satisfaisante en raison du volume et de la mobilité du moignon.

Cette manière de faire peut être conseillée lorsque les lésions traumatiques sont récentes et non compliquées d'iridocyclite exsudative, ainsi que dans les cas de glaucome absolu ou lorsqu'il s'agit de globes anciennement perdus et donnant lieu à des phénomènes irritatifs ou douloureux.

## L'œil artificiel. Prothèse oculaire

S'il n'est point douteux que les Égyptiens ornaient leurs momies d'yeux artificiels et que, dans la statuaire grecque, l'œil était souvent réalisé par la juxtaposition de pierres précieuses ou de cristal, l'usage prothétique de l'œil artificiel ne se trouve indiqué avec précision, pour la première fois, que dans les œuvres d'Ambroise Paré (1579). Après des modifications successives, l'œil artificiel, tout d'abord en or, puis en argent, en verre, est actuellement fabriqué en émail. Je laisse de côté les yeux en celluloïd dont le bon marché ne compense pas les inconvénients.

L'œil artificiel est une petite coque en émail poli reproduisant par sa face convexe l'aspect de la cornée et de l'iris et celui de la sclérotique.

Vue de face, cette coque ne présente pas un coutour régulier ; une légère échancrure en occupe le bord supéro-interne : cette dépression correspond au point de contact avec l'angle supéro-interne de l'orbite contenant le nerf nasal (Coulomb). Le contour de la coque est arrondi de façon à ne pas blesser la muqueuse. La face postérieure présente une concavité correspondant à la convexité antérieure, sauf dans les yeux dits « yeux réformés » ou à double paroi. Dans ce type d'œil artificiel l'émail forme une double paroi séparée par une cavité contenant de l'air. Cette disposition a pour inconvénient de le rendre plus fragile et d'en provoquer parfois l'éclatement. L'avantage supposé résiderait dans la limitation de la cavité conjonctivale qui peut exister derrière la coque et, pour quelques cas, dans une diminution de la sécrétion résultant de l'accumulation de liquide dans cette région

De l'habileté de l'oculariste dépend la ressemblance plus ou moins parfaite de la coque artificielle avec l'œil normal, mais si la prothèse peut masquer la mutilation pour le plus grand nombre de personnes, un observateur exercé reconnaîtra toujours celle-ci :

1º A une limitation très accusée dans la mobilité. Lorsqu'au cours de certaines interventions on peut laisser persister la partie postérieure du globe avec les insertions des muscles droits (ablation du segment antérieur), et que la prothèse se fait au-devant de ce moignon mobile, les mouvements d'excursion de la pièce sont très étendus et donnent à l'œil artificiel une similitude presque parfaite avec l'œil naturel. Dans les cas d'énucléation du globe on obtient bien encore quelques légers mouvements — mais ceux-ci sont insignifiants — surtout dans le sens horizontal :

2º A un léger enfoncement de la région caronculaire ;

3º A une dépression entre le bord supérieur de l'orbite et le bord supérieur du tarse.

**Amélioration de la prothèse après énucléation.** — L'énucléation du globe a l'inconvénient de laisser une cavité dont le fond est peu mobile, les insertions antérieures des muscles droits étant rapprochées les unes des autres. Pour rétablir l'écartement normal de ces insertions, on a cherché à placer entre elles et sous la conjonctive des pièces organiques ou inorganiques. Le procédé d'Adams Frost consiste à introduire une bille de verre ou d'or dans la capsule de Tenon : la sangle musculaire puis la conjonctive sont suturées au-devant.

L'idée de greffer une substance susceptible de vivre revient à Carlotti et Bailleul : après l'énucléation on prélève un fragment de cartilage costal de l'opéré sur lequel les muscles droits sont fixés. Au-devant de cette greffe et entre les lèvres de la conjonctive on fixe l'extrémité d'un lambeau cutané, prélevé à la paupière supérieure et qu'on introduit dans la cavité conjonctivale à travers une boutonnière externe. Le pédicule du lambeau est sectionné après une dizaine de jours. Il est d'ailleurs possible de réaliser cette greffe cartilagineuse quelque temps après l'énucléation, si celle-ci a été faite pour des lésions infectieuses du globe.

Magitot emploie un fragment de cartilage conservé dans du formol, lavé au moment de l'opération dans plusieurs vases contenant de l'eau stérile.

**Application de la prothèse.** — Dès que la cicatrisation conjonctivale a été obtenue, c'est-à-dire du 5e au 8e jour, si la plaie n'a pas été compliquée de lésions septiques, la prothèse est possible. On a l'habitude de faire porter au début une pièce plus petite que la pièce définitive.

Pour *introduire* la pièce artificielle, le médecin se place en face du malade (si le malade pose lui-même son œil artificiel, il lui sera utile de se placer devant une glace). La paupière supérieure étant soulevée, on introduit sous son bord libre le bord supérieur (échancré) de la pièce puis, le maintenant en place avec la main droite, on abaisse avec la gauche la paupière inférieure de façon qu'en se relevant elle puisse passer au-devant du bord inférieur de l'œil artificiel.

Pour *retirer* la pièce, on se sert volontiers d'une épingle à tête un peu forte ; cette tête est glissée sous le bord inférieur de l'œil artificiel tandis que le pouce attire en bas la paupière inférieure. En tirant sur l'épingle, le bord inférieur de la coque passe au-devant de la paupière et la coque est projetée en avant : elle se briserait si l'on n'avait pas soin de la retenir ou de la recueillir dans un mouchoir.

Bien que facilement toléré l'œil artificiel n'en est pas moins, pour la muqueuse, un corps étranger. Il importe de diminuer le traumatisme, qu'il produit souvent lorsque les bords de la pièce sont ébréchés ou lorsque sa surface est dépolie. La dureté de l'émail étant relativement faible, les poussières de l'atmosphère, les rayures produites par le contact avec les corps durs, lorsque la pièce est enlevée, mettent celle-ci hors d'usage au bout de six à huit mois. Des phénomènes de gêne oculaire, accusés par des personnes portant une prothèse, n'ont souvent pas d'autre cause que l'usure de l'œil artificiel. On conseille généralement d'enlever la pièce le soir et de la replacer au réveil. Il n'y a cependant nul inconvénient à la conserver toute la nuit, mais il est utile que le sac conjonctival soit baigné matin et soir, après enlèvement de la pièce.

## Symblépharon

On entend par symblépharon, l'atrésie partielle ou totale de la surface conjonctivale qui succède à des lésions destructives de toute l'épaisseur de la muqueuse. On peut y rattacher d'ailleurs l'atrésie de la cavité conjonctivale survenant chez les malades énucléés, à la suite du port de pièces artificielles usées et dont la surface a perdu son poli.

Pendant la guerre, les cas de symblépharon ont été assez fréquemment observées soit à la suite de plaie suppurée étendue à tout le contenu orbitaire, soit encore à la suite d'énucléation au cours de laquelle la conjonctive avait été trop largement réséquée.

Dans certains cas enfin le symblépharon est la conséquence de brûlures profondes ou de lésions caustiques.

Le principal inconvénient du symblépharon étendu consiste dans l'impossibilité de la prothèse. De nombreuses techniques ont été indiquées pour remédier à cet inconvénient. On a tout d'abord cherché à obtenir un résultat par la dilatation progressive de la cavité à l'aide, par exemple, de dilatateurs en ébonite. Ces procédés ne donnent de résultats que dans un très petit nombre de cas où l'atrésie conjonctivale est, pour ainsi dire, insignifiante.

Dès qu'il s'agit d'un symblépharon un peu étendu, il est indispensable de restaurer la cavité conjonctivale par l'application de greffes et en particulier de greffes dermiques ou dermo-épidermiques. La technique de ces autoplasties varie suivant le siège et l'étendue de l'atrésie cicatricielle.

Chaque fois que cela sera possible, on pratiquera une greffe à lambeau pédiculé en prélevant le greffon à la paupière supérieure, à la région temporale ou à la région malaire. L'avantage de ces greffes à lambeau pédiculé réside dans l'absence de rétraction secondaire.

Le lambeau pédiculé peut être introduit dans la cavité conjonctivale suivant deux techniques : dans la première, le lambeau est glissé à travers une boutonnière cutanée muqueuse placée à quelques millimètres de la commissure externe.

Dans la seconde, on sectionne la commissure externe par une incision horizontale ; on fixe provisoirement le pédicule du lambeau dans la plaie commissurale ; on sectionne le pédicule après une dizaine de jours et on rétablit à ce moment par quelques sutures le contact des lèvres de l'incision commissurale.

L'insertion d'un lambeau pédiculé dont la largeur peut atteindre 1 cm. 1/2 et dont les bords sont suturés aux lèvres de l'incision conjonctivale horizontale, donne de très bons résultats lorsque l'atrésie cicatricielle porte sur le fond de la cavité et que la conjonctive tarsienne existe encore, au moins partiellement.

On peut aussi reconstituer partiellement la cavité conjonctivale par l'utilisation de greffes dermo-épidermiques supportées par une coquille (coque de plomb, bouton de Magitot) et implantées dans une incision profonde conjonctivo-orbitaire : l'incision devra toujours s'étendre jusqu'au plan osseux. Ce plan osseux sera mis à nu par un coup de rugine et de curette. Il importe en effet que le lambeau dermo-épidermique contracte une adhérence avec le tissu osseux. Le lambeau dermo-épidermique prélevé au niveau du bras ou de la cuisse est soigneusement étalé sur le porte-greffe et le tout est introduit à travers la fente palpébrale dans l'incision orbitaire.

Comme pour toute opération de greffe, l'asepsie la plus parfaite est de rigueur.

On ne commencera à retirer la coque porte-greffe qu'après 8 ou 10 jours. Elle pourra alors être remplacée par une coque en émail ou même par la prothèse.

Lorsque la totalité de la muqueuse a été détruite, on dit qu'il existe un symblépharon total. Pour remédier à cette absence totale de cavité et pour permettre le port d'une prothèse, nous nous sommes arrêtés, après de nombreux essais, à la technique suivante, pour l'exécution de laquelle l'anesthésie locale est suffisante.

Une incision horizontale est pratiquée au niveau de ce qui était les bords palpébraux. Cette incision dépasse largement de 1 cm. les 2 commissures. Dirigeant ensuite le bistouri parallèlement au plan palpébral, on fait de nouvelles incisions dont le but est de faire deux volets, l'un supérieur, l'autre inférieur. Un large lambeau pédiculé prélevé à la région temporale sert à combler le fond de l'incision. Les 2 volets sont attachés en haut et en bas dans une incision cutanée par 3 points de suture. Sur la face cruentée, éversée, on applique deux larges lambeaux dermo-épidermiques en prenant soin de les bien étaler. Un morceau de tulle gras ou un moule de paraffine est placé sur les greffes. Il suffira de quelques pansements rares. Du 10e au 15e jour, on pourra libérer les paupières pour les suturer ensemble à nouveau en ayant soin de placer derrière elles une petite coque de plomb ou de verre. Au niveau du pédicule du lambeau une mèche ou un petit drain assurera l'évacuation d'un peu de sérosité.

Lorsqu'après 5 à 8 semaines, le processus de la rétraction de la greffe dermo-épidermique sera achevé, on pourra terminer l'opération par l'ouverture de la fente palpébrale, la section du pédicule du lambeau et la réfection de la commissure externe. On pourra alors appliquer la prothèse qui, ainsi que les paupières, sera dépourvue de toute mobilité.

## Corps étrangers du corps vitré et du segment postérieur du globe

La pénétration des corps étrangers dans le corps vitré et le segment postérieur du globe est bien plus fréquente que ne le laisseraient supposer la résistance des parois oculaires et la petite surface de l'œil exposée aux projections. Parmi ceux-ci, les éclats d'acier et de fer occupent le premier rang ; leurs arêtes, plus ou moins tranchantes, produisent une plaie parfois si petite qu'elle échappe à un examen attentif, ou se dissimule sous une ecchymose. Les projectiles de chasse, les éclats de capsules, les fragments de pierre s'observent aussi, mais beaucoup moins fréquemment.

*Symptômes.* — La symptomatologie est des plus variables et l'on peut établir une distinction entre les cas où le malade s'est rendu compte du traumatisme oculaire et ceux où il n'y a attaché qu'une minime importance. C'est alors l'apparition d'une complication immédiate ou tardive qui l'amène chez le médecin.

Dans le premier cas, il s'agit le plus souvent d'un ouvrier travaillant avec des instruments d'acier — le corps étranger provient en effet bien plus souvent de l'outil que de la pièce travaillée — qui ressent brusquement une sensation de choc oculaire et une douleur parfois très légère, qui lui fait croire à la présence d'un petit éclat sur la cornée. Il éprouve presque toujours l'impression d'une modification dans sa vision et se voit obligé d'abandonner son travail.

Dans le second cas, c'est l'apparition d'une inflammation oculaire, d'une cataracte avec sidérose irienne, d'un trouble visuel qui font rechercher et préciser la nature du traumatisme initial.

L'examen objectif de l'œil traumatisé donne les indications les plus variables. Exceptionnellement, dans les cas où le corps étranger a franchi la sclérotique et n'a pas pénétré dans la rétine, on peut le voir directement à l'ophtalmoscope et observer son reflet brillant, s'il s'agit d'un éclat d'acier.

L'examen du champ visuel montre parfois la présence d'un scotome correspondant au point de fixation du corps étranger dans la rétine. Le plus souvent, l'hémorragie du vitré et le trouble des milieux empêche tout examen objectif ou subjectif méthodique du globe.

Dans les deux cas, la recherche et la localisation du corps

étranger exigent la mise en œuvre de procédés spéciaux de recherche dont nous allons indiquer rapidement la technique ; ce sont, par ordre d'importance : la radiographie et la radioscopie, la sidéroscopie, l'application du gros électro aimant.

*Radiographie*. — La radiographie des corps étrangers intra-

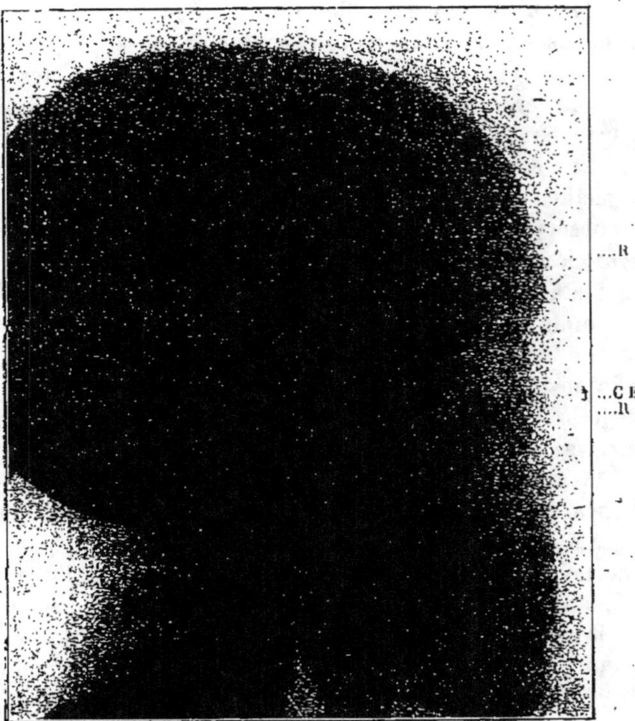


Fig. 288. — Radiographie orbitaire pour un corps étranger (grain de plomb). Deux petites lames de plomb ont été fixées avec du collodion au niveau du bord supérieur et inférieur de l'orbite (R, R). Le corps étranger (CE) était accolé à la sclérotique dans sa moitié postérieure, ce que démontrait la mobilité de son ombre (radioscopie) dans les mouvements d'élévation et abaissement du globe.

oculaires fournit des indications extrêmement précises et permet une localisation exacte de fragments de très petit volume.

Le diagnostic de présence du corps étranger peut se faire par radioscopie si le corps étranger n'est pas trop exigu.

L'ampoule est placée latéralement, de telle sorte que les rayons X se dirigent tangentiellement au bord frontal du côté de l'œil examiné.

Le déplacement de l'ombre sur l'écran fluorescent, suivant les modifications du regard, permettra de dire si le corps étranger est dans le globe oculaire (ombre mobile) ou dans les tissus orbitaires (ombre fixe). Si l'ombre mobile se déplace sur l'écran parallèlement au déplacement du regard, si, par exemple, elle subit un déplacement de bas en haut lorsque le regard se porte en haut, c'est que le corps étranger siège dans le segment antérieur du globe. Il siège dans le segment postérieur lorsque le déplacement de l'ombre se fait en sens inverse du déplacement du regard.

La radiographie, faite dans les mêmes conditions de situation de l'ampoule et la plaque photographique appliquée sur la joue et la tempe du malade, fournira des indications plus précises lorsque le corps étranger est de petit volume

Il importe, dans certains cas, de localiser exactement un corps étranger orbitaire ou oculaire. On peut atteindre ce but de différentes façons, le principe général consistant à disposer des repères métalliques et à calculer la distance du corps étranger à ces repères (voir fig. 288). Holth fixe après cocaïnisation deux petits boutons à la conjonctive bulbaire. On peut aussi, ainsi que nous l'avons fait avec M Beclère, se servir d'un blépharostat porteur d'un anneau métallique s'appliquant exactement sur le limbe cornéen et porteur de deux saillies correspondant aux méridiens vertical et horizontal du globe. L'exécution de deux radiographies successives, l'ampoule étant déplacée de 65 millimètres, permettra d'obtenir des radiographies stéréoscopiques qui, examinées au stéréoscope, serviront à localiser très exactement l'emplacement du corps étranger par rapport aux repères du limbe cornéen.

Parmi les nombreux procédés de précision pour la localisation exacte de petits corps étrangers intraoculaires, il faut signaler le procédé de Belot-Fraudet qui exige la prise de 5 radiographies successives : 4 latérales et une de face. Pour 3 des radiographies latérales, on fait varier la direction du regard, en haut, en bas et en face, la tête bien entendu, étant immobilisée. On fait un calque unique de ces 3 radiographies et l'on se rend compte aisément des déplacements du corps étranger, si celui-ci siège dans le globe.

La radiographie a l'incomparable avantage de fournir des renseignements quelle que soit la nature du corps étranger. Les pro-

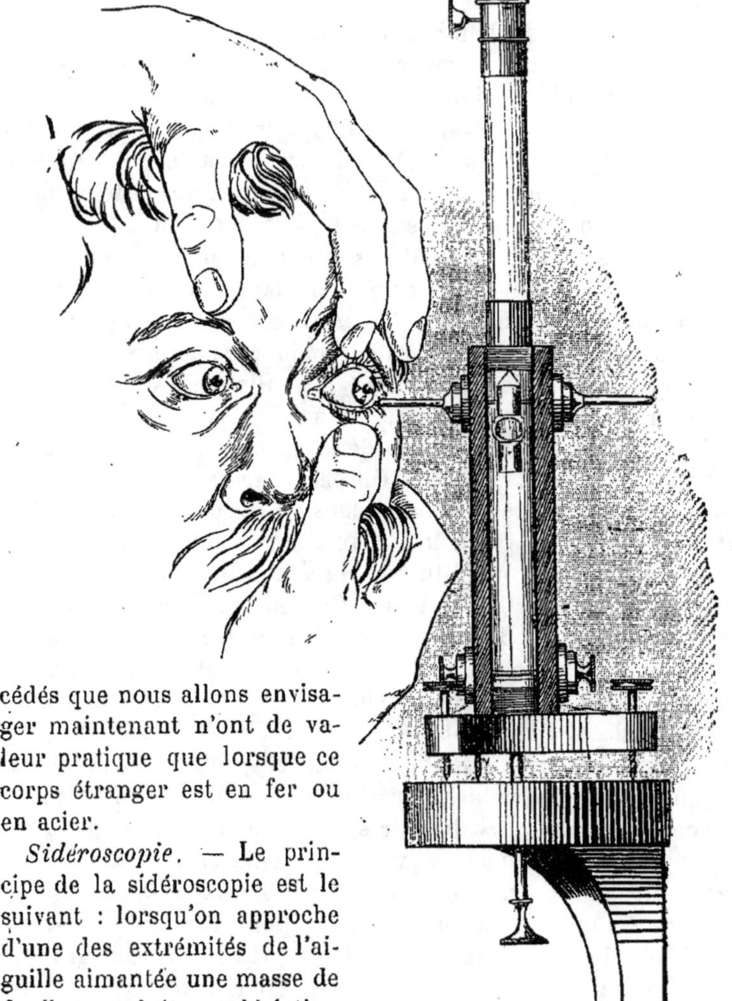

Fig. 289. — Emploi du Sidéroscope. L'appareil est supporté par une console fixée au mur. Le globe oculaire est rapproché de l'une des extrémités de l'aiguille aimantée.

cédés que nous allons envisager maintenant n'ont de valeur pratique que lorsque ce corps étranger est en fer ou en acier.

*Sidéroscopie.* — Le principe de la sidéroscopie est le suivant : lorsqu'on approche d'une des extrémités de l'aiguille aimantée une masse de fer il se produit une déviation de l'aiguille ; la déviation est d'autant plus manifeste que la masse est plus rapprochée de l'aiguille.

On se sert en pratique de galvanomètres très sensibles : magnétomètre de Gérard ou sidéroscope d'Asmus. Nous nous contenterons de décrire ce dernier.

L'instrument est porté par une équerre fixée à la paroi à l'aide de vis de cuivre et orienté de telle manière que l'aiguille aimantée soit parallèle au méridien nord-sud.

La vis inférieure permet de tendre le fil de cocon, ou mieux de quartz qui porte l'aiguille aimantée. Trois vis de support permettent d'assurer la verticalité de l'appareil. Il faudra que l'observé, étant adossé au mur, puisse placer son œil au niveau d'une des tiges (voir fig. 289). L'observateur et les personnes présentes devront enlever de leurs poches tous les objets de fer ou d'acier.

L'œil traumatisé est cocaïné et ses différents méridiens sont tour à tour rapprochés des extrémités de l'aiguille aimantée. Si l'aiguille est influencée par le voisinage d'une masse de fer. le petit miroir subira un mouvement de rotation visible directement à l'aide d'une lunette, ou par réflexion d'un faisceau lumineux que le petit miroir projettera sur une échelle fixée à la paroi. Trois cas peuvent se présenter : 1º le déplacement de l'aiguille se fait quel que soit le méridien du globe oculaire rapproché de la tige de l'appareil ; il faudra dans ces cas diminuer la sensibilité de l'instrument à l'aide d'une aiguille supplémentaire dont le pôle nord correspond au pôle sud de l'aiguille ordinaire. — 2º Le déplacement de l'aiguille se produit surtout lorsqu'un méridien du globe se trouve rapproché de la tige du sidéroscope : ce point correspond au siège du corps étranger. — 3º Il n'y a pas de déplacement de l'aiguille. On pourra rendre l'épreuve plus sensible en approchant de l'œil le pôle du grand électro-aimant qui provoquera dans le corps étranger le développement d'un état magnétique, susceptible de renforcer son action sur le magnétomètre. Si, malgré cette sensibilisation, aucun déplacement ne se produit, on pourra conclure à l'absence d'un corps étranger de fer, d'acier ou de nickel Toutefois il faut se rappeler que quelques alliages : tels que certains aciers chromés, aciers au nickel à 25 p. 100, ne possèdent plus les propriétés magnétiques de leurs composants.

*Action de l'électro-aimant géant.* — Le gros électro-aimant dont nous indiquerons plus loin les applications thérapeutiques, peut aussi fournir des indications diagnostiques. Il est fréquent, en effet, que l'approche du pôle de l'électro-aimant provoque une sensibilité plus ou moins vive du globe. Cette douleur se manifeste souvent lorsque le pôle magnétique est peu éloigné du siège du corps étranger. Si celui-ci est voisin de la face postérieure de l'iris ou si l'action de l'électro-aimant a eu pour effet de l'attirer derrière l'iris, on se rendra facilement compte qu'à chaque passage du courant le plan irien se soulève et tend à se rapprocher de la cornée. Si le corps étranger présente une certaine masse, on peut même voir le globe entier attiré par le pôle magnétique.

***Complications.*** — Nous ne reviendrons pas sur les complications immédiates des corps étrangers intra-oculaires : hémorragies, lésions traumatiques des membranes, panophtalmie, etc. Nous devons par contre envisager les complications secondaires qui donnent à la présence des corps étrangers dans le globe oculaire une gravité toute particulière. Ces complications varient avec la nature chimique des corps étrangers : des fragments de pierre, de verre, de plomb, d'or peuvent séjourner indéfiniment dans le corps vitré ou les membranes oculaires sans déterminer de complications. Ce sont des *corps étrangers indifférents*. Il n'en est plus de même du cuivre, de l'acier et du fer qui provoqueront presque toujours des lésions secondaires.

Les corps étrangers de *cuivre*, même aseptiques, et à l'exception des cas où ils siègent dans le cristallin, déterminent une réaction inflammatoire assez circonscrite qui ne prend fin que lorsque le métal est éliminé. On assiste parfois à la perforation spontanée du globe sous l'influence de la réaction inflammatoire aseptique produite par le corps étranger.

Les fragments *de fer et d'acier* causent habituellement, quel que soit leur siège intra-oculaire, une intoxication lente des tissus oculaires par les sels solubles de fer résultant de l'oxydation du corps étranger. C'est à cette intoxication, qui se traduit objectivement par la teinte rouille de l'iris et du cristallin et par la constatation microscopique des sels de fer dans les tissus, que l'on donne le nom de *sidérose* du globe oculaire.

Le *décollement rétinien* s'observe parfois à la suite de la pénétration d'un corps étranger intra-oculaire, mais nous ignorons les conditions particulières qui président à son apparition. On peut le voir survenir quelques semaines ou quelques mois après l'accident. On peut en dire autant de la *cataracte secondaire* avec pigmentation rouille qui se développe lorsque le corps étranger de fer ou d'acier n'a pas été extrait de suite. On admettait autrefois que la présence d'un corps étranger dans le globe oculaire constituait un danger d'*ophtalmie sympathique* pour l'œil opposé. Lorsque, à la suite de traumatisme ou d'intervention faites dans

le but d'extraire le corps étranger, on verra apparaître les symptômes de cette infection irido-choroïdienne particulière décrite sous
le nom d'infection sympathisante il y aura danger d'ophtalmie
sympathique et l'œil traumatisé devra subir l'énucléation. Par
contre, si ces symptômes n'apparaissent pas, la présence du corps
étranger en elle-même ne saurait en aucun cas provoquer des
accidents sympathiques.

**Pronostic.** — Le pronostic des corps étrangers intra oculaires

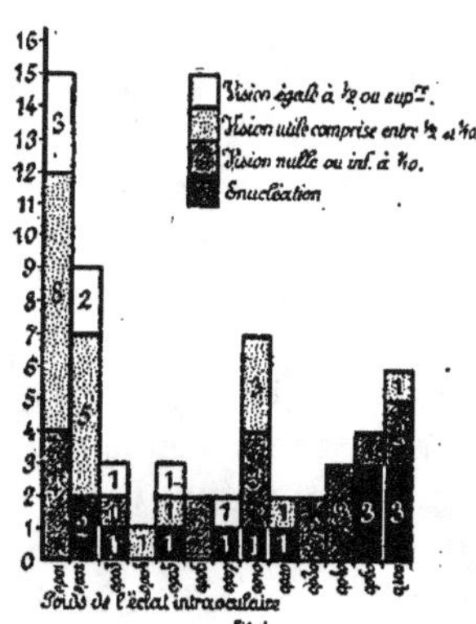

Fig. 290. — Graphique indiquant le
pronostic des blessures par corps
étrangers intraoculaires magnétiques en fonction de leur poids.
Lorsque le poids dépasse un centigramme, le pronostic est très
mauvais.

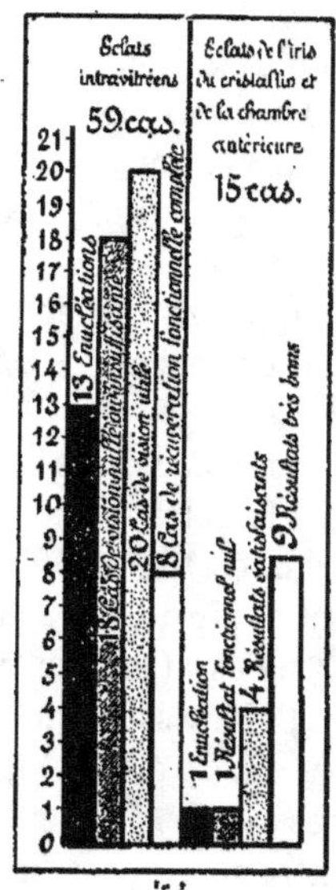

Fig. 291. — Graphique indiquant le pronostic suivant
le siège des corps étrangers.

est extrêmement variable et ne saurait tenir dans quelques formules. D'une manière très générale, il est grave surtout en raison
des complications immédiates. Lorsque celles-ci ne se sont pas
produites, on peut dire que le pronostic des corps étrangers
magnétiques sera moins grave que celui des corps étrangers non
magnétiques. L'extraction des premiers avec l'électro-aimant étant
presque toujours possible, le pronostic s'en trouvera notablement
amélioré. Mais, même après l'extraction, les cas où la vision persiste entière constituent de très grandes exceptions.

Les deux graphiques ci-dessus (fig. 290 et 291) établis d'après les résultats observés à Lariboisière pendant quelquès années permettront de se rendre compte des résultats obtenus. Il s'agit d'accidents du travail. Les corps étrangers magnétiques résultant de la pénétration d'éclats d'obus ont un pronostic plus grave encore.

**Traitement.** — Au point de vue thérapeutique, les corps étrangers du vitré doivent être divisés en deux grandes classes : les corps étrangers non magnétiques, les corps étrangers magnétiques.

I. *Corps étrangers non magnétiques.* — L'extraction des corps étrangers non magnétiques est un des points les plus délicats et les plus difficiles de la chirurgie oculaire.

Deux cas peuvent se présenter : ou on peut localiser le corps étranger, ou celui-ci reste invisible et on n'est aucunement fixé sur sa position.

La situation du corps étranger ne peut être déterminée que lorsque les milieux sont transparents Ce n'est que dans ces cas qu'il est permis d'en tenter l'extraction et voici comment il faut procéder.

Après cocaïnisation et toilette de l'œil, on incise la conjonctive, puis la sclérotique au point qui répond à l'emplacement du corps étranger, de préférence entre les muscles droits. Cette incision doit avoir de 6 à 8 millimètres. Si la porte d'entrée est au niveau du corps étranger, on suivra naturellement cette voie toute tracée en l'élargissant au besoin d'un coup de ciseaux. Si, au contraire, elle en est éloignée, on n'en tient pas compte et l'on incise le plus près possible du corps étranger. L'incision une fois faite, on introduit une pince à mors creux, arrondis, mousses et on cherche à saisir le corps étranger que l'on retire lentement. On termine l'opération par une suture de la conjonctive

Lorsque le corps étranger ne peut pas être localisé dans l'œil, et c'est le cas le plus fréquent, la conduite du chirurgien est plus délicate.

S'il y a des accidents infectieux, l'hésitation n'est pas permise. On ne peut songer à extraire le corps étranger. Il faut faire l'énucléation du globe. Cette intervention seule peut mettre à l'abri d'accidents sympathiques.

S'il n'y a pas d'accidents, si l'œil a une certaine acuité visuelle, on peut attendre, mais en recommandant au malade de revenir au premier trouble.

En somme, pour les corps étrangers non magnétiques, l'extraction est rarement indiquée, encore plus rarement exécutée.

II. *Corps étrangers magnétiques.* — L'extraction des corps étrangers magnétiques donne de bien meilleurs résultats.

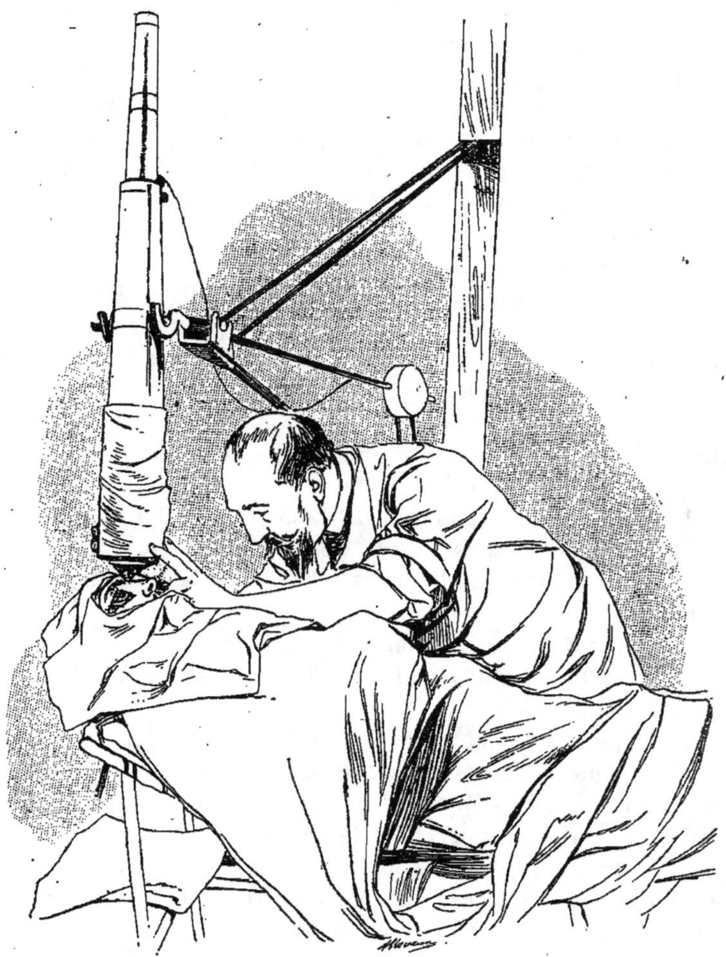

Fig. 292. — Électro-aimant de Volkmann disposé pour l'extraction d'un corps étranger du vitré. Une compresse stérile entoure l'extrémité inférieure de l'électro-aimant permettant à l'opérateur de manœuvrer l'appareil sans se souiller les doigts.

Elle se fait à l'aide de l'électro-aimant. On en distingue deux variétés : le petit électro-aimant (fig. 294) qui est tenu à la main et dont le pôle doit être approché presque jusqu'au contact du corps étranger ; le grand électro-aimant qui est fixé à un support ou suspendu à une potence, et dont la force considérable attire l'éclat magnétique à distance.

Parmi les modèles de grand électro-aimant, on peut utiliser le modèle de Haab, de Schlœsser, de Mellinger, de Moreau, de Rollet, etc. Le modèle figuré (fig. 292) est celui de Volkmann.

Les indications de l'extraction varient suivant l'ancienneté du traumatisme ; nous établirons une distinction entre cas récents et cas anciens.

1. Cas récents. — La technique à suivre varie suivant que le corps étranger a pénétré par la cornée ou la sclérotique.

Si le corps étranger a pénétré par la cornée, on a généralement recours au procédé d'extraction à l'aide des deux électro-aimants sans incision de la sclérotique.

Avec le gros électro-aimant, on amène le corps étranger dans la chambre antérieure d'où on l'extrait, après kératotomie, avec un électro-aimant à main.

Le malade est couché sur la table d'opération ; on fait une toilette soignée des paupières et des culs-de-sac conjonctivaux comme pour une opération aseptique. Les pôles sont stérilisés. L'œil est cocaïné.

La partie de l'électro-aimant de Volkmann qui sera saisie par la main de l'opérateur devra tout d'abord être entourée d'une compresse aseptique.

Le blépharostat, en cuivre doré, est mis en place.

On adapte le pôle conique et on dispose l'électro aimant de telle sorte que le sommet de ce pôle affleure la conjonctive bulbaire sans la comprimer. Puis, le malade regardant en face de lui, c'est-à-dire en haut, on applique le sommet du pôle au niveau du limbe, de préférence du côté où l'examen ophtalmoscopique ou radiographique a montré le corps étranger, de manière à l'attirer en arrière de la portion périphérique de l'iris, sans lui faire traverser toute l'épaisseur du vitré. L'opérateur ouvre ou ferme le courant avec une pédale. Un aide fait marcher l'inverseur qui permet de changer la direction du courant et de renverser les pôles. Un autre aide éclaire le champ opératoire avec un photophore.

Dès que le courant passe, le malade éprouve une sensation plus ou moins vive dans son œil, si celui-ci contient un corps étranger.

Suivant son adhérence aux milieux et sa masse, le corps
étranger se porte avec une rapidité variable au point où on veut
l'amener. Il faut alors surveiller attentivement l'iris. Le corps
étranger vient en effet soulever l'iris, et ce soulèvement nettement
visible indique que le corps étranger est derrière la membrane

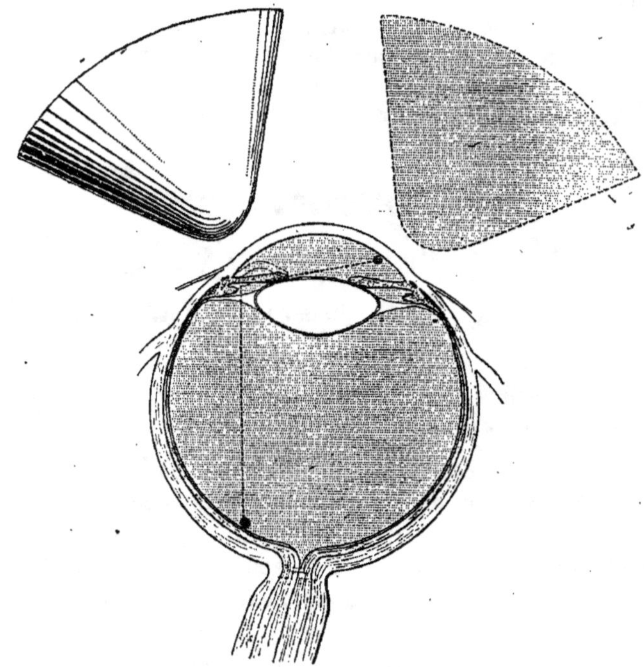

Fig. 293. — Indication schématique du trajet parcouru par le corps
étranger du corps vitré dans la chambre antérieure, 1re et 2e positions du pôle de l'électro-aimant.


pupillaire, en dehors de l'équateur du cristallin, qu'il n'a pas
touché (fig. 293).

Il faut l'amener dans un second temps dans la chambre antérieure. On change alors le pôle de place; on le porte du côté
diamétralement opposé de la cornée, entre le limbe et la pupille.
Le courant passe et l'aimant attire le fragment d'acier dans le
champ pupillaire en le faisant glisser entre la face postérieure de
l'iris et la face antérieure du cristallin Le corps étranger tombe
dans la chambre antérieure. Ce second temps s'opère en général

beaucoup plus rapidement que le premier ; le fragment a déjà été mobilisé et obéit plus facilement à l'aimant. Le grand électro-aimant est devenu inutile. Le petit électro-aimant à main devient alors indispensable et termine l'extraction.

On pratique une kératotomie à la lance. Par la section cornéenne, on introduit le pôle que l'on rapproche le plus près possible du corps étranger et on fait passer le courant. Le fragment métallique adhère au pôle que l'on retire doucement.

L'opération est terminée.

Ce procédé est bien préférable à l'extraction par l'aimant à

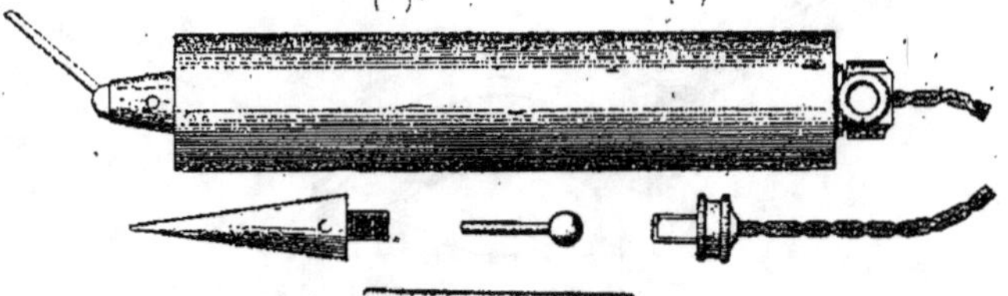

Fig. 294. — Petit électro-aimant à main du D<sup>r</sup> Henrard fonctionnant sur un courant de ville et d'une force portante de 50 kg.

main après incision de la sclérotique. Dans ce procédé, il faut introduire le pôle aimanté dans le vitré, c'est-à-dire créer un traumatisme qui peut plus tard provoquer des complications.

La méthode de choix est donc l'extraction à l'aide de deux électro-aimants.

Lorsque le corps étranger *a pénétré par la sclérotique*, on peut, comme nous venons de l'indiquer, tenter l'extraction par le petit aimant, que l'on introduit dans le vitré ; mais, ici encore, c'est l'électro-aimant de Volkmann qu'il vaut mieux employer. On applique le sommet du pôle contre la plaie et le corps étranger vient en général avec facilité.

2. Cas anciens. — Dans les cas anciens, la conduite à tenir dépend de l'état de l'œil.

Si l'œil traumatisé présente des symptômes qui font craindre l'ophtalmie sympathique, il faut faire l'énucléation aussi hâtive que possible.

Il est bien plus difficile de se décider quand l'œil supporte bien le corps étranger et a conservé encore une certaine acuité visuelle. L'extraction risque de diminuer la vision. D'autre part, l'abstention laisse le malade sous le coup d'accidents possibles. Il est impossible de donner une règle fixe. Si l'on peut surveiller régulièrement le malade, on peut attendre et faire l'extraction à la moindre alerte ; si le malade ne peut être examiné souvent, s'il habite loin de tout centre, il est plus prudent de tenter l'extraction pour mettre l'œil sain à l'abri d'accidents.

Ce qu'il faut retenir, c'est que l'extraction doit être tentée le plus souvent et *le plus hâtivement possible*. C'est de cette seule façon qu'on parviendra, non seulement à préserver l'œil sain, mais encore à conserver un peu de vision à l'œil traumatisé.

## III. — LÉSIONS SYMPTOMATIQUES DU CORPS VITRÉ

Ainsi que nous l'avons déjà indiqué, le corps vitré présente souvent des lésions en rapport avec des affections des membranes profondes ; ce sont elles que nous envisagerons dans ce chapitre et si nous les distrayons du chapitre des affections choriorétiniennes auquel elles appartiennent en réalité, cela tient à ce que le symptôme vitréen attire le plus spécialement l'attention et leur communique une physionomie clinique propre. Nous envisagerons successivement les corps flottants, les hémorragies, le synchisis, etc.

### Corps flottants du corps vitré

Il est très fréquent de rencontrer des malades se plaignant d'une sensation de mouche volante. Cette sensation, à laquelle on donne le nom de *myodésopsie*, ne coïncide pas forcément avec la présence d'un corps flottant, ce terme servant à désigner les opacités du corps vitré constatables à l'ophtalmoscope.

*Symptômes.* — C'est par l'examen ophtalmoscopique, pratiqué à l'aide du miroir plan et sans lentille, ainsi que nous l'avons indiqué plus haut (voir p. 398), que l'on se rendra le mieux compte de la présence ou de l'absence d'opacités du corps vitré.

Le champ pupillaire, qui dans les conditions normales apparaît d'un rouge uniforme, peut offrir des opacités de forme et de teinte variées. On désigne, sous le nom de *poussières du vitré*, de petites

opacités formant un voile léger et diffus. On parle de *corps flottants* lorsque les opacités sont noires, opaques et présentent des
contours plus ou moins nets : elles affectent la forme de flocons,
de filaments, de voiles.

Un des caractères propres à ces opacités du vitré, c'est leur
déplacement sous l'influence des mouvements du globe oculaire.
Si l'œil est brusquement dirigé en haut, puis ramené dans le plan
horizontal, on verra souvent une ou plusieurs taches noires apparaître dans le champ pupillaire et regagner plus lentement les
parties inférieures de ce champ.

Ces opacités du vitré peuvent n'entraîner aucun trouble fonctionnel, mais il est rare qu'au début tout au moins, elles ne provoquent pas la sensation de mouche volante. Cette sensation est
tout particulièrement manifeste lorsque le malade fixe une surface blanche (feuille de papier, nuage, etc.). Elle peut incommo-
der le malade au point de rendre toute application visuelle impossible à un éclairage ordinaire. Certains malades se plaignent de
variations dans l'acuité visuelle, en rapport avec le passage des
opacités devant la région maculaire.

Aux opacités du corps vitré peuvent correspondre des lésions de
chloriorétinite atrophique ou pigmentaire des plus manifestes,
mais il est fréquent aussi que l'examen ophtalmoscopique ne révèle
aucune lésion du fond de l'œil, ce qui d'ailleurs n'est pas suffisant
pour en exclure la présence réelle. Ces opacités sont très fréquentes
chez les myopes de degré élevé, au cours des choriorétinites syphilitiques, etc.

L'évolution des opacités vitréennes est essentiellement variable.
On est cependant surpris, en général, par leur très longue persistance.

**Lésions**. — On est très peu renseigné sur la nature exacte de ces
opacités du corps vitré. On admet qu'il s'agit le plus souvent de lésions
exsudatives, formées par conséquent de leucocytes mono- ou polynucléaires plus ou moins chargés de pigment choriorétinien. On observe
néanmoins aussi, à la suite d'hémorragies du corps vitré, des opacités
d'apparence semblable, mais qui subissent une résorption beaucoup
plus rapide que les premières.

**Diagnostic**. — De nombreux malades se plaignent de myodésopsie sans que l'examen le plus attentif même après mydriase

atropinique révèle la moindre lésion du vitré ou des membranes profondes. Il est presque constant d'observer dans certaines conditions d'éclairage, en particulier si le regard se fixe sur des surfaces claires (nuages, mur blanchi, papier blanc) de petites ombres qui correspondent probablement à la structure fibrillaire normale du vitré. Chez les déprimés, les neurasthéniques, les phobiques, ces impressions deviennent facilement le sujet de préoccupations oculaires. L'examen objectif permettra de différencier cette *sensation de mouche volante subjective* avec la myodésopie liée à une opacité du corps vitré. L'opacité du vitré se différenciera des *opacités cristalliniennes* par sa mobilité par rapport au contour pupillaire. Si l'opacité siège dans les parties profondes du cristallin, elle peut paraître se déplacer dans des mouvements d'élévation du globe, mais en réalité sa position relative reste toujours la même et l'éclairage oblique montrera que l'opacité est dans le cristallin.

Lorsque les opacités du corps vitré n'ont pas succédé à une hémorragie, ou à une plaie pénétrante du globe, ils sont toujours l'indice d'une lésion choroïdienne : choroïdite syphilitique acquise ou héréditaire, choroïdite myopique, chorio-rétinite métastatique, tuberculose choroïdienne, artériosclérose choroïdienne, etc.

**Traitement.** — Le port de verres fumés, en atténuant l'intensité lumineuse, rendra le symptôme subjectif moins apparent et moins gênant. Le traitement causal s'adressera à l'affection choroïdienne.

## Hémorragies spontanées du corps vitré

Le corps vitré n'ayant pas de vaisseaux propres, il s'agit en réalité toujours d'hémorragies choroïdiennes ou rétiniennes. Les lésions vasculaires qui leur donnent naissance sont quelquefois manifestes, mais le plus souvent invisibles à l'examen ophtalmoscopique le plus attentif.

**Symptômes.** — L'hémorragie diffuse du corps vitré se traduit toujours par un trouble visuel très accusé. La vision peut être réduite à la perception quantitative de lumière. Lorsque l'hémorragie ne s'est pas produite la nuit, ce qui est le cas fréquent, son apparition est accompagnée d'une sensation de flocons ou de nuages noirs augmentant graduellement.

A l'examen ophtalmoscopique, on constate l'inéclairabilité partielle ou complète de la pupille qui, malgré l'éclairage direct, conserve sa teinte noire.

L'éclairage oblique montre la transparence du cristallin et souvent aussi une teinte rouge des couches antérieures du corps vitré.

La projection lumineuse est normale et les réactions pupillaires sont conservées. La tension n'est augmentée que dans les cas de glaucome aigu, lié à des lésions vasculaires (trombophlébite des vaisseaux centraux).

*Formes cliniques.* — En dehors des cas où l'hémorragie spontanée du corps vitré est très nettement secondaire à des affections de la rétine et de la choroïde et où elle survient au cours de l'évolution d'une *choriorétinite syphilitique, d'une rétinite hémorragique diabétique ou albuminurique, d'une artériosclérose des vaisseaux centraux,* on rencontre un groupe de faits présentant entre eux une certaine similitude et que l'on a réunis sous l'étiquette : *hémorragies récidivantes du corps vitré.* L'affection s'observe surtout chez de jeunes gens, de quinze à trente ans, dont la santé générale paraît absolument normale. La résorption des hémorragies se fait assez rapidement, en 8 à 15 jours L'œil peut même reprendre son état normal et l'ophtalmoscope ne décèle aucune lésion profonde. Puis, après une période variable, une nouvelle hémorragie apparaît et cela jusqu'à 5, 6 ou 10 fois de suite. Certains observateurs ont rattaché ces hémorragies récidivantes à la syphilis héréditaire (de Gouvea).

*Diagnostic.* — L'hémorragie du vitré pourrait être confondue avec la cataracte noire (voir p. 391) ; avec le décollement total de la rétine ou l'envahissement du corps vitré par un néoplasme : on la différenciera de ces lésions par la conservation des reflets pupillaires et de la projection lumineuse, ainsi que par l'examen de la tension oculaire.

L'exsudat inflammatoire du corps vitré s'en différenciera par la présence de symptômes réactionnels du côté de l'iris, de la région ciliaire ou des membranes externes du globe.

*Pronostic.* — Le pronostic est en général assez grave. Lorsque l'hémorragie accompagne une choriorétinite syphilitique, sa gravité est en général moins grande et l'on peut voir des guérisons parfaites succéder à un traitement mercuriel ou arsenical rigoureusement suivi.

*Traitement.* — Dans les hémorragies récidivantes du corps vitré,

Abadie préconise une bonne hygiène générale, l'extrait de quinquina à la dose de *A* à 2 grammes par jour, la limonade sulfurique ou citrique ; le perchlorure de fer à l'intérieur à la dose de 20 à 30 gouttes, enfin l'ergotinine en injections sous-cutanées. On peut aussi prescrire l'ergotine en pilules :

<pre>
Extrait sec d'hamamélis. .  .   .    .     .      cinq ctgrs.
Ergotine  .   .   .    .    .     .     .     .     . dix    —
           Pour une pilule. En prendre 3 à 4 par jour.
</pre>

On a conseillé aussi les émissions sanguines à la tempe (ventouses de Heurteloup).

On s'inspirera, en outre, des indications fournies par l'étude des commémoratifs ou des lésions des membranes profondes. Si l'étiologie syphilitique est vraisemblable, on instituera un traitement mercuriel énergique, par injections intramusculaires.

Dans tous les cas d'hémorragie intra-oculaire, on engagera le malade à observer le repos le plus complet, à éviter les efforts, les mouvements brusques, la constipation, et à écarter de son alimentation tout ce qui peut provoquer la congestion céphalique, en particulier les boissons alcooliques. L'instillation de pilocarpine, paraît d'un effet préventif utile.


## Synchisis du corps vitré


Le terme de synchisis s'applique à un état du corps vitré caractérisé anatomiquement par une consistance plus fluide. Dans le synchisis simple, il y a toujours des opacités du corps vitré et des lésions choroïdiennes manifestes.

On donne le nom de *synchisis scintillant* ou *étincelant* à un aspect particulier de la pupille que l'on observe à l'ophtalmoscope dans certaines modifications du corps vitré dont l'étiologie n'est pas établie. La cause du phénomène a été rattachée à la présence de cristaux de cholestérine, de thyrosine et de phosphates dans le corps vitré. L'analyse du sang a montré l'existence dans un cas d'une hypercholestérinémie.

En éclairant le fond de l'œil, on voit se détacher, sur le fond rouge, une pluie de points brillants qui se déplacent sous l'influence des mouvements de l'œil.

Ce symptôme n'entraîne par lui-même aucun trouble subjectif et peut se rencontrer fortuitement. L'intégrité des membranes profondes peut être complète. Mais on trouve dans certains cas des lésions de rétinite ou de choriorétinite.

Le symptôme objectif ne subit guère de modifications et n'est pas justiciable d'un traitement.

## Cysticerque du corps vitré

La localisation intra-oculaire du cysticerque est extrêmement rare, surtout en France.

**Symptômes.** — C'est habituellement un trouble de la vision qui attire l'attention du malade : sensation de voile, métamorphopsie, etc., suivant le siège de la lésion. Le trouble visuel peut augmenter rapidement d'intensité ou rester stationnaire. Il n'est pas rare de constater, au début, un léger degré d'irritation oculaire, mais tous ces troubles peuvent faire défaut.

L'examen ophtalmoscopique fournit des renseignements variables suivant que le cysticerque siège sur la rétine ou entre la choroïde et la rétine. Il est rare que, même dans ce dernier cas, il ne devienne pas sus-rétinien à un moment donné de son évolution.

Lorsque le cysticerque est sous-rétinien, il donne lieu à un soulèvement de forme arrondie, de coloration blanc bleuâtre, à contours nettement délimités et brillants (Pl. C, fig. XVIII). Au centre de la formation, on voit une tache qui correspond à la tête de l'entozoaire. Si la vésicule est en plein dans le vitré, on la reconnaîtra à sa forme nettement arrondie ou ovalaire. Ses contours nets la différencient d'un décollement rétinien et le diagnostic se fera d'emblée si le cysticerque a fait saillir son cou et sa tête. La tête forme une tache blanche brillante et présente deux renflements latéraux. Les caractères les plus importants consistent d'une part dans les mouvements spontanés de la vésicule, rappelant les contractions péristaltiques de l'intestin, et d'autre part dans les oscillations de pendule du cou, comparés aux mouvements des cornes des colimaçons (Liebreich). La présence du parasite dans le globe oculaire s'accompagne d'opacités plus ou moins abondantes du vitré.

La vitalité du cysticerque dans le globe oculaire peut être de

3 ou 4 ans, lorsque l'affection est abandonnée à elle-même. L'évolution des lésions entraîne une réduction progressive de la vision. Elle peut se compliquer, en outre, par l'apparition d'une choroïdite suppurative ou d'une iridochoroïdite subaiguë, suivie d'atrophie du globe.

**Étiologie. Lésions.** — La fréquence du cysticerque celluleux intraoculaire est en rapport direct avec la fréquence du *Tænia solium* ou *Tænia* armé (dont il est la forme larvaire, vivant habituellement chez le Porc) et avec l'habitude de manger de la viande de porc crue. C'est néanmoins une localisation très rare de la ladrerie, qui atteint les populations pauvres et peut se développer à tout âge. L'embryon hexacanthe qui donnera le cysticerque parvient dans l'œil par la voie vasculaire. Son point de fixation sera un capillaire rétinien ou choroïdien. Le kyste peut mesurer de 2 à 15 millimètres, suivant la période de développement où il se trouve. Dans la plupart des yeux énucléés pour cysticerque intraoculaire et qui ont rendu possible l'étude des lésions intraoculaires, il s'agissait de cas relativement anciens, où la présence du cysticerque se compliquait de lésions secondaires étendues : décollement rétinien partiel ou total, suppuration circonscrite autour du kyste, ossification de la paroi du kyste ou des tissus voisins. La présence du cysticerque produit en effet sur les tissus oculaires l'effet d'un corps étranger et provoque une réaction leucocytaire accompagnée dans certains cas de formation de cellules géantes.

**Diagnostic.** — Le diagnostic offre surtout de grandes difficultés lorsque le cysticerque est sous-rétinien. La forme du soulèvement rétinien, les caractères de son évolution permettront de le différencier de celui que produisent les tumeurs de la choroïde. Si le cysticerque se développe chez un jeune sujet, on devra faire le diagnostic avec le gliome.

L'éosinophilie sanguine constitue un signe important dans les cas où le diagnostic ophtalmoscopique est rendu difficile par des complications locales.

**Pronostic.** — Le pronostic est toujours très mauvais en cas d'évolution spontanée de l'affection. Lorsque l'extraction du cysticerque est possible avant l'époque où les lésions secondaires ont acquis un trop grand développement, le pronostic est un peu moins grave, mais même dans les cas où le kyste est extrait facilement, le résultat visuel n'est le plus souvent que très relatif. Sur 104 cas opérés (60 cas de cysticerque du corps vitré et 44 cysticerques sous-rétiniens) l'extraction du kyste ne réussit que

79 fois. 31 fois le résultat fut purement cosmétique, 13 fois le
degré de vision éxistant au moment de l'intervention put être conservé et 28 fois seulement il se produisit une amélioration de
l'acuité visuelle.

**Prophylaxie.** — L'inspection des viandes de porc et la cuisson
soignée de la viande sont les plus sûrs moyens de prévenir le
développement de ce parasite chez l'homme. Ces mesures ont

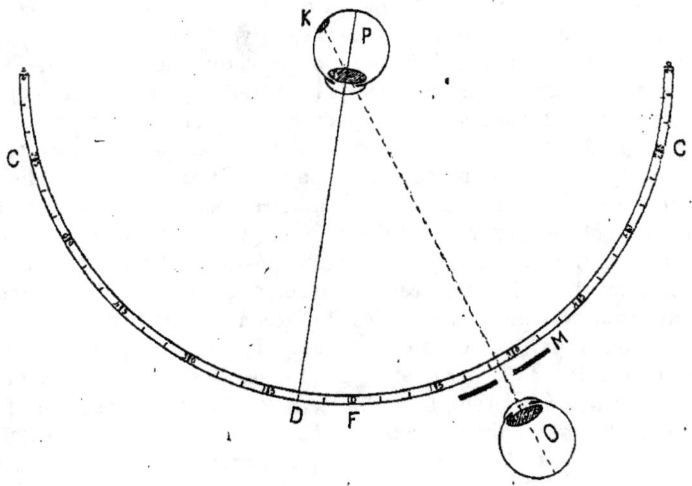


Fig. 295. — Localisation du kyste hydatique par le procédé de Dupuy-
Dutemps et Polack, à l'aide du périmètre C.C. — O, œil de l'observa-
vateur ; — P. œil de l'observé ; — K, siège du kyste ; M, miroir ophtalmoscopique ; — F, point de fixation de l'œil sain ; — D, point de fixation de l'œil dévié.

d'ailleurs considérablement réduit la fréquence du cysticerque
intraoculaire.

**Traitement.** — Le traitement médical est sans effet. L'intervention chirurgicale peut seule donner quelques chances de suppression du parasite. Celle-ci consiste dans une incision méridienne
de la sclérotique, pratiquée au niveau de l'équateur et correspondant au siège présumé du cysticerque.

Pour déterminer exactement le siège d'un cysticerque sous-rétinien MM. Dupuy-Dutemps et Polack ont eu recours au procédé
suivant : le malade placé devant l'arc périmétrique les deux yeux

ouverts, fixe de l'œil sain le point central. L'observateur muni d'un simple miroir ophtalmoscopique se déplace le long de l'arc jusqu'à ce qu'il aperçoive la vésicule.

Dans ce cas particulier, la tache blanche que formait le *Scolex* au centre de la vésicule était visible pour l'observateur entre 25 et 30°. L'œil examiné étant de 10° en dehors, cette valeur s'ajoutait à la précédente et l'on pouvait admettre que l'arc séparant la fovea du cysticerque mesurait de 35 à 40°. On prit le chiffre intermédiaire de 37°, et on le retrancha de 180° pour avoir la distance angulaire du pôle antérieur au kyste $= 143°$. Pour un œil de 23 mm. 5 de diamètre, cet arc mesure 29 mm. environ et il suffit d'en retrancher le 1/2 diamètre cornéen, soit 6 mm., pour trouver la longueur de l'arc qui séparait le kyste du limbe, 23 mm. A l'aide d'un fil de plomb de 23 mm., on repéra facilement le point où devait être faite l'incision sclérale et l'extraction du cysticerque.

Une fois le point de repère trouvé, on coupera la conjonctive et le tissu épiscléral, puis, avec un couteau de de Graefe, on incisera lentement la sclérotique, puis la choroïde dans une étendue de 8 à 9 millimètres. Le cysticerque pourra alors s'évacuer spontanément; sinon, on le saisira avec une pince et on l'attirera dans la plaie. Lorsqu'il adhère à la rétine ou à la choroïde, l'extraction est rendue plus difficile.

Si les lésions secondaires sont très accusées, l'énucléation du globe constitue la seule ressource thérapeutique.

CHAPITRE XIII

# MALADIES DE LA CHOROIDE

La description dans deux chapitres séparés des maladies de la choroïde et des maladies de la rétine ne correspondrait que très imparfaitement avec la réalité si l'on considérait la localisation seule des lésions. La choroïde jouant pour une partie des couches rétiniennes (épithélium pigmentaire, cônes et bâtonnets et couche des cellules visuelles) le rôle de tissu nourricier, il en résulte que la plupart des affections choroïdiennes ont un retentissement sur la rétine. C'est donc essentiellement la localisation primitive de l'affection, et aussi l'usage, qui nous fait conserver cette classification des maladies des membranes profondes, en maladies de la choroïde et en maladies de la rétine.

Nous pouvons, ici encore, établir quatre groupes d'affections ou de symptômes : les affections congénitales, les lésions traumatiques, les inflammations choroïdiennes aiguës ou chroniques, les tumeurs.

## Sémiologie générale des affections choroïdiennes

A part quelques inflammations aiguës de la choroïde (choroïdites ou ophtalmies métastatiques), dont l'évolution s'accompagne de symptômes réactionnels extérieurs, les affections de la choroïde et de la rétine ne se traduisent guère que par des troubles subjectifs, si l'on excepte les modifications objectives que révèle l'examen ophtalmoscopique.

Les *troubles subjectifs* qui peuvent être provoqués par les affections choroïdiennes et rétiniennes sont avant tout des troubles de la perception visuelle, centrale ou périphérique, suivant le siège et l'intensité des lésions. L'altération de l'acuité visuelle, les modifications du champ visuel consistant dans des rétrécissements irréguliers, dans la présence de lacunes ou *scotomes*, devront toujours être recherchées à l'aide des méthodes d'examen que nous avons indiquées.

Dans un certain nombre de cas, l'exsudation produite dans le corps vitré sous forme de corps flottants donne lieu au symptôme *mouches volantes*. Enfin certaines formes de choriorétinite se traduisent par un trouble particulier de l'adaptation rétinienne dont le symptôme porte le nom d'*héméralopie* ou de cécité crépusculaire.

Les *lésions ophtalmoscopiques* seront décrites à propos de chacune des affections particulières de la choroïde et de la rétine, mais il nous semble utile de dire dès maintenant à quoi correspondent les modifications d'aspect de l'image ophtalmoscopique.

*a*) Couleur du fond de l'œil. — Quelle est la cause de la coloration rouge plus ou moins uniforme du fond de l'œil ? On attribue généralement cette teinte à la nappe vasculaire choroïdienne. Or, E. Marx a démontré qu'on pouvait substituer de l'eau au sang distribué dans les vaisseaux choroïdiens sans modifier en rien la teinte du fond de l'œil : de plus, étudiée au spectroscope, celle-ci a un spectre différent de l'hémoglobine. Ce serait à la réflexion des rayons lumineux qui pénètrent à travers la pupille, sur l'épithélium pigmentaire de la rétine que serait due la tonalité rouge générale de l'image ophtalmoscopique.

*b*) Les modifications de la tonalité générale sont assez trompeuses et ne se prêtent guère à des déductions diagnostiques, car elles varient avec l'éclairage employé (gaz, électricité, pétrole) et avec la pigmentation générale du sujet.

Il n'en est pas de même d'une série de modifications circonscrites dues pour la plupart à l'altération de la couche réfléchissante, c'est-à-dire à l'épithélium pigmentaire, ou à l'interposition de substances anormales dans les couches de la rétine placées au-devant de l'épithélium pigmentaire. Une disparition circonscrite de l'épithélium pigmentaire provoquera la formation d'une tache blanche ou jaunâtre, de même qu'une plaque atrophique ou une rupture complète des membranes. Mais une tache blanche peut être aussi réalisée par un exsudat dans les couches superficielles de la rétine. Une tache noire indique toujours la fixation dans la rétine de pigment choriorétinien (pigment de l'épithélium pigmentaire transporté par des cellules migratrices) ou de pigment hématique succédant à une hémorragie ; dans ce dernier cas la tache est moins sombre. Une tache d'un rouge plus sombre résulte d'une extravasation sanguine rétinienne plus ou moins récente.

Lorsque l'épithélium pigmentaire est altéré ou lorsque sa richesse en pigment est faible on peut voir transparaître à travers la rétine le réseau vasculaire choroïdien. On pourra parfois, mais dans ces cas seulement, reconnaître à l'ophtalmoscope la transformation fibreuse d'un vaisseau de la choroïde ; le vaisseau altéré formera une strie blanche.

Dans les affections choroïdiennes, l'examen ophtalmoscopique nous renseigne donc surtout par l'indication des modifications rétiniennes secondaires à la localisation choroïdienne d'une infection chronique (syphilis, tuberculose, etc.).

## I. — AFFECTIONS CONGÉNITALES DE LA CHOROÏDE

Les affections congénitales de la choroïde sont rares. Elles ne sont guère représentées que par des colobomes.

## Colobome de la choroïde

Il existe deux types principaux de colobome de la choroïde : celui qui atteint la zone comprise entre la pupille et le bord inférieur de la choroïde : c'est le *colobome typique* ou du *plancher oculaire* ; l'autre qui est resté limité à une zone centrale comprenant la macula et siégeant au pôle postérieur : c'est le *colobome central* ou *maculaire*.

*Symptômes.* — La présence d'un colobome irien fait souvent découvrir l'existence d'un *colobome du plancher oculaire*. Ces deux anomalies de développement peuvent néanmoins exister indépendamment l'une de l'autre. C'est alors une acuité visuelle défectueuse, une hypermétropie très accusée, de la photophobie, du nystagmus, qui provoquent l'examen ophtalmoscopique. Celui-ci révèle un aspect des plus caractéristiques. Une zone blanche, nacrée, de forme vaguement triangulaire, s'élève de la périphérie inférieure vers la pupille, dont elle reste séparée par un pont de rétine normale ou avec laquelle elle se confond plus ou moins. Les vaisseaux rétiniens qui cheminent à la surface du colobome présentent des coudes correspondant aux dénivellations de la paroi oculaire. Le relevé du champ visuel montre une absence de perception dans la zone correspondant au colobome. L'anomalie est assez souvent bilatérale.

Le *colobome central* entraîne presque toujours une amblyopie très accusée de l'œil qui en est atteint. A l'examen ophtalmoscopique, on aperçoit

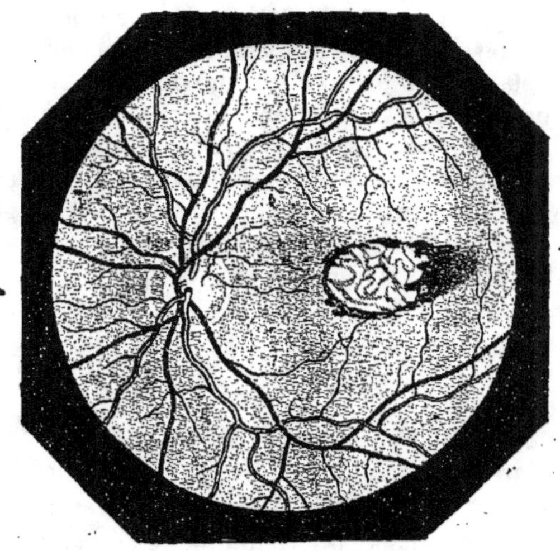

Fig. 296. — Colobome de la macula.

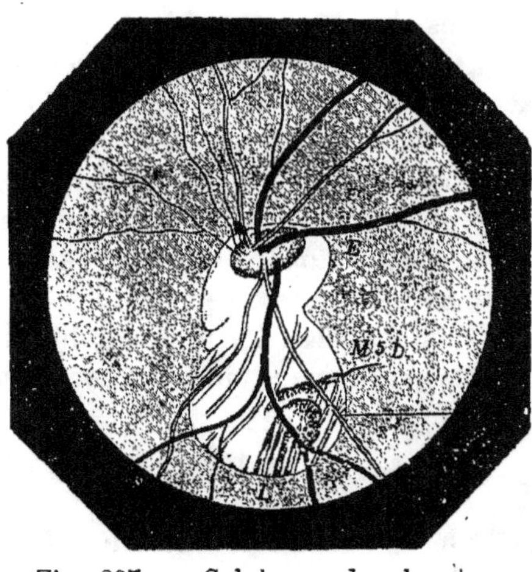

Fig. 297. — Colobome du plancher oculaire.

près de l'entrée du nerf optique, à un ou deux diamètres papillaires une surface arrondie, ovalaire ou irrégulière, de coloration blanc bleuâtre ou blanc jaunâtre. La dimension de la tache varie de un à dix diamètres papillaires. Un liseré pigmentaire la sertit souvent. Les vaisseaux rétiniens qui passent sur le colobome présentent habituellement un coude indiquant une dénivellation qui peut être plus ou moins accentuée (fig. 297).

**Lésions. Pathogénie.** — L'examen anatomique d'yeux colobomateux montre une atrophie de la rétine et de la choroïde et souvent un amincissement de la sclérotique dans la région correspondante. Cette membrane présente même parfois une saillie extérieure manifeste.

Pour expliquer le colobome du plancher oculaire, on admet un arrêt de développement empêchant la réunion des deux lèvres de la fente fœtale, mais on ne peut supposer que cet arrêt de développement se produise sans une cause extérieure aux tissus. D'ailleurs, la présence de colobomes, dits atypiques parce qu'ils ne correspondent pas au siège de la fente fœtale, permet de supposer que l'arrêt de développement ne constitue qu'un épiphénomène et qu'il s'agit de lésions cicatricielles succédant à des lésions inflammatoires dont l'évolution s'est produite au cours de la vie intra-utérine.

## Albinisme

L'albinisme est caractérisé par l'absence totale ou partielle du pigment normal des tissus. En raison de l'importance des pigments dans les différentes membranes du globe oculaire, cet organe se trouve particulièrement affecté. Tout en ignorant le déterminisme de cette anomalie, il semble que l'hérédité et la consanguinité jouent un rôle assez important.

La peau des paupières est mince, translucide, rosée jaunâtre. Les sourcils et les cils ainsi que les cheveux ressemblent à du lin. L'aspect de l'œil est analogue à celui du lapin blanc : sclérotique légèrement rosée, iris violacé ou rouge, pupille souvent ectopique de coloration rouge. A l'examen ophtalmoscopique on constate la transparence presque complète de l'iris, la couleur bleu orangé du fond de l'œil et la teinte jaune des vaisseaux rétiniens, dépourvus de reflets. Les albinos sont photophobes, très gênés par la lumière qui les éblouit ; ils marchent la tête penchée, les yeux à demi-fermés, fuyant le soleil (héliophobie). L'acuité est toujours fortement réduite. L'astigmatisme est fréquent ainsi que certaines affections oculaires (iritis, glaucome).

## II. — AFFECTIONS TRAUMATIQUES DE LA CHOROIDE

Les lésions choroïdiennes de cause traumatique sont très rares. On peut observer des lésions directes produites par un corps étranger ou un instrument piquant, ou des déchirures avec ou sans hémorragie, succédant à une contusion violente du globe. Nous laissons ici de côté les lésions choroïdiennes étendues accompagnant l'éclatement de la sclérotique.

**Lésions directes de la choroïde.** — Un éclat métallique, une tige de fil de fer, un instrument piquant, un projectile, etc., peuvent atteindre la choroïde et la rétine à travers la sclérotique ou à travers le corps vitré.

En l'absence de toute complication septique, l'examen ophtalmoscopique montrera au niveau du point blessé une tache blanche entourée d'amas pigmentaires en quantité variable et ayant la plus grande ressemblance avec un ancien foyer de choriorétinite atrophique et pigmentaire. C'est là le seul point à en retenir.

**Déchirures choroïdiennes.** — La déchirure choroïdienne indirecte s'observe à la suite d'une contusion violente portant sur le pôle antérieur du globe oculaire. Lorsque l'hémorragie qui recouvre souvent les membranes profondes, au pôle postérieur, a disparu, on découvre à l'ophtalmoscope des taches blanches très réfringentes qui ont une disposition générale légèrement arquée et semilunaire, concentrique à la papille. Leur siège de prédilection est le côté temporal à un ou deux diamè-

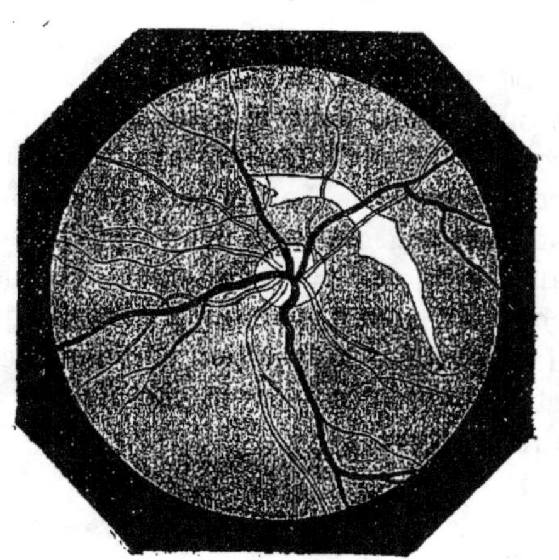

Fig. 298. — Déchirure de la choroïde.

tres papillaires de la papille. Il y a souvent une réduction marquée de l'acuité et un scotome correspondant à la déchirure. Ces lésions ne sont pas susceptibles de modifications ultérieures.

Au cours de la guerre, les lésions traumatiques choriorétiniennes indirectes ont été très souvent observées chez les blessés atteints au niveau de la région maxillaire supérieure, de la région temporale et plus rarement de la région fronto-sourcillière. Alors même que le globe n'a pas été directement contusionné, l'examen ophtalmoscopique fait constater des lésions hémorragiques, des taches blanches, des taches pigmentaires qui ont été souvent confondues avec des lésions de choriorétinite spécifique. D'une manière générale on peut dire que les lésions prédominent dans le secteur choriorétinien correspondant à la région traumatisée, mais il n'est pas rare cependant de trouver, dans les mêmes conditions traumatiques, des lésions circonscrites à la région maculaire ou périmaculaire. Les troubles fonctionnels sont toujours très accusés et ne subissent pas de régression manifeste après quelques semaines ou quelques mois. Il est vraisemblable d'admettre que la lésion commotionnelle initiale affecte l'appareil circulatoire choroïdien et rétinien.

### III. — AFFECTIONS INFLAMMATOIRES DE LA CHOROIDE

Les affections inflammatoires de la choroïde qui résultent de la prolifération, dans le tissu essentiellement vasculaire de la choroïde, d'agents infectieux ayant pénétré dans l'organisme par un point éloigné de l'œil et qui y ont été amenés par la voie sanguine, peuvent se grouper en deux types principaux : l'un correspondant aux infections pyogènes aiguës et auquel on donne le nom de choroïdites ou d'ophtalmies métastatiques ; le second constitué par des infections à évolution chronique et dont les deux variétés les plus communes sont la choroïdite syphilitique et la choroïdite tuberculeuse.

## Choroïdite métastatique

On comprend sous ce nom, une localisation infectieuse oculaire au cours d'une infection locale ou générale dont la porte d'entrée est éloignée de l'œil, mais dont l'agent est véhiculé par la voie sanguine. La prolifération microbienne et l'afflux leucocytaire peuvent se localiser au début dans les tissus de la choroïde, dans les tissus de la rétine ou encore dans les deux simultanément ; quelle que soit la localisation initiale, l'inflammation ne tarde pas à s'étendre aux différents tissus oculaires réalisant, par conséquent, une affection moins circonscrite que ne le ferait supposer la désignation de choroïdite.

*Symptômes.* — L'ophtalmie métastatique apparaît au cours d'un état général infectieux plus ou moins grave. Le premier symptôme consiste dans un trouble très accusé de la vision, aboutissant en quelques heures ou en un jour au plus à la suppression complète de toute perception. En même temps que le trouble visuel, la conjonctive et la sclérotique s'injectent, la région oculaire devient sensible et l'examen ophtalmoscopique montre, lorsqu'il est pratiqué dès le début, un trouble diffus du corps vitré. Très rapidement, en effet, l'éclairage des tissus profonds n'est plus possible. L'iris s'épaissit et un hypopyon plus ou moins abondant remplit une partie de la chambre antérieure. L'injection du globe, l'œdème des paupières et de la conjonctive bulbaire deviennent plus marqués. La cornée se trouble ; elle est le siège d'une desquamation plus ou moins étendue qui permet encore de reconnaître la présence de pus blanc jaunâtre remplissant la chambre antérieure. Les douleurs peuvent être intolérables et l'on voit parfois la saillie de l'œil et des paupières s'accuser au point de faire croire à un phlegmon de l'orbite.

Après quelques jours, on remarque que la cornée offre en un point une opacité plus accusée. C'est le point qui va se perforer bientôt et permettre au pus oculaire de s'échapper. Quelquefois, les symptômes cornéens sont moins accusés ; la cornée conserve sa transparence, mais on voit la conjonctive bulbaire se soulever à une certaine distance du limbe, puis laisser s'écouler du pus épais. Dans ces cas, la perforation s'est produite dans la sclérotique au voisinage de l'insertion des muscles droits.

Après évacuation du pus, les symptômes réactionnels diminuent rapidement ; le globe s'affaisse et ne forme plus qu'un moignon très réduit. C'est le stade d'atrophie du globe, commun à toutes les lésions destructives étendues des membranes et des tissus intraoculaires.

Il importe de savoir que les globes, atrophiés à la suite d'ophtalmie métastatique, ne deviennent pas la cause d'une inflammation sympathique.

Dans certaines variétés de choroïdite métastatique, les symptômes réactionnels subissent, après huit à dix jours d'évolution, une atténuation assez rapide sans perforation de la coque oculaire et sans issue de pus à l'extérieur. Cette évolution est plus particulière à l'ophtalmie métastatique causée par le pneumocoque ou le méningocoque, alors que celle que nous avons indiquée tout d'abord, s'observe surtout dans l'infection streptococcique.

Il n'est pas rare de voir l'aspect clinique subir quelques varia_ tions suivant la participation plus ou moins grande ou plus ou moins hâtive du segment antérieur du globe.

L'ophtalmie métastatique peut s'observer dans les deux yeux et entraîner une cécité définitive.

**Étiologie.** — La plupart des infections générales peuvent donner lieu à cette localisation oculaire qu'il importe de connaître d'autant que son évolution particulière permettra de diagnostiquer la nature microbienne de l'infection générale.

*L'ophtalmie métastatique à streptocoques* était beaucoup plus fréquente autrefois, alors que sévissaient la septicémie chirurgicale et puerpérale. C'est encore à la suite des infections utérines qu'on l'observe le plus souvent, mais la porte d'entrée utérine n'a aucune influence particulière sur la localisation oculaire et l'on peut voir la choroïdite suppurative apparaître au cours d'une infection streptococcique qui a pour point de pénétration la peau, la muqueuse intestinale, la cavité buccale, etc., et qui peut rester localisée en apparence dans une articulation, dans le tissu cellulaire sous-cutané ou entraîner une septicémie mortelle avec endocardite végétante.

*L'ophtalmie métastatique à pneumocoques* a une évolution moins tumultueuse, et les phénomènes généraux qu'elle accompagne peuvent être assez légers. La porte d'entrée de l'infection générale passe souvent inaperçue. On donne parfois le nom de septicémie ou d'infection cryptogénétique à ce type d'infection générale. L'ophtalmie pneumococcique succède fréquemment à des manifestations pulmonaires telles que la bronchite aiguë, la pneumonie, etc., mais elle peut aussi se rencontrer lorsque l'infection pneumococcique a débuté par l'utérus, la peau ou l'oreille.

*L'ophtalmie métastatique à méningocoques* est la moins fréquente. Les symptômes réactionnels extérieurs sont nuls ou très peu marqués et la perforation de l'œil ne se produit pas. Elle accompagne les symptômes de la méningite cérébro-spinale épidémique causée par le méningocoque.

En dehors de ces trois causes les plus fréquentes, on observe des ophtalmies métastatiques au cours de l'infection typhique, de l'infection par le staphylocoque, de la peste, etc., causées par les microbes de ces infections.

**Lésions.** — Il est rare de pouvoir examiner, soit ophtalmoscopiquement, soit anatomiquement, les lésions initiales. Axenfeld et Goh en ont pu étudier un cas et ont vu des foyers d'infiltration cellulaire circonscrite dans la choroïde et dans la rétine. Ils ont mis en évidence le pneumocoque dans les foyers en voie de développement alors que ce microorganisme avait disparu en d'autres points. A un stade plus avancé, une coupe antéro-postérieure du globe en montre les parois recouvertes par la présence d'un exsudat fibrino-purulent qui peut en tripler ou quadrupler l'épaisseur et fait une saillie irrégulière dans le corps vitré. Celui-ci est trouble et de teinte jaunâtre. L'exsudat peut être plus accusé au pôle postérieur et au niveau des procès ciliaires. L'infiltration est constituée, en majeure partie, par des leucocytes polynucléaires dont un grand nombre contiennent des grains de pigment choroïdien ou rétinien. La structure de la choroïde et de la rétine n'est plus reconnaissable. On retrouve les agents infectieux, en grande abondance, dans l'exsudat et en particulier au niveau de sa face libre.

**Diagnostic.** — On différenciera facilement une ophtalmie métastatique d'une inflammation conjonctivale. On ne la confondra pas avec un glaucome aigu. La tension peut être momentanément élevée dans l'ophtalmie métastatique, mais il y a toujours alors un exsudat purulent dans la chambre antérieure ; un examen attentif, l'étude des commémoratifs sont suffisants pour prévenir toute confusion.

**Pronostic.** — Au point de vue visuel, le pronostic est toujours des plus mauvais pour l'œil atteint. Quant au pronostic général, l'ophtalmie métastatique unilatérale ne comporte aucune signification particulière. Par contre, son développement bilatéral rend le pronostic des plus graves et doit faire tout particulièrement redouter l'apparition de localisations méningées mortelles.

**Traitement.** — Lorsque l'ophtalmie métastatique à streptocoques s'est déclarée, l'énucléation du globe constitue le seul traitement ; nous l'appliquons dès que la perte de la vision et l'existence des phénomènes douloureux rendent facile au malade le sacrifice de l'œil. L'opération supprime toute douleur sans modifier autrement, cela va sans dire, les autres complications possibles, résultant de l'infection générale. S'il s'agit d'une ophtalmie métastatique à pneumocoques ou à méningocoques, l'énucléation ne sera nécessaire que si les phénomènes douloureux sont aigus. Le plus souvent, l'atrophie du globe surviendra spontanément.

Pendant la période du début, on calmera les phénomènes douloureux par les applications glacées et par les opiacés et l'on appliquera le traitement de l'infection générale.

## Choroïdite syphilitique

L'infection syphilitique se localise très fréquemment dans la choroïde et la rétine et, ainsi que nous l'avons dit plus haut, il s'agit presque toujours de choriorétinite, c'est-à-dire d'une localisation simultanée dans ces deux membranes du tréponème de la syphilis. Ces lésions peuvent s'observer à n'importe quelle époque de l'infection acquise ou héréditaire. Nous l'avons observée deux mois après l'apparition du chancre et il n'est pas exceptionnel de la voir se développer trente à quarante ans plus tard, en l'absence de toute autre manifestation syphilitique.

*Symptômes.* — Les symptômes fonctionnels de la choroïdite syphilitique sont des plus variables. Ils peuvent être nuls et c'est alors, à l'occasion d'un examen oculaire complet, que l'ophtalmoscope révélera l'existence de lésions circonscrites. Le plus souvent cependant, c'est un trouble visuel diffus, une sensation de mouches volantes ou encore un affaiblissement visuel progressif qui attire l'attention du malade ; dans quelques cas, il existe une sensation d'endolorissement particulier de siège rétro-oculaire. Néanmoins ce qui prime tout dans les symptômes de la choroïdite, syphilitique ce sont les constatations ophtalmoscopiques. Celles-ci peuvent être extrêmement variées et l'on peut dire que la plupart des types de chroroïdite dont on a cherché à faire des entités morbides ne constituent en réalité que des aspects différents de la syphilis choriorétinienne. Ces lésions, que leur étiologie comme leur thérapeutique nous forcent à réunir dans une même description, ont souvent une évolution un peu particulière, aussi en indiquerons-nous rapidement les types principaux.

*Choroïdite diffuse.* — L'examen ophtalmoscopique montre un trouble diffus et léger du corps vitré enlevant toute netteté aux détails des membranes profondes qui ne présentent nulle part de taches atrophiques ou pigmentaires manifestes. Cette forme peut être assez tenace surtout chez les sujets qui ont contracté la syphilis à un âge avancé. Elle s'observe plus fréquemment pendant les premières années de la syphilis. Elle guérit le plus souvent sans laisser de traces.

*Choriorétinite circonscrite.* — Dans la choriorétinite circonscrite les altérations apparaissent sous forme de taches jaunâtres, blanches, noires ou rouges, qui, suivant leur nombre ou leur combinaison, réalisent les apparences les plus diverses. On peut voir une tache unique brunâtre ou noirâtre se développer au niveau de la macula, constituant une *choroïdite maculaire* (Pl. C, fig. XIV) qui se traduira par un trouble visuel des plus marqués avec déformation apparente des objets (métamorphopsie). Traitée dès le début de son apparition, on peut voir la lésion disparaître entièrement et l'acuité visuelle normale se rétablir. Si la lésion a évolué spontanément ou n'a pas été enrayée par le traitement, on voit à la tache sombre succéder une tache blanche atrophique ou une surface noire produite par la migration pigmentaire.

La *choroïdite périphérique* (Pl. C, fig. XIII) peut siéger à la périphérie d'un secteur du fond de l'œil sous forme de larges taches blanches déchiquetées ou plus ou moins arrondies et bordées d'un liseré noir. D'autres fois, les taches atrophiques et pigmentaires sont inégalement réparties dans toute l'étendue de la choriorétine qu'elles transforment en une surface marbrée des plus caractéristiques.

Les foyers de choriorétinite peuvent se disposer en anneau plus ou moins régulier, à quelque distance de la macula ou autour de la papille (Pl. C, fig. XVI), mais rien ne justifie la différenciation de ces formes-là des autres types où la distribution des lésions est moins régulière.

On décrit encore séparément une forme clinique où les lésions pigmentaires prédominent ou peuvent même exister seules. C'est la *rétinite pigmentaire* (Pl. C, fig. XV) qui est, en général, une choriorétinite pigmentaire ainsi que les examens anatomiques l'ont établi. Il s'agit, le plus souvent, d'une affection survenant dans l'enfance et l'adolescence, et pouvant avoir une évolution progressive dont l'aboutissement habituel est la cécité. Cette terminaison demande souvent vingt, trente ans ou plus, mais on la voit parfois se produire après quelques années seulement. Au début, les taches noires qui dessinent sur le fond rouge de la rétine des étoiles irrégulières rappelant la forme en araignée des cellules osseuses, s'observent surtout à la périphérie. Ces taches gagnent les parties moins excentriques et parviennent finalement jusqu'au voisinage de la papille. Celle-ci prend souvent alors une couleur atrophique. C'est en particulier dans cette forme de choriorétinite pigmentaire que l'on observe l'*héméralopie*. Ce symptôme consiste dans la gêne considérable qu'ont les malades à se diriger lorsque le crépuscule survient, alors qu'à une lumière forte ou moyenne, la fonction visuelle peut paraître intacte. L'examen du champ visuel montre souvent la présence d'une lacune semi-lunaire ou circulaire entre le centre et la périphérie. On a donné à cette forme de champ visuel le nom de scotome annulaire (voir fig. 278, p. 414). La zone périphérique conservée peut à son tour disparaître et l'on constate alors un rétrécissement concentrique ou irrégulier du champ visuel. On a attaché une certaine importance au caractère familial et héréditaire que présente souvent cette forme de choriorétinite pigmentaire. On a publié de nombreux tableaux généalogiques et on a fait jouer un grand rôle aux théories mendéliennes de l'hérédité. Plusieurs enfants d'une même famille peuvent en être atteints et cette affection coïncide parfois avec la surdimutité ; il en est d'ailleurs de même des autres variétés de choroïdites syphilitiques.

Nous devons signaler encore une forme de choriorétinite à foyers circonscrits, s'accompagnant d'hémorragies rétiniennes ou vitréennes. Il est probable que ce sont les altérations vasculaires qui prédominent dans ces formes-là.

Une forme rare de la syphilis choriorétinienne est caractérisée par le développement de lésions circonscrites et volumineuses, de véritables gommes de la choroïde qui soulèvent la rétine comme une tumeur, mais en s'accompagnant toujours d'un trouble assez marqué du corps vitré.

Au point de vue évolutif, les plus grandes variétés peuvent s'observer dans la marche ainsi que dans la tendance aux récidives. Beaucoup de syphilitiques, présentant des lésions choroïdiennes, ont une tendance à faire de nouveaux foyers soit aux points occupés par les foyers primitifs, soit dans des points peu éloignés.

**Lésions.** — C'est la choriocapillaire qui paraît être le siège de la localisation initiale des lésions. C'est à son niveau qu'existe une infiltration lymphocytaire diffuse ou à type nodulaire. On constate des lésions des artères et des capillaires. Ces lésions ont pour conséquence des formations conjonctives, des zones d'atrophie de la choroïde ou de la choriocapillaire, la production d'amas pigmentaires par suite de la dislocation de l'épithélium pigmentaire. Les lymphocytes bourrés de granulations pigmentaires pénètrent la rétine et y abandonnent leurs granulations, dont la présence persistante donnera lieu aux taches noires si caractéristiques.

**Etiologie.** — L'infection syphilitique est la seule cause efficiente de ces lésions choriorétiniennes. La localisation oculaire n'a nullement besoin de cause provocatrice. Dans un certain nombre de cas, néanmoins, la myopie forte semble créer une certaine prédisposition. Le surmenage résultant d'un travail visuel continu ne nous a jamais paru constituer une cause prédisposante et le relevé des choroïdites syphilitiques ne démontre pas que cette localisation soit plus fréquente dans les professions dont l'exercice entraîne un effort visuel plus considérable.

**Diagnostic.** — Le diagnostic de la choriorétinite syphilitique peut offrir certaines difficultés. Il se fera par l'évolution même des lésions et par l'examen général du malade, auquel on pourra adjoindre la recherche de la réaction de Bordet-Wassermann.

Les aspects ophtalmoscopiques qui pourraient permettre la confusion sont les taches blanches, dites exsudatives, de certaines rétinites diabétiques ou albuminuriques, la scléro-choroïdite myopique, les lésions choriorétiniennes cicatricielles, la rétinite proliférante, la forme bénigne et circonscrite de la choriorétinite métastatique, etc.

**Pronostic.** — Le pronostic de la choriorétinite syphilitique comporte toujours une certaine gravité, mais celle-ci est en rapport avec le siège des lésions (la localisation maculaire compromettant toujours davantage la vision par suite de l'altération de l'acuité centrale) et avec leur type évolutif. La choriorétinite pigmentaire débutant dans l'adolescence est plus grave en général que celle qui se produit chez l'adulte.

**Traitement.** — Le traitement comportera, d'une part, le repos visuel, le port de verres fumés et, d'autre part, le traitement antisyphilitique. On aura recours aux injections intra-musculaires ou intraveineuses de préparations mercurielles ou arsenicales, que l'on répétera avec les interruptions nécessaires pendant un certain nombre d'années, en les faisant alterner, suivant les opportunités, avec les frictions mercurielles ou l'ingestion de préparations solubles. Il importe de prescrire une hygiène générale : suppression des causes de fatigue, abstention des boissons alcooliques, du tabac, régularisation des fonctions intestinales, exercice physique modéré.

## Tuberculose de la choroïde

L'infection tuberculeuse de la choroïde est toujours secondaire à une tuberculose viscérale, osseuse ou glanglionnaire. C'est une localisation très rare, surtout si on la compare à la fréquence de la choriorétinite syphilitique.

**Symptômes.** — Les symptômes sont extrêmement variables suivant la forme évolutive des lésions. On doit différencier deux types principaux : la tuberculose miliaire de la choroïde, la tuberculose circonscrite de la choroïde.

La *tuberculose miliaire* ne se révèle par aucun signe extérieur;

c'est une constatation ophtalmoscopique, faite au cours de phénomènes généraux graves (méningite tuberculeuse, granulie, etc.)
ou de tuberculoses subaiguës ou chroniques avancées des poumons, des os, des ganglions, etc. L'aspect du fond de l'œil est
caractéristique ; on voit, en nombre variable, des taches claires,
arrondies, dont le centre est blanchâtre, alors que la périphérie
est plus rosée et n'est pas entourée de dépôts pigmentaires. Ces
lésions peuvent évoluer assez rapidement. Elles sont bilatérales
dans la moitié des cas.

Bouchut avait attaché à la constatation de ces lésions une
importance diagnostique considérable, mais ces localisations choroïdiennes sont infiniment rares ; elles ne peuvent être que très
exceptionnellement utilisées pour le diagnostic d'une affection
aussi fréquente que la méningite tuberculeuse.

On observe dans certains cas une *tuberculose généralisée* de la
choroïde dont le diagnostic offre de grandes difficultés. L'apparition d'une poussée irienne ou de granulations de l'iris mettra sur
la voie.

La *tuberculose circonscrite de la choroïde*, indépendante de
toute localisation irido-ciliaire, est extrêmement rare. Elle est
ordinairement unilatérale et se présente sous forme d'une saillie
blanchâtre à surface irrégulière, parfois entourée de tubercules
miliaires et dont le diamètre est supérieur au diamètre papillaire.
Il y a presque toujours une saillie manifeste des lésions. L'affection
peut s'accompagner de symptômes hypertoniques aigus ou subaigus
qui font croire à l'évolution d'une tumeur ou d'un glaucome aigu
inflammatoire.

La régression et la cicatrisation des lésions tuberculeuses de la
choroïde paraissent rares. Ce que nous savons de la tuberculose
en général permet néanmoins de supposer qu'il est des cas où
cette évolution se produit. On en a cité des observations sans
apporter néanmoins une démonstration rigoureuse.

**Lésions.** — Les tubercules miliaires de la choroïde constituent de
petits nodules d'infiltration leucocytaire formés par des cellules épithélioïdes avec ou sans cellules géantes et au niveau desquels la rétine,
très légèrement soulevée, ne présente le plus souvent aucune altération.

Dans la tuberculose circonscrite, l'épaississement de la choroïde est
très accusé et, en dehors de la structure folliculaire, on rencontre
souvent des foyers de caséification. L'inoculation de ces lésions et la

recherche directe montrent la présence de bacilles tuberculeux. Ceux-ci parviennent dans la choroïde par l'intermédiaire de la circulation sanguine.

*Pronostic.* — Le pronostic de la tuberculose choroïdienne est, d'une manière générale, aussi grave au point de vue local que général. Il est rare qu'une localisation méningée tuberculeuse ne succède pas à la localisation oculaire ; on connaît des faits néanmoins où la survie a été assez longue.

*Traitement.* — Lorsque la tuberculose choroïdienne s'accompagne de phénomènes glaucomateux, l'énucléation s'impose. Dans tous les autres cas, cette énucléation ne sera justifiée que si la perception visuelle est abolie et si l'état des autres foyers tuberculeux semble indiquer une guérison possible de l'infection bacillaire. Le traitement s'adressera à l'état général (repos, cure d'air, etc.).

## Sporotrichose choriorétinienne

La localisation uvéale de l'infection sporotrichosique a été observée dans un petit nombre de cas. Une fois seulement sur six observations, l'affection oculaire n'avait pas été précédée d'autres lésions cutanées ou viscérales permettant de fixer le diagnostic.

L'affection oculaire évolue généralement sous les apparences d'une iridochoroïdite chronique unilatérale, à symptômes irritatifs peu marqués mais entraînant en quelques semaines ou quelques mois une désorganisation profonde de la rétine et une abolition de la vision. Les milieux sont inéclairables, l'iris est toujours affecté extrêmement. Dans l'un des faits que nous avons observés, l'apparition d'une gomme sclérale et l'examen bactériologique de son contenu ont permis le diagnostic.

L'application du traitement ioduré par ingestion pourrait peut-être enrayer les lésions, à la condition d'un diagnostic très précoce.

## Rétinochoroïdite péripapillaire

Jensen a décrit sous ce nom un type d'affection choriorétinienne dont ni l'étiologie, ni l'anatomie pathologique n'ont été encore précisée, mais qui se différencie par une localisation péripapillaire des lésions ophtalmoscopiques et par des troubles fonctionnels assez constants.

*Symptomatologie*. — L'affection s'observe surtout chez des sujets jeunes, de dix à trente ans, qui se plaignent de sensation de brouillard. L'œil ne présente pas d'injection (l'affection est habituellement unilatérale), mais l'examen du segment antérieur montre parfois quelques précipités et quelques synéchies. Dans presque tous les cas observés il y avait des troubles du vitré. Avec l'ophtalmoscope on reconnaît facilement dans la région péripapillaire des lésions rétiniennes caractérisées par des taches blanches, cotonneuses, à contours peu nets, faisant une faible saillie et estompant légèrement les vaisseaux qu'elles recouvrent. Il y a parfois de petites hémorragies. A un stade ultérieur les contours de la tache se précisent : elle devient plus blanche et présente quelques amas pigmentaires. On aperçoit souvent des vaisseaux choroïdiens dans la zone blanche atrophique. Les troubles visuels sont liés à la présence des flocons du vitré ; il n'y a pas de réduction persistante de l'acuité, mais l'examen systématique du champ visuel montre la présence constante d'une lacune souvent assez étendue et qui, du voisinage du point de fixation, s'étend en forme de secteur jusqu'à la périphérie. Cette lacune du champ visuel n'est généralement pas perçue par le malade.

L'évolution de ces lésions rétinochoroïdiennes et des troubles vitréens dure de un à quatre mois ; les lésions ophtalmoscopiques et les lésions du champ visuel persistent sans modifications ; fort souvent des récidives se produisent après des périodes variables parfois très longues. Mais il ne semble pas qu'une altération grave de la vision en soit jamais la conséquence.

L'étiologie de cette affection n'a pas été encore précisée et l'on a tour à tour envisagé l'hypothèse d'une localisation syphilitique ou tuberculeuse.

A défaut d'une thérapeutique nettement indiquée, il sera toujours prudent de soumettre les malades au traitement mercuriel et ioduré.

## Choroïdite myopique

Nous étudierons à propos des complications de la myopie les lésions de choroïdite si fréquentes au pôle postérieur dans les cas de myopie élevée.

## IV. — TUMEURS DE LA CHOROIDE

A part quelques faits exceptionnels, dont nous ne tiendrons pas compte ici, les tumeurs de la choroïde sont représentées par le sarcome (mélanique ou non) et par l'épithélioma métastatique succédant à un épithélioma éloigné de la région oculaire.

### Sarcome de la choroïde

Le sarcome est la tumeur par excellence de la choroïde. On différenciait autrefois le mélano-sarcome ou sarcome pigmenté du leuco-sarcome, mais cette différenciation ne présente pas d'intérêt, l'évolution des deux variétés étant identique.

*Symptômes.* — C'est par un trouble visuel que le malade est averti de l'affection oculaire ; il éprouve une sensation de voile

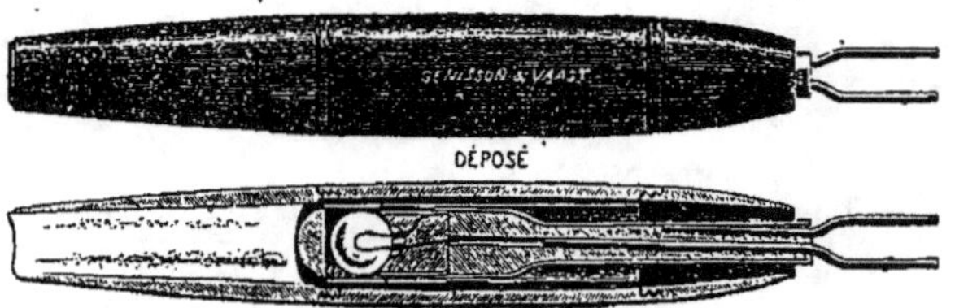


Fig. 299. — Éclaireur par contact de Rochon-Duvigneaud.

dans une partie du champ visuel ou un affaiblissement progressif de l'acuité. Les lésions sont déjà très développées lorsque le patient se soumet à un examen ophtalmoscopique. Celui-ci révèle la présence d'un soulèvement ou d'un décollement rétinien plus ou moins étendu et ne se différenciant pas d'un décollement idiopathique de la rétine. Le diagnostic est souvent des plus délicats à cette période.

Si la lésion atteint le voisinage de l'équateur, on aura recours à l'éclairage de contact. Le malade étant dans la chambre noire et sa conjonctive cocaïnée, on mettra en contact avec sa muqueuse bulbaire l'extrémité de l'appareil de Rochon-Duvigneaud (fig. 299).

En allumant la lampe, on voit la pupille s'éclairer plus ou moins suivant l'épaisseur des tissus traversés par la source lumineuse. Si la choroïde est épaissie par la présence d'un sarcome, l'éclairage transcléral se trouvera très atténué. Par contre la présence d'opacités cristalliniennes n'empêche pas de recourir à ce mode d'exploration.

La *diaphanoscopie* peut fournir quelques indications utiles lorsque la tumeur siège au pôle postérieur. On introduit dans la bouche une source lumineuse puissante (lampe électrique

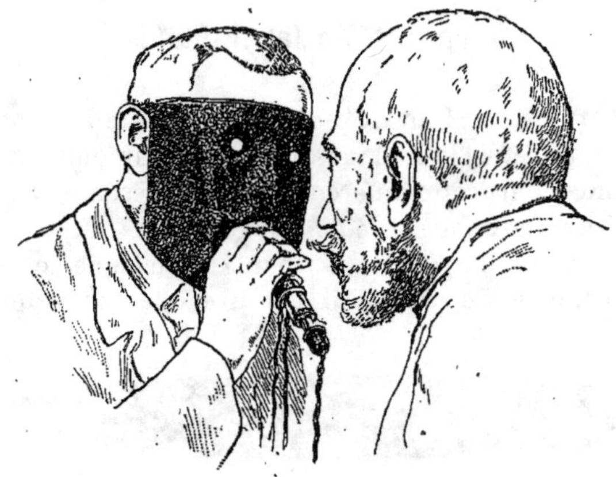

Fig. 300. — Diaphanoscopie avec le masque en caoutchouc.

entourée d'un manchon pour la circulation d'eau froide ou lampe au tungstène pour la lumière froide) et on recouvre la figure d'un masque en caoutchouc qui ne découvre que les cornées (fig. 300). En regardant au travers des pupilles on peut distinguer des différences d'ombres et de clartés qui permettent de différencier un décollement simple d'un décollement symptomatique de tumeur.

A cette période de tranquillité relative, qui peut durer un ou deux ans au cours de laquelle le décollement peut devenir complet et le cristallin se cataracter, succède, le plus souvent, une *période d'irritabilité du globe*, conséquence du glaucome secondaire qui survient dans la majorité des cas, à un moment donné de l'évolution du néoplasme. Les symptômes irritatifs et douloureux, souvent très violents, ne distinguent pas cette hypertonie des autres formes de glaucome secondaire. Dans certains cas, la présence d'une tumeur intraoculaire se reconnaîtra, en l'absence d'un examen des membranes profondes, au développement très accusé des vaisseaux épiscléraux. La perception visuelle est alors abolie et le malade consent d'autant plus facilement au sacrifice de son œil qu'il est plus incommodé par des phénomènes douloureux.

Si l'énucléation n'est pas faite, la tumeur intraoculaire peut franchir la sclérotique et donner naissance à une tumeur extraoculaire qui, suivant son siège dans le segment antérieur ou postérieur, provoquera des bosselures apparentes de l'œil ou une propulsion du globe en avant. Les phénomènes douloureux cessent en général à ce moment, et à l'hypertonie peut succéder la diminution de tension intraoculaire et même un certain degré d'atrophie du globe.

La *généralisation* ne tarde pas à se produire. Les néoplasmes secondaires se développent tout particulièrement dans le foie, l'encéphale, les poumons, etc. On voit souvent, même après une énucléation du globe, faite dès les premiers symptômes de tumeur intraoculaire et en l'absence de toute récidive locale, le développement d'un sarcome hépatique entraîner la mort du malade, de 1 an à 15 ans après l'intervention.

**Étiologie.** — Le sarcome de la choroïde s'observe surtout entre quarante et soixante ans. Il survient, habituellement, sans cause provocatrice et dans un œil jusque-là normal. Dans certains cas, il a paru succéder à une contusion du globe ; on l'a vu se développer dans des yeux atrophiés par suite d'affections antérieures.

**Lésions.** — Lorsqu'on fait l'autopsie d'un globe atteint de sarcome de la choroïde, on trouve le plus souvent sous la rétine, décollée en partie ou en totalité, une tumeur noire ou grisâtre dont la base repose sur la sclérotique, tandis que la surface libre, plus ou moins arrondie, est baignée par le liquide sous-rétinien. L'un des sièges de prédilection du sarcome est le voisinage de la papille, mais on peut le rencontrer en tout autre point. La tumeur est formée par un tissu compact de cellules polymorphes (fusiformes, arrondies, etc.) dont un certain nombre contiennent des amas de pigments. Ce tissu est traversé par des lacunes vasculaires en communication avec les vaisseaux choroïdiens. Il n'est pas rare de voir le sarcome pigmenté au niveau de la choroïde et non pigmenté dans ses noyaux secondaires extraoculaires. On décrit sous le nom de sarcome en nappe les cas où la néoformation infiltre la choroïde d'une manière presque uniforme sans produire de saillie arrondie à sa surface.

***Diagnostic.*** — Le diagnostic est très délicat au début. Lorsqu'on voit se développer un décollement rétinien en l'absence de toute explication possible (myopie forte, syphilis, traumatisme, etc.) il faut soupçonner un sarcome choroïdien.

***Pronostic.*** — Le pronostic est toujours très grave même si l'énucléation est faite de bonne heure, car, même dans ces conditions-là, on peut voir une généralisation se produire 15 et 20 ans plus tard.

***Traitement.*** — Dès que le diagnostic sera posé, on n'hésitera pas dans le traitement à appliquer. L'énucléation seule offre quelques chances de succès. Certains opérateurs pratiquent l'éviscération orbitaire d'emblée, même dans les cas où la tumeur n'a pas franchi les limites du globe. On aura soin, dans tous les cas, de réséquer le nerf optique aussi loin que possible du globe.

## Épithélioma métastatique de la choroïde

Au point de vue symptomatique, l'épithélioma métastatique ne diffère guère du sarcome, mais ici la lésion oculaire a été précédée par l'évolution d'un épithélioma du sein, de l'utérus, etc , qui souvent même a nécessité une opération. L'apparition de la tumeur intraoculaire, dont l'évolution est assez rapide, sera du plus fàcheux pronostic puisqu'elle indique la généralisation du cancer. La tumeur présente les caractères de l'épithélioma.

# CHAPITRE XIV

## MALADIES DE LA RÉTINE

En dehors des lésions liées aux affections de la choroïde, la rétine peut être le siège de processus pathologiques spéciaux. Si l'on excepte certaines lésions produites par un traumatisme ou par les rayons lumineux, la plupart des symptômes rétiniens que nous étudierons sont sous la dépendance de maladies générales : albuminurie, diabète, leucémie, artério-sclérose, etc. Ce sont les modifications de l'aspect ophtalmoscopique jointes à l'étude des troubles généraux qui permettront d'établir le diagnostic.

Nous décrirons ici encore le décollement de la rétine, bien qu'il constitue assez souvent une manifestation d'une affection choroïdienne. On connaît enfin une tumeur spéciale à la rétine : le gliome rétinien.

## Sémiologie générale des affections rétiniennes

Les affections de la rétine ne s'accusent guère que par des modifications de la vision. Il n'y a pas de phénomènes douloureux à moins que des complications de tension ne surviennent. Il n'y a pas non plus de modifications apparentes du segment antérieur.

Les troubles fonctionnels sont les mêmes que ceux que nous avons signalés à propos de la sémiologie générale des affections de la choroïde (p. 454). Quelques-uns néanmoins acquièrent une signification particulière. Chez les malades atteints de rétinite hémorragique discrète (albuminurie, diabète) on peut être mis sur la piste de la lésion par la sensation de petites irrégularités dans la forme des lettres, par la déformation de certains caractères (métamorphopsie) par la présence d'un petit scotome partiel ou absolu

L'altération grave de l'acuité visuelle est toujours un signe de souffrance de la rétine lorsque cette altération fonctionnelle n'est pas commandée par une lésion du nerf optique.

Certains malades se plaignent de l'apparition brusque d'une tache sombre qui se projette sur les objets et se déplace avec l'œil. Dans l'étendue de la tache il n'y a plus de perception lumineuse. C'est ce que l'on désigne du nom de *scotome objectif*. Il s'observe dans les hémorragies rétiniennes, surtout dans les hémorragies en nappe.

La sensation de *voile* occupant une partie du champ visuel correspond généralement aux premiers stades d'un décollement de la rétine. Aux limites de ce voile le malade accuse souvent au cours des mouvements un peu brusques une sensation lumineuse particulière (photopsies).

En dehors de ces signes subjectifs, dont il y a toujours lieu de tenir compte, l'analyse sémiologique des affections rétiniennes sera complétée : par l'examen ophtalmoscopique; par l'examen fonctionnel comprenant la recherche de l'acuité, du champ visuel, de la sensibilité lumineuse et la sensibilité chromatique.

## I. — AFFECTIONS TRAUMATIQUES DE LA RÉTINE

Nous faisons rentrer dans ce chapitre la commotion de la rétine, les phototraumatismes et le décollement traumatique de la rétine.

## Commotion de la rétine

A la suite des contusions du globe oculaire, on observe assez fréquemment au pôle postérieur, c'est-à-dire au niveau de la région maculaire et dans son voisinage immédiat, un trouble laiteux qui voile les détails de la rétine et se traduit par une diminution de l'acuité visuelle.

Ce trouble objectif et subjectif, s'atténue progressivement et disparaît en général complètement en une semaine. Il paraît dû à une transsudation siégeant entre la rétine et la choroïde. On le décrit sous le nom de trouble de Berlin, du nom de l'observateur qui l'a le premier étudié.

Il ne comporte aucun traitement spécial.

Il n'est pas rare de voir une lésion maculaire succéder à une contusion du globe. Aussitôt après celle-ci, l'acuité est fortement réduite et l'on peut même constater un scotome central absolu. Au niveau de la macula on observe un léger trouble, une hémorragie ou une petite tache blanchâtre. Peu à peu l'aspect se modifie et l'acuité visuelle se rétablit souvent dans son intégrité, mais il s'écoule toujours plusieurs semaines et parfois même 2 à 3 mois avant que ce résultat soit atteint.

## Phototraumatismes rétiniens

L'action d'une lumière intense sur certaines parties de la rétine peut se traduire par des désordres passagers ou définitifs suivant le degré d'altération subi par les éléments percepteurs.

C'est plus particulièrement à la suite des éclipses de soleil qu'on observe des troubles visuels relevant de cette étiologie et causés par la fixation directe de cet astre sans interposition d'un verre fumé suffisamment sombre. Une autre forme de phototraumatisme est réalisée par les courts-circuits qui se produisent entre deux conducteurs électriques à voltage élevé.

*Symptômes.* — Dans les cas légers, le patient éprouve, aussitôt après l'impression lumineuse, une sensation de tache de coloration sombre ou violacée qui se superpose sur tous les objets qu'il fixe et qui donne lieu à une gêne visuelle d'autant plus marquée que très souvent l'observation a été faite avec les deux yeux. Après quelques jours, ou même quelques heures, cette sensation de tache (scotome subjectif) disparaît. Dans les cas plus intenses le scotome persiste des mois ou des années et l'on peut même mettre en évidence, par la méthode de Haitz, la présence d'un scotome objectif dans le champ de la vision centrale. L'acuité visuelle peut être réduite, mais cette réduction est toujours limitée (de 1/3 à 1/10); la zone altérée, qui correspond à l'image du soleil sur la rétine, est toujours très inférieure à l'étendue de la fovea.

L'aspect ophtalmoscopique paraît habituellement normal. Mais si l'on examine la région maculaire avec l'ophtalmoscope de Thorner ou de Gullstrand, on constate la présence fréquente de légères lésions consistant en une modification du reflet maculaire, en une pigmentation faible de la région périmaculaire ou maculaire, mais ces lésions sont disproportionnées avec le trouble fonctionnel. Haab a vu dans un cas de phototraumatisme par court-circuit, un trouble laiteux avec des taches blanc jaunâtre sur le contour supérieur de la macula.

**Traitement.** — La réparation des lésions se poursuit spontanément et n'est pas influencée par la thérapeutique. Le rétablissement fonctionnel complet se produit dans un très grand nombre de cas.

## Décollement traumatique de la rétine

On observe parfois, à la suite d'une contusion du globe et quelques jours à quelques semaines après le traumatisme, un décollement de la rétine présentant tous les caractères que l'on trouvera décrits plus loin à propos du décollement non traumatique. Dans quelques cas, ce décollement peut être attribué à un épanchement sanguin sous rétinien. Il est alors lié à des déchirures choroïdiennes qui ne deviennent visibles à l'ophtalmoscope qu'après résorption du sang épanché. Le pronostic du décollement rétinien traumatique est, d'une manière générale, plus favorable que celui du décollement non traumatique. Si la guérison spontanée ne se produit pas après quelques semaines, on pourra recourir au traitement indiqué pour le décollement spontané.

## II. — LÉSIONS DE LA RÉTINE LIÉES A DES AFFECTIONS GÉNÉRALES

## Rétinite albuminurique

Les différentes formes de néphrites (scarlatineuse, gravidique, saturnine, etc.), peuvent donner lieu à des lésions rétiniennes bilatérales, essentiellement caractérisées par la présence d'hémorragies et de taches blanches sur la rétine.

**Symptômes.** — C'est tantôt l'examen systématique d'un malade chez lequel ou. a constaté l'albuminurie, qui fait découvrir les lésions rétiniennes, tantôt l'apparition d'un trouble visuel et la présence des lésions rétiniennes qui engage à faire l'examen des urines. Dans le premier cas, la lésion rétinienne n'a pas encore donné lieu aux troubles fonctionnels qui ne s'observeront que plusieurs semaines ou même plusieurs mois plus tard. Dans le second cas, les troubles oculaires, parfois de simples obnubilations visuelles fugaces, constituent les premières manifestations de l'insuffisance rénale.

L'examen ophtalmoscopique montre des altérations très variables en intensité et en nombre, mais qui atteignent toujours les deux yeux. Il est exceptionnel que le second œil soit atteint longtemps après le premier. Les altérations rétiniennes ne sont cependant. pas forcément symétriques et le trouble de la vision est inégalement développé dans les deux yeux.

La papille présente souvent une légère saillie, une rougeur anormale et un trouble de ses bords ; les veines sont dilatées et sinueuses et les artères rétrécies. Le voisinage de la papille offre une coloration grisâtre et présente de petites hémorragies. Cet aspect d'œdème papillaire accompagne fréquemment les lésions rétiniennes proprement dites.

Celles-ci consistent. en taches blanches et en taches rouges hémorragiques : les taches blanches font parfois directement suite à la papille et pourraient être confondues avec les taches blanches que forment les fibres nerveuses à myéline (Pl. B, fig. VII). Leurs limites sont moins nettes et il est rare que de petites hémorragies ne se détachent pas sur leur fond blanc nacré. Ces taches blanches affectent souvent au niveau de la macula une disposition caractéristique : autour de la tache rouge, correspondant à la fovea, on voit une série de lignes blanches à disposition radiaire dessinant une *étoile* plus ou moins parfaite (Pl. B, fig. IX).

Les taches hémorragiques offrent une coloration semblable à celle des vaisseaux et sont par conséquent d'un rouge plus sombre que le fond de la rétine. Elles ont une forme allongée et sont disposées parallèlement aux vaisseaux ; d'autres fois, elles forment des taches irrégulières et de diamètre variable, mais néanmoins toujours assez limitées. Ce sont toujours de petites hémorragies capillaires (Pl. B, fig. X).

Dans certains cas de rétinite albuminurique, les moins nombreux, il est vrai, on ne trouve pas de taches blanches, mais seulement des hémorragies.

Les troubles visuels varient avec le siège et l'étendue des lésions. Ils consistent dans une diminution lente et progressive de l'acuité visuelle, sans rétrécissement du champ visuel. On trouve parfois des scotomes centraux.

Les lésions rétiniennes sont susceptibles de guérison complète et dans les cas où l'affection rénale peut disparaitre (dans la néphrite gravidique notamment) il est habituel d'observer le retour *ad integrum* de l'appareil visuel.

Lorsqu'il n'en est pas ainsi, la rétinite albuminurique peut présenter un certain nombre de *complications* : décollement rétinien, hémorragies du corps vitré, glaucome secondaire, obstruction partielle ou totale des vaisseaux centraux de la rétine.

**Lésions**. — Les taches blanches que montre l'examen ophtalmoscopique correspondent à des lésions exsudatives siégeant dans la rétine : Pour Krückmann, ces taches blanches seraient formées par des cellules à granulations graisseuse d'origine névroglique et analogues au corps granuleux que l'on observe dans les foyers de désintégration de la substance nerveuse centrale. On a supposé aussi que quelques-unes de ces taches pouvaient être dues à des dépôts de cholestérine, mais la preuve n'en est pas encore donnée.

Les hémorragies sont surtout localisées dans les couches superficielles. On trouve, en outre, de l'œdème rétinien et des altérations vasculaires. On a même fait dériver de l'endartérite les différentes lésions hémorragiques ou exsudatives de la rétine. Cette interprétation pathogénique a été contestée, en particulier par Rochon-Duvigneaud.

**Étiologie**. — Il y a lieu, au point de vue clinique, de séparer les cas de rétinite liés à l'albuminurie gravidique de ceux qui surviennent au cours des différentes formes de néphrites aiguës ou chroniques. On observe le plus fréquemment les localisations rétiniennes dans la néphrite interstitielle à petit rein où l'albuminurie n'est pas forcément très accusée et où les œdèmes sont rares ou légers

On peut aussi voir les complications rétiniennes se développer dans la néphrite dite épithéliale où l'albuminurie est très accusée et les œdèmes très marqués. Elles sont rares dans l'albuminurie intermittente ou maladie de Pavy, ainsi que dans la dégénérescence amyloïde du rein.

La rétinite albuminurique gravidique s'observe dans la seconde moitié de la grossesse et coïncide presque toujours avec des œdèmes des membres.

Les lésions rétiniennes sont sous la dépendance de l'altération rénale dont l'albuminurie constitue un des symptômes cliniques, mais il est impossible de préciser actuellement le mécanisme par lequel l'affection rénale retentit sur la rétine. Widal, Morax et Weil ont montré le rapport de fréquence de la rétinite albuminurique avec l'azotémie, sans pour cela conclure que la rétinite soit la conséquence de la rétention azotée. Alors que le sérum d'un sujet sain ne renferme que 0 gr. 38 à 0 gr. 50 d'urée par litre, le sérum d'un sujet atteint de néphrite avec rétention azotée peut en contenir jusqu'à 3 gr. par litre. D'après Chabanier et de Castro Galhardo, il y aurait lieu d'établir une distinction entre l'azotémie par rétention d'urée et l'azotémie par rétention d'autres déchets azotés, cette dernière ayant au point de vue pronostique une gravité plus grande.

Pour Chauffard, la rétinite coïnciderait habituellement avecla cholestérinémie et serait l'indice d'une altération grave des capsules surrénales. On dit qu'il y a cholestérinémie lorsque le sérum sanguin renferme plus de 1 gr. 5 à 2 gr. de cholestérine par litre.

Comme l'azotémie et la cholestérinémie comportent presque toujours une signification pronostique grave, on comprend qu'il en soit de même de la rétinite.

*Diagnostic.* — La rétinite albuminurique est le plus souvent d'un diagnostic facile. On ne la confondra pas avec une choriorétinite syphilitique, avec une rétinite circinée.

Si le diagnostic d'une affection rénale ne présente aucune difficulté (albuminurie abondante) le diagnostic de la complication rétinienne sera aussi facile. Les difficultés surgissent dans les cas d'artério-sclérose, de diabète, de syphilis où l'albuminurie est inconstante et peu abondante.

*Pronostic.* — Le pronostic visuel dépend du pronostic de l'affection rénale. Dans la rétinite gravidique, dont le pronostic est relativement bénin, on peut voir une acuité visuelle très basse (1/7e ou 1/10e) revenir progressivement au voisinage de la normale après l'accouchement naturel ou provoqué à temps.

Dans les néphrites non gravidiques, on peut également voir l'acuité s'améliorer sous l'influence du régime lacté, mais des rechutes se produisent et, si la cécité complète est exceptionnelle, il n'est pas moins fréquent de voir la vision subir un dommage considérable.

Au point de vue de la survie, en mettant de côté la rétinite gravidique, l'apparition de lésions rétiniennes au cours d'une néphrite est d'un pronostic très grave. Les statistiques ont montré que la survie moyenne après l'apparition des lésions rétiniennes ne dépasse guère deux à trois années.

Des indications importantes pour le pronostic sont données par le dosage de l'urée dans le sang : s'il dépasse 1 gr., surtout si ce chiffre apparaît lors de plusieurs constatations successives on peut prédire la mort dans un délai inférieur à 2 ans. Si le taux de l'urée sanguine est entre 0 gr. 50 et 1 gr., il s'agit d'un premier stade de l'accumulation de l'urée dans l'organisme et la *constante d'Ambard* exprimant le rapport entre l'urée de l'urine et l'urée du sang permet de dépister les vices d'excrétion rénale.

Pour établir la constante d'Ambard on procédera de la manière suivante : on engagera le malade à prendre un repas léger le matin puis environ deux heures et demie plus tard, à vider sa vessie. On notera l'heure exacte de la miction ; un quart d'heure après on fera une prise de sang par piqûre de la veine ou ventouse scarifiée, on recueillera 40 centimètres cubes environ. Trente-six minutes après la miction, on fera uriner le sujet à nouveau en recueillant la totalité de l'urine pour le dosage de l'urée urinaire. On désigne par la lettre K la constante uréo-sécrétoire ou coefficient d'Ambard. Chez un sujet normal, K = de 0,063 à 0,080. Chez un brightique, K peut atteindre de 0,14 à 0,15.

Ce serait sortir de notre cadre que d'entrer dans de plus amples détails. Disons seulement que la majoration de K, d'une façon durable, même s'il n'y a pas augmentation de l'urée sanguine, est un prélude d'azotémie.

*Traitement.* — Nous devons envisager séparément le traitement de la rétinite gravidique et celui de la rétinite albuminurique non gravidique.

La première est susceptible d'un traitement prophylactique.

L'examen méthodique des urines au cours de la grossesse, en faisant reconnaître l'albuminurie et en permettant de soumettre les malades au régime lacté, constituera la meilleure prophylaxie.

Lorsqu'une femme albuminurique devient enceinte, il importera d'instituer dès les premiers mois le régime approprié et de surveiller très étroitement la malade. Si les lésions rétiniennes apparaissent dès les premiers mois, il y aura lieu d'interrompre la grossesse par un avortement provoqué : en effet, la mère court de grands risques de cécité et l'affection rénale sera certainement aggravée ; d'autre part, le fœtus a peu de chance d'atteindre un développement suffisant.

Si la rétinite ne survient, chez cette même catégorie de malades, que dans les deux derniers mois de la grossesse on se basera sur l'intensité des troubles visuels pour intervenir. En cas de lésions modérées, on attendra la terminaison naturelle de la grossesse.

Lorsqu'on se trouve en présence d'une albuminurie gravidique avec rétinite, il sera le plus souvent nécessaire de recourir à l'accouchement provoqué, même si les troubles visuels sont d'emblée si accusés que l'on puisse craindre une cécité complète. On a vu, dans des cas semblables, une amélioration considérable se produire après l'expulsion du fœtus ; nous avons suivi des malades

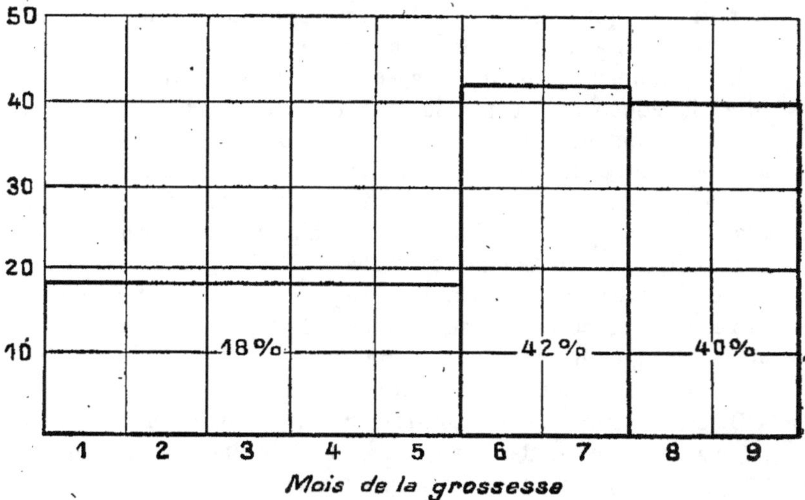


Fig. 301. — Graphique montrant l'époque d'apparition de la rétinite au cours de la grossesse.

qui avaient récupéré une vision suffisante pour vaquer à leurs occupations.

La récidive de ces lésions rétiniennes peut se produire à chaque grossesse. Il n'y a cependant aucune règle absolue à cet égard. Le degré de fréquence de ces complications oculaires permet néanmoins de déconseiller une nouvelle grossesse.

Dans la rétinite non gravidique, le traitement s'adressera d'une part à l'affection rénale par un régime approprié et en particulier la diète lactée avec le lait dégraissé. Les émissions sanguines, sous forme de ventouses scarifiées dans la région lombaire, sont souvent utiles au moment des poussées rétiniennes. Si elles

s'accompagnent de céphalées et de signes de névrite œdémateuse,
on peut retirer de bons effets de la ponction lombaire. On y
adjoindra le repos visuel et général, les purgatifs salins, etc.

## Rétinite diabétique

Les lésions rétiniennes dans le diabète offrent la plus grande
ressemblance avec celles de la rétinite albuminurique, au point
que lorsque la glycosurie s'accompagne d'un certain degré d'albuminurie, ce qui n'est pas rare, il est impossible de dire à quel
trouble se rattachent les altérations rétiniennes.

D'une manière générale, l'aspect ophtalmoscopique de la rétinite diabétique diffère par la prédominance des hémorragies et
le développement plus limité des taches blanches. Dans certains
cas, on trouve dans la région maculaire et périmaculaire des
groupes de taches blanches de petit diamètre de forme plus ou
moins arrondie que Hirschberg, Nettleship, Sammelsohn considèrent comme caractéristiques du diabète. C'est la rétinite centrale
ponctuée diabétique. Les hémorragies peuvent être assez étendues.
Les complications sont à peu près les mêmes que dans la rétinite
albuminurique et consistent surtout dans le glaucome secondaire
et dans l'oblitération des vaisseaux rétiniens.

D'après Onfray les lésions rétiniennes des diabétiques relèvent à
la fois du diabète, de l'hypertension artérielle que présentent
85 0/0 des malades et de l'insuffisance uréosécrétoire qu'on rencontre dans 75 0/0 des cas. Il faut, d'après lui, distinguer :

1° la rétinite diabétique vraie, sans hypertension ni insuffisance
rénale ; elle existe mais est exceptionnelle, sa pathogénie est inconnue, son aspect clinique est plutôt celui de la rétinite centrale
ponctuée. Son pronostic visuel est médiocre, le pronostic vital assez
bénin ;

2° la rétinite hémorragique, forme la plus fréquente qui se voit
chez les malades atteints de néphrites hypertensives, chez des diabétiques artérioscléreux, à la phase prémonitoire du brightisme. Le
pronostic visuel est mauvais, le pronostic vital varie avec l'évolution et l'insuffisance rénale commençante :

3° la rétinite apparaissant au cours des néphrites urémigènes
avec hyperazotémie qui complique le diabète dans 20 0/0 des cas.
Son pronostic vital est mauvais. L'aspect clinique est souvent celui
d'une papillo-rétinite.

Si, dans l'ensemble, le pronostic vital de la rétinite diabétique est moins mauvais que celui de la rétinite albuminurique, on voit qu'il dépend de la nutrition, de la tension vasculaire et des fonctions rénales. Le traitement comporte, outre le régime anti-diabétique, un régime hypotenseur, hypochloruré, hypoazoté avec réduction des liquides ingérés.

## Rétinite leucémique

Dans la leucémie chronique, essentiellement caractérisée par une augmentation considérable du nombre des globules blancs du sang, il n'est pas rare (1 fois sur 5) d'observer des lésions rétiniennes qui offrent avec celles de la rétinite albuminurique et diabétique des analogies très grandes : taches hémorragiques distribuées irrégulièrement dans toute la rétine ou taches blanches souvent entourées d'une zone hémorragique. Ces veines rétiniennes sont sinueuses et dilatées, de teinte moins sombre, plus rosée que dans un fond d'œil normal, ce qui tient à la teinte plus pâle du sang. Les bords de la papille peuvent être un peu flous.

Les troubles fonctionnels sont relativement peu accusés.

On peut voir les altérations rétiniennes disparaître et récidiver.

La rétinite leucémique est une affection rare, dont l'intérêt réside surtout dans ce fait qu'elle peut faire faire le diagnostic de la leucémie.

Le traitement sera dirigé contre cette affection, qui semble heureusement influencée par la radiothérapie.

## Mesure et altérations de la tension vasculaire intraoculaire

L'étude des modifications de la tension artérielle des vaisseaux de la rétine, peut en dehors de lésions constatées et appréciables et surtout avant l'apparition de ces lésions, donner de précieuses indications diagnostiques et pronostiques. Priestley-Smith et Baillart ont cherché à déterminer cette tension artérielle. La méthode de Baillart est particulièrement ingénieuse et a fourni déjà des résultats cliniques très intéressants.

Baillart se sert d'un dynamomètre gradué en grammes qu'il

applique sur le globe soit à travers la paupière au-dessus de l'angle externe, soit directement sur la sclérotique, la paupière

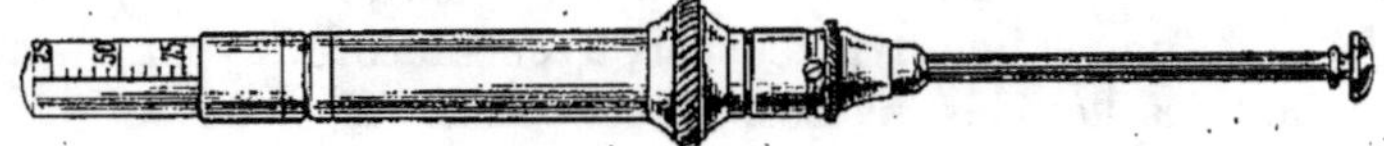

Fig. 302. — Dynamomètre de Baillart.

supérieure étant relevée et après anesthésie cocaïnique. Au fur et à mesure qu'un aide ou l'opérateur exerce cette pression, l'obser-

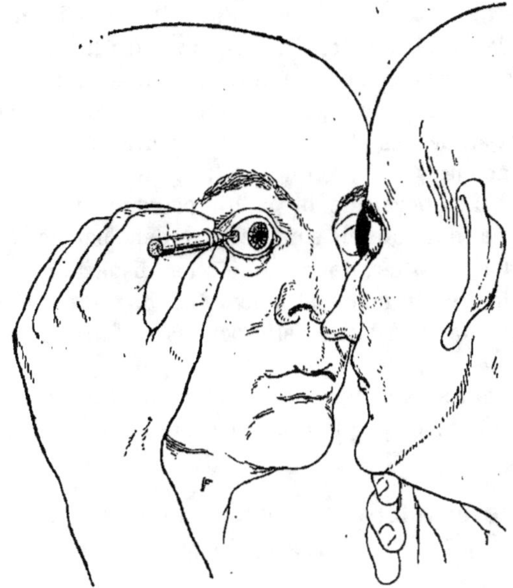

Fig. 303. — Exploration de la pression artérielle rétinienne par le procédé de Baillart. L'observateur dont l'œil fait l'examen à l'image droite avec l'ophtalmoscope électrique, exerce sur le globe anesthésié une pression au moyen du dynamomètre tenu de la main gauche.

vateur pratiquant l'ophtalmoscopie soit à l'image droite, soit à l'image renversée avec la loupe de Pollack note : 1º l'apparition de la première pulsation artérielle, ce qui se produit lorsque la *pression diastolique* est équilibrée en dedans et en dehors de la paroi du vaisseau, en d'autres termes quand la pression exercée par l'œil formant coussin et le dynamomètre égale la pression diastolique artérielle ; le sujet voit à ce moment son champ visuel devenir grisâtre et il perçoit le battement rythmique d'une ombre

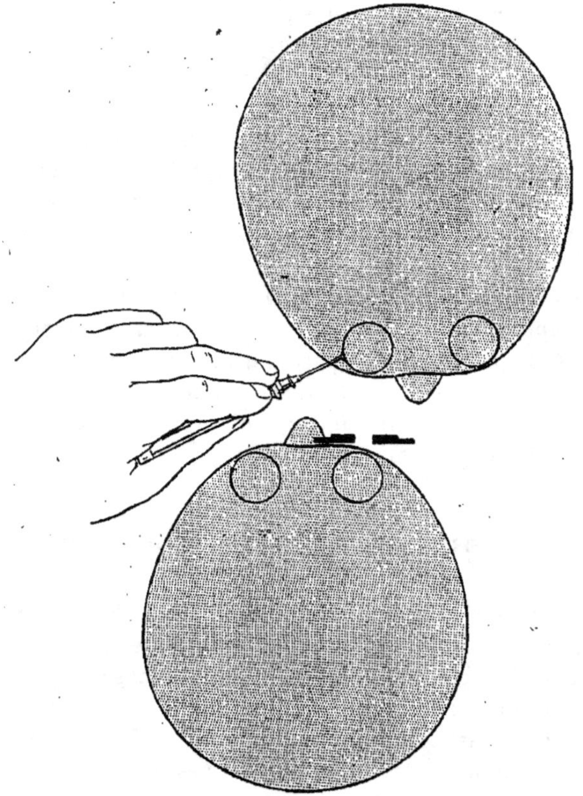

Fig. 304. — Schéma de la mesure de la pression artérielle
avec le dynamomètre.

filiforme ; 2° l'observateur, faisant augmenter la compression note ensuite le moment ou toute pulsation disparaît ; toute sensation lumineuse est alors disparue, il y a cécité provisoire. L'observateur fait alors commencer la décompression et l'apparition de la première pulsation de retour survient au moment où la *pression systolique* est elle-même équilibrée.

Si l'on opère sur des yeux ayant une tension oculaire normale (18 mm. Hg) il semble qu'une pression de 25 à 30 gr. du dynamomètre équilibre la tension diastolique et qu'une pression de 70 gr. équilibre la tension systolique et fait apparaître la cécité. La pression artérielle serait dans ces cas normaux supérieure de 5 à 10 millimètres pendant la diastole et de 30 à 35 mm. pendant la systole à la tension intraoculaire.

Si une pression inférieure à 20-30 gr. suffit, on peut admettre qu'il y a hypotension artérielle. On a signalé l'apparition spontanée du pouls rétinien dans les hémorragies graves, la syncope.

Les chiffres 30-60 dénotent de l'hypertension artérielle. Ils se voient dans des cas de lésions rétiniennes albuminuriques, diabétiques et dans l'artériosclérose oculaire où l'hypertension est parfois le seul symptôme objectif, les signes subjectifs consistant en sensations vagues, mouches volantes, cécité passagère.

Des rapports entre le glaucome et l'hypertension artérielle rétinienne sont probables. Le parallélisme est habituel, soit que l'hypertension oculaire suive l'hypertension artérielle oculaire, soit que la tension artérielle agisse comme moyen de défense pour lutter contre l'hypertension oculaire.

## Lésions vasculaires de la rétine

L'oblitération totale ou partielle du tronc ou des branches des vaisseaux centraux de la rétine est souvent décrite dans des chapitres distincts, suivant l'aspect ophtalmoscopique des lésions ou l'évolution des troubles fonctionnels. Il y a avantage à grouper ces différents aspects dans un même chapitre, tout en faisant remarquer qu'il ne s'agit que d'une question de sémiologie. Nous ne sommes pas encore assez avancés dans la connaissance de l'étiologie des altérations vasculaires pour pouvoir diagnostiquer autre chose que les conséquences de l'oblitération ; la cause de la lésion vasculaire nous échappe le plus souvent.

*Symptômes.* — On décrit surtout deux types cliniques principaux : le premier est connu sous la désignation d'embolie de l'artère centrale ; le second, sous celle de thrombose de la veine centrale.

*a*) *L'embolie*, ou plus exactement l'obstruction *de l'artère centrale*, peut s'observer à tout âge, surtout à partir de l'adolescence.

Elle est un peu plus fréquente dans la vieillesse. Elle peut survenir au milieu de la santé la plus parfaite, en l'absence de tout symptôme général ou local ; parfois cependant il s'agit de malades ayant eu déjà d'autres manifestations cardio-vasculaires.

Le malade éprouve brusquement, sans accompagnement de phénomènes douloureux ou autres, une suppression complète de toute perception visuelle dans un œil. Plus rarement, cette cécité

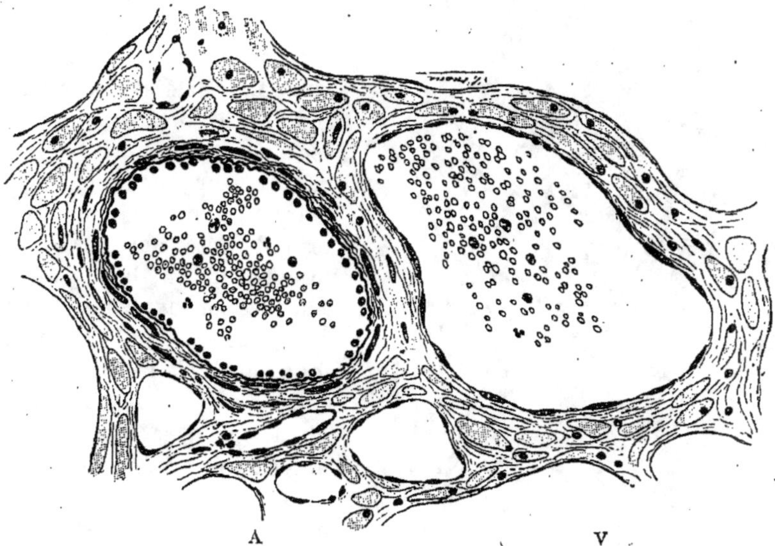


Fig. 305. — Coupe des vaisseaux centraux normaux à 1/4 de millimètre en arrière de la sclérotique. L'artère est tapissée d'un endothélium à noyaux arrondis au-dessous duquel on voit la membrane élastique interne (trait noir ondulé, continu). Autour de cette membrane on reconnaît les noyaux allongés et en bâtonnets des fibres de la couche musculaire. La veine ne présente que deux couches : l'intima mince avec des cellules aplaties et la membrane adventice de structure conjonctive. A = artère. V = veine (d'après Harms).

monoculaire est précédée d'un ou deux accès passagers d'obnubilation visuelle.

L'examen des yeux montre que l'occlusion de l'œil sain est immédiatement suivie d'une dilatation extrêmement marquée de la pupille de l'œil malade. Cette pupille ne réagit plus aux incitations lumineuses directes.

L'examen ophtalmoscopique complète les renseignements en montrant un aspect du fond de l'œil assez caractéristique : les bords papillaires et les vaisseaux centraux se confondent plus ou moins dans un trouble nuageux jaunâtre ou blanchâtre qui empiète sur la rétine, d'un diamètre papillaire, au moins dans tous les sens. Les artères paraissent effacées, filiformes ; leur reflet central a disparu. Les veines offrent leur apparence ordinaire ou sont aussi plus étroites qu'à l'état normal (Pl. B, fig. XI). Enfin, la macula se détache souvent sous forme d'une tache rouge cerise, du fond pâle de la rétine.

On a pu voir la circulation et la vision se rétablir, peu après l'obstruction, mais c'est là une exception à la règle ; c'est en effet la persistance de la cécité monoculaire que l'on observe communément. Dans un petit nombre des cas, on trouve avec les symptômes objectifs indiqués, la conservation d'un faible degré de perception visuelle dans une partie très limitée du champ visuel. Cela est dû à l'existence d'une anomalie vasculaire, une petite région de la rétine étant irriguée par une artère ciliorétinienne ne dépendant pas du système de l'artère centrale de la rétine obstruée.

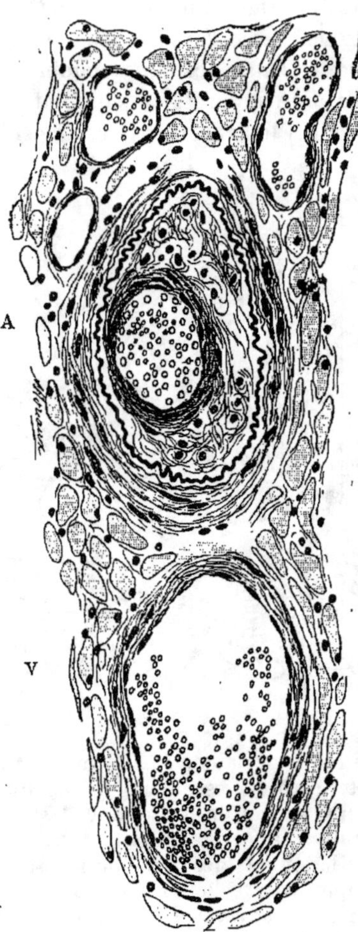


Fig. 306. — Coupe des vaisseaux centraux. Endartérite de l'artère centrale à 0,8 mm. en arrière de la sclérotique. Le calibre de l'artère est réduit au tiers de son diamètre normal (A). La veine est intacte (V) (d'après Harms).

*b*) La ***thrombose de la veine centrale*** ou apoplexie rétinienne, offre des caractères cliniques très différents.

Elle s'observe surtout chez des personnes âgées et se manifeste par un affaiblissement très marqué de la vision dans un œil. La vision est troublée, n'est jamais abolie. On trouve l'acuité visuelle réduite à 1/10 au moins; le champ visuel conserve son étendue mais peut présenter des scotomes.

L'ophtalmoscope révèle un aspect très particulier. La papille est d'une couleur rouge sombre, due à la présence de nombreuses hémorragies à dispositions radiées, qui débordent sur la rétine. Les veines sont fortement dilatées et très sinueuses. Au voisinage

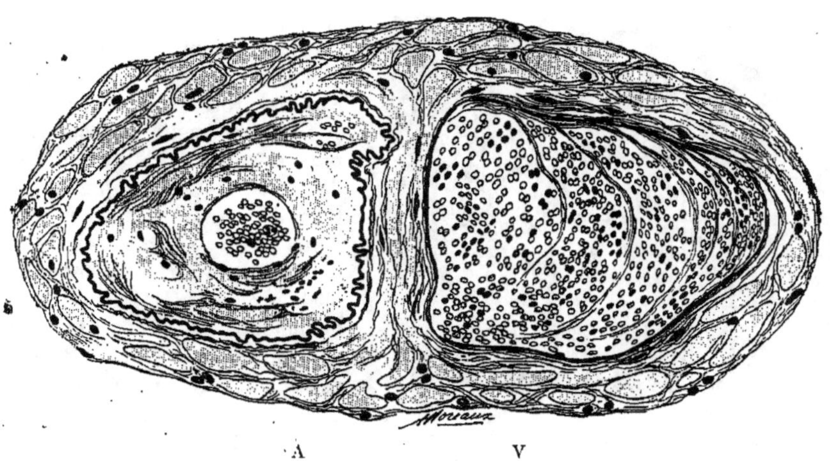


Fig. 307. — Coupe des vaisseaux centraux obstrués au niveau de la lame criblée. L'artère est occupée par un thrombus fibrineux (A). La veine est obturée par une masse formée de cellules endothéliales et de globules sanguins (V) (d'après Harms).

de leur trajet rétinien, on trouve en maints endroits des taches hémorragiques plus ou moins volumineuses qui peuvent même fuser dans le corps vitré. La région maculaire est souvent le siège d'hémorragies étendues (Pl. B, fig. XII).

Ces troubles de circulation veineuse persistent le plus souvent sans autre modification que l'apparition de nouvelles hémorragies qui réduisent encore l'acuité. Exceptionnellement cependant les lésions s'améliorent et l'acuité remonte un peu, sans pour cela permettre la lecture. Il n'est pas rare de voir apparaître, dans de tels yeux, des symptômes de glaucome secondaire justiciables des myotiques et souvent même de l'énucléation.

*c*) En dehors du type obstruction artérielle et du type thrombose veineuse, on peut rencontrer des cas où les symptômes diffèrent par suite de la localisation des lésions artérielles ou veineuses à une branche de ces vaisseaux ou même aux capillaires.

**Lésions.** — Les lésions qui donnent lieu à ces obstructions vasculaires siègent principalement dans le trajet des vaisseaux au centre du nerf optique et de la papille. L'existence d'une véritable *embolie* de l'artère centrale n'a été mise en évidence que dans de très rares cas : contrairement à ce que l'on admettait autrefois, c'est le processus de vascularite thrombosante qui est le plus fréquent. L'obstruction de l'artère est causée par une thrombose survenant par suite d'une affection de la paroi vasculaire (périartérite ou endartérite proliférante). Exceptionnellement, la thrombose se développe dans une artère centrale saine et succède à une thrombose de la carotide. On peut en dire autant des obstructions veineuses. Ce sont surtout les périphlébites ou les endophlébites qui donnent lieu à la thrombose. Très souvent, les deux vaisseaux présentent des altérations simultanées. Le type clinique réalisé dépend du vaisseau le premier thrombosé. Le siège de la thrombose correspond presque toujours au trajet des vaisseaux, à travers la lame criblée ou à son voisinage immédiat (voir fig. 308).

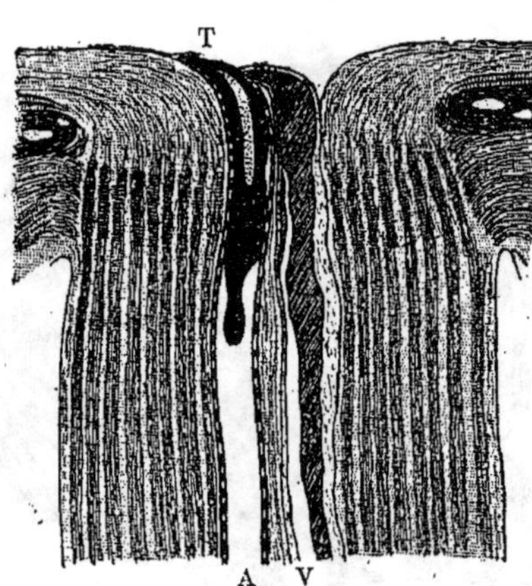


Fig. 308. — Coupe antéro-postérieure du nerf optique et de la papille. Schéma du siège habituel des lésions endovasculaires entraînant l'oblitération des vaisseaux centraux. L'artère (à gauche) est obturée par un thrombus. La veine présente des lésions d'endo-méso-péri-phlébite. T, thrombus ; A, artère ; V, veine.

**Étiologie.** — Rien n'est encore plus confus que l'étiologie des affections vasculaires. La syphilis en est une cause fréquente, mais on les observe aussi dans le diabète, dans l'albuminurie, dans ce type clinique mal caractérisé auquel on donne le nom d'artério-sclérose.

***Diagnostic.*** — Le diagnostic de la thrombose artérielle ou veineuse est facile. Il n'est, par contre, pas possible, jusqu'ici, de reconnaître cliniquement les lésions qui précèdent la thrombose, à l'exception de quelques cas où l'on a constaté des obnubilations visuelles passagères correspondant à un rétrécissement appréciable du calibre des artères.

**Pronostic.** — Le pronostic est toujours mauvais au point de vue de la vision de l'œil atteint. La signification de l'oblitération artérielle au point de vue de la santé générale est nulle, sauf dans les cas où elle survient chez une personne âgée.

La thrombose veineuse est d'un pronostic plus sombre, car elle précède fort souvent de quelques années l'apoplexie cérébrale.

**Traitement.** — Le traitement de l'obstruction vasculaire est des moins efficaces. On a préconisé le massage, les ponctions répétées de la chambre antérieure, l'inhalation de nitrite d'amyle, dans l'espoir de créer une dilatation vasculaire susceptible de rétablir la circulation. L'étude des lésions montre combien cet espoir est peu réalisable.

Le traitement préventif s'adressera à l'état général et consistera dans l'hygiène alimentaire, les laxatifs, l'exercice modéré, la suppression des boissons alcooliques, etc.

S'il s'agit d'un syphilitique, on aura recours au traitement arsenical ou mercuriel et ioduré.

## Rétinite ponctuée

La désignation de rétinite ponctuée (*retinitis punctata albescens*) s'applique à un aspect ophtalmoscopique particulier, caractérisé par une série de petites taches blanches bien limitées, arrondies ou allongées, qui, très nombreuses à la périphérie rétinienne, deviennent moins confluentes à mesure que l'on se rapproche de la macula et de la papille. Les régions maculaires et péri-maculaires ne sont pas altérées.

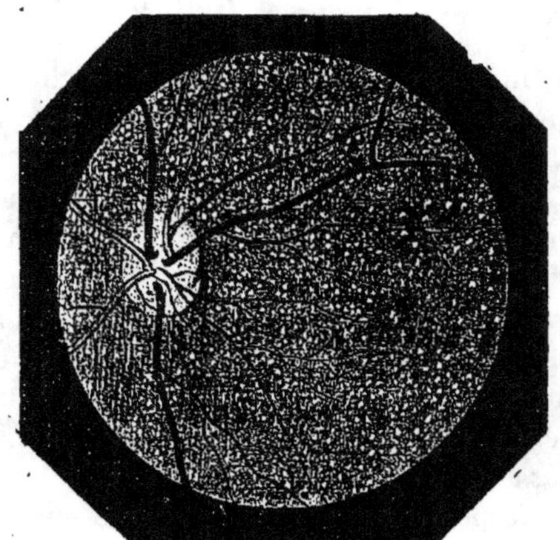

Fig. 309. — Rétinite ponctuée.

On trouve quelquefois à la périphérie des taches pigmentaires (fig. 309). L'affection s'accompagne de rétrécissement du champ visuel et d'héméralopie. Elle survient dans l'enfance ou l'adolescence et peut atteindre plusieurs membres de la même famille. Il est probable qu'il s'agit d'une affection analogue à la rétinite pigmentaire.

## Rétinite proliférante

Certaines lésions hémorragiques de la rétine sont suivies du développement de taches blanches réfringentes de forme allongée qui font penser à de longs tractus fibreux. Ces taches recouvrent souvent la papille, mais peuvent siéger à quelque distance. Elles font une très légère saillie dans le corps vitré. Ces altérations cicatricielles paraissent surtout s'observer dans les lésions hémorragiques d'origine syphilitique. La vision est toujours fortement altérée et la lésion n'est pas susceptible de régression.

## Rétinite circinée

On désigne sous ce nom une affection dont l'étiologie est encore insuffisamment établie et qui s'observe surtout à un âge avancé et chez les femmes.

La région maculaire est normale, ou offre un trouble grisâtre ou gris jaunâtre ; on aperçoit dans son voisinage immédiat ou à quelque distance, une ceinture de taches blanches de nombre et de diamètre variables. L'acuité visuelle est extrêmement réduite et l'on constate souvent la présence d'un scotome central. L'affection évolue lentement. Les taches peuvent disparaître, mais en général l'acuité visuelle reste réduite. La vision périphérique n'est pas altérée.

L'aspect ophtalmoscopique que nous avons indiqué ne saurait suffire à caractériser et à différencier une maladie : l'analyse des cas publiés sous le nom de rétinite circinée justifie suffisamment cette remarque.

On a admis que les taches blanches succédaient aux hémorragies et que celles-ci étaient la conséquence d'altérations vasculaires. Pour la plupart des auteurs cette rétinite circinée constituerait une manifestation d'artério-sclérose.

## Rétinite maculaire atrophique

On observe parfois, chez les vieillards, un affaiblissement visuel qui atteint le plus souvent les deux yeux et rend la lecture très difficile ou même impossible. L'acuité visuelle est réduite à 1/7 ou 1/10, et la recherche des scotomes par le procédé de Haitz montre une lacune centrale plus ou moins étendue. A l'examen ophtalmoscopique, on trouve au niveau de la macula des taches jaunâtres ou blanchâtres le plus ordinairement dépourvues d'accumulations pigmentaires. L'examen anatomique a montré, dans un cas (Harms), une atrophie des éléments rétiniens, l'épithélium pigmentaire excepté, dans l'étendue de la fovea. Les lésions ne rétrocèdent jamais.

## Décollement de la rétine

Le décollement de la rétine est essentiellement caractérisé par la présence d'une collection liquide au-dessous de la couche des cellules visuelles de la rétine, dans une partie de l'étendue de la rétine, comprise entre l'*ora serrata* et le nerf optique.

**Symptômes.** — Des affections variées peuvent donner lieu au décollement rétinien. Nous avons vu que les traumatismes, les corps étrangers intraoculaires, les tumeurs de la choroïde pouvaient produire cette lésion. En dehors de ces décollements symptomatiques, il en est une forme dite idiopathique que seule nous envisagerons ici.

C'est le plus souvent, mais non nécessairement, chez un myope que l'affection apparaît. Elle débute généralement d'une façon rapide, même subite. Plus rares sont les cas où l'évolution se fait lentement. Mais que ce début soit brusque ou lent, le trouble visuel est toujours l'unique symptôme subjectif. C'est toujours pour une altération de la vision que le malade vient consulter. Il voit devant son œil des mouches volantes, des éclairs, des objets brillants; il a souvent l'impression d'un voile noir occupant une portion du champ visuel, lui cachant une partie de l'objet qu'il regarde ; enfin il est fréquemment inquiété par la déformation des objets et en particulier des lignes droites, des barreaux de fenêtres par exemple, qui lui paraissent coudées, brisées.

Ces symptômes fonctionnels sont, d'ailleurs, variables et moins importants que les symptômes objectifs.

Extérieurement, l'œil paraît sain. Tout au plus, peut-on remarquer une paresse plus ou moins prononcée de la pupille, une augmentation de profondeur de la chambre antérieure. A la palpation, on trouve généralement une légère hypotonie. Ç'est surtout par l'examen ophtalmoscopique et périmétrique que l'on établira le diagnostic.

Avant d'examiner le fond de l'œil avec le miroir concave et la lentille, il faut toujours explorer l'œil à la lumière transmise avec le miroir plan. Ce procédé nous montre souvent d'emblée l'existence d'un décollement et nous en indique assez exactement la situation. Dans les conditions normales, la pupille, examinée à la lumière transmise, s'éclaire et offre une couleur d'un rouge uniforme, quelle que soit la direction du regard. Si, dans un œil atteint de décollement, nous examinons les différents secteurs de la rétine, nous voyons brusquement dans l'un de ceux-ci la pupille, de rouge qu'elle était, devenir gris blanchâtre, opalescente : par tâtonnements, en faisant mouvoir l'œil dans tous les sens, nous pouvons délimiter assez exactement l'emplacement de la lésion. Il est évident que cet examen ne nous permet pas, à lui seul, d'affirmer le décollement, mais pour un œil exercé, cet aspect de la pupille est presque caractéristique.

On poursuivra l'examen par le procédé de l'image renversée. Ce qui frappe d'abord, c'est la coloration d'un blanc brillant ou bleuâtre que présente une étendue plus ou moins grande de la rétine. Cette membrane, aux reflets soyeux, est parfois, pendant l'examen, animée de mouvements d'ondulation ; elle tremble quand l'œil se meut. Si l'on y regarde de plus près, on la voit former des replis, plus ou moins saillants, plus ou moins étendus, plus ou moins larges. La coloration, brillante au sommet du pli rétinien, est plus mate sur les deux versants et entre deux plis. Il est impossible de voir nettement en même temps et le sommet et la base d'un de ces replis. Il faut faire varier la position de la lentille pour distinguer successivement ces deux parties d'une manière nette. Les mouvements parallactiques montrent eux aussi que ces plis font véritablement saillie dans le vitré (Pl. C, fig. XVII).

Pour réaliser le déplacement parallactique, il suffit, au cours de l'examen à l'image renversée, de déplacer légèrement la lentille, dans le plan perpendiculaire au rayon visuel de l'observateur. De faibles oscillations de quelques millimètres sont suffisantes. On voit alors, sous l'influence de cet artifice, les différentes parties de l'image observée présenter des déplacements apparents, dont la vitesse est différente suivant les plans où ils se produisent. Les parties les plus rapprochées de l'observateur semblent se mouvoir plus rapidement que les parties plus éloignées. On juge ainsi assez facilement de la différence de plans qu'occupent les détails de l'image.

Les coudes formés par les vaisseaux rétiniens sont également très caractéristiques. On les voit venir de la rétine saine, aborder le décollement, gravir l'un des versants d'un pli rétinien, contourner le sommet en formant une courbe plus ou moins prononcée suivant la hauteur du repli, puis descendre l'autre versant. Ces coudes vasculaires sont tout à fait nets, et leur constatation est d'une importance capitale. Il est à noter que ces vaisseaux sont plus foncés que ceux qui parcourent la rétine normale ; ce caractère a peu d'importance quand on est en présence d'un décollement typique et bien marqué, mais il en acquiert lorsque le décollement est tout à fait à son début et que les symptômes n'en sont pas encore bien nets. A ce moment la lésion est peu accusée, les caractères ophtalmoscopiques sont bien moins marqués; la rétine est légèrement trouble, elle a perdu sa transparence. Elle forme ça et là quelques replis, mais peu accentués, qui ne revêtent pas cette coloration d'un blanc brillant spécial, mais sont simplement grisâtres. Enfin, à ce niveau, les vaisseaux sont plus foncés que dans les régions voisines de la rétine.

D'ailleurs, au début comme plus tard, l'étude du champ visuel et la constatation d'une diminution même légère de la tension intraoculaire, mettent sur la voie du diagnostic. Le champ visuel présente un rétrécissement répondant exactement au décollement; c'est par le relevé du champ visuel qu'on peut suivre pas à pas les progrès de la lésion. Dans ce cas, il faut prendre le champ visuel à un éclairage moyen, la rétine, en effet, du moins dans les premiers temps, est dans un état de torpeur. Le champ visuel pris à un éclairage intense donnerait un scotome dont les dimensions seraient moindres en réalité que celles du décollement. Par contre, si le champ visuel était pris à un éclairage diminué, le scotome serait plus étendu que la lésion, les parties de la rétine voisine du décollement ayant elles aussi une sensibilité atténuée.

A côté de la lésion primordiale, le décollement, il faut rechercher dans l'œil les lésions qui, en fait, coexistent souvent avec elle.

Parmi ces lésions, la plus importante consiste dans la présence des *déchirures de la rétine*. Ces déchirures, généralement périphériques, apparaissent sous la forme de croissants dont la base est tournée vers l'*ora serrata*. Les bords du croissant sont nets ; le lambeau qui répond à la partie concave du croissant fait plus ou moins saillie dans le vitré. Dans l'aire de la déchirure, on voit la choroïde rouge. Il faut rechercher ces lésions avec soin et après dilatation atropinique.

On trouve également, dans le fond de l'œil, des lésions atrophiques ou pigmentaires de choriorétinite, des amas pigmentaires rétiniens, des stries de la rétine, qui marquent le plus souvent les étapes qu'a suivies un décollement en voie de guérison, enfin des corps flottants dans le vitré,

**Complications.** — Quand on examine un décollement d'étendue moyenne, remontant à quelques mois, on le trouve généralement à la partie inférieure de la rétine. Cette disposition n'est pas toujours en rapport avec la situation primitive ; le décollement, en effet, débute souvent à la partie supérieure et ne gagne que secondairement la partie inférieure en passant par la région maculaire. Une fois en ce point, le décollement reste stationnaire.

Son évolution est variable. Si, dans quelques cas rares, la rétine peut reprendre sa place, spontanément ou sous l'influence du traitement, en général, le décollement s'accentue progressivement jusqu'à ce qu'il devienne total. La rétine est alors décollée partout, sauf en deux points où elle est restée adhérente : la papille et l'*ora serrata* (décollement en parapluie).

Le décollement rétinien peut progresser sans jamais amener de complications, mais ce n'est pas toujours le cas. La cyclite s'annonce par ses symptômes habituels et l'apparition d'une hypotonie en général très marquée. Le cristallin se cataracte souvent donnant lieu à une cataracte blanche laiteuse, quelquefois jaunâtre, caractéristique. Enfin on peut voir une dernière complication, tardive et rare : le glaucome qui survient même dans des yeux qui ont présenté une hypotonie très marquée.

***Diagnostic.*** — Au point de vue clinique il faut distinguer deux cas : le décollement qui se voit à l'ophtalmoscope, ou celui qui se trouve caché, par exemple par une cataracte.

Le premier est facile à diagnostiquer. L'aspect plissé et la coloration plus foncée des vaisseaux rétiniens, le rétrécissement du champ visuel, la diminution de tension de l'œil, sont autant de symptômes faciles à constater et qui imposent le diagnostic.

Dans le second cas, lorsqu'on se trouve en présence d'une cataracte, il faut penser à la possibilité du décollement rétinien. Il suffira de rechercher si l'œil a une bonne ou une mauvaise projection. L'œil restant immobile, on interroge successivement les différents secteurs de la rétine en projetant sur eux le faisceau lumineux fourni par le miroir concave. La rétine décollée ne perçoit pas la lumière, ou, si elle la perçoit, elle ne peut la localiser exactement dans l'espace. L'absence de perception lumineuse, dans un territoire limité de l'œil, peut aussi être produite par une hémorragie rétinienne étendue ou une large plaque de choroïdite, mais en règle générale, la présence d'une mauvaise projection, avec conservation partielle de la perception lumineuse, est presque caractéristique du décollement rétinien.

Il ne suffit pas de diagnostiquer le décollement, il faut en trouver la cause.

Une première question se pose : s'agit-il d'un décollement symptomatique de tumeur choroïdienne ou d'un décollement dit spontané ? La différenciation n'est pas toujours facile, surtout après un seul examen. L'étude attentive des antécédents du malade, les renseignements fournis par l'évolution des lésions acquièrent une très grande importance.

On n'acceptera le diagnostic de décollement traumatique que si l'on relève l'indication d'un traumatisme direct du globe. Après avoir éliminé ces deux causes, on recherchera s'il existe d'autres signes permettant de soupçonner l'infection syphilitique.

Les caractères spéciaux des décollements par tumeurs de la choroïde (voy. p. 472), par cysticerque (voy. p. 450), ont été exposés à propos de chacune de ces affections.

***Pronostic.*** — En somme, le pronostic est très grave, car la guérison spontanée ou thérapeutique constitue une exception. Même dans les cas où le décollement est très limité au début, on voit presque toujours, dans la suite, la lésion s'étendre et l'œil perdre toute perception visuelle. Au trouble visuel viennent parfois se surajouter des lésions douloureuses qui peuvent nécessiter l'énucléation. Les plus bénins sont les décollements traumatiques dont la guérison complète est possible.

**Étiologie.** — Le décollement rétinien idiopathique se rencontre surtout chez l'adulte et le vieillard et sa fréquence augmente à partir de la cinquantième année. Il atteint surtout les myopes. Sur 99 cas de décollement idiopathique, Hertel en relève 69 dans les yeux myopes et 30 dans les yeux non myopes. 3 fois le décollement était bilatéral chez les myopes. Les 66 myopes atteints de décollement se répartissent de la manière suivante, au point de vue du degré de myopie.

Cas de myopie inférieure à 5 D. . . . . . . . . . . . .    21
—       au-dessus de 5 D et au dessous de 10 D.   17
—       de 10 D̄ et au-dessus . . . . . . . . .    28

37 cas de décollement concernaient des hommes et 29 des femmes.

Ces chiffres nous montrent que, contrairement, a ce que l'on pourrait croire, le décollement rétinien n'est pas forcément l'apanage des myopies extrêmes. On peut aussi, ce nous semble, en dégager la conclusion que la myopie ne fait que prédisposer à cette affection dont la cause première est encore discutée.

**Anatomie pathologique.** — Les renseignements anatomo-pathologiques que l'on a sur le décollement de la rétine reposent presque exclusivement sur l'examen d'yeux atteints depuis longtemps de cette affection qui présentent par conséquent un décollement complet ou à peu près. Nous ne savons rien des altérations initiales dont la connaissance seule offrirait quelque intérêt pour la pathogénie du décollement.

La rétine apparaît complètement détachée de la choroïde, n'adhérant plus aux membranes qu'au niveau de la papille et de l'*ora serrata* Elle a la forme d'un cône à sommet papillaire et dont la base répond à l'ora serrata. C'est la rétine en « parapluie », « en entonnoir ». Fortement et irrégulièrement plissée, elle est épaissie, jaunâtre, jaune verdâtre. Au point de vue microscopique, elle est aussi dégénérée ; les cônes et bâtonnets ont subi la dégénérescence colloïde.

En dehors de la rétine, entre elle et la choroïde, se trouve accumulé un liquide visqueux, jaunâtre, rarement sanguinolent ; le liquide sous-rétinien, dont la constitution est identique à celle de l'humeur vitrée. Comme l'épithélium pigmentaire de la rétine reste adhérent à la choroïde l'épanchement est en réalité intrarétinien.

Dans les cas anciens, le corps vitré a perdu tous ses caractères. Il est épais, opaque, traversé par des travées fibreuses qui vont s'attacher sur la rétine.

Les autres parties de l'œil sont également atteintes. On trouve de nombreux foyers de choroïdite ; le cristallin est souvent cataracté.

En somme l'œil est profondément altéré ; seules, la coque fibreuse et la cornée semblent être restées normales.

**Pathogénie.** — La pathogénie du décollement spontané, idiopathique, est des plus obscures, et les théories qui ont été émises ne reposent que sur l'interprétation contestable de lésions anciennes ; nous nous contenterons de les signaler.

On peut dire d'une manière générale que deux théories ont été successivement en honneur : celle du soulèvement rétinien, celle de l'attraction de la rétine par le corps vitré.

Dans la première, la rétine serait décollée par le liquide sous-rétinien dont on constate toujours la présence, mais dont on ne connaît ni la cause ni le mode de production.

Pour Leber et Nordenson, au contraire, la rétine serait attirée par le vitré. Il se produirait une véritable dégénérescence du corps vitré ; les travées fibreuses qui s'y forment décolleraient la rétine par leurs tractions continues. La dégénérescence du corps vitré serait secondaire à des altérations choroïdiennes.

Pour de Wecker, les déchirures de la rétine joueraient un rôle capital. Par ces solutions de continuité, le corps vitré ramolli passerait sous la rétine et produirait son décollement. Dufour et Gonin, partisans de la théorie de l'attraction par le corps vitré attachent une importance toute particulière à la présence des foyers de choroïdite antérieure auxquels succéderaient ces perforations rétiniennes.

*Traitement.* — En l'absence de notions pathogéniques et étiologiques précises, le traitement du décollement rétinien est purement symptomatique et empirique. Comme l'affection s'observe tout spécialement chez des syphilitiques, héréditaires ou non, il est indiqué d'essayer du traitement antisyphilitique. Les frictions mercurielles faisaient déjà partie du traitement médical ancien ; on peut les prescrire ou leur substituer les injections intramusculaires. Ce traitement général est à lui seul tout à fait insuffisant ; il importe de le combiner avec un traitement local et certaines précautions générales.

On admet que les mouvements brusques de la tête, la station verticale ont une certaine tendance à augmenter la surface de rétine décollée : c'est pour cette raison que l'on prescrit le repos visuel et le décubitus horizontal.

Le traitement local proprement dit consiste, d'une part, dans la révulsion exercée sur la face extérieure de la sclérotique et, d'autre part, dans la ponction sclérale pour l'évacuation du liquide sous-rétinien.

Nous considérons que les injections sous-conjonctivales de sublimé (1/3000), de chlorure de sodium (4 à 8 p. 100), les pointes de feu sur la sclérotique agissent surtout en tant que révulsifs.

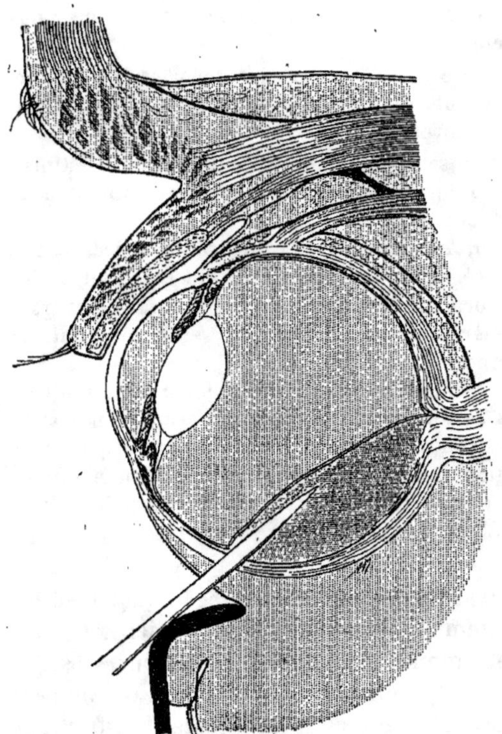

Fig. 310. — Ponction sclérale à l'aide du couteau de de Græfe dans un cas de décollement de la rétine. La paupière inférieure est abaissée avec un crochet à strabisme. La pointe pénètre dans la poche sous-rétinienne.

Elles sont suivies d'assez vives douleurs et de phénomènes de vascularisation périscléraux en rapport avec la réaction caustique, produite.

L'idée d'évacuer le liquide sous-rétinien est déjà fort ancienne mais c'est surtout Parinaud qui en a vanté les effets et qui a obtenu avec elle un certain nombre de succès. Cette évacuation, pratiquée aseptiquement, est inoffensive ; d'autre part, comme elle rétablit tout au moins temporairement le contact entre la rétine et sa membrane nourricière, la choroïde, il semble logique de fournir à la rétine cette chance de résistance à la désorganisation. Pour être efficace, la ponction sclérale, évacuatrice du liquide sous-rétinien doit être faite au niveau du décollement. C'est là une des difficultés de sa bonne exécution, la limite antérieure du décollement se trouvant en général beaucoup plus en arrière qu'on ne le suppose.

*Ponction sclérale.* — On se sert d'un couteau de de Græfe très acéré et étroit. Il est préférable de ne pas utiliser d'écarteur. Il est, par contre, souvent nécessaire d'attirer la cornée fortement en haut ou en dedans pour pouvoir ponctionner en arrière de l'équateur. La paupière inférieure est alors déprimée avec un crochet à strabisme, pour gagner quelques millimètres. Le couteau est tenu perpendiculairement à la surface scléroticale. Il pénètre, sans brutalité, de 3 à 4 millimètres à travers la conjonctive, le tissu épiscléral, la sclérotique et la choroïde. A ce moment, on fait tourner légèrement le couteau autour de son axe de manière à écarter les lèvres de la plaie sclérale pour permettre l'évacuation du liquide sous-rétinien. On retire le couteau et l'on applique pendant 24 heures un pansement légèrement compressif.

La seule complication opératoire (en dehors de l'infection qui doit être évitée) peut résulter de la section d'une veine choroïdienne. Le sang se résorbe en général facilement.

Le résultat d'une ponction n'est souvent que temporaire. Après 8 ou 15 jours, le liquide se reproduit et la rétine se soulève à nouveau. Il faut alors renouveler la ponction. Nous avons vu, après 1 à 7 ponctions, quelques résultats excellents se maintenir pendant plusieurs années.

Une des conditions de succès dans le traitement du décollement, c'est que le début de l'affection ne remonte pas à plus de quelques semaines. Quoi qu'il en soit néanmoins, les insuccès sont encore les plus nombreux.

## Gliome de la rétine

Sous le nom de gliome de la rétine on décrit une tumeur maligne, de consistance molle, analogue à celle du gliome de la substance cérébrale, et survenant toujours dans le jeune âge.

*Symptômes.* — Le gliome de la rétine débute d'une façon insidieuse et peut passer inaperçu dans tout ou partie de sa première période. Il n'y a aucun autre symptôme fonctionnel que l'abaissement de la vision et l'enfant est en général trop jeune pour s'en rendre compte. Cependant, dès cette période, les parents remarquent souvent dans certaines incidences de la lumière naturelle un reflet particulier de la pupille. La pupille prend une teinte blanchâtre, chatoyante rappelant celle que prend la pupille de certains animaux dans les conditions analogues d'éclairage. C'est pour cette raison qu'on lui a donné le nom d'*œil de chat amaurotique*.

Lorsqu'on a l'occasion d'examiner le fond d'un œil atteint de gliome à son début, ce qui est exceptionnel, on voit une tache d'un blanc brillant, à bords flous, sans vaisseaux, d'aspect cotonneux. Puis cette tumeur grossit progressivement. La rétine se décolle partiellement ou en totalité suivant que la tumeur gagne en profondeur ou seulement en surface. A côté des parties décollées de la rétine et revêtant l'aspect classique du décollement, on en voit d'autres dégénérées, n'ayant plus aucun des caractères de la rétine. Parfois le décollement cache tout.

Cette période de latence dure un temps variable L'extensibilité relative de la coque oculaire chez les jeunes sujets semble être la cause d'un certain retard dans l'apparition de la *période glaucomateuse*. Ces symptômes glaucomateux ne diffèrent pas de ceux que l'on observe au cours des sarcomes de la choroïde.

Ils cessent lorsque le gliome a perforé la coque oculaire, lorsque, d'intra-oculaire, il devient extra-oculaire. On voit alors se former des petits nodules gliomateux sous la conjonctive. Ces nodules progressent rapidement et se réunissent pour former une seule masse bourgeonnante.

Enfin, la tumeur se généralise. Elle gagne en arrière le long du nerf optique et arrive au cerveau. Elle atteint les cavités de la face, les ganglions préauriculaires et sous-maxillaires. On voit naître des lésions à distance jusque dans le canal rachidien.

Il va sans dire que l'état général du malade, qui avait pu se maintenir bon pendant un temps relativement long, décline rapidement. Le sujet meurt de cachexie, d'infection purulente ou d'une complication intercurrente.

***Diagnostic.*** — Le diagnostic du gliome doit être fait dans ses deux périodes de tumeur intra-oculaire et de tumeur extra-oculaire. Tout à fait au début, on pourrait confondre le gliome avec une rétinite albuminurique. Cependant la saillie de la lésion, l'examen des urines, l'évolution progressive rapide dans le gliome, permettent de faire le diagnostic. Il importe de savoir que le gliome peut atteindre les deux yeux simultanément.

Les tubercules de la choroïde ne se montrent, en général, qu'au cours d'une tuberculose généralisée. Ils forment de petits nodules grisâtres situés au-dessous de la rétine qu'ils soulèvent.

Le sarcome de la choroïde détermine un décollement, d'aspect classique, qui cache la tumeur. Dans le gliome, au contraire, la rétine seule est atteinte; et, à côté des parties saines de la rétine, on voit d'autres parties malades, modifiées par l'infiltration néoplasique floconneuse, faisant des saillies irrégulières dans le vitré.

On ne confondra pas le gliome avec l'ophtalmie métastatique ou ses reliquats. Le seul point commun consiste dans la présence d'un reflet blanchâtre de la pupille. C'est à tort que l'on a créé pour ces lésions le terme de *pseudo-gliomes*. Il s'agit simplement d'erreurs de diagnostic. Il existe fréquemment dans ces cas une hypotonie manifeste. L'étude des commémoratifs montre que l'enfant a eu une rougeole, une méningite, une infection bronchopulmonaire, au cours de laquelle les troubles oculaires se sont développés. En cas de doute, le diagnostic se basera sur l'évolution des lésions et l'absence constante d'hypertonie dans l'ophtalmie métastatique.

Lorsque l'affection est devenue extra-oculaire, le diagnostic s'impose, de par l'âge du malade, de par ses antécédents, enfin par le développement rapidement considérable que prennent les tumeurs.

**Étiologie**. — La fréquence du gliome par rapport aux autres affections oculaires est très faible. C'est une affection de l'enfance débutant surtout entre un et quatre ans, inconnue après douze ans  On ne connaît pas encore sa véritable cause.

**Anatomie pathologique**. — Lorsqu'on ouvre un œil atteint de gliome, on le voit rempli par une tumeur molle, blanchâtre ou jaune rougeâtre. Mais, ce qui frappe surtout, c'est l'aspect hétérogène de la lésion. A côté des parties molles, on voit des parties plus dures parfois même atteintes de dégénérescence calcaire ; à côté des parties claires translucides, on trouve une matière amorphe ramollie.

Cette tumeur peut évoluer soit en dedans vers le vitré, c'est le gliome endophyte, soit vers l'extérieur, gliome exophyte. Dans le premier cas on suppose qu'elle a pris son point de départ dans la couche des fibres nerveuses ; dans le second, elle aurait débuté par la couche des grains de la rétine. Mais quelle que soit la variété, le gliome finit toujours par perforer la sclérotique et par former une tumeur extra-oculaire.

La création de deux types cliniques, correspondant à cette évolution, n'offre aucun intérêt, car on peut voir dans un même cas les deux évolutions se produire sur des points séparés de la rétine.

L'étude histologique du gliome, faite à nouveau dans ces dernières années à l'aide des méthodes de Weigert, de Golgi et de Cajal, a montré que la caractéristique essentielle du gliome consistait dans la prédominance des cellules et des fibrilles névrogliques. On trouve de grosses cellules à grand noyau et des cellules plus petites. Dans certains cas, la disposition des cellules peut donner lieu à des figures particulières.

On les voit, notamment, se grouper autour d'une lacune vasculaire et former des masses cellulaires arrondies séparées les unes des autres par un tissu conjonctif lâche et par des zones nécrosées. A côté de ces cellules névrogliques, on trouve parfois des amas de cellules disposées en cercle ou en spirale et pouvant faire croire à la coupe d'une glande. Ce sont les rosettes de Wintersteiner qui paraissent dériver des couches externes de la rétine.

**Pronostic.** — Abandonnée à elle-même, la maladie a donc un pronostic fatal. Autrefois, on considérait le gliome comme mortel à coup sûr. Aujourd'hui on admet que, pratiquée à temps, c'est-à-dire d'une façon aussi précoce que possible, l'énucléation peut prévenir l'extension de la tumeur. D'après Hirschberg, le pronostic ne serait fâcheux que lorsque l'énucléation a été pratiquée plus de trois mois après la constatation de l'œil de chat amaurotique.

**Traitement.** — Il n'y a pas de traitement médical du gliome. Le seul traitement consiste dans l'énucléation ou l'éviscération orbitaire aussi précoce que possible. Lorsque le gliome en est encore à sa première période, à la période des troubles visuels sans glaucome, on fait l'énucléation en allant sectionner le nerf optique aussi loin que possible dans le fond de l'orbite.

Dès que le gliome est arrivé à sa période glaucomateuse, il faut pratiquer non pas l'énucléation mais l'exentération de l'orbite avec enlèvement du périoste. Il va sans dire que c'est à la même opération que l'on aura recours lorsque le gliome a traversé la coque oculaire.

Dans certains cas de gliome bilatéral, lorsque, après énucléation d'un œil, on a constaté l'évolution de la tumeur dans le deuxième œil, on a eu recours à la radiothérapie pour enrayer le développement de la néoformation. Quelques auteurs ont été assez heureux pour voir cette tumeur régresser.

CHAPITRE XV

# AFFECTIONS DU GLOBE OCULAIRE

Nous envisagerons dans ce chapitre des affections intéressant l'ensemble du globe oculaire ou dont la cause, dans l'état de nos connaissances, ne peut être rattachée à l'altération de telle ou telle région des membranes oculaires. C'est le cas du glaucome par exemple.

## I. — AFFECTIONS CONGÉNITALES

Les affections congénitales portant sur le développement général du globe oculaire ne sont pas très rares, depuis celles qui entravent complètement ce développement et donnent lieu à l'anophtalmie jusqu'à celles qui le limitent simplement et donnent lieu à l'hypermétropie. Nous devrions classer ici cette dernière affection, mais nous préférons la décrire, ainsi que la myopie et l'astigmatisme, dans le chapitre spécial consacré aux troubles de la réfraction.

### Anophtalmie

Le terme d'anophtalmie ne doit pas être pris dans son sens absolu, car il n'est pas prouvé que dans une cavité orbitaire d'apparence normale, tout vestige de globe oculaire puisse faire défaut lorsqu'on pratique l'examen anatomique. On parle néanmoins d'anophtalmie, lorsque le globe oculaire paraît absent. Le malade semble avoir subi l'énucléation du globe ; la cavité conjonctivale est cependant plus étroite et l'on sent avec le doigt dans le fond du cul-de-sac une petite masse arrondie du volume d'un pois. Lorsque l'anophtalmie est unilatérale, il est en général nécessaire de faire une autoplastie de la cavité conjonctivale pour rendre possible le port d'un œil artificiel.

## Microphtalmie

La microphtalmie est moins rare que l'anophtalmie. Le globe oculaire présente une conformation générale semblable à celle de l'œil normal, mais les différents éléments en sont moins développés. Le volume du globe représente la moitié ou les deux tiers d'un globe normal.

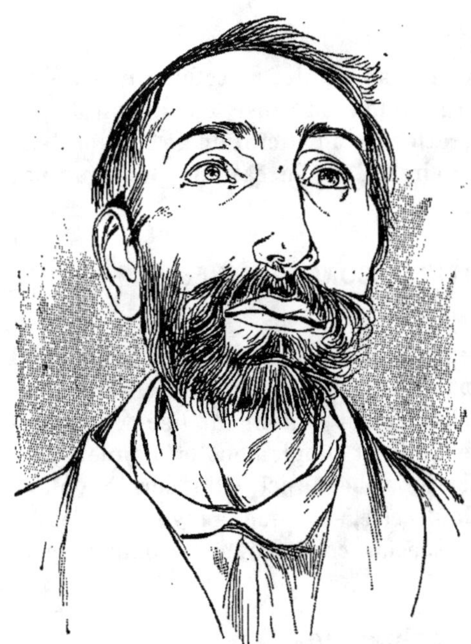

Fig. 311. — Microphtalmie congénitale de l'œil droit avec légère déviation du globe en haut et en dedans.

La cornée peut offrir une transparence normale ; sa saillie est en général moins accusée. La vision peut exister, mais elle est toujours considérablement réduite, et comme il existe une hypermétropie très accusée, il faut un verre correcteur fort pour améliorer un peu la vision. L'œil microphtalme est souvent dévié (fig. 311); il n'est pas rare de constater du côté de l'iris ou des membranes profondes des malformations congénitales. La cavité orbitaire correspondante et la saillie du sourcil ont subi, en général, une malformation assez manifeste.

## II. — AFFECTIONS TRAUMATIQUES DU GLOBE OCULAIRE

Certaines lésions traumatiques du globe ont été envisagées à propos des affections de la sclérotique, du corps vitré ou de la rétine. Nous n'envisagerons ici que la luxation du globe ou son avulsion.

## Luxation du globe

Le globe oculaire peut subir à la suite d'un traumatisme violent un déplacement manifeste. Il peut se luxer en avant de la boutonnière palpébrale, ou se luxer en arrière et en bas dans le sinus maxillaire, ce qui suppose toujours alors des lésions traumatiques étendues du squelette facial.

La *luxation en avant* a pour cause habituelle un traumatisme, volontaire ou non. Certains aliénés la provoquent par une pression des doigts dans l'orbite dans le but de s'aveugler ; on l'observe parfois après une lutte. Elle peut aussi être réalisée par la pénétration brusque d'un corps mousse dans l'orbite (corne de vache, pointe de parapluie, etc.) Certains sujets, atteints d'un degré élevé d'exophtalmie, peuvent présenter une luxation en avant sous l'influence d'un effort. Les tumeurs de l'orbite ont souvent pour effet de provoquer cette luxation en avant.

La luxation se reconnaîtra à la saillie démesurée du globe hors des paupières, dont la boutonnière se resserre un peu en arrière de l'équateur s'opposant à une réduction spontanée. Suivant la cause qui l'a produite, la luxation s'accompagne d'ecchymoses et de trouble visuel.

Pour faire la réduction, il suffira d'écarter les paupières à l'aide d'écarteurs de Desmarres, enduits d'huile ou de vaseline, et d'exercer une légère pression sur le globe.

La *luxation en arrière* est beaucoup plus rare. Chez un malade présenté par Kalt, le globe avait disparu dans le sinus maxillaire. L'anophtalmie qui se produit dans les cas de ce genre, accompagne généralement une fracture de la paroi orbitaire inférieure ou interne.

## Avulsion du globe

On dit qu'il y a avulsion du globe lorsque à la luxation du globe en avant s'ajoute la déchirure des muscles, des aponévroses ou du nerf optique. Il n'est cependant pas nécessaire pour que l'on puisse parler d'avulsion, que le globe oculaire soit complètement désinséré. Les ruptures musculaires atteignent de préférence les muscles droits. L'amaurose est habituellement complète et résulte de la déchirure du nerf optique ou de son arrachement de la sclérotique.

Chaque fois que cela sera possible (et la seule contre-indication sérieuse résiderait dans le fait que les tissus traumatisés ont été souillés par de la terre ou par un pansement septique) on fera la réduction du globe comme il a été dit pour la luxation et on procédera à la suture des muscles déchirés. La conservation du globe même amaurotique sera préférable à son énucléation. Celle-ci sera néanmoins nécessaire si la désinsertion musculo-aponévrotique est très étendue.

## III. — OPHTALMIE SYMPATHIQUE

On décrivait autrefois un certain nombre d'affections oculaires sympathiques et l'on voulait indiquer par ce qualificatif qu'il s'agissait de troubles ou de lésions développés dans le second œil sous l'influence de la maladie du premier. A une époque où l'on croyait qu'une action réflexe pouvait déchaîner toute une série de troubles fonctionnels ou organiques, il paraissait tout naturel d'admettre que les lésions inflammatoires agissant sur les nerfs ciliaires d'un œil pussent déterminer des troubles dans l'œil opposé.

On rangeait sous le nom d'*irritation sympathique* les troubles purement fonctionnels qui apparaissent parfois chez des malades dont un œil a été blessé : ces troubles sont essentiellement caractérisés par des douleurs, de la photophobie avec larmoiement et blépharospasme, de la gêne visuelle avec ou sans rétrécissement du champ visuel. On considérait cette irritation sympathique comme le premier degré ou le prélude de l'*ophtalmie sympa-*

*thique véritable*. Une analyse plus stricte des faits montre que les caractères cliniques de cette irritation sympathique se superposent entièrement à ceux de l'amblyopie hystérique. Nous avons appris d'autre part combien sont fréquentes, à la suite des traumatismes de tous ordres, les manifestations hystériques générales ou locales. Nous n'hésitons pas à ranger dans l'amblyopie hystérique les troubles dits d'irritation sympathique et à renvoyer le lecteur à ce chapitre.

On a parlé aussi de *glaucome sympathique*, c'est-à-dire d'un glaucome développé dans le second œil par suite de l'état glaucomateux du premier. La bilatéralité habituelle du glaucome enlève à cette conception toute valeur. Nous verrons que l'inflammation sympathique peut se compliquer de glaucome secondaire et cela dans les deux yeux, mais ce n'étaient pas à ces cas-là que l'on faisait allusion en parlant de glaucome sympathique.

Il nous reste donc à définir l'ophtalmie ou l'inflammation sympathique vraie qui sera décrite dans ce chapitre. C'est une infection chronique affectant plus spécialement le tractus uvéal (iris, corps ciliaire, choroïde), pénétrant le plus habituellement dans le premier œil à l'occasion d'une plaie de la région ciliaire et pouvant atteindre le tractus uvéal du second œil par propagation probablement vasculaire.

Cette infection, dont l'agent pathogène est encore inconnu, donne lieu à des lésions inflammatoires du type chronique et à des exsudations plastiques qui se différencient aisément, au point de vue histologique, des lésions causées par les microorganismes pyogènes habituels.

Un caractère très important de l'ophtalmie sympathique réside dans l'analogie des lésions dans les deux yeux. Il est nécessaire d'ajouter que dans l'œil blessé cette analogie peut être masquée par les lésions traumatiques elles-mêmes ou par la présence de lésions relevant d'une autre infection associée.

Ce qui donne à l'ophtalmie sympathique son caractère de gravité particulière, c'est que l'œil traumatisé est ordinairement privé de toute perception visuelle et que l'œil secondairement atteint ne récupère que rarement une acuité visuelle suffisante.

On appelle *œil sympathisant*, l'œil primitivement atteint ; *œil sympathisé*, l'œil affecté secondairement.

**Symptômes.** — Nous envisagerons tout d'abord les lésions et symptômes observés dans l'œil sympathisant ; nous examinerons ensuite les conditions dans lesquelles l'affection atteint le second œil et les caractères cliniques qu'y revêt l'inflammation.

Ce sont les plaies pénétrantes et les affections du globe donnant lieu à une perforation des membranes externes qui sont le plus souvent suivies d'inflammation sympathique : les plaies du limbe et de la région ciliaire exposent plus spécialement le globe à l'apparition de ces accidents. Au lieu d'une cicatrisation rapide et régulière, on remarque, après trois ou quatre jours, que la pupille se dilate moins complètement, l'œil larmoie, se vascularise, devient sensible à la lumière. L'iris présente les signes de l'iritis : on voit se produire un exsudat grisâtre peu abondant, mais adhérent au tissu irien et pouvant occuper tout l'espace pupillaire. La pression sur la région ciliaire est douloureuse. La chambre antérieure diminue de profondeur, la tension oculaire s'abaisse et le globe offre bientôt les caractères de l'atrophie avec perte complète de la fonction visuelle.

Lorsque pareils symptômes succèdent à une plaie pénétrante avec ou sans corps étranger, on doit tout particulièrement craindre l'éclosion d'une inflammation sympathique de l'autre œil. Cette inflammation sympathisante à caractère subaigu peut parfois être masquée par une suppuration aiguë juxtaposée, mais on peut admettre, d'une manière très générale, que le phlegmon aigu de l'œil n'est qu'exceptionnellement suivi du développement d'une ophtalmie sympathique.

Ce que nous venons de dire des plaies pénétrantes, s'applique également aux plaies opératoires ou même à certaines ulcérations perforantes de la cornée.

A côté de ces lésions de l'œil sympathisant, qui sont de beaucoup les plus habituelles, les affections non perforantes de l'œil pouvant donner lieu à l'ophtalmie sympathique sont extrêmement rares : ce sont certaines tumeurs intra-oculaires avec ou sans ruptures sous-conjonctivales d'origine traumatique. Le chiffre des cas de cet ordre ne dépasse guère une vingtaine. Dans tous, on a constaté, à côté des lésions néoplasiques ou traumatiques, l'existence d'une irido-choroïdite à exsudat fibrineux absolument analogue à celle que nous avons décrite dans les globes porteurs de plaies pénétrantes. Il est rationnel d'admettre que c'est à la présence de ces lésions inflammatoires superposées à la tumeur ou au traumatisme, et dont l'origine sera discutée plus loin, que l'on doit de voir se produire l'inflammation sympathique.

Entre le début de l'inflammation sympathisante et l'apparition de l'ophtalmie sympathique dans le second œil, il existe toujours un intervalle qui, dans les cas les plus courts, a atteint quatorze jours, mais qui, dans certains faits, aurait pu être de vingt-huit (Vignaux) ou de quarante-deux ans (Weeks) !

Voici quelques chiffres empruntés au rapport de Nettleship et portant sur 200 cas d'ophtalmie sympathique :

18 cas apparurent avant l'écoulement du 1er mois
170 cas — — de la 1re année
12 cas — — après la 1re année.

Les graphiques établis d'après les cas observés aux armées pendant la guerre de 1914-1918 donneront une idée de l'intervalle moyen. On voit que c'est dans le cours du deuxième mois que l'apparition de l'ophtalmie sympathique est la plus habituelle (fig. 312).

Il est à remarquer que, lorsque l'ophtalmie survient tardivement, l'œil sympathisant est toujours le siège de phénomènes irritatifs : injection légère, sensibilité spontanée ou à la pression.

Envisageons maintenant les symptômes observés dans l'œil sympathisé, ceux qui, à vrai dire, permettent de parler d'ophtalmie sympathique. Ces symptômes peuvent être les premiers en date, mais ils sont souvent précédés par de violentes douleurs occipitales ou péri-oculaires.

C'est habituellement le trouble visuel qui ouvre la scène,

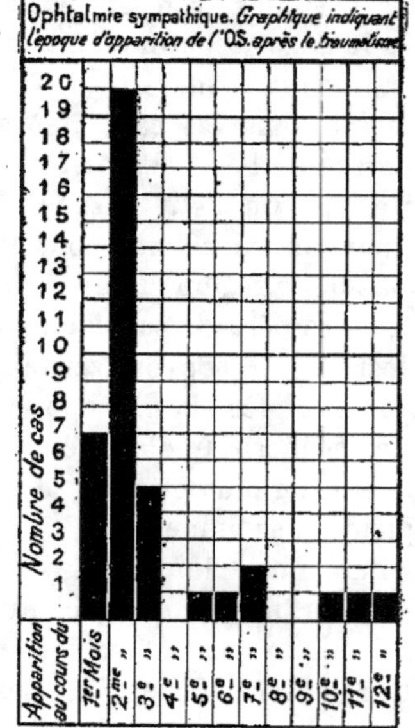


Fig. 312. — Ce graphique montre la fréquence beaucoup plus considérable des ophtalmies sympathiques précoces, en particulier au cours du deuxième mois qui suit le traumatisme.

accompagné en général d'une légère injection ciliaire et de photophobie. L'examen attentif de l'œil montre que l'humeur aqueuse est un peu trouble, l'iris légèrement décoloré, mais que la pupille se dilate encore par l'atropine.

Si l'on inspecte, à la loupe, la face postérieure de la cornée, on y notera toujours la présence des fins précipités caractéristiques de l'infection ciliaire. L'examen ophtalmoscopique encore possible, surtout après mydriase atropinique, permet de constater un trouble léger et diffus du corps vitré et un peu de confusion des bords de la papille pouvant en imposer pour de la névrite optique. La recherche de la tension oculaire montre toujours des modifications dans le sens de l'hypertonie ou de l'hypotonie. L'acuité visuelle est nettement réduite.

Malgré l'instillation de mydriatiques, la pupille ne tarde pas à se rétrécir, et il se forme dans le champ pupillaire des exsudats grisâtres plus ou moins épais. Ceux-ci peuvent même se produire dès le début et en même temps que des précipités à la face postérieure de la cornée.

C'est dans ces cas intenses et dont le pronostic est des plus graves que l'on voit parfois apparaître dans l'angle irido-cornéen inférieur un petit exsudat fibrineux épais, faisant croire à un hypopyon. Ainsi que nous l'avons indiqué à l'occasion des affections de la région ciliaire (voir p. 332) cet exsudat se déplace peu ou ne se déplace pas par l'inclinaison de la tête et il se distingue ainsi de l'hypopyon véritable. L'injection périkératique devient plus marquée, la photophobie et les douleurs péri-oculaires peuvent acquérir une acuité plus grande, tandis que la vision baisse de plus en plus et peut se perdre complètement en l'espace de quelques semaines.

Dans un certain nombre de cas de moyenne intensité, les symptômes irido-ciliaires tendent à disparaître après quelques semaines et la vision peut se rétablir progressivement jusqu'à atteindre le degré antérieur d'acuité. Ces cas à évolution favorable sont malheureusement les moins fréquents. Souvent, après un arrêt apparent qui fait croire à une guérison véritable, une nouvelle poussée d'iridocyclite se reproduit, s'arrête de nouveau, puis reprend. Nous avons vu des malades qui ont fait jusqu'à 6 ou 8 poussées successives, dans l'espace de six mois ou d'un an.

On a décrit différents types cliniques d'ophtalmie sympathique. Les lésions atteignent toujours toute l'étendue du tractus uvéal, mais elles peuvent donner lieu à des symptômes prédominants soit du côté du segment antérieur (iris et corps ciliaire), soit du côté du segment postérieur (choroïde et cercle péri-papillaire).

Le type antérieur ou type d'iridocyclite sympathique est de beaucoup le plus fréquent. C'est celui que nous avons décrit jusqu'à présent. Il est beaucoup plus rare de voir la choroïdite sympathique évoluer sans symptômes iriens. Dans un certain nombre de cas, on a pu observer, une fois l'inflammation sympathique arrêtée, des lésions choroïdiennes cicatricielles assez particulières. Ce sont des taches d'un blanc jaunâtre ou rougeâtre disposées à la périphérie rétinienne et n'atteignant que rarement le voisinage de la papille. Elles sont parfois encadrées par des taches brunâtres et peuvent offrir à leur centre des amas de pigment. Haab admet l'existence de lésions maculaires sympathiques caractérisées par des taches brunâtres ou noirâtres sans scotome maculaire. La papillo-rétinite sympathique, à laquelle on attachait une importance toute particulière à une époque où l'on croyait que l'infection se propageait d'un œil à l'autre par les nerfs optiques, n'est en réalité que l'indice d'une inflammation choroïdienne plus accusée au pôle postérieur. Les veines de la papille sont faiblement dilatées, les artères sont normales. Les contours papillaires sont peu nets, ce qui tient, en partie aussi, aux flocons nombreux du corps vitré.

L'évolution de l'ophtalmie sympathique peut se compliquer par le développement de certaines lésions secondaires. Le *glaucome* en est la complication la plus habituelle et son apparition est d'autant plus grave que les myotiques sont sans effet et que les interventions ne font que hâter l'évolution du glaucome.

L'*opacité cornéenne* peut apparaître en dehors de tout état glaucomateux et gagner toute l'étendue de cette membrane ou se limiter à son centre.

Lorsque l'iridocyclite sympathique a atteint une certaine intensité, il est très fréquent de voir le cristallin s'opacifier progressivement. On a soutenu qu'une lésion traumatique d'un œil pouvait entraîner une véritable *cataracte* sympathique, c'est-à-dire une opacification primitive du cristallin sans lésions uvéales manifestes. Il n'est pas rare de voir, chez des personnes ayant perdu un œil, le cristallin s'opacifier dans le second œil, mais la lésion du premier œil n'est pour rien dans l'étiologie de l'opacité. Dans l'ophtalmie sympathique il s'agit toujours d'une cataracte secondaire.

En dehors de ces complications oculaires, on observe aussi quelques manifestations extra-oculaires : des *céphalées* plus ou moins violentes et indépendantes de l'état de tension du globe ; la *surdité* dans un petit nombre de cas. On avait attaché une très grande signification à ces phénomènes intracrâniens dans l'interprétation pathogénique de l'ophtalmie sympathique.

La *durée* des accidents sympathiques est, ainsi que nous l'avons vu, des plus variables. Il s'agit toujours de manifestations à évolution prolongée, sujettes à rechutes, dont la durée peut s'étendre à plusieurs mois, ou même plusieurs années.

**Lésions.** — L'étude systématique des yeux sympathisants et sympathisés a révélé un fait des plus importants que la clinique aurait pu faire prévoir, mais qu'il était réservé aux recherches histologiques de nous démontrer : l'identité des lésions inflammatoires dans les deux yeux, en tenant compte, cela va sans dire, des lésions surajoutées résultant du traumatisme. Si l'on examine l'iris, le corps ciliaire, la choroïde, on trouve toujours et dans les différents points de ces organes une infiltration cellulaire particulière ayant les caractères des infiltrations inflammatoires chroniques : les leucocytes mononucléaires y prédominent et un grand nombre d'entre eux prennent les caractères des cellules épithélioïdes ; il n'est pas rare de trouver au centre d'un amas de cellules épithélioïdes une ou plusieurs cellules géantes. L'analogie de ces lésions avec celles de la tuberculose peut être telle qu'elle avait fait admettre à certains observateurs qu'il s'agissait peut-être d'une infection tuberculeuse. Ce qui différencie nettement ces lésions de celles de la tuberculose, c'est leur répartition anatomique beaucoup plus diffuse que celle des lésions tuberculeuses. A côté des lésions histologiques des tissus, l'inflammation sympathique se caractérise par la formation d'exsudats fibrineux ayant une tendance à l'organisation et siégeant plus spécialement dans le champ pupillaire, à la face postérieure de l'iris ou à la surface des procès ciliaires. La constatation de lésions analogues, dans un globe oculaire énucléé, avant l'apparition de symptômes dans le second œil, permet de supposer que la menace d'ophtalmie sympathique était réelle. Fuchs a montré que ces lésions « d'inflammation sympathisante » étaient faciles à différencier des lésions inflammatoires résultant du traumatisme ou de complications infectieuses banales.

La recherche des microorganismes pathogènes dans l'inflammation sympathisante ou dans l'œil sympathisé n'a pas encore permis de découvrir l'agent pathogène de l'inflammation sympathique, mais les caractères mêmes de cette inflammation nous permettent d'écarter l'idée d'un microorganisme pyogène connu, comme on l'avait cru à un moment donné.

**Pathogénie.** — La question de la nature de l'ophtalmie sympathique a été tellement discutée, elle se pose encore d'une manière si pressante, qu'il est indispensable d'indiquer rapidement les étapes parcourues par nos conceptions relatives à cette maladie. Ces conceptions ont d'ailleurs suivi la même évolution que celle de la pathologie générale.

On supposa, au début, qu'il s'agissait d'une *action nerveuse* : mais tandis que pour Tavignot, Müller, de Græfe l'excitation nerveuse se transmettait par les nerfs ciliaires, Le Dran, Himly, Mackenzie admettaient une intervention du nerf optique. A ces théories purement nerveuses succèdent les *théories microbiennes* dont Deutschmann se fit tout d'abord le plus ardent champion. D'après ses conceptions, l'inflammation du premier œil est causée par des microorganismes pyogènes qui se propagent au second œil en suivant les nerfs optiques, en particulier les gaines de ces nerfs, et qui vont produire dans le second œil des lésions analogues à celles du premier. Il y aurait émigration de microbes, d'où le nom de théorie migratrice donnée à la théorie de Deutschmann.

Il ne reste plus rien de ces conceptions, car il a été établi que les microbes producteurs de l'inflammation sympathique n'ont rien de commun avec les microbes pyogènes dont Deutschmann s'était servi dans ses expériences ; ces expériences ne prouvaient d'ailleurs nullement la justesse des théories de cet auteur et la présence des microbes inoculés dans un œil n'a pu être constatée dans le second œil que dans les cas où il existait une infection généralisée et où tous les organes renfermaient des microorganismes. Enfin, l'examen histologique très complet de quelques cas d'ophtalmie sympathique a montré que les lésions inflammatoires du nerf optique ou de ses enveloppes n'existaient pas ou ne correspondaient pas à l'idée que l'on se faisait de leur importance.

Si l'infection ne suit plus les nerfs optiques, comment peut-on se figurer le transport des éléments infectieux d'un globe à l'autre ? Mackenzie, Berlin, avaient parlé de métastase en se basant sur l'idée ancienne qu'on avait de la métastase. Arnold avait admis un transport par refoulement dans les veines, et Motais a cru pouvoir rajeunir cette conception en admettant une transmission par les anastomoses veineuses, faciales. Leber suppose enfin une propagation par les vaisseaux lymphatiques. Mais, dès l'instant que l'on admet un foyer infectieux, les notions bien établies de pathologie générale nous permettent de concevoir sa propagation facile par la circulation, et il importe peu que l'on suppose le transport par le sang veineux ou par le sang artériel. Ce qu'il convient d'expliquer, par contre, c'est la localisation dans

l'uvée du second œil de cette infection uvéale de l'œil traumatisé.
Pour Meyer, l'irritation ciliaire, partie de l'œil malade, rendrait viru-
lents les microbes restés indifférents pour les autres organes ou tissus.
Schmidt-Rimpler pense que l'irritation ciliaire prépare le terrain à la
prolifération des microbes qui, après avoir atteint le globe traumatisé,
circulent dans le sang. C'est une théorie semblable que développe
Panas ; les expériences faites dans le but d'étayer ces théories étaient
des plus contestables. Je signale rapidement l'hypothèse d'une action
toxique exercée d'un œil à l'autre par l'infection intraoculaire de l'œil
sympathisant, hypothèse défendue par Rosenmayer, Gorecki, Bocchi,
Praun. On ne peut concevoir des lésions inflammatoires identiques
dans les deux yeux et produites dans un œil par la prolifération microbienne et dans l'autre par sa toxine. Mieux vaut supposer la présence
du microorganisme dans les deux yeux. Rœmer a émis l'idée qu'il
s'agissait peut-être d'un de ces microbes invisibles dont l'étude a été
faite dans ces dernières années.

Tout récemment Elschnig a invoqué l'anaphylaxie pour établir une
nouvelle théorie de l'ophtalmie sympathique. Jusqu'ici, l'impossibilité
où l'on s'est trouvé de réaliser expérimentalement un processus pathologique semblable à l'infection sympathique, a laissé le champ libre à
toutes les hypothèses. A notre avis l'ophtalmie sympathique rentre
dans les infections et nous ne pouvons concevoir comment des phénomènes anaphylactiques, dont nous ne trouvons nul exemple analogue
dans la pathologie expérimentale, pourraient donner lieu dans l'appareil visuel à des troubles semblables. Nous sommes convaincus que
l'étiologie microbienne ne tardera pas à être démontrée. Nous avons
appris à connaître un certain nombre de microorganismes qui n'exercent leur action pathogène que sur certains tissus, et nous pouvons
fort bien admettre, sans nous écarter des notions acquises, que l'infection sympathique est spéciale à l'uvée comme l'infection trachoma-
teuse est spéciale à la conjonctive et à la cornée ; la propagation d'un
œil à l'autre se ferait par l'intermédiaire de la circulation sanguine.

***Diagnostic.*** — Le diagnostic d'ophtalmie sympathique déclarée
ne présente pas de très grandes difficultés en raison des commémoratifs. Il ne faut pas supposer cependant que toute inflammation
survenant chez un malade dont l'un des yeux a été blessé et présente des lésions inflammatoires est forcément de nature sympathique ; on a parfois attribué à un processus d'infection sympathique ce qui, réellement, relevait d'une infection syphilitique.
C'est par l'examen attentif du malade et de ses antécédents que
l'on établira le diagnostic.

Les données histologiques relatives à l'inflammation sympathique et que nous avons exposées plus haut pourront être utilisées pour le diagnostic dans les cas d'énucléation de l'œil traumatisé.

Graddle a attiré l'attention sur l'importance diagnostique de l'examen du sang. La numération des globules blancs lui a fait constater l'existence d'une mononucléose sanguine très manifeste dans les cas où l'on a affaire à l'infection sympathique : au lieu de la proportion habituelle de 25 à 30 p. 100 de lymphocytes pour 75 à 70 p. 100 de polynucléaires, il trouve dans ces cas d'iridocyclite sympathique de 30 à 45 p. 100 de mononucléaires. Cette hyperlymphocytose disparaîtrait assez vite après l'énucléation dans les cas où le second œil n'est pas encore atteint. Les recherches de Franke n'ont pas confirmé ces indications et plusieurs observateurs ont attiré l'attention sur la cause d'erreur résultant de l'hyperlymphocytose fréquente chez les syphilitiques. Or il n'est pas rare que le diagnostic se pose entre les accidents sympathiques et les manifestations syphilitiques.

La réaction de Bordet-Wassermann peut dans ces cas être de quelque utilité.

***Pronostic.*** — L'ophtalmie sympathique est la complication la plus redoutable dans les blessures du globe, puisqu'elle risque de produire la cécité complète dans une proportion élevée des cas. Sur 47 cas relevés par Gunn, il n'y eut que 17 guérisons dont 5 avec une bonne acuité et 12 avec une acuité moyenne.

Le graphique que nous donnons plus loin (voir fin du volume) montre l'importance particulière qu'acquiert l'ophtalmie sympathique dans l'étiologie de la cécité dans l'enfance.

***Prophylaxie.*** — Si nous avons accordé un tel développement à une affection pratiquement rare, c'est que la question de sa prophylaxie se pose fréquemment et qu'il est plus facile de prévenir l'ophtalmie sympathique que de la guérir. L'asepsie opératoire a rendu cette complication infiniment rare à la suite des interventions chirurgicales et, en ce qui concerne les plaies pénétrantes traumatiques, l'asepsie des pansements paraît avoir notablement diminué la fréquence de l'ophtalmie sympathique, mais il reste, malgré tout, un certain nombre de cas où la plaie se complique des lésions inflammatoires que nous avons décrites et où la seule prophylaxie réside dans la suppression de l'œil blessé. L'énucléation remplit le mieux et le plus sûrement ce but. Les opérations proposées pour la remplacer (exentération, neurotomie optico-ciliaire ou résection optico-ciliaire) se sont montrées insuffisantes pour prévenir l'ophtalmie sympathique. Il importe de savoir qu'en raison de la longue incubation de l'infection sympathique, l'énucléation préventive n'empêche pas toujours l'atteinte du second œil, mais le début de celle-ci est alors toujours compris dans les quatre semaines qui suivent l'énucléation. Une fois ce délai franchi, si l'ophtalmie sympathique n'est pas déclarée, le malade restera indemne toute sa vie durant. D'autre part, l'ophtalmie sympathique qui peut apparaître dans le mois qui suit l'énucléation a une évolution plus bénigne que celle qui survient dans les conditions ordinaires.

***L'ophtalmie sympathique chez les blessés de guerre.*** — Les blessures oculaires produites par les projectiles de guerre, malgré la fréquence des petits éclats intra-oculaires ne semblent pas prédisposer à l'ophtalmie sympathique plus que les blessures accidentelles.

De la statistique que nous avons faite sur l'O. S. aux armées en 1917, portant sur 39 cas, il ressort qu'une période minima de 14 jours s'écoule toujours entre la date du traumatisme et le moment où l'infection sympathique franchit la coque oculaire. On peut en conclure que *l'énucléation du globe dans la première quinzaine qui suit le traumatisme préviendra sûrement l'ophtalmie sympathique.* C'est à l'énucléation seule qu'il faut avoir recours, l'éviscération du globe ne prévient pas les accidents, comme l'a démontré l'observation de Kalt où l'éviscération faite *4 jours* après le traumatisme n'a pas empêché l'apparition de l'ophtalmie sympathique.

***Traitement.*** — Les malades atteints d'ophtalmie sympathique déclarée doivent garder la chambre ou être hospitalisés. On procédera sans retard à l'énucléation de l'œil sympathisant (œil traumatisé). On instillera de l'atropine dans l'œil sympathisé pour obtenir une dilatation pupillaire et on prescrira des applications chaudes. Le traitement mercuriel (frictions ou injections intramusculaires d'huile grise) a été employé empiriquement et fait partie du traitement classique.

Plus récemment on a préconisé le salicylate de soude, l'aspirine, les frictions de collargol, etc. L'évolution si capricieuse de l'inflammation sympathique et le petit nombre de cas suivis par le même observateur ne permettent pas de se faire une opinion précise sur l'efficacité de tel ou tel traitement général.

Dans tous les cas que nous avons eu à traiter, nous avons eu
recours aux injections de novarsénobenzol aussitôt après l'énucléation de l'œil blessé. Ce traitement a paru avoir une efficacité marquée ; néanmoins le chiffre des cas de cécité par rapport aux guérisons est encore compris entre 1/4 et 1/3.

Ainsi que nous l'avons déjà dit, on sera très circonspect au point
de vue des interventions. Si le cristallin s'est cataracté, il faudra
laisser s'écouler plusieurs mois et même plusieurs années depuis
la dernière manifestation inflammatoire avant de procéder à l'extraction ; le résultat visuel de cet intervention est en général peu
brillant.

## IV. — GLAUCOME

On réunit sous la désignation commune de glaucome un certain
nombre d'états pathologiques présentant, comme caractère commun, une élévation de la tension intra-oculaire ou les stigmates
de cette hypertension.

En réalité, le symptôme d'hypertonie peut être la conséquence
de lésions diverses ; suivant l'importance de ces lésions, suivant les
troubles qu'elles ont déjà provoqués, l'hypertonie semble constituer toute la maladie ou, au contraire, une complication de l'affection antérieure. De là, la distinction un peu théorique entre le
glaucome dit primitif et le glaucome secondaire. Mais le symptôme d'hypertonie peut, à lui seul, avoir de telles conséquences
sur la nutrition et la fonction des différentes parties du globe
oculaire qu'il y a intérêt à le considérer isolément et à lui réserver
dans la pathologie oculaire la place qui lui a été acquise depuis
de Græfe.

Nous indiquerons, tout d'abord, les moyens par lesquels nous
pouvons déterminer le degré de tension intra-oculaire ; nous envisagerons ensuite les différents signes cliniques auxquels on reconnaît l'existence d'une hypertonie, puis nous décrirons les principales formes cliniques que revêt le glaucome.

## Tension intra-oculaire

L'examen de la tension intra-oculaire joue dans la pratique
ophtalmologique un rôle considérable qui n'a été mis en évidence

qu'au début du xixe siècle par Himly, Beer, Ritterich, etc., et qui n'a acquis toute son importance qu'à partir de l'époque où le traitement de l'hypertonie fut indiqué par A. de Græfe.

*Transcription de la tension oculaire*. — La tension intra-oculaire peut être augmentée (hypertonie) ou diminuée (hypotonie) : l'œil est dur dans le premier cas, mou dans le second et il offre à la palpation une résistance que l'on peut, pour la rapidité de la description, ramener à 3 degrés au-dessus et 3 degrés au-dessous de la tension normale. Depuis Bowman, on a l'habitude d'inscrire :

> Tn ; pour la tension normale :
> T + 1 ; T + 2 ; T + 3 ; pour les 3 degrés d'hypertonie ;
> T — 1 ; T — 2 ; T — 3 ;        —        d'hypotonie.

Il va sans dire que ces divisions ne peuvent avoir qu'un caractère approximatif, puisqu'elles correspondent à des impressions individuelles non contrôlables. On leur substituera avec avantage les indications fournies par la tonométrie instrumentale.

*Détermination digitale de la tension. Tonométrie digitale.* — Le malade sera assis et, de préférence, la tête appuyée. On l'engagera à regarder ses genoux de manière à ce que le muscle orbiculaire se relâche et que la pression s'exerce sur la sclérotique et non sur la cornée.

La pression digitale s'exercera au travers des paupières, au-dessous de l'arcade sourcilière, comme s'il s'agissait de rechercher la fluctuation. On peut rechercher simultanément la tension des deux globes ou procéder successivement. Dans le premier cas, l'observateur appliquera la pulpe de l'index et du médius de chaque main au-dessus du cartilage tarse des paupières supérieures (fig. 313) et exercera des mouvements de pression alternative verticale sur les globes ; ceux-ci se trouvent ainsi fixés entre les doigts de l'observateur et le plancher orbitaire qui offre une surface résistante. La pression d'avant en arrière ne saurait donner aucune indication parce qu'alors le globe oculaire déprime plus ou moins les parties molles de l'orbite. Les mouvements de pression s'exerceront avec une certaine délicatesse et en évitant de provoquer des douleurs. Celles-ci auraient pour effet de produire une contraction de l'orbiculaire et cette contraction nuirait à l'appréciation exacte de la tension.

Pour la recherche successive de la tension des deux yeux, on peut exercer la pression sur le globe non plus avec l'index et le

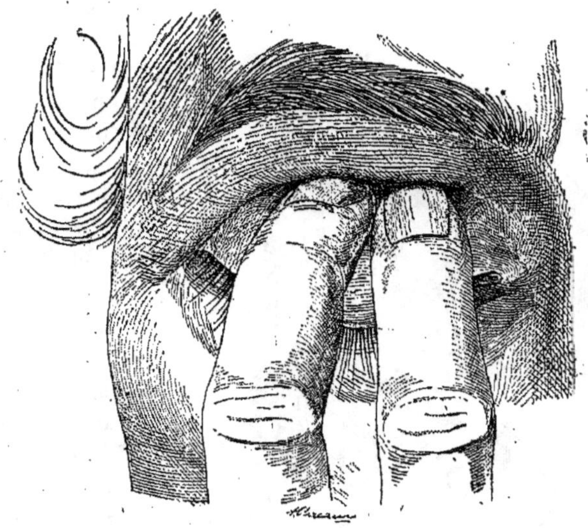

Fig. 313. — Détermination digitale de la tension oculaire.

médius, mais avec les deux index. C'est affaire d'habitude. Le seul point important est toujours de comparer l'état de la tension

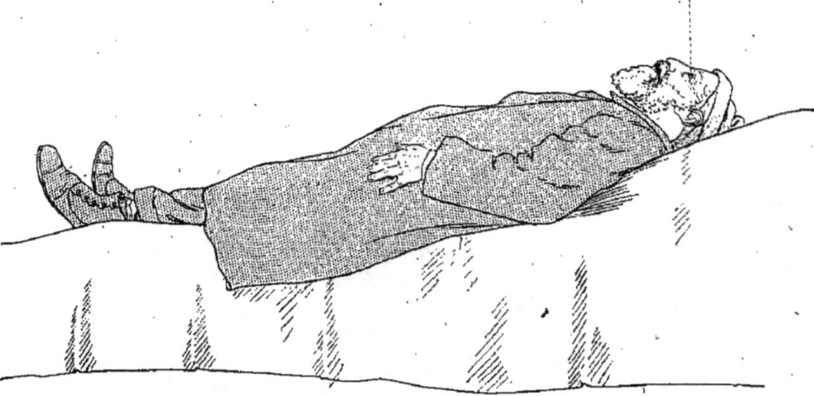

Fig. 314. — Position du malade pour la détermination de la tension avec le tonomètre de Schioetz.

dans les deux yeux et de ne jamais perdre de vue que la détermination digitale de la tension n'a pas en elle-même de valeur absolue ; on devra toujours s'enquérir des autres manifestations auxquelles l'hypertonie ou l'hypotonie peuvent donner lieu.

*Tonométrie instrumentale.* — La détermination instrumentale de la tension ou tonométrie objective a acquis une valeur pratique considérable depuis la construction du tonomètre de Schioetz : cet instrument est maintenant indispensable au clinicien.

Le mode d'emploi en est des plus simples : le malade à

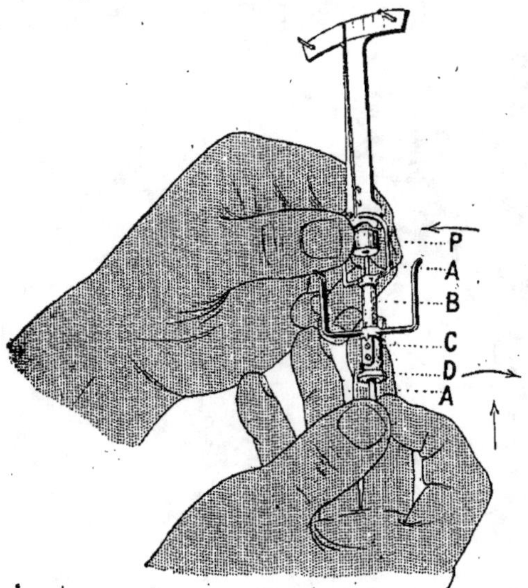



Fig. 315. — Mise en place du poids dans le tonomètre. — A, tige mobile supportant le poids ; — P, poids ; — D, pavillon du cylindre B ; — C, partie mobile servant à maintenir l'appareil. — Les flèches indiquent le sens du mouvement de rotation imprimé à la tige ou au poids pour sa fixation.

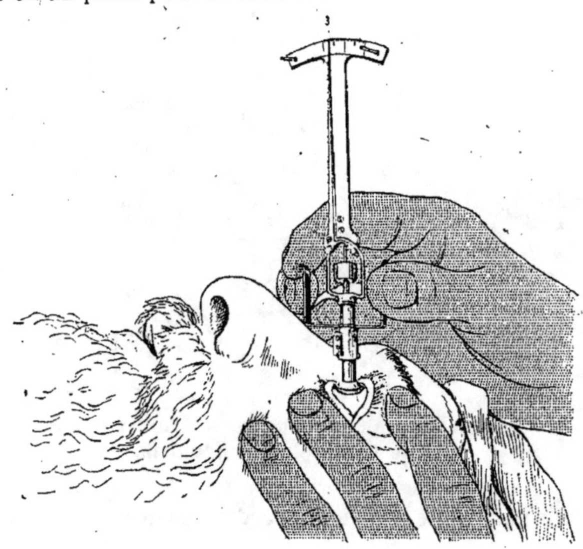

Fig. 316. — Application du tonomètre de Schioetz sur la cornée.

examiner étant placé dans la position horizontale (fig. 314), on instille dans l'œil à examiner deux gouttes d'holocaïne à 2 p. 100 ; on attend quelques instants et on applique le petit appareil sur la cornée ainsi que l'indique la figure 316.

Des poids de 5 gr. 5, 7 gr. 5, 10 gr., 15 gr., peuvent être fixés sur la tige mobile (fig. 315); on prendra un poids d'autant plus élevé que la pression appréciée avec le doigt paraît plus forte. L'appareil étant maintenu vertical, la tige et le pavillon reposant sur la cornée de l'œil droit (fig. 316) par exemple, on voit l'aiguille parcourir un cadran divisé et s'arrêter en un point : Supposons qu'avec le poids de 7 gr. 5, nous voyons l'aiguille se fixer devant la 7e division de la graduation, en nous reportant au graphique dressé par Schioetz (fig. 317), nous voyons que cette indication correspond à une tension de 18 millimètres de mercure, nous inscrirons alors :

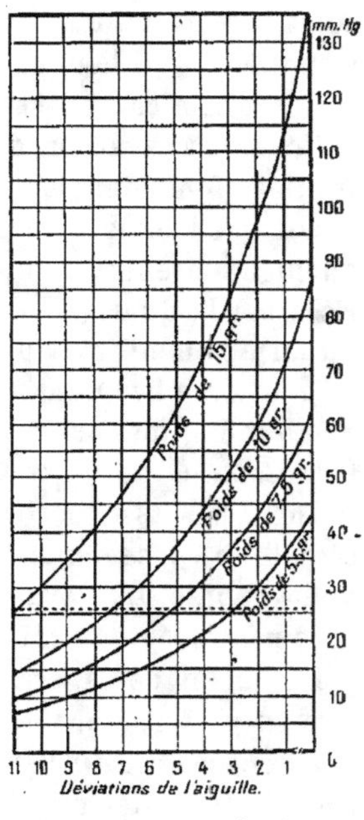


Fig. 317. — Echelle de Schioetz.

$$\text{TOD} : \frac{7}{7\,\text{gr. }5} \dots 18 \text{ mm Hg}.$$

On peut faire en guise de contrôle une seconde détermination avec le poids de 5 gr. 5 ou celui de 10 gr.

Les tensions de 16 à 28 millimètres peuvent être considérées comme des tensions normales. Des tensions de 28 à 40 ne s'accompagnent pas toujours de phénomènes irritatifs. Aux tensions élevées correspondent les indications comprises entre 40 et 90-100.

Il ne faut pas attacher une valeur absolue aux chiffres obtenus avec le tonomètre, mais quoique relatives, les indications tonométriques sont beaucoup plus précises que celles que nous fournit l'exploration digitale ; en outre cet appareil nous permet de comparer avec exactitude la tension chez le même malade. Les courbes de tension (fig. 320 et suiv.) fourniront d'utiles données pour l'appréciation du pronostic, de l'efficacité thérapeutique, etc.

## Caractères cliniques de l'hypertonie

Comme l'hypertonie paraît surtout résulter d'une rupture d'équilibre dans la circulation des liquides intra-oculaires, elle est sujette, surtout au début, à des oscillations qui font que les symptômes, au lieu d'être continus, surviennent par accès à l'occasion d'une cause susceptible d'agir sur la circulation générale.

Nous envisagerons d'abord les symptômes objectifs, puis les troubles fonctionnels que produit l'hypertonie.

Lorsque l'accès d'hypertonie est très accusé et se produit brusquement, il entraîne une vive *vascularisation oculaire* caractérisée par la dilatation des vaisseaux conjonctivaux et scléraux, par du larmoiement et souvent de l'œdème des paupières. On a décrit le glaucome évoluant avec ces symptômes sous le nom de glaucome inflammatoire.

Le *trouble de la cornée* s'observe aussi lorsque l'élévation de tension est assez marquée. C'est une opalescence diffuse étendue à toute la cornée, mais permettant néanmoins l'examen de l'iris et de la pupille. La cornée est moins brillante et la surface épithéliale paraît légèrement dépolie ; il n'y a pas de perte de substance.

L'examen de la *sensibilité cornéenne* montre habituellement une anesthésie marquée et la suppression du réflexe palpébral.

La *chambre antérieure* est diminuée de profondeur. Il n'est pas rare de constater une certaine voussure de l'iris en avant ; nous ne faisons pas allusion ici à l'aspect en entonnoir que revêt l'iris dans la séclusion pupillaire (iris en tomate), si souvent compliquée d'hypertonie.

La *pupille* présente toujours un certain degré de dilatation par rapport au côté sain. La dilatation est en général modérée, mais, accompagnée des symptômes réactionnels qui font souvent penser au premier abord à une iritis, elle acquiert une importance sémiologique de premier ordre. Dans l'iritis, en effet, avant l'emploi des mydriatiques la pupille est, au contraire, toujours contractée.

Les réactions pupillaires sont souvent affaiblies, il est rarement possible d'en constater la présence.

Les *milieux oculaires* sont habituellement très troublés au moment d'une poussée aiguë, si bien que l'examen du fond de l'œil en est rendu impossible : ils peuvent, au contraire, conserver

toute leur transparence dans les cas où l'hypertension est peu
marquée.

En dehors de ces modifications des membranes antérieures et
des milieux, plus particulières aux cas où la poussée glaucomateuse est aiguë ou subaiguë, il est un signe caractéristique de toute
hypertonie ayant eu quelque durée : c'est l'*excavation de la
papille*. Alors que l'hypertomie qui exerce son action sur un œil
en voie de développement, un œil d'enfant par exemple, peut provoquer une distension de la totalité du globe oculaire, cette même
cause agissant sur un globe oculaire d'adolescent ou d'adulte n'entraînera guère que le refou-
lement d'une portion limitée de la sclérotique, celle
qui corrrespond au pas-
sage du nerf optique et
qui est représentée par la
lame criblée.

Cette excavation de la
papille se voit assez facilement à l'examen ophtal-
moscopique. Elle se reconnaîtra : au contour assez
net et surplombant de la
papille ; à la présence
d'une légère ombre semi-
lunaire ou circulaire située
en dedans du contour pa-
pillaire ; à la disposition des vaisseaux qui, partis du centre ou des

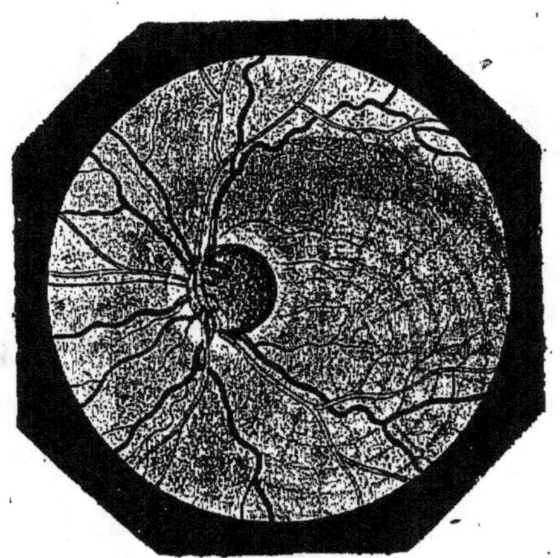

Fig. 318. — Aspect ophtalmoscopique de
la papille excavée dans le glaucome.

côtés de la papille, décrivent sur les bords un *crochet* manifeste. Ce
crochet résulte de l'angle formé par les différents segments du vaisseau (sur le fond de la papille, sur les côtés de l'excavation, puis
sur le plan rétinien). Il n'est pas rare de voir une veine rétinienne
disparaître brusquement au bord de la papille comme si elle prenait son origine sur les contours du nerf optique. Lorsqu'on examine la papille à l'image renversée et qu'on déplace légèrement
la lentille, on constate un chevauchement net du plan du contour
papillaire sur celui du fond de la papille ; c'est ce que l'on appelle
le déplacement parallactique. Enfin, il n'est pas rare de constater,
autour de la papille, une légère décoloration de la zone rétinienne
voisine, connue sous le nom de *halo* glaucomateux. Ajoutons

enfin que la papille glaucomateuse excavée présente souvent une teinte blanche atrophique des plus marquées (fig. 318 et pl. D, fig. XXII).

Les *symptômes fonctionnels* sont eux aussi variables. Lorsque l'hypertonie se manifeste d'une manière aiguë ou subaiguë, le malade s'aperçoit habituellement d'une altération de la vision. Dans les cas, au contraire, où l'hypertonie est latente et continue, il faut faire un examen systématique de la vision pour mettre en évidence l'altération fonctionnelle. L'un des troubles visuels les plus caractéristiques consiste dans l'apparition de *cercles irisés* autour des lumières. Le phénomène est ordinairement constaté le soir. Le malade remarque autour des flammes, en particulier de

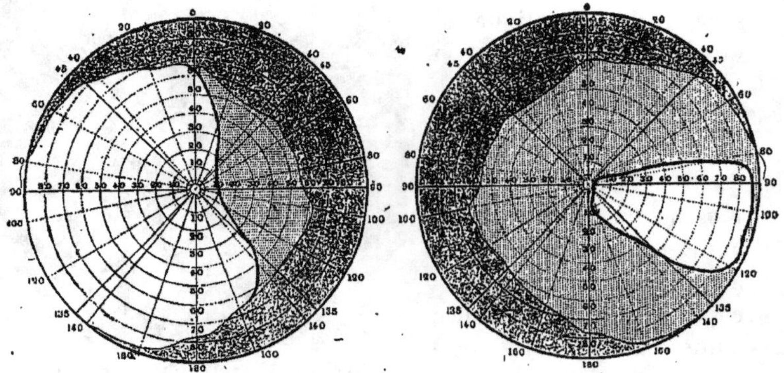

Fig. 319. — Rétrécissement du champ visuel dans un cas de glaucome bilatéral.

celles des réverbères, un anneau complet plus ou moins éloigné de la source lumineuse suivant la distance de l'objet. Cet anneau, qui présente les couleurs du spectre, rappelle l'impression que donne la lune vue au travers d'un brouillard ou un point lumineux placé derrière un verre dépoli. Il correspond à une ouverture angulaire d'un peu plus de 8° (rayon de 4°10', Druault) et paraît être la conséquence d'une altération (œdème) des couches profondes de l'épithélium cornéen.

À la lumière du jour, un certain nombre de malades ont une sensation de voile grisâtre, de nuage de suie s'interposant entre leur œil et les objets. D'autres éprouvent une diminution lente de la vision.

Le plus important des symptômes fonctionnels à rechercher, concerne l'étendue du *champ visuel*. Par suite de la gêne circulatoire apportée par l'hypertonie dans la circulation sanguine de la rétine, certaines zones d'irrigation sont plus particulièrement atteintes. C'est en particulier la région temporale de la rétine ou la région inférieure ; il en résulte un rétrécissement du champ visuel qui porte le plus souvent sur la moitié nasale et dont le développement progressif est en rapport étroit avec la persistance de l'hypertonie (fig. 319). C'est par l'examen comparatif du champ visuel, mieux que par l'examen de l'acuité centrale que l'on sera à même de juger de l'effet de la thérapeutique sur l'évolution du glaucome.

La perception des index colorés est habituellement plus altérée dans le champ visuel que la perception de l'index blanc. Il sera donc utile de toujours fixer les limites du champ visuel pour les couleurs.

La perte complète de toute perception visuelle est l'aboutissement forcé d'une hypertonie persistante.

L'hypertonie ne s'accompagne de *phénomènes douloureux* que lorsqu'elle apparaît d'une manière aiguë. Dans ces cas-là les sensations douloureuses peuvent être si violentes qu'elles dominent la scène et contribuent souvent à égarer le diagnostic. Les douleurs siègent autour de l'œil et dans l'angle interne de l'orbite, mais elles s'irradient dans le territoire de l'ophtalmique de Willis et du maxillaire supérieur et se compliquent d'une céphalée occipitale effroyable. Dans les accès subaigus, la douleur se réduit souvent à uu peu de sensibilité périoculaire avec *photophobie* et *larmoiement* abondant au moindre mouvement oculaire.


## Formes cliniques


L'hypertonie ne présente pas la même évolution lorsqu'elle survient chez l'enfant ou chez l'adulte, lorsqu'elle est secondaire à des lésions manifestes de l'iris, du cercle ciliaire ou des vaisseaux ou lorsqu'elle débute dans un œil en apparence normal d'une manière brutale ou insidieuse. Nous sommes encore trop mal renseignés sur l'étiologie du glaucome pour pouvoir classer autrement que par leurs apparences cliniques, les aspects divers que revêtent les symptômes produits par l'hypertonie. Nous décrirons donc suivant la classification classique :

   1º Le glaucome infantile ;
   2º Le glaucome primitif inflammatoire ;
   3º Le glaucome subaigu ;
   4º Le glaucome primitif simple ou chronique ;
   5º Les glaucomes secondaires.

## Glaucome infantile. Hydrophtalmie. Buphtalmie

Le glaucome infantile ou hydrophtalmie est une affection rare qui se manifeste dès la naissance ou dans les sept premières années. Elle peut atteindre plusieurs enfants d'une même famille.

L'affection est d'autant plus redoutable qu'elle intéresse habituellement les deux yeux. L'unilatéralité ne s'observe guère que dans le tiers des faits.

Lorsque l'hydrophtalmie existe dès la naissance, l'attention est souvent fixée par le trouble diffus ou même par l'aspect grisâtre d'une ou des deux cornées. Cette opalescence peut être telle qu'on hésite entre le diagnostic de kératite interstitielle et celui de glaucome infantile, d'autant que la tension oculaire n'est pas toujours facile à apprécier chez le nouveau-né.

D'autres fois, ce n'est pas l'opacité de la cornée, mais son diamètre exagéré qui frappe l'observateur. Au lieu de 10 millimètres le diamètre horizontal mesure parfois de 12 à 20 millimètres. C'est le symptôme que l'on désigne du nom de mégalocornée et auquel correspond en général une augmentation de volume de l'œil (buphtalmie ou mégalophtalmie). A l'éclairage oblique ou même par simple inspection directe, on reconnaît toujours une légère opalescence du tissu cornéen.

La sclérotique offre une teinte moins blanche que dans les conditions normales, par suite d'un amincissement qui laisse transparaître le pigment choroïdien.

Lorsque l'examen ophtalmoscopique est possible, on constate habituellement une excavation de la papille.

Dans certains cas, l'œil présente quelques signes d'irritation : photophobie, larmoiement ; l'injection périkératique est rare. Ces symptômes peuvent disparaître et se reproduire par accès.

L'évolution du glaucome infantile est continue et progressive et la cécité en est l'aboutissant ordinaire, après un temps variable compris entre quelques mois et quelques années. Dans un petit nombre de cas, l'hypertonie peut être enrayée par un traitement approprié. On rencontre néanmoins des faits exceptionnels où malgré la distension du globe et de la cornée et l'excavation de la papille, on constate la persistance d'un certain degré de vision.

Au cours de l'évolution de l'hydrophtalmie, on observe souvent des complications : relâchement de la zonule, tremblement du cristallin et de l'iris, cataracte. Il n'est pas rare qu'une hypotonie se manifeste subitement, indiquant en général la production d'un décollement de la rétine. Ce décollement survient le plus souvent sur des yeux dont toute perception visuelle a disparu. La chambre antérieure gagne en profondeur, et se remplit quelquefois même d'un épanchement sanguin qui ne se résorbe que très lentement. Le globe oculaire peut encore subir une lente diminution de volume, si bien qu'à la buphtalmie du début succède une atrophie marquée.

**Diagnostic.** — Le diagnostic du glaucome infantile ne présente guère de difficultés. Nous avons vu qu'au début le trouble de la cornée peut être confondu avec celui de la kératite interstitielle. Le diagnostic est parfois d'autant plus délicat que la kératite interstitielle peut évoluer en même temps que le glaucome infantile.

Lorsque l'affection est unilatérale, on pensera à la possibilité d'une hypertonie d'origine néoplasique (gliome rétinien).


## Glaucome primitif inflammatoire


Cette forme de l'hypertonie est celle que l'on observe communément chez l'adulte ou le vieillard. Elle est plus fréquente chez les femmes que chez les hommes. Elle est essentiellement caractérisée par l'apparition brusque de symptômes d'irritation oculaire, produits par l'élévation rapide de la tension. L'accès aigu est le plus souvent précédé des différents troubles décrits sous le nom de *glaucome prodromique* (sensation d'obnubilation visuelle, anneaux irisés, gêne accommodative), qui apparaissent d'une manière fugace. Mais il n'est pas rare que ces troubles prodromiques passent inaperçus et ne reçoivent pas l'attention qu'ils méritent.

C'est alors l'accès de glaucome aigu qui semble constituer la première manifestation pathologique du côté de la vision.

Le malade est pris, dans le cours de la nuit ou après un repas, d'une douleur violente qui, de l'œil et de la région périoculaire, s'irradie dans la tête jusque dans la région cervicale supérieure. En même temps, la vision se trouble, l'œil s'injecte et devient particulièrement sensible à la lumière. Des vomissements répétés, un malaise général, viennent ajouter à cet ensemble de symptômes les caractères d'une réaction générale et en font trop souvent méconnaître l'origine oculaire.

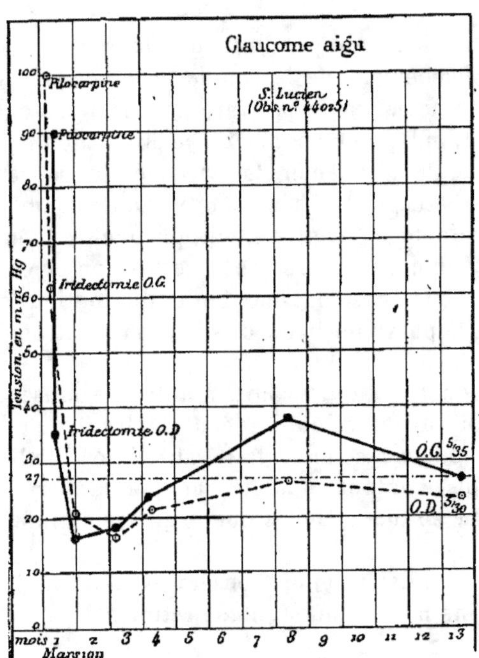


Fig. 320. — Courbe de la tension mesurée avec le tonomètre de Schioetz dans un glaucome aigu traité par l'iridectomie. Les chiffres horizontaux correspondent aux mois d'observation. La courbe s'arrête après 13 mois d'observation tonométrique.

Cet accès d'hypertonie aiguë peut durer plus ou moins longtemps ; l'intervention thérapeutique est pour beaucoup dans sa durée : malheureusement il se passe souvent des jours ou des semaines avant qu'un traitement efficace soit institué. L'accès peut rester unilatéral ou atteindre les deux yeux, d'emblée ou successivement. La tension mesurée alors au tonomètre de Schioetz est toujours très élevée et comprise entre 70 et 100 mm. de mercure.

On parle d'accès de *glaucome foudroyant* lorsque, dans l'espace d'un ou deux jours, l'hypertension excessive a amené des désordres anatomiques irréparables contre lesquels tout traitement demeure impuissant.

L'accès de glaucome aigu peut être facilement enrayé par les myotiques ou par une iridectomie pratiquée d'emblée. Autrement, les phénomènes aigus tendent néanmoins à s'atténuer, mais en laissant après eux une vision considérablement réduite ou même la cécité. De nombreux accès d'irritation oculaire avec douleurs très fortes ne tardent pas à se reproduire et mettent le malade dans une situation extrèmement pénible.

Des complications sont d'ailleurs susceptibles d'aggraver cet état : ce sont surtout des altérations cornéennes, caractérisées par des érosions épithéliales qui peuvent être parfois le point de départ d'un ulcère serpigineux à pneumocoques.

L'intervention précoce dans cette forme de glaucome, peut modifier l'évolution dans le sens le plus favorable. C'est dans le glaucome aigu inflammatoire que l'iridectomie donne les résultats les meilleurs et les plus durables.

## Glaucome subaigu

Entre le type du glaucome aigu où les symptômes réflexes résultant de l'hypertension oculaire prennent subitement un caractère prédominant (symptômes douloureux, réflexes pneumogastriques, trouble visuel) et le type chronique que nous verrons plus loin, on rencontre un assez grand nombre de faits de transition où les symptômes réflexes sont très atténués. On les range sous la dénomination de glaucome subaigu.

Les troubles qui incitent les malades à consulter peuvent être :

1o des phénomènes douloureux rétroculaires, périoculaires ou céphaliques. Ces phénomènes ne sont pas forcément rattachés à leur cause oculaire et j'ai vu des glaucomateux qui, se croyant atteints d'une affection sinusienne, avaient consulté d'abord des rhinologistes ;

2o des réflexes lacrymaux. Un larmoiement se produisant à certaines heures de la journée en dehors des conditions habituelles (air frais, vent) alors que les voies lacrymales sont perméables devra toujours faire examiner la tension oculaire.

3o des troubles accommodatifs : une apparition précoce de la presbytie, une gêne accommodative se produisant à certaines heures de la journée malgré les conditions normales d'éclairage doit rendre attentif à la tension oculaire ;

4º des troubles visuels : en dehors des symptômes déjà signalés : anneaux colorés autour des lumières, sensation de suie ou de voile, certains glaucomateux signaleront seulement une modification indéfinissable de leur vision, un sentiment d'inconfort visuel, une modification de l'adaptation surtout à l'obscurité.

Ces différents symptômes peuvent se répéter à intervalles plus ou moins éloignés. Un examen régulier et systématique de la tension chez ces malades montre qu'il persiste une hypertension et que les périodes où les troubles indiqués se produisent, correspondent à une élévation plus forte de la tension oculaire.

Ces formes de glaucome subaigu s'observent à tout âge.

## Glaucome chronique ou glaucome simple

Cette forme de glaucome qui s'observe surtout chez les vieillards diffère de la précédente par l'absence de tout symptôme réactionnel et souvent même de tout symptôme subjectif incitant le malade à demander conseil.

Il n'est pas rare que le premier conseil médical soit demandé à une époque où l'un des yeux a déjà perdu toute perception lumineuse et où la vision du second œil est déjà fortement compromise. C'est, avant tout, par un examen complet des globes oculaires que l'on réussira à fixer le diagnostic.

Les membranes oculaires externes sont normales. La cornée conserve toute sa transparence. La pupille réagit normalement tant que subsiste une perception lumineuse. Les milieux restent clairs.

En recherchant la tension du globe par la palpation, il est souvent difficile de reconnaître l'hypertension. Celle-ci est cependant manifeste si on la mesure avec le tonomètre de Schioetz et si on répète les déterminations plusieurs fois par jour.

L'examen ophtalmoscopique montre une *excavation* papillaire plus ou moins profonde, suivant la durée du glaucome. Les yeux myopes sont parfois atteints de cette forme de glaucome ; la présence d'un staphylome postérieur vient alors rendre un peu plus délicate la recherche de l'excavation.

La papille présente toujours une teinte blanche manifeste.

L'acuité visuelle peut rester normale pendant fort longtemps. On ne se contentera jamais d'un examen de l'acuité centrale : c'est l'exploration attentive du champ visuel avec l'index blanc et les index colorés qui fournira les indications les plus précieuses. La présence d'un rétrécissement dans le champ visuel nasal ou dans la moité inférieure ou supérieure acquiert en effet une grande importance. Lorsque le champ visuel est fortement rétréci, c'est l'intégrité relative de l'acuité visuelle et surtout la conservation d'une certaine perception chromatique, qui seront considérées comme des signes de glaucome simple et permettront de différencier l'excavation glaucomateuse de l'atrophie simple du nerf optique avec excavation.

En dehors de la diminution lente de la vision, qui se traduit surtout par une impression de gêne, le malade atteint de glaucome simple n'éprouve, comme nous le disions plus haut, que peu de troubles fonctionnels. Il y a parfois, au début, une sensation d'anneaux irisés, mais le plus souvent elle fait absolument défaut. Quelques malades se plaignent aussi de vagues sensations douloureuses, périoculaires ou hémicrâniennes, d'obnubilations visuelles partielles, se produisant dans la matinée ou vers le soir, après une journée de fatigue.

Il va sans dire qu'entre le type que nous venons de décrire et le type inflammatoire, on peut observer tous les intermédiaires et qu'il est possible même de rencontrer des cas où, après une longue

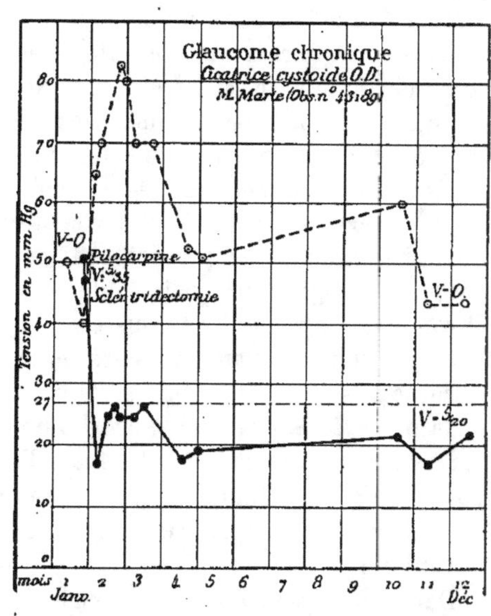


Fig. 321. — Courbe de la tension dans un cas de glaucome chronique traité par la sclérecto-iridectomie. L'œil gauche (ligne pointillée) en état de glaucome absolu n'a été traité que par la pilocarpine.

évolution suivant le type chromique, on peut voir brusquement se produire des symptômes d'irritation et de glaucome aigu.

Une complication assez fréquente et qui rend le diagnostic plus difficile encore consiste dans le développement d'opacités cristalliniennes. En l'absence d'un examen ophtalmoscopique, rendu impossible par la présence de ces opacités, ce seront encore l'examen du champ visuel et la recherche de la tension au tonomètre qui fourniront les éléments du diagnostic.

Dans les affections oculaires profondes de diagnostic imprécis, on devra toujours avoir présente à l'esprit la possibilité d'un glaucome chronique ; c'est en effet une des affections qui donnent lieu au plus grand nombre de méprises et aux plus graves. Le tonomètre de Schioetz fournit alors un appoint précieux en montrant l'existence de l'hypertonie légère mais constante.

On observe des cas où, à l'exception de l'hypertonie toujours absente, tous les symptômes sont calqués sur ceux du glaucome simple. Il s'agit alors vraisemblablement d'un processus d'atrésie chronique progressive des vaisseaux.

L'évolution du glaucome chronique est en général très lente. Il s'écoule souvent de nombreuses années entre le début du glaucome et la perte complète de la vision d'un œil.

La bilatéralité est la règle, mais l'évolution du glaucome n'est pas forcément la même dans les deux yeux.

Un traitement approprié peut ralentir l'évolution du glaucome chronique.

Dans un certain nombre de cas et cela surtout depuis les progrès réalisés dans l'analyse et la thérapeutique de l'hypertension oculaire, l'affection peut être enrayée d'une manière définitive.

## Glaucome secondaire

Le glaucome secondaire peut évoluer sous les apparences du glaucome inflammatoire ou chronique. La physionomie des cas emprunte ses particularités aux symptômes que le glaucome vient compliquer.

*a*) C'est surtout dans les lésions du segment antérieur du globe (cicatrices cornéennes avec large adhérence irienne, séclusion pupillaire, iridocyclite chronique) que l'on voit la tension s'élever lentement et entraîner, à la longue, les altérations du fond de l'œil et de la fonction visuelle sans symptômes d'irritation oculaire. Il n'est pas rare qu'une déformation de la cornée ou des régions voisines de la cicatrice accompagne les autres symptômes dus à l'hypertonie.

*b*) Certaines lésions du cristallin se compliquent d'hypertension secondaire : c'est ainsi que l'évolution d'une cataracte traumatique accidentelle ou provoquée (discission) peut donner lieu à une

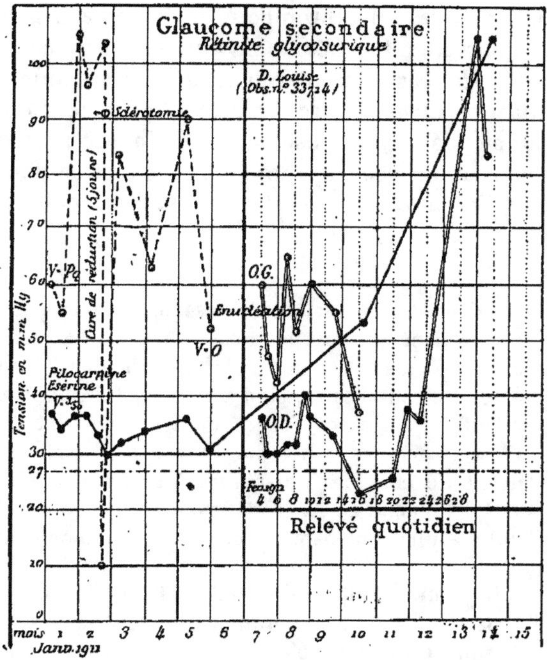


Fig. 322. — Courbe de tension dans un cas de glaucome secondaire à une rétinite glycosurique.

hypertension aiguë à laquelle mettra fin l'extraction des masses cristalliniennes. Il arrive parfois qu'une cataracte sénile présente des complications analogues par suite de l'imbibition rapide des masses cristalliniennes périphériques.

*c*) Dans les poussées d'iridocyclite aiguë, l'hypertension affecte au contraire les caractères d'un accès aigu de glaucome. Cette évolution peut d'ailleurs s'observer aussi dans les cas de séclusion pupillaire, soit à l'occasion d'une poussée irienne nouvelle, soit par suite de l'instillation d'une goutte d'atropine ou même de pilo-carpine : dans certains cas même, on assiste à l'éclosion d'un accès d'hypertonie aiguë sans qu'on puisse trouver la cause occasionnelle qui lui a donné naissance.

*d*) Les lésions inflammatoires chroniques de la choriorétine (syphilis, tuberculose) sont assez fréquemment compliquées par une hypertension aiguë ou subaiguë.

*e*) Une forme particulièrement grave de glaucome secondaire est celle qui succède à la thrombose de la veine centrale de la rétine et, d'une manière générale, aux lésions vasculaires rétiniennes (artériosclérose, rétinite diabétique ou albuminurique).

*f*) Les tumeurs intra-oculaires entraînent presque toujours, à un moment donné, de l'hypertension aiguë. Un accès de glaucome aigu survenant un ou deux ans après la constatation d'un décollement de la rétine devra faire porter le diagnostic de tumeur oculaire.

**Etiologie.** — Il n'est pas possible d'envisager l'étiologie du glaucome à un point de vue général puisque, ainsi que nous l'avons vu dès le début, c'est un symptôme et non une maladie particulière. Il semble que le symptôme soit surtout l'expression d'une modification du système vasculaire de l'œil ou des voies d'excrétion des liquides oculaires. L'infection syphilitique acquise et héréditaire, par les lésions qu'elle provoque si souvent du côté des vaisseaux, joue fréquemment un rôle important dans l'étiologie de l'hypertension oculaire, mais il est probable que d'autres infections peuvent aboutir à des modifications vasculaires analogues.

**Lésions.** — Il y aurait lieu de distinguer entre les lésions primitives, causes de l'hypertension, et les altérations qui sont la conséquence de cette hypertension. On connaît bien ces dernières, alors qu'on ignore presque complètement la nature et le siège des premières. Il est rare en effet que l'on puisse pratiquer un examen anatomique dans les conditions telles que les lésions constatées ne soient pas attribuables à l'hypertension. Les yeux dont l'examen a été fait le moins longtemps après le début de l'accès aigu avaient déjà subi l'effet de la tension depuis 5 à 7 jours. Quoi qu'il en soit, on constate un œdème cornéen siégeant surtout dans l'épithélium et les couches superficielles du parenchyme. L'iris et le cristallin sont refoulés en avant et la racine de l'iris s'accole à la périphérie de la cornée. Les procès ciliaires sont tiraillés en avant par la zonule. La choroïde et la rétine sont le siège d'une infiltration cellulaire ou séreuse modérée. On a constaté aussi des oblitérations partielles de quelques rameaux des veines vorticineuses ou du canal de Schlemm. Il est impossible, d'après ces constatations, de déterminer le siège ou la nature du processus qui entraîne l'hypertonie.

Lorsque l'hypertonie a duré longtemps, sous la forme subaiguë ou chronique, on trouve des lésions constantes et parmi celles-ci la plus importante est l'excavation de la papille du nerf optique. Elle affecte, sur une coupe parallèle à l'axe du nerf, une forme ampullaire dont le bord est formé par l'anneau scléral et dont le fond correspond à la lame criblée refoulée en arrière. Au niveau de la rétine, on constate une atrophie plus ou moins prononcée de la couche des fibres nerveuses et des cellules ganglionnaires. Les autres couches subissent également une diminution d'épaisseur et ces différentes altérations débutent tout d'abord par la région équatoriale. On relève la même atrophie générale du côté de la choroïde.

L'oblitération des espaces de Fontana par l'adhérence de la périphérie de l'iris à la cornée (aussi désignée sous le nom de soudure de Knies en raison du rôle que cet observateur a attribué à l'oblitération de cette voie d'excrétion dans la genèse de l'hypertonie) mérite une mention toute particulière. Elle peut être totale ou partielle et semble résulter d'un processus inflammatoire léger de l'iris qui s'accompagne de l'oblitération des vaisseaux dans la partie adhérente, de la dépigmentation et de l'atrophie du tissu irien.

Toute la région du plexus de Schlemm peut être le siège d'une infiltration cellulaire et d'une accumulation de grains de pigment. Ces lésions sont très fréquentes, mais il ne faut pas perdre de vue que l'on a décrit des cas de glaucome manifeste où il n'existait aucune lésion de l'angle irido-cornéen.

Dans le glaucome infantile il semble que les lésions vasculaires aient une importance très marquée (Magitot), ce qui expliquerait les insuccès opératoires habituels.

*Traitement.* — Nous indiquerons tout d'abord les données générales du traitement de l'hypertonie, puis nous reviendrons sur les indications spéciales à chaque forme clinique de glaucome.

Deux méthodes de thérapeutique locale nous permettent d'agir, dans une certaine mesure, sur la tension oculaire : l'une, médicale, a pour base l'emploi d'alcaloïdes myotiques qui, instillés dans le sac conjonctival, semblent agir sur la circulation oculaire et abaissent le tonus, surtout lorsqu'il est supérieur à la normale. L'autre méthode est d'ordre chirurgical.

Elles ne sont pas exclusives l'une de l'autre, mais tout au contraire se complètent et doivent être mises en œuvre simultanément dans le plus grand nombre des cas.

Cette thérapeutique locale sera complétée par quelques prescriptions hygiéniques et par un traitement général.

*Myotiques.* — On n'utilise couramment que deux alcaloïdes, la pilocarpine et l'ésérine.

La pilocarpine est surtout employée à l'état de nitrate ou de chlorhydrate neutralisés. Il faut se servir de collyre à 2 p. 100 au moins pour obtenir le maximum d'effet. Cet effet n'est pas très durable et, après quatre ou cinq heures, il a pris fin : d'où la nécessité, lorsqu'on a à lutter contre une tension persistante, de ne pas se contenter d'une ou deux instillations par jour, mais de faire de *quatre à six instillations* régulièrement espacées au cours des vingt-quatre heures. L'instillation longtemps prolongée de pilocarpine n'entraîne jamais d'inconvénients locaux ou généraux. Certaines préparations sont un peu acides et peuvent alors donner une sensation de cuisson et quelques signes d'irritation qui ne doivent pas exister avec un sel neutralisé.

On prescrira :

| | | |
|---|---|---|
| Pilocarpine (chlorhydrate ou nitrate) . . | dix centigr. |
| Chlorure de sodium. . . . . . . . . . | dix centigr. |
| Eau distillée neutre. . . . . . . . . . | 10 grammes. |

L'ésérine a une action plus énergique. On l'emploie soit en solution aqueuse et sous forme de sulfate neutre au 200e, soit en solution huileuse.

| | | |
|---|---|---|
| Ésérine (sulfate neutre ou salicylate) . . | cinq centigr. |
| Eau distillée neutre . . . . . . . . . . | 10 grammes. |

| | | |
|---|---|---|
| Ésérine . . . . . . . . . . . . . . . | dix centigr. |
| Huile d'olive stérile. . . . . . . . . . | 10 grammes. |

L'ésérine a l'inconvénient de provoquer parfois après un certain nombre d'instillations, une inflammation folliculaire de la conjontive qui peut devenir très gênante. On l'utilise en général au moment des poussées aiguës et pendant huit à dix jours ; puis, lorsqu'il ne s'agit plus que de continuer le traitement, on a recours à la pilocarpine.

On peut aussi associer la cocaïne aux deux myotiques et prescrire :

| | | |
|---|---|---|
| Ésérine (sulfate neutre. . . . . . . . . | trois centigr. |
| Pilocarpine (nitrate) . . . . . . . . . | dix centigr. |
| Cocaïne (chlorhydrate). . . . . . . . . | dix centigr. |
| Eau distillée neutre . . . . . . . . . . | 10 grammes. |

*Procédés chirurgicaux.* — Quelle que soit l'intervention que
l'on soit décidé à pratiquer, sur un œil atteint de glaucome avec
phénomènes irritatifs, il importe de se souvenir que l'effet anes-

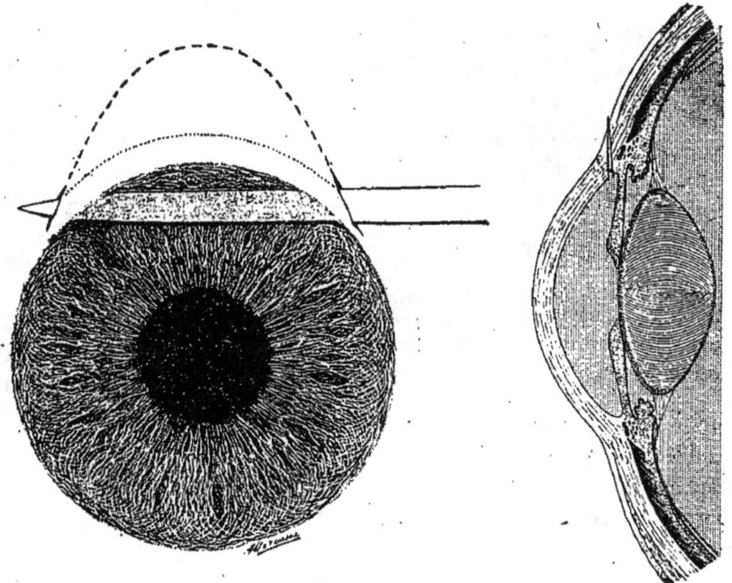

Fig. 323. — Incision du limbe au couteau de
de Græfe pour l'iridectomie antiglaucomateuse. Vue de face. Le pointillé indique le limbe conjonctival.

Fig. 324. — Incision du
limbe pour l'iridecto-
mie antiglaucomateuse.
Vue de profil.

thésique de la cocaïne est parfois insuffisant et que, pour l'exécution
régulière de l'opération, il est utile de ne pas être gêné par les
mouvements de l'opéré. La narcose complète peut être nécessaire :
on aura recours au chloroforme, de préférence à l'éther. On peut
d'ailleurs dans nombre de cas lui substituer l'anesthésie locale
par injection de novocaïne-adrénaline ainsi que nous l'indiquons
plus loin.

De Græfe a montré les résultats que l'on peut obtenir de l'*iridectomie antiglaucomateuse* qui reste encore aujourd'hui la plus
sûre méthode thérapeutique contre l'hypertonie aiguë.

L'iridectomie antiglaucomateuse ne doit ressembler en rien à
l'iridectomie optique ou à l'iridectomie de l'extraction combinée.

Suivant qu'on opère l'œil droit ou l'œil gauche, la fixation de la conjonctive sera faite à IV heures ou à VIII heures. On pratiquera l'ouverture de la chambre antérieure par une incision sclérale faite avec un couteau de de Græfe très étroit en taillant un bon lambeau conjonctival ; cette incision sclérale occupera à peu près le quart supérieur de la périphérie cornéenne (fig.323). Si la chambre antérieure est peu profonde, l'emploi de la lance exige une plus grande adresse. On aura soin que l'écoulement d'humeur aqueuse se fasse lentement pour éviter une décompression trop brusque, cause possible d'hémorragies intraoculaires.

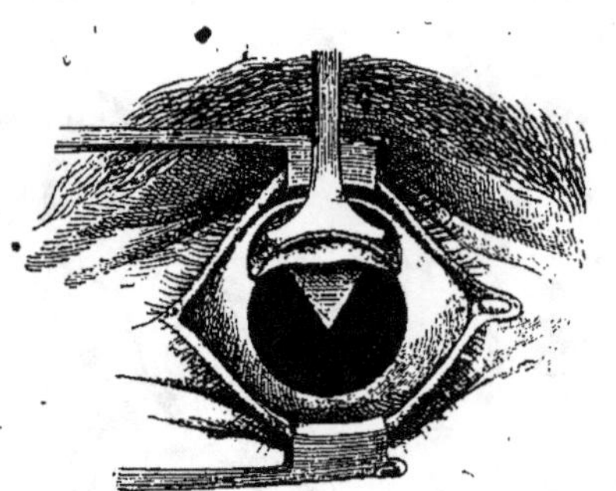

Fig. 325. — Incision scléro-limbique au moyen du couteau lancéolaire après dissection et réclinaison du lambeau conjonctival.

Après renversement du lambeau, l'iris sera saisi entre le bord pupillaire et sa base d'insertion et l'on exercera une légère traction pour pouvoir le sectionner au voisinage immédiat de sa racine. En trois ou quatre coups de ciseaux, on achèvera la section irienne (fig. 326). Le colobome obtenu doit autant

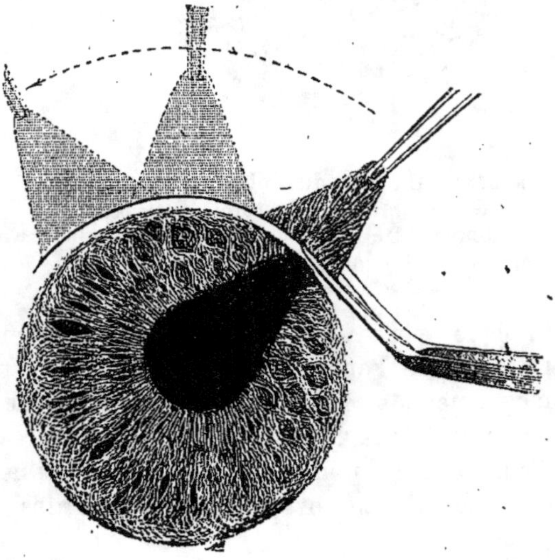

Fig. 326. — Section de l'iris en 3 temps dans l'iridectomie antiglaucomateuse.

que possible se rapprocher du triangle représenté dans la figure 327.

On réduira soigneusement l'iris avec la spatule et on remettra le lambeau conjonctival en place. On appliquera ensuite un pansement occlusif bilatéral et l'on aura soin de faire du côté sain des instillations de pilocarpine, car il arrive souvent qu'un accès de glaucome atteigne l'autre œil pendant les suites opératoires de l'œil opéré.

S'il y a le moindre indice d'hypertonie dans le second œil, nous avons l'habitude de faire le même jour l'iridectomie des deux côtés.

L'iridectomie antiglaucomateuse peut présenter des complications immédiates ou tardives. La blessure du cristallin doit surtout être évitée, car, en dehors

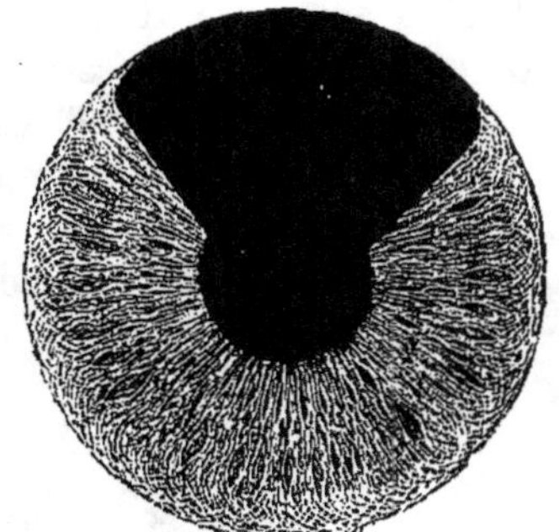

Fig. 327. — Large colobome d'iridectomie antiglaucomateuse.

de la cataracte traumatique qui en résulterait, le gonflement des masses augmenterait l'hypertonie.

L'hémorragie dans la chambre antérieure ne présente pas d'inconvénient si l'opération a été faite aseptiquement. Il faut savoir néanmoins que la résorption du sang peut être très lente.

Par contre l'hémorragie rétro-choroïdienne, dite aussi hémorragie expulsive. est particulièrement grave parce que

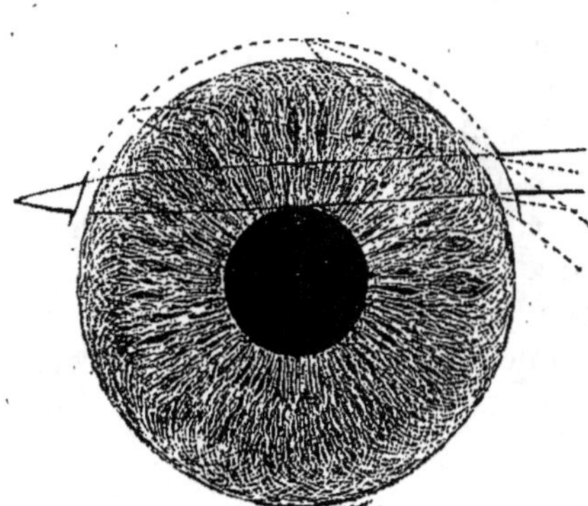

Fig. 328 — Sclérotomie de de Wecker. Vue de face.

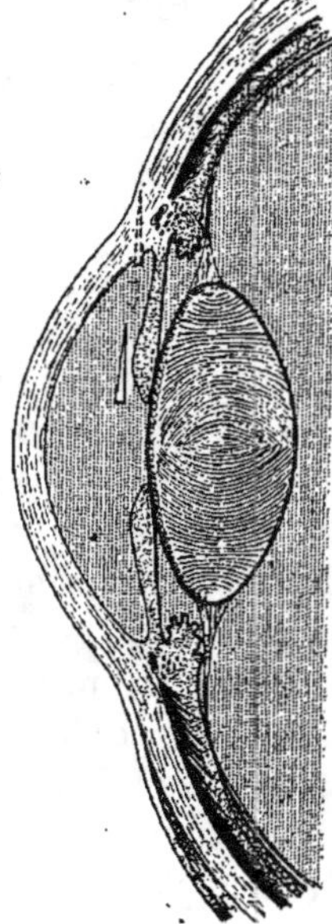

Fig. 329. — Sclérotomie de de Wecker. Vue de profil.

l'épanchement sanguin qui se produit entre la choroïde et la sclérotique a pour effet d'expulser le vitré et les membranes oculaires. Elle se produit au moment de l'opération dans certains cas de glaucome avec altérations vasculaires étendues. Elle rend souvent l'énucléation nécessaire.

Les complications tardives sont celles de toute intervention faite dans des conditions d'asepsie insuffisantes. Nous ne nous y arrêterons pas.

Nous serons très brefs sur les différentes opérations proposées pour remplacer l'iridectomie.

La *sclérotomie* peut être exécutée de différentes façons.

On la fera précéder d'une instillation d'ésérine pour que l'iris contracté ne tende pas à se placer au-devant du couteau.

Dans le *procédé de de Wecker*, on se sert d'un couteau de de Græfe étroit. On ponctionne et on

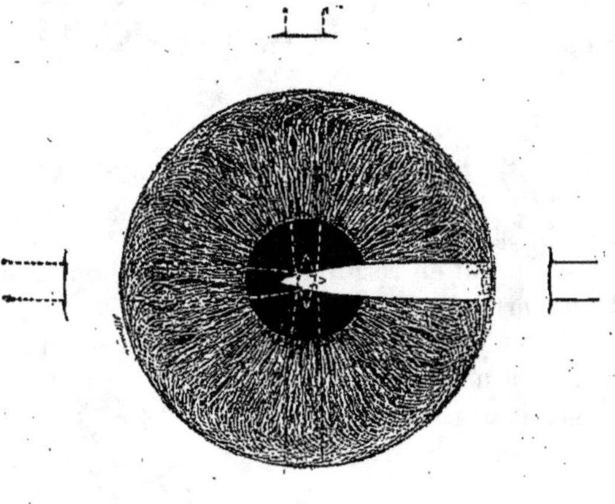

Fig. 330. — Sclérotomie équatoriale de Galezowski.

contreponctionne au niveau de la sclérotique immédiatement en avant du plan irien, puis, retirant un peu la pointe du couteau, on fait basculer le manche de telle sorte que la pointe de l'instrument incise la région scléro-cornéenne assez profondément pour qu'on en devine le mouvement sous la conjonctive. On retire l'instrument lorsqu'on a parcouru de la sorte le 1/3 ou les 2/5 de la circonférence cornéenne.

C'est un procédé analogue que réalise de Vincentiis par son incision de l'angle irien avec son instrument en forme de serpette tranchante.

Dans le *procédé de Galezowski*, on utilise un sclérotome qui est successivement introduit dans la sclérotique à 1 mm. 5 du limbe aux 4 points cardinaux (fig. 330). On pénètre ainsi dans la

chambre antérieure aussi près que possible du plan irien, puis, d'un
petit mouvement brus-
que, on retire l'instru-
ment, ce qui permet
d'éviter l'écoulement
d'humeur aqueuse. Ce
n'est qu'après la 4e ponction que l'on évacue
l'humeur aqueuse.

Pour quelques au-
teurs, les résultats de
la sclérotomie ne se-
raient durables que si
l'on a soin de maintenir

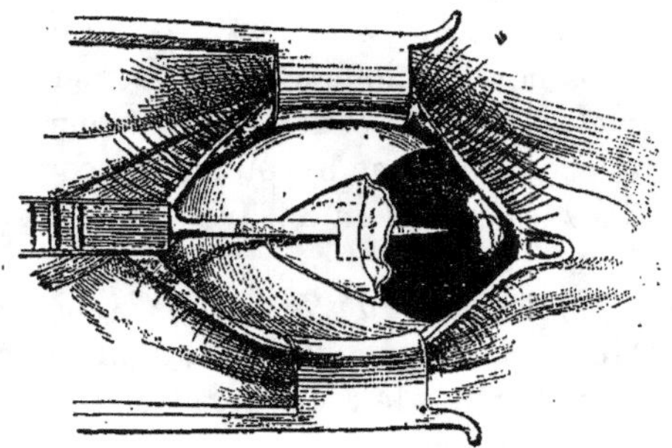

Fig. 331. — Sclérotomie de Herbert.
Taille du volet scléral.

la cicatrice béante, en procédant, dès le premier pansement, soit
vingt-quatre heures
après l'opération, à une
malaxation légère de
l'œil, combinée avec
l'emploi des myotiques.
Ce massage serait répété
pendant un certain
nombre de jours (Dia-
noux).

La *sclérotomie de
Herbert* consiste à faire
dans le quadrant inféro-
externe de l'œil, avec

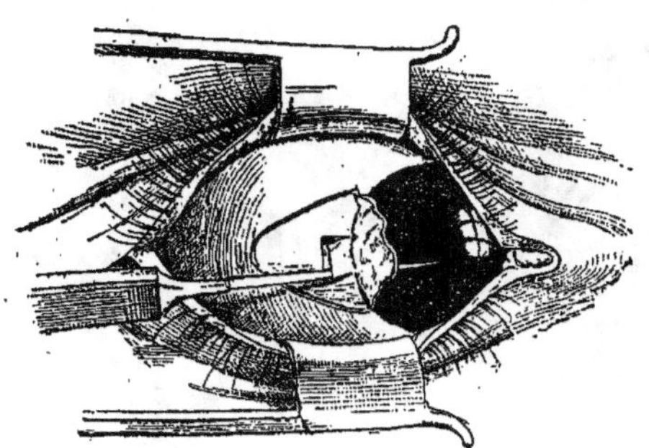

Fig. 332. — Sclérotomie de Herbert.
2e temps. Section antéro-postérieure.

un couteau de de Græfe très étroit, une petite section sous-conjonctivale, scléro-cor-
néenne, parallèle au
bord de la cornée et
de 2 à 4 mm. de lon-
gueur (fig. 331).

A chaque extrémité,
on fait deux petites in-
cisions perpendiculai-
res, aboutissant au
limbe cornéen, de fa-
çon à obtenir un petit

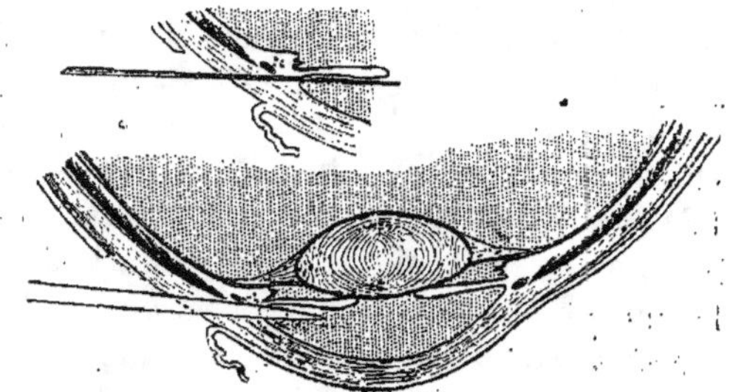

Fig. 333. — Sclérotomie de Herbert. Les deux
positions du couteau de de Græfe vues de profil.

lambeau sous-conjonctival de tissu cornéen ayant sa base au limbe (fig. 332).

*Sclérotomie postérieure.* — C'est la simple ponction pratiquée dans la sclérotique après glissement de la conjonctive à 1 centimètre du limbe et dans un des méridiens obliques. Elle ne provoque guère qu'une hypotonie de courte durée. On peut y recourir dans les cas où un œil très tendu doit subir une autre intervention.

*Cyclodialyse de Heine.* — On dissèque avec les ciseaux un large lambeau conjonctival triangulaire dans le méridien oblique inféro-externe et on le rabat vers la cornée. A 6 à 7 mm. du limbe et parallèlement à lui on incise la sclérotique avec une

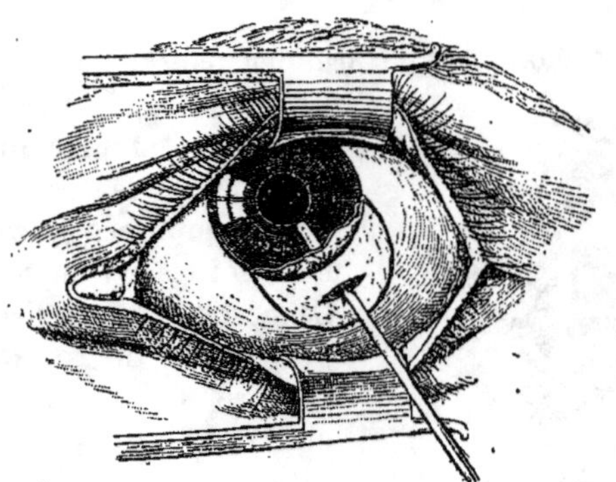

Fig. 334. — Cyclodialyse de Heine. L'incision sclérale faite après détachement de la conjonctive, la spatule est glissée entre la sclérotique et l'uvée jusque dans la chambre extérieure. Vue de face.

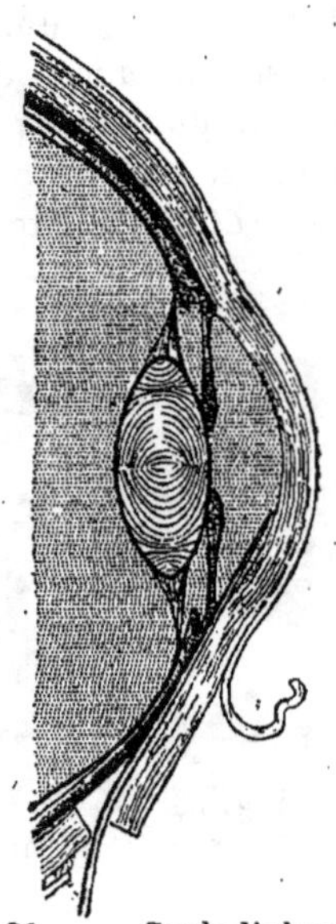

Fig. 33 . — Cyclodialyse.

lance dont les mouvements de va-et-vient creusent un sillon scléral jusqu'à l'instant où le fond de la plaie apparaît noir (pigment uvéal). On glisse alors la spatule entre ce pigment et la sclérotique et on en fait sortir l'extrémité dans la chambre antérieure (fig. 334). Par quelques mouvements de latéralité on décolle la périphérie irienne de la cornée, puis on retire la spatule et on remet le lambeau conjonctival en place avec une ou deux sutures.

*Sclérecto-iridectomie de Lagrange.* — On avait remarqué, que certaines iridectomies suivies de fistules sous-conjonctivales avaient un effet hypotonisant plus marqué que l'iridectomie à cicatrisation régulière. Lagrange a eu le mérite de proposer et d'exécuter pour la réalisation de la cicatrice fistuleuse, la résection délibérée d'un

fragment de sclérotique. Il en a fait une véritable méthode opératoire dont la technique seule a été modifiée par d'autres, opérateurs (Holth, Fergus, Elliot). Cette méthode opératoire s'applique surtout au glaucome chronique et à un certain nombre de cas de glaucome subaigu.

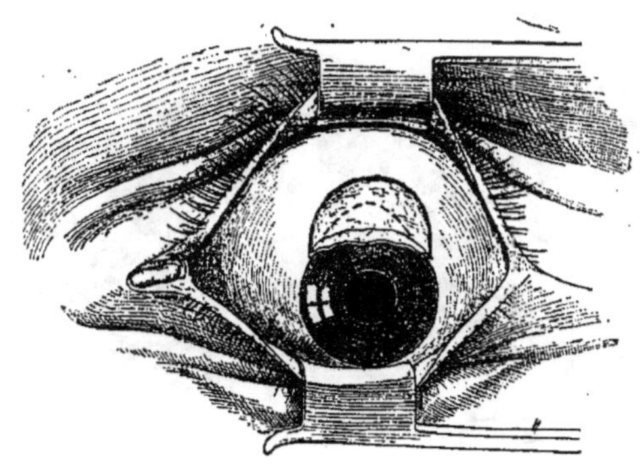

Fig. 336. — Sclérecto-iridectomie de Lagrange. Incision sclérale (pointillé) et conjonctivale. La conjonctive est rabattue sur la cornée.

L'anesthésie locale par instillation de cocaïne, puis par injection sous-conjonctivale et rétrobulbaire suffit amplement sauf dans les cas où l'on a affaire à des sujets particulièrement pusillanimes ou nerveux. Voici comment on procédera. Nous utilisons le mélange novocaïne stérile 1 0/0 et adréna-

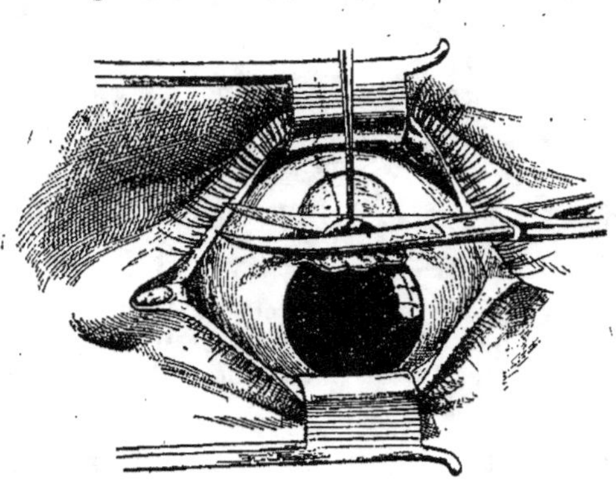

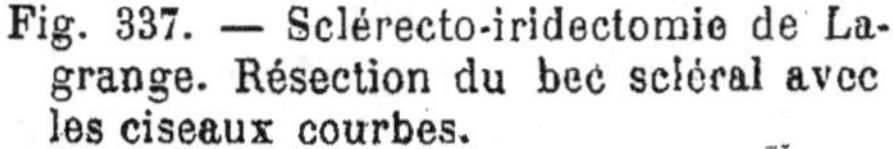

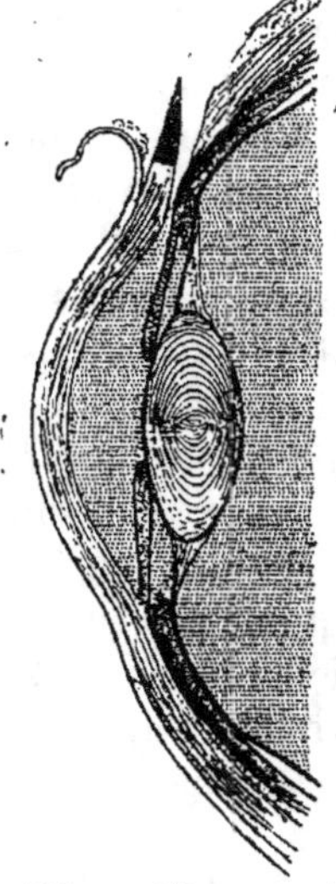

Fig. 337. — Sclérecto-iridectomie de Lagrange. Résection du bec scléral avec les ciseaux courbes.

Fig. 338. — Figure schématique de profil montrant le bec scléral réséqué (partie grisée).

line stérilisée 1 0/00 (le mélange des deux solutions stérilisées séparément est fait au moment de l'usage). Nous injectons 1/2 cc. en enfonçant l'aiguille dans le cul-de-sac supérieur aussi loin que possible pour éviter la boule d'œdème conjonctival. La même quantité est injectée au niveau des muscles droits externes et internes. Une dernière injection est poussée doucement derrière le globe. On attend quelques minutes avant de procéder à l'intervention.

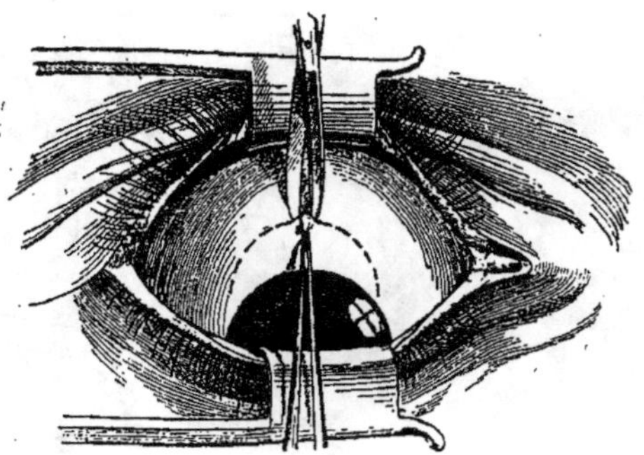

Fig. 339. — Sclérecto-iridectomie, technique d'Elliot. Dissection du lambeau conjonctival.

Voici la technique de Lagrange : après fixation comme dans l'iridéctomie antiglaucomateuse l'incision sclérale faite avec un couteau de de Græfe fin et très tranchant commence au limbe et se termine à 3 à 4 millimètres au-dessus de celui-ci. Elle circonscrit un lambeau plus ou moins elliptique de sclérotique largement débordé par le lambeau conjonctival.

Après avoir rabattu la conjonctive sur la cornée, on saisit le bec du lambeau scléral, bien libéré de la conjonctive, avec une pince à capsule et, d'un coup de ciseaux, on en résèque une partie qui peut avoir 1 mm.5 à 2 mm.5 (fig. 337 et 338). Lorsque l'opéré est peu do-

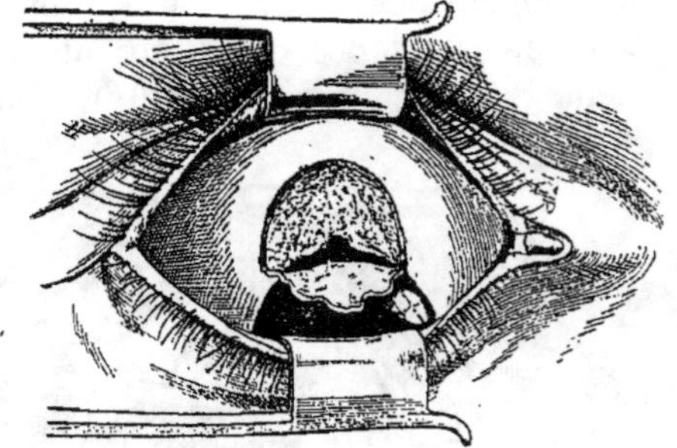

Fig. 340. — Sclérecto-iridectomie, technique d'Elliot. Le lambeau conjonctival rabattu. On a trépané le limbe avec la tréphine.

cile, la technique de Lagrange peut avoir des inconvénients (Résection sclérale difficile ; hémorragie expulsive, etc.).

D'une manière générale nous donnons la préférence à une technique inspirée de celle de Holth ou à la technique de Fergus-Elliot.

Pour la première nous procédons de la manière suivante : le lambeau conjonctival est taillé avec les ciseaux et préparé jusqu'au limbe. L'incision sclérale est faite avec la lance et l'on résèque la lèvre antérieure de cette incision avec une pince emporte-pièce de Vacher ou de Holth.

Dans l'une et l'autre de ces interventions, on pratique ensuite l'iridectomie large, en 3 temps, comme il a été dit plus haut. La réduction des bords de l'iris, la réapplication du lambeau conjonctival achèvent l'opération. Un pansement binoculaire et le repos au lit seront indispensables pendant 3 à 4 jours.

*Technique de Fergus-Elliot.* — La trépanation scléro-cornéenne est réalisée à l'aide d'un petit trépan très tranchant de 1,5 mm. ou 2 mm. de diamètre (fig. 342). Après anesthésie on taille un lambeau conjonctival large comme il a été dit plus haut (fig. 339), par une incision curviligne dont la concavité regarde le limbe et dont l'extrémité supérieure est à 6 à 8 millimètres de la cornée. On sépare la muqueuse de l'épisclère par quelques coups de ciseaux et on achève la dissection avec un couteau à cataracte jusqu'à la cornée. Le trépan de Bowman est appliqué exactement au niveau du

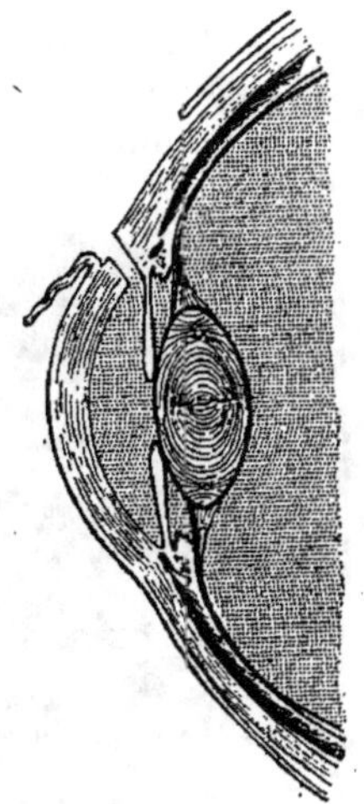

Fig. 341. — Vue de profil de la fistulisation sous-conjonctivale.

limbe et, par un mouvement de rotation entre le pouce et l'index, on taille facilement une rondelle de tissu de 1,5 ou 2 milli-

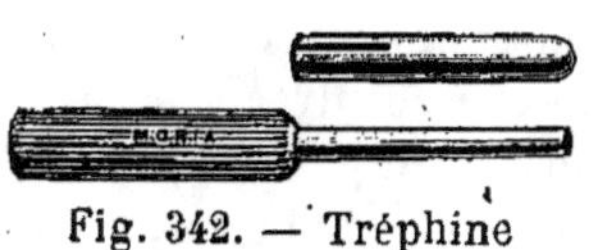

Fig. 342. — Tréphine de Bowman.

mètres de diamètre que l'on achève de détacher avec les ciseaux, créant ainsi une fistule qui doit communiquer avec la *chambre antérieure* (fig. 340). L'iris a aussitôt tendance à prolaber à travers l'orifice de trépanation, on le saisit avec la pince à iris et on fait l'iridectomie. Celle-ci peut-être périphérique, c'est-à-dire laisser sur place le sphincter irien ou, au contraire, intéresser toute la hauteur de la membrane irienne. On rabat ensuite le lambeau conjonctival que l'on fixe à l'aide d'un ou deux points de suture. On évitera avec soin une trépanation trop sclérale qui léserait le corps ciliaire ou en favoriserait le prolapsus.

Dans l'opération de Lagrange, quelle que soit la technique adoptée, on cherche à obtenir ainsi que nous l'avons dit des cicatrices fistuleuses sous-conjonctivales (fig. 343) établissant le passage de l'humeur aqueuse dans le tissu cellulaire sous-conjonctival, ce qui entraîne la diminution de la tension oculaire et la suppression des modifications circulatoires rétiniennes conséquences de l'hypertension.

L'hypotonie ainsi réalisée peut être extrêmement marquée, la tension tombant parfois à 10 ou 12 mm. Hg. Cette hypotonie ne présente, même prolongée, aucun inconvénient pour la nutrition du globe oculaire.

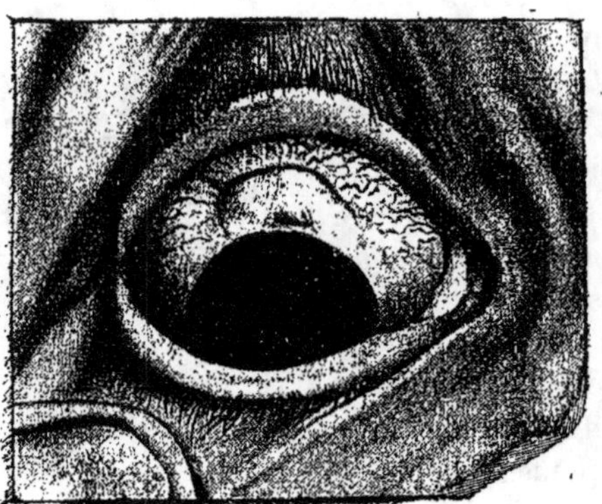

Fig. 343. — Cicatrice filtrante consécutive à une sclérecto-iridectomie.

On a reproché à l'opération de Lagrange sa difficulté : si la technique initiale de Lagrange a mérité dans certains cas ce reproche, il n'en est pas de même des perfectionnements apportés à cette technique.

On lui a reproché aussi le danger de complications infectieuses immédiates ou lointaines. Les complications immédiates peuvent être évitées par une asepsie rigoureuse.

Les complications lointaines sont exceptionnelles. Elles résultent d'un processus érosif ou ulcératif développé au niveau de la cicatrice fistuleuse et saillante. Elles ne s'observent guère que chez les sujets atteints de conjonctivite chronique ou d'affections lacrymales non soignées. D'autre part, si le malade n'est point négligent, une thérapeutique locale active (cautérisation et aseptisation) en prévient généralement les conséquences.

*Ciliairotomie.* — Dans certains cas de glaucome absolu où les phénomènes irritatifs liés à l'hypertension persistent malgré les myotiques et les interventions précédentes, on peut obtenir parfois un résultat favorable en pratiquant la ciliairotomie. Voici deux figures (fig. 344 et 345) d'après Abadie qui permettent suffisamment de comprendre en quoi consiste cette ponction ciliaire faite avec le couteau triangulaire de Beer, après incision conjonctivale non concordante.

*Traitement général.* — Le traitement local, à l'aide des myotiques et des interventions, constitue une partie importante de la thérapeutique du glaucome, mais il convient de lui adjoindre une hygiène sévère qui souvent contribuera beaucoup au maintien de la fonction visuelle. On conseillera la réduction au minimum de toute fatigue oculaire par la correction de l'amétropie, par la limitation du travail et l'interruption fréquente de l'attention visuelle. On interdira toute fatigue générale, tout effort

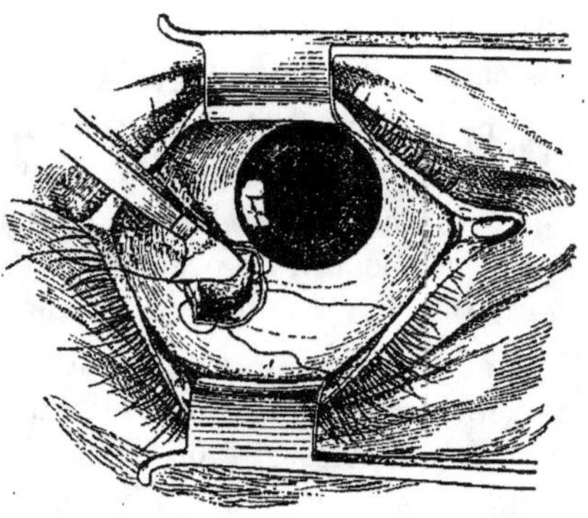

Fig 344. — Ciliairotomie d'Abadie dans le glaucome absolu douloureux. Vue de face.

violent, et, autant que faire se peut, toute émotion. Les boissons alcooliques, le tabac, seront limités ou supprimés. Une nourriture légère, l'usage répété des laxatifs, un exercice rationnel feront partie de la prescription.

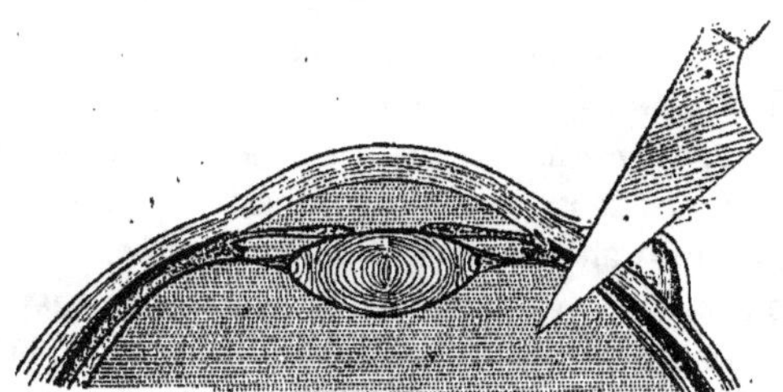

Fig. 345. — Ciliairotomie d'Abadie. Vue de profil.

*Indications thérapeutiques spéciales.* — Voyons maintenant quelles sont les indications particulières aux différentes formes cliniques de l'hypertension. Avant toute chose, il faudra s'assurer qu'il n'y a pas de lésions oculaires susceptibles d'un traitement général et permettant d'admettre une forme de glaucome secondaire : foyers de choriorétinite syphilitique, précipités de cyclite, etc. Ici le traitement arsenical constituera souvent la médication principale.

Morax et Fourière, Pièmont ont montré l'action hypotonisante résultant d'injection de novarsénobenzol. Cette action ne persiste pas néanmoins plus de quelques semaines.

Dans l'hydrophtalmie, les résultats thérapeutiques sont relativement peu encourageants. C'est cependant encore à la sclérotomie (procédé de Galezowski ou d'Herbert) et aux myotiques que l'on aura recours de préférence. On réussira ainsi, dans un petit nombre de cas, à conserver un certain degré de perception visuelle.

Dans le glaucome aigu, c'est par l'iridectomie faite le plus rapidement possible que l'on obtiendra les succès les plus complets et les plus durables. Il faudra, ici aussi, suivre longtemps les malades et ne supprimer l'effet adjuvant des myotiques que si l'examen prolongé de la tension à l'aide du tonomètre de Schiœtz ou l'examen régulier du champ visuel et de l'acuité permettent d'admettre un retour à la tension normale. Au cas où l'on constaterait une nouvelle élévation de la tension, on n'hésitera pas à faire une sclérecto-iridectomie. La résection sclérale par trépanation ou toute autre technique sera placée en un point qui ne corresponde pas au colobome irien précédemment réalisé. Il importe en effet de compléter la sclérectomie par une petite iridectomie latérale.

On a contesté l'utilité de l'iridectomie dans le glaucome chronique. Pour beaucoup d'observateurs, l'iridectomie pratiquée dans ces cas serait inutile, parfois même dangereuse. L'application systématique de l'iridectomie à tous les cas de glaucome chronique semble néanmoins avoir donné des résultats plus favorables que le traitement purement médical. Par la fistulisation de la chambre antérieure on augmente l'effet de l'iridectomie : aussi lorsque nous constatons, malgré l'emploi régulier de la pilocarpine et l'observation des prescriptions générales, une élévation nouvelle de la tension oculaire, lorsque par exemple le tohomètre nous indique une tension supérieure à 28 mm. Hg nous conseillons la sclérecto-iridectomie.

Dans le glaucome secondaire à une séclusion de l'iris, les myotiques peuvent, comme les mydriatiques, élever la tension. Il n'y a pas à hésiter dans ces cas-là : c'est la sclérecto-iridectomie seule qui donnera un résultat certain et un succès durable.

Si le glaucome est secondaire à une rétinite brightique ou hémorragique, on sera le plus souvent forcé de pratiquer l'énucléation ou l'éviscération.

Dans les glaucomes douloureux, alors que toute perception visuelle a disparu, c'est à l'énucléation que l'on s'adressera pour obtenir une suppression complète de tous phénomènes irritatifs, de même que dans les glaucomes secondaires à une tumeur intra-oculaire.

## CHAPITRE XVI

# PROCÉDÉS D'EXAMEN DE LA RÉFRACTION

Le globe oculaire constitue un appareil d'optique compliqué offrant les plus grandes analogies avec un appareil photographique. La coque sclérale forme la chambre noire proprement dite. L'objectif est essentiellement représenté par la cornée et par le cristallin. L'image des objets se forme sur la rétine comme elle se forme sur le verre dépoli ou sur la plaque sensible photographique.

La chambre noire, dans l'espèce la coque sclérale, n'est pas susceptible de variations de longueur actives ou passives mais rappelle ces appareils dits à court foyer où la mise au point est constante, quelle que soit la distance de l'objectif à l'objet, à partir de 4 ou 5 mètres.

La forme de la coque sclérale n'est pas la même chez tous les sujets. Elle peut être trop courte dès la naissance, c'est cette insuffisance de longueur qui donne lieu au trouble de la réfraction connu sous le nom d'hypermétropie. Elle peut aussi être trop allongée : c'est alors la myopie axile.

Enfin la courbure de la face antérieure de la cornée ne correspond pas toujours à une surface sphérique : l'astigmatisme est le trouble de réfraction résultant d'une anomalie de courbure de la cornée.

Si la coque sclérale est invariable, une partie essentielle de l'objectif, le cristallin, subit des variations de courbure sous l'influence des contractions du muscle ciliaire. Il en résulte une modification active de la réfraction : l'accommodation, qui permet une mise au point exacte pour les objets rapprochés de l'œil.

Pour analyser les différentes propriétés optiques du globe oculaire, le médecin recourt à une série de méthodes d'exploration que nous décrirons dans ce chapitre et qui lui permettent de déterminer assez exactement la *réfraction statique* : ce sont l'appréciation de la longueur de l'œil (skiascopie, examen subjectif de Donders), et la détermination de la courbure cornéenne (ophtalmométrie). Quant à la *réfraction dynamique* (accommodation), nous indiquerons plus loin les procédés qui permettent d'en apprécier les variations.

## I. — SKIASCOPIE

La skiascopie ou méthode de Cuignet-Parent constitue le meilleur des procédés objectifs de détermination de la réfraction totale du globe oculaire. Il n'exclut nullement les autres procédés, mais c'est à lui qu'on aura recours tout d'abord. Il permet de se renseigner sur la réfraction de tout jeunes enfants ainsi que sur la réfraction d'yeux d'aveugles ou de simulateurs.

**Technique.** — La détermination de la réfraction par la skiascopie se fera de préférence dans la chambre noire.

Les instruments nécessaires sont : un miroir ophtalmoscopique plan (on peut le réaliser avec un morceau de glace étamée dont on enlèvera un peu le tain dans une petite aire centrale de 2 millimètres de diamètre) et une série de verres convexes ou concaves, que l'on placera dans une monture de lunettes ou qui seront disposés dans une monture rectangulaire (règles de Parent, de Trousseau) ou circulaires (disques de Hess, Coppez, etc.).

L'observé est assis à côté et un peu en avant de la source lumineuse, la même qui sert pour l'examen ophtalmoscopique (bec Auer, lampe à pétrole, lampe focale). On rendra le phénomène skiascopique plus apparent en plaçant devant la source lumineuse un écran percé d'une ouverture rectangulaire de 1 centimètre de largeur sur 4 centimètres de hauteur, limitant la plage lumineuse. L'observateur se place à 1 mètre de l'observé. Il tient dans la main le manche du miroir plan dont le bord supérieur est appuyé sur le bord supérieur du contour orbitaire. L'inclinaison du miroir est telle que les rayons lumineux réfléchis soient projetés sur l'orbite examiné de l'observé qui doit diriger son regard non point sur le miroir, ce qui donnerait lieu à des reflets gênants pour l'observateur, mais très légèrement (angle de

5 à 10 degrés) au-dessus ou du côté nasal. La pupille présente alors à l'observateur l'aspect d'un disque transparent rouge.

Lorsque la pupille de l'observé est étroite, la skiascopie est

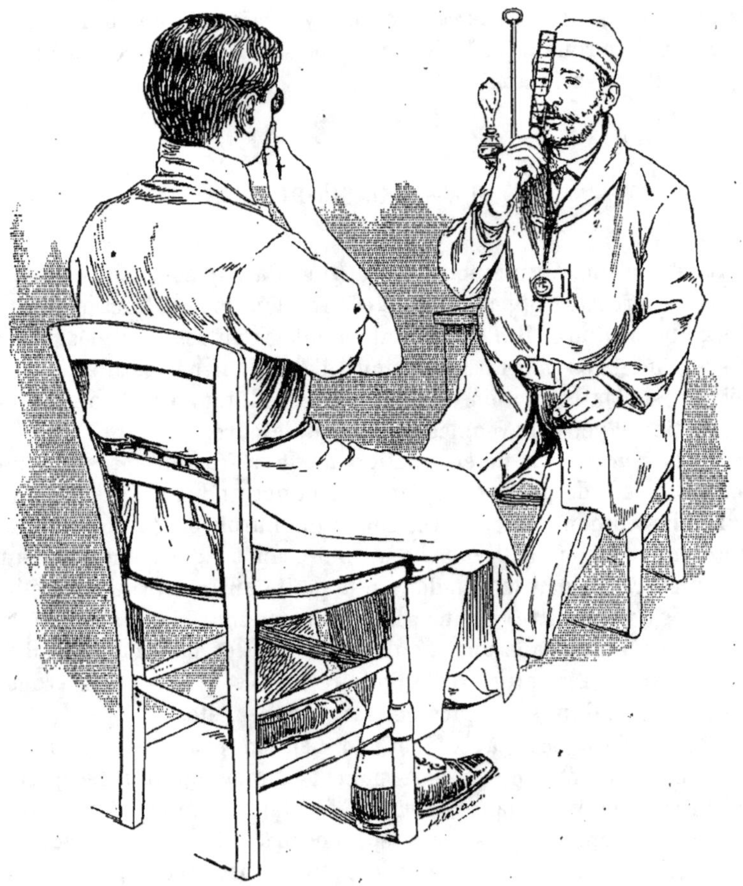

Fig. 346. — Position de l'observateur et de l'observé pour la skiascopie. L'observé tient au-devant de son œil droit la règle de Trousseau.

rendue par ce fait plus difficile. On aura recours à la dilatation artificielle de la pupille par une goutte de cocaïne-adrénaline ou d'homatropine introduits 25 à 30 minutes avant l'examen.

> Homatropine (bromhydrate) . . . dix centigr,
> Eau distillée. . . . . . . . . . . . 10 grammes.

Pour éviter l'erreur résultant d'une contraction accommodative de l'observé, on engagera celui-ci à diriger son regard au loin : dans la chambre noire, on obtiendra facilement sauf chez les enfants un relâchement parfait de l'accommodation.

Dans les conditions indiquées, l'observateur apercevra une projection lumineuse, semblable comme forme à la forme du miroir et occupant la région palpébrale de l'observé. Avec un peu d'attention il reconnaîtra sur l'œil lui-même un point brillant : le reflet de la surface lumineuse du miroir sur la face antérieure de la cornée ; ce point s'accompagne de reflets moins intenses (figure de l'observateur, etc.). Très rapidement il apprendra à négliger la vue des reflets de surface, pour n'observer que les modifications produites dans le disque pupillaire rouge. Lorsqu'on imprime de légers mouvements de rotation au miroir, la projection lumineuse se déplace sur la figure de l'observé ; en ne s'attachant qu'à l'observation du disque pupillaire, on reconnaîtra très vite un mouvement d'ombres dans ce disque ; ce mouvement résulte de l'apparition de zones plus sombres envahissant la pupille sous forme de croissants ou de bandes, et se déplaçant dans le même sens ou en sens inverse du faisceau lumineux, et par conséquent du miroir. C'est à ces zones sombres qu'on donne le nom d'ombres pupillaires (skia = ombre d'où skiascopie). On désigne par les termes « marche de l'ombre » le déplacement produit par le mouvement du miroir.

Chaque œil est examiné séparément. Après l'observation de la pupille, et suivant le résultat de cette observation on fait tenir par le malade la règle des verres concaves ou des verres convexes devant l'œil examiné, en commençant par le plus faible, et en engageant le sujet à élever la règle d'un verre à chaque incitation.

Les caractères particuliers que revêtent l'ombre pupillaire permettent des déductions importantes au point de vue de la réfraction du globe examiné, par exemple la forme en croissant des ombres dans la kératocône (fig. 347). Mais c'est avant tout la *marche* de cette *ombre* par rapport à celle du faisceau lumineux qui donne lieu aux conclusions les plus intéressantes.

Son *intensité* est variable et, lorsqu'on examine un œil amétrope, on la voit, sous l'influence de la correction de l'amétropie, devenir de plus en plus nette, puis, à un moment donné, être à peine perceptible. Si l'on augmente la force du verre correcteur, elle reparaît plus nette, mais sa marche est inverse de ce qu'elle était tout à l'heure. Lorsqu'on déplace le miroir en le faisant tourner autour de son manche, on n'explore que le méridien horizontal du globe. Pour explorer le méridien vertical, on inclinera le miroir autour de son diamètre horizontal. En général,

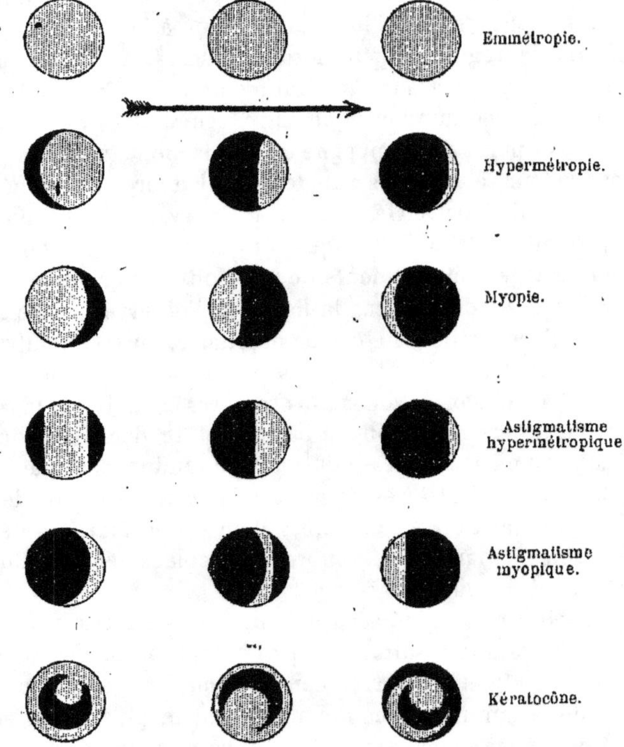



Fig. 347. — Aspect et marche de l'ombre skiascopique dans différents états de réfraction. La skiascopie est faite avec le miroir plan. La flèche indique le sens du déplacement du faisceau lumineux par rotation du miroir autour de son axe vertical de gauche à droite.

il suffit d'explorer ces deux méridiens ou deux autres méridiens perpendiculaires l'un sur l'autre pour être fixé sur la réfraction totale.

**Interprétation physiologique.** — Pour nous rempte compte expérimentalement de ce qui se passe dans l'examen skiascopique, pratiquons les expériences suivantes :

Prenons un œil frais, de porc ou de bœuf, et enlevons au pôle postérieur une rondelle de sclérotique de 4 millimètres environ de diamètre en ayant soin de laisser en place la rétine et la choroïde. Fixons cet œil de telle sorte que l'axe optique soit horizontal et projetons à l'aide du miroir plan et dans les conditions ordinaires de la skiascopie, c'est-à-dire dans une chambre noire, l'image réfléchie d'une surface lumineuse rectangulaire. En regardant par la brèche sclérale l'image projetée sur l'écran rétinien, on verra cette image se déplacer dans le même sens que le miroir, quel que soit le verre convexe ou concave placé devant la cornée de l'œil, en d'autres termes, quelle que soit la réfraction, myope, hypermétrope, emmétrope du globe examiné. Ce ne sont donc pas les rayons pénétrants qui subissent l'influence de la réfraction.

Suivons maintenant les rayons sortants.

Pour réaliser l'expérience, plaçons derrière le globe préparé une source lumineuse dont les rayons seront concentrés par une lentille convexe sur le plan rétinien mis à découvert. Le déplacement léger de la lentille dans un plan tangent à la rétine réalisera un déplacement correspondant du foyer lumineux. Si l'observateur se place à 1 mètre de l'œil et dans le prolongement de son axe optique, il percevra nettement le mouvement des rayons lumineux sortants. Il verra l'ombre succéder à la lumière. Si, au lieu de fixer directement la lueur pupillaire, on dispose un écran correspondant à la position de l'observateur, celui-ci lira les déplacements des rayons sortants et il pourra à volonté en changer le sens suivant le verre qu'il placera devant la cornée. Si l'œil est emmétrope, ou est rendu hypermétrope par diminution de sa réfraction (il suffit pour cela de placer un verre concave devant la cornée), l'image projetée se déplacera parallèlement au mouvement de l'image rétinienne. Elle se déplacera, au contraire, en sens inverse si l'œil est rendu myope par addition de réfraction, c'est-à-dire par adjonction d'un verre convexe devant la cornée. L'influence de la réfraction ne se fait donc sentir que sur les rayons réfléchis. Ces quelques expériences rendront mieux compte de la nature du phénomène que de longs développements théoriques.

**Valeur sémiologique.** — Lorsque, dans les conditions sus-indiquées et l'observateur étant placé à *un mètre* de l'observé, on pratique la skiascopie, *si la marche de l'ombre est directe*, c'est-à-dire parallèle au déplacement du miroir, le méridien exploré est *emmétrope, hypermétrope* ou *d'une myopie inférieure à* — 1 D.

*Si la marche de l'ombre est inverse*, le méridien exploré est *myope* d'une myopie supérieure à — 1 D.

a) *Si l'ombre est directe*, pour déterminer le degré de réfraction, on placera dans les mains du malade *la règle de verres convexes*. On commencera par le numéro le plus faible, et on engagera le malade à placer successivement les verres de plus en plus forts, jusqu'à ce qu'on constate le « renversement de la marche de l'ombre » qui devient inverse. Le verre le moins fort qui produit ce résultat est d'*une dioptrie plus élevé* que l'amétropie. On trouvera l'explication de cette façon de compter plus loin. aux causes d'erreurs de la skiascopie.

1er Ex. : L'ombre est directe ; elle est renversée par l'interposition d'un verre convexe de + 1 D. : l'œil est emmétrope.

2e Ex. : L'ombre est directe ; elle est renversée par un verre convexe de + 5 D. : l'œil est hypermétrope de + 4 D.

3e Ex. : L'ombre est directe ; elle est renversée par un verre de + 0,50 D. : l'œil est myope de — 0,50 D.

b) *Si l'ombre est inverse*, on fera prendre à l'observé *la règle des verres concaves*, et l'on procédera comme il a été dit plus haut pour les verres convexes. Le verre le moins fort qui rend l'ombre directe, est *inférieur d'une dioptrie* au degré réel de la myopie.

1er Ex. : L'ombre est inverse ; elle est rendue directe par l'interposition d'un verre de — 1 D. : l'œil est myope de — 2 D.

2e Ex. : L'ombre est inverse ; elle est rendue directe par un verre de — 8 D. : la myopie est de — 9 D.

Nous avons supposé jusqu'ici que les deux méridiens perpendiculaires de la pupille donnaient un résultat semblable. Si tel est le cas, nous pourrons exclure la présence de tout astigmatisme.

Il est très fréquent, par contre, de noter une différence dans l'aspect ou la marche des ombres suivant les méridiens explorés. Dans ces cas on a affaire à de l'astigmatisme : bien que ce vice de réfraction ne doive être étudié que par la suite, disons cependant un mot de sa recherche par la skiascopie. Si l'axe de rotation du miroir ne correspond pas au même plan que l'axe de l'astigmatisme, l'ombre subit une déformation et le sens de son déplacement paraît incliné. On modifiera le sens de rotation du miroir jusqu'à ce que l'ombre acquière sa netteté ordinaire. Ce plan correspondra à l'un des méridiens principaux, et il suffira d'explorer le méridien perpendiculaire à celui-là pour connaître le degré de l'amétropie dans ces deux méridiens. La différence donnera le degré de l'astigmatisme.

1er Ex : L'ombre est directe ; elle apparaît beaucoup plus

nette et tranchée lorsqu'on explore le méridien horizontal que lorsqu'on explore le méridien vertical ; un verre de + 4 D. renverse l'ombre dans le méridien horizontal ; un verre de + 1 D. renverse l'ombre dans le méridien vertical ; le méridien vertical est emmétrope ; le méridien horizontal est hypermétrope (de + 4 D. (— 1 D.) = + 3 D. : l'œil est atteint d'un astigmatisme de + 3 D. à axe vertical, ce que l'on notera de la façon suivante :

$$0\ D \longrightarrow \left|\begin{array}{c} \varepsilon \\ \hline +3 \end{array}\right.$$

2e Ex. : L'ombre est inverse ; elle est plus accusée dans le méridien incliné de 30º environ sur le plan horizontal que dans le méridien perpendiculaire à celui-ci ; un verre de — 8 D. renverse l'ombre dans le méridien incliné de 30º, alors qu'un verre de — 5 D. suffit à produire cet effet dans le méridien perpendiculaire : l'œil est atteint d'une myopie de — 6 D. avec astigmatisme de — 3 D. à axe placé à 30º, ce qui s'inscrira :

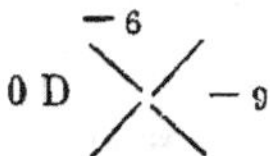


3e Ex. : L'ombre est directe dans le méridien vertical ; un verre de + 3 D. renverse l'ombre ; dans le méridien horizontal l'ombre est inverse et rendue directe par un verre de — 1 D. ; le méridien vertical est hypermétrope de + 2 D., l'horizontal est myope de — 2 D. : l'astigmatisme est de 4 D. : d'où le schéma :

$$0\ D \longrightarrow \left|\begin{array}{c} +2 \\ \hline -2 \end{array}\right.$$

***Causes d'erreur.*** — Les causes d'erreur peuvent être dépendantes de l'inexpérience de l'observateur. Nous ne nous y arrêterons pas, car on peut acquérir en quelques séances une expérience suffisante pour l'observation exacte de la marche des ombres. Elles peuvent encore dépendre de la présence de taies même légères de la cornée qui enlèvent toute netteté aux phénomènes skiascopiques. En dehors de cette cause d'erreur, il en est de deux ordres différents : l'une qui tient à l'observé et l'autre aux conditions mêmes d'observation.

**Cause d'erreur provenant de l'observé.** — Si l'accommodation n'est pas complètement relâchée ce qui est facile à obtenir sauf chez l'enfant, on comprend aisément qu'on attribuera à la réfraction totale statique ce qui relève de la réfraction dynamique; en d'autres termes on prendra pour de la myopie ce qui n'est que de la contraction accommodative, ou si l'œil est atteint d'hypermétropie on risquera de l'apprécier d'un degré moins élevé qu'elle ne l'est en réalité. Pour éviter l'erreur, on aura soin de répéter l'examen plusieurs fois de suite et en engageant chaque fois le malade à fixer un point éloigné. D'une manière générale, l'erreur provenant de la contraction accommodative est moins accusée à la skiascopie que dans les procédés subjectifs de détermination. L'erreur n'est pas possible s'il y a paralysie accommodative par instillation d'atropine ou d'homatropine, aussi aura-t-on recours à ce procédé chez les jeunes sujets. La seule cause d'erreur qui puisse encore se produire, dans les conditions de dilatation pupillaire avec paralysie accommodative, réside dans le fait que l'on mesure non plus seulement l'aire pupillaire de la cornée, mais une aire périphérique dont la réfraction peut être un peu différente de celle de l'aire centrale. Pour apporter plus de précision, on pourrait placer, immédiatement en avant de l'œil observé, un diaphragme percé d'un orifice correspondant à peu près au diamètre pupillaire normal.

**Cause d'erreur provenant du mode d'observation.** — En se plaçant à un mètre de l'observé, l'observateur projette des rayons légèrement divergents, tandis que pour avoir un résultat absolument exact il devrait projeter des rayons parallèles. Mais, en pratique, l'erreur est d'une dioptrie environ et dans la détermination de la réfraction par la skiascopie, on en tiendra toujours compte en ajoutant 1 D. au résultat obtenu, s'il s'agit de myopie; en en retranchant 1 D., si l'on a noté de l'hypermétropie.

La distance de la règle de verres à la cornée influence le résultat obtenu dans une certaine mesure, négligeable pour les verres faibles, mais très appréciable dès que le verre est supérieur à 10 D. On engagera l'observé à rapprocher le plus possible les verres de son œil et on n'acceptera qu'avec certaines réserves les résultats obtenus dans les cas de myopies ou d'hypermétropies dépassant 10 D. D'ailleurs la skiascopie est plus souvent une indication qu'une mesure rigoureuse de la réfraction.

## II. — OPHTALMOMÉTRIE

Bien que ce terme, qui remonte à Pourfour du Petit, comprenne toutes les mesures qui concernent l'œil. on en limite pratiquement la signification à la mesure de la courbure cornéenne externe à l'aide de l'ophtalmomètre de Javal-Schioetz Cet instrument permet la détermination extrêmement rapide de l'astigmatisme cornéen antérieur Ici encore je répéterai ce que j'ai dit à propos de la skiascopie : l'ophtalmométrie n'exclut nullement les autres procédés de mesure de la réfraction, mais elle apporte une mensuration précise et, partant, de très grande valeur.

***Technique.*** — Le seul instrument nécessaire est l'ophtalmomètre de Javal-Schioetz,

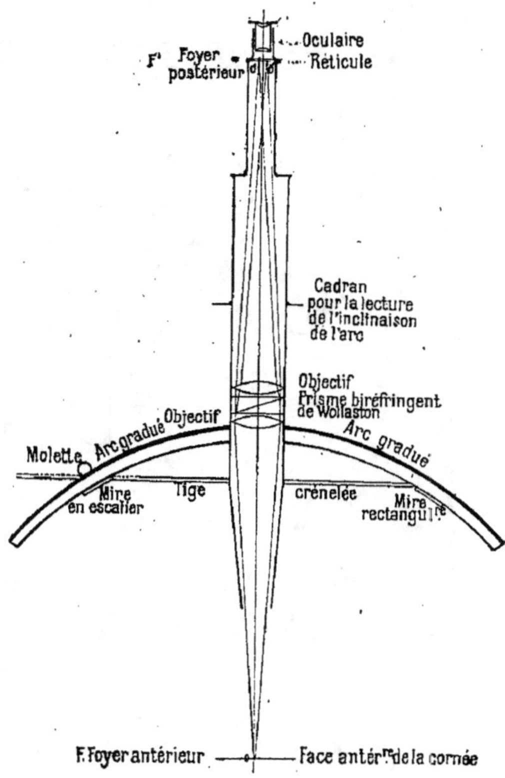


Fig. 348. — Disposition schématique de la lunette de l'ophtalmomètre.

dont il existe plusieurs modèles ou modifications de détail.

L'examen se fera de préférence à la chambre noire, ce qui rendra la lecture des images cornéennes plus facile en supprimant les nombreux reflets cornéens qui se produisent dans une chambre éclairée. L'accommodation étant sans action appréciable sur la courbure cornéenne et l'état de la pupille n'intervenant pas, l'examen peut se faire sans aucune instillation de mydriatique. Les résultats seront identiques d'ailleurs, si l'observé est sous l'influence d'un collyre d'atropine.

L'ophtalmomètre repose sur une table ou mieux sur un pied à hauteur

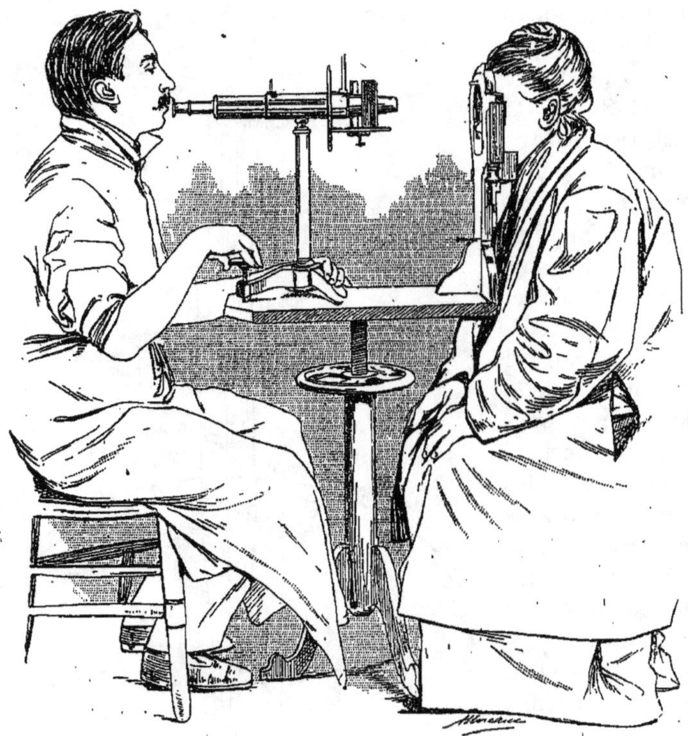

Fig. 349. — Ophtalmométrie avec l'ophtalmomètre de Javal (ancien modèle). L'observateur vise la cornée.

variable qui permet une mise en place convenable de l'observé, quelle que soit sa taille.

L'ophtalmomètre est composé essentiellement de deux parties :

Un *appui-tête* avec appui-menton destiné à immobiliser la tête de l'observé (voir fig. 349 et suiv.).

Une *lunette*, montée sur un pied permettant de varier sa hauteur et sa direction.

Cette lunette porte un arc gradué sur lequel peuvent se déplacer deux surfaces éclairées électriquement, les *mires* : l'une de ces mires est découpée en escalier de manière à ce que la surface soit divisée en tranches verticales de largeur égale ; l'autre est carrée. Les deux mires sont mobiles sur l'arc. Une tige crénelée rend les deux mires solidaires. Une molette correspondant à une roue dentée permet de les éloigner ou

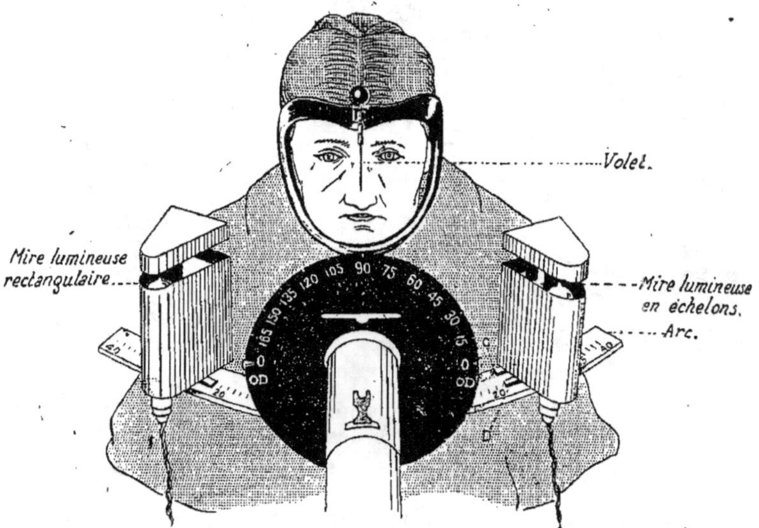



Fig. 350. — Mise en place de l'observé dans l'appui-tête dans le dernier modèle de l'ophtalmomètre de Javal.

de les rapprocher l'une de l'autre. Ce sont les images réfléchies de ces mires sur la cornée qui seront examinées à l'aide de la lunette.

La lunette porte parfois un disque sur lequel sont disposés des cercles concentriques blancs sur fond noir.

Voici maintenant un schéma du système optique de la lunette proprement dite (fig. 348) :

En partant de l'observateur, on trouve un *oculaire muni d'un réticule*, c'est-à-dire d'un fil fin destiné à la mise au point qui s'obtient par un mouvement de rotation de l'oculaire. L'observateur devra relâcher son accommodation et obtenir par le déplacement de l'oculaire une image nette du réticule qui se trouve dans le plan F'.

A l'autre extrémité de la lunette est disposé l'*objectif*, constitué par deux lentilles achromatiques entre lesquelles est placé un prisme de Wollaston. Le prime de Wollaston est lui-même formé par deux prismes égaux juxtaposés. Il est biréfringent et a pour effet de produire le dédoublement des images réfléchies par la cornée.

Chacun des objectifs a une distance focale de 270 millimètres. Un objet placé en O à 270 millimètres du premier objectif donnera nais-

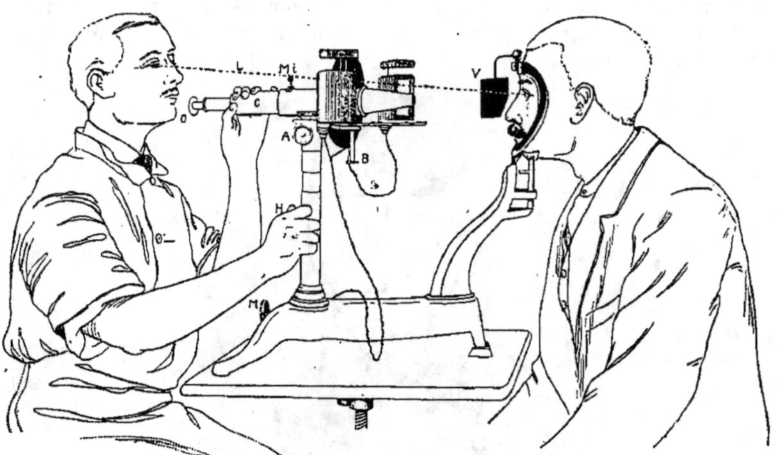

Fig. 351. — Mise en place de la lunette dans le nouveau modèle par manœuvre des crémaillères.

sance à des rayons parallèles qui traverseront le prisme P en se dédoublant, puis qui franchiront le second objectif dédoublés et iront former à 270 millimètres de ces objectifs deux images $o$ et $o'$ distantes l'une de l'autre de 3 millimètres (pour le prisme le plus employé dans l'ophtalmomètre de Javal-Schioetz).

Pour procéder à la mesure, le premier point consiste à installer l'observé. Grâce à la crémaillère, l'appui-tête est mis à hauteur convenable pour que le menton repose sur l'appui et que le front se trouve en contact avec l'appui-front (fig. 350). Pour les enfants il sera toujours nécessaire de relever la mentonnière.

L'axe de la tête doit être vertical ou, plus exactement, le plan passant par les deux pupilles doit être perpendiculaire à la verticale. Il est facile de s'en assurer, après avoir relevé le volet mobile, en fixant les deux yeux au travers de la fente horizontale que porte le disque de la lunette (fig. 353). Si ce n'est pas le cas, on engagera l'observé à modifier sa position.

On examinera successivement l'œil gauche et l'œil droit. Pour cela, on rabat le volet devant l'un des yeux de l'observé et on l'engage à fixer le centre de l'objectif où il apercevra l'image réfléchie de son œil.

En regardant dans l'oculaire on aperçoit le réticule qu'il est

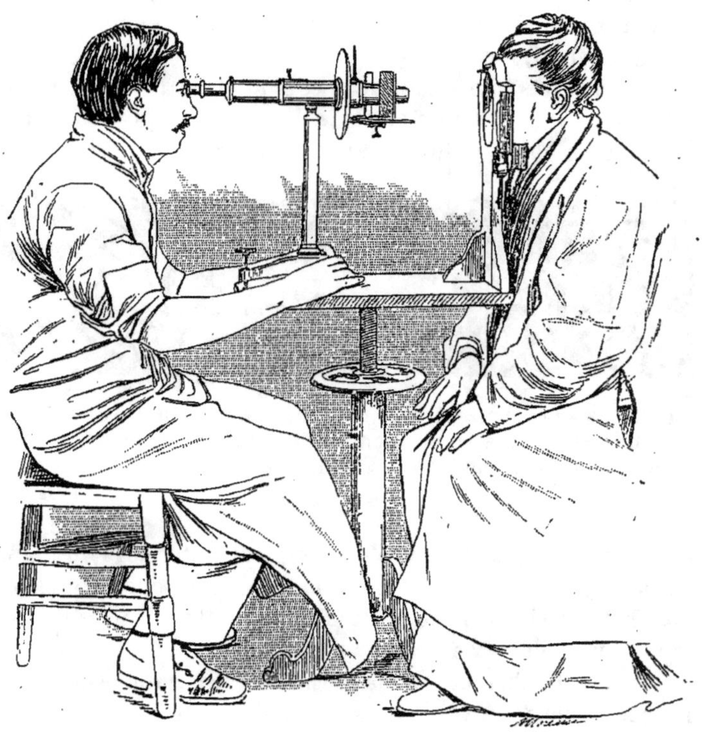

Fig. 352. — L'observateur met au point en déplaçant l'ophtalmomètre (ancien modèle).

*indispensable de mettre au point*, en relâchant son accommodation, à chaque usage de l'appareil : pour cela on tourne l'oculaire en l'attirant le plus possible à soi tant que le réticule conserve sa netteté.

Il ne reste plus alors qu'à orienter la lunette de telle sorte que l'image des mires sur la cornée soit vue à travers l'oculaire. L'observateur s'assied en face de l'oculaire. La partie supérieure de la lunette porte deux encoches permettant la visée rapide. Il faut, pour mettre la lunette en place que les deux encoches et le bord convexe inférieur de la cornée se correspondent (fig. 351, ligne L). Pour cette visée, on déplace les deux pieds antérieurs du trépied en les faisant glisser latéralement. La vis calante permettra le déplacement dans le sens vertical (fig. 349). Dans les nouveaux modèles cette visée s'obtient à l'aide d'une crémaillère (fig. 351, vis H).

On arrive très vite à se rendre compte de la position à donner à la lunette pour cette mise en place. Il ne restera plus qu'à chercher à mettre au point la lunette sur la cornée. Pour cela, l'observa-

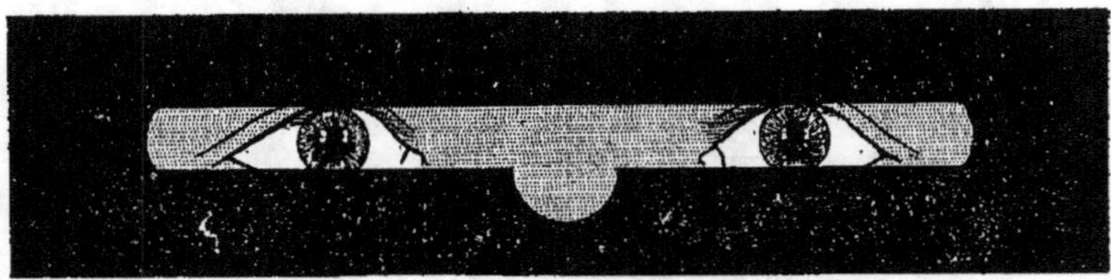

Fig. 353. — Les deux cornées de l'observé vues au travers de la fente du disque lorsque la position de la tête est convenable et que les deux yeux sont dans le plan horizontal.

teur saisit de chaque main l'un des pieds antérieurs du trépied et les fait glisser en avant ou en arrière sans toucher à l'oculaire (fig. 352) ou bien avance et recule la lunette à l'aide d'un pignon (nouveau modèle, vis A).

Lorsque la distance et la position convenable sont trouvées, l'observateur doit distinguer simultanément et avec netteté le réticule et l'image cornéenne dédoublée (fig. 354).

Il est de toute importance que les mires soient bien éclairées, et l'emploi de l'ophtalmomètre de Javal-Schioetz n'est devenu réellement pratique que depuis l'époque où on a renoncé à se servir de l'appareil à la lumière naturelle.

L'éclairage des mires peut se faire par lumière transmise (mires lumineuses ; la lampe électrique est placée dans une petite lanterne derrière une mire en opaline) ou par lumière réfléchie (dans ce cas les sources lumineuses, lampes à gaz ou lampes électriques, sont placées de chaque côté de l'appui-tête).

Il faut indiquer maintenant les renseignements fournis par l'observation de l'image cornéenne.

Ainsi que l'indique la figure 354, on voit deux disques et quatre mires. Les deux mires les plus éloignées du centre de la figure que d'ailleurs l'on néglige apparaissent avec moins de netteté que les deux mires centrales comprises dans l'intervalle qui sépare les deux disques.

Ces deux disques ne fournissent que des renseignements géné-

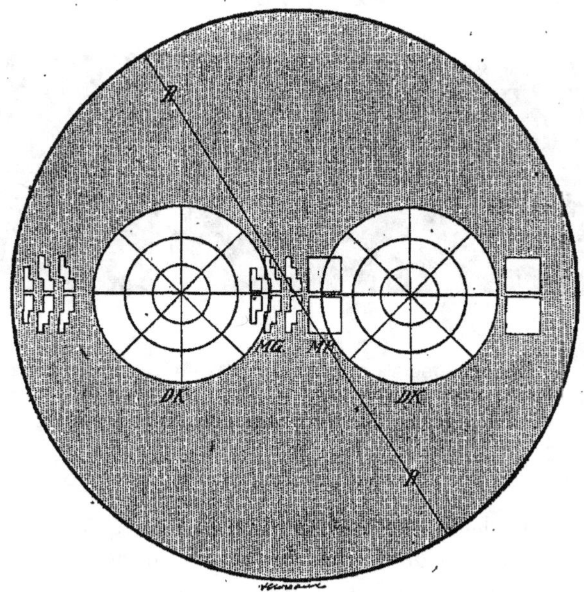

Fig. 354. — Image ophtalmométrique. R, réticule de l'oculaire ; DK, DK, images réfléchies du disque kératoscopique (ces disques kératoscopiques ont été supprimés dans certains modèles récents d'ophtalmométries); MG, image de la mire à gradins ; MR, image de la mire rectangulaire. Les images extérieures sont négligées.

raux. Ils n'existent d'ailleurs plus dans les modèles récents. S'il y a de l'astigmatisme irrégulier, les cercles ne dessineront plus leurs anneaux régulièrement concentriques.

Mais, ce qui importe plus que l'examen des deux disques, c'est la position des deux mires centrales. Il faudra tout d'abord les amener en contact l'une de l'autre, par exemple en tournant la molette B placée sous l'arc. Si les deux mires se superposent, on tournera en sens inverse jusqu'à ce que le bord de la mire rectangulaire affleure le premier échelon de la mire à gradins (fig. 355, 1 et 2).

Les deux mires sont traversées en leur milieu par deux lignes horizontales dites *lignes de foi*. Si le plan perpendiculaire aux mires correspond exactement à l'un des méridiens principaux de courbure de la cornée, les deux lignes de foi se correspondent (fig. 355, 2). Dans le cas contraire (fig. 355, 1), on fera tourner la

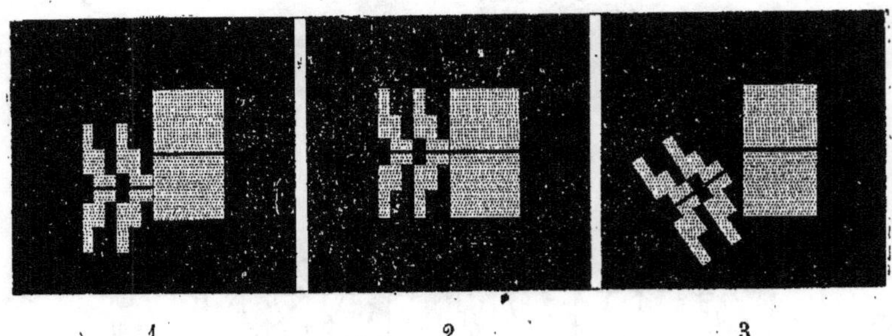

Fig. 355. — Trois aspects des mires mises en contact. — 1. Les mires sont en contact mais dénivelées ; — 2. Les mires sont en contact et nivelées ; — 3. Les mires ne se correspondent pas (astigmatisme irrégulier).

lunette autour de son axe horizontal jusqu'à ce qu'on ait trouvé le plan dans lequel les deux lignes de foi sont dans le prolongement l'une de l'autre. Puis on rétablira le contact des mires.

A ce moment, on pourra noter l'écartement des mires. Si la mire gauche est immobilisée au degré 20, il suffit de relever le degré où se trouve la mire droite. Supposons-la au degré 22 ; nous inscrirons $20 + 22 = 42$. Ce chiffre correspond, en dioptries, à la valeur réfringente de la cornée mesurée dans ce méridien. Un autre chiffre placé sur le bord concave ou convexe de l'arc (suivant les modèles) indique en millimètres, la longueur du rayon de courbure de la cornée. En face du degré 45 par exemple nous trouvons une ligne marquée 7,5. Si c'est à ce point que les mires entrent en contact, cela signifie qu'au niveau de ce méridien la cornée correspond à un arc dont le rayon est de 7 mm. 5, ce qui fait que, le pouvoir réfringent du tissu cornéen étant connu, la puissance dioptrique de la cornée équivaut à celle d'une lentille de 45 dioptries.

Après s'être assuré du contact des mires et du nivellement

des lignes de foi (position primaire), on imprimera au corps de la
lunette un mouvement de rotation de 90°, qui aura pour effet de
rendre l'arc perpendiculaire à sa position primaire. Pour réaliser ce mouvement, on saisira le corps de la lunette à pleine
main et non l'arc que l'on pourrait fausser (fig. 356). Dans ce
mouvement, on évitera de déplacer le pied de la lunette pour
que l'image réfléchie de la cornée n'ait pas subi de déplacement.

On observera alors les modifications produites dans cette image :

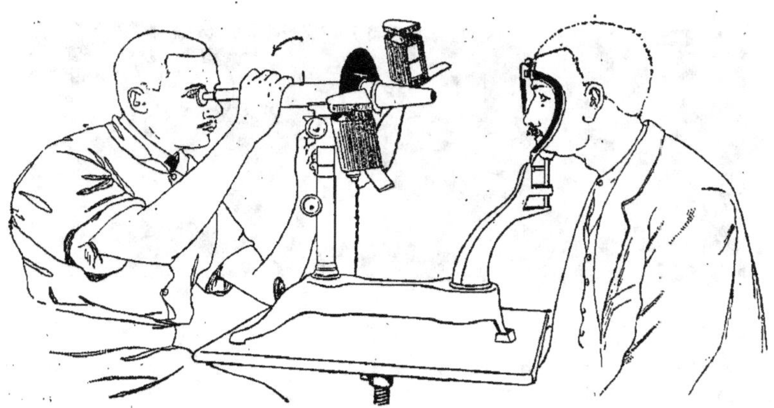

Fig. 356. — Ophtalmomètre de Javal. L'observateur fait exécuter une
rotation de 90° à la lunette pour la détermination du second méridien principal.

si la nivellation des mires a été obtenue dans l'horizontale, après
rotation de 90° quatre modifications principales peuvent se produire :

1° *Les deux mires sont restées en contact* (fig. 357, 3). C'est un
cas peu fréquent. Il indique que la courbure du méridien vertical
est la même que celle du méridien horizontal ; en d'autres termes,
qu'il n'y a pas d'astigmatisme de la surface antérieure de la cornée. Il serait néanmoins erroné de conclure à l'absence d'astigmatisme total ; le plus souvent les yeux dont les cornées ont une surface antérieure très régulière sont en réalité atteints d'astigmatisme inverse léger que corrige un verre cylindrique concave (à
axe vertical) ou convexe (à axe horizontal).

2° *Les deux mires se sont superposées* (fig. 357, 2). Le méridien vertical est plus réfringent que l'horizontal : on a affaire à

de l'*astigmatisme conforme à la règle*. Si la mire rectangulaire recouvre les trois quarts du premier échelon, ce qui se reconnaît à la teinte plus blanche qu'offre la partie recouverte, on dira que la différence de réfraction du méridien vertical par rapport au méridien horizontal équivaut à 0,75 D., chaque échelon correspondant à 1 dioptrie. Cet empiétement partiel de la première mire ou, si l'on veut, cet astigmatisme physiologique de 0,50 à 0,75 D. est de beaucoup le cas le plus fréquemment observé. Il correspond à

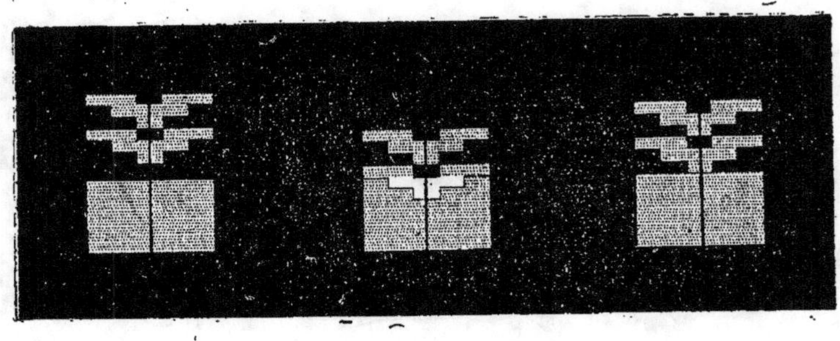



Fig. 357. — La rotation de l'arc a été faite. Les mires qui étaient en contact n° 2 de la figure 332 peuvent présenter trois types de position. — 1. Les images s'écartent, il s'agit d'astigmatisme inverse ; — 2. Les images se recouvrent partiellement : dans le cas particulier, 2 échelons sont recouverts indiquant un astigmatisme de deux dioptries selon la règle ; — 3. Les images restent en contact : pas d'astigmatisme de la face antérieure, ce qui habituellement coïncide avec un astigmatisme inverse de 0,5 ou 0,75 D.

une vision normale et n'exige pas, dans la grande majorité des cas, le port de verres correcteurs.

S'il y a deux échelons couverts, la différence de réfraction est de 2 dioptries (fig. 357, 2), et ainsi de suite.

Lorsque l'astigmatisme atteint un degré élevé, on peut contrôler le résultat de la lecture directe, en affrontant de nouveau les mires dans la position secondaire et en lisant l'écartement des mires sur l'arc gradué. La différence entre les deux écartements correspondra à l'astigmatisme. Si l'on trouve 42 pour le premier méridien et 48 pour le second, la différence de 6 D. indiquera le degré de l'astigmatisme.

3° *Les deux mires se séparent* (fig. 357, 1). Il s'agit d'un astigmatisme dit *inverse*, et c'est alors dans la position verticale ou dans une position voisine de la verticale qu'il faut commencer la détermination en rapprochant les mires : la mesure de l'empiétement se fera alors dans la position horizontale.

4º *Les deux mires, plus ou moins nivelées* au départ, se déni-

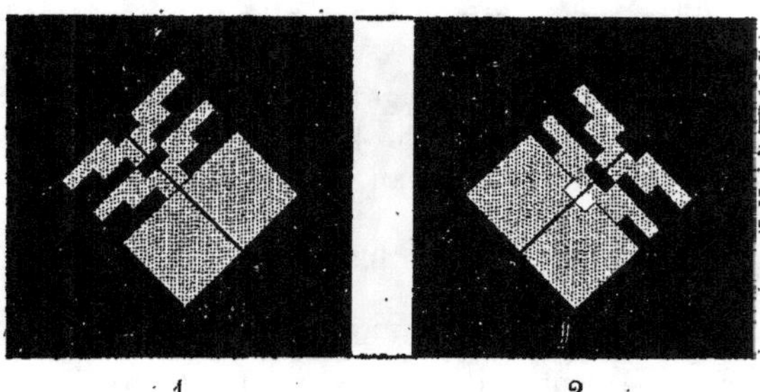

Fig. 335. — Astigmatisme oblique : les mires sont en contact et les lignes de foi se correspondent par une inclinaison de 45º (1) ; à 135º (2) il y a un empiétement de 1 échelon = 1 D. d'astigmatisme oblique à 135º.

vellent dans les positions intermédiaires de l'arc ou dans la position perpendiculaire à la première. Il s'agit alors *d'astigmatisme irrégulier* non susceptible d'une correction basée sur la détermination ophtalmométrique.

Lorsque la position primaire n'est ni verticale, ni horizontale, on est en présence d'astigmatisme oblique (fig. 358) : en ce cas les inclinaisons de l'arc par rapport au plan horizontal seront lues sur le cadran qui porte une double graduation, l'une pour l'œil droit, l'autre pour l'œil gauche, de 0 à 180º. Le 0º est placé du côté nasal et le 180º du côté temporal : le 90º est à l'extrémité du

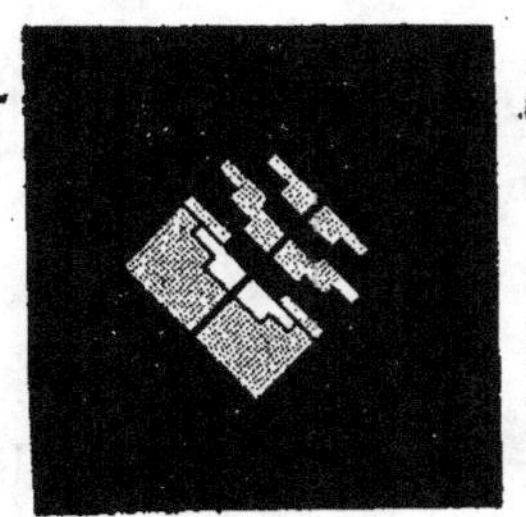

Fig. 359. — Position oblique des mires indiquant 2 dioptries d'astigmatisme oblique.

méridien vertical. Lorsque l'arc est horizontal, ce qui correspond à la détermination du méridien horizontal, l'index indique 0º. Il correspond à 90º lorsque l'arc est vertical.

Dans la notation on peut, cela va sans dire, inscrire le premier méridien trouvé ou le méridien perpendiculaire. Nous inscrivons le méridien de plus forte courbure, c'est-à-dire celui dans lequel on observe l'empiétement des mires.

*1ᵉʳ exemple* : Les mires étant au contact lorsque l'arc est horizontal (fig. 355, 2), il s'est produit un empiétement de 2 échelons lorsque l'arc est devenu vertical (fig. 357, 2) : on inscrira

$$90° \pm 2 \text{ D.}$$

Ce $\pm$ indique que le méridien correspondant à 90° = méridien vertical, a une différence de réfraction en plus ou en moins de 2 D. par rapport au méridien horizontal.

Cet astigmatisme peut être corrigé : par un cylindre de — 2 D. à axe 0° (horizontal), ou par un cylindre de + 1 D. à axe 90° (vertical).

*2ᵉ exemple* : Les mires étant au contact lorsque l'arc est incliné à 45° sur l'horizontale ; en tournant l'arc de 90°, il se produit un empiétement de 1 D. à 135° (fig. 358). On inscrira

$$45° \pm 1 \text{ D.}$$

Cet astigmatisme peut être corrigé par un cylindre de — 1 D. axe à 45° ou par un cylindre de + 1 D. axe à 135°.

L'impossibilité de niveler les mires ainsi que la déformation des images sur la cornée indique que l'on a affaire à de l'astigmatisme irrégulier ou au kératocône.

On ne doit jamais prescrire les cylindres, sans contrôler les résultats ophtalmométriques par la skiascopie et par l'examen subjectif dont nous allons parler et qui seul fait foi : il importe en effet de toujours déterminer la réfraction totale du globe dont l'examen ophtalmométrique ne permet pas de préjuger, puisqu'il ne fournit d'indications que sur la face antérieure de la cornée.

## III. — DÉTERMINATION DE LA RÉFRACTION A L'AIDE DES VERRES D'ESSAI (MÉTHODE SUBJECTIVE DE DONDERS)

Chez les très jeunes enfants, les procédés objectifs de détermination de la réfraction sont seuls applicables, mais dès que le sujet est à même d'analyser ses sensations, les procédés objectifs doivent toujours être contrôlés et complétés par les procédés subjectifs à l'aide des verres d'essai.

Les boîtes de verres d'essai sont des boîtes à rainures où des séries de verres sphériques et cylindriques, concaves et convexes, sont disposés suivant une échelle de valeur dioptrique croissante qui commence à 0,25 D. pour aller à 20 D. pour les verres sphériques et qui s'arrête en général à 6 D. pour les verres cylindriques.

La valeur réfringente d'un verre s'apprécie par sa distance focale. Autrefois, les verres étaient désignés par leur « numéro » et cette façon de compter a encore cours dans la pratique des opticiens : le « numéro ». correspond au rayon de courbures des deux faces de la

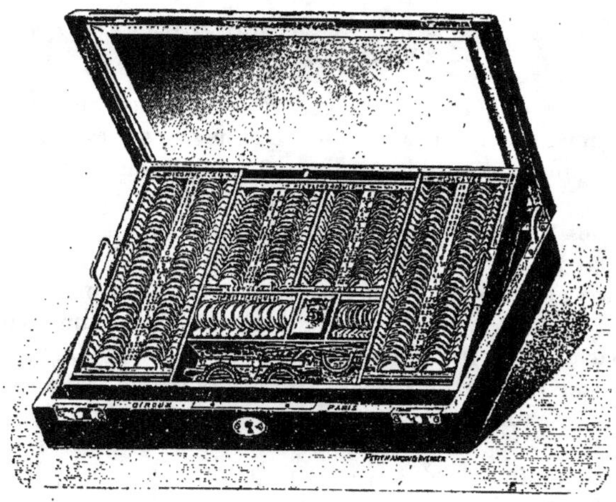

Fig 360. — Boîte de verres d'essai.

lentille exprimée en pouces : un verre n° 3, concave ou convexe, est un verre ayant un rayon de courbure de 3 pouces ; cette mesure ne tient pas compte de l'indice de réfraction de la matière employée, mais par une coïncidence heureuse, pour le verre d'optique courant, il arrive que le numéro d'un verre indique aussi approximativement sa distance focale en pouces : ainsi un verre n° 36 convergent a son foyer à 34 pouces. Outre la variation du pouce d'un pays à l'autre, le numérotage ancien entraînait des calculs fastidieux lors de la superposition des verres.

Actuellement on compte en dioptries métriques. La « dioptrie » est l'unité de puissance ; c'est la puissance d'une lentille ayant 1 mètre de distance focale ; une lentille de 2 dioptries a son foyer à 0,50 centimètres : d'une façon générale la puissance en dioptrie d'une lentille est égale à 100 fois l'inverse de sa distance focale en centimètres : ainsi une lentille de 5 centimètres de foyer aura $\frac{100}{5} = 20$ dioptries de puissance et de même une lentille de 20 dioptries aura $\dfrac{100}{20} = 5$ centimètres de foyer.

Pour distinguer les deux espèces de lentilles on affecte du signe $+$ les lentilles convergentes et du signe $-$ les lentilles divergentes : dioptrie s'écrit en abrégé D. Dans les calculs de superpositions, il suffit d'ajouter les lentilles considérées en tenant compte de leur signe.

Ainsi :

$$+ 3 \text{ D.} + 4 \text{ D.} = + 7 \text{ D.}$$
$$+ 8 \text{ D.} - 3 \text{ D.} = + 5 \text{ D.}$$
$$- 5 \text{ D.} + 2 \text{ D.} = - 3 \text{ D.}$$

Les verres sphériques sont en général biconvexes ou biconcaves ou plus exactement équiconcaves ou équiconvexes, les deux surfaces offrant une courbure semblable. Il semble préférable d'avoir des verres d'essai plans-convexes et plans-concaves, ce qui permet de rapprocher davantage les verres lorsqu'on a à combiner un sphérique avec un cylindrique.

Les verres cylindriques sont formés d'une surface plane, tandis que l'autre est cylindrique, convexe ou concave. L'axe du cylindre est indiqué par un petit trait gravé sur le bord du verre. La surface cylindrique est souvent limitée par des parties dépolies. L'axe est toujours perpendiculaire au plan de courbure.

Pour déterminer sa réfraction, le malade sera placé devant l'échelle d'optotypes (fig. 271), à 5 ou 6 mètres suivant la distance pour laquelle l'échelle a été établie. On évitera autant que possible que les yeux de l'observé reçoivent des rayons lumineux obliques. Chaque œil sera examiné séparément. Pendant l'examen d'un œil, l'autre est recouvert d'un bandeau ou de la main appliquée à plat. Les malades ont fréquemment la tendance à appuyer fortement les doigts sur les paupières, ce qui a pour effet de gêner ensuite pendant quelques minutes la détermination de la réfraction de l'œil ainsi pressé. La réfraction de chaque œil ayant été déterminée séparément, l'on examinera l'acuité obtenue avec les deux yeux ensemble, en plaçant dans une monture d'essai (fig. 364) les verres correcteurs trouvés. Généralement l'acuité binoculaire est un peu supérieure à celle de chaque œil.

On engage le malade à lire l'échelle visuelle. S'il s'agit d'un illettré, on lui présentera des échelles pour illettrés, ou bien on lui demandera soit de compter les lettres placées sur une ligne, soit d'indiquer la direction de tel trait d'une lettre ou l'emplacement de la coupure dans une figure en C.

3 cas principaux peuvent se présenter.

*a*. Le malade lit correctement toutes les lettres : il s'agit d'un œil emmétrope ou hypermétrope.

On placera devant l'œil un verre convexe de + 0,50 D., puis de + 1 D. Pour plus de rapidité on préfère tenir le verre à la main, mais on peut aussi le placer dans une monture d'essai. Si l'un et l'autre verre provoquent une diminution de netteté des optotypes, c'est qu'il s'agit d'*emmétropie*.

Si le verre convexe ne trouble pas la vision, c'est qu'il s'agit

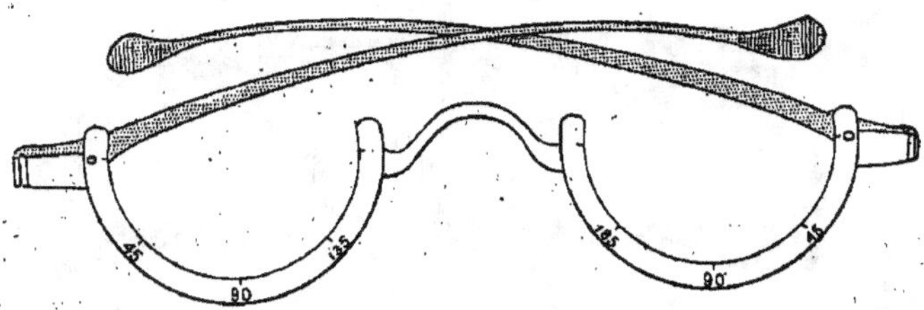

Fig. 361. — Lunettes d'essai. Les verres sont placés dans la rainure de l'arc.

d'*hypermétropie*. On placera successivement des verres de degré de plus en plus élevé. La puissance du verre *le plus fort* ne troublant pas la vision donne le degré de l'hypermétropie manifeste (Hm).

*b*. Le malade ne lit pas les lettres : il s'agit de myopie, d'hypermétropie forte ou d'astigmatisme.

On place des verres concaves devant l'œil et l'on augmente progressivement leur valeur dioptrique jusqu'au moment où l'on obtient le maximum d'acuité visuelle. Le verre *le plus faible* qui donne la meilleure acuité visuelle indiquera le degré de *myopie*.

Ex. : Supposons que — 4,5 D. nous donne une acuité de 0,9 ; — 5 D. une acuité 1 ; les verres de — 6 D., — 7 D., nous donneront encore une acuité 1, grâce à l'effet compensateur de l'accommodation. Il s'agit d'une myopie de — 5 D.

Si les verres concaves n'améliorent pas, on essaie des verres convexes comme il a été dit plus haut et on détermine le degré d'hypermétropie de la même façon.

*c*. Le malade lit les lettres, mais fait un certain nombre de con-

Morax. — Précis d'Ophtalmologie. 37

fusions. L'U est lu O, le R, B, etc. Il s'agit vraisemblablement d'astigmatisme.

Si la détermination de l'astigmatisme cornéen a été faite avec l'ophtalmomètre, il est facile d'en faire le contrôle par l'examen subjectif et avec les échelles visuelles.

Ex. : Nous avons trouvé un astigmatisme de ± 1,50 D. conforme à la règle. Nous prenons le cylindre de — 1,5 D. que nous plaçons dans la monture d'essai, l'axe dirigé dans le plan horizontal, puis

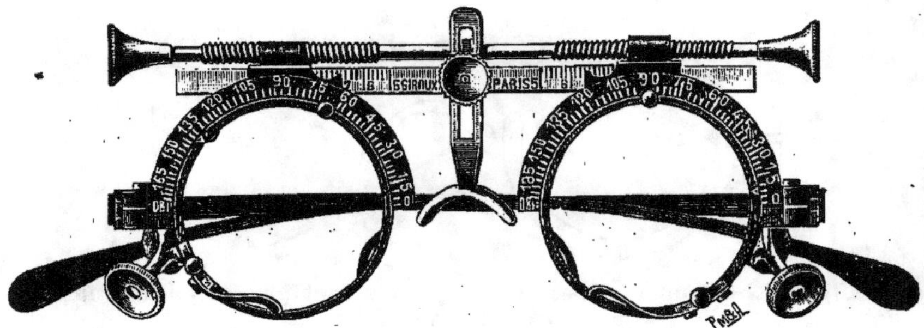

Fig. 362. — Lunette d'essai à écart variable et à système de rotation pour les cylindres. La lunette d'essai figurée est graduée suivant les indications de Javal. On ne tiendra pas compte de cette graduation pour l'œil gauche si, ainsi que nous l'avons conseillé, on adopte la graduation du congrès de Naples.

nous engageons le malade à recommencer sa lecture. Si elle est correcte, nous placerons un verre sphérique convexe de + 0,5 D., de + 1 D., etc., tant que la vision ne sera pas troublée. Il se peut en effet que l'astigmatisme soit combiné à l'hypermétropie (astigmatisme hypermétropique). Le verre sphérique convexe le plus fort qui combiné au cylindre ne trouble pas la vision fournira, ici encore, le degré d'hypermétropie. Si le résultat n'est pas parfaitement satisfaisant, on pourra faire varier le cylindre et essayer de le combiner avec un cylindre concave de — 1,25 D. ou de — 1 D., l'axe du cylindre restant le même.

Dans le cas où le cylindre concave ne donne pas une vision nette, on le combinera avec un verre sphérique concave jusqu'à ce que l'on trouve le verre combiné le plus faible qui donne la meilleure acuité.

## CHAPITRE XVII

## TROUBLES DE LA RÉFRACTION

On dit que le pouvoir réfringent (ou la réfraction tout court) de l'œil est normal lorsque les images d'objets situés à 5 mètres ou au delà viennent se former dans le plan des éléments percepteurs rétiniens, permettant ainsi à l'observateur d'avoir une perception nette des détails de l'objet, et cela sans modification active de son accommodation. Un tel œil est dit *emmétrope*. Le foyer du système réfringent, que forme le globe oculaire emmétrope, correspond dans ce cas au plan des cônes de la macula ; il ne faut pas perdre de vue que tout ce que nous dirons de la réfraction de l'œil ne correspond, en réalité, qu'à la réfraction des parties centrales de la cornée et du cristallin d'une part, et à la région maculaire de la rétine, d'autre part.

Dans cet œil normal, les objets placés en deçà de 5 mètres pourront encore former une image nette dans le plan maculaire, à la condition d'une modification active de la réfraction oculaire. Cette modification n'est possible qu'au niveau du cristallin dont le pouvoir réfringent peut subir une élévation de 1 à 10 dioptries suivant l'âge. Il est le plus développé entre la première et dixième année et subit depuis cet âge une diminution graduelle, si bien qu'entre soixante et soixante-dix ans il est tombé à 1 dioptrie ou moins. Cette modification de la réfraction cristallinienne, en rapport direct avec l'activité du muscle ciliaire, porte le nom d'*accommodation*. Pour qu'un objet placé à 30 ou 40 centimètres de la cornée forme une image nette dans le plan maculaire d'un œil normal, il faut que l'accroissement de la réfraction cristallinienne soit équivalent à 4 dioptries environ. Dans les conditions ordinaires, c'est entre quarante à cinquante ans que le pouvoir d'accommodation du cristallin n'équivaut plus qu'à 3 ou 3,50 dioptries, il en résulte un déficit d'accommodation et la nécessité de le combler par un verre convexe de 0,50 à 1 dioptrie. C'est à cette insuffisance de pouvoir accommodateur du cristallin pour les objets rapprochés que l'on réserve le nom de *presbytie*. Cette insuffisance est masquée dans la myopie, exagérée dans l'hypermétropie: Elle existe en réalité toujours, sensiblement la même, à un âge déterminé et est indépendante de la réfraction totale.

A côté de l'œil emmétrope ou normal, on décrit l'œil anormal ou *amétrope*.

La réfraction totale peut être modifiée en ce sens qu'il y a un excédent de réfraction. C'est ce qu'on observe dans l'œil dit *myope*. L'œil est *hypermétrope* lorsque la réfraction subit une modification en moins. Enfin, si la modification n'atteint que la réfraction d'un plan de l'œil, laissant la réfraction du plan perpendiculaire intacte, ou si, dans deux plans perpendiculaires, qui déterminent alors les méridiens principaux, le caractère des modifications de réfraction est inégal, on donne le qualificatif *d'astigmate* à l'œil atteint de cette manière.

On peut envisager ces différents états en se plaçant au point de vue de la réfraction seule, et c'est le plus souvent ainsi que l'on étudie les troubles de la réfraction. A côté de ces *amétropies de réfringence*, on a étudié des *amétropies de courbures*. Mais cette manière de faire, souvenir du rôle considérable joué par les mathématiciens en ophtalmologie, est trop éloignée de nos conceptions biologiques. L'observation clinique nous montre par-dessus tout l'importance des *amétropies axiles*.

L'étude anatomo-clinique nous a appris en effet que la myopie et l'hypermétropie étaient surtout en rapport avec la longueur de l'axe antéro-postérieur de l'œil. Pour la myopie par exemple, nous avons eu l'occasion de signaler les rares cas de myopie cristallinienne, et nous ne faisons que les rappeler en passant ; mais, dès l'instant que l'on parle de myopie sans qualificatif, c'est de l'exagération de l'axe antéro-postérieur de l'œil, c'est-à-dire d'un excès de réfraction dû à la longueur de l'œil, que dépend la myopie : c'est la *myopie dite axile*.

L'hypermétropie correspond à un développement insuffisant du globe oculaire. L'axe est plus court que dans l'œil normal et que dans l'œil myope.

Enfin l'astigmatisme correspond presque toujours à une modification de courbure de la surface antérieure ou postérieure de la cornée qui, au lieu d'être une portion de sphère, n'a plus le même rayon de courbure dans ses différents méridiens.

Il existe aussi un astigmatisme cristallinien encore fort mal étudié, et n'intéressant pas la pratique ophtalmologique.

Nous envisagerons dans les paragraphes qui vont suivre l'astigmatisme, l'hypermétropie, puis la myopie. Nous consacrerons également un chapitre à la presbytie et aux troubles de la réfraction produits par la paralysie ou la contracture de l'accommodation.

## I. — L'ASTIGMATISME

L'astigmatisme relève généralement, comme nous l'avons dit plus haut, d'une anomalie de courbure de la cornée, anomalie existant à la naissance, affectant ordinairement les deux yeux d'une manière presque symétrique et ne subissant pas de modifications ultérieures. A côté de cet astigmatisme congénital, on peut voir un astigmatisme acquis produit par certaines blessures ou lésions inflammatoires de siège excentrique. Nous laisserons de côté l'astigmatisme dit irrégulier et non susceptible de correction résultant de lésions cicatricielles centrales de la cornée ou d'une altération particulière du tissu cornéen, le kératocône, (affections que nous avons étudiées à propos des maladies de la cornée) et parfois aussi de modifications du cristallin en train de s'opacifier. Nous ne nous occuperons que de l'astigmatisme régulier, caractérisé par le remplacement du foyer par deux droites focales perpendiculaires l'une sur l'autre : ces droites situées dans les plans principaux déterminent les axes du système astigmate : cette amétropie est susceptible de correction par les verres cylindriques.

*Symptômes.* — L'astigmatisme n'est le plus souvent révélé que par un examen méthodique de la réfraction. Un très grand nombre d'astigmates ne sont nullement incommodés par leur anomalie de réfraction ; c'est en particulier le cas lorsque l'astigmatisme est peu développé, c'est-à-dire inférieur à 1,50 D., à l'exception d'une des formes cliniques particulières, l'astigmatisme dit inverse, que nous étudions plus loin.

Lorsque l'astigmatisme est supérieur à 1,50 D., la vision est

presque toujours un peu moins nette à distance. Si l'astigmate
n'exerce pas une profession nécessitant une vision très précise,
l'imperfection de sa sensibilité visuelle lui échappe presque toujours. Ce sont, par contre, ces imperfections qui ont fixé l'attention
des physiologistes, des astronomes et des artistes et leur en ont
fait rechercher la cause. Sous l'influence de l'effort visuel, il se
développe souvent assez vite des sensations de pesanteur frontale,
de gêne oculaire. Enfin, dans les degrés très élevés d'astigmatisme,
la gêne visuelle peut être extrême et rendre tout effort visuel
continu et tout travail impossible. Ces troubles sont d'autant
plus marqués que le diaphragme pupillaire est moins resserré ou
que l'amplitude accommodative est moins grande ; ils apparaîtront
donc tout particulièrement si la lumière est peu abondante et si
le sujet a dépassé la trentaine ; lorsqu'il s'efforce de travailler sans
verres correcteurs, la conjonctive s'injecte légèrement, les paupières se vascularisent et il se produit une sensation de gêne
oculaire qui disparaît par le repos. Chez certains nerveux, l'astigmatisme non corrigé peut être la cause de céphalées récidivantes.

Ces troubles subjectifs font défaut, nous le répétons, chez de
nombreux astigmates qui n'en ont pas moins un bénéfice visuel à
avoir leur amétropie corrigée. Il faut espérer que, à l'exemple de
ce qui a été fait dans certains pays, l'habitude d'une détermination exacte de la réfraction de chaque écolier entrera dans la pratique régulière et évitera aux amétropes bien des fatigues.

**Détermination de l'astigmatisme.** — Elle se fera objectivement
par la skiascopie ; nous renvoyons à ce que nous avons dit à propos de ce mode d'examen. Elle peut se faire aussi à l'aide de
l'ophtalmomètre de Javal, dont nous avons indiqué le maniement.
Ces deux procédés de détermination ne s'excluent pas, mais se
complètent bien au contraire. Il ne faut pas oublier que l'ophtalmométrie ne renseigne que sur l'astigmatisme de la face antérieure de la cornée (il est vrai, le plus important) dont il donne
l'axe et le degré, mais non le signe et que la skiascopie permet
seule d'apprécier la réfraction totale du globe dans ses différents
méridiens. A l'état normal, l'ophtalmométrie indique un astigmatisme de 0,50 à 0,75 D., alors que la skiascopie montre l'égalité de
réfraction des différents méridiens oculaires. On admet que cet
astigmatisme de la face antérieure de la cornée est en réalité
compensé par un astigmatisme en sens inverse de la face postérieure de la cornée.

L'examen subjectif avec les verres d'essai constitue le complément indispensable de toute détermination de l'astigmatisme. Il permet, en outre, la prescription exacte des verres correcteurs. La détermination subjective de l'astigmatisme ou, si l'on veut, le contrôle de l'examen objectif par l'épreuve subjective, est basée sur les phénomènes particuliers à la vision des astigmates.

Pour la détermination subjective de l'astigmatisme on peut se

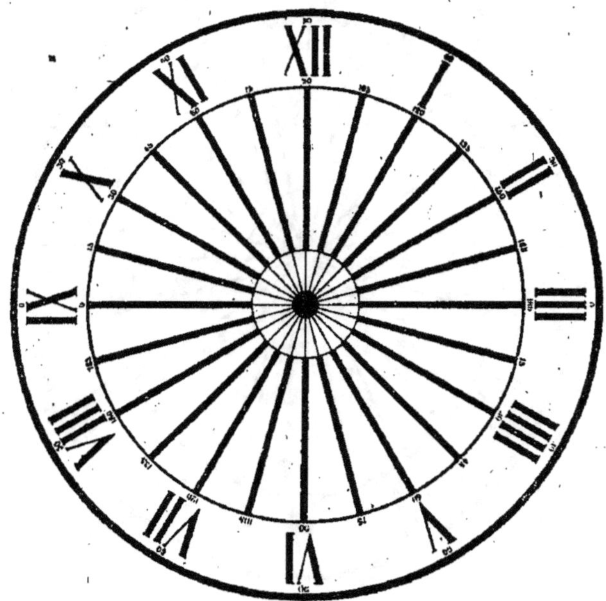

Fig. 363. — Cadran horaire (Green) pour la détermination de l'astigmatisme.

servir de figures spéciales, tel que le cadran horaire de Green, représenté (fig. 363). Ce tableau est disposé, comme les échelles visuelles, à 5 mètres de l'observé. L'examen de la figure 364, qui montre l'image qu'un astigmate de 2 D. a de cette figure, fait tout de suite saisir le parti que l'on en peut tirer.

Sans entrer dans la théorie de la vision des astigmates, il nous suffira de dire que l'œil astigmate ne verra qu'un certain nombre des rayons sous forme de lignes noires à bords nets (fig. 364). Ce groupe de rayons, perçu nettement, est compris dans un même plan correspondant, par exemple, à la position verticale ou horizontale 12 h. 30 [1], 9 h. 15, ou encore à une position oblique. Les autres rayons sont perçus confusément en particulier ceux qui sont perpendiculaires aux lignes perçues avec netteté. Si nous choisissons le cas d'un astigmate, de degré assez élevé, qui voit avec

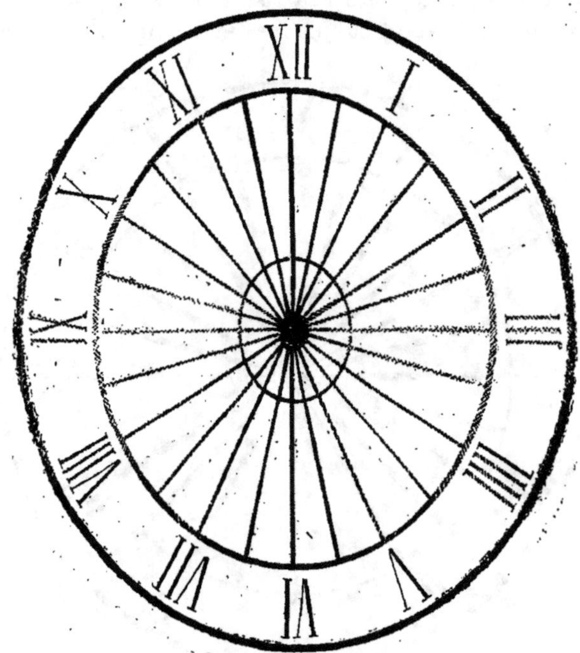

Fig. 364. — Le cadran horaire vu par un œil atteint d'astigmatisme dont la correction exige un cylindre de — 3 D. axe horizontal (d'après Sulzer).

netteté les rayons 12 h. 30, 1 h. 35 et 11 h. 25, il verra d'une manière extrêmement floue et confuse les rayons correspondant à 9 h. 15, 8 h. 10, 10 h. 20. Les rayons compris entre les deux extrêmes présentent une netteté intermédiaire (fig. 364). Un emmétrope voit au contraire avec la même précision les différents rayons de l'étoile. Nous aurons rendu notre astigmate emmétrope lorsque nous aurons trouvé la position de l'axe et la valeur dioptrique du

---

1. Il est d'usage de désigner en « heures » les lignes du demi-cercle supérieur et en « minutes » les lignes du demi-cercle inférieur.

cylindre correcteur le plus faible qui lui permet de voir nettement tous les rayons du cadran.

Les rayons du cadran horaire perçus nettement correspondent au méridien perpendiculaire au méridien emmétrope ou le plus voisin de l'emmétrope.

La détermination de l'astigmatisme par l'examen subjectif seul est beaucoup plus compliqué que ne le laisserait croire ce rapide exposé. C'est qu'en effet, suivant l'état de son accommodation, le même astigmate pourra indiquer d'abord qu'il distingue nettement les rayons verticaux, puis l'instant d'après les rayons horizontaux. Il est souvent impossible de supprimer cette intervention de l'accommodation.

L'instillation d'atropine, qui paralyserait l'accommodation, dilaterait la pupille et modifierait un peu les conditions normales de la vision. Elle est cependant indiquée chez de jeunes sujets présentant de l'astigmatisme accompagné de contracture de l'accommodation. Fréquemment elle révélera l'existence cachée d'un astigmatisme mixte ou hypermétropique, au lieu de l'astigmatisme myopique que l'examen subjectif faisait prévoir. En tout cas, il faut d'abord déterminer objectivement l'astigmatisme, puis se servir de la méthode subjective comme contrôle, avant de recourir à l'atropine. C'est néanmoins seulement sur les indications fournies par l'examen subjectif, une fois l'action du mydriatique passée que l'on se basera pour prescrire les verres correcteurs.

***Types cliniques.*** — L'astigmatisme est dit *simple* lorsqu'il correspond à un développement normal du globe, c'est-à-dire lorsqu'un des plans de réfraction est emmétrope. L'astigmatisme est *composé* lorsque la longueur du globe est anormale (œil myope ou hypermétrope). Dans ces deux cas l'astigmatisme peut être soit hypermétrope, soit myope, suivant la réfraction du plan astigmate ; quand l'un des axes est myope, et l'autre hypermétrope, l'astigmatisme est dit *mixte*.

Lorsque l'axe du méridien le plus réfringent est vertical ou très voisin de la verticale (et que le verre cylindrique concave qui le corrige est horizontal ou voisin de l'horizontale), on dit l'*astigmatisme direct ou conforme à la règle*. C'est le type le plus habituel d'astigmatisme. Son degré peut osciller de 0,25 à 6 ou 7 D sans lésions pathologiques apparentes de la cornée.

L'*astigmatisme inverse* ou *contraire à la règle* est celui où le méridien le plus réfringent est l'horizontal au lieu d'être le vertical. Son degré est en général beaucoup moins prononcé que celui de l'astigmatisme conforme à la règle, mais la gêne qu'il entraîne et les troubles subjectifs auxquels il peut donner lieu sont beaucoup plus accusés, même lorsqu'il ne dépasse pas 0,25 à 0,75 D.

Nous avons vu que dans la plupart des cas où l'ophtalmomètre indique une courbure tout à fait régulière de la face antérieure de la cornée, la skiascopie et l'examen subjectif révèlent un astigmatisme inverse de 0,75 à 1 D., que l'on suppose produit par la face postérieure de la cornée. De même lorsque la face antérieure de la cornée présente à l'ophtalmomètre un astigmatisme inverse de 2 D., par exemple, il faudra généralement un cylindre de 2,75 à 4,5 D., pour corriger l'astigmatisme inverse total.

*L'astigmatisme à axe oblique* est moins fréquent que les précédents. Il n'est pas rare de voir l'inclinaison de l'axe par rapport au plan médian du corps présenter une symétrie parfaite. Quelquefois ces axes seront parallèles. Il arrive aussi que l'axe indiqué par l'ophtalmomètre ne corresponde pas exactement avec celui que donne la skiascopie ou l'examen subjectif.

*L'astigmatisme régulier lié aux lésions de la cornée* n'est pas rare. Nous nous contenterons de signaler celui qui succède aux plaies opératoires de la cornée et du limbe. Après une kératotomie pour extraction de cataracte, il peut atteindre de 6 à 10 D., pendant le premier mois, pour s'atténuer dans la suite progressivement. Après six à douze mois, l'astigmatisme définitif peut ne plus dépasser 1 à 2 dioptries. Le méridien de plus forte courbure est perpendiculaire à l'incision ; l'incision cornéenne a déterminé un aplatissement du méridien qui lui est parallèle.

Dans certaines lésions marginales de la cornée, l'astigmatisme régulier des parties centrales peut atteindre 10 dioptries et plus.

*Traitement.* — L'étude clinique de l'astigmatisme et les facilités apportées à son diagnostic par l'ophtalmomètre de Javal et la skiascopie, ont montré sa fréquence et porté beaucoup d'oculistes à voir, dans la présence de cette amétropie, la cause des troubles les plus divers. Il y a là une exagération dont l'esprit médical est coutumier, mais il n'en est pas moins certain qu'un nombre considérable de personnes sont grandement améliorées dans leur vision et facilitées dans leur travail par le port continu de verres correcteurs.

La question qui se pose est celle-ci : est-il utile de corriger tout astigmatisme quel qu'en soit le degré ? Certains oculistes répondent affirmativement et prescrivent systématiquement les cylindres à tout astigmate. Nous croyons qu'il importe surtout de faire porter la correction lorsqu'il y a amélioration manifeste de l'acuité visuelle, lorsqu'il existe des troubles subjectifs pouvant être rattachés à l'astigmatisme, et enfin lorsque l'astigmatisme accompagne l'hypermétropie ou la myopie.

Nous avons signalé l'effet produit sur la cornée par les incisions.

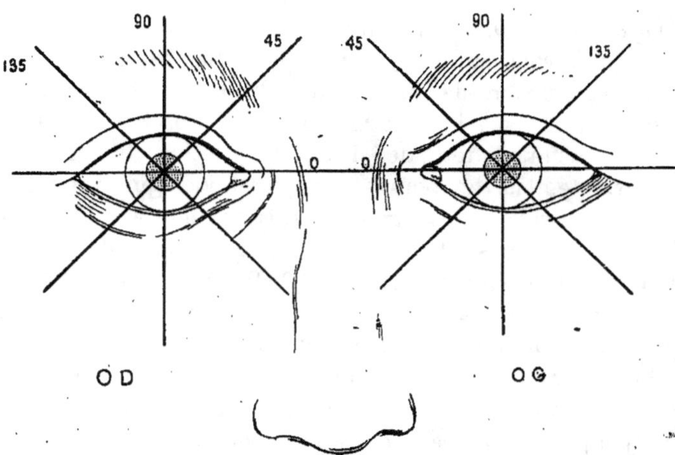


Fig. 365. — Désignation des méridiens d'après la décision du Congrès international d'Ophtalmologie de Naples.

Le résultat n'en est pas assez persistant pour que l'on soit tenté de recourir à une intervention de cette importance pour traiter chirurgicalement l'astigmatisme, dont la correction reste uniquement optique.

*Notation de l'astigmatisme.* — La notation internationale adoptée au Congrès de Naples (1909) comporte l'indication de l'axe du méridien le plus réfringent de 0 à 175° en plaçant le 0° à l'extrémité nasale du méridien horizontal et le 90° à l'extrémité supérieure du méridien vertical, ainsi que le figure le schéma ci-dessus (fig. 365).

*Notation pour les lunettes d'essai.* — Pour éviter toute confusion dans la détermination de l'astigmatisme avec les verres d'essai, les lunettes à demi-cercles inférieurs devront être graduées ainsi qu'il est indiqué figure 361.

*Correction de l'astigmatisme.* — Envisageons maintenant quelques cas particuliers. Nous avons trouvé par exemple :

Javal, OD. : 90° ± 3.

Skiascopie, OD. ;

c'est-à-dire que nous avons affaire à un *astigmatisme simple, myopique, conforme à la règle.*

Nous prendrons un verre cylindrique concave de — 2,50 D. et nous le placerons au-devant de l'œil droit de l'observé, l'axe du cylindre étant placé horizontalement. Si l'observé voit tous les rayons, d'une intensité égale, si toutes les lettres de l'échelle sont vues correctement, on pourra considérer l'astigmatisme comme corrigé ; mais si certains rayons paraissent encore plus pâles, si certaines lettres ne sont pas reconnues on lui présentera successivement un verre cylindrique de — 2,25 D, puis de — 2,75 D., l'axe restant horizontal. On essaiera ensuite, si le résultat cherché n'est pas obtenu, d'incliner légèrement l'axe du cylindre par rapport au méridien horizontal. Si le méridien trouvé subjectivement diffère nettement du méridien fourni par l'examen objectif, on s'assurera qu'il n'y a pas eu d'erreur dans la détermination ophtalmométrique, erreur produite notamment par l'inclinaison légère de la tête de l'observé au cours de l'examen. Si ce n'est pas le cas, et si le malade a subi un examen un peu prolongé, il sera utile, avant de formuler les verres, de refaire un nouvel examen. L'axe et le cylindre trouvés subjectivement seront alors prescrits, même s'ils diffèrent de l'examen objectif.

Dans un autre cas nous serons en face d'un *astigmatisme myopique simple, inverse,* par exemple :

Javal, OD. : 0° ± 3D.

Skiascopie, OD. :

Nous agirons comme dans le cas précédent mais, dès l'abord, l'axe du cylindre — 3,50 D. au lieu d'être placé horizontalement, sera placé verticalement.

Si l'on a affaire à un *astigmatisme simple myopique oblique*, par exemple où l'on a obtenu les données suivantes :

Javal, OD. :                    50° ± 3 D.

Skiascopie, OD. :

c'est-à-dire où l'on a un astigmatisme de 3 dioptries, le méridien à 140° étant emmétrope et le méridien perpendiculaire, à 50°, étant le plus réfringent, on emploiera encore un cylindre de — 3 D., mais on placera son axe parallèlement au méridien emmétrope, donc à 140° — puis on continuera comme auparavant.

Les yeux atteints d'astigmatisme myopique composé, direct, inverse ou oblique seront corrigés de la même façon, mais on commencera par rendre emmétrope, en évitant toute surcorrection, le méridien le moins réfringent à l'aide de verres sphériques : l'on retombera ensuite dans l'un des cas précédents,

Ainsi, supposons que nous ayons trouvé :

Javal, OD. :                    90° ± 3D.

Skiascopie, OD. :

nous corrigerons d'abord la myopie du méridien horizontal ave un verre sphérique de — 2 D. : ceci fait, nous serons en présence d'un œil atteint d'un astigmatisme simple myopique direct, que nous avons appris à corriger.

La correction des astigmatismes myopiques donne généralement de bons résultats et les malades la supportent facilement : elle se fait uniquement à l'aide de verres concaves cylindriques ou sphériques et cylindriques : celle de l'astigmatisme hypermétropique et celle de l'astigmatisme mixte sont plus délicates, d'autant plus que dans le jeune âge, l'accommodation gêne beaucoup plus l'examen que dans la myopie et nécessitera presque toujours l'emploi de l'atropine.

Dans l'astigmatisme hypermétropique nous retrouvons les mêmes types que nous avons étudiés pour l'astigmatisme myopique.

Par exemple nous pouvons trouver des cas rappelant ceux-ci :

1° Javal, OD. :    90° $\pm$ 3D.

Skiascopie, OD. :    $-\mid\varepsilon\atop\phantom{}\mid$ $+$ 2,50

Il s'agit ici d'*astigmatisme hypermétropique simple conforme à la règle*.

2° Javal, OD. :    0° $\pm$ 0,50 D.

Skiascopie, OD. :    $-\mid^{+1}_{\varepsilon}$

C'est un *astigmatisme hypermétropique simple inverse*.

3° Javal, OD. :    50° $\pm$ 3D.

Skiascopie, OD. :    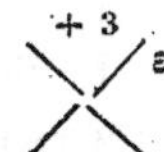

Nous sommes en présence d'un *astigmatisme hypermétropique simple oblique*.

4° Javal, OD. :    90° $\pm$ 3D.

Skiascopie, OD. :    $-\mid^{+2}_{+5}$

Ici l'*atigmatisme hypermétropique direct* est composé.

Pour la correction nous suivrons la même marche que celle indiquée pour l'astigmatisme myopique, mais le résultat peut être ici obtenu de différentes manières. En effet, si nous trouvons un astigmatisme direct de 2 D., nous pouvons le corriger avec un cylindre concave de — 2 D. à axe horizontal ou un cylindre convexe de + 2D. à axe vertical. Il est préférable de suivre le conseil de Javal, et de n'utiliser, autant que cela est convenable, que les cylindres concaves que l'on combinera, s'il y a lieu, à des sphériques convexes. Supposons un œil atteint de 2 D. d'hypermétropie avec + 3 D. d'astigmatisme direct. Nous le corrigeons avec un verre sphérique convexe de + 5D. combiné avec un cylindre concave de — 3 D. à axe horizontal. La même façon de faire s'appliquera à l'astigmatisme hypermétropique oblique. Dans l'astigmatisme inverse hypermétropique, en particulier dans celui résultant de l'opération de la cataracte, on n'a recours qu'aux verres convexes : il en sera de même chez l'astigmate hypermétrope âgé auquel on donnera des verres pour voir de près.

La question se complique encore dans la correction de l'astigmatisme mixte et c'est seulement par tâtonnements que l'on arrivera à un résultat souvent médiocre.

Ce type d'astigmatisme peut être direct, inverse ou oblique : prenons un exemple d'*astigmatisme mixte direct* ; soit :

Javal, OD. : $\qquad$ $90° \pm 7$.

Skiascopie, OD. : $\qquad$ $\dfrac{-4}{+3}$

l'on pourra tenter de le corriger de trois manières : à l'aide d'un sphérique + 3 D. et d'un cylindre — 7 D. à 0º ; à l'aide d'un sphérique — 4 D. combiné à un cylindre + 7 à 90º ; enfin à l'aide de cylindres à axes croisés : — 4 à 0º et + 3 à 90º. C'est uniquement la méthode subjective et par tâtonnements qui fixera sur la meilleure combinaison ; cependant on peut dire en règle générale que, dans ces cas, l'on sera fréquemment amené à donner des verres différents pour la vision de loin et pour celle de près ; et l'on constatera alors que la correction concave convient mieux pour voir à distance, et les verres convexes pour la lecture.

Dans nos exemples, les données de la skiascopie et de l'ophtalmométrie ont été supposées concordantes, de même que les résultats de l'examen subjectif et de l'examen objectif : cela n'est pas toujours le cas et l'axe trouvé avec l'ophtalmomètre de Javal diffère parfois sensiblement de l'axe relevé par le cadran horaire : de même les données fournies par la skiascopie ne doivent pas être acceptées sans contrôle ; répétons que c'est l'essai des verres qui fera toujours foi.

La prescription des verres cylindriques est d'ailleurs un art qui ne s'apprend que par une longue pratique et une grande patience.

## Prescription des verres cylindriques

*Verres cylindriques simples.* — Dans la prescription il est d'usage après l'indication des verres de disposer un schéma explicatif de la position des verres dans les lunettes, comme si le médecin avait les lunettes devant les yeux : ainsi il ne saurait y avoir de confusion dans la disposition des verres et de leurs axes.

La prescription ci-dessous, par exemple devra être suivie d'un schéma comme celui de la figure 366.

> œil gauche; OG : 90⁰ + 3 D.
> œil droit ; OD : 135⁰ — 2 D.

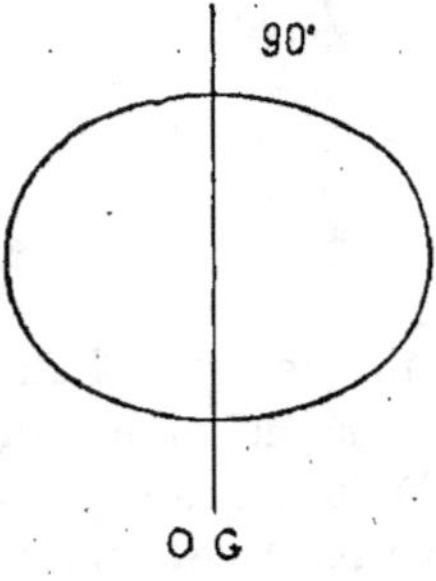


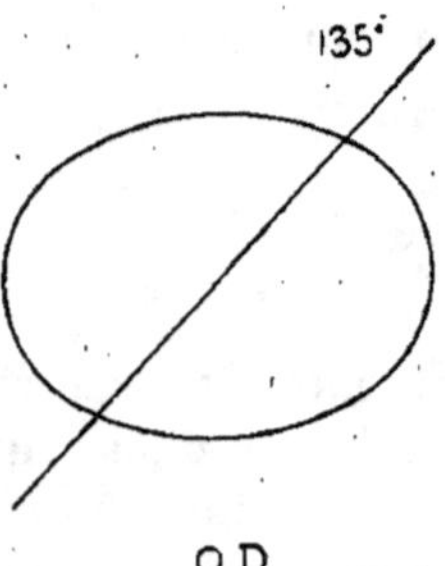


Fig. 366.

*Verres combinés sphéro-cylindriques.* — Indiquer pour chaque œil, en commençant par le gauche : l'axe et le verre cylindri-

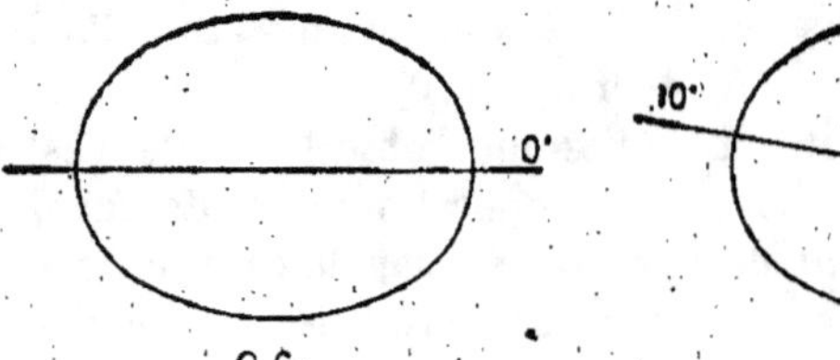


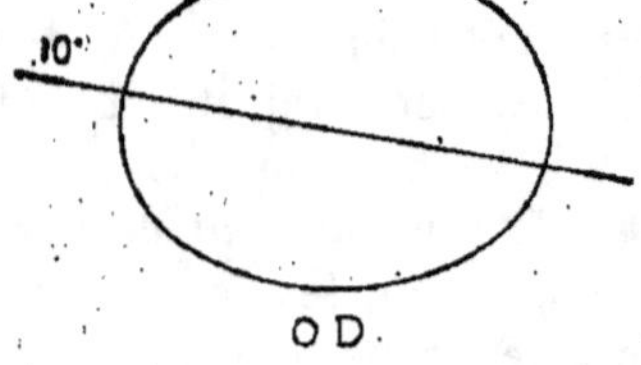


Fig 367.

que (ces indications étant mises entre parenthèses), puis le verre sphérique sans oublier le schéma de la position des cylindres. Exemple :

> OG : ( 0⁰ — 3 D.) + 3 D.
> OD : (10⁰ — 2 D.) + 2 D.

*Verres bicylindriques.* — Il est quelquefois utile de combiner deux verres cylindriques de signes contraires et d'axes perpendiculaires. En ce cas, les deux indications, mises chacune entre parenthèses, se suivent simplement :

$$OG : (90^\circ + 3\ D.)\ (\ 0^\circ - 3\ D).$$
$$OD : (70^\circ + 4\ D.)\ (160^\circ - 2\ D).$$

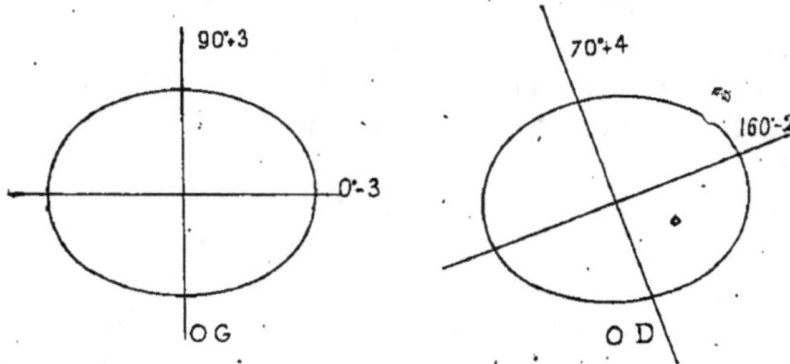


Fig. 368.

Les verres cylindriques seront portés de préférence en lunette ou en pince-nez monture américaine. Il est indispensable que la position du cylindre soit toujours la même par rapport à la cornée, et que les deux verres réunis par une tige plus ou moins rigide soient bien *centrés*. Certains oculistes prescrivent de préférence des verres *toriques*, dont l'effet périscopique serait avantageux.

Lorsque le sujet est jeune, la correction astigmatique entière peut être prescrite d'emblée. Lorsqu'on a à prescrire ces verres correcteurs à un adulte de sensibilité nerveuse exagérée on réussira souvent mieux à les lui faire supporter en donnant d'abord une correction incomplète que l'on modifiera deux ou trois mois plus tard.

NOTA. — Pour la prescription des verres bifocaux on aura soin d'indiquer pour chaque œil la mention du foyer supérieur puis celle du foyer inférieur. Pour les verres toriques, il suffit d'indiquer après la prescription cylindrique : verres toriques.

## II. — HYPERMÉTROPIE

L'hypermétropie résulte en général d'un trop faible développement en longueur de la coque oculaire. Elle est corrigée par des verres convexes. On a constaté que l'hypermétropie totale était plus fréquente chez les enfants en bas âge que chez l'adulte. Cela tient à ce que le globe est susceptible de développement et d'extension au cours de la croissance. On ne devra pas conclure, par conséquent, de la présence d'une hypermétropie légère, constatée à l'âge de quelques mois, à sa persistance durant les années qui suivront. Si le degré d'hypermétropie dépasse 2 à 3 dioptries, il est néanmoins probable qu'il ne subira pas de modifications dans la suite.

**Symptômes.** — La petitesse de l'œil et de la fente palpébrale, l'enfoncement du globe dans l'orbite peuvent faire soupçonner l'hypermétropie, mais il ne faut pas attacher trop d'importance à ces signes extérieurs qui se trouvent souvent en défaut.

Dans les premières années de la vie, jusque vers l'âge de six à sept ans, l'attention des parents n'est guère attirée sur la vision de leurs enfants hypermétropes. Il y a un trouble qui doit néanmoins faire penser à l'existence d'une hypermétropie, c'est l'apparition d'un strabisme convergent.

Lorsque l'enfant hypermétrope apprend à lire, on est souvent frappé par la faiblesse de sa vision ou par la gêne qu'il éprouve à soutenir la fixation.

Adolescent ou adulte, l'hypermétrope est sujet à des céphalées, à un sentiment de fatigue ou de pesanteur frontale qui se développe à la suite de fixation prolongée, de l'application à un travail délicat, à une lecture par un éclairage défectueux. Il n'est pas rare néanmoins que, malgré une certaine gêne visuelle, l'hypermétrope attende la trentaine pour réclamer des verres correcteurs.

L'examen de l'hypermétrope fournira presque toujours immédiatement des indications précises.

A la skiascopie, les ombres sont directes et le verre le plus fort qui change la marche de l'ombre est d'une dioptrie supérieure au degré d'hypermétropie. L'observé étant placé à 5 mètres des optotypes, le verre le plus fort *ne troublant pas* sa vision indiquera le degré de l'hypermétropie.

Il importe de savoir que la détermination objective et subjective de l'hypermétropie n'est pas toujours aussi simple que le ferait croire la précision de ces formules. La difficulté provient de la contraction accommodative inconsciente par laquelle l'hypermétrope remédie à l'insuffisance de sa réfraction totale. Cette contraction accommodative fait que la mesure de son amétropie est, toutes choses égales d'ailleurs, fort différente suivant que l'on procède à la détermination avec ou sans paralysie du muscle ciliaire.

Quand on parle d'*hypermétropie manifeste* (Hm), on parle du degré d'hypermétropie déterminé par l'examen subjectif avec les verres d'essai. L'*hypermétropie latente* (Hl) correspond à la différence entre cette mensuration et celle obtenue après instillation d'atropine qui donne l'*hypermétropie totale* (Hm + Hl = Ht).

Chez les hypermétropes jeunes, il sera indispensable d'instiller de l'atropine pendant trois ou quatre jours consécutifs, pour pouvoir exécuter une détermination objective et subjective précise. On verra parfois, sous l'influence de l'atropine, une myopie apparente de — 2 à 3 D. se transformer en une hypermétropie réelle de + 4 à 5 D. La myopie apparente résultait d'une contraction exagérée de l'accommodation.

Chez l'adulte l'instillation d'atropine est trop gênante ; mieux vaudra ne pas y recourir pour un choix de verres. Voici comment on pourra se rendre compte du degré d'hypermétropie totale.

Après avoir trouvé le verre convexe le plus fort qui est supporté + 3 D. par exemple, on présente au malade un verre de 1 dioptrie plus élevé, soit + 4 D., et on l'engage à fixer de façon suivie malgré le trouble de la vision. Après quelques instants si l'on remplace ce verre par un verre de 3,50 D., l'observé aura généralement la même acuité que précédemment. En recommençant l'épreuve avec un verre de + 4,50 D. on pourra lui faire accepter + 4 D. et ainsi de suite.

Il est toujours utile, après avoir déterminé la réfraction de chaque œil séparément, de placer devant les deux yeux ouverts des verres supérieurs de + 0,50 ou + 1 D à ceux trouvés : on verra souvent qu'ils donnent une bonne correction alors que placés devant un seul œil, ils paraissent surcorriger l'amétropie.

L'examen du fond de l'œil de l'hypermétrope ne décèle aucun caractère particulier offrant une constance relative. Dans l'hypermétropie excessive, on rencontre parfois une apparence de névrite optique : papille rougeâtre, légèrement saillante, avec dilatation vasculaire, mais sans troubles fonctionnels et sans modification ultérieure de la papille : c'est la *pseudo-névrite des hypermétropes*.

Cet aspect a pu être confondu parfois avec celui de la névrite œdémateuse légère. Il sera toujours utile d'y penser, la céphalée hypermétropique pouvant faire croire à une lésion encéphalique.

L'hypermétropie ne semble pas créer de prédisposition particulière à d'autres manifestations oculaires. Il y a lieu de noter cependant que le glaucome est un peu plus fréquent chez les hypermétropes que chez les myopes ou les emmétropes.

Chez les hypermétropes neurasthéniques, l'asthénopie accommodative pourra acquérir une intensité telle qu'elle devient la principale manifestation névropathique.

L'amblyopie d'un œil n'est pas rare dans l'hypermétropie. Elle atteint l'œil dont l'hypermétropie est la plus élevée, mais ne paraît pas produite par l'amétropie elle-même. Nous aurons l'occasion d'y revenir à propos de l'amblyopie congénitale.

Nous avons déjà dit que l'hypermétropie constatée dans l'adolescence ou chez l'adulte ne subissait pas de modifications sensibles avec les années. L'augmentation apparente du degré de l'hypermétropie ne repose le plus souvent que sur une détermination insuffisante : le degré d'hypermétropie manifeste ayant été primitivement pris pour celui de l'hypermétropie totale.

*Traitement.* — Lorsque l'hypermétropie est supérieure à 1 dioptrie, il est souvent utile de la corriger par le port continu de verres convexes.

Chez les jeunes enfants, on prescrira le numéro correspondant au degré d'hypermétropie constaté après atropine, diminué de 0,5 D.

Chez l'adulte, non encore habitué aux verres correcteurs, il sera nécessaire de commencer par des verres inférieurs à l'hypermétropie totale, surtout si cette hypermétropie est très élevée et s'il s'agit de verres que le sujet devra porter continuellement. Pour la vision de près on pourra, par contre, prescrire des verres corrigeant l'hypermétropie totale et la presbytie s'il y a lieu.

## III. — MYOPIE

Nous n'envisagerons ici que la myopie axile due à un allongement de l'axe antéro-postérieur de l'œil (fig. 370). Cette amétropie n'existe qu'exceptionnellement à la naissance et apparaît le plus souvent pendant la période comprise entre six et douze ans. Elle subit fréquemment un accroissement progressif et continu pendant l'adolescence et peut rester stationnaire pendant le reste de la vie ou s'exagérer encore, mais dans des proportions inférieures à celles qui s'observent entre dix et vingt ans.

**Symptômes.** — C'est le plus souvent pendant la période scolaire que se manifestent les premiers signes de la myopie. L'enfant se plaindra de ne pas voir le tableau et sera obligé de s'én rapprocher pour lire comme ses camarades. Les parents sont frappés par le changement produit dans la physionomie du jeune myope qui cligne fortement pour reconnaître les personnes ou fixer les détails à distance. La vision rapprochée n'est, par contre, pas troublée.

L'examen de l'œil fournira toujours des signes importants. A la skiascopie les ombres marchent en sens inverse — sauf si la myopie est inférieure à — 1 D. et le renversement de la marche de l'ombre est obtenu par un verre concave.

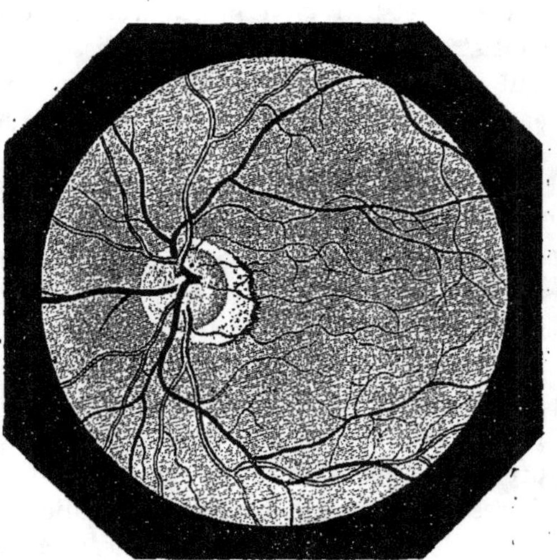

Fig. 369. — Croissant myopique.

A la distance de cinq mètres des optotypes la vision du myope est très inférieure à la normale. Même avec un degré faible de 2 à 3 D., le myope ne lit que les optotypes correspondant à 5/50 ou 5/35. Il réussit parfois en clignant à lire à distance quelques caractères plus fins. Le verre concave détermine toujours une amélioration très marquée de la vision. Celle-ci peut-être absolument normale non seulement avec le verre correcteur de l'amétropie mais encore, l'accommodation intervenant, avec des verres qui lui sont supérieurs de 1 à 4 D. C'est pour cette raison que l'on prendra pour mesure de la myopie *le verre concave le plus faible qui donne la meilleure acuité visuelle.*

Chez le myope le *punctum proximum* est plus rapproché de l'œil que chez un emmétrope ou un hypermétrope. Ce symptôme devra toujours être recherché, car il permettra de différencier la myopie vraie du spasme accommodatif que l'on observe chez de jeunes hystériques et qui peut simuler la myopie. Dans ces cas-là, on trouve en effet le *punctum proximum* à sa distance habituelle de la cornée ou même à une distance un peu plus grande.

**Caractères somatiques.** — Contrairement à ce qu'on observe dans l'hypermétropie et l'astigmatisme, l'œil myope présente presque toujours des caractères ophtalmoscopiques spéciaux : ces caractères concernent la papille du nerf optique et son voisinage immédiat et la région maculaire. L'anomalie la plus fréquente consiste dans la présence d'un croissant ou d'un anneau de couleur plus pâle que la papille qu'il borde du côté temporal ou qu'il entoure complètement : on lui donne le nom de *croissant* ou de *conus* (Pl. A, fig. V). Le terme de staphylome postérieur, souvent usité pour le désigner, devrait être réservé aux cas où il existe un véritable staphylome, c'est-à-dire une dépression sclérale en dehors de la papille. Lorsque la myopie est faible et à ses débuts, le bord temporal de la papille ne présente souvent qu'une légère décoloration avec, parfois, de petites accumulations de pigment noir. Les vaisseaux rétiniens cheminent à la surface du croissant sans subir de modifications manifestes d'aspect ou d'incurvations. Lorsque le croissant prend la forme annulaire, sa partie temporale est presque toujours plus large que la partie nasale. La constatation de ces croissants n'a aucune signification pronostique et n'implique pas forcément l'idée d'une myopie progressive. On les rencontre aussi, exceptionnellement il est vrai, dans des yeux emmétropes ou hypermétropes.

Le *staphylome postérieur* ne fait presque jamais défaut dans les myopies supérieures à — 6 ou — 10 D. Il semble bien n'être qu'un degré plus marqué du croissant. Comme lui, il forme une tache blanc-bleuâtre dont la partie la plus large est située du côté temporal de la papille qu'elle semble continuer. Le contour périphérique du staphylome, dont le diamètre peut atteindre 2 diamètres papillaires ou plus, est nettement tranché ou irrégulier et bordé de taches noires pigmentaires ou de zones rouges ressemblant à des hémorragies. La dénivellation du staphylome, par rapport au plan rétinien et papillaire, est indiquée par une très légère incurvation des vaisseaux rétiniens (Pl. A, fig. VI).

Les membranes profondes présentent souvent, dans toute la région correspondant au pôle postérieur, une teinte rosée plus pâle que celle des membranes normales. On remarque fréquemment aussi une transparence plus grande de la rétine qui permet d'apercevoir le réseau vasculaire choroïdien.

Nous laissons de côté, pour l'instant, les lésions que nous décrirons plus loin comme des complications de la myopie.

**Formes cliniques.** — En se plaçant au point de vue du degré de la myopie, on peut distinguer des myopies faibles, moyennes et fortes.

Il va de soi que cette division est arbitraire. Il y a néanmoins un rapport de fréquence entre la myopie élevée et certaines complications, mais ce rapport n'a rien d'absolu.

On a établi une distinction entre la myopie typique et la myopie atypique, cette dernière comprenant les cas ou des lésions du globe oculaire se surajoutent à la myopie proprement dite.

On a également décrit, en se plaçant au point de vue de l'époque d'apparition de la myopie : une myopie, congénitale et une myopie acquise ou myopie du travail, dite encore myopie scolaire.

Si l'en envisage l'évolution de la myopie, on peut reconnaître deux catégories de faits : ceux où la myopie est stationnaire : ceux où elle est progressive. Parmi ces derniers on pourrait encore séparer les cas où la progression n'existe que pendant un petit nombre d'années et ceux où elle se poursuit durant tout le cours de l'existence. Ce sont ces derniers cas qui offrent le plus de dangers de complications.

Ces classifications servent à grouper un certain nombre de faits, mais ne correspondent pas à des divisions utiles comme le feraient celles qui seraient basées sur une étiologie précise.

**Évolution.** — L'évolution seule nous permet de faire rentrer dans l'une de ces catégories tel myope observé et nous ne pouvons jamais prévoir l'évolution de la myopie ou ses complications. C'est pour avoir méconnu cette observation que nous avons vu trop souvent des médecins affoler des myopes par l'annonce de complications qui ne se produisirent jamais.

Nous avons dit que la myopie n'apparaît le plus souvent qu'entre six à douze ans. Si l'on suit des myopes en déterminant chaque année le degré de leur myopie, on constate un accroissement graduel de leur réfraction qui est approximativement de 1 D. par année. Nombreux sont les cas cependant où l'accroissement n'atteint pas 0,50 D. En outre il ne se poursuit pas forcément pendant le même nombre d'années. Alors que chez certains myopes, la réfraction reste plus ou moins fixée après 4 à 6 ans d'accroissement, chez d'autres elle continue à s'accroître jusqu'à la vingtième ou vingt-deuxième année. C'est entre huit et vingt ans que le globe oculaire a le plus de disposition à s'allonger. Après cette période on peut encore voir des cas de progression de la myopie, mais ce ne sont plus que des exceptions.

De nombreux myopes sont persuadés qu'à un certain âge leur myopie diminuera ou disparaîtra même, s'il s'agit d'un degré peu élevé. Ce préjugé paraît uniquement basé sur ce fait que le myope n'a pas à recourir aux verres convexes pour la lecture à l'âge où la presbytie commence à se manifester chez les emmétropes ou hypermétropes de son entourage.

Quelquefois cependant le myope habitué à une légère surcorrection constate qu'il voit mieux avec un verre de dioptrie inférieur à celui porté mais dans aucun cas il ne m'a été donné de constater une diminution notable de la myopie.

**Complications.** — La fréquence très grande des complications dans l'œil myope différencie la myopie des autres amétropies au point de vue du pronostic. Il y a lieu d'établir une distinction entre ces complications : les unes semblent faire partie intégrante du processus myopique proprement dit (staphylome postérieur, affaiblissement de l'acuité visuelle) : les autres ne sont que des affections superposées et pour lesquelles la conformation myopique de l'œil crée une prédisposition (asthénopie de convergence, choroïdite maculaire, décollement de la rétine, etc.).

Nous ne reviendrons pas sur le *staphylome postérieur*, si ce n'est pour dire qu'à son niveau la rétine et la choroïde étant modifiées, la perception visuelle ne se produit pas, ce qui a pour effet un agrandissement de la tache aveugle, appréciable par un examen attentif du champ visuel, mais n'entraînant aucune gêne visuelle.

Dans les degrés élevés de myopie, il est fréquent de trouver l'*acuité visuelle inférieure* à la normale et de n'obtenir, même après correction parfaite de l'amétropie, qu'une acuité de 5/15 ou 5/20 en l'absence de lésions apparentes de choroïdite maculaire. C'est dans ces conditions que l'on a pu obtenir par l'extraction du cristallin transparent une amélioration de l'acuité visuelle.

Il n'est pas rare de voir se produire chez les myopes un léger *strabisme divergent périodique* qui apparaît plus spécialement lorsque leur attention n'est pas attirée sur un objet et lorsqu'ils sont privés de leurs verres correcteurs.

*L'asthénopie nerveuse* complique fréquemment la myopie. Elle se traduit souvent par un spasme accommodatif qui peut faire croire à un accroissement rapide de la réfraction. La différence de réfraction peut atteindre — 2 à — 4 D. Chez d'autres myopes c'est le symptôme « mouches volantes » qui prédomine. Chez quelques-uns, l'insuffisance de convergence vient s'ajouter à ces autres troubles, dont le caractère transitoire et l'origine névropathique sont faciles à établir.

Beaucoup plus graves sont les complications choroïdiennes et rétiniennes. Les *corps flottants du vitré* s'observent souvent dans les myopies un peu élevées. Ils indiquent une altération choroïdienne discrète, ou co-existent avec des foyers manifestes de choroïdite. Les *choroïdites* atteignant la macula ou la région périmaculaire sont particulièrement fréquentes. Elles affectent la forme hémorragique, exsudative ou atrophique, et peuvent compromettre rapidement et définitivement l'acuité visuelle. Dans un certain nombre de cas, on peut les rattacher à la syphilis héréditaire ou

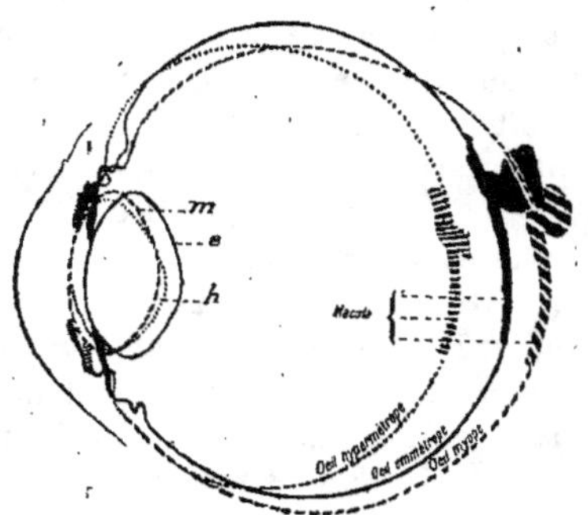



Fig. 370. — Schéma de l'œil emmétrope (trait) hypermétrope (hachures) et myope (pointillé) d'après Rochon-Duvigneaud.

acquise. Il en est de même des foyers de choriorétinite périphérique, alors que les lésions choriorétiniennes voisines du staphylome postérieur relèvent d'un processus différent. Le *décollement rétinien* non traumatique est assez fréquent chez le myope. Il paraît en rapport avec une choroïdite superposée et comporte un pronostic tout particulièrement grave.

Les *luxations du cristallin* sont assez fréquentes dans la myopie forte, elles sont parfois bien tolérées. Au début on constate un peu de flottement de l'iris, le bord du cristallin se manifeste sous forme d'un disque sombre à la périphérie du champ pupillaire. Le cristallin luxé peut se cataracter. La luxation en bas peut se compliquer d'hypertension. L'ablation du cristallin dans ces conditions est une opération périlleuse.

La *cataracte* dite sénile ne paraît pas compliquer plus fréquemment la myopie que les autres états de réfraction, mais nous avons déjà dit que l'on n'observait guère que dans la myopie cette forme de cataracte compliquée : la *cataracte noire.*

**Lésions.** — Lorsqu'on compare un globe oculaire myope énucléé avec un globe emmétrope, on constate certaines différences de conformation : le globe myope a la forme d'un ovoïde plus ou moins allongé alors que le globe emmétrope se rapproche de la forme sphérique régulière. Les gaines du nerf optique paraissent avoir une insertion plus large à la coque sclérale et leur extrémité périphérique présente une dilatation en entonnoir. Ces modifications sont encore plus apparentes lorsqu'on fait une coupe antéro-postérieure suivant le méridien horizontal du globe et de la cornée et passant par le nerf optique ; on voit alors que l'agrandissement de l'œil myope porte uniquement sur la moitié postérieure de la sphère oculaire (fig. 370). Alors que le segment antérieur ne se distingue en rien d'un segment antérieur normal, la sclérotique subit, à partir de l'équateur, un amincissement des plus manifestes qui peut la réduire à la moitié de son épaisseur ordinaire et qui atteint son degré maximum au voisinage de l'insertion du nerf optique. Il s'agit d'un véritable processus atrophique portant sur tous les éléments de la sclérotique et non pas sur les seuls éléments élastiques, comme l'avait prétendu Lange.

Quant au croissant myopique, il résulte de ce que l'épithélium pigmentaire de la rétine, au lieu d'atteindre la papille, cesse à une certaine distance de celle-ci, laissant apparaître les tissus sous-jacents. Si la choroïde n'est pas atrophiée, on verra à l'ophtalmoscope un croissant jaunâtre ou brunâtre ; mais en cas d'atrophie choroïdienne, le croissant a une couleur blanche parce que c'est la sclérotique ou le canal scléral du nerf optique qui réfléchissent les rayons lumineux.

**Étiologie.** — Les causes de la myopie sont encore des plus obscures et les nombreuses théories émises n'ont eu d'autre résultat que d'augmenter la complexité du problème. Nous nous contenterons de rapporter les faits observés, puis de rendre compte de l'interprétation, le plus souvent erronée, qui en a été donnée.

La myopie est fréquemment héréditaire en ce sens que la moitié au moins des myopes ont eu des ascendants myopes. Il s'agit d'un caractère héréditaire homochrome, c'est-à-dire survenant à une période déterminée de l'évolution.

L'influence du sexe n'apparaît que pour la myopie forte : elle est beaucoup plus fréquente chez la femme que chez l'homme. Quant à l'influence des races elle semble impossible à dégager, en raison du mélange extrême des races actuelles. La différence de fréquence de la myopie entre les races germaniques et les races latines n'est qu'apparente ; les statistiques comparées faites dans les mêmes conditions ne montrent pas de différence manifeste.

L'apparition de la myopie au cours de la période scolaire a fait admettre que le travail de l'écolier intervenait directement dans la modification de son pouvoir réfringent. Nous nous trouvons en présence d'un certain nombre de théories qui cherchent à expliquer le mécanisme de cette action.

Les mauvaises attitudes de l'enfant, liées notamment à l'écriture penchée, seraient la cause de la myopie. Il y aurait lieu d'adopter l'écriture droite qui éviterait ces inconvénients (Javal-Gariel).

Pour d'autres, c'est la congestion céphalique résultant de l'attitude penchée, ou l'effort exagéré d'accommodation produit par le travail rapproché qui causent la myopie.

Quelques auteurs incriminent la convergence exagérée, l'astigmatisme non corrigé, l'éclairage insuffisant des salles de cours, la pesanteur s'exerçant sur le globe oculaire par suite de la position défectueuse de la tête, etc.

La multiplicité des théories montre leur peu de fondement ; il semble bien que la myopie dite scolaire soit une myopie se développant au cours de la scolarité et non à cause de celle-ci.

***Prophylaxie.*** — Des conceptions énoncées précédemment, on a déduit des mesures prophylactiques qui font partie de l'hygiène scolaire. Les salles de travail seront fortement éclairées, de manière à ce que dans les différentes parties de la salle, la lecture puisse se faire à la distance normale de 35 à 40 centimètres. On veillera à ce que l'enfant tienne le corps droit, le livre ou le cahier étant placés sur un pupitre incliné, afin que les différents points de l'écriture ou de la lecture soient également distincts pour les yeux. L'écriture droite a été recommandée pour obvier à l'inclinaison du papier et à celle du corps.

L'application de ces mesures, qui nous paraissent répondre surtout à des desiderata d'hygiène générale, ne semble pas avoir, jusqu'ici, modifié la proportion des myopes ni empêché le développement de la myopie chez les sujets prédisposés. Depuis une vingtaine d'années quelques oculistes ont préconisé la correction totale de la myopie à titre non seulement thérapeutique, mais aussi prophylactique. L'accord paraît être unanime sur l'utilité qu'il y a à donner aux myopes jeunes des verres corrigeant complètement leur amétropie. Les avantages d'une vision nette à distance, pendant la période scolaire, ne sont pas discutables. On discute, par contre, l'effet préventif de la correction totale au point de vue de la progression de la myopie. Ce qui se dégage en tout cas de l'ensemble des recherches faites à cet égard c'est que, contrairement à ce que l'on pensait autrefois, le port des verres correcteurs de la myopie totale ne peut avoir aucun inconvénient et se trouve facilement supporté d'emblée chez les jeunes myopes. On a attiré l'attention sur l'importance de la correction de l'astigmatisme même léger, au point de vue de la production et du développement de la myopie. Les mêmes observations que nous avons faites à propos de la correction totale pourraient être répétées ici. Nous prescrivons néanmoins la correction sphéro-cylindrique, mais à titre thérapeutique et nullement dans l'espoir d'un effet prophylactique.

**Traitement optique.** — L'excès de réfraction dont est pourvu un œil myope peut être neutralisé par un verre négatif, c'est-à-dire par un verre concave. Lorsque cet excès de réfraction atteint un degré tel qu'il équivaut ou dépasse le pouvoir dioptrique du cristallin dans l'œil myope, on peut, en supprimant le cristallin, corriger la myopie ; c'est ce que nous envisagerons plus loin sous le titre de traitement opératoire de la myopie forte.

Le choix des verres chez le myope ne saurait contenir dans une formule simpliste et il y a lieu d'envisager l'âge au myope, ses occupations et les conditions de vision auxquelles il a été habitué.

Chez l'enfant et l'adolescent, les verres qui corrigent complètement la myopie (et l'astigmatisme s'il y a lieu) seront prescrits et portés d'une manière aussi continue que possible. Les mêmes verres serviront pour la vision éloignée et rapprochée, il en résultera un développement régulier de l'accommodation et de la convergence et une vision nette à toutes distances. On évitera seulement de prescrire les verres d'un pouvoir dioptrique supérieur à la myopie réelle. Il sera utile de recourir à la paralysie accommodative par l'atropine (en remédiant à la dilatation de la pupille par l'interposition d'un diaphragme) pour que le diagnostic du degré de la myopie soit exact.

Les myopes qui ont pris l'habitude de porter leur correction totale dès l'enfance peuvent continuer, pendant l'âge adulte, à porter continuellement leurs verres correcteurs, même s'il s'agit d'une myopie de degré élevé. Cependant, à partir de la quarantaine, il est utile de diminuer d'une, deux ou trois dioptries, la force des verres correcteurs dont ils feront usage pour la lecture ou le travail rapproché.

Lorsqu'un adulte myope, qui n'a pas porté de verres correcteurs, ou ne s'est servi que de verres très inférieurs au degré de sa myopie, vient réclamer une prescription de verres, il est de toute importance de tenir compte des modifications que va entraîner, dans l'exercice régulier de la fonction visuelle, le port des verres correcteurs.

L'accommodation du myope d'un degré supérieur à — 4 D. et non corrigé n'ayant pas eu à entrer en jeu, la fonction de convergence s'est, en quelque sorte, dissociée de la fonction accommodative à laquelle l'unissait une innervation commune. Dans les conditions normales, chez le myope corrigé ou l'emmétrope, un effort accommodatif déterminé entraîne forcément une convergence définie. Si l'on vient à corriger complètement un myope adulte, chez lequel ces conditions anormales de convergence et d'accommodation se sont développées, mais qui en a pris l'habitude, on verra, sous l'influence du changement fonctionnel produit, apparaître un état de malaise visuel qui, chez les sujets nerveux, peut acquérir une intensité fort inquiétante pour le patient. Ce malaise ne se produira pas ou n'existera qu'à un plus faible degré si l'on procède à un entraînement progressif et si l'on a soin de ne pas prescrire des verres beaucoup plus forts que ceux antérieurement portés. Supposons une myopie de 10 D. qui n'a été corrigée que par des verres de — 4 D. Nous prescrivons — 6 ou — 7 D., puis quelques mois après — 8 D. et ainsi de suite. On pourra cependant donner d'emblée, en face à main, les verres donnant la correction totale. La face à main n'est maintenue devant l'œil que pendant quelques instants et n'entraîne pas la même incommodité que les verres portés en pince-nez ou en lunettes d'une manière continue.

Pour la vision rapprochée, la prescription des verres ne devra pas dépasser au début le tiers ou la moitié de la myopie totale.

Dans les degrés élevés de myopie, il y a souvent utilité à décentrer légèrement les verres, de façon à diminuer l'effort de convergence par l'effet prismatique léger obtenu par la décentration. Le décentrement se fera dans le sens d'un écartement plus grand des centres des deux verres que l'écartement des pupilles.

Il nous reste à envisager le cas d'une myopie inégale des deux yeux. Ici encore, l'âge du sujet, l'habitude qu'il a des verres correcteurs, doivent être pris en considération. Chez l'enfant et l'adolescent, il sera possible et utile de prescrire pour chaque œil le verre correcteur de la myopie, même si la différence correspond

à — 4 ou — 5 D. Chez l'adulte et en exceptant les cas où la différence ne dépasse pas — 0,50 à — 2 D., cette correction totale de
chaque œil n'est le plus souvent pas supportée même après un
entraînement prolongé. Le mieux dans ces cas sera de prescrire
pour chaque œil le verre correcteur de l'œil le moins myope.

Un certain nombre de myopes font un usage fréquent de lorgnettes de théâtre pour la vision à distance. L'effet de ces lor-
gnettes est de grandir l'image rétinienne. A l'instigation de Hertel on construit des lunettes-lorgnettes spéciales consti-tuées par une combi-naison de verres : un ménisque convergent, un système plan-concave séparé du ménisque par une distance d'un peu plus de 1 centimètre. Ces verres sont compris dans une monture métal-lique en forme de cône. L'effet en est un peu disgracieux mais l'amé-lioration de la vision à distance est assez mar-quée à la condition que les lésions maculaires ne soient pas trop accusées.

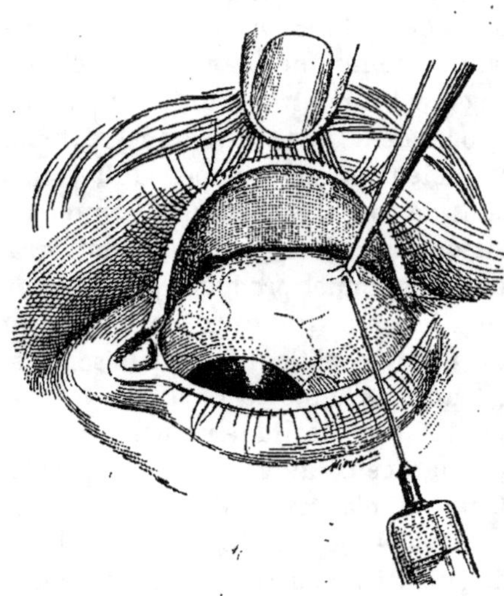

Fig. 371. — Injection sous-conjonctivale.
La pince soulève un repli conjonctival
et l'aiguille pénètre tangentiellement à
la sclérotique. On peut se dispenser de
l'emploi de la pince.

Nous devons dire quelques mots du traitement des complications de la myopie. Le repos visuel complet, le port de verres
coquilles teinte fumée, l'hydrothérapie, constituent le meilleur
traitement de l'asthénopie névropathique si fréquente chez les
myopes. Il sera utile de les rassurer sur l'état de leurs yeux et de
les distraire de leurs préoccupations par des exercices manuels,
des voyages, etc. Les complications choroïdiennes seront combattues par le repos visuel et général, par une hygiène alimentaire
et intestinale et par les préparations mercurielles. Les injections
sous-conjonctivales de sublimé (quelques gouttes de solution au
3000e) répétées tous les cinq jours pendant quelques semaines sont

parfois d'un heureux effet (fig. 371 et 372). Elles ne dispenseront pas d'un traitement mercuriel général par injections intramusculaires ou par frictions à l'onguent napolitain. C'est pour ces malades qu'une hygiène oculaire est utile. On leur recommandera de modérer autant que possible le travail du soir, de se servir d'un pupitre pour leurs lectures ou écritures, de s'abstenir de tout ce qui dans l'alimentation peut amener un peu de congestion

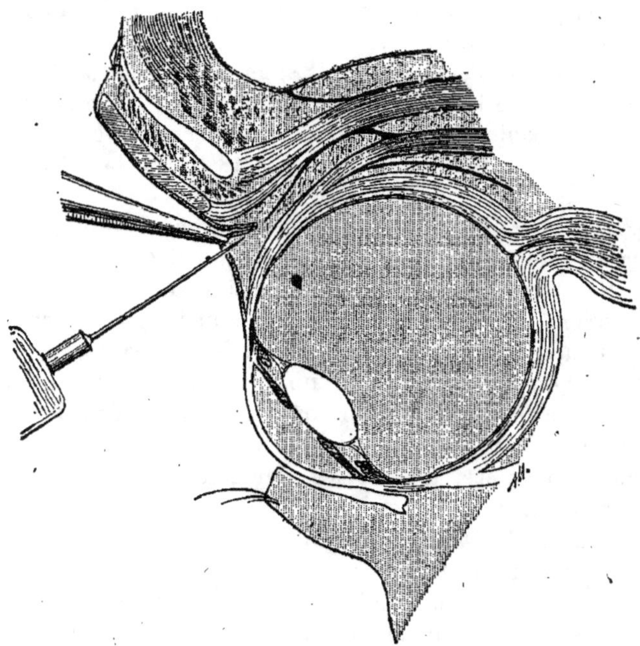

Fig. 372. — Injection sous-conjonctivale. Vue de profil.

céphalique (boissons alcooliques, repas copieux, aliments d'une digestion difficile, etc.).

***Traitement opératoire de la myopie forte.*** — Les conceptions théoriques de nos prédécesseurs les avaient amenés à tenter différentes opérations destinées à empêcher le développement de la myopie. L'idée que l'allongement du globe était la conséquence d'une pression exercée par le grand oblique ou les droits externes fit admettre que l'on enrayerait le développement de la myopie par une ténotomie de ces muscles. Beaucoup d'autres interventions ont été préconisées, puis sont tombées dans l'oubli parce qu'elles n'avaient réellement aucune efficacité. Nous n'en parlerons pas, mais il n'en est pas de même d'une intervention, dont l'idée est ancienne puisqu'elle remonte à l'abbé Des Monceaux (1775), mais qui n'est devenue pratique qu'à une époque où l'asepsie a rendu presque nulles les chances d'une infection oculaire (Fukala, Vacher) : cette opération est l'extraction du cristallin transparent. Avant d'en décrire le manuel opératoire, nous en fixerons les indications.

Alors que chez l'emmétrope, la suppression du cristallin a pour conséquence une hypermétropie de $+ 11$ à $12$ D., chez le myope l'aphakie produit un effet optique très différent en ce sens qu'elle équivaut à une diminution de $16$ à $18$ D. de la réfraction du globe.

Ce n'est guère que chez les myopes de $16$ à $20$ D. que l'ablation du cristallin aura pour conséquence l'emmétropie ou un état de réfraction très voisin. Si l'on voulait limiter les indications de l'extraction du cristallin aux cas où l'emmétropie doit en être la conséquence, le nombre de ces cas serait, en réalité, très limité. On a constaté d'ailleurs que certains myopes, dont la réfraction est inférieure à $16$ D., et qui par conséquent deviennent légèrement hypermétropes après l'extraction, bénéficient néanmoins de l'opération et ont intérêt à remplacer leurs verres concaves forts par des verres convexes faibles.

En outre, chez les enfants atteints d'une myopie de degré élevé on pourra faire l'opération si le nombre de dioptries de myopie est égal au chiffre d'années. Chez un enfant de treize ans atteint de $13$ D. de myopie, il est vraisemblable qu'à dix-huit ou vingt ans l'allongement de l'œil équivaudra à $18$ ou $20$ D. de myopie. Comme l'extraction du cristallin n'agit nullement sur l'évolution du processus myopique, on peut admettre que l'effet optique produit par l'extraction du cristallin à l'âge de treize ans ne fera que s'améliorer avec les années.

Il y a avantage à opérer des sujets jeunes, n'ayant pas dépassé la trentaine, parce que le processus d'opacification et de liquéfaction du cristallin se poursuit plus uniformément ; mais l'âge adulte n'est pas une contre-indication à l'intervention. La durée du traitement est un peu plus longue que chez le jeune sujet. Les complications choriorétiniennes de la myopie ne constituent pas une contre-indication absolue à l'opération, mais il est bien évident qu'un myope, atteint de choroïdite maculaire avec scotome central, ou de décollement de la rétine, ne retirera qu'un très mince avantage de l'intervention. Si l'état des paupières ou des voies lacrymales fournit des chances d'infection opératoire (larmoiement, blépharite, etc.) on s'abstiendra de toute intervention, tant que ces troubles n'auront pu être combattus.

Il importe, en effet, de ne pas perdre de vue que le principal danger auquel est exposé l'œil myope, soumis à l'extraction du cristallin transparent, est l'infection opératoire; et que le chirurgien devra prendre toutes les précautions qu'exige une intervention sur le globe oculaire.

Il sera nécessaire de prévenir l'opéré que l'évolution de sa myopie ne sera nullement influencée par l'extraction du cristallin, et qu'il restera exposé, après comme avant, aux lésions choriorétiniennes qui compliquent si fréquemment les myopies supérieures à 10 ou 15 D.

Après une dizaine d'années d'application, l'enthousiasme des ophtalmologistes pour l'extraction du cristallin transparent s'est transformé en une crainte excessive. Les insuccès dus à une technique défectueuse, les complications myopiques rapportées par les opérés à l'intervention elle-même, ont ralenti l'ardeur des opérateurs. Ils avaient trop espéré d'une opération qui doit rester une opération d'exception, susceptible d'apporter des avantages visuels indiscutables à un certain nombre de myopes.

*Technique.* — La technique généralement adoptée consiste essentiellement dans la production d'une cataracte traumatique et dans l'extraction ultérieure de cette cataracte. L'acte opératoire comprend plusieurs interventions.

La première est la discission. Les précautions d'usage étant prises, la pupille dilatée par l'atropine et le globe anesthésié par instillation de cocaïne, on place le blépharostat, on fixe l'œil avec la pince et on introduit un couteau de de Græfe à lame étroite dans le limbe cornéen à l'extrémité supérieure du méridien vertical, le tranchant tourné vers l'iris. La pointe du couteau chemine dans la chambre antérieure au-devant de l'iris et gagne la face antérieure du cristallin au niveau du bord inférieur de la pupille (fig. 256, p. 387). Arrivée là, une inclinaison en avant du manche du couteau fait pénétrer la pointe dans le tissu cristallinien. Cette incision des parties antérieures du cristallin (en aucun cas le couteau ne doit sectionner de part en part le cristallin) est continuée dans toute la hauteur de la pupille. Il suffit de quelques inclinaisons latérales de l'instrument pour déchirer plus complètement la cristalloïde antérieure et favoriser l'évolution de la cataracte traumatique. L'instrument est alors retiré et l'on place un pansement occlusif bilatéral qui pourra être retiré après 48 heures, si la petite plaie cornéenne est fermée. On instillera de l'atropine en surveillant la tension du globe. La cataracte traumatique produite peut, en effet, provoquer un accès de glaucome secondaire ; le glaucome sera rapidement enrayé par une instillation de pilocarpine ou d'ésérine ou, s'il se produit au 5e ou 6e jour, par l'extraction des masses cataractées.

C'est d'ailleurs cette extraction des masses cataractées qui constitue la seconde intervention. Si l'hypertension n'oblige pas à y recourir plus tôt, on attendra 12 à 15 jours pour la pratiquer. Nous ne décrirons pas à nouveau cette intervention, que nous avons indiquée précédemment (voir p. 360). S'il n'existe pas d'astigmatisme, la kératotomie est faite dans la partie supérieure de la cornée. Si la cornée est astigmate, on fera la kératotomie perpendiculairement au méridien de plus forte courbure, afin de corriger, par l'astigmatisme opératoire, l'astigmatisme préexistant. L'extraction sera aussi complète que possible. On évitera avec soin l'issue du corps vitré. Pansement binoculaire pendant 3 jours.

Si, un mois après l'extraction, la pupille n'est pas complètement transparente, il faudra faire une nouvelle extraction (en cas de masses très abondantes) ou une discission de la cristalloïde postérieure (s'il s'agit d'une cataracte capsulaire secondaire). Ici encore on évitera autant que possible l'issue du vitré.

Dans un peu plus du tiers des cas, il suffira d'une discission et d'une extraction pour supprimer le cristallin transparent. Dans les autres cas, une ou deux discissions secondaires seront indispensables pour l'obtention d'une bonne pupille.

Il faut compter un minimum de 4 à 6 semaines et un maximum de 3 à 4 mois de surveillance médicale régulière pour l'extraction du cristallin d'un seul œil. Le résultat définitif ne pourra être apprécié que 2 à 3 mois après la dernière intervention, par suite des modifications cicatricielles qui se poursuivent dans la cornée et dans l'œil lui-même. Il ne restera plus alors qu'à déterminer la réfraction de l'œil opéré et à prescrire les verres correcteurs convexes ou concaves. L'accommodation n'existant plus, il faudra au moins deux paires de verres, l'une pour la vision à distance et l'autre pour la vision des objets rapprochés. Si l'opération a rendu l'œil emmétrope, ces derniers verres seront seuls nécessaires ; si la myopie qui persiste n'est plus que de 3 ou 4 dioptries, on ne prescrira que les verres pour la vision de loin.

Nous avons insisté sur l'importance qu'il y a à éviter l'issue du corps vitré dans les différentes interventions sur l'œil myope. Bien que la démonstration rigoureuse n'en ait pas été faite, il semble cependant que l'issue du vitré ait créé une prédisposition pour les complications myopiques (choroïdite, décollement rétinien) qui se produisirent dans un certain nombre de cas opérés.

Otto a comparé la fréquence, du décollement rétinien chez les myopes forts, opérés ou non, et a trouvé une fréquence égale. C'est aussi l'opinion de von Hippel et Voigt, mais Fröhlich et Fischer donnent des statistiques moins favorables en ce sens que la proportion des complications est plus grande chez les opérés que chez les myopes non opérés.

Après avoir préconisé l'opération des deux yeux myopes, on en est revenu à l'opération d'un seul œil, l'autre conservant sa myopie forte et servant pour la vision rapprochée, tandis que l'œil aphaque permet la vision à distance et l'orientation.

Cette opération reste malgré tout une intervention rarement indiquée.

## Anisométropie

Il n'est pas rare de constater une différence de réfraction manifeste entre les deux yeux : l'un des yeux étant par exemple myope et l'autre hypermétrope, emmétrope ou astigmate. C'est à cet état que s'applique le terme d'anisométropie.

L'anisométropie peut exister dès les premières années ; souvent on la voit se développer entre 8 et 12 ans, un seul œil subissant les modifications de longueur qui correspondent à la myopie axile. Elle peut être le résultat de la suppression accidentelle ou opératoire du cristallin. Lorsque l'anisométropie date de la première enfance, elle a souvent pour conséquence un strabisme divergent dit anisométropique que l'on réussira parfois à guérir par la correction optique.

La correction optique de l'anisométropie est une question très délicate et pour laquelle il faudrait envisager de nombreux cas particuliers. Je me bornerai aux quelques indications suivantes. *Chez l'enfant* et l'adolescent, la correction complète de chaque œil sera facilement supportée d'emblée. C'est à elle qu'on aura toujours recours.

Chez l'*adulte* qui n'a pas pris l'habitude de la correction, la difficulté est beaucoup plus grande. Si la différence de réfraction n'est pas très considérable, si l'on constate par l'emploi du diploscope et les deux yeux étant corrigés, que la vision binoculaire est développée, on pourra faire l'essai de la correction tout en prévenant le sujet de la gêne qu'il éprouvera au début. Si la différence de réfraction est trop marquée, mieux vaudra ne s'occuper que de l'œil le moins amétrope ou de celui qui a la meilleure acuité visuelle.

Toute lentille dont le foyer principal postérieur ne correspond pas avec le foyer antérieur de l'œil donne lieu dans l'œil amétrope à une image rétinienne qui diffère de l'image rétinienne de l'œil emmétrope par des dimensions plus grandes ou plus petites. C'est là la raison des difficultés que l'on rencontre à faire supporter les verres correcteurs dans les cas d'anisométropie, en particulier dans l'anisométropie créée par l'opération unilatérale de la cataracte. Pour remédier à cet inconvénient et rétablir la parité relative des images rétiniennes, von Rohr a fait établir un système de lentilles dont l'effet optique est la correction de l'aphakie sans modification des dimensions de l'image rétinienne. Ce système est fixé dans une monture en aluminium de 1 cm. 5 d'épaisseur. Chez certains ouvriers opérés de cataracte d'un œil, se livrant à un travail précis et à une distance à peu près constante, on a pu obtenir par le port de ces verres un rétablissement de la vision binoculaire et un effet pratiquement utile, mais la forme tubulaire de la monture des lunettes a pour conséquence de limiter l'étendue du champ visuel et de constituer une certaine gêne qui est surtout ressentie par l'œil emmétrope.

## CHAPITRE XVI

## TROUBLES DE L'ACCOMMODATION

Le pouvoir d'accommodation de l'œil peut être modifié de différentes manières. Nous avons vu qu'il subissait l'influence de l'âge et nous aurons tout d'abord à envisager l'altération, en quelque sorte physiologique, qui porte le nom de presbytie ou presbyopie. Nous nous occuperons ensuite des troubles accommodatifs paralytiques ou spasmodiques.

Il importe, avant de décrire les troubles de la fonction, d'exposer les moyens cliniques permettant de la mesurer.

Le trouble principal résultant de la diminution ou de la suppression de l'accommodation chez un sujet dont les yeux sont emmétropes, hypermétropes ou d'une myopie très faible, consiste essentiellement dans l'impossibilité de voir nettement les objets rapprochés alors que la vision des objets éloignés conserve d'une manière générale toute sa netteté. C'est ce désaccord entre la vision éloignée et rapprochée qui doit faire soupçonner un trouble de l'accommodation ; mais pour s'assurer de la présence de ce trouble, il ne suffit pas d'une appréciation grossière, d'autant que l'accommodation est justiciable d'une mesure précise.

Cette mesure exige, d'une part, la détermination exacte de la réfraction oculaire et, d'autre part, la recherche du point le plus rapproché de la vision monoculaire distincte (c'est le *punctum proximum*, indiqué par l'abréviation : p.).

La réfraction totale ayant été déterminée par la skiascopie, puis par l'examen subjectif, nous examinerons chaque œil séparément, en ayant soin de recouvrir l'œil non examiné.

Pour rechercher le *punctum proximum*, on peut se servir d'un optomètre à fils, dont les deux ou trois fils, extrêmement ténus sont tendus parallèlement dans un cadre métallique. A ce cadre est fixé un ruban métrique qui sert à mesurer la distance de l'œil au cadre, au moment où les fils rapprochés de plus en plus de l'observé commencent à perdre leur netteté. La distance trouvée indique l'éloignement du proximum de l'œil observé.

Chez un emmétrope de vingt ans, on trouvera par exemple que le *punctum proximum* est à 10 centimètres de l'œil. Si l'on rapproche de plus de 10 centimètres les fils de l'optomètre, ceux-ci perdent la netteté de leur contour et l'observé le signale aussitôt. Chez un hypermétrope de même âge nous pourrons trouver que le *p. proximum* est à 30 centimètres, alors que chez un myope il se trouverait situé à 5 centimètres.

Il n'y a pas lieu de tenir compte de la valeur absolue de ces chiffres, mais de leur rapport avec la réfraction totale du globe ou si l'on veut avec le *punctum remotum* (R).

Le *punctum remotum* est le point le plus éloigné vu distinctement par l'œil, l'accommodation étant au repos. Contrairement au *punctum proximum* toujours susceptible d'une mesure exacte, le *punctum remotum* constitue en réalité une abstraction, sauf chez le myope où on pourrait en déterminer l'emplacement. Le *punctum remotum* se déduit de la réfraction.

Dans l'œil emmétrope qui, à l'état de repos, se trouve mis au point pour les rayons parallèles venant de l'infini, le *punctum remotum* est à l'infini : R $= \infty$.

Dans l'œil myope, le *punctum remotum* est variable avec le degré de la myopie. Pour une myopie de $- 2$ D, R $= + 0,50$ centimètres ; on dit le *p. remotum* positif par rapport à ce qui se passe dans l'œil hypermétrope, où le *p. remotum* supposé en arrière de l'œil est considéré comme une valeur négative, variable également avec le degré de l'hypermétropie. Pour une hypermétropie de $+ 2$ D., R $= - 0,50$ centimètres, et ainsi de suite.

Ceci dit, nous pouvons nous rendre compte ou de l'effet dioptrique produit par l'acte accommodatif, ou de l'intervalle qui sépare le *p. proximum* du *p. remotum*. Cela correspond à deux mesures très différentes. La première porte le nom d'*amplitude d'accommodation*. Elle se traduit par des dioptries et se déduit de la formule de Donders :

$$\frac{1}{A} = \frac{1}{P} - \frac{1}{R} .$$

A $=$ amplitude d'accommodation.
P $= punctum\ proximum$.
R $= punctum\ remotum$.

Un emmétrope dont R $= \infty$ et P $= 0,20$ centimètres aura une amplitude de A $= 5$ D., ce qui veut dire que l'effet de son accommodation équivaut à une lentille convexe de 5 D. placée devant son œil et ramenant le foyer à 20 centimètres du globe.

Un myope de — 1 D. dont R = 1 mètre et P = 10 centimètres, a une amplitude d'accommodation de + 10 D. — 1 D. = 9 dioptries. Son accommodation équivaut à l'adjonction d'une lentille de 9 dioptries.

La deuxième mesure est celle du *parcours de l'accommodation*. Elle correspond à la distance linéaire qui sépare le *p. remotum* du *p. proximum* et n'offre aucun intérêt pratique.

On peut réaliser facilement un optomètre d'une valeur pratique suffisante en se servant d'un texte composé de caractères très fins, comme ceux que nous reproduisons ici et qu'on trouvera dans toutes les échelles visuelles.

On se servira pour la détermination du *proximum* des plus fins caractères de l'échelle visuelle.

On cherchera le point le plus rapproché de l'œil auquel les mots sont encore reconnus, en ayant soin de corriger tout d'abord l'amétropie par des verres correcteurs. La distance à laquelle la lecture est possible, est mesurée en centimètres et il est facile de transformer cette distance en valeur dioptrique (1 D. = 1 m. ; 2 D. = 0,50 ; 3 D. = 0,33 ; 4 D. = 0,25 ; 5 D. = 0,20 ; 10 D. = 0,1 ; etc.). Cette valeur dioptrique correspondra à l'amplitude d'accommodation.

Si le sujet examiné et dont l'amétropie est corrigée, ne reconnaît pas à 25 centimètres les caractères dont est formé le texte ci-dessus, on interposera des verres de force croissante jusqu'à ce qu'il les reconnaisse nettement. La force dioptrique du verre donnant ce résultat indiquera approximativement le déficit d'accommodation que présente l'observé.

Il ne faut pas oublier que l'accommodation, étant le résultat d'une contraction musculaire, ne peut être mesurée d'une manière absolue. Il y a une assez grande différence entre le fait d'exécuter à un moment donné et pendant de courts instants une contraction accommodative déterminée et le fait de maintenir cette contraction d'une manière prolongée, comme cela est nécessaire pour la lecture.

## I. — PRESBYTIE

Nous avons vu que l'amplitude d'accommodation subit une diminution progressive, et que, de 14 D. environ à l'âge de dix ans, elle tombe insensiblement à 0,50 ou même 0 D. à un âge avancé.

Voici d'ailleurs le graphique classique représentant la décrois-
sance de l'accommodation avec l'âge (fig. 373). Il a été établi par
Donders d'après une moyenne d'observations et ne fournit que des
indications générales. Nous voyons qu'entre quarante et quarante-
cinq ans l'amplitude d'accommodation devient inférieure à 4 D.

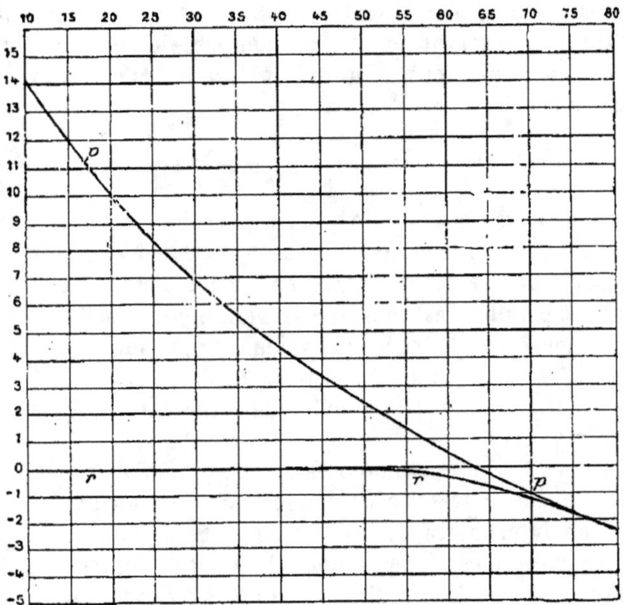

Fig. 373. — Modification de l'amplitude accommodative avec les années
(Donders). A gauche, les dioptries ; en haut, les années.

*p. p.*, courbe de la réfraction dynamique. — *r. r.*, courbe de la
réfraction statique.

C'est vers cette époque que les personnes qui lisent beaucoup ou
se livrent à un travail rapproché éprouvent une certaine gêne
visuelle. Celle-ci devient particulièrement apparente si la lumière
est faible ou si le livre n'est pas absolument fixe. Beaucoup de
sujets s'aperçoivent du changement de leur vision en voulant
lire en chemin de fer ou en tramway. A partir de ce moment,
la difficulté de la vision rapprochée va en s'accentuant et l'on peut
approximativement se rendre compte du déficit accommodatif,
qui se produira avec les années pour une distance de 25 centi-

mètres (exigeant chez un emmétrope un effet accommodatif de
4 D.) en établissant le tableau suivant d'après le graphique de
Donders.

| Age | Amplitude d'accommodation. | Déficit d'accommodation. |
|---|---|---|
| 45 ans | 3,5 D. | 0,5 D. |
| 50 — | 2,5 | 1,5 |
| 55 — | 1,5 | 2,5 |
| 60 — | 1, | 3,0 |
| 65 — | 0,5 | 3,5 |
| 70 — | 0,25 | 3,75 |
| 75 — | 0 | 4 |

Le graphique de Donders a l'avantage de fixer les idées, mais on
aurait tort de lui accorder une valeur absolue. Il n'est pas rare de
rencontrer des sujets dont les difficultés accommodatives commencent avant la quarantaine et d'autres chez lesquels le pouvoir
accommodatif est encore suffisant pour permettre la lecture à 50
ou 55 ans. Il y aura lieu néanmoins de faire un examen très attentif des personnes chez lesquelles les modifications accommodatives
se font sentir avant l'âge habituel. On examinera en particulier la
tension oculaire et l'état du cristallin.

Bon nombre de personnes se contentent d'abord d'éloigner leur
livre ou leur travail de quelques centimètres, ce qui a pour effet
de soulager d'autant l'effort accommodatif; c'est pour cette raison
que bien que l'insuffisance accommodative soit déjà accusée chez
la plupart des emmétropes à quarante-cinq ans, un très grand
nombre attendent encore quatre ou cinq années avant de faire
usage de verres.

Il importe de savoir que les conditions défectueuses de vision
qui en résultent sont souvent la cause de céphalées, de gêne
visuelle, ou de craintes injustifiées que le port de verres correcteurs
suffit à dissiper.

Chez les hypermétropes non corrigés, la presbyopie apparaîtra
bien avant l'âge habituel. On est néanmoins souvent surpris par
la faculté qu'ont certains hypermétropes de continuer à lire sans
verres à un âge où, d'après l'échelle de Donders, toute lecture
devrait être impossible.

Chez les myopes de degré faible, la presbyopie n'apparaîtra que
très tardivement. Un myope de — 2 D. pourra devenir presbyte
entre cinquante et cinquante-cinq ans. Vers cet âge, l'emploi d'un
verre de + 0,50 D. facilitera la vision rapprochée.

Il n'est pas rare de voir se produire, assez rapidement, un changement dans l'amplitude d'accommodation, chez des adultes de quarante à cinquante ans qui ont été atteints de troubles généraux (glycosurie), de maladies aiguës ou de neurasthénie. Cette presbyopie à développement rapide peut en imposer quelquefois pour une parésie accommodative. Elle n'en a ni les caractères, ni la signification. Mais il faut savoir qu'elle peut être aussi le premier signe du glaucome.

La presbytie ne constitue pas un trouble à évolution forcément progressive et, par suite des modifications de réfringence du cristallin que nous avons envisagées précédemment (myopie cristallinienne, voir p. 363), l'on peut voir des presbytes diminuer la force du verre correcteur ou même supprimer l'emploi des lunettes en avançant en âge.

**Etiologie.** — L'étiologie et la pathogénie de la presbytie sont encore des plus obscures. On peut invoquer soit un changement d'activité du muscle ciliaire, soit une modification dans l'élasticité du cristallin. Il est probable que c'est bien à cette dernière cause qu'il faut attribuer ces modifications.

***Traitement.*** — Le seul traitement consiste à suppléer à l'insuffisance de l'accommodation par l'emploi de verres convexes. Il ne suffit pas, en pratique, de se baser sur le déficit accommodatif ci-dessus indiqué, et de prescrire le verre correspondant à ce déficit et à l'âge du sujet.

Si le sujet n'a pas porté de verres, on lui conseillera des verres de + 0,75 ou de + 1 D. au plus pour commencer, même si son âge lui donnait le droit de prétendre à + 2 ou + 2,5 D. Mieux vaudra prescrire des verres faibles, et les faire changer au bout de quelques mois, que de conseiller brusquement des verres forts auxquels les presbytes ne s'habituent que très difficilement. Il en sera de même pour les modifications à apporter aux verres portés.

## II. — PARALYSIE DE L'ACCOMMODATION

On entend par paralysie de l'accommodation, la suppression totale ou partielle de l'amplitude accommodative, liée à un trouble de l'innervation. La paralysie accommodative se différencie des autres troubles accommodatifs par son apparition brusque.

**Symptômes.** — La gêne visuelle est le principal symptôme de la paralysie accommodative ; son intensité varie avec la réfraction du globe : un emmétrope continuera à voir nettement à distance, alors que la lecture et la vision distincte des objets rapprochés lui deviendra impossible. Un hypermétrope constatera un trouble même pour la vision des objets éloignés, alors qu'un myope ne sera que fort peu incommodé, surtout si sa myopie est supérieure à — 4 D. Seul l'examen méthodique de l'amplitude accommodative révélera chez lui le trouble fonctionnel. Chez l'emmétrope, l'interposition d'un verre convexe de + 4 D. et, chez l'hypermétrope, d'un verre convexe de + 4 D. additionné au verre correcteur de l'hypermétropie, permettra à nouveau la lecture à 25 centimètres.

Les symptômes objectifs sont nuls, mais, en raison de l'innervation commune aux muscles pupillaires et à une partie de la musculature externe du globe, il est fréquent de voir la paralysie accommodative s'accompagner de symptômes pupillaires, de mydriase notamment, ou de symptômes oculo-moteurs tels que la paralysie de la troisième paire.

**Diagnostic.** — On ne confondra pas la paralysie de l'accommodation avec la presbytie (voir plus haut), avec l'hypermétropie forte, ou avec les troubles accommodatifs produits par le déplacement (luxation ou subluxation) ou l'absence du cristallin. L'examen direct permettra toujours de ne pas commettre cette erreur.

**Sémiologie.** — Les caractères et l'évolution de la paralysie accommodative sont en rapport avec les causes qui la produisent, et, à ce point de vue, on peut établir une distinction entre la paralysie accommodative isolée et la paralysie accommodative accompagnée d'autres troubles oculaires.

La cause de beaucoup la plus commune de *paralysie accommodative isolée* est l'intoxication *diphtérique.* C'est, le plus habituellement, de trois semaines à un mois après l'évolution d'une angine (dont la nature diphtérique a été souvent méconnue), que le malade constate assez brusquement, au réveil, qu'il ne peut plus lire. Extérieurement les globes oculaires offrent leur aspect et leurs mouvements normaux. Les pupilles ont leur diamètre et leurs réactions habituelles. Le resserrement pupillaire qui accompagne la vision de près se produit normalement malgré la paralysie accommodative, ce qui prouve que ce réflexe est lié à la seule convergence. La paralysie est toujours bilatérale. C'est souvent la seule manifestation apparente de l'intoxication diphtérique, mais elle peut aussi accompagner, ou suivre, une paralysie du voile du palais ou des membres. Elle peut s'observer dans des cas de diphtérie traités par le sérum antidiphtérique ; une fois développée, elle n'est nullement influencée par de nouvelles injections de sérum. Son évolution est d'ailleurs toujours bénigne. Après quatre à six semaines de durée, le pouvoir accommodateur se rétablit progressivement et reprend son amplitude antérieure.

La cause de la paralysie paraît résider dans une action de la toxine diphtérique sur les neurones moteurs du muscle ciliaire.

Il suffira pendant la durée de la paralysie de laisser les malades (ce sont habituellement des enfants) prendre un repos complet. S'il était nécessaire que le sujet puisse lire ou écrire, on lui prescrirait des verres convexes de + 4 D.

Nous avons rencontré la paralysie accommodative bilatérale dans l'*encéphalite léthargique* que nous décrirons plus loin et dont elle constitue un symptôme assez fréquent, surtout au début de la maladie.

Dans la forme d'intoxication alimentaire connue sous le nom de *botulisme* et produite par l'absorption, avec la viande, d'une toxine produite par un microbe anaérobie, les malades présentent une paralysie accommodative isolée en tous points semblable à la paralysie diphtérique. Elle se termine aussi par la guérison après quelques semaines de durée.

La *syphilis* peut donner lieu parfois à un symptôme semblable, mais il est plus souvent unilatéral ou inégalement développé dans les deux yeux. Il est rare que des troubles pupillaires ne s'y associent pas, si ce n'est d'emblée, au moins ultérieurement.

Les causes de *paralysie accommodative accompagnée de troubles pupillaires* sont beaucoup plus nombreuses.

Ce sont d'abord toutes les causes susceptibles de provoquer une paralysie du nerf oculo-moteur commun, nous ne nous y arrêterons pas, puisqu'il suffira de se reporter à la description de ce syndrome. A propos de l'ophtalmoplégie interne, nous indiquerons les cas de paralysie irienne et accommodative se développant sous l'influence d'une cause centrale, sans participation de la paralysie des autres muscles, innervés par le nerf de la troisième paire crânienne.

En dehors de ces cas, la forme la plus habituelle de paralysie accommodative est causée par l'action d'un *mydriatique*. Un malade est affolé, parce qu'après une instillation thérapeutique ou intempestive, sa vision s'est subitement troublée. L'activité des alcaloïdes (atropine, homatropine, duboisine) sur la fonction accommodative est telle qu'il suffit parfois d'une dilution extrêmement faible, pour que l'effet se produise. La paralysie accommodative atropinique s'accompagne toujours de dilatation de la pupille par paralysie du sphincter de l'iris ; l'action est la même que l'atropine soit introduite par instillation dans le sac conjonctival ou absorbée par la voie digestive. sous forme d'extrait de belladone ou d'atropine. Pour un effet semblable, la dose ingérée doit, cela va sans dire, être de beaucoup supérieure à la dose instillée.

Une goutte de collyre de sulfate neutre d'atropine au 200e commence à modifier l'accommodation après vingt minutes. La paralysie devient complète deux heures plus tard et persiste sans modification pendant dix-huit heures ; le retour au fonctionnement normal de l'accommodation exige en moyenne de deux à quatre jours. Les mêmes observations s'appliquent à l'instillation de collyre au sulfate de duboisine. Avec l'homatropine, la durée de la paralysie accommodative ne dépasse pas vingt-quatre heures, et c'est là la raison pour laquelle on a recours à cet alcaloïde, lorsqu'on veut dilater la pupille dans le seul but de pratiquer un examen ophtalmoscopique plus complet.

Le *traumatisme* oculaire par une force contuse, peut entraîner une paralysie accommodative complète persistant pendant un temps assez long, et s'accompagnant à un degré plus ou moins accusé de paralysie irienne, en l'absence de tout déplacement du cristallin. Un examen attentif évitera la confusion avec cette lésion. Dans ce dernier cas, les instillations répétées d'un collyre de pilocarpine au 50e pourront être utiles en provoquant une contraction du sphincter irien et du muscle ciliaire.

### III. — SPASME DE L'ACCOMMODATION

Le muscle ciliaire présente dans certaines conditions particulières un état de spasme qui se traduit par une modification de l'amplitude d'accommodation.

*Symptômes.* — Il s'agit toujours de sujets névropathes chez lesquels une cause prédisposante (hypermétropie) ou occasionnelle (un traumatisme) a provoqué un état visuel qui simule grossièrement la myopie. Ce sont habituellement des enfants qui, en classe ne peuvent suivre de leur place les démonstrations au tableau noir. On rencontre parfois aussi ce spasme accommodatif dans la myopie. Les patients s'imaginent que leur myopie a subi une aggravation rapide, car les verres qui leur donnaient une bonne acuité à distance ne produisent plus le même effet.

Au cours de la guerre, nous avons observé quelques cas de spasme accommodatif pithiatique chez des sujets commotionnés par l'explosion d'un obus et n'ayant subi aucun traumatisme direct. Chez l'un d'eux, des verres correcteurs de — 7D avaient été prescrits pour corriger la myopie spasmodique qu'une instillation d'atropine suffit à faire disparaître.

Lorsqu'on détermine l'amplitude d'accommodation de ces malades, on est frappé de la difficulté qu'il y a à en préciser les limites. Les verres correcteurs à distance sont des verres concaves, mais, contrairement à ce que l'on pourrait croire, le *punctum proximum* ne se trouve pas plus rapproché de l'œil, comme cela devrait être le cas si le globe était atteint d'une myopie égale au verre correcteur pour la distance.

La skiascopie permettra souvent de déterminer plus exactement que l'examen subjectif le degré réel de la réfraction statique ; mais on a exagéré en disant que le spasme accommodatif ne persistait jamais dans la chambre noire. Dans tous les cas où nous soupçonnons un spasme accommodatif, nous soumettons le malade à des instillations d'atropine répétées pendant quelques jours, pour pouvoir écarter toute intervention de l'accommodation.

Chez certains malades, le spasme accommodatif se complique d'un spasme de la convergence donnant lieu à une diplopie croisée ou homonyme, suivant que l'objet fixé se trouve en deçà ou au delà du point de convergence des globes.

On peut voir, après un traumatisme, l'œil emmétrope devenir myope. Cette *myopie traumatique* a été tour à tour attribuée à un déplacement du cristallin ou à un spasme accommodatif. Dans les faits que j'ai observés, ce spasme seul était en jeu ainsi que l'a prouvé l'instillation curative d'atropine.

**Traitement.** — Il suffit souvent de quelques instillations d'atropine pour faire disparaître le spasme accommodatif. La correction de l'hypermétropie ou de l'astigmatisme, l'hydrothérapie et le repos visuel sont les seules indications thérapeutiques. Chez les myopes, le repos visuel, la suppression des verres correcteurs pendant 8 à 15 jours et le traitement de l'état névropathique auront rapidement raison de ces troubles.

## APPENDICE

## PRESCRIPTION DES VERRES DE LUNETTES

Le verre est une substance fusible à haute température composée de silicate de soude ou de potasse mélangé à d'autres silicates.

Sa fabrication comprend les temps suivants : chauffage des substances composantes à 1300° dans des creusets en terre réfractaire ; refroidissement lent du verre ; nouveau chauffage, pour le recuire, à une température suffisante pour le ramollir; nouveau refroidissement lent.

Les verres employés en lunetterie sont des verres à vitre extrablanc, retiré du four par le procédé du soufflage. Ils sont délivrés en plaques d'épaisseur variable. La densité est de 2,642, l'indice de réfraction pour la raie D = 1,527 à 1,529.

Les verres *coulés* (verres à glaces) ne sont employés en lunetterie que si l'on a besoin d'un verre épais.

Les verres *brassés* sont obtenus en brassant les matières en fusion dans le creuset, de manière à ce que les molécules soient intimement mélangées et que le verre soit parfaitement homogène.

La lunetterie utilise parfois les verres brassés *Flint* contenant du plomb (rouge de plomb) et *crown*, sans plomb.

On obtient les différentes colorations des verres par adjonction de divers oxydes métalliques. La teinte dite Fieuzal par exemple, s'obtient par l'adjonction d'oxydes de fer et d'urane. Les verres fumés s'obtiennent par mélange d'oxydes de fer, de nickel et de cobalt.

Les verres en cristal de roche (indice de réfraction 1,562) auxquels tiennent certaines personnes ont pour avantages d'être durs, d'être moins obscurcis par la buée, de se mieux nettoyer. Les désavantages sont la difficulté du travail et le prix coûteux. Le cristal de roche doit être taillé exactement dans l'axe, sinon on aurait une double réfraction. Pour reconnaître si un verre est un verre ordinaire ou en cristal de roche, on se sert du pouvoir dépolarisateur du cristal à l'aide d'instruments spéciaux.

Le *surfaçage* des verres consiste à user par frottement sur des outils en fonte concaves (bassins) ou convexes (balles) les surfaces de verre rondes ou ovales provenant de là division des feuilles de verre extra-blanc. Le verre est *préparé*, c'est-à-dire recouvert d'une couche de poix, puis *dégrossi* pour qu'on obtienne l'ébauche de la courbure désirée et *apprêté*, c'est-à-dire frotté entre deux outils séparés par de l'émeri mouillé ; les verres convexes sont préparés en étant collés sur un outil convexe immobile et soumis au frottement contre un outil concave mobile. Pour les concaves la disposition est inverse. Les cylindres se dégrossissent sur des outils cylindriques. Les deux derniers temps sont le *douci* et le *polissage*.

Les verres d'optique présentent plus ou moins un certain nombre de défauts que les constructeurs ont tâché de réduire au minimum en en modifiant la forme. Ces défauts sont l'aberration de sphéricité pour les verres forts, l'aberration chromatique, c'est-à-dire la dispersion de la lumière comme à travers un prisme, enfin, principalement pour les sphériques, la courbure de l'image, l'astigmatisme et l'effet prismatique des verres.

Dans la prescription des verres de lunettes, il y a deux points à envisager : d'une part, l'indication des verres correcteurs et, d'autre part, le dispositif le plus en rapport avec les conditions dans lesquelles les verres seront portés. Il est préférable, en effet, de ne pas abandonner ce point à la décision de l'opticien. Nous allons donc les envisager successivement.

Après avoir déterminé la réfraction du sujet et fait le diagnostic de son amétropie, il ne suffit pas de transcrire purement et simplement le numéro des verres pour obtenir le traitement de son vice de

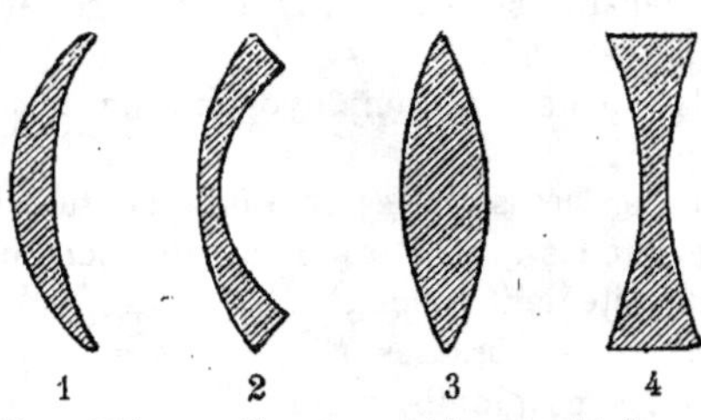

Fig. 374. — Coupe antéro-postérieure des différentes formes de verres de lunettes sphériques : 4, équiconcave ; 3, équiconvexe, 2, ménisque divergent ; 1, ménisque convergent.

réfraction. Les rapports établis entre l'accommodation et la convergence, chez l'amétrope, ne peuvent être modifiés d'une façon brutale sans entraîner une gêne plus ou moins forte. Lorsqu'on a affaire à des amétropes adultes n'ayant pas encore porté de verres, il faut procéder à un véritable entraînement.

D'une manière générale, chez l'enfant, la prescription peut être conforme au diagnostic objectif. Il est rare qu'il en résulte un trouble, même passager.

Chez l'adolescent et surtout chez l'adulte, tout particulièrement s'il s'agit de sujets nerveux, il faudra toujours tenir compte des verres portés jusque-là, même si le diagnostic indique un changement de réfraction.

Après avoir déterminé la nature des verres portés, on recherchera, entre ceux-ci et la réfraction réelle le numéro intermédiaire qui donnera au malade le plus de satisfaction visuelle. Trois ou six mois plus tard, on pourra se rapprocher davantage de la correction totale. A l'aide du diploscope de Rémy, on se rendra compte facilement du fonctionnement de la vision binoculaire après correction et on trouvera une solution relativement satisfaisante pour l'accommodation et la convergence.

***Détermination de la valeur réfringente des verres.*** — Pour reconnaître la nature et le degré des verres portés, on se basera sur le sens du mouvement que subit un barreau de fenêtre, par exemple, lorsque l'observateur déplace devant son œil un verre plan, convexe, concave ou cylindrique.

Avec le verre plan, il n'y a aucun déplacement apparent de l'objet.

Avec le verre convexe, l'objet semble animé d'un mouvement rapide inverse de celui du verre.

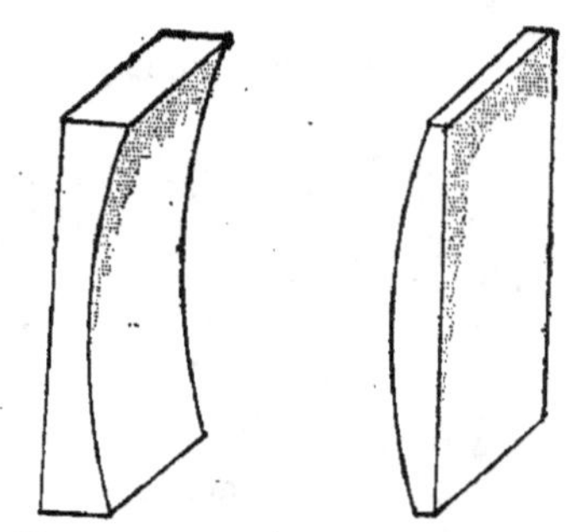

Fig. 375. — Verres cylindriques : 1, cylindre concave : 2, cylindre convexe. L'axe du cylindre est horizontal.

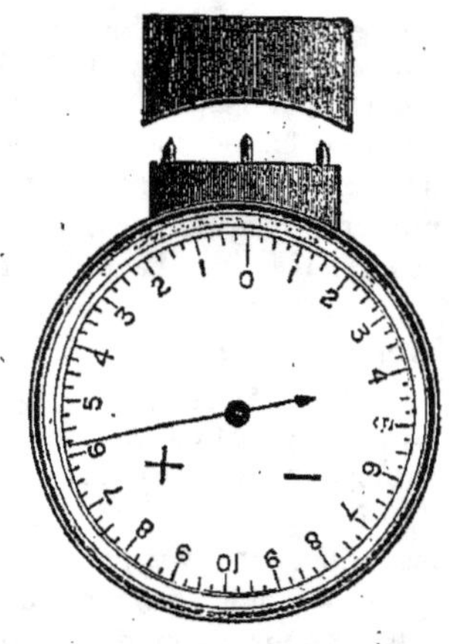

Fig. 376. — Cylindro-sphéromètre pour déterminer la courbure des verres de lunettes. Les 3 pointes sont appuyées sur la surface du verre dont on veut mesurer la courbure. On contrôle l'exactitude de l'instrument en appuyant ces pointes sur une surface plane : l'aiguille du cadran doit marquer le 0. Si ce n'est pas le cas, on règle l'appareil en tournant, à droite ou à gauche, la pointe centrale avec une clef de montre.

Avec le verre concave, l'objet semble se déplacer dans le même sens que le verre.

Avec le verre cylindrique enfin, le déplacement apparent se produit lorsque le verre est déplacé perpendiculairement à son axe, alors qu'il est moins accusé ou nul si le déplacement est parallèle.

En cherchant le verre qui neutralise ces effets, on détermine la valeur dioptrique des verres portés.

On peut faire une détermination plus rapide et plus exacte en se servant de l'appareil connu sous le nom de cylindro-sphéromètre (fig. 376).

Le verre à déterminer étant maintenu à plat, on applique sur sa surface, en pressant légèrement, les 3 pointes du cylindro-sphéromètre. L'aiguille marque sur le cadran un chiffre correspondant à la courbure. En faisant exécuter à l'appareil un mouvement de rotation de 90° on s'assure qu'il s'agit d'une surface sphérique ; dans ce cas, le résultat indiqué par l'aiguille est le même que la première fois. S'il s'agissait d'une surface cylindrique, on trouverait un diamètre où l'aiguille marquerait le 0, alors que dans le diamètre perpendiculaire elle marquerait une courbure de quelques dioptries en plus ou en moins. On peut donc aussi déterminer l'axe du verre cylindrique porté.

L'instrument est gradué de telle sorte que le chiffre indiqué par l'aiguille correspond à la valeur réfringente de la surface examinée. Les verres sphériques étant le plus souvent constitués par deux surfaces convexes ou concaves égales (ils sont alors dits équiconcaves ou équiconvexes), il s'ensuit que, pour trouver la valeur réfringente totale, il suffit de multiplier par 2 le nombre trouvé : sinon il faut additionner les chiffres trouvés pour chacune des faces, en tenant compte du signe + ou — dont elles sont affectées.

Ex. : nous obtenons + 4 pour une surface et 0 pour l'autre ; il s'agit d'un verre plan-convexe de + 4 D. Un autre verre nous donne — 6 D. pour une surface et — 2 D. pour le diamètre vertical de l'autre ; il s'agit d'un verre sphéro-cylindrique de — 6 D. concave combiné à — 2 D. cylindrique concave à axe horizontal. Si nous trouvons pour une face + 8 et pour l'autre — 3, nous avons affaire à un verre périscopique de + 5 D.

Les verres prismatiques prescrits parfois dans les troubles oculo-moteurs ne bénéficient pas d'une notation universellement adoptée. La Société d'ophtalmologie de Paris a émis le vœu qu'ils soient mesurés par leur propre angle de déviation (qui dépend en partie de l'indice du verre). L'unité logique de mesure est la dioptrie prismatique correspondant à 1 prisme qui, placé à 1 mètre, produira une déviation de 1 centimètre.

**Prescription des verres.** — Pour les verres sphériques, l'indication comporte l'inscription du numéro du verre correcteur précédé du signe + ou — suivant qu'il s'agit de verres convexes ou concaves. Ces verres sont habituellement de formes équiconvexes ou équiconcaves, parfois plan-concaves ou plan-convexes ; cependant pour les verres convexes faibles et pour tous les verres concaves on peut aussi conseiller les ménisques ou verres périscopiques. On donne le nom de ménisques convergents ou divergents (fig. 374, 1 et 2) à des verres qui présentent une surface antérieure convexe et une surface postérieure concave. La différence entre la valeur réfringente de ces deux surfaces correspond à la valeur dioptrique du verre. Les avantages optiques de ces verres sont plus théoriques que pratiques, mais ils ont une certaine supériorité cosmétique.

Il existe en outre des verres dits *orthoscopiques* donnant d'un point l'image d'un point dans toutes les directions du regard (Tscherning).

La prescription des verres cylindriques prête souvent à la confusion si l'on se contente d'indiquer l'axe du cylindre sans accompagner cette indication d'un schéma. Nous renvoyons au chapitre de l'astigmatisme où nous avons traité cette question (voir fig. 366 à 368).

A propos de l'opération de la cataracte nous avons déjà indiqué le traitement optique de l'aphakie (p. 393).

Nous avons vu aussi que pour simplifier la prescription des verres cylindriques, Javal a préconisé l'emploi exclusif des cylindres concaves auxquels on combine un sphérique convexe si la réfraction totale de l'œil est hypermétrope. Dans ce cas la surface cylindrique est tournée vers la cornée, tandis que la surface sphérique convexe est disposée en avant ; on obtient ainsi un certain effet périscopique qui sera encore augmenté si la surface postérieure du verre est choisie torique.

**Centrage et décentration des verres.** — Examinons maintenant le second point dont nous avons parlé au début de ce chapitre : la position des verres par rapport aux pupilles et la forme de monture indiquée dans chaque cas particulier.

Le centre des verres devra le plus souvent correspondre au centre pupillaire. Pour cela il suffit de mesurer l'écartement pupillaire dans le parallélisme des yeux. On a construit un très grand nombre d'instruments pour cette détermination, qui pourra d'ailleurs se faire à l'aide d'une règle divisée en millimètres ou d'un compas dont les branches seront appuyées sur le bord orbitaire supérieur.

La règle est maintenue horizontalement dans le plan des deux pupilles aussi près que possible des yeux. L'observateur visant de l'œil gauche fait coïncider l'extrémité de la règle avec le plan médian de la pupille droite de l'observé ; cela fait, il vise de l'œil droit (l'œil gauche étant fermé) et note à quelle division correspond le plan médian de la pupille de l'œil gauche de l'observé. Après avoir fait cette détermination, l'observé regardant au loin, on la répétera pour la fixation à 40 centimètres de distance.

On trouvera plus loin le procédé de détermination de l'écart pupillaire avec le diploscope de Rémy (modèle Polack).

Dans certaines conditions, on peut conseiller une décentration des verres. Des verres décentrés sont ainsi qualifiés parce que l'axe optique du verre ne correspond pas avec l'axe visuel.

En pratique, la décentration ne porte guère que sur le plan horizontal ; elle est obtenue par une augmentation ou une diminution de l'écartement des verres par rapport à l'écartement pupillaire. La décentration a pour résultat un léger effet prismatique. Au lieu de combiner un prisme avec le verre sphérique, comme il est indiqué de le faire dans certaines conditions spéciales (asthénopie de convergence), on pourra recourir à la décentration. Voici quelques chiffres indiquant en millimètres la décentration nécessaire pour obtenir un effet prismatique de 1 à 4° (d'après Triepel).

| Numéro du verre. | Décentration en millimètres pour un effet produit de : | | | |
|---|---|---|---|---|
| | 1° | 2° | 3° | 4° |
| biconvexes + 2 | 4,2 | 8,4 | 12,6 | 16,9 |
| + 2,5 | 3,3 | 6,6 | 10 | 13,3 |
| + 3 | 2,7 | 5,5 | 8,2 | 10,8 |
| + 4 | 2,0 | 4 | 6 | 8 |
| + 5 | 1,6 | 3,1 | 4,7 | 6,3 |
| biconcaves — 2 D | 4,5 | 9,1 | 13,6 | 18,2 |
| — 2,5 D | 3,7 | 7,3 | 11 | 14,7 |
| — 3 | 3,1 | 6,2 | 9,3 | 12,3 |
| — 4 | 2,4 | 4,7 | 7,1 | 9,4 |
| — 5 | 1,9 | 3,8 | 5,8 | 7,7 |
| — 6 | 1,6 | 3,3 | 4,9 | 6,5 |
| — 8 | 1,3 | 2,5 | 3,8 | 5,1 |
| — 10 | 1 | 2,1 | 3,1 | 4,2 |

Des verres convexes dont l'écartement sera plus grand que l'intervalle pupillaire augmenteront l'effort de convergence nécessaire à la fusion binoculaire, alors que si l'écartement est moins grand, l'effort de convergence en sera diminué. L'inverse se produit pour les verres concaves.

Nous pouvons encore faire comprendre ce phénomène en disant que la décentration d'une verre concave en dehors ou d'un verre convexe en dedans équivaut à la combinaison de ces verres sphériques avec un prisme dont la base est tournée vers le nez

Il importe que le plan des verres soit suffisamment distant de l'œil, pour que les cils ne viennent pas à frotter sur le verre, ce qui est souvent une cause de gêne.

***Calibrage des verres***. — Les verres sont ou ovales ou ronds. Les verres ovales comportent deux diamètres d'inégale grandeur. La Société d'ophtalmologie de Paris a émis le vœu que leur numérotage se fasse par l'indication des deux axes et non par la mesure de leur circonférence ou leur numéro conventionnel (le calibre 12, le plus petit, a 91 mm. de circonférence, le calibre 14, le plus courant chez l'adulte, a 103 mm. de circonférence).

Les verres ronds se font en deux grandeurs : 35 et 37 mm. de diamètre.

Signalons encore les verres pantoscopiques à forme d'ovale irrégulier, le rayon de courbure de la moitié supérieure est plus grand que celui de la moitié inférieure. Les presbytes voient de loin au-dessus du verre, de près à travers lui.

Les verres en demi-lune ou en croissant servent de même aux presbytes.

Dans certains états de réfraction et en particulier chez les personnes d'un certain âge dont les occupations exigent tour à tour la fixation rapprochée et à distance (peintres, architectes, etc.) le changement continuel des verres serait pénible ; on combine alors les deux verres de loin et de près dans la même monture et l'on obtient ce qu'on appelle des verres à double foyer. Au début, les verres à la Franklin, qui en ont été le premier type, étaient formés de deux demi-verres réunis par un bord horizontal. La figure 378 représente un autre type de verres bifocaux. En général la partie supérieure du verre ou foyer supérieur est moins réfringente que la partie inférieure. On a réalisé aussi des verres bifocaux en collant à la surface du verre ou entre deux coques de verres juxtaposées une petite lentille, placée au-dessous du centre du verre. On a fabriqué aussi des verres à double foyer par la soudure intime de deux verres dont les indices de réfractions sont

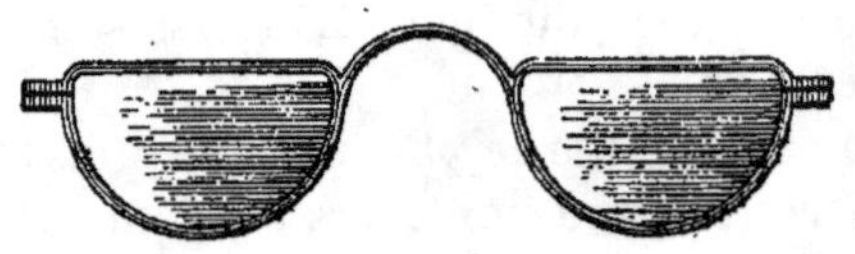

Fig. 377. — Lunettes à verres demi-lunes nez C.

différents. Dans la vision à distance le sujet regarde par le centre du verre. Dans le travail ou la lecture son regard s'abaisse et il regarde à travers la partie inférieure plus réfringente.

Lorsqu'un seul œil sert à la vision comme par exemple chez beaucoup d'aphaques il peut y avoir avantage à prescrire le verre

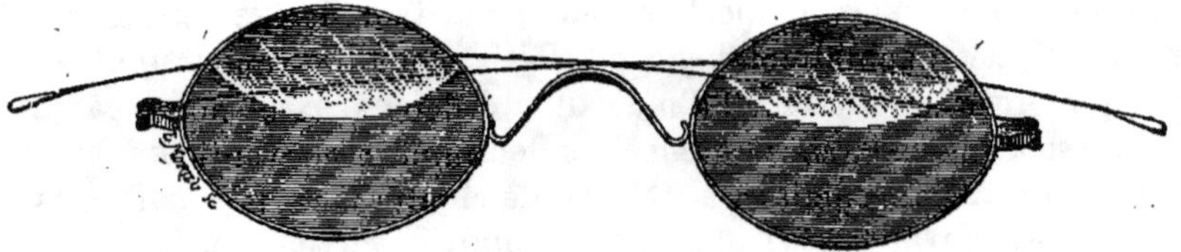

Fig. 378. — Lunettes avec verres à double foyer, branches simples.

pour la vision de près et le verre pour la vision de loin sur la même monture à pont en X, pouvant se retourner (fig. 382).

*Montage des verres.* — La monture des verres prescrits ne doit pas être laissée au libre choix de l'amétrope ou à l'inspiration de l'opticien.

Chez les enfants, on conseillera toujours des lunettes. Comme celles-ci doivent être très stables, on prescrira les branches cordées recourbées qui sont élastiques et viennent contourner le pavillon de l'oreille sans le blesser. Pour éviter l'excoriation du dos du nez, le pont de la lunette sera formé par une lame

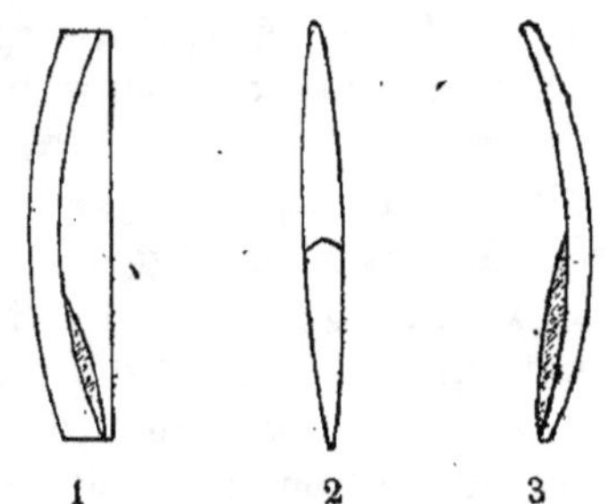

Fig. 379.— Différents types de verres à double foyer vus de profil : 1, lentille de flint collée entre deux verres ; 2, demi-lune inférieure soudée dans la lentille ; 3, la demi-lune collée sur un ménisque.

aplatie dont la direction devra être parallèle au plan du dos du nez et garnie d'écaille  Lorsque la prescription comporte des cylindres, il faudra préférer les verres « ovales larges » aux verres ronds qui tournent trop facilement dans la monture.

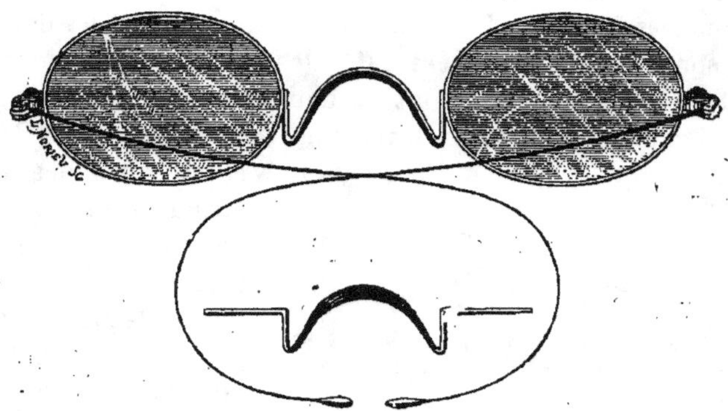

Fig. 380. — Lunettes à nez selle, branches recourbées.

Une prescription complète de lunettes comporte donc les indications suivantes :

1o *La distance interpupillaire* ;

2o *Le pont*, sa forme en A, W, X (les plus usitées), son plan par rapport aux verres, il est dans le même plan ou saillant ou rentrant, sa longueur correspondant à l'épaisseur du nez, sa hauteur (distance entre le centre du pont et la ligne imaginaire joignant les deux pupilles) de 2 à 8 mm. Ces mesures se font au compas ;

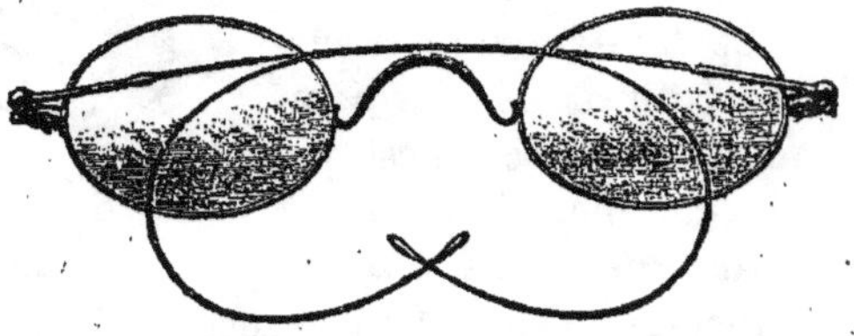

Fig. 381. — Lunettes à branches cordées recourbées, nez chinois.

3o La longueur des branches prise depuis le haut de l'oreille jusqu'au plan des verres.

Chez l'adolescent ou l'adulte, le pince-nez peut presque toujours être substitué aux lunettes. Néanmoins, pour un travail continu, la stabilité des lunettes en rend le port plus agréable. Il ne sera pas nécessaire de recourir aux branches cordées recourbées (fig. 380), sauf s'il s'agit de verres d'un certain poids (convexes ou concaves de degrés élevés).

On a construit un très grand nombre de formes de pince-nez. La forme dite américaine (fig. 383) jouit actuellement d'une faveur très légitime. Une lame demi-rigide réunit les deux verres qui sont séparés des faces latérales de la base du nez par de petites plaquettes en Y, dont l'inclinaison et la courbure peuvent être facilement modifiées avec une pince et adaptées à chaque sujet. Ce pince-nez peut être utilisé pour les verres sphéro-cylindriques et remplace très avantageusement le pince-nez dit correcteur ; comme il importe que les verres cylindriques conservent leur position par rapport à la cornée, il est impossible de les faire monter dans un pince-nez à ressort flexible, dont la mise en place n'offre aucune constance.

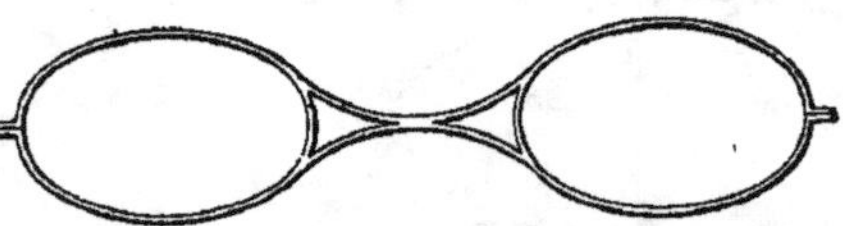

Fig. 382. — Lunettes à pont en X permettant le retournement.

La prescription d'un pince-nez comprend la distance interpupillaire, l'indication du pont constitué par le ressort et les plaquettes, la grandeur des verres, leur inclinaison et leur écartement de l'œil.

Le face-à-main est surtout utilisé par les femmes. Le monocle n'est que très rarement indiqué.

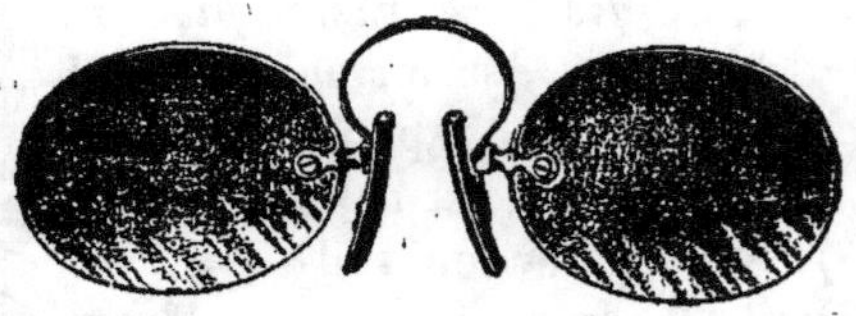

Fig. 383. — Pince-nez monture américaine.

***Accoutumance aux verres.*** — Nous avons déjà signalé la difficulté qu'éprouvent beaucoup de sujets à supporter d'emblée des verres qui correspondent cependant très exactement à l'amétropie de chacun des yeux. Nous avons dit qu'il fallait, pour surmonter cette gêne, un certain entraînement. Il conviendra, lorsqu'un sujet porte des verres pour la première fois, ou que la force réfringente de ses verres a été modifiée, de l'engager à ne les utiliser que pendant d'assez courts espaces de temps au cours des 8 à 15 premiers jours. Il sera prudent de l'informer de la gêne qu'il pourra éprouver. Lorsque cette période d'accoutumance est passée, si la gêne subsiste, si les verres sont conformes à l'ordonnance il conviendra de modifier la prescription.

***Verres teintés.*** — Lorsque les yeux sont irrités par une inflammation superficielle des paupières, de la conjonctive, de la cornée ou de l'iris, il existe presque toujours une gêne à la lumière que les verres teintés pourront combattre. On prescrira les verres de teinte fumée, jaune ou vert bouteille (verres Fieuzal), en ayant soin d'indiquer : verres de grand diamètre, de forme coquille ou de type automobiliste.

Les teintes les plus employées sont la teinte fumée nº 2 (légère) ou nº 3 (cette teinte est convenable pour la plupart des cas). Les teintes plus sombres 4 ou 5 ne sont indiquées qu'en cas de photophobie extrême. Les verres jaunes dont l'effet calmant paraît égal aux verres fumés sont préférés par certains malades. Les verres bleutés n'offrent aucun avantage. Il existe aussi des verres à l'esculine destinés à atténuer l'effet des rayons ultra-violets pour les yeux sensibles.

**Lorgnettes.** — L'oculiste peut être consulté par certains malades atteints de vices de réfraction accentués, sur les modifications à apporter dans la construction de divers instruments d'optique destinés à leur usage. Le plus souvent il s'agit de jumelles de théâtre ou de voyage. Sans entrer ici dans les détails qui sont du ressort du fabricant, disons, que le procédé le plus simple consiste à ajouter à l'oculaire de l'instrument soit le cylindre correcteur s'il s'agit d'un astigmate, soit la lentille concave appropriée, s'il s'agit d'un myope fort. L'hypermétrope peut en général se servir du modèle courant de jumelles.

**Verres de radiographes.** — Contre l'action nocive possible des rayons X, on emploie des verres contenant du plomb (flint très dense de 2 mm. d'épaisseur).

## CHAPITRE XIX

# AFFECTIONS DU NERF OPTIQUE

Le nerf optique comprend, au point de vue clinique, deux segments (fig. 384) dont la symptomatologie présente des différences très tranchées :

1º Le segment antérieur ou juxtabulbaire, qui s'étend du point

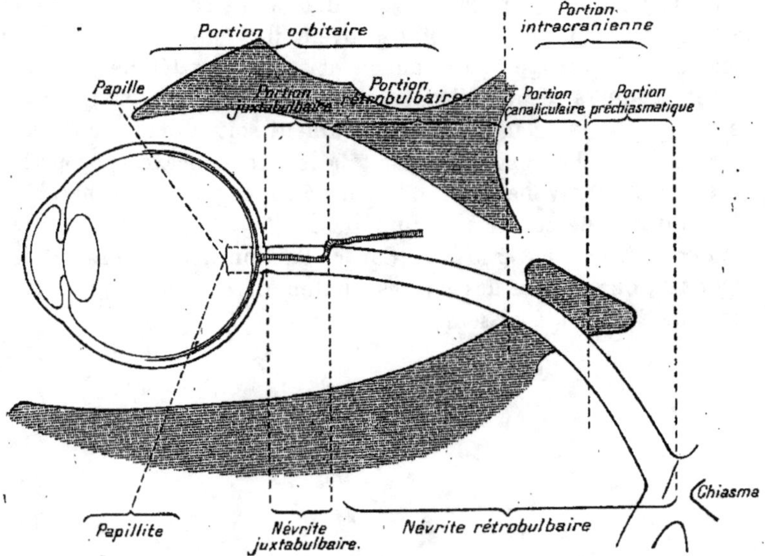


Fig. 384. — Schéma des différentes parties du nerf optique avec leur expression clinique (Coupe horizontale du côté droit vue d'en haut).

de pénétration de l'artère centrale de la rétine dans le nerf optique à la papille du nerf optique. Les troubles produits par une lésion de ce segment se traduisent d'emblée par une modification d'aspect de l'image ophtalmoscopique de la papille. Lorsqu'on parle de *névrite optique* tout court, ou mieux de *papillite*, c'est habituellement aux lésions de ce segment du nerf optique que l'on fait allusion. *La stase papillaire* dite aussi névrite œdémateuse (« Stauungspapille ») est un aspect le plus souvent bilatéral dans lequel les papilles sont œdémateuses et les vaisseaux veineux de la rétine dilatés par suite d'un trouble d'origine intra-crânienne sur lequel nous aurons à revenir.

2° Le segment postérieur du nerf optique s'étend du chiasma au point de pénétration dans le nerf des vaisseaux centraux de la rétine. L'état de souffrance de cette partie du nerf se reconnaîtra tout d'abord à des troubles fonctionnels non accompagnés de modifications ophtalmoscopiques de la papille. Lorsque ces modifications se produisent, elles sont tardives et affectent le type de l'*atrophie*. On groupe généralement les affections du segment postérieur sous l'étiquette commune de *névrite rétro-bulbaire*.

3° On peut séparer de ces deux grands groupes d'affections du nerf optique, des affections qui semblent intéresser la fibre nerveuse optique dans sa totalité et qui rentrent dans ce que l'on a désigné depuis longtemps par le terme d'*atrophie primitive* ou descendante du nerf optique. Les modifications ophtalmoscopiques évoluent parallèlement aux troubles fonctionnels et correspondent, ici aussi, au type ophtalmoscopique de l'*atrophie de papille*. La compression ou la section traumatique du nerf optique au fond de l'orbite ou en avant du chiasma donne lieu à un aspect ophtalmoscopique analogue.

Si l'on envisage la pathologie du nerf optique au point de vue étiologique, on constate qu'en dehors de certaines anomalies congénitales et de lésions traumatiques dont la fréquence est très limitée, les causes les plus habituelles de *névrite optique* résultent de la localisation vasculaire, interstitielle ou vaginale (méningite du nerf optique), d'infections chroniques parmi lesquelles la syphilis occupe une place prépondérante ; que la *stase papillaire* bilatérale est l'expression d'une modification des liquides intra-crâniens causée par différentes affections méningo-encéphaliques (tumeurs, abcès cérébraux ou cérébelleux, processus méningitiques, etc.) ; que la *névrite rétro-bulbaire* peut être causée par la localisation rétrobulbaire d'une infection aiguë ou chronique, mais qu'elle est assez fréquemment la conséquence de certaines intoxications chroniques : dans ce dernier cas, l'affection est toujours bilatérale. Quant à l'*atrophie primitive,* on sait aujourd'hui qu'elle ne relève que de la syphilis.

Nous indiquerons, à propos de chaque affection en particulier, les symptômes qui lui sont propres : il nous faut insister ici encore sur l'importance qu'il y a à ne pas se contenter d'un seul mode d'examen, mais à compléter les renseignements fournis par l'examen objectif par ceux que donne l'examen fonctionnel de l'appareil visuel et l'étude attentive du système nerveux général. Ce n'est que de l'ensemble des symptômes que l'on pourra déduire avec quelque certitude l'existence et la nature des altérations du nerf optique.

## I. — AFFECTIONS CONGÉNITALES DU NERF OPTIQUE

Ce sont surtout les malformations de l'extrémité intraoculaire du nerf optique que nous devons signaler ici. L'absence ou l'aplasie du nerf optique est extrêmement rare et coïncide avec des lésions encéphaliques étendues (anencéphalie, hydrocéphalie, cyclopie, etc.).

Les anomalies papillaires sont, par contre, assez fréquentes et doivent être connues parce qu'elles pourraient être confondues avec des affections acquises.

### Colobome à l'entrée du nerf optique.

Le colobome à l'entrée du nerf optique coïncide habituellement avec le colobome du plancher oculaire. Il est en rapport avec des lésions graves au cours du développement et s'accompagne de troubles de la réfraction et de diminution très marquée de la vision.

La papille paraît agrandie et entourée d'un anneau blanc avec des cercles pigmentés. La disposition des vaisseaux est assez particulière : ils sortent du bord inférieur et non du centre de la papille et présentent toujours un crochet manifeste en raison de l'excavation profonde du plan papillaire (Pl. D, fig. XXIII).

Il est parfois difficile de différencier un colobome du nerf optique d'une excavation glaucomateuse. On y parviendra par une analyse attentive de la fonction visuelle et par l'étude tonométrique.

## Conus inférieur.

On désigne ainsi un croissant bordant la papille et qui ne diffère que par son siège inférieur du croissant myopique (voir fig. 369).

## Malformations papillaires.

Il n'est pas très rare de rencontrer des papilles de direction obli-que par rapport à la coque oculaire.

## Fibres myéliniques de la papille.

Dans les papilles normales, les fibres optiques perdent leur revêtement de myéline en traversant l'anneau scléral, mais il n'est pas rare de rencontrer des groupes de gaines myéliniques qui franchissent la lame criblée et recouvrent les fibres nerveuses à un ou deux diamè-tres papillaires du bord de la papille. La réfringence de ces gaines, donne, au fond de l'œil, à leur ni-veau, une teinte blan-che éclatante et les vaisseaux semblent disparaître ou pâlir dans toute la zone des fibres à myéline. L'aspect ophtalmos-copique réalisé par ces fibres à myéline est des plus variables.

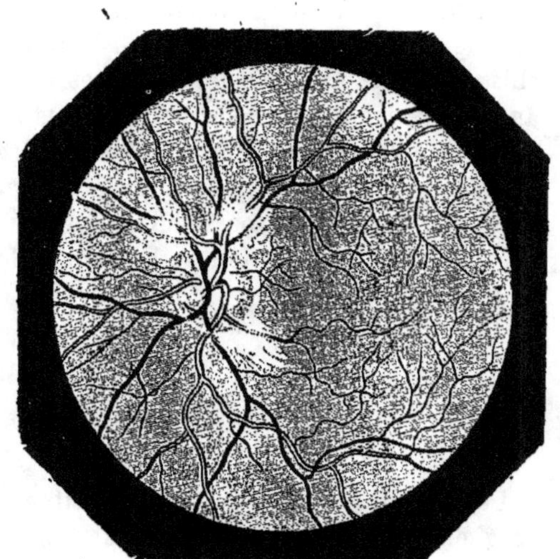

Fig. 385. — Fibres à myéline.

Les taches blanches sont en général en continuité directe avec le tissu papillaire. Le bord opposé de la tache semble se fondre insensiblement et s'effilocher en houppe (fig. 385 et Pl. D, fig. XXIV).

Cette anomalie se traduit par un élargissement de la tache de Mariotte correspondant à l'étendue des plaques de fibres à myéline.

## Anomalies vasculaires.

On voit parfois une artère de la papille se porter en avant dans le vitré, puis se recourber en anse, s'enrouler sur elle-même et reprendre son trajet régulier à la surface de la papille et de la rétine. On donne le nom d'*anse artérielle prépapillaire* à cette anomalie.

La *tortuosité des vaisseaux centraux* (artères et veines) en diffère nettement, car cette tortuosité, qui pourrait faire croire aux sinuosités des vaisseaux dans la névrite optique (pseudo-névrite), se poursuit à une grande distance du bord papillaire.

Dans les conditions les plus habituelles, les ramifications de l'artère et de la veine centrales de la rétine apparaissent au centre de la papille et au voisinage immédiat de la surface. On décrit, sous le nom de *vaisseaux cilio-rétiniens*, les vaisseaux qui franchissent la papille sur les bords et résultent d'une ramification anormale des vaisseaux ciliaires de la sclérotique ou de la choroïde venant irriguer un petit territoire rétinien. Les artères cilio-rétiniennes siègent en général au côté temporal de la papille, leur existence explique la persistance d'un petit champ de vision dans certains cas d'oblitération pathologique des vaisseaux centraux de la rétine.

## II. — AFFECTIONS TRAUMATIQUES DU NERF OPTIQUE

Les lésions du nerf optique constituent une complication assez fréquente des plaies pénétrantes de l'orbite, des coups de feu de la région temporo-frontale et des fractures de la base du crâne.

En dehors de l'arrachement de la papille, qui correspond à des traumatismes graves et rares du globe oculaire et qui se traduit par des lésions ophtalmoscopiques immédiates, la plupart des lésions traumatiques du nerf optique évoluent suivant le type des affections rétro-bulbaires. Nous devons cependant faire une exception pour certaines lésions du nerf optique pouvant accompagner les fractures de la base du crâne.

Au point de vue de la nature du traumatisme, on peut établir une distinction entre les traumatismes directs et les traumatismes indirects. C'est la classification que nous adopterons.

## Plaies directes du nerf optique.

Les plaies directes sont celles qui résultent de la pénétration d'un instrument piquant ou contondant ou encore d'un projectile dans l'orbite.

**Symptômes.** — Les troubles provoqués par la plaie orbitaire peuvent être peu accusés, mais ce qui signalera la lésion du nerf optique, c'est le trouble visuel toujours très développé et constaté par le blessé aussitôt après le traumatisme.

Le cécité monoculaire est presque toujours complète et la pupille ne réagit plus à l'excitation lumineuse directe alors que la réaction consensuelle persiste.

L'examen du fond de l'œil montre deux aspects très différents suivant le siège de la lésion et l'altération ou l'intégrité des vaisseaux centraux de la rétine ainsi que des vaisseaux ciliaires.

Le plus souvent (dans la proportion d'un tiers des cas) on trouve le fond de l'œil normal aussitôt après le traumatisme, alors que 2 à 3 semaines plus tard on voit la papille se décolorer et prendre les caractères de l'atrophie sans modification des vaisseaux. Cet aspect persiste alors indéfiniment.

Dans les autres cas, l'examen ophtalmoscopique montre aussitôt après le traumatisme des apparences variables ; c'est parfois l'aspect filiforme des vaisseaux centraux avec œdème rétinien et rougeur de la macula, comme dans les cas de thrombose de l'artère centrale de la rétine. D'autres fois, la papille disparaît sous une hémorragie ou constitue une tache grisâtre ou brunâtre faisant croire à l'existence d'un véritable trou, entouré d'hémorragies rétiniennes. Dans quelques cas plus rares, on a constaté un trouble de la rétine au pôle postérieur, suivi quelques semaines plus tard de l'apparition de dépôts pigmentaires dans la région correspondante. Ces lésions indiqueraient une section des artères ciliaires postérieures.

Toutes ces lésions directes du nerf optique offrent le même caractère de gravité au point de vue de la vision ; celle-ci ne se rétablit que partiellement et dans des cas très exceptionnels. Encore ne peut-on plus compter sur une amélioration quelques semaines après le traumatisme.

**Traitement.** — Aucun traitement n'est susceptible de rétablir la fonction visuelle. Il importe de savoir que la blessure d'un nerf optique ne retentit pas sur le nerf du côté opposé.

## Traumatismes indirects du nerf optique.

Nous envisagerons ici les lésions traumatiques du nerf optique consécutives à une fracture de la base du crâne et succédant, le plus souvent, à une chute sur le sommet de la tête ou sur la région fronto-temporale.

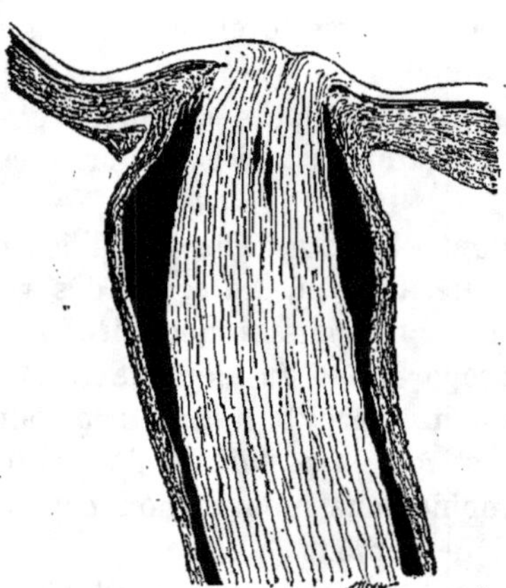

Fig. 386.— Hémorragie des gaines du nerf optique. Coupe horizontale de la partie orbitaire du nerf optique et de la papille (Uhthoff).

**Symptômes.** — Au point de vue clinique on en connaît deux types distincts. Dans le premier type qui succède en général à une contusion orbitaire, la cécité monoculaire est immédiate et complète, et la pupille du côté correspondant ne réagit plus aux incitations lumineuses ; mais le réflexe consensuel persiste presque toujours. L'examen ophtalmoscopique montre le fond de l'œil normal aussitôt après le traumatisme ; l'atrophie papillaire ne devient manifeste que quelques semaines plus tard et n'est plus susceptible de guérison. Il est exceptionnel que la lésion du nerf optique soit bilatérale.

Le second type clinique correspond à des traumatismes crâniens plus graves (chute sur la tête le plus souvent) pouvant déterminer la mort dans un délai assez court.

Les troubles fonctionnels immédiats ne sont pas appréciables en raison de l'état comateux. L'examen ophtalmoscopique montre, par contre, une saillie de là papille dont les bords sont mal limités et les veines dilatées. La papille et la rétine, dans son voisinage immédiat présentent, en outre, des hémorragies radiaires. C'est, en somme, l'aspect ophtalmoscopique de la stase papillaire avec hémorragies nombreuses ; ce qui la caractérise aussi, c'est sa bilatéralité. Lorsque le malade ne succombe pas aux lésions endocrâniennes, les troubles visuels sont susceptibles d'amélioration et l'apparence de névrite œdémateuse peut disparaître sans laisser de traces très accusées.

**Lésions.** — Le premier type clinique correspond aux fractures du canal optique : c'est alors dans son trajet au travers du sphénoïde que le nerf optique est lésé.

Le second type clinique se caractérise anatomiquement par la présence d'hémorragies des gaines du nerf optique. L'épanchement sanguin distend l'espace vaginal situé entre la pie-mère du nerf optique et la gaine durale et détermine immédiatement en arrière du globe une dilatation ampullaire (fig. 386). Ces hémorragies vaginales peuvent résulter d'une fracture du canal optique. Elles peuvent aussi être la conséquence du refoulement dans les gaines du nerf optique d'un épanchemant sanguin intracrânien sans fracture du canal optique.

***Pronostic.*** — Le pronostic est particulièrement grave au point de vue vital dans les traumatismes du second type. Par contre, lorsque les blessés échappent au danger de mort rapide, ils ont plus de chances de recouvrer partie ou totalité de leur vision que lorsqu'il s'agit des traumatismes du nerf optique par fracture du sphénoïde. Dans ces cas-là, en effet, la perte de la fonction est définitive.

## III. — AFFECTIONS INFLAMMATOIRES DU NERF OPTIQUE

Le terme générique de *névrite optique* caractérisant l'inflammation du nerf optique, a créé certaines confusions parce qu'on lui a donné successivement une signification trop large ou trop restreinte. En se plaçant au point de vue ophtalmoscopique pur, on a opposé l'*aspect* de la papille dans la névrite optique à celui qu'elle offre dans l'atrophie du nerf optique ; puis on a rapproché des lésions très différentes au point de vue pathogénique, parce que l'*aspect* ophtalmoscopique présentait d'assez grandes analogies. C'est ainsi que la névrite optique produite par une inflammation syphilitique du nerf ou de ses gaines a pu voisiner avec la stase papillaire des tumeurs intra-crâniennes, alors que, dans ce dernier cas, il ne s'agit nullement de lésions infectieuses du nerf optique. D'autre part, on a séparé de la névrite optique, l'atrophie optique résultant d'un processus inflammatoire siégeant soit dans le canal optique, soit entre celui-ci et le chiasma. Il s'agit cependant aussi dans ce cas d'une inflammation du nerf, d'une névrite, mais c'est l'aspect de la papille qui fait parler d'atrophie. Ces confusions seront facilement évitées si l'on ramène les renseignements ophtalmoscopiques à leur juste valeur et si l'on tient compte de l'ensemble des symptômes et de l'étiologie pour baser la différenciation des maladies du nerf optique.

Nous ferons rentrer dans ce chapitre l'étude de l'atrophie simple du nerf optique, alors que nous en distrairons pour les étudier dans un chapitre distinct, les lésions liées à des intoxications ou à des troubles circulatoires. Avant de donner un résumé de chaque type d'inflammation du nerf optique, il est nécessaire d'en indiquer la sémiologie générale.

## Sémiologie des affections inflammatoires du nerf optique.

C'est presque toujours un *affaiblissement de l'acuité visuelle* qui marque le début de l'inflammation du nerf optique. Cet affaiblissement peut être d'emblée très accusé ; c'est le cas habituel dans les infections aiguës du nerf optique. Il peut, au contraire, se développer progressivement et augmenter lentement au cours de semaines ou de mois : c'est là l'évolution la plus fréquente dans les infections chroniques.

La détermination régulière de l'acuité visuelle fournira les éléments d'appréciation les plus nets de la marche de l'inflammation et des effets thérapeutiques.

En même temps que l'acuité visuelle centrale, la *perception visuelle périphérique* peut être plus ou moins affectée. Dans certaines névrites du type rétro-bulbaire le champ visuel périphérique est normal alors que les parties centrales ont perdu toute sensibilité (scotome central). L'inverse peut s'observer dans d'autres inflammations du nerf optique.

*L'examen de la perception colorée* périphérique (à l'aide de grands morceaux de cartons vert et rouge) et centrale (recherche des scotomes relatifs par la méthode de Haitz), fournira aussi des renseignements très utiles au point de vue du diagnostic. ·

*L'examen ophtalmoscopique* constitue une source d'information des plus importante, même s'il fait constater l'intégrité de la papille et des vaisseaux centraux.

Dans les conditions habituelles, la papille se détache sous forme d'un tache rosée circulaire, d'un ton plus pâle que les membranes qui l'entourent (Pl. A, fig. III). Les papilles de chaque œil présentent presque toujours une parfaite symétrie d'aspect. Trois aspects principaux peuvent s'observer dans les inflammations du nerf optique : l'aspect de névrite optique juxtabulbaire dit aussi aspect de papillite ; l'aspect d'atrophie post-névritique ; l'aspect d'atrophie simple.

*a) Aspect de névrite optique juxtabulbaire ou de papillite :* la papille est gris rougeâtre, par suite d'hyperhémie capillaire ; ses bords perdent de leur netteté au point qu'on saisit à peine les limites entre la papille et la rétine. On voit souvent la zone péripapillaire présenter dans une certaine étendue une striation radiée d'un gris jaunâtre qui semble doubler ou tripler le diamètre apparent de la papille (halo). La saillie de la papille est augmentée (œdème), ce qui se reconnaîtra d'emblée à l'aspect des vaisseaux centraux. Ceux-ci décrivent un arc du point d'émergence à leur point de contact avec les parties saines de la rétine. Les veines sont dilatées et flexueuses ; les artères paraissent normales ou légèrement rétrécies (voir Pl. D. fig. XX). Cet aspect de papillite comporte des degrés. Il indique un processus en voie d'activité intéressant le segment antérieur du nerf optique.

*b)* Lorsque ce processus ne se termine pas par une guérison complète, ce qui est possible, on voit se produire *l'aspect d'atrophie post-névritique.* La papille offre une coloration blanche ou blancgrisâtre dans une partie ou la totalité de son étendue, mais ses bords conservent une certaine irrégularité : le contour circulaire est interrompu par de très fines dentelures, surtout visibles à l'image droite. Les vaisseaux ont repris leur aspect normal ou conservent un certain degré de flexuosité. L'aspect d'atrophie postnévritique ne comporte pas forcément une diminution de la vision.

Il indique seulement l'existence antérieure d'une inflammation du nerf optique dans sa partie juxta-bulbaire.

*c*) L'*aspect d'atrophie simple* se caractérise par la teinte uniformément blanche de la papille qui tranche d'autant plus fortement sur le fond rouge de la rétine. Ses contours sont nets et les vaisseaux ne présentent aucune modification de leur calibre. Il n'est pas rare que la papille paraisse un peu moins saillante qu'à l'état normal. Il peut même exister une légère excavation de la surface papillaire, n'atteignant toutefois jamais la profondeur de la papille glaucomateuse (voir Pl. D, fig. XIX). Cet aspect ophtalmoscopique se développe plus ou moins rapidement, en même temps que les troubles fonctionnels dont nous avons parlé plus haut.

L'étude des commémoratifs, l'évolution des lésions et des symptômes permettront seules de rattacher ces différents troubles à la maladie du nerf optique dont ils sont l'expression.

## Syphilis du nerf optique.

L'infection syphilitique est la cause la plus fréquente des inflammations du nerf optique, en particulier des affections chroniques.

***Types cliniques.*** — Cette névrite optique s'observe à toute période de l'infection syphilitique acquise ou héréditaire. Nous l'avons vu souvent apparaître en même temps que la généralisation secondaire, mais elle peut survenir chez un syphilitique qui n'a pas eu de manifestations depuis plus de vingt ans. Elle est généralement unilatérale, parfois bilatérale.

Elle revêt le plus souvent à l'ophtalmoscope le type de *papillite* plus ou moins accusé. Le trouble visuel peut être très léger au début et il n'est pas rare qu'à une gêne visuelle assez marquée pour rendre la lecture continue difficile, corresponde une acuité visuelle normale ou à peu près au cours de l'examen. Dans d'autres cas, la diminution de la vision est très manifeste d'emblée ou après une période de progression de quelques jours. Ces troubles sont parfois accompagnés de céphalées frontales ou occipitales très fortes.

L'évolution de cette névrite est subaiguë ou chronique et, en l'absence de traitement, elle peut aboutir à une atrophie complète. Elle est presque toujours manifestement influencée par le traitement anti-syphilitique. Ce n'est cependant qu'après deux à trois semaines de traitement que l'amélioration se manifeste. Il faut savoir, que comme beaucoup de localisations syphilitiques, la névrite optique est sujette à récidives.

Le type de *névrite syphilitique rétro-bulbaire* est un peu plus rare. Il accompagne parfois des manifestations ostéo-périostiques du sommet de l'orbite et peut se compliquer de paralysies oculo-motrices. Les douleurs sont presque constantes et prédominent souvent pendant la nuit. Le trouble visuel est d'emblée très accusé par suite de la présence d'un scotome central. L'examen ophtal-moscopique ne révèle aucune altération au début. J'ai observé plusieurs fois un type de névrite rétrobulbaire aiguë évoluant chez des adolescents et survenant assez brusquement sans autres manifestations et sans lésion objective, oculaire, nasale ou géné-rale. Le seul symptôme était un scotome central et dans plusieurs cas le diagnostic auquel on s'était arrêté était celui d'hystérie ocu-laire. Il importe dans ces cas de faire un diagnostic précoce car le traitement antisyphilitique (novarsénobenzol) ne peut agir que sur les lésions actives.

Le type d'*atrophie primitive*, qui est de beaucoup le plus fré-quent, est aussi le plus grave, car il atteint successivement les deux yeux et entraîne toujours la cécité. Le trouble fonctionnel évolue parallèlement à la décoloration de la papille, mais peut offrir des variations très marquées. C'est tantôt une limitation du champ visuel sans modification de l'acuité; tantôt une diminution simultanée de la vision périphérique et centrale; tantôt enfin, et cela plus rarement, une disparition rapide et complète de la vision centrale sans rétrécissement du champ visuel, au moins au début.

Cette atrophie primitive peut exister seule, sans autres troubles du système nerveux. Elle est fréquemment accompagnée de modifications des réflexes pupillaires (signe d'Argyll-Robertson, perte des réflexes pupillaires, etc.) et complique assez souvent des syndromes nerveux tels que le tabes ou la paralysie générale, qui sont comme elle causés par l'infection syphilitique. Son évolution est des plus variables en ce sens qu'entre les premiers symptômes de l'affection dans un œil et la destruction totale des fibres ner-veuses. il peut s'écouler une période allant de un an à quelques années au plus. Ce qui est constant, c'est l'évolution régulièrement progressive et qu'aucun traitement n'a réussi jusqu'à présent à enrayer.

A ces trois types principaux de névrite optique syphilitique qui peuvent se combiner suivant des degrés divers, on pourrait en ajouter d'autres très rares, par exemple celui qui résulte du développement dans la papille de gommes faisant saillie dans le corps vitré.

**Etiologie. Lésions.** — L'infection syphilitique est la seule cause de ces affections, et il est propable que la constatation directe de *Treponema pallidum* dans les tissus nous permettra un jour d'en pénétrer plus avant le mécanisme.

Les lésions syphilitiques actives du nerf optique sont relativement mal connues ; dans le petit nombre de cas examinés, on a vu que l'infiltration inflammatoire cellulaire pouvait atteindre le tissu nerveux et les gaines soit à l'extrémité papillaire, soit dans le segment postérieur. On connaît mieux les lésions dans le type atrophie simple : le diamètre du nerf est réduit parfois de moitié. A la place des fibres nerveuses, dont il ne reste que quelques éléments, on voit du tissu conjonctif. La gaine piale du nerf optique est épaissie, et presque tous les vaisseaux montrent des parois sclérosées. Il s'agit en quelque sorte d'une méningite chronique des nerfs optiques, accompagnée de sclérose vasculaire du tissu nerveux (Léri). Pour Stargardt, les lésions inflammatoires donnant lieu au type dit atrophie simple ou descendante des nerfs optiques, siègent au niveau du chiasma et dans la partie intra-crânienne des nerfs optiques.

**Diagnostic.** — Le diagnostic étiologique d'une névrite optique est souvent des plus difficile. L'analyse du sang, en cas de réaction de Bordet-Wassermann positive, confirmera l'hypothèse étiologique. En cas de réaction négative et en l'absence d'une cause précise à laquelle la névrite pourra être attribuée, on soumettra néanmoins le malade au traitement antisyphilitique.

Il n'est pas rare de voir, chez un syphilitique, une maladie aiguë (fièvre typhoïde, grippe, rougeole) ou une modification de l'état général (lactation, grossesse) créer une prédisposition à une localisation névritique de l'infection latente. Ainsi s'expliquent un certain nombre de cas de névrites rattachés à tort à l'infection aiguë, qui n'a joué que le rôle de cause prédisposante.

Dans les cas très légers de névrite syphilitique, le diagnostic ne pourra être posé que par un examen répété du malade. Lorsqu'il y a des troubles des deux yeux, il y aura lieu de rechercher s'il ne s'agit pas d'une lésion syphilitique intra-crânienne provoquant mécaniquement des troubles secondaires du côté des nerfs optiques (voir plus loin Stase papillaire).

***Pronostic.*** — Le pronostic est le plus grave dans le type atrophie simple. La cécité est constante dans un délai plus ou moins éloigné. Dans les autres types, le pronostic dépend du moment où peut être appliqué le traitement et de l'état général du sujet. Si les nerfs présentent déjà des signes d'atrophie secondaire, les chances d'amélioration seront très réduites.

***Traitement.*** — On prescrira un traitement mercuriel énergique, par injections intra-musculaires. Ce traitement sera poursuivi avec le repos nécessaire pendant plusieurs mois, puis espacé. Dans l'atrophie simple, il parait sans action sur l'évolution des lésions nerveuses, mais il semble néanmoins utile au point de vue général.

L'injection intraveineuse de salvarsan ou de néosalvarsan peut être faite sans danger. Nous n'avons jamais observé d'action toxique sur les nerfs optiques, même dans les cas où ces nerfs étaient en état d'inflammation.

On conseillera en outre la suppression de toutes les causes d'intoxication (alcool, tabac), le repos visuel et général et une hygiène alimentaire régulière.

L'électricité galvanique, les injections sous-cutanées temporales de strychnine, etc., font partie des moyens classiques. Leur effet moral, plus que leur efficacité thérapeutique, oblige souvent le médecin à y recourir.

## Névrite infectieuse aiguë

Sous cette désignation un peu vague, on peut ranger un certain nombre de faits où, à la suite d'une infection locale ou générale (angine, otite, sinusite, érysipèle, grippe, méningite cérébro-spinale, etc.), on voit apparaître une inflammation du nerf optique à évolution aiguë.

***Symptômes.*** — Cette névrite infectieuse peut évoluer suivant le type de papillite ou de névrite rétro-bulbaire.

Le trouble visuel survient assez brusquement. Il se caractérise parfois les premiers jours par une sensation de brouillard et des photopsies, puis il atteint rapidement un degré très accusé : il existe alors un scotome central très étendu avec intégrité du champ visuel ou, au contraire, un rétrécissement de la vision périphérique avec une diminution de l'acuité centrale. Le malade éprouve dès le début une sensation douloureuse profonde. Ce sont des douleurs frontales ou périorbitaires à caractère névralgique, s'irradiant vers la nuque et l'occiput. La pression du globe est douloureuse ainsi que les mouvements de latéralité que le malade évite spontanément.

L'examen ophtalmoscopique montre ou l'intégrité parfaite ou un aspect de papillite plus ou moins manifeste, réduit parfois à un simple aspect flou des contours papillaires. Dans certains cas, à l'intégrité de la papille des premiers jours fait suite un léger degré de rougeur et de saillie papillaire avec stase veineuse.

Après une à deux semaines, ou plus, la vision centrale complètement abolie se rétablit progressivement et l'on voit, chez un certain nombre de malades, l'acuité visuelle revenir à la normale. C'est en particulier ce qu'on observe dans les névrites infectieuses rétrobulbaires unilatérales. Dans la moitié des cas on constate une inégalité pupillaire par suite d'une légère mydriase du côté du nerf atteint qui disparaît lorsque la maladie entre dans sa phase de réparation.

La névrite infectieuse bilatérale qui peut résulter de la propagation d'une méningite infectieuse (causée par le méningocoque, le pneumocoque ou le streptocoque) présente une évolution plus grave. Suivant l'intensité des lésions inflammatoires, l'atrophie secondaire est plus ou moins marquée et l'amélioration fonctionnelle ne se produit que si les fibres nerveuses n'ont pas été détruites.

Il persiste presque toujours une réduction de l'acuité visuelle, s'accompagnant de scotomes absolus ou relatifs pour les couleurs ; parfois même la cécité monoculaire ou binoculaire est complète.

***Evolution.*** — L'évolution comprend deux périodes : la *période aiguë* ne dépassant guère une à deux semaines pendant lesquelles les signes fonctionnels sont très accusés ; la *période de réparation* durant 1 à 2 mois ou plus pendant laquelle les symptômes rétrocèdent petit à petit. L'amélioration peut se produire assez brusquement ; si elle ne s'est pas manifesté après un mois, il faudra craindre le *statu quo*.

Ces névrites infectieuses peuvent, dans certains cas, précéder des manifestations cérébro-spinales qui indiquent l'extension aux méninges du processus infectieux. Il faut savoir que l'apparition de ces symptômes ne comporte pas toujours un pronostic fatal.

**Etiologie. Pathogénie.** —, Dans quelques faits d'infections orbitaires, il semble que l'atteinte du nerf soit le résultat d'une propagation directe, mais ce n'est certainement pas le cas le plus fréquent. Lorsque la névrite survient au cours d'une grippe, d'une angine ou d'une infection éloignée, on peut admettre qu'il y a eu transport par voie sanguine et localisation de l'agent infectieux dans le nerf optique ou ses gaines ; la démonstration du siège et de la nature de cette infection n'a pu encore en être faite. Lorsque la névrite bilatérale accompagne une méningite aiguë suppurée, il est possible que l'extension au nerf optique résulte d'une transmission de microbes par l'espace vaginal. L'hypothèse d'une sinusite sphénoïdale comprimant le nerf optique dans le canal optique n'a pu être confirmée, tout au moins pour la généralité des cas. L'examen du liquide céphalo-rachidien retiré par ponction lombaire permettra peut-être de préciser dans un certain nombre de cas la nature microbienne de l'infection.

*Diagnostic.* — Le diagnostic de ces formes de névrite ne peut se baser que sur une étude attentive des commémoratifs et de l'état général du sujet. On n'omettra pas l'analyse du sang, certaines névrites rétrobulbaires syphilitiques pouvant présenter une évolution analogue. On observe quelquefois dans la sclérose en plaques une névrite rétrobulbaire aiguë à symptomatologie analogue mais nous ne pouvons admettre les indications de Fleischer d'après lesquelles cette forme de névrite serait suivie dans 66 0/0 des cas de l'évolution d'une sclérose en plaques.

*Traitement.* — L'affection ne semble guère influencée par le traitement. L'évolution naturelle vers la guérison a seule pu faire croire à l'efficacité de tel ou tel remède.

On conseillera le repos à la chambre et le traitement de l'état général. La ponction lombaire serait des plus justifiées dans les cas de névrite bilatérale. La constatation d'une otite, d'une sinusite, fera instituer le traitement que réclament ces infections.

## IV. — AFFECTIONS TOXIQUES DU NERF OPTIQUE

### Névrite nicotino-alcoolique

Cette affection est souvent décrite sous le nom d'*amblyopie toxique* ou d'*amblyopie nicotino-alcoolique*, les lésions de la papille optique pouvant faire défaut si l'affection est légère ou à ses débuts. Elle évolue suivant le type des névrites rétro-bulbaires et offre comme caractère principal celui d'un développement symétrique dans les deux yeux. C'est là d'ailleurs un caractère général des localisations nerveuses toxiques.

***Symptômes.*** — L'affection atteint surtout les adultes et s'observe beaucoup plus fréquemment chez l'homme que chez la femme. C'est le trouble visuel qui apparaît tout d'abord et présente des caractères indécis. La vision est moins nette et semble subir un affaiblissement graduel. Il n'est pas rare que le patient ne s'en préoccupe que le jour où la lecture n'est plus possible. On rencontre d'ailleurs des cas où l'impossibilité de lire se produit assez rapidement. Cette altération visuelle n'est accompagnée d'aucun autre trouble oculaire ou céphalique. Le sujet peut continuer à vaquer à ses occupations, sauf à celles qui comportent la lecture ou l'écriture. Il est parfois frappé par une modification dans la couleur (rouge ou verte) de certains objets. Mais, et c'est là un caractère clinique important, il est infiniment moins préoccupé de son état que ne l'est tout autre amblyope.

L'examen objectif pratiqué au début peut être entièrement négatif, alors que l'examen fonctionnel permettra toujours le diagnostic. Le diamètre des pupilles, leurs réactions à la lumière et à la convergence sont toujours normaux (à l'exception des cas ou il peut y avoir coïncidence de troubles pupillaires syphilitiques). La papille a ses contours réguliers et sa coloration normale, au début tout au moins ; mais il est habituel, lorsque l'intoxication se poursuit, de voir le segment temporal (côté nasal à l'image renversée) prendre une coloration blanche atrophique. Il est très rare que cette décoloration atteigne toute la surface papillaire ; les vaisseaux conservent toujours leur aspect normal.

L'acuité visuelle subit une réduction constante allant de 5/15 à 5/50. L'abaissement au-dessous de 5/50 est exceptionnel, tout au moins pendant la période d'observation ophtalmologique. L'examen attentif du champ visuel central montre toujours l'existence d'un *scotome central bilatéral* tout d'abord relatif. Si l'on pratique la recherche avec le stéréoscope, on constate aisément que l'index rouge ou vert pâlit ou disparaît dans une zone de 10° environ correspondant au point de fixation. L'index blanc peut être encore perçu. C'est ce que l'on appelle un scotome central relatif pour les couleurs. A un stade plus avancé, le scotome peut devenir absolu pour le blanc et les couleurs. En dehors de l'aire de 10° environ, la perception des couleurs peut être normale ; on mettra en évidence ce fait en déplaçant brusquement un index coloré devant l'œil examiné : la couleur de celui-ci, non reconnue par fixation centrale, sera vue en vision périphérique.

Les malades atteints d'amblyopie toxique ne présentent pas toujours d'autre trouble apparent d'intoxication. Il va sans dire qu'en les recherchant, on constatera fréquemment le tremblement des mains, les troubles digestifs, l'état mental particuliers aux alcooliques.

Lorsque les troubles sont de date relativement récente (un à trois mois), il est presque constant de voir, sous l'influence de la seule suppression des causes d'intoxication, la vision se rétablir progressivement et intégralement. Si l'intoxication continue, des troubles mentaux apparaissent alors, ce qui explique que l'étude anatomique des lésions des nerfs optiques ait été faite principalement à l'aide de matériaux recueillis dans les asiles d'aliénés.

**Lésions** — L'étude histologique des nerfs optiques de malades atteints d'amblyopie nicotino-alcoolique a démontré l'existence d'un processus de sclérose limité aux parties du nerf optique qui correspondent au trajet du faisceau maculaire, c'est-à-dire au passage des fibres qui s'articulent avec les cellules visuelles de la région maculaire. C'est surtout l'étude de ces lésions qui a permis de suivre exactement le trajet de ces fibres depuis la papille jusqu'au chiasma. On discute, par contre, encore la pathogénie des lésions. Uhthoff admet l'existence d'un processus inflammatoire intéressant le tissu interstitiel et entraînant secondairement l'altération des fibres nerveuses. Nuel suppose au contraire une lésion primitive des fibres nerveuses et même des cellules nerveuses de la rétine. Ayant pu faire l'étude d'un cas d'amblyopie toxique dont le début ne remontait qu'à sept semaines avant la mort, Schieck a démontré l'existence de lésions primitivement vasculaires atteignant la région du nerf comprise entre le canal optique et le chiasma et entraînant secondairement la dégénération des fibres maculaires. De nouvelles recherches de H. Rönne ne semblent pas confirmer le fait de la localisation primitivement vasculaire du processus.

**Etiologie.** — La cause première de ces altérations réside dans l'intoxication nicotino-alcoolique. Nous avons vu que la suppression de l'intoxication amenait la régression, puis la disparition des lésions. Il semble donc bien établi que c'est là le seul facteur important. Ce qui n'est pas encore expliqué c'est le fait que des buveurs-fumeurs habitués à l'ingestion d'une certaine dose, parfois même faible, de toxique, puissent, sans modifications dans leurs habitudes, présenter brusquement une sensibilité particulière de leurs nerfs optiques à l'intoxication. Il n'est pas rare qu'une affection aiguë (grippe, bronchite) ou chronique (diabète) ait créé la prédisposition. L'affection s'observe beaucoup plus chez des alcooliques adonnés à une dose régulière d'alcool que chez des intempérants coutumiers de l'ivresse.

***Diagnostic.*** — Le diagnostic de l'amblyopie toxique a une très grande importance : pour le malade d'abord, puisque le traitement est toujours efficace lorsque la cause de l'affection est reconnue de bonne heure ; elle a encore une très grande importance pratique lorsqu'il s'agit d'employés de chemins de fer, de marins, obligés de reconnaître et de différencier dés signaux colorés, et que le daltonisme acquis de l'amblyopie toxique peut rendre inaptes à l'exercice de leurs fonctions. Il a été démontré, par exemple, qu'un certain nombre de collisions en mer avaient eu pour cause unique la méconnaissance des signaux colorés par des pilotes atteints d'amblyopie nicotino-alcoolique.

On ne confondra pas cette amblyopie avec les cas de choriorétinites maculaires ou de rétinites maculaires bilatérales. Le diagnostic se fera par l'examen ophtalmoscopique, la pupille étant dilatée. Il est, par contre, plus difficile de la différencier des troubles névritiques analogues produits par d'autres intoxications infiniment plus rares, l'intoxication par le sulfure de carbone, par la thyroïdine, par l'alcool méthylique par exemple.

***Pronostic.*** — Le pronostic est grave lorsque le malade n'est pas étroitement surveillé, et qu'on ne peut lutter contre ses fâcheuses habitudes. Il est grave non seulement en ce qui concerne la vision centrale, mais aussi au point de vue des fonctions cérébrales qui ne tardent pas à subir les effets des toxiques.

***Traitement.*** — On renseignera exactement le malade et sa famille sur les causes de l'affection. On lui prescrira la suppression *complète de toute boisson alcoolique*, la suppression du tabac sous toutes ses formes et on le mettra au régime lacté relatif. C'est là la partie essentielle du traitement, auquel on pourra adjoindre la strychnine à l'intérieur. Il importe de suivre attentivement ces malades et de les encourager dans l'abstinence afin de prévenir les récidives. Souvent même le résultat thérapeutique ne sera obtenu qu'après un séjour dans un établissement de désintoxication.

# V. — SYNDROMES CÉRÉBRAUX

## Névrite optique oxycéphalique

Ce type d'affection du nerf optique qui aboutit le plus souvent à la cécité, est caractérisé essentiellement par la conformation crânienne pathologique qu'il accompagne, et à laquelle on donne le nom de « crâne en tour » ou d'oxycéphalie.

**Symptômes.** — La malformation crânienne se produit dans les premières années, et le trouble visuel paraît contemporain. Les parents constatent la diminution ou même la suppression complète de la vision, mais l'examen ophtalmoscopique n'est généralement pratiqué qu'à un moment où l'aspect de névrite a fait place à l'aspect d'atrophie névritique. L'affection atteint toujours les deux yeux. La cécité peut être complète, mais, dans la majorité des cas, il persiste une légère perception lumineuse. Le développement intellectuel peut se faire normalement et contraste avec la physionomie stupide de beaucoup de ces aveugles.

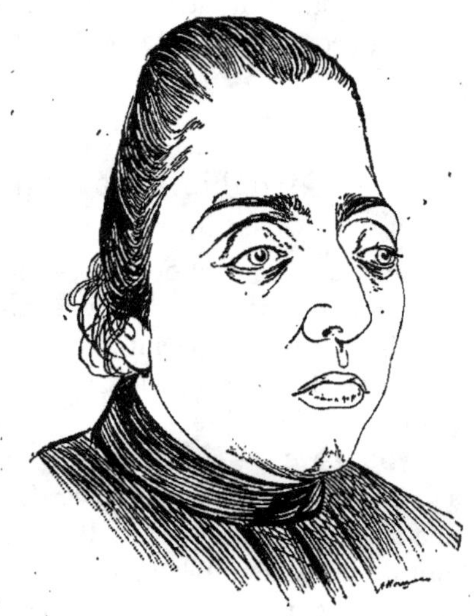

Fig. 387. — Crâne en tour avec atrophie post-névritique des nerfs optiques et cécité.

La déformation crânienne est caractérisée essentiellement par un allongement du crâne dans le sens de la hauteur correspondant avec l'étroitesse du front (fig. 387).

**Etiologie.** — La malformation crânienne paraît la conséquence d'une soudure précoce des sutures en rapport avec une affection dure-mérienne (Virchow). La névrite optique serait sous la dépendance de l'inflammation méningée (Virchow, Hirschberg), dont la cause première n'a pas encore été établie.

Il n'est pas rare de rencontrer des cas d'oxycéphalie sans aucune lésion des nerfs optiques.

***Diagnostic.*** — L'examen radiographique fournira des données importantes en montrant notamment l'amincissement irrégulier de la calotte crânienne

***Traitement.*** — Si l'on est consulté au moment du développement des lésions, on instituera un traitement mercuriel. A la période d'atrophie des nerfs, toute thérapeutique sera inutile. On conseillera aux parents de donner à leur enfant un enseignement spécial.

## Atrophie héréditaire du nerf optique.

L'affection du nerf optique, différenciée par Leber et décrite sous le nom d'*atrophie héréditaire*, évolue suivant le type de la névrite rétrobulbaire et apparaît le plus souvent à l'époque de la puberté. Elle peut atteindre plusieurs membres des générations successives d'une même famille.

***Symptômes.*** — L'affection se manifeste par un trouble visuel à début brusque ou progressif, essentiellement caractérisé par une altération marquée de l'acuité visuelle centrale sans modification de la vision périphérique. Il y a parfois des céphalées à ce moment seulement. L'acuité visuelle s'abaisse à 5/40 ou à 5/50 et l'épreuve stéréoscopique montre un scotome central pour les couleurs qui ne tarde pas à exister aussi pour le blanc. Les pupilles ne présentent aucune altération de leurs réflexes. L'examen ophtalmoscopique ne révèle pas d'altérations manifestes au début; après quelques semaines ou quelques mois, la pâleur papillaire devient très apparente et peut rester limitée à la moitié temporale ou s'étendre à toute la surface de la papille.

L'atteinte des deux yeux est constante, mais elle n'est pas toujours simultanée ou égale en intensité. Il peut s'écouler quelques jours ou quelques mois entre le début de l'affection et l'atteinte du second œil.

Après une période de 3 à 6 mois, pendant laquelle les troubles fonctionnels peuvent s'accentuer ou s'atténuer dans une certaine mesure, l'état de la vision centrale ne subit plus de modifications et la vision périphérique demeure intacte.

**Etiologie.** — L'affection atteint surtout les hommes alors qu'elle est le plus souvent transmise par la ligne maternelle. Les descendants mâles de pères atteints de névrite restent habituellement indemnes et ne transmettent pas l'affection.

L'âge de début varie entre seize et vingt-trois ans et présente une constance relative dans la même famille. Le tableau généalogique de la famille dont Westhoff a publié l'histoire, mettra en évidence ces différents caractères; on aurait tort néanmoins de leur accorder une valeur absolue.

On ignore quels sont le siège et la nature des lésions donnant lieu à ces différents troubles et il serait sans intérêt de faire connaître les hypothè-

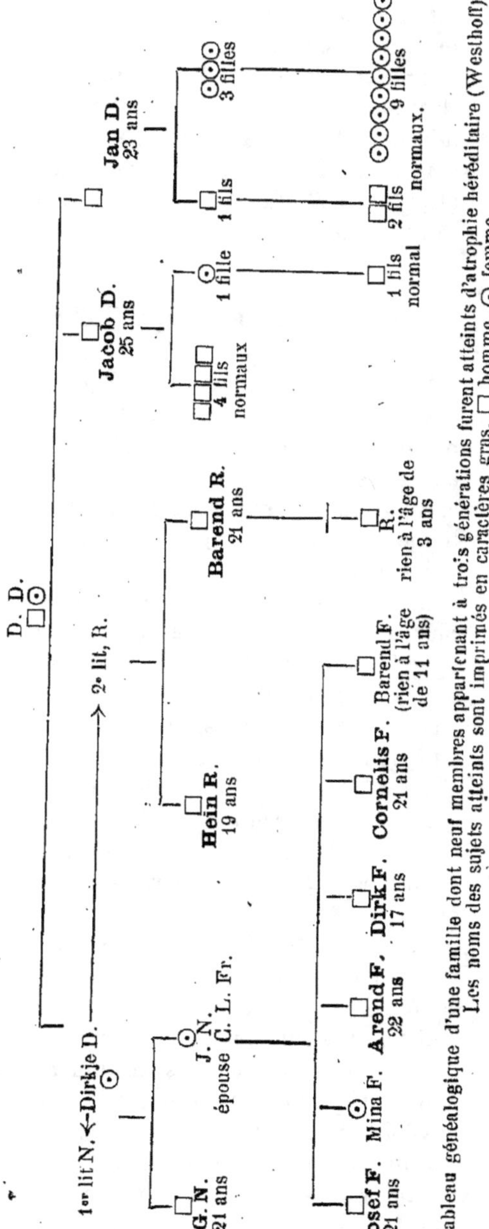


Tableau généalogique d'une famille dont neuf membres appartenant à trois générations furent atteints d'atrophie héréditaire (Westhoff). Les noms des sujets atteints sont imprimés en caractères gras. ☐ homme, ⊙ femme.

ses pathogéniques émises et les théories sur l'hérédité qu'elles ont servi à édifier.

**Traitement.** — La thérapeutique est absolument impuissante. Néanmoins, sauf contre-indications absolues, on aura recours aux injections de novarsénobenzol ou de mercure si l'on voit le malade au début de son affection, car on peut confondre cette atrophie héréditaire avec certaines névrites hérédo-syphilitiques rétrobulbaires.

## Stase papillaire (Névrite œdémateuse)

L'aspect opthalmoscopique d'œdème papillaire avec dilatation des veines peut être réalisé par des lésions du nerf optique qui ne correspondent pas à un état d'inflammation du nerf lui-même ou de ses gaines, mais qui sont la conséquence de lésions intra-crâniennes accompagnées d'œdème cérébral et d'hypertension du liquide céphalo-rachidien : cette *stase papillaire* est presque toujours bilatérale.

**Symptômes.** — La stase papillaire doit être recherchée, car le plus souvent, surtout au début, elle ne se traduit par aucun trouble fonctionnel. L'examen ophtalmoscopique est indispensable pour en reconnaître l'existence et cet examen devra être pratiqué chaque fois que l'on se trouve en présence d'un malade atteint de troubles cérébraux, quelle qu'en soit la nature, même si la vision n'a pas subi d'altération manifeste.

L'aspect particulier qu'offrent les papilles dans cette forme d'affection l'a fait décrire sous le nom de *papille de stase* ou de papille étranglée (Stauungspapille) qui doit être préféré au terme, classique en France, de *névrite œdémateuse*. A la saillie de la papille, à l'aspect flou et strié de ses bords s'ajoute une stase veineuse des plus accusée, transformant les veines en d'épais rubans sinueux (Pl. D. fig. XXI). Il n'est pas rare de voir de petites hémorragies sur la papille ou au voisinage de ses bords. Cet aspect n'est, le plus souvent, pas très différent de celui que l'on observe dans la papillite syphilitique ou infectieuse et le diagnostic n'est possible que par l'examen fonctionnel.

Nombreux sont les malades qui n'accusent aucun trouble fonctionnel ; quelques-uns néanmoins se plaignent d'une gêne visuelle marquée pour le travail soutenu, alors même que leur acuité, mesurée à distance, ne fournit pas l'explication de ce trouble lié sans doute aux modifications de la circulation rétinienne. Ce qui frappe toujours l'observateur c'est le désaccord entre la fonction visuelle relativement bien conservée et l'altération ophtalmoscopique. Ce contraste peut s'atténuer avec le temps, mais alors qu'une névrite infectieuse entraîne en quelques jours ou quelques semaines au plus une altération grave de la fonction visuelle, il s'écoule souvent des mois avant que la stase papillaire retentisse notablement sur le fonctionnement des fibres visuelles. Néanmoins, ce moment survient toujours, après un temps variable, si la cause première intracrânienne continue à agir. La papille prend peu à peu une coloration blanche et l'aspect d'atrophie papillaire s'accuse de plus en plus. Finalement, c'est l'aspect d'atrophie post-névritique qui prédomine ; la vision périphérique et centrale peut alors être complètement abolie.

La guérison parfaite de la névrite œdémateuse est possible dans les cas où la lésion intracrânienne qui la provoque est susceptible de guérison (abcès cérébraux, syphilis, etc.) et dans ceux où l'on peut combattre, par la ponction lombaire ou la trépanation décompressive, l'hypertension du liquide céphalo-rachidien. Au stade d'atrophie, la guérison n'est évidemment plus possible.


**Lésions.** — L'examen macroscopique des nerfs optiques montre constamment, en arrière du globe, une dilatation ampullaire qui correspond à un épanchement liquide dans l'espace vaginal. L'examen histologique révèle une infiltration œdémateuse du nerf, qui prédomine au niveau de son extrémité intraoculaire. La portion rétrobulbaire est relativement intacte.

Les lésions intracrâniennes susceptibles de donner naissance à la névrite œdémateuse sont très variées et peuvent correspondre à des processus néoplasiques ou inflammatoires. Le seul caractère anatomique commun à ces différentes affections consiste dans une exsudation œdémateuse qui se traduit par une augmentation et une hypertension du liquide céphalo-rachidien.

**Étiologie.** — La névrite œdémateuse n'est pas, comme on l'a cru longtemps, la conséquence d'une compression directe exercée sur les nerfs optiques ou leurs émanations nerveuses. Il est établi que des lésions de siège des plus variés peuvent la provoquer : les lésions siégeant à la base de l'encéphale en sont néanmoins la cause la plus fréquente parce que plus que toutes autres lésions, elles sont susceptibles d'entraîner les troubles circulatoires, l'œdème notamment, qui semble l'intermédiaire obligé entre l'affection intracrânienne et l'atteinte des nerfs optiques.

Voici d'après la statistique de Kampherstein, la fréquence des lésions ayant provoqué la névrite œdémateuse dans 200 cas.

| | |
|---|---|
| Tumeur cérébrale . . . . . . . | 134 cas |
| Syphilis . . . . . . . . . | 27 — |
| Tuberculose . . . . . . . . | 9 — |
| Abcès cérébral . . . . . . . | 7 — |
| Hydrocéphalie . . . . . . . | 3 — |
| Méningite . . . . . . . . . | 2 — |
| Néphrite chronique . . . . . . | 3 — |
| Cysticerque intracrânien . . . . | 2 — |
| Thrombose des sinus . . . . . | 2 — |
| Affections diverses . . . . . . ; | 11 — |

**Pathogénie.** — Ce que nous avons dit des lésions nous dispense d'insister longuement sur la pathogénie de cette névrite œdémateuse, tour à tour envisagée comme la conséquence d'une propagation de l'inflammation méningo-encéphalique, comme une manifestation infectieuse locale ou comme la conséquence de l'œdème cérébral (Parinaud) et de l'hypertension du liquide céphalo-rachidien (Dupuy-Dutemps). J. Bollack a montré la fréquence de la dilatation ventriculaire et notamment du 3e ventricule (dont les connexions avec le chiasma sont directes) dans les tumeurs s'accompagnant d'œdème papillaire. Il pense que la dilatation ventriculaire conséquence de l'hypertension du liquide céphalo-rachidien joue un rôle prépondérant dans la production de la stase papillaire.

**Diagnostic.** — Il est souvent difficile de se prononcer sur l'étiologie d'un œdème papillaire. L'œdème papillaire unilatéral est exceptionnel et ne s'observe que dans de très rares cas de *tumeur orbitaire* ou de néoformations inflammatoires de l'orbite. En présence d'un œdème bilatéral de la papille (Pl. D, fig. XXI), il faut faire le diagnostic différentiel entre les *papillites* (par inflammation juxtabulbaire du nerf optique), les *neuro-rétinites* albuminuriques et diabétiques, l'œdème accompagnant certaines *lésions vasculaires* (thromboses veineuses ou angio-scléroses) et enfin la *stase papillaire* par hypertension du liquide céphalo-rachidien. La bilatéralité des lésions, leur développement lent, le désaccord entre l'aspect ophtalmoscopique et les troubles fonctionnels plaideront en faveur de la stase papillaire, surtout si l'examen général indique la présence de troubles cérébraux. Il n'est pas rare de voir l'œdème papillaire plus marqué ou les troubles fonctionnels plus accusés d'un côté que de l'autre. Horsley a montré que dans un certain nombre de cas l'on pouvait localiser la tumeur du côté correspondant au nerf le plus atteint ou du côté de l'œil dont l'acuité visuelle est la plus modifiée. Toutefois de résultats statistiques indiqués par Uhthoff, on peut conclure que l'unilatéralité ou la prédominance de la stase d'un côté ne correspond le plus souvent au siège de la lésion que dans les tumeurs du cervelet ou les abcès des hémisphères. Toute 'autre déduction tirée de l'œdème papillaire pour le diagnostic de la localisation de l'affection cérébrale serait, d'après Uhthoff, absolument injustifiée.

**Pronostic.** — Le pronostic est très grave, car les cas de guérison sont peu nombreux. Dans la statistique citée plus haut il n'y eut que huit fois une guérison parfaite. Le pronostic dépend évidemment de l'affection intracrânienne et de la rapidité de l'intervention thérapeutique.

**Traitement.** — La névrite œdémateuse a bénéficié des méthodes palliatives dirigées contre les lésions intracrâniennes et que l'asepsie chirurgicale a rendues possibles. La ponction lombaire, la trépanation ou la ponction ventriculaire à travers le corps calleux amèneront souvent une amélioration momentanée de la stase papillaire ainsi que de l'ensemble des troubles liés à l'augmentation et à l'hypertension du liquide céphalo-rachidien. Mais ce ne sont là que moyens palliatifs et, ainsi que nous l'avons dit, la guérison réelle n'est obtenue que par la suppression de la lésion intracrânienne.

Lorsque au cours d'un syndrome cérébral de néoformation intracrânienne, on voit se produire de l'œdème papillaire, il faudra intervenir d'emblée sans attendre l'atteinte des fibres optiques et l'affaiblissement visuel. L'apparition des modifications du côté de l'appareil visuel fournit une indication formelle d'intervention. La ponction lombaire pourra précéder la trépanation : elle peut fournir des indications utiles au diagnostic et donner des effets thérapeutiques suffisants. Si ceux-ci n'apparaissent pas dans les huit jours, on conseillera une trépanation large et en deux temps. Le siège de la résection osseuse n'a qu'une importance relative en ce qui concerne l'action sur l'œdème papillaire. On la place du côté du siège présumé de la tumeur s'il y a des symptômes permettant la localisation. En l'absence de signes nets, on la situera sous la sangle élastique du muscle temporal (Cushing), pour limiter la hernie cérébrale qui se produit souvent à son niveau. Sauf indications particulières on trépane du côté droit pour éviter les troubles possibles du côté de la 3ᵉ frontale gauche. Si l'on suppose la tumeur au-dessous de la tente du cervelet on place la résection osseuse sous le muscle occipital. Le premier temps consistera dans la résection osseuse, grandement facilitée par l'instrumentation de de Martel ; le second temps, qui n'est pas toujours indispensable et qui sera pratiqué quelques jours plus tard, comprendra l'incision de la dure-mère et l'ablation de la tumeur, ou, s'il y a lieu, l'évacuation du foyer purulent.

## VI. — SÉMIOLOGIE DE L'ATROPHIE DE LA PAPILLE

En dehors des affections des nerfs optiques que nous avons indiquées, il en est un certain nombre d'autres dont la description isolée nous eût entraîné trop loin et n'eût pas été en rapport avec la rareté de leur apparition. Nous les signalerons dans ce chapitre de sémiologie en rappelant les caractères différentiels des autres types d'atrophies de la papille.

La pâleur de la papille qui caractérise l'atrophie peut être partielle ou totale, c'est-à-dire limitée à un secteur ou étendue à toute la surface de la papille.

***Atrophie partielle.*** — L'atrophie partielle peut être l'expression (*a*) d'une lésion périphérique ou (*b*) d'une affection des nerfs optiques isolée ou reliée à des troubles du système nerveux général.

*a*) Dans certaines lésions vasculaires circonscrites, telle que la *thrombose d'une branche de l'artère centrale,* dans certaines *infiltrations gommeuses* circonscrites de la papille, on pourra constater une atrophie partielle. Il en est de même parfois lorsqu'il existe un foyer de *choriorétinite maculaire.*

*b*) L'atrophie du segment temporal de la papille s'observe dans la *névrite nicotino-alcoolique.* Elle est toujours symétrique et la teinte atrophique n'empiète qu'exceptionnellement sur la moitié nasale de la papille. Des lésions et des troubles analogues ont été observés chez des personnes qui, dans le but de maigrir s'étaient soumises à un traitement *thyroïdien* (Coppez). Dans un cas de Terson, l'*intoxication iodoformée* paraît avoir été la cause de manifestations identiques. L'*intoxication sulfocarbonée*, qui s'observe chez les ouvriers employés à la fabrication du caoutchouc, peut donner lieu à des névrites toxiques intéressant surtout le faisceau maculaire, tout au moins au début. Les *lésions traumatiques partielles du nerf optique* provoquent parfois une atrophie partielle, mais le cas n'est pas fréquent. Dans la *sclérose en plaques*, cette atrophie partielle est rarement symétrique et peut persister indéfinîment. Il n'en est pas de même de l'atrophie partielle qui s'observe parfois au début d'une *atrophie papillaire tabétique* et à laquelle succède plus ou moins rapidement l'atrophie totale.

On ne confondra pas avec une atrophie partielle le croissant myopique, les foyers de choroïdite atrophique juxta-papillaire, les houppes de fibres nerveuses à myéline ou certaines anomalies congénitales de la papille décrites par Masselon sous le nom de prolongements anormaux de la lame criblée : ce sont des formations d'aspect membraneux ou fasciculé, de coloration très blanche et paraissant recouvrir les vaisseaux centraux.

**Atrophie totale.** — L'atrophie de la totalité de la papille peut être réalisée par des processus très divers : l'action exercée par une hypertension intraoculaire prolongée, l'oblitération des vaisseaux centraux de la rétine, la rétraction cicatricielle consécutive à une intoxication ou à une inflammation du tissu papillaire. A ces causes, en quelque sorte intraoculaires, s'accompagnant d'un trouble circulatoire, on peut opposer les causes nerveuses proprement dites, résultant d'une lésion des fibres optiques dans leur trajet orbitaire ou intracrânien. C'est de l'examen des membranes profondes, des vaisseaux, de la dénivellation papillaire, de l'état des contours papillaires, et plus souvent encore de l'étude des commémoratifs et de l'évolution des troubles que l'on pourra déduire l'origine papillaire, l'origine nerveuse périphérique ou nerveuse intracrânienne de l'atrophie totale.

1° Nous envisagerons tout d'abord les atrophies totales liées à un trouble vasculaire intraoculaire.

*a*) Dans l'atrophie de la papille liée au *glaucome chronique primitif* ou *secondaire* il existe toujours une excavation très marquée qui se reconnaît, entre autres, au coude que font les vaisseaux centraux pour passer du plan papillaire au plan rétinien. L'excavation qui accompagne une atrophie primitive est rarement aussi nettement accusée. Néanmoins la confusion est assez fréquente pour que nous donnions le conseil de faire toujours l'examen tonométrique dans ces cas-là. On basera la différenciation sur l'hypertonie et sur l'examen fonctionnel (le champ visuel en particulier).

Nous rapprocherons de l'atrophie optique glaucomateuse un *type particulier d'atrophie avec excavation et sans hypertension* (mesurée au tonomètre). Cette forme d'atrophie qui s'observe chez les syphilitiques mais qui ne répond pas au type tabétique de l'atrophie papillaire (absence de troubles pupillaires) a une évolution assez lente. Elle est peut-être en rapport avec des troubles vasculaires rétino-papillaires analogues à ceux que crée l'hypertension oculaire. Dans un cas de ce type, la détermination de la tension artérielle rétinienne par le procédé du Dr Bailliart a révélé une hypotension artérielle rétinienne considérable.

L'*oblitération des vaisseaux centraux* qui évolue suivant deux types cliniques distincts (type embolie de l'artère centrale et type thrombophlébite de la veine centrale) entraîne une atrophie très accusée de la papille accompagnée le plus souvent d'une réduction considérable du diamètre des vaisseaux, en particulier des artères. Cette oblitération est parfois indépendante, tout au moins en apparence, de l'état général, ou bien elle se rattache à l'albuminurie, à l'artério-sclérose, à la syphilis, etc.

A la suite d'*hémorragies abondantes* (utérines, gastriques, chirurgicales, etc.), on a vu parfois se produire en quelques heures une cécité complète qui resta définitive dans la moitié des cas. Au début, la papille est pâle et laiteuse, les artères sont rétrécies et la rétine est un peu trouble dans la zone péripapillaire. Le trouble visuel est souvent accompagné de vertiges, de bourdonnements d'oreilles, et de violentes douleurs occipitales. Quelquefois la vision se rétablit partiellement et il ne persiste qu'une diminution du champ visuel par suppression d'un secteur correspondant à un territoire vasculaire. L'atrophie papillaire complète avec rétrécissement du calibre des vaisseaux succède habituellement à l'aspect ophtalmoscopique initial.

*b)* Un certain nombre d'*intoxications* peuvent réaliser un type clinique d'atrophie de la papille assez semblable à celui que nous venons d'indiquer : ce sont les *intoxications par la quinine, l'extrait de fougère mâle* (acide filicique), *l'écorce de grenadier* (pelletiérine). Il n'a pas encore été possible de déterminer la part qui revient aux modifications circulatoires, aux lésions du nerf optique ou de la rétine dans la pathogénie de ces altérations toxiques, etc.

C'est en général à la suite d'une absorption exagérée de sulfate de quinine (la dose minima dont l'absorption a provoqué une amaurose chez une jeune fille était de 0,75 centigrammes ; dans le plus grand nombre des cas les doses atteignent 10 à 100 grammes) que l'on voit en quelques heures la vision s'obscurcir. Mais les phénomènes d'intoxication générale (vertiges, céphalées, convulsions, coma) empêchent souvent l'observation des premiers troubles visuels. L'amaurose peut être complète, car les deux yeux sont intéressés au même degré. Dans un certain nombre de cas, il existait une diminution très accusée de l'acuité avec rétrécissement du champ visuel. La papille présente une teinte blanche et des contours nets. Les vaisseaux sont extrêmement rétrécis et paraissent même vides de sang dans certains segments. Les veines et les artères offrent le même aspect. Parfois même on ne voit presque plus de traces des vaisseaux. La macula peut présenter une couleur rouge cerise, comme dans l'image typique de l'embolie. Malgré cet aspect, la vision peut se rétablir, lorsque l'intoxication a été modérée, mais on a noté fréquemment la persistance de l'amaurose totale et l'atrophie consécutive.

L'extrait de fougère mâle est employé comme vermifuge. Les doses qui ont provoqué les troubles visuels oscillaient entre 3 et 10 grammes d'extrait. Ces troubles sont d'autant plus graves qu'ils ont été définitifs dans les trois quarts des cas. Les troubles visuels surviennent dès le lendemain de l'absorption ou parfois après quelques jours, lorsque l'ingestion d'extrait a été répétée ; l'amaurose peut être complète. L'aspect ophtalmoscopique ne diffère de celui de l'amaurose quinique que par un rétrécissement moins marqué des vaisseaux. Les lésions ophtalmoscopiques et les troubles visuels sont identiques dans les intoxications par l'écorce de grenadier ou par son alcaloïde, la pelletiérine.

Dans quelques cas, l'*intoxication iodoformique* a paru la cause de troubles visuels d'intensité variée du type de l'amblyopie nicotino-alcoolique (Terson) ou de l'atrophie complète (Valude). Il s'agissait généralement de malades atteints de vastes plaies pansées à l'iodoforme.

A la liste déjà longue de ces atrophies optiques médicamenteuses il faut encore ajouter l'atrophie des fibres optiques par *intoxication arsenicale*. La nocivité des composés arsenicaux à l'égard du nerf optique est variable. Jusqu'ici l'emploi du salvarsan n'a donné lieu à aucun cas avéré d'atrophie optique. Il n'en a pas été de même de l'*atoxyl*, autre composé arsenical organique qui est utilisé dans le traitement de la trypanosomiase humaine (maladie du sommeil). Avec des doses supérieures à 1 gramme d'atoxyl et plusieurs fois répétées, on a observé l'apparition brusque de troubles visuels, presque immédiatement suivis de cécité. Dans quelques cas seulement le trouble visuel a rétrocédé et un certain degré d'acuité a pu être retrouvé, mais le champ visuel est demeuré rétréci. La décoloration papillaire atrophique survient quelque temps après le trouble fonctionnel.

*c*) Un 3e groupe comprendra les cas où l'atrophie totale est la conséquence d'une affection ayant atteint le nerf optique dans sa partie juxta-bulbaire.

Lorsque l'atrophie de la papille s'accompagne de contours papillaires mal définis, avec persistance parfois d'une légère dilatation des veines rétiniennes, on parle d'*atrophie postnévritique*. Cet aspect peut succéder à la stase papillaire des néoformations intracrâniennes, aux névrites infectieuses, à la névrite syphilitique, à la neuro-rétinite albuminurique, à la névrite oxycéphalique. L'étude des commémoratifs, la bilatéralité ou l'unilatéralité des lésions, l'état de la fonction visuelle permettent généralement de déterminer rétrospectivement la nature du processus qui a produit l'atrophie papillaire.

2° Il nous reste à envisager les cas où la papille présente une décoloration atrophique totale, sans modification des vaisseaux ou des contours papillaires. Dans ces cas, les contours sont extrêmement bien arrêtés.

*d*) Parmi les nombreux processus qui peuvent donner lieu à cette *atrophie simple* (que l'on désigne encore parfois sous le nom d'*atrophie descendante*), il en est que nous avons déjà décrits et sur lesquels nous ne reviendrons pas : ce sont les *lésions traumatiques du nerf optique* dans son trajet intraorbitaire (plaies pénétrantes, projectiles, fractures) ; c'est l'*atrophie primitive* des syphilitiques, indemnes d'autres localisations nerveuses ou atteints de symptômes de tabes ou de paralysie générale. La prétendue distinction entre l'atrophie grise tabétique et l'atrophie blanche ne repose pas sur des caractères constants L'atrophie est toujours bilatérale, mais il peut s'écouler un temps variable entre l'atteinte des deux yeux.

L'*atrophie papillaire* de la *sclérose en plaques* peut offrir des caractères ophtalmoscopiques identiques à ceux de l'atrophie syphilitique ; son évolution est, par contre, très différente et les troubles fonctionnels qu'elle entraîne ne sont pas forcément progressifs. Un certain degré d'acuité visuelle est compatible avec une atrophie de papille très accusée. L'étude des réflexes pupillaires (habituellement normaux) et des autres troubles oculaires (nystagmus, etc.) permettront de faire le diagnostic.

Parmi les *processus orbitaires* susceptibles de retentir sur les nerfs optiques et d'en provoquer l'atrophie il faut citer des processus infectieux, des lésions traumatiques ou le développement d'une néoplasie.

A l'*érysipèle de la face* succède parfois une cellulite orbitaire n'aboutissant pas à la suppuration mais laissant après elle une atrophie du nerf optique avec cécité complète.

A la suite de *lésions dentaires* et de périostite maxillaire il peut également se développer un phlegmon orbitaire dont le retentissement sur le nerf optique pourra avoir pour conséquence l'atrophie totale.

Il en est de même des complications septiques liées à la pénétration d'un corps étranger orbitaire (éclat d'obus, de grenade, etc.).

Certaines *tumeurs orbitaires* développées au sommet de l'orbite peuvent amener l'atrophie du nerf optique par compression. Il en est de même d'ailleurs dans certains cas de *périostite gommeuse* orbitaire intéressant le fond de l'orbite.

Dans tous ces cas, l'exophtalmie, les commémoratifs permettent de faire finalement le diagnostic.

*e)* Dans un nombre de faits relativement restreint l'atrophie papillaire totale est en rapport avec une lésion atteignant le nerf au niveau de son trajet intracanaliculaire ou intracrânien. Plus rarement encore l'atrophie résulte d'un processus inflammatoire ou néoplasique intéressant le chiasma.

Les *fractures de la base du crâne* avec fracture du sphénoïde, les *lésions inflammatoires* ou *néoplasiques du sinus sphénoïdal* ou des cellules ethmoïdales postérieures donnent souvent lieu à la compression du nerf optique et à l'atrophie. Il est fréquent de voir chez l'enfant le *développement hydrocéphalique du crâne* s'accompagner d'atrophie papillaire bilatérale et de cécité.

Les *lésions néoplasiques ou inflammatoires du chiasma* entraînent toujours une atrophie papillaire totale précédée ou accompagnée de modifications du champ visuel (hémianopsie temporale). C'est à ce groupe de faits qu'il faut rattacher l'atrophie observée chez certains acromégaliques par tumeur hypophysaire, ainsi que chez les malades atteints du syndrome hypophyso-adiposo-génital (type Frœhlich) (voir p. 676).

Par contre des lésions hémorragiques ou nécrotiques des bandelettes ou des centres cérébraux de la vision n'entraînent, à la longue, qu'une décoloration papillaire extrêmement légère et qu'on ne confondra jamais avec l'aspect de l'atrophie que nous avons envisagé jusqu'ici.

# CHAPITRE XX

## TROUBLES DE L'APPAREIL NERVEUX
## INTRACRANIEN DE LA VISION.

Nous étudierons, dans ce chapitre, les différents syndromes réalisés par des altérations organiques ou fonctionnelles du chiasma, des bandelettes optiques, des radiations optiques et des centres corticaux (pariéto-occipitaux) de la vision.

Ces syndromes ne se traduisent par aucun symptôme objectif, par aucune modification ophtalmoscopique spéciale et c'est, avant tout, l'étude de l'acuité visuelle et du champ visuel, l'examen du sens chromatique, l'analyse des fonctions du langage qui fourniront les principaux éléments de différenciation. Ces symptômes oculaires seront toujours rapprochés des symptômes cérébraux, s'il en existe.

Pour la classification de ces syndromes, nous suivrons la division que nous avons adoptée jusqu'ici ; nous envisagerons certains troubles congénitaux, puis les lésions traumatiques et enfin les affections acquises. Ces dernières peuvent se ranger dans deux groupes. Un premier qui comprend les syndromes résultant de lésions organiques intracrâniennes (rupture ou thrombose vasculaire, tumeurs, abcès, inflammation méningée, etc.) ; la cause initiale, l'étiologie vraie des lésions qui peuvent provoquer ces syndromes ne se dégage le plus souvent que de l'étude des commémoratifs, du mode d'évolution des symptômes ou d'un examen général approfondi ; c'est pour cette raison qu'il serait fastidieux de suivre pour l'étude de ces syndromes la classification étiologique. Un second groupe comprendra les syndromes réalisés par des modifications fonctionnelles qui correspondent aux névroses et dont la nature nous échappe, telles que la migraine ophtalmique, l'hystérie et la neurasthénie oculaires, etc.

## I. — AFFECTIONS CONGÉNITALES DE L'APPAREIL NERVEUX CENTRAL

Quelques-unes de ces affections se révèlent dès les premiers jours de la vie, d'autres ne deviennent manifestes que plus tard, lorsque l'enfant est en état de faire part de ses sensations. Ce n'est cependant, le plus souvent, que par un analyse attentive des différentes fonctions de l'appareil visuel que l'on réussit à les mettre en évidence.

### Amblyopie congénitale

Il n'est pas rare de rencontrer, chez les strabiques, une réduction considérable de la vision dans l'œil dévié. On a voulu y voir successivement la cause, puis la conséquence de la déviation oculaire. C'est en raison de cette dernière hypothèse qu'on la désigne parfois du nom d'amblyopie *ex anopsia*. Cette amblyopie unilatérale peut aussi exister en l'absence de strabisme.

**Symptômes.** — L'œil amblyope est fréquemment atteint d'hypermétropie (supérieure à + 3 D.), ou d'astigmatisme. L'examen du fond de l'œil ne révèle aucune lésion maculaire ou papillaire ; il est en effet nécessaire d'établir une distinction entre l'amblyopie congénitale proprement dite et la diminution de l'acuité résultant d'une lésion maculaire congénitale.

L'acuité visuelle est réduite à 5/35 ou 5/50, plus rarement à un taux inférieur. Le champ visuel périphérique est normal, mais on trouve presque toujours un scotome central (Heine). La recherche de ce scotome est rendue plus difficile parce que l'œil amblyope a pris l'habitude de fixer par la région périmaculaire. Aussi faudra-t-il recourir, pour en déterminer la présence, à l'un des procédés que nous avons décrits pour la recherche des scotomes centraux.

Cette amblyopie congénitale ne subit aucune modification manifeste, même après correction du strabisme.

**Pathogénie.—** Nous ne sommes pas encore renseignés sur la nature. et le siège du trouble qui donne lieu à l'amblyopie congénitale. Son unilatéralité, l'arrêt de développement du globe (hypermétropie), le trouble moteur qui l'accompagne souvent, paraissent plaider en faveur d'une lésion exerçant son action entre le chiasma et le globe, mais dans l'état actuel de la question il n'est pas possible de préciser davantage. Cette amblyopie pouvant exister en l'absence du strabisme, prouve que la déviation n'est qu'un symptôme superposé et non la cause même de l'amblyopie. D'après ce que nous venons de dire, nous aurions dû décrire cette amblyopie dans le chapitre des affections du nerf optique, mais il s'agit, je le répète, de simples hypothèses.

**Traitement.** — Nous n'avons pas observé d'effets favorables des divers traitements préconisés, tels que le port du verre correcteur, l'emploi d'une louchette, la correction opératoire du strabisme, etc., lorsque le second œil a une bonne acuité visuelle.

## Amaurose congénitale

Certains enfants, dont les globes oculaires paraissent offrir un développement normal, présentent parfois une cécité complète ; elle se manifestera aux parents et à l'entourage par ce fait que le regard ne se dirige pas sur les objets brillants ou mobiles qui, dans les conditions normales, sollicitent la fixation.

Les réflexes pupillaires à la lumière peuvent être conservés, ce qui indique que, tout au moins dans ces cas, la lésion congénitale porte sur les centres corticaux de la vision ou sur les voies optiques allant de ces centres à la région pédonculaire.

## Cécité verbale congénitale

Il est un autre trouble, produit par une lésion congénitale partielle des centres corticaux : la cécité verbale congénitale. Son diagnostic est plus délicat et sa description de date récente (Hinshelwood).

Il s'agit de sujets d'ailleurs intelligents, mais qui présentent des difficultés particulières pour la lecture, alors que la réfraction et l'acuité visuelle sont normales. Cette difficulté de lecture des mots, en particulier des mots polysyllabiques, les met en retard dans leurs études. La lecture des chiffres peut être normale, ainsi que l'écriture sous dictée ou par copie.

Ces anormaux réussissent parfois à lire en épelant à haute ou basse voix les lettres qui composent le mot ou en les retraçant avec un doigt. Hinshelwood admet qu'il s'agit d'un trouble congénital du gyrus angulaire gauche, siège du centre de la mémoire visuelle des mots.

## Daltonisme

Le terme de daltonisme comprend tous les troubles de la perception colorée d'origine congénitale; il a son origine dans la dyschromatopsie congénitale dont était atteint le physicien anglais, Dalton, qui a donné de ce trouble la première description précise et complète.

Il y a des types très variés de daltonisme et des degrés dans l'altération de la perception colorée.

L'absence de toute perception colorée constitue l'*achromatopsie*. L'absence de perception de certaines couleurs porte le nom de *dyschromatopsie*.

**Achromatopsie.** — L'achromatopsie est relativement rare et s'accompagne habituellement d'une amblyopie assez marquée sans lésions des membranes profondes. Elle paraît un peu plus fréquente dans le sexe masculin et peut atteindre plusieurs membres de la même famille.

L'examen de la sensibilité chromatique montrera que le sujet est incapable de différencier les couleurs les unes des autres. Chaque couleur ne provoque que l'impression correspondante à sa clarté. Les couleurs voisines du rouge sont plus sombres que celles qui sont voisines du violet. Un rouge saturé correspondra à un gris très sombre. Le jaune vert donne l'impression la plus claire. Les limites du spectre sont les mêmes que dans l'œil normal et, n'était l'altération concomitante de l'acuité visuelle, les achromatopes auraient des sensations visuelles aussi délicates que celles des yeux normaux; on peut comparer leurs impressions visuelles à celle que donne à un œil normal une photographie orthochromatique.

L'acuité visuelle oscille entre 5/25 et 5/50. Il y a presque toujours de la photophobie et fréquemment du nystagmus.

Le champ visuel est habituellement d'étendue normale, mais il n'est pas rare de trouver un scotome central dans le cas où l'acuité visuelle est de 5/50.

**Dyschromatopsie.** — La dyschromatopsie est essentiellement caractérisée par l'impossibilité de reconnaître certaines couleurs ou certaines nuances de couleurs, alors que les autres sont perçues normalement. Cette altération de la perception colorée peut exister seule en l'absence de toute modification de l'acuité visuelle.

Le plus habituellement, le trouble de perception porte sur le rouge et le vert et, dans la pratique, c'est la dyschromatopsie pour ces couleurs qui seule offre de l'intérêt (signaux). Pour un dyschromatope de ce type, le rouge et le vert se ressemblent au point que la recherche des fraises devient très difficile, la fraise et son feuillage présentant à ses yeux la même coloration et ne différant que par des nuances de clarté. En général le rouge paraît plus foncé que le vert.

Si l'examen du spectre montre que ces sujets ont une sensibilité très faible pour le rouge, on les désigne du nom de *protanope* : ils sont atteints de cécité pour le rouge ou *anérythropsie* D'autres sujets placent la partie la plus sombre du spectre dans la zone verte, ce sont les *deutéranopes* ; on dit qu'ils sont atteints de cécité pour le vert ou d'*achloropsie*.

On ne connaît qu'un très petit nombre de cas de *tritanopes*. Cette catégorie de dyschromatopes comprend les sujets aveugles pour le bleu et le jaune et qui ne perçoivent par conséquent que le rouge et le vert.

Il nous reste à signaler une dernière catégorie de sujets atteints de troubles de la perception colorée : ce sont les *trichromates anormaux*, c'est-à-dire ceux qui perçoivent les différentes couleurs du spectre' mais n'en différencient pas toutes les nuances.

Pratiquement, les protanopes et deutéranopes seuls offrent un intérêt diagnostique.

**Etiologie.** — Tandis que le nombre des achromatopes est si limité que le chiffre des observations publiées n'atteint pas la cinquantaine, la fréquence de la dyschromatopsie est si grande que sur mille personnes examinées on trouve une trentaine de dyschromatopes (environ 20 deutéranopes pour 10 protanopes).

Le daltonisme est infiniment plus fréquent chez les hommes que chez les femmes. Il se transmettrait surtout par les femmes, ce qui fait que l'anomalie saute une génération. C'est là du moins un caractère très habituel, mais non absolu.

**Diagnostic.** — On ne confondra pas une dyschromatopsie ou une achromatopsie acquise avec un état congénital. Lorsque le trouble est acquis, comme dans la névrite nicotino-alcoolique (c'est le cas le plus souvent observé), l'examen montre l'existence d'un scotome central, l'intégrité relative du sens chromatique dans la périphérie du champ visuel et l'affaiblissement constant de l'acuité visuelle.

De même un examen complet de la fonction visuelle empêchera de confondre les troubles congénitaux avec l'achromatopsie de l'atrophie tabétique ou de l'hystérie.

*Traitement.* — Le trouble est définitif et échappe à toute rééducation. Quelques dyschromatopes réussissent néanmoins, en se basant sur les saturations des teintes, à différencier quelques couleurs, mais ils ne parviennent jamais à réassortir des teintes même très différentes sur une gamme de couleurs.

## II. — SYNDROMES CÉRÉBRAUX ORGANIQUES

Il importe, dans l'analyse des syndromes cérébraux visuels, d'avoir présents à l'esprit le trajet des fibres visuelles et leur rapport avec les rétines d'une part, et, d'autre part, avec les différents organes ou cordons nerveux qu'elles croisent ou accompagnent. C'est en effet de l'atteinte simultanée de ces autres organes ou cordons nerveux que l'on déduira le diagnostic de localisation de la lésion, deuxième étape qui pourra conduire au diagnostic étiologique.

Quelques schémas nous permettront de rappeler rapidement ces rapports.

Si l'on en excepte les régions maculaires (régions de la rétine correspondant à l'extrémité postérieure de l'axe optique et au siège de la vision des détails) qui donnent naissance à des fibres ayant une disposition spéciale sur laquelle nous reviendrons, les fibres visuelles nées dans la région gauche de chaque rétine vont aboutir à l'hémisphère gauche tandis que les fibres visuelles nées dans les régions droites se rendent à l'hémisphère droit (fig. 388). La ligne qui sépare les deux régions de la rétine se trouve dans le plan vertical passant par la macula. On peut donc décrire dans chaque nerf optique trois faisceaux : celui des fibres visuelles de la région gauche de la rétine correspondante, celui des fibres de la région droite et le faisceau maculaire.

Au niveau du chiasma, nous voyons le faisceau venant de la région gauche de la rétine de l'œil gauche continuer directement son trajet en arrière dans la bandelette optique gauche, alors que le faisceau venant de la région droite du même œil traverse le chiasma obliquement, pour gagner la bandelette optique droite. C'est l'inverse de ce qui se produit pour les faisceaux venus de l'œil droit.

Quant au faisceau maculaire de l'œil gauche, la moitié de ses fibres provenant de toute la région maculaire, continuent leur trajet direct dans la bandelette du même côté alors que celles de l'autre moitié traversent le chiasma pour gagner la bandelette opposée ; les fibres du faisceau maculaire droit font de leur côté un trajet semblable (fig. 390).

Le résultat de ces *décussations* partielles, c'est que chaque bandelette optique contient toutes les fibres visuelles des régions latérales de même nom des deux

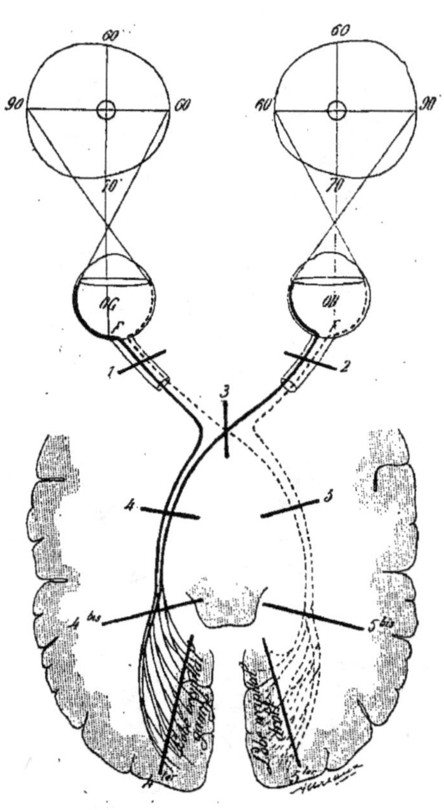

Fig. 388. — Trajet des fibres et radiations optiques, de la rétine (région maculaire exceptée) au centre visuel (circonvolution de la face interne du lobe occipital). Au haut de la figure se trouve indiquée la projection des champs visuels normaux. — Les lésions correspondant au siège des traits numérotés de 1 à 5 *ter* donnent lieu aux modifications du champ visuel indiquées, fig. 389.

rétines et la moitié de toutes les fibres maculaires de chaque œil.

Cette disposition se retrouve encore la même au niveau des corps genouillés, puis au niveau des radiations optiques dans leur trajet en arrière de la capsule interne et jusqu'au niveau des lobes occipitaux, à la face interne desquels se terminent ces radiations. C'est, en effet, au niveau du cunéus, des lobes lingual et fusiforme que siège le centre cortical de la vision (voir fig. 394).

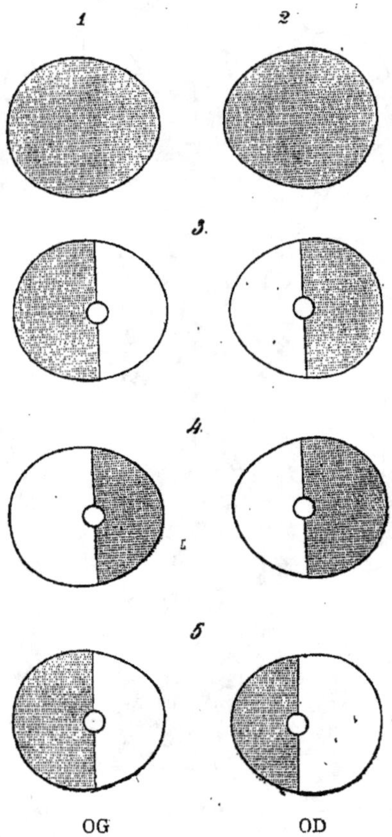

Rappelons aussi que les fibres visuelles affectent des rapports directs de contiguïté avec les fibres pupillaires centripètes : en effet l'expérience a montré que ces fibres pupillaires, dont l'excitation par la lumière donne lieu à une contraction irienne, subissent la semi-décussation et paraissent contiguës aux fibres visuelles des moitiés correspondantes de chaque rétine ; au niveau des corps genouillés elles perdent contact avec les fibres visuelles pour gagner le voisinage du noyau de l'oculo-moteur commun, d'où partent les fibres pupillaires centrifuges.

Nous connaissons le syndrome réalisé par les lésions du nerf optique (cécité complète du côté correspondant et perte du réflexe pupillaire à la lumière) ; nous allons indiquer tout d'abord le syndrome produit par les lésions du chiasma, nous étudierons ensuite les syndromes causés par des altérations des bandelettes, des radiations optiques et des centres visuels.

Fig. 389. — Modifications du champ visuel produites par des lésions atteignant les fibres visuelles en 1, 2, 3, 4 ou 4 *bis* et 5 ou 5 *bis* (voir fig. 388). — 1 et 2 = cécité ; 3 = hémianopsie bitemporale ; 4 = hémianopsie homonyme droite ; 5 = hémianopsie homonyme gauche.

## Syndrome chiasmatique. Hémianopsie hétéronyme

En raison de la décussation partielle des fibres visuelles au niveau du chiasma, les lésions de cet organe se traduisent par des troubles caractéristiques portant surtout sur les champs visuels qui subissent des rétrécissements particuliers (voir fig. 389, n° 3.)

Bien que la topographie de ces rétrécissements ne corresponde que rarement au type parfait du rétrécissement hémiopique, on a l'habitude de les décrire sous le nom d'*hémianopsie hétéronyme*. On constate en effet dans chaque champ visuel l'absence de perception dans une moitié de nom différent : moitié gauche pour l'œil gauche, moitié droite pour l'œil droit ou inversement. L'hémianopsie hétéronyme (opposée à l'hémianopsie homonyme que nous décrirons plus loin) peut être *bitemporale* lorsque le trouble porte sur les moitiés temporales, ou *binasale* lorsque les deux moitiés nasales des champs visuels sont altérées.

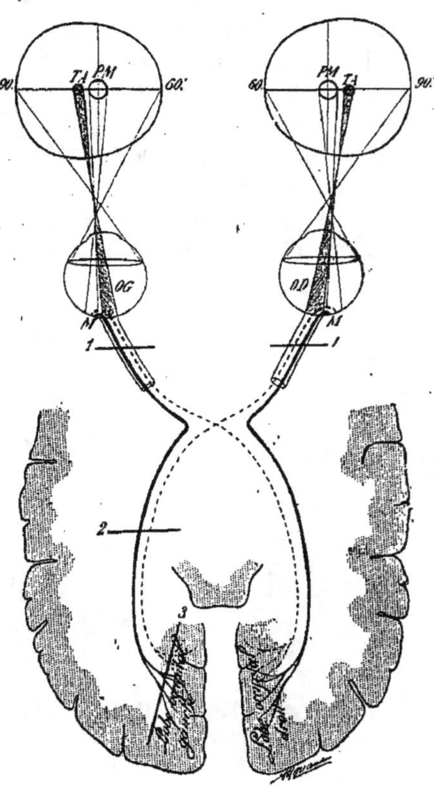

Fig. 390. — Trajet des fibres et radiations optiques, de la région maculaire au centre visuel. Au haut de la figure se trouve la projection de la papille (*TA*, tache aveugle) et de la région maculaire (*PM*, projection maculaire). Les lésions du faisceau maculaire correspondant au siège des traits 1 donnent lieu aux modifications du champ visuel indiquées sur la fig. 391. Les lésions situées en 2 ou en 3 n'entraînent aucune modification de la vision maculaire.

Dans l'*hémianopsie bitemporale*, qui est d'observation plus commune, il est rare que la ligne de démarcation entre le champ visuel aboli et la zone conservée présente une verticalité parfaite.

L'éclairage de la moitié rétinienne anesthésiée ne devrait théoriquement pas provoquer de contraction pupillaire. Nous savons combien la recherche de cette réaction hémiopique est difficile.

Il est fréquent de constater, en dehors de l'hémianopsie, un trouble très accusé de l'acuité visuelle, car il est exceptionnel que les lésions chiasmatiques se limitent à la portion médiane et réalisent une section antéro-postérieure idéale. Ce trouble dépend des lésions du chiasma et des nerfs optiques ou de la névrite optique œdémateuse, secondaire aux lésions basilaires.

***Étiologie.*** — Le syndrome chiasmatique avec *hémianopsie bitemporale* peut être la conséquence d'une fracture de la base du crâne, d'un anévrisme basilaire, de l'hypertrophie ou d'une tumeur de la glande pituitaire. Dans les affections de cette glande il se produit presque toujours d'autres modifications du côté du squelette ou des téguments. Suivant leur type, ces troubles sont décrits sous les noms d'acromégalie, de gigantisme ou de syndrome adiposo-génito-hypophysaire. L'acromégalie est caractérisée par le développement exagéré des extrémités des membres et du squelette facial : le gigantisme se traduit par une taille démesurée

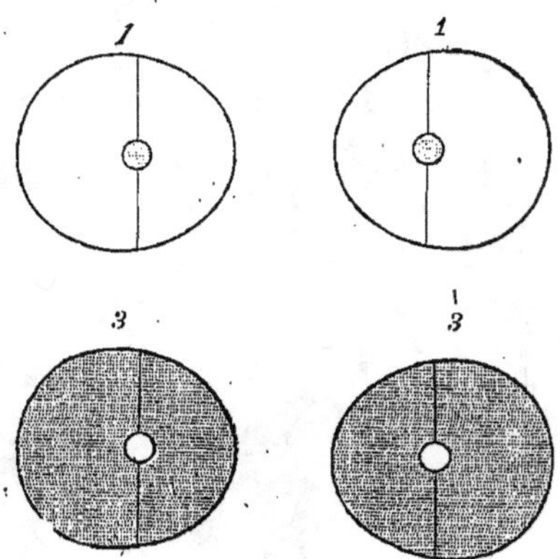

Fig. 391. — Modifications produites dans le champ visuel par la lésion des fibres maculaires au niveau du nerf optique (scotomes centraux : voir fig. 390 : lésion 1, 1). La destruction partielle des deux centres occipitaux (fig. 388 : lésions 4 *ter* et 5 *ter*) donne parfois lieu à une modification inverse (double hémianopsie avec conservation de la vision maculaire 3, 3).

avec ou sans symptômes acromégaliques ; quant au syndrome adiposo-génito-hypophysaire (Froelich), il est reconnaissable au développement exagéré du tissu adipeux, notamment au niveau du cou et de l'abdomen, à des troubles du côté de l'appareil génital (développement incomplet des testicules, troubles de la menstruation, stérilité, etc.), et souvent aussi à des modifications de la peau, des poils et du tissu cellulaire sous-cutané, assez semblables au myxœdème. Quel que soit l'aspect clinique sous lequel le malade se présente, il sera toujours indispensable de faire faire une radiographie du crâne, de profil, qui permettra de se rendre compte de la dimension de la selle turcique.

On observe encore l'hémianopsie hétéronyme dans certaines lésions gommeuses syphilitiques de la base du crâne. Sous le nom d'hémianopsie bitemporale oscillante, Oppenheim a décrit des cas de cette nature où le rétrécissement hémianopsique subissait des variations d'un examen à l'autre.

Quant à *l'hémianopsie binasale*, beaucoup plus rare, on a pu la rattacher dans un cas à l'athérome du cercle de Willis et des deux artères communicantes postérieures, dans un autre cas à un processus méningitique.

## Hémianopsie homonyme

Les lésions du chiasma peuvent seules réaliser une hémianopsie hétéronyme ; l'hémianopsie homonyme a, par contre, une signifi-

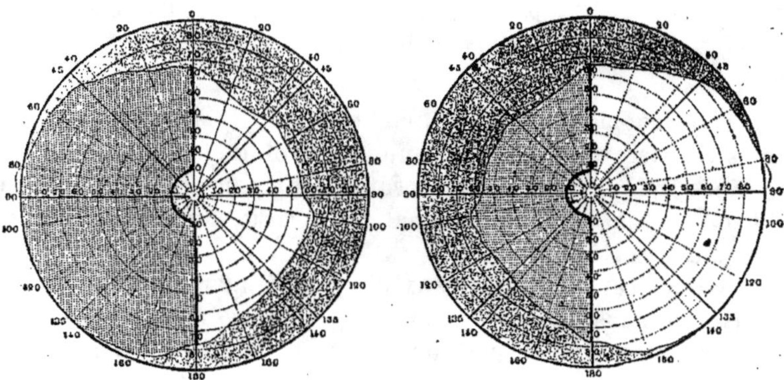

Fig. 392. — Schéma du champ visuel dans un cas d'hémianopsie homonyme gauche totale.

cation beaucoup moins étroite, car elle peut être réalisée par toute interruption des fibres visuelles, siégeant entre le chiasma et le centre visuel cortical, ou par toute lésion de ce centre.

**Symptômes.** — Un très grand nombre de malades ne se rendent pas compte du trouble dont ils sont atteints. D'autres éprouvent une gêne visuelle qu'ils localisent dans un seul œil (celui dont la moitié temporale du champ visuel est absente). Un nombre restreint de sujets indiquent la limitation de leur champ visuel ; ce sont ceux qui ont remarqué qu'en fixant une personne ils n'en aperçoivent que la figure et la moitié du corps. Dans tous les cas, l'hémianopsie est un symptôme à rechercher par un examen périmétrique ; si l'emploi du périmètre est rendu difficile par l'exis-

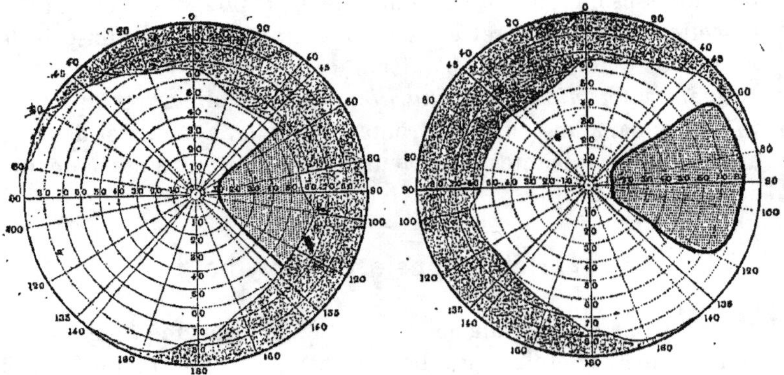

Fig. 393. — Schéma du champ visuel dans un cas d'hémianopsie homonyme droite en secteur.

tence de troubles du langage, on aura recours à une exploration plus grossière avec la main ou un index volumineux.

Nous indiquerons tout d'abord les symptômes périmétriques de l'hémianopsie avant d'en signaler les caractères évolutifs et les troubles associés.

Les deux caractères généraux de toute hémianopsie homonyme consistent dans l'intégrité relative du territoire visuel central correspondant au centre maculaire et dans le fait que l'altération fonctionnelle de chaque champ visuel atteint les moitiés de même nom.

On distingue trois types d'hémianopsie homonyme : l'hémianopsie typique, l'hémianopsie en secteur et l'hémianopsie en scotome.

Dans l'*hémianopsie typique* la projection du champ visuel est semblable à la figure 392, la limite du champ conservé correspond plus ou moins exactement à la ligne verticale passant par le point de fixation mais, parvenue à 5° ou 10° au-dessus et au-dessous de ce point, elle décrit une courbe dont le sommet est à 5° ou 10° environ du côté temporal. L'hémianopsie totale peut être complète ou relative : l'absence de perception dans la moitié du champ visuel peut être étendue aux index blancs et colorés ou être limitée à certaines couleurs (hémiachromatopsie) : leur signification est la même.

Dans l'*hémianopsie en secteur* ou en quadrant, la lacune du champ visuel se présente, en projection, sous forme d'un triangle dont la base tournée vers la périphérie correspond souvent à la limite du champ visuel, et dont le sommet tronqué n'est séparé du point de fixation que par la zone maculaire toujours intacte (voir fig. 393).

L'*hémianopsie en scotome* est caractérisée par la présence de scotomes paracentraux correspondant à tout ou partie de la moitié droite ou gauche de la projection maculaire (scotomes hémiopiques). Bien que l'acuité visuelle soit normale, la lecture des mots peut être rendue très difficile.

En dehors du trouble fonctionnel, l'hémianopsie ne se traduit par aucun autre signe oculaire. Les membranes profondes sont intactes. La réaction hémiopique de la pupille devrait théoriquement permettre de différencier les hémianopsies homonymes de siège basilaire (par lésion des bandelettes) des hémianopsies par lésions hémisphériques, mais ce symptôme est malheureusement trop inconstant.

**Diagnostic.** — Le diagnostic de l'hémianopsie en elle-même n'offre pas de difficultés, à la condition d'y penser. Dans la migraine ophtalmique, il se produit parfois une hémianopsie dont le caractère principal est d'être transitoire.

Le diagnostic de siège et de cause de la lésion produisant l'hémianopsie ne sera, par contre, pas toujours possible. Le *début* de l'hémianopsie peut fournir quelques indications. L'absence de signes tranchés et de troubles cérébraux associés fera penser à une lésion vasculaire circonscrite de la face interne du lobe occipital et produisant un foyer de ramollissement. Dans d'autres cas, au contraire, le début est marqué par un ictus apoplectique. C'est fréquemment le cas lorsque l'hémianopsie est produite par une hémorragie.

Exceptionnellement, le début coïncide avec une intoxication

oxycarbonée, avec un traumatisme ou avec une affection fébrile, et il semble probable que la lésion siège alors dans le centre cortical.

En dehors des caractères du début, les symptômes cérébraux associés peuvent fournir des éléments de différenciation. L'existence d'une *aphasie sensorielle* (surdité et cécité verbale) ou d'une *cécité verbale pure*, qui ne s'observent qu'avec une hémianopsie droite, indiquent toujours une lésion des radiations optiques du pli courbe.

L'*hémiplégie* ou les *monoplégies* de même nom que l'hémianopsie peuvent n'exister qu'au début ou persister indéfiniment. Elles correspondent généralement à des lésions vasculaires dans le domaine de l'artère sylvienne. Il n'est pas rare d'observer des *troubles pupillaires* (inégalité de diamètres, signe d'Argyll-Robertson). Ces troubles sont sous la dépendance de la syphilis, qui est également la cause fréquente des lésions vasculaires ayant provoqué l'hémianopsie.

Il est le plus souvent impossible, en l'absence de ces symptômes associés indiquant des lésions corticales ou sous-corticales, de décider s'il s'agit d'une lésion du centre ou des bandelettes. S'il s'agit d'hémianopsie en secteur, on admettra avec vraisemblance une lésion du centre visuel occipital.

*Évolution*. — L'hémianopsie homonyme est dans le plus grand nombre des cas un trouble définitif non susceptible d'amélioration. On voit quelquefois l'hémianopsie en secteur succéder à une hémianopsie complète et parfois le champ visuel redevenir normal.

*Traitement*. — Le traitement n'offre quelques chances de succès que s'il s'agit de lésions méningées ou vasculaires syphilitiques.

## Hémianopsie homonyme double. Cécité corticale

Si les lésions unilatérales qui ont donné lieu à l'hémianopsie homonyme se reproduisent dans l'hémisphère opposé, on verra s'établir un trouble visuel beaucoup plus considérable. Suivant la persistance ou non de la vision maculaire, le trouble portera le nom d'hémianopsie homonyme double ou de cécité corticale.

*Symptômes*. — Il est exceptionnel que les lésions soient d'emblée bilatérales. Le plus souvent, une hémianopsie homonyme a précédé de quelques semaines ou de quelques mois la perte complète de la vision qui caractérise la cécité corticale.

Cette cécité complète peut persister indéfiniment (c'est la cécité
corticale typique) ou disparaître après quelques jours ; la vision
se rétablira dans une zone centrale très limitée (c'est alors l'hémianopsie homonyme double). Dans ce dernier cas, l'étendue du
champ visuel central varie de 2º à 5º, mais l'acuité visuelle peut
être presque normale. La gêne visuelle résultant de l'exiguïté du
champ visuel est néanmoins toujours très marquée. Les réflexes
pupillaires photomoteurs sont normaux, même lorsque la cécité

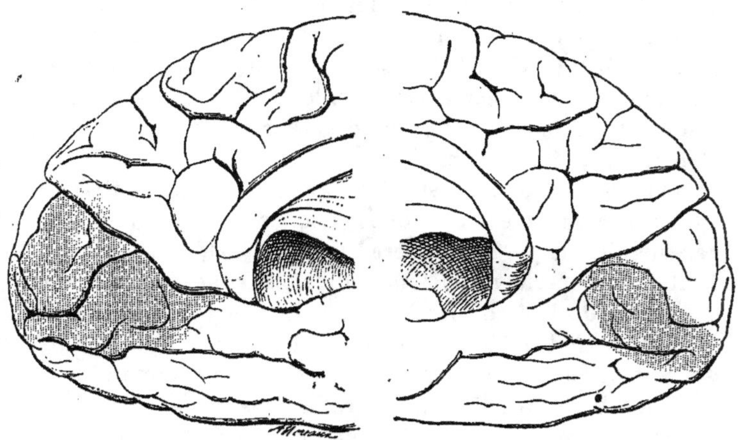

Fig. 394. — Lésions occipitales dans un cas de cécité corticale (Werhli).
Face interne de la moitié postérieure de chaque hémisphère. La
zone ombrée correspond aux lésions ; à gauche, elle atteint le cuneus
et le lobule lingual ; à droite, le lobule lingual seul.

est complète, si l'on excepte les cas où la syphilis a produit l'immobilité pupillaire. On constate très souvent, en même temps que
l'hémianopsie double ou la cécité corticale, un trouble très accusé
de l'orientation.

Le pronostic de ces troubles est grave, car il est exceptionnel
que les malades survivent plus d'un an ou deux et que de nouvelles lésions cérébrales ne provoquent la mort.

L'hémianopsie double et la cécité corticale indiquent toujours
une lésion bilatérale. La figure 394 montre l'emplacement de
foyers de ramollissement dans un cas de cécité corticale.

## Aphasie sensorielle et cécité verbale pure

La cécité verbale est un trouble du langage qui a pour effet de rendre la lecture des mots impossible. Beaucoup de malades atteints de ce trouble viennent consulter l'oculiste parce qu'ils supposent que leur gêne fonctionnelle est d'origine oculaire.

Dans l'acte de la lecture, on peut reconnaître deux phénomènes superposés : d'une part, la vision de traits, pouvant être perçus en tant que dessin linéaire sans éveiller d'idée particulière ; d'autre part, l'évocation, par la vision des lettres constituant un mot, de l'objet désigné par ce mot.

Nous savons que le siège de perception des lettres en tant qu'image visuelle est situé dans le cortex, à la face interne et postérieure de chaque hémisphère. D'autre part, le centre de représentation mentale visuelle des idées est situé dans le lobule du pli courbe de l'hémisphère gauche. La destruction de ce centre entraînera un trouble du langage auquel on donne le nom d'aphasie sensorielle et qui comprend, entre autres symptômes, la cécité verbale. La destruction des fibres réunissant les centres visuels occipitaux avec le lobule du pli courbe de l'hémisphère gauche donnera, par contre, naissance à la cécité verbale pure (Déjerine).

*Symptômes.* — Le début du trouble est toujours assez brusque et peut être accompagné d'ictus et de phénomènes paralytiques. Aussitôt les phénomènes généraux atténués, l'impossibilité complète de la lecture attirera l'attention du malade.

Dans la *cécité verbale pure*, la compréhension de la lecture fait seule défaut. Le malade est dans l'impossibilité de lire, les mots écrits n'ont pour lui aucun sens. Cette *alexie* peut être telle que le sujet ne reconnaît pas une seule lettre (cécité littérale) ou bien il les reconnaît mais ne peut les mettre en syllabes (asyllabie) ou en mots (cécité verbale). Parfois en suivant du doigt le contour des lettres il arrive à en saisir la signification. Le malade écrit spontanément ou sous la dictée d'une manière normale, le langage intérieur étant conservé ; mais il ne peut se relire, il ne comprend pas le sens des mots. Il n'y a pas de trouble de la parole spontanée, l'acuité visuelle est normale, l'hémianopsie homonyme droite presque constante.

Le trouble de perception peut encore porter uniquement sur les chiffres ou sur la musique : le sujet est incapable de déchiffrer (alexie musicale).

La cécité verbale est le plus souvent associée à la surdité verbale, caractérisée par ce fait que le malade ne comprend pas la signifi- cation des mots prononcés devant lui. Les deux troubles forment *l'aphasie sensorielle* de Wernicke qui admet comme constante leur réunion.

Un autre trouble à rapprocher du précédent est la *dyslexie* : un sujet commence à lire puis au-bout de 4 ou 5 mots ne comprend plus le sens de ce qu'il lit. Après un peu de repos il peut repren- dre sa lecture et le trouble reparaît. Cette alexie transitoire dépend d'une fatigue rapide du centre des images visuelles des mots, d'une sorte de claudication intermittente du pli courbe.

Il ne faut pas confondre ces troubles sensoriels avec la *cécité psychique*, trouble d'association entre les différentes notions four- nies par le sens de la vue : le sujet qui perçoit les objets ne peut les reconnaître. Il est désorienté, incapable de se diriger. Dans *l'aphasie optique* (de Freund) qui s'y rattache, le sujet reconnaît un objet, ses propriétés, mais ne peut le nommer en le voyant : il le nomme s'il le flaire ou le palpe ; l'image visuelle de l'objet ne peut réveiller l'image motrice d'articulation correspondante.

## Lésions traumatiques de la sphère visuelle

La fréquence des traumatismes occipitaux au cours de la der- nière guerre a permis l'étude approfondie des troubles hémianop- siques traumatiques ; ceux-ci ont présenté une variété plus grande de types que celle que l'on observe dans les hémianopsies par lésions vasculaires ou méningées : en effet, à la suite de contusion, de fracture du crâne avec ou sans pénétration de projectile, les deux lobes peuvent être atteints simultanément et le projectile peut n'avoir lésé qu'une partie restreinte du centre visuel cor- tical.

En général, le trouble visuel qui suit immédiatement le trau- matisme est intense, la cécité est parfois absolue, puis quelques semaines à quelques mois plus tard les troubles rétrocèdent et se bornent à un déficit fonctionnel qui affecte des types variables.

L'hémianopsie homonyme typique se rencontre avec limite verticale, passant souvent à 5° ou 10° du point de fixation. Ordinairement la région maculaire n'est pas intéressée. Mais dans certains cas, le relevé du champ visuel par la méthode de Haïtz montre un empiètement maculaire se rapprochant plus ou moins, parfois à 1°, de la zone de fixation centrale. L'acuité visuelle de cette zone étant respectée, reste normale, ainsi que la fusion stéréoscopique et la vision diploscopique.

Dans l'hémianopsie homonyme en secteur, le champ visuel offre dans les moitiés homonymes une aire plus ou moins triangulaire correspondant au secteur latéral supérieur ou inférieur. La pointe du secteur peut se rapprocher du centre de fixation et la région maculaire participe plus ou moins à l'anesthésie rétinienne. La variété inférieure est plus fréquente que la supérieure.

On peut avoir une hémianopsie inférieure homonyme double, sans participation maculaire.

Les scotomes hémianopsiques, très fréquents dans les traumatismes occipitaux, passent souvent inaperçus du blessé. Dans le type médian, le scotome dont le diamètre horizontal mesure de 5 à 20° occupe de chaque côté du plan horizontal une étendue semblable ; dans le type en secteur, le scotome à peu près triangulaire occupe la zone comprise entre le plan horizontal et le plan vertical ; le scotome hémianopsique en double secteur intéresse les secteurs inférieurs et offre une disposition plus ou moins symétrique de chaque côté du plan vertical passant par le point de fixation. Dans ces trois types il peut ou non y avoir empiètement maculaire.

L'hémianopsie homonyme avec scotome hémianopsique du côté opposé correspond à des lésions des deux hémisphères occipitaux. L'empiètement maculaire, quand il existe, s'observe surtout du côté de l'hémianopsie.

La juxtaposition des deux scotomes hémianopsiques médians droit et gauche donne lieu à un type décrit sous le nom de scotome annulaire hémianopsique.

Une hémianopsie homonyme avec scotomes centraux intéressant la totalité de la région maculaire (V = 1/50, 1/100) est beaucoup plus rare, ainsi que la cécité complète et persistante par lésions occipitales traumatiques.

*Lésions*. — Les lésions causales de ces troubles sont soit le résultat de contusions avec enfoncement de la paroi crânienne ou embarrure, c'est-à-dire lésions de la table externe seule, soit le résultat d'une fracture avec ou sans éclat ayant lésé directement le tissu nerveux. Quel que soit le mécanisme, les désordres encéphaliques prédominants consistent en hémorragies : il y a lieu de distinguer les hémorragies infiltrant la substance nerveuse, des hématomes développés au niveau des méninges. Outre les corps étrangers (projectiles) il faut tenir compte des esquilles osseuses qui souvent pénètrent la substance nerveuse.

**Diagnostic.** — L'examen radioscopique et radiographique est toujours indispensable.

**Traitement.** — Dans les cas de contusion crânienne, sans enfoncement manifeste, il ne sera pas toujours indispensable de recourir à la trépanation, l'expérience ayant montré que celle-ci n'a pas d'action sur les lésions d'hémorragies diffuses de la substance nerveuse qui sont, dans ces cas, la cause des troubles du fonctionnement des centres visuels.

En cas de fracture, par contre, la trépanation s'impose, d'une part pour nettoyer le foyer de fracture, en deuxième lieu pour enlever les esquilles et, dans certains cas même, pour évacuer un hématome. Cette intervention assurera l'évolution plus régulière de la plaie, pourra prévenir certaines complications secondaires (abcès cérébral, phénomènes irritatifs liés à la présence d'esquilles, etc.), mais elle sera le plus souvent sans aucune action sur le déficit visuel.


## III. — SYNDROMES CÉRÉBRAUX FONCTIONNELS


Dans le chapitre précédent, nous avons étudié des syndromes réalisés par des lésions destructives macroscopiques. Nous groupons ici des troubles fonctionnels dont la nature n'est pas encore déterminée, mais dont le siège central est vraisemblable (migraine ophtalmique, neurasthénie et hystérie oculaire).


## Migraine ophtalmique. Amblyopie transitoire. Scotome scintillant


Il s'agit de troubles visuels survenant brusquement dans les deux yeux, et s'accompagnant ou non de phénomènes douloureux du type migraineux. Leur évolution est toujours de courte durée (amblyopie transitoire). Ils peuvent se traduire par des phénomènes lumineux (scotome scintillant).

**Symptômes.** — La migraine ophtalmique s'observe surtout à partir de l'adolescence. Les premiers accès impressionnent toujours fortement les sujets qui en sont atteints, aussi importe-t-il de savoir les reconnaître.

L'accès débute dans le cours de la journée par une impression visuelle mal définie qui revêt les formes les plus diverses : sensations de buée, de vapeur interposée entre l'œil et les objets occupant la périphérie du champ visuel, ou se rapprochant du point de fixation. C'est souvent aussi une tache sombre au centre et dont les contours plus ou moins lumineux, et présentant les couleurs du spectre, font des angles saillants et rentrants que l'on a comparés aux fortifications à la Vauban (fig. 395). La tache sombre, située un peu latéralement par rapport au point de fixation, augmente peu à peu

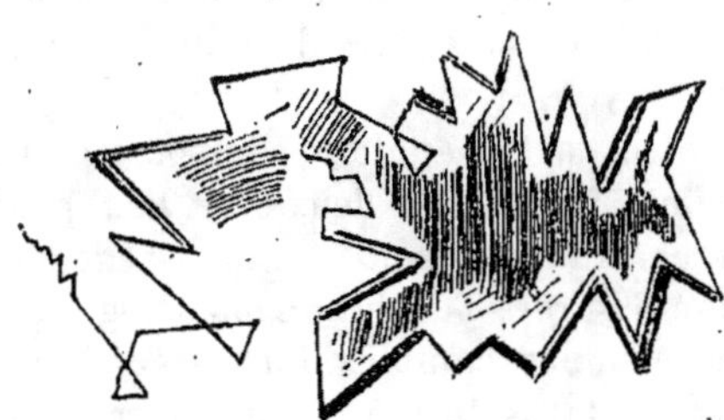

Fig. 395. — Aspect du scotome scintillant figuré par un malade.

d'étendue, et le contour paraît animé de vibrations ; certains malades parlent d'un serpent de feu.

D'autres fois, c'est par une absence de perception visuelle dans une moitié du champ visuel que se manifeste l'amblyopie transitoire.

Pendant l'accès, l'examen du fond de l'œil ne révèle aucune altération. L'examen périmétrique montre que les scotomes, ou l'hémianopsie partielle, présentent toujours le type homonyme, c'est-à-dire intéressent les moitiés de même nom des champs visuels.

Quelle que soit la nature du trouble visuel, qui peut d'ailleurs changer de caractère dans les accès successifs, l'accès d'amblyopie est toujours d'assez courte durée et dépasse rarement une demi-heure à deux heures. Il peut s'accompagner d'un léger état vertigineux.

La fin du trouble visuel peut marquer la fin de l'accès, mais celui-ci se complète souvent par l'apparition de la céphalée ou par d'autres troubles cérébraux.

La céphalée est fronto-occipitale et siège habituellement du côté opposé au trouble visuel. Elle dure, en général, beaucoup plus longtemps et peut s'accompagner comme une forte migraine de pâleur, de nausées, de vomissemeuts, d'un état vertigineux. Il n'est pas rare qu'elle se prolonge pendant un jour ou deux.

On a décrit sous le nom de *migraine ophtalmique accompagnée* (Charcot), les cas où l'accès d'amblyopie s'accompagne de troubles moteurs de l'articulation des mots ou des membres (dysarthrie, hémiparésie, etc.).

La répétition des accès est des plus variables : certains sujets n'en ont qu'un à deux par an; d'autres en ont plusieurs par mois.

Les accès sont souvent provoqués par les veilles, par un trouble digestif, par un travail inaccoutumé.

**Diagnostic.** — L'étiologie de la migraine ophtalmique n'est pas encore établie. On l'a souvent décrite comme un symptôme précurseur du tabes et de la paralysie générale. Mais la fréquence de ce syndrome est telle qu'il n'y a aucune déduction à tirer du fait qu'on l'a rencontré chez des sujets atteints dans la suite de manifestations cérébro-spinales.

Il importe, par contre, de différencier de la migraine ophtalmique ordinaire, des troubles analogues qui surviennent chez des syphilitiques et précèdent ou non des phénomènes convulsifs.

L'amblyopie transitoire s'accompagne alors d'une sensation de fourmillement dans un bras, de troubles de l'articulation ou des différents caractères de l'épilepsie sensorielle. La différenciation est d'autant plus importante que, dans ces cas, la guérison peut être obtenue par un traitement mercuriel.

Chez les blessés de la région occipitale, dont le nombre fut si grand au cours de la dernière guerre, nous avons eu assez fréquemment l'occasion de relever, même plusieurs années après la blessure l'apparition de troubles semblables. Chez l'un d'eux l'hémianopsie qui était limitée à un petit scotome hémianopsique redevenait temporairement une hémianopsie complète à la suite des accès amblyopiques dont il fut atteint.

**Traitement.** — L'accès d'amblyopie n'est que rarement influencé par le traitement immédiat : on a conseillé le décubitus horizontal, le massage de la région frontale, l'absorption d'infusions chaudes. Le repos et la chaleur constituent en général les meilleurs calmants.

L'hygiène générale, l'exercice physique seront préconisés en tant que moyens préventifs. On supprimera les causes d'intoxication (alcool, tabac, etc.), et on combattra les troubles digestifs, la constipation.

Si les accès sont très rapprochés, on pourra recourir à la médication bromurée (2 à 3 grammes par jour de bromure de potassium dans du sirop d'écorces d'oranges).

## Neurasthénie oculaire

On décrit souvent, sous le nom d'asthénopie nerveuse, les troubles que nous grouperons dans ce chapitre, et qui rentrent dans la catégorie des troubles fonctionnels sans lésions organiques.

Nous écartons donc de ce chapitre les manifestations asthénopiques liées à l'astigmatisme, à la fatigue accommodative par déficit accommodatif, etc., tout en rappelant que la gène produite par ces troubles acquerra, chez un neurasthénique, une importance qu'elle n'aura jamais chez un sujet normal.

*Symptômes.* — Les troubles qui traduisent la neurasthénie oculaire présentent une variété telle qu'ils ne peuvent être l'objet d'une description complète ; leur caractère dominant consiste dans l'absence de lésions et de troubles objectifs perceptibles, à l'exception des cas où la neurasthénie oculaire se développe chez un sujet porteur de lésions oculaires qu'elle vient alors compliquer.

Ce sont donc les troubles ressentis par le malade et décrits longuement par lui qui constituent les symptômes de la neurasthénie oculaire. On peut les répartir en deux groupes principaux : les symptômes douloureux, les symptômes de fatigue.

Les symptômes douloureux échappent à toute définition précise ; c'est tantôt une pesanteur palpébrale, une douleur sourde oculaire ou orbitaire, une barre frontale, une névralgie sus-orbitaire sans point douloureux à la pression au niveau de l'émergence du nerf sus-orbitaire ; tantôt enfin, ce sont des céphalées fronto-occipitales que le malade éprouve au moindre effort visuel. Il n'est pas rare que le malade se plaigne d'une vive sensibilité à la lumière, d'une sensation pénible d'irritation palpébrale ou de cuisson.

Les symptômes de fatigue atteignent les différentes fonctions mises en jeu par l'acte visuel. Parmi les plus fréquemment touchées, il faut citer tout d'abord la fonction musculaire de convergence et d'accommodation.

Le sujet se plaint de ne pouvoir se livrer à une lecture attentive ou à une fixation prolongée, sans que les lettres ou les objets ne lui semblent se dédoubler, entraînant un malaise qui l'oblige à suspendre tout effort visuel.

Ce trouble se produit d'emblée, après quelques secondes, contrairement à ce qui se passe chez les sujets dont l'asthénopie est liée à l'hypermétropie ou à la presbytie. Chez ces derniers, la gêne n'apparaît qu'après une demi-heure ou une heure.

La mesure de l'accommodation et de la convergence peut donner des résultats normaux, mais on note fréquemment des modifications assez particulières.

On a décrit autrefois sous le nom d'insuffisance des droits internes, ce qui est en réalité une insuffisance relative de l'innervation de convergence. Stevens et, après lui, nombre d'ophtalmologistes américains, ont attaché une importance considérable aux variations de l'équilibre musculaire des globes oculaires, si fréquentes chez les neurasthéniques. Ils ont créé autant de troubles qu'il y a de déviations latentes possibles (hétérophorie).

L'orthophorie correspond à l'état normal. Dans l'exophorie les axes visuels tendent à diverger ; c'est le contraire qui se produit dans l'ésophorie. Enfin, dans l'hyperphorie, l'une des lignes visuelles tend à se porter sur un plan plus élevé que l'autre.

Pour se rendre compte de l'insuffisance de convergence, on peut se servir d'un prisme de 10° à base supérieure ou inférieure placé devant l'un des yeux. On engage l'observé à fixer un point noir tracé au milieu d'une ligne verticale. Le point est vu double grâce au prisme. Si la convergence est normale, la deuxième image correspondra à la ligne verticale au-dessus et au-dessous de l'autre image. S'il y a insuffisance de convergence, les deux images ne se trouveront plus dans le même plan vertical.

On peut aussi se servir de la baguette de Maddox. C'est un petit cylindre de verre fixé sur un disque opaque percé d'une fente et pouvant se placer comme un verre dans la monture d'essai. La flamme d'une bougie vue au travers de cet appareil disposé horizontalement apparaît sous forme d'une étroite ligne verticale. La position de ce trait lumineux, par rapport à l'image vue par l'autre œil, permet de se rendre compte de l'équilibre neuro-musculaire des yeux.

Dans les conditions normales de fixation, il se produit un état de contraction des différents muscles oculaires, et il n'est pas rare de rencontrer des faits où la fatigue musculaire se produit dans les mêmes conditions, que l'objet fixé soit très éloigné ou très rapproché.

Certains malades paraissent surtout affectés par un état de fatigue du releveur palpébral. Ils ont dès le réveil la sensation qu'on éprouve lorsqu'on a un besoin impérieux de sommeil.

Ces symptômes oculaires peuvent constituer la totalité des manifestations cliniques d'un neurasthénique. Fort souvent, ils alternent avec d'autres manifestations générales ou locales.

L'évolution de ces différents troubles est toujours très lente, et il se passe des mois ou des années avant que le malade soit à même de reprendre ses occupations régulières.

**Etiologie.** — La neurasthénie oculaire s'observe surtout à partir de l'adolescence ; elle est plus fréquente chez les oisifs et dans le sexe féminin. Elle peut apparaître aussi à la suite d'épreuves morales, de craintes, d'un surmenage intellectuel, de préoccupations financières. Il n'est pas rare qu'un traumatisme oculaire ou général, même bénin, ait été la cause provocatrice de l'accès de neurasthénie oculaire.

**Diagnostic.** — Un examen approfondi, tant au point de vue oculaire qu'au point de vue général, sera toujours indispensable, d'autant qu'il donnera au malade confiance en son médecin et permettra à ce dernier de formuler un diagnostic certain, en éliminant les lésions organiques susceptibles d'entraîner des troubles analogues.

**Pronostic.** — L'évolution de la neurasthénie oculaire est toujours favorable, quelle qu'ait été la durée de l'accès. Les symptômes douloureux et de fatigue disparaissent à un moment donné en ne laissant après eux aucune lésion organique.

**Traitement.** — Le traitement de la neurasthénie oculaire sera celui de la neurasthénie en général ; il comprendra une hygiène physique et morale : occupations régulières et limitées, distractions, isolement dans les cas plus graves : hydrothérapie, hygiène gastro-intestinale, etc.

Au point de vue oculaire, on cherchera à soulager la fonction la plus troublée et à la mettre au repos. Le travail visuel sera limité et régularisé ; on corrigera les défauts de réfraction par le port en lunettes de verres appropriés. Les verres convexes faibles ($+ 0,75$ D.

ou + 1 D.) de teinte fumée légère (n° 2) facilitent souvent l'effort accommodatif et diminuent la sensation gênante produite par la lumière. On augmente parfois l'effet favorable en les décentrant légèrement ou en leur adjoignant des prismes de 2° à base nasale, ce qui diminue d'autant l'effort de convergence. Les lotions oculaires avec des liquides indifférents (infusions de camomille, de fenouil, etc.), calment la gêne palpébrale.

Il importe de savoir varier ces petits moyens dont l'effet est souvent trop rapidement épuisé.

## Hystérie oculaire

Les troubles fonctionnels provoqués par l'hystérie peuvent atteindre les différentes parties de l'appareil visuel ; nous en avons déjà parlé au cours des chapitres précédents. Nous envisagerons ici l'*irritation oculaire hystérique* qui était autrefois considérée comme une forme de l'ophtalmie sympathique, puis les troubles de la fonction visuelle proprement dite, qui peuvent exister à l'état latent, se manifester sous forme d'*amblyopie* ou d'*amaurose* unilatérale ou bilatérale.

**IRRITATION OCULAIRE HYSTÉRIQUE.** — Cette affection est essentiellement caractérisée par des phénomènes irritatifs avec vascularisation légère de la conjonctive, sans aucune autre lésion objective.

***Symptômes.*** — L'affection peut se développer spontanément sans cause provocatrice. Le plus souvent elle succède à un traumatisme 'ou à une affection grave d'un œil ; elle atteint alors le second œil, et c'est pour cette raison qu'on l'a rangée pendant longtemps dans le cadre des manifestations sympathiques.

La photophobie est un des symptômes les plus constants et les plus apparents. L'impression lumineuse provoque le clignotement et la flexion de la tête, et le blépharospasme qui se produit peut revêtir les caractères du blépharospasme hystérique que nous avons décrits. Le larmoiement est souvent des plus accusés. Les malades se plaignent en outre de douleurs oculaires ou périoculaires vagues et n'éprouvent de soulagement que par le repos dans l'obscurité.

L'examen objectif ne révèle, en dehors de la légère hyperhémie conjonctivale, aucune lésion de la cornée, de l'iris ou des milieux oculaires.

L'examen fonctionnel de l'œil est rendu le plus souvent impossible. L'inaptitude au travail peut être partielle ou complète. Lorsque les phénomènes irritatifs sont moins accusés, on met parfois en évidence un état de spasme accommodatif ou un rétrécissement du champ visuel.

L'instillation de cocaïne amène souvent une cessation temporaire de l'état irritatif mais ce n'est point là un phénomène aussi constant que dans les cas où l'irritation oculaire est causée par une lésion cornéenne ou conjonctivale.

L'état mental des sujets atteints de ces troubles est rarement normal. Il s'agit souvent de personnes qui sont obsédées par la crainte de perdre la vision ; c'est en particulier le cas lorsqu'elles ont déjà subi un trouble fonctionnel grave dans un œil.

L'évolution de ces troubles est très variable : on les voit parfois disparaître brusquement sous l'influence d'une suggestion heureuse ou après solution de démêlés judiciaires ; chez certains sujets elle peut devenir extrêmement tenace. Il n'est pas rare qu'une erreur de diagnostic du médecin soit la cause de cette persistance des troubles oculaires. Quelle que soit d'ailleurs leur durée, ils ne provoquent jamais d'altérations organiques des membranes ou milieux oculaires.

**Etiologie.** — L'irritation oculaire hystérique s'observe à partir de la seconde enfance et surtout chez l'adulte. Elle est un peu plus fréquente chez la femme, mais on sait aujourd'hui que l'homme est presque aussi exposé aux manifestations hystériques. Nous en avons dit les causes provocatrices. Quant à la cause première, à l'hystérie, elle a pu se révéler antérieurement par d'autres manifestations : dans l'irritation oculaire, dite sympathique autrefois, il s'agissait souvent d'une hystérie traumatique. On n'a pas pratiqué l'examen anatomique d'yeux atteints d'irritation oculaire, mais l'examen de l'œil traumatisé a montré à Fuchs qu'on ne trouvait jamais dans le tractus uvéal les lésions inflammatoires caractéristiques dont nous avons donné la description à propos de l'ophtalmie sympathique (voir p. 516).

**Diagnostic.** — Le diagnostic se fera avec l'ophtalmie sympathique par l'absence de toute lésion oculaire et par la disproportion entre les troubles accusés par le malade et l'état de l'œil.

Il sera toujours nécessaire de faire un examen minutieux des membranes externes et internes des deux yeux.

**Pronostic.** — Le pronostic est toujours favorable et il sera nécessaire d'insister sur ce point devant le malade.

**Traitement.** — On cherchera à agir par persuasion et on aura recours à toutes les influences suggestives, médicamenteuses ou morales. A ce point de vue, l'ablation d'un globe atrophié a souvent une action des plus heureuses.

**AMBLYOPIE HYSTÉRIQUE.** — On décrit sous le nom d'amblyopie hystérique le rétrécissement du champ visuel, unilatéral ou bilatéral, que n'explique aucune lésion périphérique ou centrale. En raison de sa signification diagnostique, l'amblyopie hystérique est souvent considérée comme un des stigmates de la névrose au même titre que l'anesthésie des muqueuses ou des téguments. On l'a d'ailleurs décrite aussi sous le nom d'anesthésie de la rétine. C'est en quelque sorte l'opposé de l'irritation oculaire où prédominent les phénomènes d'hyperesthésie.

L'amblyopie constitue le plus souvent un état latent qu'un examen méthodique seul permettra de mettre en évidence.

**Symptômes.** — Le rétrécissement du champ visuel qui caractérise l'amblyopie hystérique est assez régulièrement concentrique. Babinski a bien mis en évidence le rôle de la suggestion médicale inconsciente dans la recherche du rétrécissement concentrique. Ce trouble que l'on notait si souvent autrefois, ne se rencontre plus que dans des cas exceptionnels. Au cours de la guerre et malgré l'examen de nombreux pithiatiques, il ne nous a pas été possible de le rencontrer. Quand on parle de rétrécissement concentrique il ne faut pas attribuer à ce qualificatif une signification trop étroite.

Il s'agit uniquement en effet d'un rétrécissement appréciable par l'examen périmétrique, l'exploration du champ visuel sans instrument particulier étant en désaccord avec le relevé périmétrique. Si le médecin s'efforce de ne pas suggestionner son malade en évitant toute question tendancieuse, il ne constatera pas ce soi-disant stigmate de la grande névrose.

On a décrit différents types de rétrécissements hystériques : concentrique, hélicoïdal, etc. Mais pour les raisons que nous venons d'indiquer il n'y a pas lieu d'y attacher une importance quelconque.

Jamais la présence de ce rétrécissement, manifeste à l'examen périmétrique, ne se traduit par une gêne pour l'orientation, contrairement à ce qu'on observe dans les rétrécissements du champ visuel produits par une lésion organique (glaucome, choriorétinite).

Nous n'avons envisagé jusqu'ici que l'examen du champ visuel à l'aide d'un index blanc. L'examen du champ visuel des couleurs fait avec des papiers colorés, a montré parfois l'existence d'une dyschromatopsie particulière caractérisée par ce fait que le champ de vision du rouge est plus étendu que celui du bleu, contrairement à ce qu'on observe dans les conditions normales. Ici encore, les observations récentes font douter de la valeur attribuée à ce signe.

L'acuité visuelle est en général normale. Assez souvent cependant elle peut paraître diminuée, mais il s'agit en réalité de l'adjonction des troubles de contracture accommodative qui accompagnent fréquemment l'amblyopie hystérique.

Nous avons dit que, contrairement à l'irritation oculaire, il s'agissait dans l'amblyopie hystérique, d'une anesthésie rétinienne. Cela n'est cependant pas toujours le cas et il n'est pas rare que ces amblyopes présentent une légère photophobie qui n'atteint jamais le degré observé dans l'irritation oculaire.

Cette amblyopie hystérique peut se superposer à des lésions oculaires organiques, de même que les symptômes hystériques peuvent se combiner à des affections organiques du système nerveux, central ou périphérique. Il importe alors de ne pas confondre les symptômes de la lésion organique avec ceux qui relèvent du trouble fonctionnel.

Si l'on met de côté ces cas particuliers, l'amblyopie hystérique ne s'accompagne jamais de troubles pupillaires ou de lésions des milieux ou du fond de l'œil.

**AMAUROSE HYSTÉRIQUE.** — L'amaurose est un degré plus marqué de l'amblyopie hystérique. Elle peut atteindre un œil ou les deux yeux : dans ce dernier cas elle entraîne la cécité complète.

*Symptômes.* — Contrairement à l'amblyopie, qui est latente, l'amaurose, même unilatérale, est perçue par le malade. Les conditions de son apparition sont aussi assez particulières : c'est souvent à la suite d'un traumatisme léger (contusion, corps étranger) que le malade couvre l'œil sain et constate qu'il n'y voit plus avec l'œil traumatisé. Il n'est pas rare cependant que l'amaurose ne se produise pas aussitôt après le traumatisme, mais qu'elle soit manifeste dès le lendemain.

Cette amaurose hystérique unilatérale a des caractères particuliers. Elle est indépendante de toute lésion ophtalmoscopique et n'entraîne aucune modification des réactions pupillaires. Alors que l'absence de perception est complète lorsque l'œil sain est fermé (vision monoculaire), il arrive souvent que dans la vision binoculaire on puisse constater le fonctionnement normal de l'œil amaurotique. Pour cela, il suffira de recourir au stéréoscope ou de créer une diplopie par l'interposition d'un prisme à base inférieure.

Ce caractère, qui a été bien souvent considéré comme une démonstration de la simulation, n'est pas rare dans l'amaurose hystérique.

Dans l'amaurose bilatérale ou cécité hystérique, la vision est complètement abolie et le malade se conduit comme un aveugle. Ici encore, les réactions pupillaires à la lumière sont intactes.

La durée de l'amaurose hystérique est essentiellement variable. Sa disparition peut être aussi brusque que son début.

Dans certains cas, la cécité ne dure qu'un ou deux jours et peut être suivie d'une amblyopie de même nature. On a observé le fait à la suite d'une attaque d'hystérie convulsive. Chez quelques malades, la cécité a persisté des années, malgré tous les traitements.

**Diagnostic.** — Le diagnostic de l'amaurose unilatérale est relativement facile ; il n'en est pas de même de l'amaurose hystérique bilatérale qui ne se distingue par aucun caractère de la *cécité corticale*. Ce sont les conditions dans lesquelles s'est développé le trouble visuel, l'âge du sujet, ses antécédents qui rendront le diagnostic possible.

Il n'est pas rare qu'une poursuite en dommages-intérêts soit engagée et que l'amaurose ne prenne fin que le jour où l'indemnité est accordée. Le diagnostic entre une amaurose simulée et une amaurose hystérique est un des plus délicats qui soit, et ce n'est que par une étude approfondie du sujet que l'on peut se faire une conviction.

**Traitement.** — Le traitement s'adressera à l'état général. On s'efforcera de découvrir l'idée, consciente ou inconsciente, qui a présidé à l'éclosion de l'amaurose ; on la combattra au moyen de la suggestion ou des moyens empruntés à la thérapeutique médicamenteuse, électrothérapie, etc. Au cours de la guerre, la « torpille électrique » de Clovis Vincent a eu souvent une action remarquable. On évitera surtout de faire naître des inquiétudes dans l'esprit du malade ou encore d'entretenir par un traitement inopportun le trouble dont il se préoccupe.

CHAPITRE XXI

## AFFECTIONS DE L'APPAREIL
## NEURO-MOTEUR DU GLOBE OCULAIRE

La musculature extrinsèque de chaque globe oculaire est constituée par six muscles : 4 muscles droits; droit interne, droit
supérieur, droit externe et droit inférieur et deux muscles obliques,
le grand oblique et le petit oblique. Tous ces muscles, situés dans
l'orbite, prennent leurs insertions fixes, au sommet (les quatre
droits et le grand oblique) ou au pourtour (petit oblique) du squelette osseux de l'orbite. Leur insertion mobile se fait sur le segment antérieur (4 muscles droits) ou postérieur (2 obliques) de la
coque sclérale. Ces muscles sont sous la dépendance des 3e, 4e et
6e paires de nerfs crâniens. Les affections musculaires proprement
dites de l'appareil neuromoteur de l'œil constituent des raretés,
alors que les altérations des nerfs oculo-moteurs sont d'une fréquence très grande. Ce sont ces dernières qui rempliront la
majeure partie des pages de ce chapitre. Avant de les décrire,
nous indiquerons les méthodes d'examen qui permettent d'analyser les troubles de l'appareil neuro-moteur de l'œil et la sémiologie générale de ces troubles.

Les muscles oculo-moteurs déterminent par leur contraction un
mouvement de rotation de l'œil et d'excursion de la pupille qui
peut être assez exactement mesuré. L'étendue des excursions
pupillaires ou champ de regard ne subit que de faibles variations
d'un sujet à l'autre. Dans les états pathologiques il peut être au
contraire très nettement limité et la recherche du sens et du degré
de cette limitation constitue un moyen précieux de diagnostic.

Chez un sujet normal les pupilles occupent, par rapport à la
fente palpébrale et au plan vertical médian passant par la base
du nez, une situation symétrique dans la position de repos ou dans
le regard en face. Lorsque l'équilibre musculaire est modifié par
suite d'un trouble nerveux, l'altération se traduit par une asymé-

trie de situation des pupilles à laquelle on donne le nom de déviation strabique. Nous indiquerons les procédés de mesure linéaire
ou angulaire applicables à cette déviation.

On réserve, en général, pour le diagnostic des troubles neuro-
moteurs, une place prépondérante à l'étude du symptôme fonctionnel dominant, à la diplopie. Sans vouloir en atténuer l'importance, il nous semble néanmoins nécessaire de ne pas faire reposer
sur ce seul symptôme toute l'étude des troubles neuro-moteurs
oculaires.

## I. — PROCÉDÉS D'EXAMEN

## Détermination du champ de fixation monoculaire

Le champ de fixation monoculaire comprend l'étendue des
points que l'œil peut fixer, la tête restant immobile.

Il s'agit ici de la fixation centrale, de la vision maculaire. On

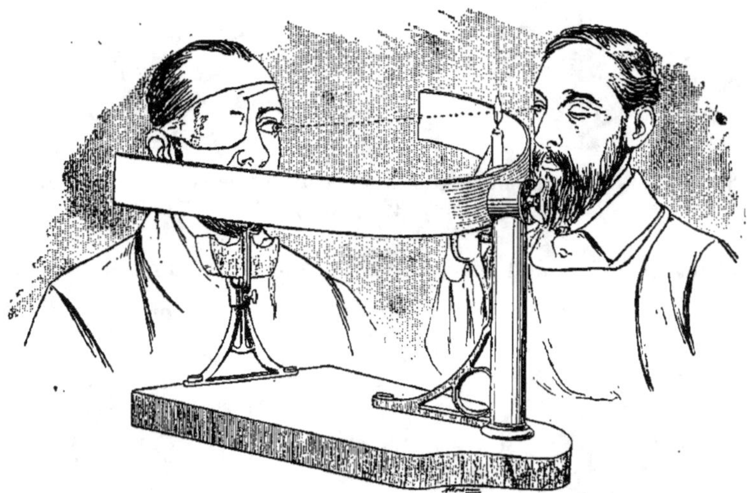

Fig. 396. — Détermination du champ de fixation monoculaire avec
le périmètre. La ligne de visée passe par le sommet de la bougie et
son image réfléchie au centre de la cornée.

donne le nom de position primaire à la position occupée par l'œil
lorsque la tête est verticale et le regard horizontal. Le point fixé

dans cette position primaire constituera le centre du champ de
fixation monoculaire.

Pour mesurer le champ de regard monoculaire, nous nous ser-

Fig. 397. — Champs de fixation monoculaires dans les conditions
normales de mobilité oculaire.

vons du périmètre. L'œil non examiné est recouvert d'un écran.

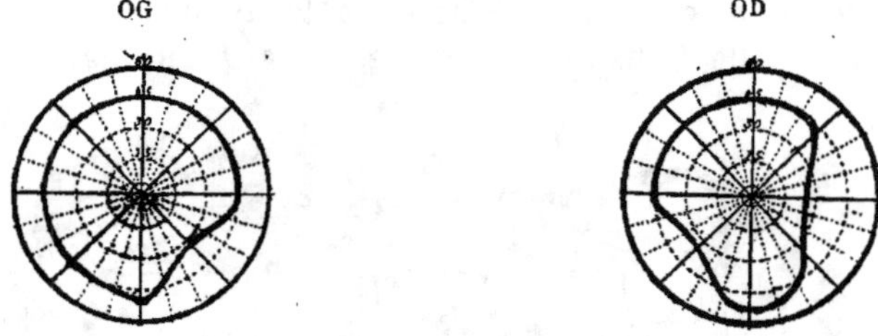


Fig. 398. — Champs de fixation monoculaires dans un cas de parésie
de l'abducteur (6e paire), œil droit.

L'œil à examiner doit correspondre à la hauteur du centre de l'arc

Fig. 399. Champs de fixation monoculaires dans un cas de paralysie
de la 3e paire (oculo-moteur commun) du côté gauche.

périmétrique, ce qui s'obtient en réglant la position de la mentonnière. Il est utile qu'un aide maintienne la tête par l'application des mains de chaque côté des tempes, afin d'empêcher les déplacements instinctifs du malade lorsqu'on sollicite la fixation latérale.

La détermination du point limite de l'excursion du globe peut être obtenue par un procédé subjectif et par un procédé objectif.

*Procédé subjectif.* — La tête étant placée et maintenue comme nous l'avons dit, on place un index avec des caractères lisibles à 30 ou 40 centimètres et on cherche le point latéral où le malade peut les lire. On trouve que, dans les conditions normales, la limite s'étend à 40 ou 45° du centre du point de fixation, sauf en bas et en dehors où il atteint 45 à 50°.

*Procédé objectif.* — Au lieu de demander au malade de lire ou de reconnaître un index, on sollicite sa fixation latérale en lui faisant suivre une flamme (ou une petite lampe électrique), promenée devant le périmètre, alors que l'œil de l'observateur vise simultanément le sommet de cette flamme et son image réfléchie au centre de la cornée de l'observé (fig. 396). La précision de ce procédé est un peu moins grande et les champs trouvés sont de 3 à 5° plus étendus que ceux obtenus par le procédé subjectif.

## Détermination de la déviation strabique. Strabométrie

On se servait autrefois d'un petit instrument appelé strabomètre, que l'on appliquait sur la paupière inférieure et qui permettait de lire en millimètres le degré de déviation de la pupille par rapport à l'autre œil. Un millimètre de déviation correspond approximativement à 5°.

Il est préférable de recourir à la methode périmétrique. Le procédé ne diffère que par de petits détails de celui que nous avons indiqué pour la mesure du champ de fixation monoculaire.

Le menton doit occuper le centre de la mentonnière (et non la partie latérale), de manière à ce que ce soit non plus l'un des yeux qui soit au centre de l'arc, mais la base du nez. Les deux yeux sont tenus ouverts et fixent tantôt le milieu de l'arc (distance de 30 centimètres), tantôt au-dessus de l'arc et à une distance éloignée. Il y aura lieu en effet de tenir compte, dans la détermi-

nation de la déviation, du fait que la convergence entre ou non
en jeu.

On déterminera la direction de l'axe optique de l'œil dévié en

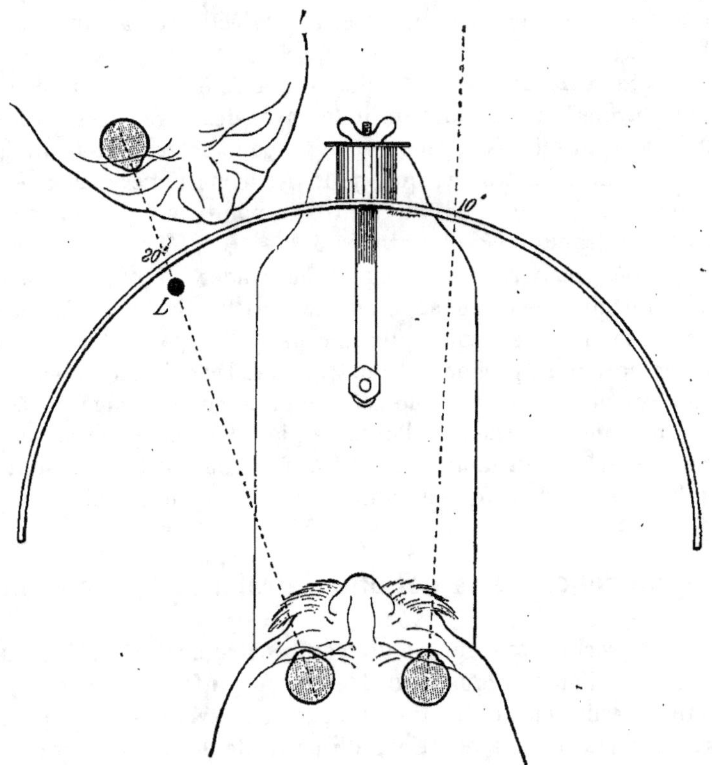


Fig. 400. — Détermination de l'angle de déviation strabique avec le
périmètre. L'observé est au bas de la figure. L, lumière promenée le
long de l'arc périmétrique comme dans la figure 396. L'observé
dirige son regard à distance dans le cas figuré ; la déviation est
de 30° puisque l'axe optique de l'œil droit passe à 10° et celui de l'œil
gauche à 20°.

cherchant le reflet sur la cornée d'une surface lumineuse promenée devant l'arc périmétrique (fig. 396). Par exemple, si l'œil
droit fixe le milieu de l'arc, on trouvera que l'œil gauche est dévié
de 10°, 15°, 30° ou plus par rapport à la direction de l'œil droit.

## Détermination des caractères de la diplopie binoculaire

Nous avons vu que l'un des symptômes les plus constants des troubles de la motilité oculaire consiste dans la vision double, ou diplopie, qui apparaît plus particulièrement le soir aux lumières et qui entraîne fréquemment un malaise ou un vertige des plus gênants. L'occlusion de l'œil paralysé fait disparaître ces troubles en même temps que la diplopie. Lorsqu'un malade se plaint de voir double, on l'engagera tout d'abord à fermer l'un des yeux, pour savoir s'il s'agit de diplopie résultant de modifications de la réfraction d'un œil (diplopie monoculaire), ou d'un déséquilibre moteur des deux yeux (diplopie binoculaire).

Il est rare que l'on puisse tirer parti des caractères assignés par le malade à sa diplopie. Le plus souvent, d'ailleurs, il sera nécessaire de la rechercher systématiquement, et de procéder à une analyse minutieuse des modifications de position et de rapport des deux images.

Le contraste des objets rendra la perception des deux images plus nette. C'est pour cette raison qu'il est préférable de rechercher la diplopie dans la chambre noire, en présentant au malade une surface lumineuse. Comme l'écartement linéaire des images de projection augmente avec la distance du sujet à l'objet lumineux, on placera ce dernier à 4 ou 5 mètres de l'observé, qui se tiendra debout ou qui sera assis sur un siège très élevé. Pour reconnaître à quel œil correspond chacune des images perçues, il suffit de placer devant l'un des yeux du malade un verre coloré, de préférence un verre rouge, qui marquera nettement la différence des deux images : en effet le sujet percevra une image rouge vue par l'œil recouvert du verre rouge, et une image blanche vue par l'autre œil.

Il est d'usage de parler de la vraie et de la fausse image. La vraie image correspond à l'objet lumineux, la fausse est celle qui est projetée en dehors, en dedans, au-dessus ou au-dessous de l'objet lumineux. En réalité les deux images sont vraies ; ce sont toutes deux des images de projection : l'une formée au niveau de la macula (image nette et précise) ; l'autre, la fausse, moins précise mais aussi lumineuse, est formée en un point excentrique de la rétine.

Après avoir recherché l'existence et les caractères de la diplopie dans la position primaire, on en fera autant pour les différentes directions du regard.

Voici comment nous conseillons de procéder : la tête de l'observé

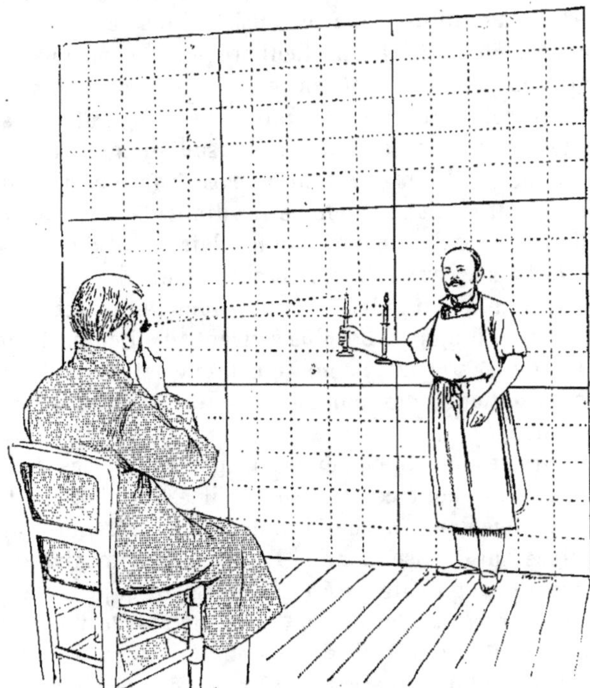

Fig. 401. — Recherche de la diplopie avec le verre coloré. La paroi de la pièce est divisée en neuf carrés d'un mètre (traits noirs) et chacun des carrés est subdivisé en carrés de 20 centimètres (lignes pointillées). Dans le cas figuré, le verre rouge étant sur l'œil droit, il s'agit d'une diplopie homonyme. L'écartement des images est de 25 centimètres environ dans la position primaire.

restant immobile — il est quelquefois utile de l'immobiliser par l'application des mains d'un aide — et le verre rouge étant maintenu devant un de ses yeux — nous le plaçons habituellement sur l'œil droit —, on commence par faire reconnaître l'existence et les caractères particuliers des deux images. Dans ce but on couvre l'œil droit : le malade voit l'image couleur naturelle perçue par l'œil gauche. On couvre ensuite l'œil gauche, et le malade reconnaît l'image rouge vue de l'œil droit. On réitère une fois encore cet artifice, puis on découvre les deux yeux en demandant au malade s'il voit ou non deux images distinctes et séparées. Il n'est pas rare qu'une diplopie légère ou extrême soit mise en évidence par ce moyen.

Après s'être assuré de l'existence de la diplopie, on en fera préciser les caractères. L'image colorée peut être à droite ou à gauche de l'image naturelle (pour l'observé). Si nous avons placé le verre rouge sur l'œil droit, et si l'image rouge est à droite, on dit que la diplopie est de même nom : *diplopie homonyme*. Si l'image rouge est à gauche de l'image naturelle, on a affaire à une *diplopie croisée*. Enfin, si le niveau des deux images n'est pas le même, si le déplacement se fait surtout en hauteur; on parle de *diplopie verticale*, et suivant que l'image rouge est à droite ou à gauche par rapport au plan vertical passant par l'image blanche, on dit que la *diplopie est verticale, homonyme ou croisée*.

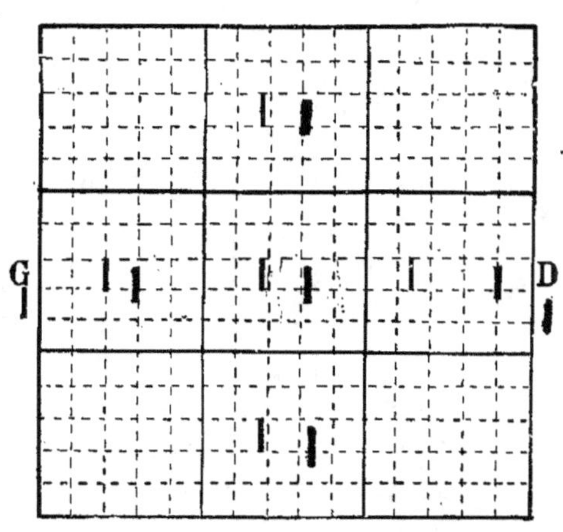

Fig. 402. — Schéma pour la transcription graphique de la diplopie. Les indications figurées se rapportent à une diplopie homonyme diminuant dans la moitié gauche et augmentant dans la moitié droite du champ de regard (Paralysie de la 6e paire du côté droit).

Ce caractère homonyme ou croisé établi (nous verrons tout à l'heure son importance sémiologique), on cherche à préciser la mesure de l'écartement linéaire des images, mesure approximative, cela va sans dire, et qui peut être facilitée par le tracé, sur la paroi de la pièce où se fait l'examen, de lignes horizontales et verticales circonscrivant des carrés de 20 centimètres (fig. 401).

Suivant le cas, l'écartement des images dans la position primaire des yeux atteindra 10, 20, 100 centimètres. Cette mesure n'a pas de signification absolue, mais elle en acquiert une par la comparaison avec les mesures faites dans les différentes positions du regard.

Après avoir placé la source lumineuse en face de l'observé, on déplace celle-ci dans le sens horizontal, à 2 mètres du plan médian à droite ou à gauche, puis dans le plan vertical en haut ou en bas.

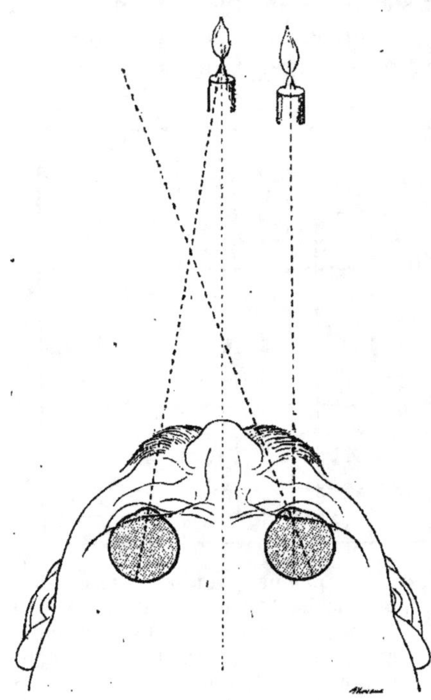

Fig. 403.— Paralysie de la 6e paire (abducteur). Diplopie homonyme. Schéma de la projection. Les lignes pointillées noires correspondent aux axes visuels. La ligne pointillée rouge indique le sens dans lequel l'œil dévié projette l'image. Axes visuels croisés : images décroisées.

Il suffit en général d'explorer ces deux plans. On posera au malade les mêmes questions au sujet de la position respective des images et de leur écartement. On recherchera avec soin si l'écartement des images augmente ou diminue dans tel ou tel déplacement de la source lumineuse.

Pour mieux fixer les idées et pour se rendre un compte exact des caractères de la diplopie, on aura recours à la transcription graphique de la diplopie sur des schémas semblables au dessin ci-joint (fig. 402) et qui représentent la projection des images sur la paroi. Les lettres D et G correspondent à la droite et à la gauche de l'observé qui est supposé regardant son schéma. En figurant l'image colorée par un trait de couleur ou un pointillé, et l'image naturelle par un trait noir plein, en inscrivant ces indications sur les schémas à l'écartement indiqué par l'observé (chaque subdivision des carrés de 1 m. correspond à 20 cm.), on aura une représentation complète des caractères de la diplopie, ce qui en facilite considérablement l'analyse. Voici par exemple comment on lira le schéma de la fig. 402 : Diplopie homonyme ; l'écartement des images augmente dans la moitié droite du champ de regard (nous verrons que c'est ce caractère qui permet de diagnostiquer le côté atteint). Dans le cas particulier il s'agit d'une paralysie de la 6e paire (oculo-moteur externe, muscle droit externe) du côté droit.

Avant de décrire les caractères de la diplopie propre à chaque type de paralysie oculo-motrice, nous en indiquerons rapidement la signification géné·rale.

Les muscles oculaires peuvent être groupés en adducteurs et abducteurs.

Les *muscles adducteurs* sont le droit interne, les droits supérieur et inférieur, tous trois innervés par la 3e paire ou oculo-moteur commun : *toute paralysie de l'adduction se traduira par une diplopie croisée.*

Les *muscles abducteurs* sont principalement le droit externe innervé par la 6e paire ou oculo-moteur exter-ne, et accessoirement le grand oblique in-

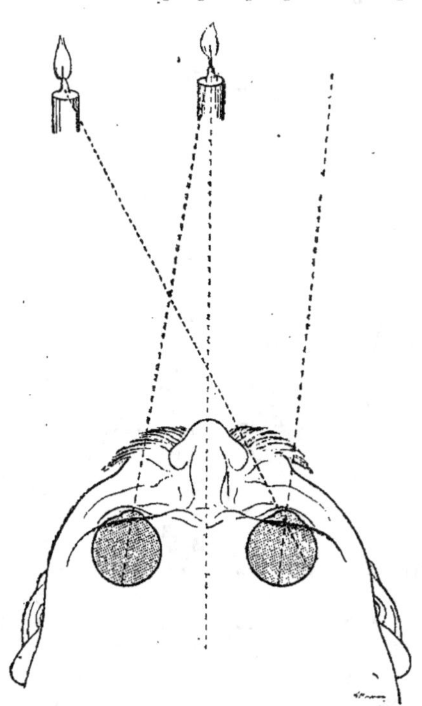

Fig. 404. — Paralysie de la 3e paire (ad-ducteur). — Schéma de la projection. Axes visuels décroisés : images croisées.

nervé par la 4e paire ou pathétique, et le petit oblique innervé par une branche de la 3e paire ; *toute paralysie de l'abduction se traduira par une diplopie homonyme.*

Si l'on envisage la direction de l'axe optique dans une paralysie de l'abduction (6e paire par exemple), on constate qu'au lieu de converger sur l'objet, il croise l'axe optique de l'œil opposé au-devant de l'objet. C'est l'inverse qui se produit dans le cas de paralysie de l'adduction. Desmarres donnait comme moyen mnémotechnique la formule suivante : lorsque les axes optiques se croisent, les images se décroisent (diplopie homonyme des paralysies des abducteurs) et réciproquement les images se croisent lorsque les axes optiques se décroisent. Les figures 403 et 404 permettent de saisir ce que l'on entend par le croisement et le décroisement des axes optiques figurés en lignes noires.

Les lignes pointillées rouges indiquent le sens de la projection de l'image perçue par l'œil paralysé. Pour l'œil non paralysé, cette ligne n'est pas indiquée parce qu'elle se confond avec l'axe optique. L'image est projetée sur l'objet lui-même

D'une manière générale, on peut encore accepter comme vraie la formule suivante : *l'écartement des deux images s'exagère lorsque le regard se porte du côté paralysé.*

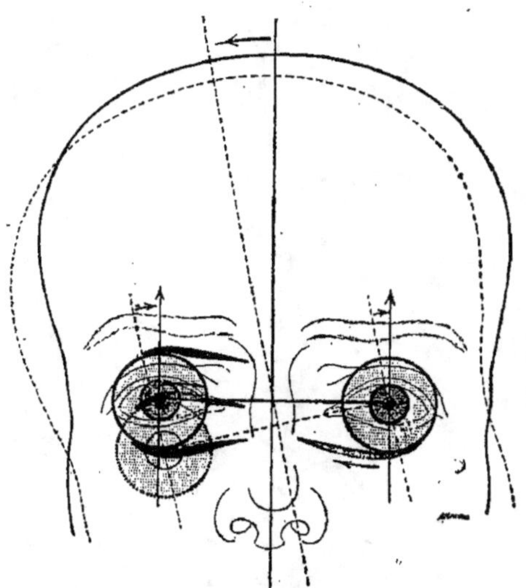

Fig. 405. — Schéma montrant l'action des obliques dans le redressement du méridien vertical de la cornée lors des mouvements de flexion latérale de la tête à droite.

Nous avons groupé les muscles en adducteurs et abducteurs, en ne tenant compte que de leur rôle dans les mouvements horizontaux du regard. Si l'on envisage leur rôle dans les mouvements verticaux, on constate que l'on peut établir deux autres groupements : les *abaisseurs*, représentés par le droit inférieur et le grand oblique ; les *élévateurs*, représentés par le droit supérieur et le petit oblique. Pour les uns et les autres, le caractère principal de la diplopie résidera dans la dénivellation des images, c'est-à-dire dans le caractère vertical de la diplopie.

Lorsqu'il s'agit de préciser le siège droit ou gauche de la paralysie et le muscle atteint (oblique ou droit), on se heurte à des difficultés souvent assez grandes, d'autant plus que le caractère d'abducteur ou d'adducteur des obliques ou des muscles droits, supérieurs et inférieurs, ne paraît pas absolument identique chez tous les sujets. On avait attaché beaucoup d'importance au fait de l'obliquité de l'image de l'œil paralysé, et on en avait espéré tirer des renseignements diagnostiques. Pratiquement, il est fort difficile d'obtenir des malades des indications précises sur ce

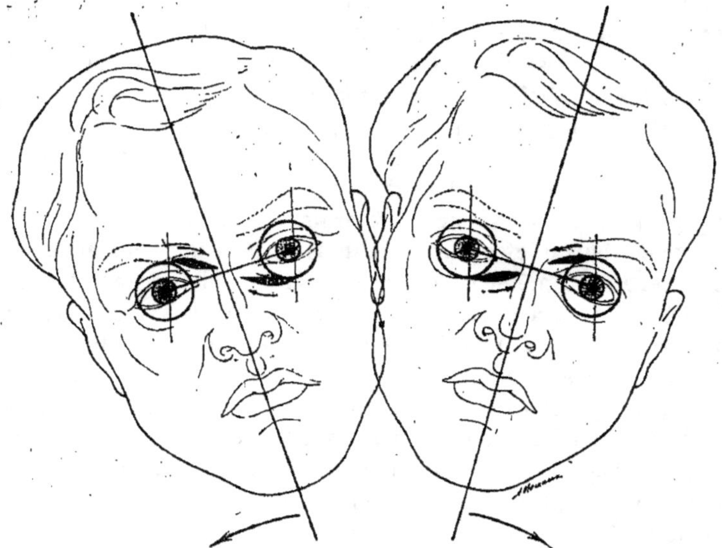

Fig. 406. — Schéma indiquant quels sont les muscles actifs lorsque l'inclinaison de la tête se produit à droite ou à gauche. Dans l'inclinaison à droite on voit que ce sont le grand oblique droit et le petit oblique gauche qui entrent en jeu. Les muscles intervenant dans le mouvement sont figurés en rouge.

point. Mieux vaut recourir à l'analyse d'un autre caractère de l'action des muscles obliques ou droits, inférieurs et supérieurs.

Ainsi que Nagel l'a fait remarquer, l'inclinaison de la tête à droite ou à gauche provoque une rotation compensatrice des globes oculaires autour de l'axe optique. Cette rotation est produite par l'action simultanée du grand oblique et du droit supérieur pour l'œil de même nom que l'inclinaison de la tête, et par le petit oblique et le droit inférieur pour l'œil du côté opposé. Le schéma ci-joint fera saisir la nature de ce mouvement compensateur des globes oculaires qui, dans les mouvements de latéralité, tend à maintenir verticaux et parallèles les méridiens verticaux de la cornée. C'est l'analyse de cette rotation compensatrice qui constitue, ainsi qu'Hoffmann et Bielschowsky l'ont montré, un moyen précis de diagnostic du côté et du muscle paralysé.

Dans ce but, on fixe à l'extrémité d'une planchette de 20 centimètres de longueur et de 2 centimètres de largeur, une lame de carton de 20 centimètres de hauteur, perpendiculaire à la planchette. On a dessiné au centre de ce carton et à la hauteur des yeux un trait vertical noir. L'observé saisit entre les dents l'extrémité libre de la planchette et on l'engage à fixer le trait vertical médian : ce trait lui apparaîtra dédoublé. Après avoir fait décrire la position des images dans la position verticale de la tête, on engagera l'observé à pencher latéralement la tête à droite, puis à gauche. Dans une certaine inclinaison de la tête, les images se rapprochent ou même se fusionnent alors qu'elles apparaissent ou s'écartent davantage dans la position inverse. Les images se rapprochent dans le mouvement d'inclinaison où le muscle paralysé a la moindre action à exercer.

Supposons, par exemple, que l'inclinaison de la tête à droite fasse diminuer l'écartement des images, alors que l'inclinaison à gauche l'exagère. Nous en conclurons que le trouble paralytique porte sur le petit oblique droit ou sur le muscle droit inférieur du même côté.

## Recherche de la localisation monoculaire

Les troubles paralytiques des muscles oculaires donnent souvent lieu au phénomène dit de fausse localisation et qui consiste en ceci : lorsque le malade fixe un objet de son œil paralysé et qu'on lui demande d'indiquer la direction de cet objet en interposant un écran horizontal entre la tête et la main de l'observé, on constate qu'il se produit une erreur de localisation de 5 à 15°. L'appareil de Landolt (fig. 407) permet de faire cet examen dont les renseignements n'ont qu'une valeur sémiologique très relative. On engagera le malade à fixer, de l'œil découvert, la ligne médiane V, puis à indiquer rapidement de l'index de la main droite, puis de la main gauche, le plan vertical qu'il suppose en prolongement de la ligne blanche.

D'une manière générale, l'effet d'une paralysie oculo-motrice est de localiser faussement l'objet fixé du côté du mouvement

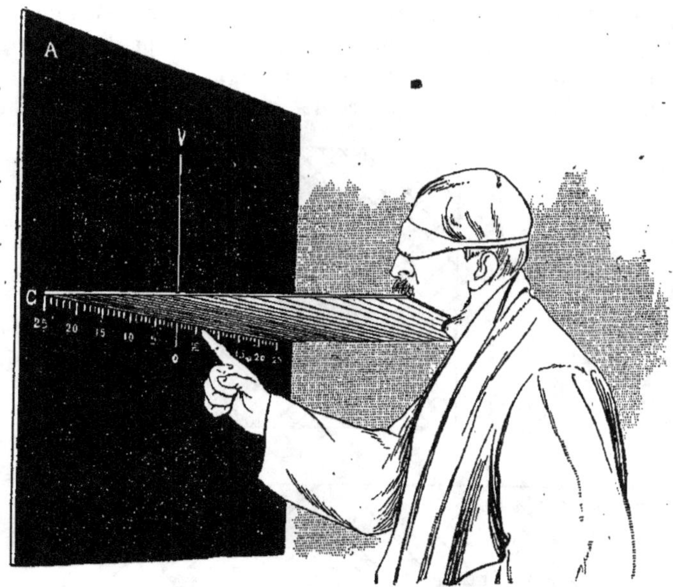

Fig. 407.— Tableau de Landolt pour la détermination de la projection monoculaire.

défaillant. L'effet d'une contracture où d'un spasme sera exactement l'opposé.

Ce trouble de fausse localisation est surtout manifeste au début des paralysies oculo-motrices.

## Modes de la vision binoculaire et leurs explorations

Chaque œil nous donne, d'un même objet fixé, une image un peu différente en raison de l'écartement moyen de 6 centimètres qui sépare les deux pupilles : dans les conditions normales de vision, ces deux images se confondent en une seule image, l'*image de fusion binoculaire*, qui nous donne l'impression du relief.

Or, entre la vision monoculaire, par perte d'un œil, jusqu'à la vision du relief, il y a toute une série de degrés de vision monoculaire et binoculaire que nous indiquerons sans entrer dans aucune considération théorique.

A côté de l'amblyopie congénitale, avec ou sans vice de réfraction qui, ainsi que nous l'avons dit, ne permet pas la vision binoculaire, en dépit de l'intégrité anatomique apparente des deux appareils visuels, on rencontre des cas où chaque œil examiné

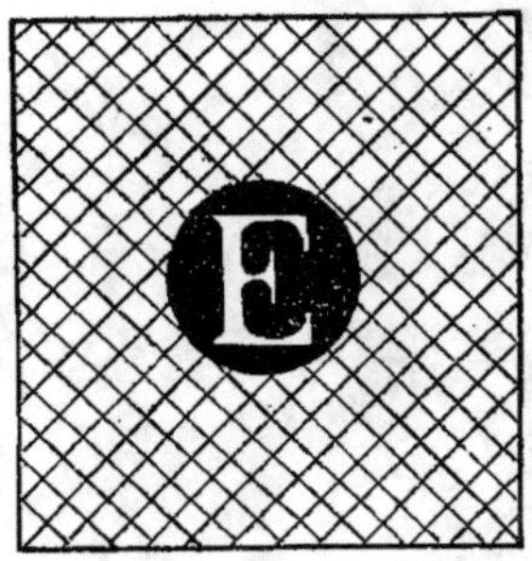

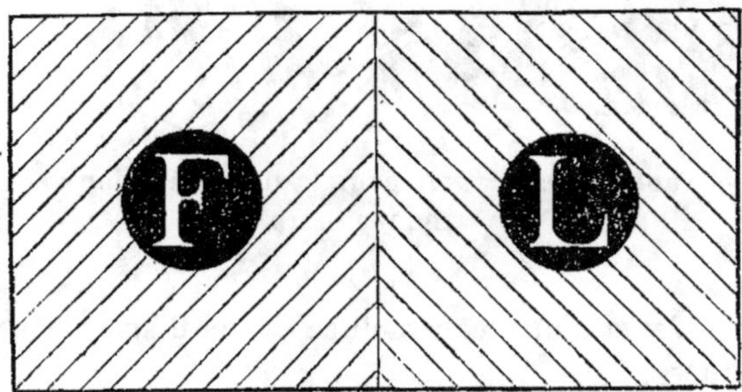

Fig. 408. — Figure de Green pour la recherche de la fusion binoculaire avec le stéréoscope. En bas le carton stéréoscopique. En haut le résultat de la fusion.

séparément a une perception visuelle satisfaisante, mais où, lorsque les deux yeux sont ouverts, un seul œil, toujours le même — œil directeur de Tscherning — conservera la perception visuelle : on dit qu'il y a *neutralisation* des images par l'œil dont les impressions rétiniennes ne sont pas reconnues.

Parfois l'un des yeux, puis l'autre percevront l'objet successivement, mais jamais simultanément : c'est ce qu'on appelle la *vision alternante* ; il se pourra aussi que les deux yeux voient simultanément, sans tendance au fusionnement : cette *vision simultanée* s'observe quand la fonction neuro-motrice oculaire est lésée (diplopie) ; certains sujets, en particulier des strabiques signalent ce mode de vision au cours d'examen à l'aide du stéréoscope bien qu'ils n'aient pas habituellement de diplopie : tous ces faits se compliquent d'ailleurs de phénomènes de neutralisation dans la vision centrale et périphérique, dont le mécanisme n'est point encore nettement explicable.

**Exploration de la fusion binoculaire à l'aide du stéréoscope.** — On donne le nom de stéréoscope à un appareil destiné à faciliter la fusion de deux images distinctes qui correspondent à la représentation d'un même objet, vu sous un angle différent ou qui figurent deux objets distincts dont la juxtaposition réalise des sujets variés.

Il existe de nombreux types de stéréoscope ; le stéréoscope de Holmes est le plus simple. Son appareil optique est constitué par deux verres formés par la combinaison d'un prisme à base temporale avec un verre de + 5 D. ; c'est le modèle figuré page 415, fig. 279 pour la recherche des scotomes par le procédé de Haitz.

Dans ce stéréoscope, faisons regarder par exemple les images de Green (fig. 408), à un sujet dont l'acuité visuelle de chaque œil a été préalablement trouvée satisfaisante. Plusieurs cas peuvent se présenter :

1° Le malade voit une seule lettre, L par exemple, ou F : il n'y a *pas de fusion binoculaire* : un seul œil voit, l'autre neutralise.

2° Le malade voit tantôt la lettre F, et tantôt la lettre L, l'une après l'autre mais jamais en même temps : on est en présence d'un cas de *vision alternante*.

3° Le malade voit à la fois les lettres F et L, mais sans tendance au fusionnement : il s'agit de *vision simultanée*.

4° Normalement c'est la lettre E qui sera lue par superposition des lettres F et L ; on dit alors qu'il y a *fusion binoculaire au stéréoscope*.

Dans certains cas, pour obtenir cette fusion binoculaire, on est forcé de recourir à des images d'écarts variables (allant dans les cartons de Javal de 3,5 centimètres pour les convergents à 12 centimètres pour les divergents). Avec le stéréoscope de Polack, (fig. 409) dont l'appareil optique est formé de deux prismes variables de Herschell, on se sert de figures à écart fixe, le fusionnement étant obtenu par la rotation des prismes amenant la variation de leur effet prismatique.

Pour Parinaud, dans la vision au stéréoscope (tout au moins avec le modèle habituel) les conditions musculaires qui régissent la position des globes et la direction du rayon visuel modifiée par le prisme, sont très différentes de ce qu'elles sont dans les conditions de vision ordinaire. Aussi l'épreuve de la fusion stéréoscopique nous permettrait-elle seulement de nous assurer si la fusion binoculaire existe ou n'existe pas : le fonctionnement

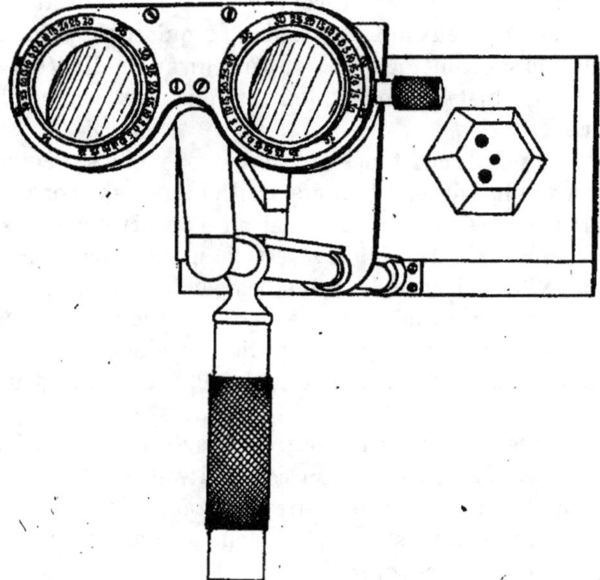

Fig. 409. — Stéréoscope biprisme de Polack.

normal de la vision binoculaire suppose, en effet, non seulement la fusion des deux images, mais un certain équilibre de convergence qui fait que l'axe visuel de chaque œil est dirigé sur l'objet.

La recherche de la vision binoculaire se fera très simplement par la lecture contrôlée ou le diploscope.

***Lecture contrôlée.*** — Le procédé de la lecture contrôlée n'exige aucun appareil instrumental. Il suffit de placer l'observé devant une page d'impression d'un caractère moyen (9 ou 10) et d'interposer entre les yeux et la page une tige verticale de 1 ou 2 centimètres de largeur. Si le sujet lit couramment sans déplacement de la tête, c'est que sa vision binoculaire est normale. Dans le cas où l'un des yeux ne prend pas part à la lecture, la tige verticale cache quelques mots à l'œil qui fonctionne et l'observé ne peut voir qu'en déplaçant latéralement sa tête.

**Le diploscope.** — Le diploscope de Rémy se compose essentiellement d'un écran perforé placé à une certaine distance des yeux, et au travers des orifices duquel on examine un second écran sur lequel des lettres sont imprimées.

Cet appareil excessivement simple et pratique, et que des modi-

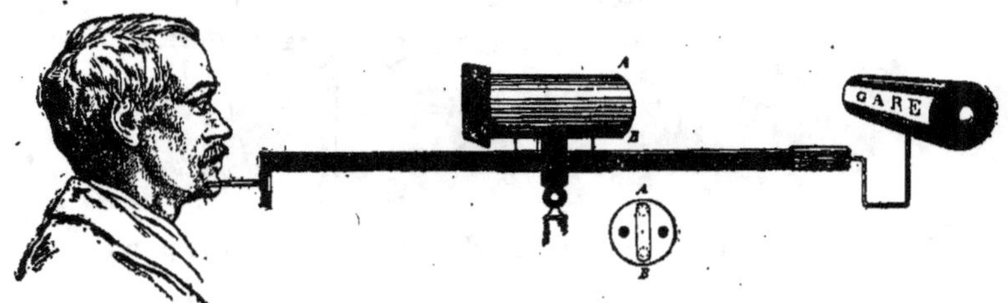


Fig. 410. — Le diploscope de Rémy (modèle original) muni de l'échelle visuelle rotative de Bourdeaux : en cartouche, schéma de l'écran perforé vu de face.

fications malencontreuses sont venues inutilement compliquer, présente le grave défaut de ne pouvoir s'adapter à l'écart des centres de rotation des yeux (ligne de base) essentiellement variable d'un individu à l'autre. Cet inconvénient n'existe plus dans le diploscope à ligne de base variable du D<sup>r</sup> Polack.

Cet appareil comprend essentiellement deux parties : 1° un mensurateur de l'écart pupillaire ; 2° le diploscope proprement dit.

L'écart pupillaire correspondant pratiquement à la ligne de base. Pour régler le diploscope, on mesure d'abord l'écart pupillaire (fig. 411). Pour cela, connaissant la distance qui sépare le menton de la ligne des yeux, on adapte la mentonnière A à la hauteur convenable. Le sujet engage sa tête dans l'appui-tête B, le front bien appuyé : les déplacements latéraux sont supprimés par les vis de calage C et C'. Le miroir D (dont le cadre présente deux orifices losangiques de visée E et E', distant de 60 millimètres[1]), fixé à 30 centimètres des yeux du patient étant relevé et l'un des yeux recouvert du volet G, on engage le malade

---

1. Le losange central F sert à mesurer l'écartement des centres optiques des verres nécessaires pour la vision de face.

à fixer avec l'œil découvert l'image de sa pupille qu'il voit dans le miroir. Ceci fait, l'on déplace le curseur à réticule H correspondant à l'œil étudié jusqu'à ce que le fil apparaisse à la fois en diagonale verticale du losange de visée correspondant et en diamètre de la pupille.

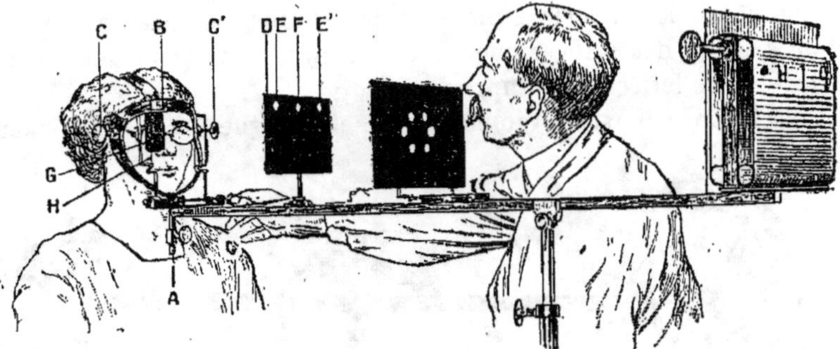

Fig. 411. — Diploscope de Polack. Mesure de l'écart pupillaire.

On opère de même pour l'autre œil et après vérification et correction de la mesure on lira l'écartement pupillaire sur la règle divisée du curseur droit [1].

Pour se servir du diploscope (fig. 412), il faudra maintenant décaler

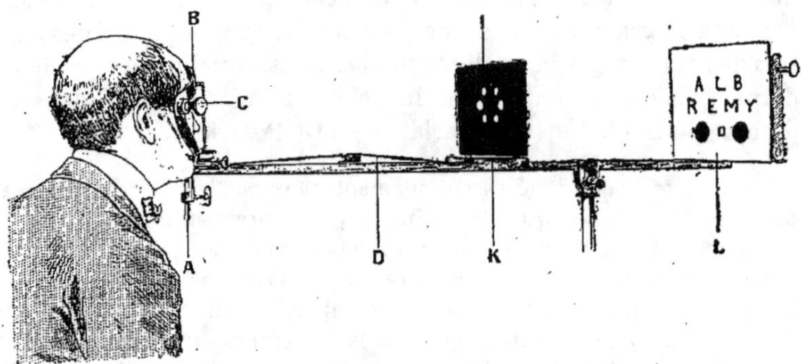


Fig. 412. — Emploi du diploscope de Polack.

la tête du sujet, enlever le volet, rabattre le miroir, et placer l'écran perforé I, mobile sur un banc d'optique en trapèze allongé K, à la division correspondant à la ligne de base du sujet que l'on vient de mesurer.

---

1. Cette mesure, qui peut être au besoin effectuée par le malade lui-même regardant dans le miroir, pourra servir pour les prescriptions de verres.

L'écran perforé comprend trois étages ayant chacun deux orifices, qui correspondent aux trois lignes du porte-test L. L'étage supérieur sert pour l'expérience à trois lettres; l'étage moyen, grâce à des obturateurs réversibles et au décentrement du porte-test donne à volonté le dispositif à quatre ou à trois lettres : le déplacement d'une toile sans fin permet l'emploi d'une échelle d'acuité visuelle et de tests pour illettrés ; l'étage inférieur présente un dispositif particulier pour l'exploration par des disques de couleurs de l'acuité de moins d'un dixième et de la vision extra-maculaire.

Des obturateurs à glissière permettent d'isoler chacune de ces expériences, de les effectuer simultanément, de réaliser des dispositifs à deux lettres verticales, à lettres multiples, etc.

Le diploscope de Rémy, comme celui de Polack, permettent le

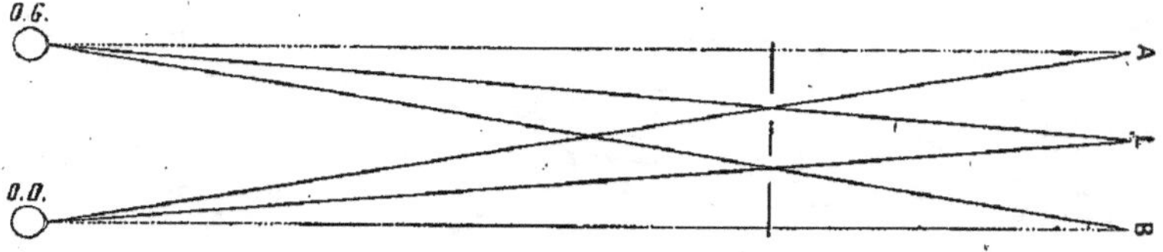


Fig. 413. — Schéma de la marche des rayons visuels dans l'expérience à trois lettres.

contrôle de la vision binoculaire dans les conditions normales par *l'expérience à trois lettres* (fig. 413) qui est fondamentale dans l'étude et le traitement des troubles de la vision binoculaire. Dans cette expérience, la lettre médiane est vue binoculairement comme elle le serait sans l'interposition d'aucun écran : celui-ci ne sert qu'à rendre monoculaire la vision des lettres latérales et donne un moyen de contrôler la vision binoculaire.

Un malade ayant une vision binoculaire normale voit :

A L B

S'il ne voit que deux lettres, par exemple :

A L

il n'a qu'une *vision monoculaire* (dans notre cas de l'œil droit), par défaut d'acuité visuelle ou par neutralisation de l'autre œil. Si en couvrant l'œil qui perçoit, le malade perçoit la lettre médiane et la lettre non vue jusque-là, par exemple :

L B

C'est qu'il neutralisait : sinon, il y a défaut d'acuité.
S'il voit double la lettre médiane

A L  L B

il y a trouble de l'équilibre musculaire : en couvrant un œil on précisera le caractère homonyme ou croisé de là diplopie suivant que l'image et celle des images médianes qui disparaît est du même côté de l'œil ouvert, ou de l'autre côté.

*L'expérience à quatre lettres* diffère au contraire des conditions de la vision normale ; aucune des lettres n'y est vue binoculairement : la première et la troisième sont vues par l'œil droit, la

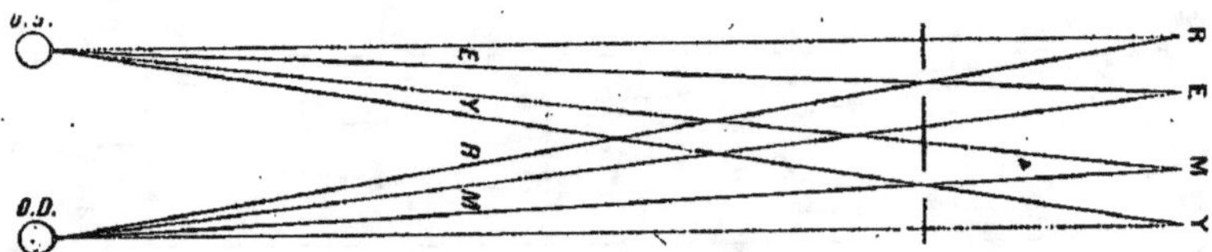


Fig. 414. — Schéma de la marche des rayons visuels dans l'expérience à quatre lettres.

deuxième et la quatrième par l'œil gauche ; un sujet normal verra d'abord quatre lettres dans quatre orifices régulièrement espacés :.

R É M Y

mais bientôt les deux maculas impressionnées par deux lettres différentes localisent au même point de l'espace deux images différentes, il se produit une confusion, et seule la lettre vue par l'œil directeur continue à être perçue, l'autre est neutralisée. Dans d'autres cas le sujet voit tantôt l'une et tantôt l'autre de ces deux lettres. Quoi qu'il en soit les trois lettres lui paraîtront plus espacées qu'elles ne le sont sur le test. Cette expérience montre surtout l'existence de la vision simultanée ou son absence par neutralisation ou défaut d'acuité (Polack).

*L'expérience à deux lettres verticales* — qui s'obtient en laissant ouvert un orifice de l'étage supérieur et un orifice diamétralement opposé de l'étage inférieur et en cachant les lettres latérales du test correspondantes à ces orifices, — permet le mieux de combattre la neutralisation parce qu'elle donne les images à des hauteurs différentes, conditions anormales que l'individu n'a pas coutume de neutraliser.

Ces différentes expériences peuvent être combinées dans le diploscope de Polack ; ces combinaisons sont surtout utiles pour déjouer la simulation : dans ces cas l'emploi de prismes trouvera son emploi.

## II. — AFFECTIONS CONGÉNITALES DE L'APPAREIL NEURO-MOTEUR

A l'exception de quelques types assez bien caractérisés, les troubles congénitaux de l'appareil neuro-moteur sont encore très mal connus.

On connaît le nystagmus, certaines ophtalmoplégies et quelques formes de paralysies oculo-motrices.

## Nystagmus congénital

On donne le nom de nystagmus à un trouble de l'équilibre des globes oculaires qui se traduit par des mouvements oscillatoires, le plus souvent continus.

**Symptômes.** — Nous envisagerons plus loin les différentes formes de nystagmus acquis, dont il y a lieu de séparer le nystagmus congénital. Ce dernier peut exister indépendamment de toute altération des globes oculaires et même de toute modification apparente de la fonction visuelle. Il est binoculaire et continu, mais est susceptible de s'exaspérer sous l'influence d'une émotion. Il est fréquent de constater l'absence de fusion binoculaire. Il s'accompagne souvent d'un tremblement de la tête qui, comme le nystagmus, persiste sans modification pendant toute l'existence.

**Etiologie.** — La nature et le siège de la lésion qui produit le nystagmus congénital sont encore inconnus ; il n'a pas non plus été possible d'établir s'il s'agit d'une lésion survenue pendant la vie intra-utérine ou pendant l'accouchement. On observe parfois le nystagmus chez plusieurs membres d'une même famille. Lenoble et Aubineau ont signalé la fréquence du nystagmus congénital en Bretagne (nystagmus-myoclonie).

**Traitement.** — Ce trouble n'est justiciable d'aucun traitement.

## Paralysies oculo-motrices congénitales

Il est fréquent d'observer chez les nouveau-nés, pendant les premiers mois, un certain degré de strabisme convergent. On ne le confondra pas avec une paralysie oculo-motrice véritable, car il n'en a nullement la signification.

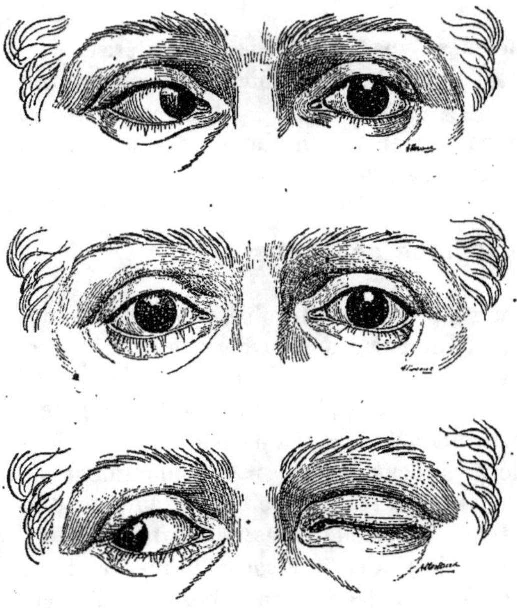

Les paralysies oculo-motrices congénitales passent d'ailleurs souvent inaperçues dans les premiers mois de la vie.

Ces troubles congénitaux persistent pendant toute la vie sans modifications.

***Symptômes.*** — Nous signalerons tout d'abord quelques symptômes auxquels on reconnaîtra certains types de paralysie congénitale, même en l'absence de la constatation du trouble au moment de la naissance.

Fig. 415. — Paralysie congénitale de l'abduction s'accompagnant d'un mouvement de rétraction du globe avec occlusion des paupières. De haut en bas : 1, sollicitation du regard à gauche ; 2, regard en face ; 3, regard à droite.

C'est, entre autres, la persistance possible de la convergence alors que les mouvements de latéralité font défaut. Dans ces cas les globes oculaires occupent les directions les plus diverses et l'on constate tantôt le parallélisme, tantôt des strabismes des plus variés. Le fait que le parallélisme des yeux à l'état de repos coïncide avec une paralysie, constitue une preuve de la nature congénitale du trouble.

On observe, souvent aussi, des mouvements associés des paupières, des lèvres ou des troubles de développement de la musculature locale. Il n'est pas rare non plus de constater une diminution de l'acuité visuelle.

Les types cliniques les plus fréquemment observés sont caractérisés par l'absence bilatérale ou unilatérale de l'abduction ; l'absence d'élévation combinée avec le ptosis ; l'ophtalmoplégie externe totale ; la paralysie unilatérale de l'abduction avec mouvement de rétraction du globe. Ce mouvement de rétraction se produit du côté paralysé lorsqu'on sollicite le mouvement d'abduction (regard dirigé du côté non paralysé) ; il se traduit par la diminution de la fente palpébrale et par un léger enfoncement du globe (voir fig. 415).

**Etiologie. Lésions.** — L'étiologie de ces paralysies oculo-motrices congénitales est encore obscure. On les a rencontrés souvent chez plusieurs membres d'une même famille. Les cas d'ophtalmoplégie externe familiale et congénitale ne sont pas rares.

Au point de vue de l'état des muscles, on a constaté tantôt leur intégrité absolue, tantôt leur transformation en une bande fibreuse ; il est probable qu'il s'agissait de troubles d'étiologie différente. On a admis, sans preuves suffisantes, qu'il s'agissait de lésions nucléaires. Cette pathogénie est encore du domaine de l'hypothèse.

**Traitement.** — Le traitement ne peut être que cosmétique en ce sens que, s'il existe une déviation du globe, il sera possible d'y remédier par une ténotomie et un avancement.

## III. — TROUBLES NEURO-MOTEURS DE L'ŒIL D'ORIGINE TRAUMATIQUE. PARALYSIES TRAUMATIQUES

Le traumatisme peut atteindre directement ou indirectement l'appareil neuro-moteur de l'œil. Les muscles oculaires ou leurs nerfs sont parfois lésés *directement* dans leur trajet orbitaire, mais les lésions *indirectes* sont bien plus fréquemment observées. C'est en particulier le cas du nerf oculo-moteur externe exposé à l'action indirecte du traumatisme dans la fracture de la base du crâne. Dans certains cas enfin, les troubles paralytiques sont causés par des lésions bulbo-protubérantielles, conséquence indirecte d'un traumatisme grave.

Nous nous occuperons tout d'abord des lésions directes des muscles oculaires. Les autres types paralytiques ne diffèrent en rien de ceux que réalisent les lésions inflammatoires des nerfs ou des enveloppes crâniennes : nous indiquerons seulement les particularités de leur évolution et les lésions qui les provoquent.

## Lésions traumatiques des muscles oculaires

Les plaies pénétrantes de l'orbite produites par des instruments contondants peuvent sectionner les muscles droits au niveau de leurs insertions tendineuses. Le cas est relativement rare. Il s'agit le plus souvent du droit interne.

On constate une impotence musculaire complète et une diplopie en rapport avec le muscle paralysé.

D'autre part, certaines lésions des parois osseuses de l'orbite peuvent entraîner une désinsertion du tendon osseux du petit oblique qui correspond, comme on sait, à la partie la plus interne du bord orbitaire inférieur. Les traumatismes de l'angle supéro-interne de l'orbite peuvent, par contre, léser la poulie de réflexion du grand oblique et entraîner une limitation de l'abaissement du globe avec diplopie verticale.

La section d'un muscle droit est fréquemment réalisée, de propos délibéré, dans certaines interventions sur l'orbite, principalement dans les tumeurs orbitaires. La section tendineuse même lorsqu'elle est suivie de suture et de réunion parfaite du muscle entraînera toujours pendant quelque temps (2 ou 3 mois au moins) un certain degré d'impotence et de diplopie.

*Traitement.* — Lorsque la section est récente, on recherchera les deux bouts du muscle et on les réunira par quelques points de suture. La recherche du bout postérieur est parfois un peu difficile par suite de la rétraction très accusée qui se produit. Si cela est nécessaire, on agrandira la plaie conjonctivale pour saisir plus facilement le tissu musculaire avec une pince à griffes. Si la section est à quelque distance de l'insertion tendineuse, on se servira de catgut fin pour la suture. Lorsque la section est ancienne, on pourra remédier au strabisme par la ténotomie de l'antagoniste ou par un avancement capsulo-musculaire.

## Lésions traumatiques des nerfs oculo-moteurs

Les lésions directes sont assez rares : elles sont la conséquence de plaies pénétrantes de l'orbite atteignant la fente sphénoïdale (coup de pointe de parapluie, chute sur une pointe de crayon, etc.) ; nous n'y reviendrons pas. Elles sont souvent passagères et peuvent guérir complètement, ce qui dépend, cela va sans dire, du degré de lésions des fibres nerveuses. Dans une série de cas publiés, le rétablissement complet de la fonction neuro-motrice a exigé 2 à 3 mois.

La paralysie de la 6ᵉ paire, consécutive à une chute sur la tête ou à un traumatisme crânien grave, est d'observation relativement fréquente. On peut même la voir se produire des deux côtés dans les cas de compression latérale de la tête (Panas).

Elle peut être aussi la conséquence d'une fracture de la base dont le trait suit longitudinalement le rocher et entraîne un arrachement du sommet du rocher. Il y a habituellement hémorragie et écoulement de liquide céphalo-rachidien par l'oreille.

Ces paralysies de la 6ᵉ paire sont complètes et persistantes. Elles ne sont justiciables d'aucun traitement.

Dans quelques cas plus rares, on a vu la paralysie de la 3ᵉ ou 4ᵉ paire compliquer la paralysie traumatique de l'oculo-moteur externe.

## IV. — SYNDROMES OCULO-MOTEURS

Nous envisagerons, tout d'abord, l'ensemble des troubles qui caractérisent la paralysie totale ou partielle des différentes branches nerveuses, atteintes dans leur trajet de l'origine basilaire au muscle, par des lésions inflammatoires ou néoplasiques. Nous indiquerons de même les caractères cliniques des lésions nucléaires de ces nerfs, puis les syndromes provoqués par des lésions pédonculaires ou hémisphériques.

Lorsqu'un tronc nerveux est seul paralysé, on dit qu'il y a paralysie oculo-motrice, quel que soit le siège de la lésion causale : à la périphérie, au niveau de l'origine apparente ou réelle des fibres nerveuses. On réserve par contre le terme d'ophtalmoplégie à un complexus symptomatique, correspondant à la paralysie de plusieurs ou de toutes les branches nerveuses oculo-motrices. Nous lui consacrerons un chapitre spécial.

## Paralysie de la 3ᵉ paire (Oculo-moteur commun)

Le nerf oculo-moteur commun est constitué dès son origine apparente par des fibres centrifuges motrices se rendant à la musculature interne de l'œil (sphincter irien et muscle ciliaire), à la musculature externe (droit interne, droit supérieur, droit inférieur, petit oblique) ainsi qu'au releveur de la paupière. Le syndrome résultant de la *paralysie totale* des fibres nerveuses comprendra donc non seulement des troubles de la motilité du globe et des paupières, mais encore des troubles de la pupille et de l'accommodation. Quel que soit le siège de la lésion, de l'origine apparente à la fente orbitaire, les symptômes seront les mêmes, si toutes les fibres sont lésées, mais, inversement, une lésion inflammatoire ou compressive, quel que soit son siège, peut n'entraîner que des troubles dans une partie des fibres du nerf. Ces *paralysies partielles* sont tout aussi fréquentes : on se gardera de conclure de leur présence, au siège périphérique ou nucléaire de la lésion causale : une gomme basilaire peut donner lieu à une paralysie partielle.

***Symptômes de la paralysie totale de la 3ᵉ paire***. — Le trouble s'installe rapidement. Il est rare que la paralysie soit partielle d'abord, puis totale ensuite.

Le symptôme le plus frappant pour le malade et son entourage réside dans le ptosis. La chute de la paupière supérieure est complète et empêche le symptôme diplopie d'être perçu.

Lorsqu'on relève la paupière, cette diplopie apparaît et devient très gênante. Il existe une déviation strabique de l'œil du côté temporal, et le mouvement d'adduction est impossible tant dans l'acte de convergence que dans la direction latérale du regard. La pupille est largement dilatée et ne se contracte pas par la convergence.

La diplopie avec le verre rouge est croisée et verticale. L'écartement des images augmente lorsqu'on porte la lumière du côté opposé à la paralysie. Le champ du regard est très limité du côté nasal ainsi qu'en haut et en bas.

L'accommodation est nulle du côté paralysé.

L'évolution très variable de la paralysie est en rapport avec la cause qui l'a produite. En général, c'est le ptosis qui diminue et même disparaît bien avant la paralysie des muscles oculaires. La gêne ressentie est bien plus accusée à ce moment qu'au début.

***Symptômes de paralysie partielle de la 3e paire.*** — Il n'est pas rare de voir la paralysie partielle de la 3e paire atteindre surtout le muscle droit interne, respectant le releveur palpébral et l'innervation de la musculature intrinsèque (muscle ciliaire, iris). Lorsque le droit interne est seul troublé le malade détourne la tête du côté paralysé (rotation à gauche en cas de paralysie du droit interne de l'œil droit). La diplopie sera d'emblée le symptôme le plus gênant. Elle aura, cela va sans dire, des caractères identiques à ceux que nous venons d'indiquer à propos de la paralysie totale.

On peut rencontrer aussi des paralysies partielles où un seul des autres muscles est intéressé (releveur palpébral, droit inférieur, droit supérieur, petit oblique). Nous devons dire un mot des caractères de la paralysie des droits inférieurs ou supérieurs et du petit oblique.

Dans ces différentes formes de paralysies partielles, la déviation oculaire est à peine marquée et l'inspection directe seule ne permet souvent pas de constater une différence dans l'excursion du globe sain et du globe paralysé. L'examen du champ de regard fournira des indications utiles, mais c'est l'analyse de la diplopie et l'utilisation du procédé de Hoffmann et Bielschowski qui permettront le mieux de déterminer la localisation du trouble musculaire.

Dans la paralysie du droit supérieur, on constatera une diplopie verticale et croisée. L'écartement des images augmentera dans l'élévation du regard.

Dans la paralysie du droit inférieur, la diplopie verticale et croisée subira une modification analogue dans l'abaissement du regard.

Quant à la diplopie produite par la paralysie du petit oblique, nous en avons déjà indiqué l'un des caractères. Contrairement aux prévisions théoriques, la diplopie verticale est tantôt homonyme, tantôt croisée. Pour rechercher quel est le côté paralysé, on aura recours à l'épreuve de Hoffmann et Bielschowski. Si l'inclinaison ou l'écartement des images diminue par l'inclinaison de la tête à droite, ou en conclura que c'est le petit oblique du côté droit qui est paralysé.

Une des formes assez fréquentes de paralysie partielle de la 3e paire est caractérisée par l'immobilité de la pupille et l'impossibilité de l'accommodation, sans aucun trouble paralytique de la musculature extérieure du globe. On a donné à ce syndrome le nom d'ophtalmoplégie interne : nous en reparlerons à propos des ophtalmoplégies.

## Paralysie de la 6e paire (oculo-moteur externe)

Le nerf oculo-moteur externe n'innerve que le muscle droit externe ou abducteur, de telle sorte que les caractères de sa paralysie sont constants et ne donnent pas lieu aux dissociations symptomatiques que nous venons d'indiquer pour la 3e paire.

*Symptômes*. — Le début de la paralysie se traduit toujours par une gêne très accusée, conséquence de la diplopie et de la fausse projection. La sensation de vertige qui l'accompagne et qui peut entraîner des vomissements, est parfois si marquée que le malade ne se rend pas compte de l'origine oculaire de son malaise. Il est probable que ces troubles vertigineux sont en rapport avec l'atteinte simultanée fréquente du nerf vestibulaire.

Il y a presque toujours un certain degré de déviation de la cornée en strabisme convergent et le mouvement d'abduction est complètement aboli. Le champ de regard subit une limitation caractéristique. La diplopie est constante ; les images homonymes s'écartent lorsque le regard se porte du côté paralysé. L'attitude de la tête du malade peut faire reconnaître le côté paralysé ; c'est en effet par une rotation de la tête du côté paralysé que le sujet compense l'impotence musculaire.

## Paralysie de la 4e paire (nerf pathétique)

Le nerf pathétique innerve le muscle grand oblique, muscle abaisseur et légèrement abducteur du globe.

*Symptômes*. — Les symptômes de cette paralysie sont relativement peu apparents, alors que la gêne est toujours très manifeste.

On constate souvent néanmoins une limitation très nette de l'abaissement de la cornée et une légère déviation du globe en haut.

La diplopie verticale est presque toujours homonyme. L'écartement des images augmente dans l'abaissement du regard. Pour reconnaître le côté paralysé, on se basera sur l'épreuve de Hoffmann et Bielschowski. L'écartement des images ou leur inclinaison diminue lorsque le malade incline la tête du côté opposé au côté paralysé. Il n'est pas rare de constater une inclinaison de la tête par laquelle le sujet cherche à compenser le trouble moteur. La tête inclinée sur l'épaule droite indiquera une paralysie de la 4e paire gauche et réciproquement (Le Pendu).

Les troubles fonctionnels semblent persister bien plus longtemps dans les paralysies à diplopie verticale.

## Diagnostic étiologique des paralysies oculaires

Nous avons vu que la paralysie oculo-motrice résultait toujours d'une lésion nerveuse. Nous pouvons, en effet, négliger les cas exceptionnels où la lésion était primitivement musculaire. L'étiologie des lésions des nerfs oculo-moteurs est en somme relativement simple et, si l'on recherche systématiquement la cause des paralysies, on constate que de beaucoup la plus fréquente est la *syphilis*. Cette infection peut, il est vrai, atteindre les fibres nerveuses par deux processus essentiellement distincts et qui offrent cliniquement des caractères évolutifs et symptomatiques très différents.

L'un de ces processus consiste dans une lésion primitive des méninges basilaires entraînant secondairement l'altération des fibres nerveuses. Uhthoff a montré la fréquence des lésions gommeuses étendues de la base et la réalisation d'une paralysie partielle par des lésions qui semblaient devoir atteindre la totalité des fibres nerveuses. Ces constatations anatomiques ont rendu beaucoup moins simple la distinction que l'on croyait pouvoir faire autrefois entre les paralysies périphériques et les paralysies par lésion des noyaux d'origine des nerfs. Les paralysies liées à la syphilis cérébrale s'accompagnent souvent d'autres symptômes produits par cette localisation : céphalées, vertiges, etc. Le traitement anti-syphilitique a le plus souvent une action très marquée sur l'évolution de ces différents troubles.

Le second processus, non moins fréquent, par lequel la syphilis atteint les fibres nerveuses oculo-motrices, est moins bien connu dans sa pathogénie et dans son siège. C'est le processus général des lésions nerveuses dans le tabes, dont l'origine syphilitique ne fait plus aucun doute. Les paralysies oculo-motrices du type tabétique et qui accompagnent ou non d'autres manifestations tabétiques, se reconnaîtront souvent à certains caractères, en particulier à des troubles pupillaires différents de ceux qu'on observe dans une paralysie de la 3e paire typique. On constatera, par exemple, du myosis ou de l'immobilité pupillaire à la lumière au lieu de la mydriase. Ces paralysies tabétiques sont souvent partielles et parfois fugaces ; elles peuvent récidiver, devenir permanentes et s'accompagner d'une déviation strabique excessive.

En dehors de la syphilis, d'autres infections méningées ou périostées, aiguës ou chroniques peuvent entraîner des troubles oculo-moteurs. Parmi celles qu'il faudra tout d'abord rechercher, citons les *infections d'origine sinusienne ou auriculaire*, la *tuberculose* surtout chez les enfants. La paralysie oculo-motrice constitue souvent un symptôme isolé de l'infection méningée. Si l'on fait un examen attentif du système nerveux on trouvera presque toujours une ou quelques autres manifestations.

Les manifestations générales acquièrent une importance beaucoup plus considérable dans les cas où l'infection méningée cause de la paralysie oculo-motrice relève d'une *infection sinusienne ou auriculaire* ; dans les cas où elle est la conséquence d'une *méningite tuberculeuse* ou d'un *tuberculome* protubérantiel ou cérébelleux ou d'une *méningite cérébro-spinale* ; lorsque les troubles oculomoteurs sont liés à l'évolution de l'*encéphalite léthargique* à la *polyomyélite* ce sont encore les phénomènes généraux qui feront faire le diagnostic étiologique. La ponction lombaire apportera souvent des renseignements importants. Exceptionnellement au cours du *diabète*, de l'*artério-sclérose* une paralysie oculo-motrice incomplète pourra être mise sur le compte d'une lésion vasculaire intéressant un noyau oculo-moteur. Ajoutons à cela les *lésions néoplasiques* (tumeurs primitives ou secondaires de la base du crâne) et rappelons l'action spéciale du traumatisme dont nous avons déjà indiqué les effets.

La ponction lombaire, la réaction de Bordet-Wassermann pourront souvent contribuer à l'établissement d'un diagnostic étiologique.

**Pronostic.** — Le pronostic général d'une paralysie oculo-motrice est toujours assez sérieux, parce que ce trouble indique presque constamment une lésion intra-crânienne. Au point de vue de la vision, le pronostic est beaucoup moins grave. Même dans le cas où le trouble moteur persiste, la gêne résultant de la diplopie tend à s'atténuer avec le temps.

**Traitement.** — Le traitement est en rapport avec la cause de la paralysie, car c'est à la lésion du nerf et non pas au trouble musculaire, qui en est l'expression, que la thérapeutique doit s'adresser.

Lorsque la syphilis est en cause, deux cas peuvent se présenter, ainsi que nous l'avons dit plus haut. S'il s'agit d'une paralysie liée à la syphilis cérébrale, le traitement hydrargyrique se montrera des plus efficaces ; on aura recours aux injections de préférence. S'il s'agit d'une paralysie du type tabétique, le traitement hydrargyrique, que l'on prescrit aussi habituellement, n'aura pas d'inconvénients, mais sera sans efficacité réelle. L'évolution de ces paralysies, qui souvent guérissent rapidement, n'est pas différente, que le malade soit ou non soumis au traitement antisyphilitique.

Les autres causes de paralysies oculo-motrices ne pouvant guère être atteintes directement ou par un traitement spécial, il n'y aura guère qu'à attendre du temps et de la réparation naturelle des éléments nerveux altérés, la diminution du trouble fonctionnel et de la gêne qu'il entraîne.

Quelle que soit la variété de paralysie et de diplopie, le malade se trouvera mieux de pratiquer l'occlusion de l'œil paralysé par un verre dépoli ou par un opercule en celluloïd. Il n'est nullement démontré que l'électrisation, sous ses différentes formes, exerce une action favorable quelconque. Tout ce qu'on en peut dire, c'est qu'elle est inoffensive et qu'elle satisfait parfois au besoin de thérapeutique du malade.

## Ophtalmoplégies

Nous avons vu que le terme d'ophtalmoplégie servait à désigner des syndromes caractérisés par la paralysie de plusieurs nerfs oculo-moteurs. Il eût été préférable de réserver le nom d'ophtalmoplégie aux paralysies produites par des lésions nucléaires, mais il n'est plus temps de vouloir lui donner une signification aussi étroite. Nous nous conformerons à l'usage et ne demanderons au mot ophtalmoplégie que l'évocation d'un type clinique qui peut être réalisé par des lésions périphériques, nucléaires ou sus-nucléaires. On parle d'*ophtalmoplégie externe* (extérieure, extrinsèque) lorsque ce sont les muscles droits et obliques qui sont paralysés. L'*ophtalmoplégie interne* (intérieure, intrinsèque) comprend la paralysie de la musculature intérieure (iris et muscle ciliaire). L'*ophtalmoplégie totale* correspond à la paralysie des musculatures extérieure et intérieure du globe oculaire.

**Symptômes.** — Nous décrirons les types cliniques les plus habituels dont les variations portent surtout sur le caractère évolutif ou la bilatéralité.

**Ophtalmoplégie externe.** — L'*ophtalmoplégie nucléaire* (type d'Hutchinson) est habituellement bilatérale et peut débuter dans le très jeune âge. Tantôt elle s'installe progressivement et lentement et se complique même de symptômes indiquant une extension des lésions à d'autres noyaux bulbaires ; tantôt, au contraire, l'évolution des symptômes est assez rapide et l'état demeure définitivement stationnaire.

Le facies des malades atteints de cette forme d'ophtalmoplégie, connu sous le nom de facies d'Hutchinson, est des plus caractéristiques (fig. 416). Les paupières à moitié fermées et recouvrant les cornées donnent au malade un aspect endormi. Le malade renverse la tête en arrière, contracte ses muscles frontaux pour remédier à l'obturation pupillaire partielle par les paupières supérieures. Le regard est fixe, les globes oculaires semblent figés dans de la cire. Il n'y a habituellement pas de strabisme, mais les mouvements de latéralité sont extrêmement réduits ou complètement abolis. Il n'est pas rare de constater un léger degré d'exophtalmie. La diplopie n'est pas constante et, lorsqu'elle existe, ses caractères ne correspondent plus aux indications que nous avons données relativement aux paralysies des nerfs oculo-moteurs : sa présence correspond à une inégalité de développement des troubles paralytiques dans les deux yeux.

Les réflexes pupillaires sont conservés et l'accommodation a son amplitude normale.

Le plus souvent cette ophtalmoplégie nucléaire extérieure ne subit plus aucune modification. Elle n'est pas susceptible de guérison. Dans certains cas, elle se complète par la participation à la paralysie de la musculature intérieure.

Ajoutons à ces indications cliniques que l'ophtalmoplégie de ce type est souvent familiale et héréditaire et qu'elle ne se différencie que par une évolution plus tardive de l'ophtalmoplégie congénitale.

Les complications qu'on observe parfois consistent surtout dans l'apparition d'autres symptômes bulbaires ou spinaux : glycosurie

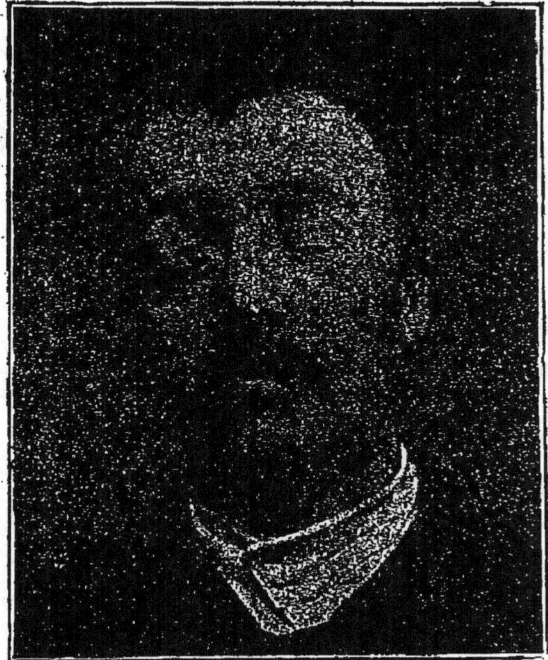

Fig. 416. — Facies d'Hutchinson dans l'ophtalmoplégie externe (Dejerine).

et polyurie, paralysie labio-glosso-laryngée, atrophie musculaire progressive. On a donné à ces syndromes bulbo-spinaux le nom de poliencéphalo-myélite.

Il n'est pas rare de voir se produire, au cours du tabes, une ophtalmoplégie extérieure ou totale d'un type un peu particulier. Cette ophtalmoplégie peut d'ailleurs constituer aussi le symptôme initial et même, pendant longtemps, le symptôme unique du tabes. Cette *ophtalmoplégie du type tabétique* est souvent uni-

latérale. Son début est assez brusque et les symptòmes paralytiques peuvent être d'emblée très marqués. Le ptosis est complet
et tout mouvement oculaire est suspendu. Il existe un léger degré
d'exophtalmie. Elle s'accompagne habituellement de troubles des
réflexes pupillaires (signe d'Argyll-Robertson, immobilité pupillaire à la lumière et à la convergence), et c'est à la présence de
ces troubles, en l'absence d'une mydriase manifeste, que l'on
pourra différencier, même au début et si le trouble est bilatéral,
l'ophtalmoplégie du type tabétique de l'ophtalmoplégie du type
d'Hutchinson.

**Ophtalmoplégie interne.** — La dilatation pupillaire et la paralysie accommodative caractérisent ce type d'ophtalmoplégie qui est
unilatéral ou bilatéral et se traduit presque toujours, dès son apparition, par une gêne visuelle en rapport avec l'âge et la réfraction du sujet. On l'observe surtout dans les formes nerveuses de
la syphilis (syphilis cérébrale, tabes, paralysie générale) et on lui
attribuait autrefois une signification pronostique extrêmement
grave. Il est incontestable que son apparition a précédé souvent
l'évolution d'une ataxie grave ou d'une paralysie générale, mais
dans un assez grand nombre de faits, il n'y a pas eu d'autres
manifestations nerveuses, tout au moins pendant de nombreuses
années.

**Ophtalmoplégie hystérique.** — On observe parfois une dissociation particulière des mouvements oculaires : les mouvements
soumis à la volonté ne se produisent plus, alors que les mouvements réflexes continuent à s'exécuter normalement.

Si l'on commande au malade de porter son regard de tel ou tel
côté, il sera dans l'impossibilité d'exécuter le mouvement commandé, alors que les mouvements inconscients de latéralité ou de
convergence s'exécutent sans difficultés. Ces troubles, susceptibles
de guérison complète et rapide, ont été rattachés à l'hystérie.

**Ophtalmoplégies par lésions basilaires ou orbitaires.** — Nous
ne nous arrêterons pas à leur description. Il va sans dire qu'une
lésion gommeuse, qu'une plaie pénétrante dans la fente sphénoïdale pourront provoquer une paralysie de tous les nerfs oculo-
moteurs. Il en serait encore ainsi dans certains processus infectieux (méningite cérébro-spinale, etc.), entraînant des lésions
bulbo-protubérantielles étendues. Les commémoratifs et les symptòmes associés empêcheront de confondre ces cas avec ceux que
nous avons décrits et dont la pathogénie est moins précise.

**Etiologie**. — Nous avons signalé en passant le rôle prépondérant de la syphilis dans l'étiologie de ces différents syndromes. On a pu constater dans quelques faits la réalité des altérations nucléaires. L'idée que l'on se faisait autrefois d'un processus primitivement cellulaire et localisé aux cellules nerveuses des noyaux oculo-moteurs, ne cadre plus avec les notions acquises sur la pathologie générale. Il est plus vraisemblable d'admettre des altérations primitives des vaisseaux nourriciers des noyaux ou des processus infectieux circonscrits.

*Diagnostic.* — Le diagnostic de l'ophtalmoplégie ne présente pas de difficultés. On ne se hâtera cependant pas de conclure au siège nucléaire des lésions, lorsqu'on constate une ophtalmoplégie externe ou interne ; il a été établi par Uhthoff, Marina, etc., que des lésions basilaires pouvaient donner lieu à ces dissociations. On se basera plutôt sur les caractères généraux d'évolution et sur les autres symptômes nerveux coexistants.

*Traitement.* — L'étiologie syphilitique des ophtalmoplégies n'en rend pas le traitement plus favorable. Il s'agit le plus souvent d'altérations sur lesquelles le traitement antisyphilitique ne manifeste aucune action.

## Paralysies oculo-motrices associées

Nous décrirons rapidement quelques syndromes cliniques résultant de l'association d'une paralysie oculo-motrice avec d'autres troubles moteurs ou sensitifs. Ces syndromes sont en rapport avec des localisations particulières de lésions d'étiologie variée (tubercule cérébral, syphilome, tumeur, etc.).

*Hémiplégies alternes.* — On désigne par ce nom l'hémiplégie ou l'hémiparésie associée à une paralysie d'un nerf crânien du côté opposé. Ce nerf crânien est le plus souvent le nerf facial, le nerf oculo-moteur externe ou le nerf oculo-moteur commun. Nous ne nous occuperons que des hémiplégies alternes, avec troubles oculo-moteurs. On en connaît deux types (fig. 417) : 1° le type inférieur ou *syndrome de Millard-Gubler,* qui est caractérisé par une paralysie de l'oculo-moteur externe d'un côté (côté de la lésion) et par une hémiplégie du côté opposé à la lésion : il indique une lésion siégeant au niveau de la protubérance et dans ses couches antérieures ; 2° le type supérieur qui s'observe sous deux aspects cliniques légèrement différents : a) *le syndrome de Weber,* consistant dans une paralysie de l'oculo-moteur commun d'un côté (côté de la lésion) associé avec une hémiplégie du côté opposé à la lésion ; *b) syndrome de Benedikt* caractérisé par une paralysie de l'oculo-moteur commun d'un côté associé à un tremblement des membres du côté opposé. Ces syndromes sont la conséquence d'une lésion siégeant au niveau des pédoncules.

*Paralysie conjuguée latérale.* — Foville a décrit très exactement ce syndrome, qui consiste dans une déviation des deux yeux dans le même sens, déviation persistant, quel que soit le mouvement du regard que l'on sollicite du sujet. Cette paralysie conjuguée latérale s'accompagne de paralysie faciale du côté correspondant à une lésion de l'oculo-moteur externe. Ce syndrome est réalisé par la lésion de l'*eminentia teres* intéressant le noyau de la 6e paire, ainsi que Féréol, Duval, Laborde et Graux l'ont établi (Paralysie nucléaire, fig. 418 et 419, A).

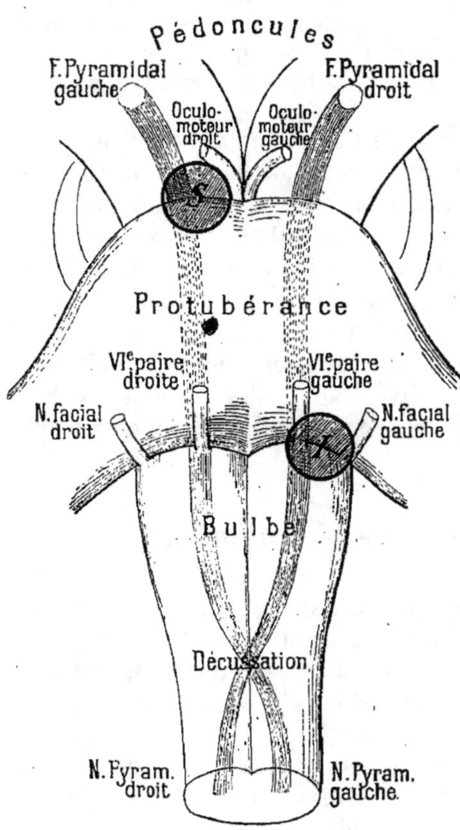


Fig. 417. — Schéma montrant la situation de lésions pouvant donner lieu à une hémiplégie alterne. I, siège d'une lésion donnant lieu au type inférieur (Millard-Gubler). S, siège d'une lésion donnant lieu au type supérieur (Weber, Benedikt).

*Paralysie protubérantielle.* — On donne parfois le nom de paralysie associée, à cette forme de paralysie pour la différencier de la paralysie conjuguée, avec laquelle elle présente comme caractères ou symptômes communs : la déviation des yeux dans

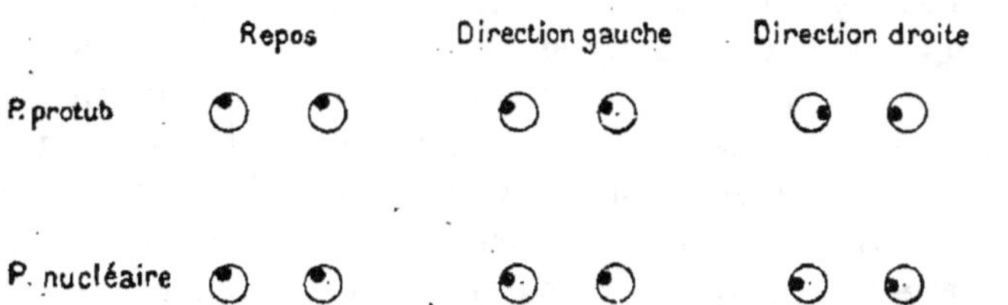



Fig. 418. — Schéma de la déviation des yeux dans la paralysie conjuguée [paralysie nucléaire] et dans la paralysie associée [paralysie pro-
tubérantielle] (Blocq et Onanoff).

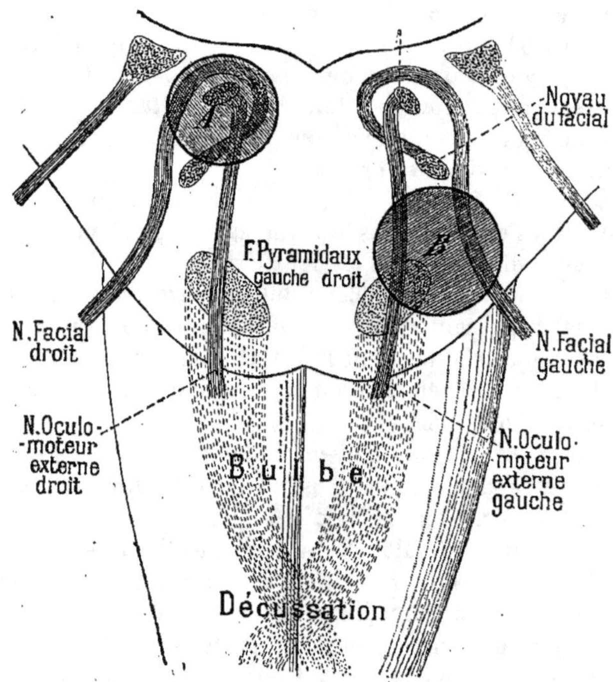



Fig. 419. — Schéma montrant la situation de lésions pouvant donner
lieu à une paralysie conjuguée ou à une paralysie protubérantielle.
La coupe, perpendiculaire à l'axe du bulbe, passe par le bord inférieur de la protubérance. A, siège d'une lésion atteignant le noyau
de la sixième paire et donnant lieu à une paralysie nucléaire.
B, Siège d'une lésion donnant lieu à une paralysie protubérantielle.

le même sens à l'état de repos ; l'existence d'une paralysie faciale
du même côté que la paralysie de l'oculo-moteur externe. Ce qui
différencie ce syndrome du précédent, c'est que, lorsqu'on sollicite
le regard du côté de la paralysie, les deux globes se mettent en
convergence manifeste. La lésion qui donne lieu à ce syndrome
siège au niveau de la protubérance et atteint les fibres radiculaires
du facial et de l'oculo-moteur externe d'un côté (fig. 418 et 419, B).

## Migraine ophtalmoplégique

Ce syndrome a reçu les noms de paralysie oculo-motrice récidivante ou périodique, ou de névralgies avec paralysies oculaires
à retours périodiques. Il ne s'agit, en effet, ni de migraine ni
d'ophtalmoplégie, mais de symptômes douloureux et de troubles
oculo-moteurs en rapport avec une lésion simultanée du trijumeau
et de l'oculo-moteur commun ; nous conservons néanmoins cette
désignation en raison de sa brièveté.

***Symptômes.*** — Les symptômes se produisent par accès ; ils
débutent le plus souvent dans le jeune âge ou pendant la puberté
et atteignent indifféremment les deux sexes.

C'est tout d'abord une douleur diffuse siégeant au niveau du
sourcil et se propageant au front, à la tempe, à l'occiput et même
jusqu'à la nuque. Cette douleur est sourde, continue, avec des
exacerbations qui peuvent s'accompagner d'un peu de malaise, de
nausées et de photophobie.

La paralysie de l'oculo-moteur commun survient un temps
variable après la douleur. Cette paralysie est unilatérale et siège
du côté où les phénomènes douloureux s'étaient manifestés. Elle
est le plus souvent totale, c'est-à-dire qu'elle atteint tous les
muscles innervés par la 3e paire. L'impuissance motrice est en
général absolue. Il y a des cas, néanmoins, où certains rameaux
nerveux ne sont que parésiés et même où la paralysie est partielle.
Cette paralysie s'accompagne des troubles fonctionnels propres à
la paralysie de la 3e paire..

Il y a parfois quelques symptômes associés relevant d'autres
nerfs crâniens : parésie faciale, paralysie du droit externe, saliva-
tion, œdème palpébral.

L'accès peut être décomposé en une période douloureuse et en
une période paralytique. Cette dernière succède à la période dou-

loureuse après quelques heures, quelques jours ou exceptionnellement plusieurs semaines. La durée de la période paralytique varie
de quelques heures à quelques mois.

L'accès a une tendance à se répéter une ou deux fois par an, ou
tous les 3 mois, ou même toutes les semaines. Après un temps
variable, les phases de paralysies deviennent plus longues et les
intervalles de rétablissement complet qui, au début, peuvent séparer
les accès, tendent à disparaître. La paralysie est continue avec des
exacerbations. Il est exceptionnel de voir l'affection s'améliorer.

**Lésions.** — Trois autopsies ont permis de se renseigner dans une
certaine mesure sur la nature des lésions macroscopiques : Gubler a
vu le tronc de la 3ᵉ paire entouré d'un exsudat et d'un épaississement
pie-mérien. Weiss a constaté des masses tuberculeuses dans le tronc
de la 3ᵉ paire au voisinage de son origine apparente. Thomsen a décrit
une tumeur fibro-chondromateuse du volume d'un pois dans le tronc
de la 3ᵉ paire. Sans vouloir tirer de conclusions pathogéniques fermes
de ces quelques cas, on peut admettre néanmoins qu'il doit s'agir de
lésions organiques basilaires.

**Diagnostic.** — On ne confondra pas ce syndrome d'étiologie
incertaine, avec les paralysies oculo-motrices récidivantes des
tabétiques, accompagnées de phénomènes sensitifs dans la zone du
trijumeau. On le différenciera également des symptômes paralytiques et douloureux à exacerbation que pourrait produire une
tumeur de la fosse cérébrale moyenne.

**Traitement.** — On essaiera le traitement antisyphilitique pendant les premiers accès. Il a donné parfois de bons résultats.
Charcot préconisait le bromure de potassium.


## Troubles des mouvements associés binoculaires

Les mouvements des globes oculaires sont tous des mouvements
associés binoculairement et on peut les ramener à deux types de
mouvements principaux :

1º Les mouvements parallèles caractérisés par ce fait que les
yeux se déplacent dans le même sens par rapport à l'axe du corps
(mouvements horizontaux à gauche et à droite ; mouvements verticaux en haut et en bas).

2º Les mouvements non parallèles qui modifient les rapports

des axes visuels entre eux, de manière à produire leur rencontre sur des objets fixés à des distances différentes (mouvements de convergence et de divergence).

Nous avons envisagé jusqu'ici les troubles fonctionnels et objectifs que la paralysie d'un muscle peut apporter dans l'exécution d'un mouvement parallèle ou non ; mais avec la paralysie conjuguée nous avons décrit déjà une des formes de ces paralysies qui n'atteignent pas un muscle, mais un mouvement associé, dans le cas particulier, le mouvement parallèle horizontal. D'autres lésions que celles de l'*eminentia teres* peuvent donner naissance à des syndromes analogues, en ce sens que leur caractéristique réside dans une limitation d'un mouvement binoculaire, et non dans un trouble de motilité monoculaire. On ignore encore exactement la localisation des lésions réalisant les syndromes dont nous allons donner une brève description clinique, en envisageant tout d'abord les syndromes paralytiques, puis les syndromes spasmodiques ou tout au moins considérés comme tels. Disons de suite que l'étude de la diplopie dans ces cas-là ne permet pas de formuler un diagnostic précis comme pour les paralysies précédemment étudiées. C'est, par contre, l'inspection directe des mouvements oculaires ainsi que le relevé périmétrique du champ de regard, qui constitueront les meilleurs procédés d'analyse.

***Paralysie des mouvements horizontaux de latéralité.*** — La paralysie conjuguée en est le type le plus parfait. On observe fréquemment une parésie du mouvement de latéralité, et c'est en particulier le cas dans la *sclérose en plaques*, dans certaines tumeurs, gommes ou tubercules solitaires de la protubérance.

***Paralysie des mouvements parallèles verticaux et de la convergence.*** — Ce syndrome clinique décrit par Parinaud débute ordinairement après un ictus et peut persister indéfiniment. Le mouvement d'élévation et surtout celui d'abaissement des deux globes est supprimé en partie ou en totalité et il peut en résulter une attitude particulière consistant dans une flexion de la tête avec élévation des globes (Babinski). Le mouvement de convergence est nul ou très limité, tandis que les mouvements de latéralité restent normaux.

***Paralysie de la convergence.*** — Les mouvements de latéralité conservent leur amplitude et la gêne n'apparaît que dans la vision rapprochée. Les globes ne peuvent converger. On ne confondra pas cette paralysie vraie avec l'asthénopie de convergence de certains neurasthéniques. Cette forme de paralysie s'observe dans la sclérose en plaques et dans les tumeurs de la région pédonculaire.

***Spasme de la convergence. Paralysie de la divergence.*** — On avait décrit, par opposition à la paralysie de la convergence, une paralysie de la divergence, caractérisée par l'impossibilité où se trouve le malade de laisser ses axes visuels revenir au parallélisme. Mais il s'agit en réalité non d'une paralysie, mais d'un spasme de la convergence qui s'accompagne souvent d'un spasme identique de l'accommodation et ne se rencontre que chez les hystériques. La diplopie a, dans ces cas-là, des caractères variables suivant qu'on la recherche en deçà ou au delà du point de convergence des lignes visuelles.

Il suffit, en général, de paralyser l'accommodation par l'atropine pour voir le spasme accommodatif et le spasme de la convergence disparaître d'une manière rapide et complète.

***Déviations conjuguées de la tête et des yeux.*** — Certaines lésions hémorragiques des hémisphères cérébraux, du cervelet ou de la protubérance entraînent fréquemment, pendant la période de début, un syndrome caractérisé par une hémiplégie ou un état de contracture des membres et une déviation de la tête et des globes oculaires. Les deux globes oculaires sont déviés dans le même sens comme s'il existait une paralysie conjuguée ou un état spasmodique de l'innervation qui donne lieu au mouvement parallèle horizontal. La tête est tournée du même côté que les yeux (on peut regarder comme exceptionnelle la déviation des yeux dans le sens opposé à la déviation de la tête) ; mais la déviation conjuguée peut se faire du côté des membres paralysés ou contracturés, ou en sens contraire. Il s'agit toujours de phénomènes passagers qui s'observent surtout dans la période de coma qui fait suite à l'ictus apoplectique. Parfois, cependant, ils peuvent persister quelque temps après le retour de la lucidité. Leur observation précise permet certaines déductions fort importantes sur le siège des lésions irritatives ou destructives (Landouzy et Prévost). Nous avons dit que les membres d'un côté étaient en état de contracture ou de résolution. Voici ce qui ressort de l'observation des faits.

Le malade qui tourne la tête et les yeux vers ses membres convulsés est atteint d'une lésion irritative siégeant au niveau de l'hémisphère opposé.

Le malade qui détourne la tête et les yeux de ses membres convulsés est atteint d'une lésion irritative de la protubérance.

Le malade qui tourne les yeux vers ses membres paralysés est atteint d'une lésion protubérantielle de nature paralytique. S'il les détourne, il s'agit d'une lésion hémisphérique destructive.

La déviation conjuguée peut également accompagner l'hémianopsie (Roux), c'est ce que l'on a désigné du nom de pseudo-déviation conjuguée (Marie).

Le mécanisme physiologique de ces différents troubles est encore très discuté et il est sans intérêt d'exposer les théories faites à ce point de vue.

## V. — STRABISME

Le strabisme n'est pas une maladie, mais un symptôme caractérisé par la déviation de l'axe optique d'un œil par rapport à l'autre. Cette déviation peut être la conséquence d'une paralysie oculo-

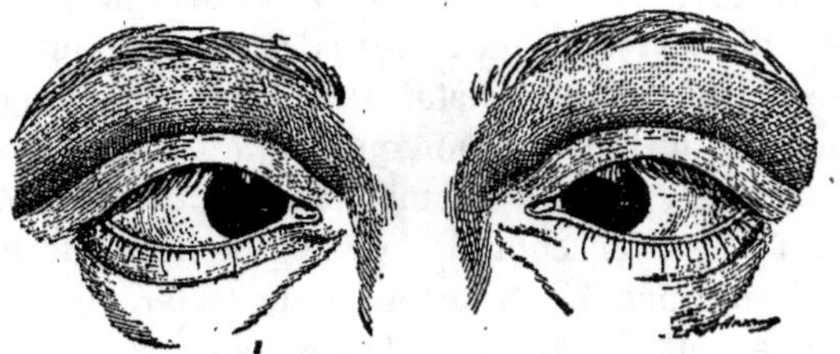

Fig. 420. — Strabisme convergent.

motrice : on dit alors qu'il s'agit de *strabisme paralytique*. Le principal caractère qui différencie le *strabisme vrai ou concomitant* du précédent réside dans ce fait que l'impotence musculaire paralytique n'apparaît plus que dans certains mouvements et non dans tous, comme c'est le cas lorsque la paralysie musculaire est récente et complète.

A y regarder de près, on ne trouve plus aucune différence entre certains strabismes paralytiques, examinés quelques années après leur apparition, et le strabisme dit concomitant, si bien que nous ne nous attarderons pas à établir une délimitation entre ces deux formes de déviation oculaire, d'autant que l'apparition du strabisme dit concomitant dans les premières années de la vie empêche habituellement une analyse des phénomènes visuels (diplopie, fausse projection, etc.) qui accompagnent et caractérisent chez l'adolescent ou l'adulte la paralysie oculo-motrice.

On dit que le strabisme est *convergent* ou interne (fig. 420)

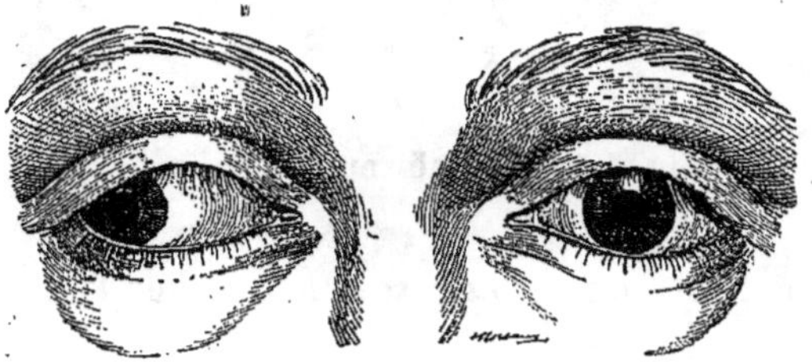

Fig. 421. — Strabisme divergent.

lorsque la déviation équivaut à une convergence exagérée. Le strabisme est *divergent* ou externe (fig. 421) lorsque les axes optiques divergent. L'un et l'autre peuvent être *fixes* : la déviation intéresse toujours le même œil. Le strabisme est dit *alternant* lorsque c'est tantôt un œil, tantôt l'autre qui subit la déviation. Enfin on

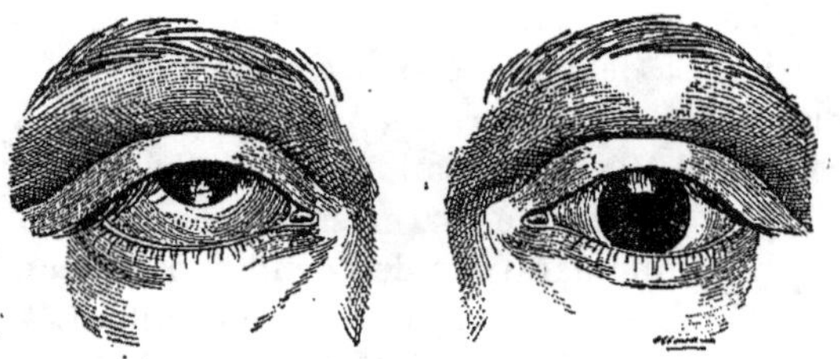

Fig. 422. — Strabisme sursumvergent.

le dit *périodique* lorsqu'il n'apparaît qu'à l'occasion de certaines directions du regard.

Nous ne dirons que deux mots du strabisme vertical, dit *strabisme sursumvergent* (fig. 422) lorsque l'œil dévié est plus haut que l'œil normal, et qui porte le nom de *strabisme deosumvergent* (fig. 423) lorsque l'œil dévié est abaissé. Ces variétés de strabisme se combinent parfois avec le strabisme divergent,

beaucoup plus rarement avec le strabisme convergent. Comme
la déviation verticale, habituellement peu prononcée, n'entraine

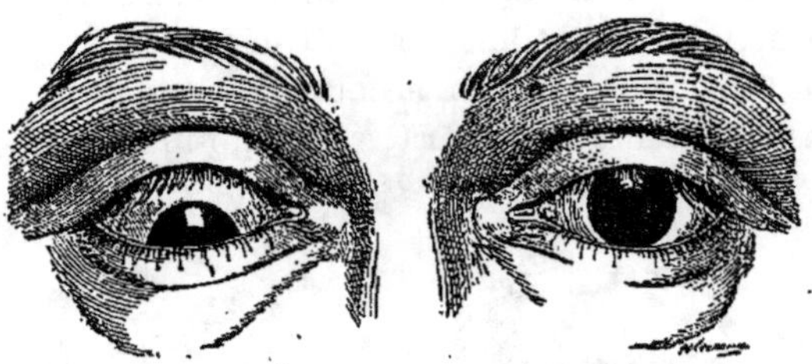

Fig. 423. — Strabisme deorsumvergent.

guère de défiguration, il est exceptionnel que l'on soit appelé à y
remédier.

## Strabisme paralytique

Dans les paralysies des nerfs oculo-moteurs, en particulier dans
la paralysie des 3e et 6e paires, il est constant de voir une déviation oculaire d'un œil, par rapport à l'autre, apparaître dans la
direction du regard qui nécessite la contraction des muscles paralysés. Ce n'est pas là, à proprement parler, le strabisme paralytique vrai, celui-ci n'accompagne pas forcément toute paralysie
oculo-motrice. La déviation oculaire strabique s'observe quelle que
soit la direction du regard, sans qu'il soit possible de déterminer
à l'heure actuelle sa signification. Le strabisme paralytique vrai
est convergent pour une paralysie de l'oculo-moteur externe,
divergent pour une paralysie de l'oculo-moteur commun. Il sera
facile à différencier du strabisme concomitant, à la condition
que le trouble paralytique ne date pas de plus de quelques semaines ; l'existence de la diplopie (recherchée avec le verre coloré), la
limitation du mouvement (constatée par l'examen périmétrique
du champ de regard) ne laisseront aucun doute.

Ce strabisme paralytique peut disparaître lorsque la guérison de
la paralysie oculo-motrice a été obtenue. Dans certains cas il
peut persister indéfiniment, malgré le retour en apparence complet des mouvements des globes, et la disparition de la diplopie
C'est en particulier le cas chez les enfants, si bien qu'il est souvent
impossible de différencier un strabisme paralytique vrai ancien,

d'un strabisme dit concomitant. Il nous a paru important, malgré l'obscurité qui règne encore dans l'étiologie et la pathogénie du strabisme, de signaler cette observation. Ne sait-on pas d'ailleurs que, d'une manière générale, les déviations paralytiques sont différentes chez les enfants de ce qu'elles sont chez l'adulte ?

Il est assez fréquent de voir chez les *tabétiques* et dans la *sclérose en plaques* des strabismes paralytiques très accusés.

## Strabisme concomitant

Le strabisme concomitant débute ordinairement dans l'enfance. Il est exceptionnel de le voir apparaître après huit ans. On ne confondra pas avec le strabisme persistant, un strabisme passager qui s'observe dans les premiers mois de la vie et qui affecte les caractères du strabisme convergent périodique. Il ne comporte aucune signification pathologique.

**Symptômes.** — Le début du strabisme concomitant est habituellement assez brusque et les parents le font remonter soit à des convulsions, soit à une affection aiguë. Je laisse de côté les interprétations fantaisistes qu'ils en donnent (position dans le lit, imitation d'une personne atteinte de strabisme, port d'un bandeau pour une affection oculaire aiguë, etc.). Parfois, cependant, on note que le strabisme est périodique pendant quelque temps avant de prendre les caractères du strabisme fixe.

On peut alors différencier plusieurs types cliniques de strabisme. Cette distinction reconnaissons-le de suite, n'a qu'une valeur très relative, et si nous la signalons c'est qu'elle correspond souvent à des indications thérapeutiques différentes.

*a) Strabisme convergent hypermétropique.* — C'est une des formes les plus fréquentes de strabisme. Elle apparaît plus spécialement entre quatre et six ans, au moment où l'on apprend à l'enfant à fixer des images ou des lettres. Si l'on ne modifie pas les conditions de vision avec des verres correcteurs, on voit bientôt la déviation, qui peut atteindre 20° à 30°, persister dans la vision à distance comme dans la vision rapprochée.

Le degré d'hypermétropie est supérieur à + 2 ou + 3 dioptries et l'amétropie est presque toujours bilatérale. L'acuité visuelle peut être la même dans les deux yeux.

Nous séparons nettement du strabisme convergent hypermétropique les cas de déviation fixe mono-latérale datant de la naissance ou développée peu après, et coïncidant avec une hypermétropie unilatérale et parfois avec une amblyopie congénitale (voir p. 668).

Sous l'influence de la paralysie accommodative bilatérale par l'atropine, on voit en général, la déviation strabique diminuer ou disparaître même complètement, tant que dure l'effet de l'alcaloïde. Il n'est pas rare qu'entre seize et vingt ans ce strabisme convergent disparaisse spontanément et soit remplacé soit par le parallélisme des yeux, soit même par un certain degré de strabisme divergent.

*b) Strabisme divergent myopique.* — A une époque où l'on pensait que le trouble de réfraction pouvait, à lui seul, être la cause de la déviation oculaire, on avait décrit, en opposition avec le strabisme convergent des hypermétropes, le strabisme divergent des myopes. Ce type clinique existe réellement, mais sa fréquence et son importance sont très inférieures à celles du type précédent. D'ailleurs, il est des myopes atteints de strabisme convergent. D'une manière générale, le strabisme divergent des myopes survient plus tardivement. Il a une tendance à s'exagérer avec les années et l'on n'observe jamais cette tendance spontanée vers la guérison que l'on rencontre parfois dans le type clinique précédent.

Dans ce type de déviation, c'est le plus souvent en favorisant l'action de l'accommodation par la correction de la myopie que l'on voit la déviation disparaître. Beaucoup de ces myopes ont la sensation qu'ils louchent lorsque la direction de leur regard n'est pas sollicitée par un objet.

*c)* En dehors de ces deux types, on observe un grand nombre de cas de strabisme convergent ou divergent où l'état de la réfraction oculaire ne peut être mis en cause. Nous sommes encore trop peu renseignés sur les lésions encéphaliques de l'enfance pour préciser l'étiologie de ces cas et nous devons nous contenter d'en faire un groupe distinct des deux précédents.

*Complications.* — La déviation strabique peut être le seul symptôme morbide, au point que la correction optique ou opératoire de la déviation peut avoir pour conséquence un rétablissement parfait de la fonction visuelle monoculaire et binoculaire. Nous sommes donc en droit de considérer comme des complications ou tout au moins comme des symptômes associés les modifications que l'on observe du côté de l'acuité visuelle ou de la vision binoculaire. Nous étudierons d'abord l'*amblyopie dite strabique*, bien que, d'après ce que nous venons de dire, elle ne soit pas la conséquence directe du strabisme.

Il n'est pas rare de constater dans l'œil strabique une diminution de l'acuité visuelle qui persiste même après correction complète de l'amétropie. Lorsque l'acuité visuelle réduite est comprise entre 5/5 et 5/30 ou 5/40 on peut, dans certains cas, obtenir une amélioration très marquée dans les mois ou les années qui suivent la correction optique ou chirurgicale de la déviation. Lorsque, par contre, elle est égale ou inférieure à 5/50 ce qui correspond à une absence de vision maculaire (scotome central), l'amblyopie persiste malgré la correction de la déviation. Nous n'avons jamais observé d'exemples de progression de l'acuité dans ces conditions particulières.

La vision binoculaire est fréquemment altérée d'une manière définitive. Alors que chez certains strabiques la correction optique ou opératoire est suivie à courte échéance d'un rétablissement parfait de la vision binoculaire (fusion binoculaire, perception du relief, etc.), chez d'autres, au contraire, pareil résultat ne peut être obtenu malgré des exercices orthoptiques répétés. C'est en particulier le cas dans le strabisme divergent.

**Etiologie. Pathogénie.** — Nous ne craignons pas de le répéter, l'étiologie des différentes formes de strabisme est encore trop hypothétique pour qu'il soit possible de la ramener à quelques formules précises.

Donders, qui a montré les rapports de l'hypermétropie et du strabisme convergent, en donnait l'interprétation suivante : l'hypermétropie entraîne, dans la fixation rapprochée, un excès d'accommodation et, en vertu des rapports qui unissent l'accommodation à la convergence ; un excès de convergence est la conséquence de cet excès d'accommodation. Il est un fait, c'est que la paralysie accommodative réalisée par l'instillation d'atropine a très souvent pour conséquence immédiate la suppression de la déviation : cela vient, par conséquent, donner une base expérimentale à cette théorie ; on peut cependant lui opposer le fait que tous les hypermétropes de + 3 à + 8 D. ne louchent pas, même si la vision et l'amétropie sont égales dans les deux yeux. Il faut donc supposer l'intervention d'un autre facteur que celui de l'amétropie. Parinaud a invoqué l'intervention d'un trouble nerveux surajouté pour expliquer ce que l'amétropie seule ne saurait élucider complètement.

Pour le strabisme divergent, c'est encore, d'après Donders, les rapports de l'accommodation avec la convergence qui peuvent expliquer la déviation oculaire. Mais on peut également adresser la même objection à cette interprétation et faire remarquer que tous les myopes ne divergent pas. Il est donc nécessaire d'admettre l'action d'un autre facteur.

Au point de vue de l'étiologie générale du strabisme, on a souvent incriminé la prédisposition névropathique, surtout depuis que Parinaud a montré que le strabisme ne résidait pas dans un trouble musculaire proprement dit, mais dans un trouble d'innervation. Il est logique de supposer une lésion nerveuse à l'origine de tout strabisme. Ce que nous avons dit à propos du strabisme paralytique, nous dispense d'entrer dans de plus amples détails à ce point de vue.

E. Fournier a signalé la fréquence du strabisme chez les hérédo-syphilitiques. Etant donné le rôle de la syphilis dans les manifestations nerveuses, il est évidemment probable que, dans un certain nombre de cas, l'apparition de la déviation oculaire puisse être rattachée à une lésion de cet ordre. Il faut se garder néanmoins de généraliser.

**Lésions.** — Nous ignorons tout des lésions primitives qui peuvent être la cause du trouble fonctionnel, et nous ne voulons envisager ici que les lésions secondaires qui se développent parfois dans les muscles ou leurs expansions aponévrotiques.

On note parfois, en pratiquant la ténotomie, que le muscle opposé à la déviation est transformé en une lame fibro-conjonctive, où les fibres musculaires font partiellement ou totalement défaut. Dans d'autres cas, on note, dans le muscle correspondant à la déviation, une rétraction cicatricielle portant sur le tendon et sur les expansions aponévrotiques. Ce sont là des lésions en quelque sorte exceptionnelles et que l'on a cherché à assimiler aux lésions qui se développent autour d'une articulation longtemps immobilisée par suite de contracture hystérique. La signification de ces lésions n'en reste pas moins des plus obscures. Il importe de les connaître parce qu'elles modifient un peu le traitement opératoire des cas de strabisme où elles existent. Il va sans dire, par exemple, que l'on ne pourra demander qu'un effet très relatif à l'avancement seul d'un muscle dont le plus grand nombre des fibres a disparu ; une section tendineuse et capsulaire assez étendue devra être combinée avec l'avancement dans les cas où il existe de la rétraction capsulo-tendineuse.

**Traitement.** — Il n'y a pas un traitement du strabisme, mais des procédés divers de traitement, suivant le type de strabisme auquel on a affaire.

Il sera nécessaire tout d'abord de faire un diagnostic précis, de déterminer exactement la réfraction oculaire et le rôle de l'accommodation dans la déviation.

C'est dans ce double but qu'il est utile de réaliser, pendant une semaine au moins, une paralysie accommodative bilatérale par l'atropine. Il suffira pour cela de prescrire, pendant huit jours consécutifs, deux instillations par jour d'un collyre faible à l'atropine. Au bout de huit jours, on pourra déterminer la réfraction par la skiascopie et l'examen subjectif, et se rendre compte de l'effet de la paralysie accommodative sur la déviation strabique. Trois cas peuvent se présenter.

*a*) Le strabisme a disparu complètement sous l'influence de la paralysie accommodative. On peut alors prévoir presque à conp sûr que le port régulier et continu des verres correcteurs, surtout pendant toute la période de croissance, aura une action thérapeutique complète.

*b*) Le strabisme a diminué, mais la déviation persiste encore. Le résultat du traitement optique est des plus incertain. Il importera néanmoins de l'essayer pendant quelques années.

*c*) Le strabisme n'est nullement influencé, ou a paru même s'exagérer après la paralysie accommodative.

Il n'y a alors rien à attendre du traitement médical.

Ceci dit, deux points sont à envisager dans le traitement du strabisme :

1º La correction de la difformité créée par la déviation oculaire ; c'est habituellement la seule préoccupation des malades ou des parents ;

2º Le rétablissement de la vision binoculaire. La plupart des strabiques ne sont pas à même d'apprécier l'avantage fonctionnel résultant du rétablissement de la vision binoculaire ; toutefois ce rétablissement a pour le médecin l'avantage d'assurer la perfection du résultat obtenu et le maintien certain de la guérison.

Nous décrirons d'abord le traitement médical qui s'adresse à la fonction troublée et qui, suffisant dans quelques cas pour agir sur la déviation, est dans tous les cas utiles pour le rétablissement ou le développement de la fonction ; puis nous parlerons du traitement opératoire.

TRAITEMENT MÉDICAL. — Lorsqu'il existe une amétropie, le port continu de verres correcteurs en lunettes aura un effet certain, surtout s'il s'agit d'un strabisme hypermétropique vrai. Ce ne sera cependant qu'à partir de l'âge de trois ou quatre ans que le port de lunettes deviendra possible. On prescrira la correction totale de l'hypermétropie. Les lunettes devront être bien adaptées, les branches cordées recourbées se fixeront derrière l'oreille ; le pont aplati embrassera très exactement la base du nez.

L'enfant portera ces verres du matin au soir. Pendant les premières années, l'effet produit par le port des verres sur le strabisme cesse sitôt les lunettes enlevées. Plus tard, il devient plus durable, mais on ne permettra la suppression momentanée des verres (pour raison d'esthétique, et en dehors du travail) que vers la fin de la puberté.

Lorsque la réfraction oculaire est normale, ou lorsque l'âge de l'enfant empêche le port de verres correcteurs, peut-on agir médicalement sur le développement de la fonction visuelle ? On a préconisé l'occlusion momentanée (pendant une ou deux heures par jour) de l'œil non dévié, ou l'instillation d'atropine dans chaque œil alternativement pendant quelques jours consécutifs. L'utilité de ces moyens est difficile à démontrer ; ils sont dans tous les cas inoffensifs.

Pour certaines formes de strabisme, et en particulier le strabisme divergent, où la déviation paraît devoir être rattachée à un défaut de fusion binoculaire, on conseille les exercices stéréoscopiques.

Lorsque le malade n'a pas la vision simultanée, il sera utile, avant tout exercice stéréoscopique, de faire l'occlusion alternative des yeux avec une coquille non perforée (louchette), pour réveiller la perception des doubles images résultant de l'anomalie de situation des deux yeux. Les doubles images une fois perçues, on cherchera à en provoquer le fusionnement. On peut se servir pour cela des cartons de Javal. On choisira les cartons blancs sur lesquels sont imprimés des disques noirs placés à des distances variables. S'il s'agit d'un strabisme divergent, on débutera par des cartons où les disques sont les plus éloignés, ce qui en permet plus facilement la fusion. Pour s'assurer que la fusion est obtenue, ce qui peut exiger quelques minutes d'attention visuelle, on demandera à l'observé de décrire ce qu'il voit. Le disque gauche porte dans le prolongement de son diamètre vertical, en haut une flèche ; la flèche est en bas dans le disque droit.

La perception d'un seul disque et des deux flèches sera la preuve que la fusion est normale. Lorsque celle-ci a été obtenue pour une certaine distance, on passe à un autre carton sur lequel les disques seront moins distants.

On pourra aussi employer, avec le stéréoscope, des prismes et des cartons à écart constant dont il existe plusieurs séries représentant soit des figures géométriques, soit des images amusantes pour les enfants (Hegg, Kroll, von Pflugk).

Le diploscope permet de réaliser un certain nombre d'expé-

Fig. 424. — Crochet à strabisme.

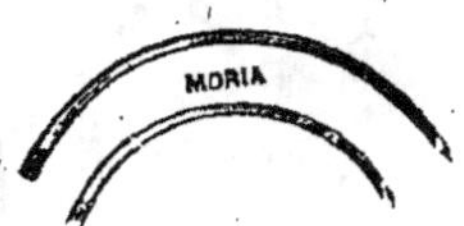


Fig. 425. — Aiguilles courbes à strabisme.

riences pour combattre la neutralisation et réveiller la vision binoculaire.

TRAITEMENT CHIRURGICAL. — On peut toujours recourir au traitement chirurgical du strabisme pour corriger la déviation oculaire, mais, en général, l'opération ne constituera qu'un com-

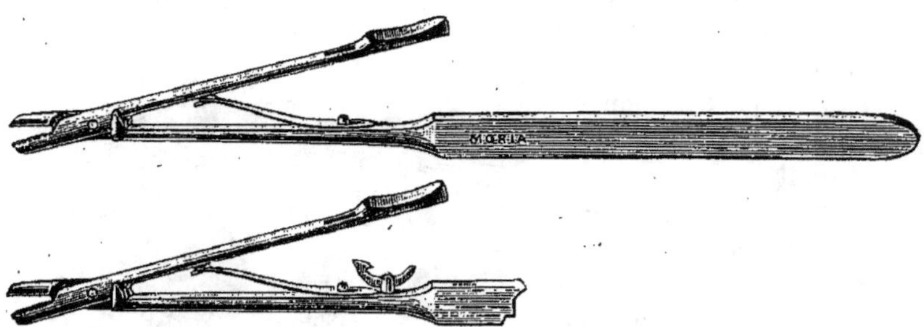


Fig. 426. — Porte-aiguille.
En haut : modèle sans arrêt. — En bas : modèle avec arrêt.

plément du traitement médical. Nous avons vu aussi que, même dans le cas où elle aura donné plein effet, il sera nécessaire, pour parfaire le résultat optique, de recourir au traitement médical. Les différents procédés opératoires, destinés à remédier au strabisme, peuvent être rattachés à deux interventions principales : la ténotomie ou reculement du muscle correspondant à la déviation, et l'avancement ou raccourcissement du muscle antagoniste.

La ténotomie seule permet d'obtenir un effet correcteur de 10 à 15 ou 20° au maximum. Combinée à l'avancement, elle peut donner jusqu'à 30° et 40° de correction. L'avancement unilatéral suffit à lui seul pour corriger 5° à 10° de déviation. Exécuté sur les deux yeux, il donnera un effet double. Le dosage de l'effet chirurgical peut être obtenu par la combinaison des deux procédés ou par de petites modifications de l'opération elle-même : débridement capsulo-musculaire comprenant une longueur variable de

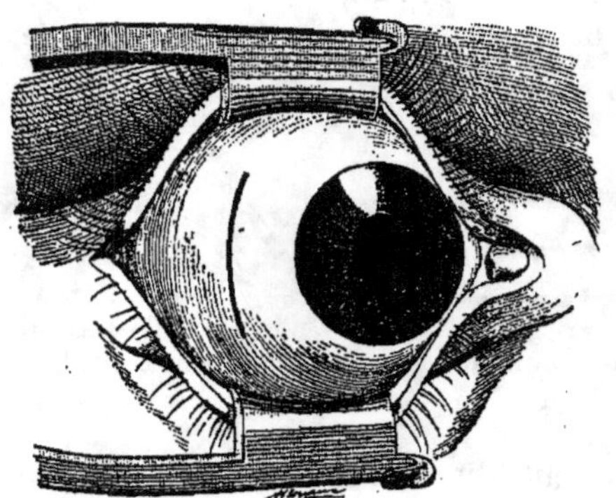

Fig. 427. — Incision conjonctivale pour la ténotomie du droit externe.

tissu musculaire, s'il faut demander plus ou moins à l'avancement.

L'une et l'autre intervention peuvent être exécutées à la novocaïne. Il faut savoir cependant que l'avancement est plus douloureux que la ténotomie, et que, chez les jeunes sujets, l'indocilité résultant de la vue des instruments rend parfois le chloroforme indispensable.

L'âge auquel l'intervention opératoire devient nécessaire varie avec les caractères du strabisme. S'il s'agit d'un strabisme convergent, et si l'effet du traitement optique est

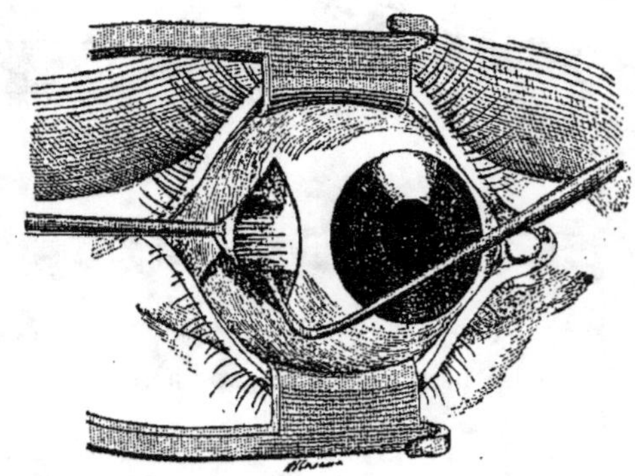

Fig. 428. — Introduction du crochet sous le tendon du droit interne.

partiel, on attendra en général la puberté pour intervenir. Si l'on ne peut rien obtenir du traitement médical, on pourra d'emblée intervenir, sauf si l'œil strabique est amblyope. Dans ce cas, on attendra aussi la fin de la puberté pour opérer. Dans tous les cas de strabisme divergent, on pourra intervenir sans inconvénient et à n'importe quel âge.

*Ténotomie.* — L'anesthésie superficielle est obtenue par instillation d'un collyre à la cocaïne à 3 p. 100. On la complétera par une injection de 2 à 3 centimètres cubes d'une solution à 2 p. 100 de novocaïne au voisinage du tendon à sectionner.

Le blépharostat étant placé, à l'aide de la pince à griffes on soulève à 4 millimètres du bord cornéen un pli vertical de la conjonctive, que l'on incise de manière à faire une boutonnière verticale d'un

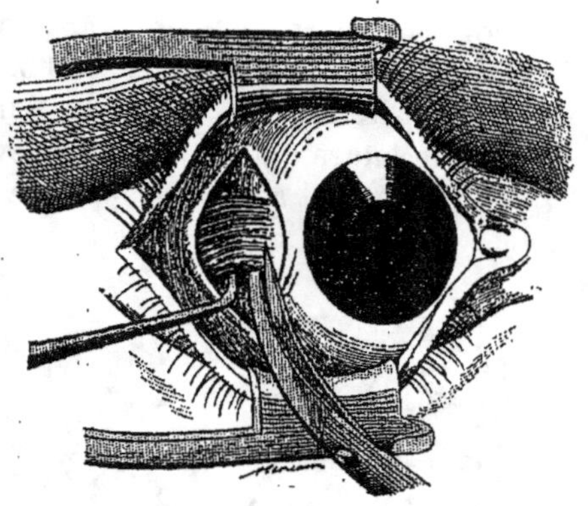

Fig. 429. — Section aux ciseaux du tendon du droit externe de l'œil droit.

centimètre environ en hauteur (fig. 427). On dissèque ensuite la

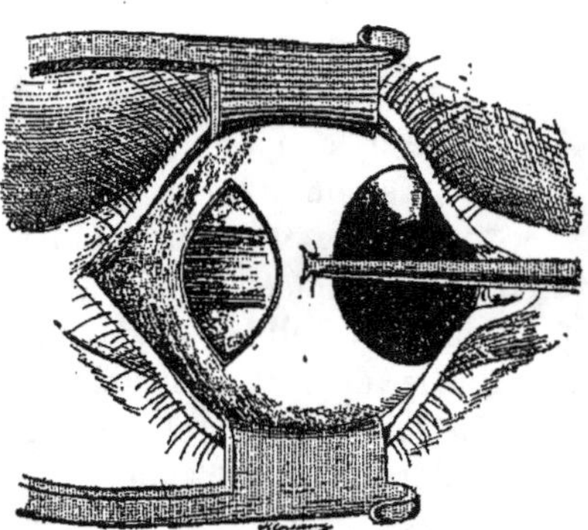

Fig. 430. — Excision conjonctivale dans l'avancement musculaire ou capsulo-musculaire (droit externe de l'œil droit).

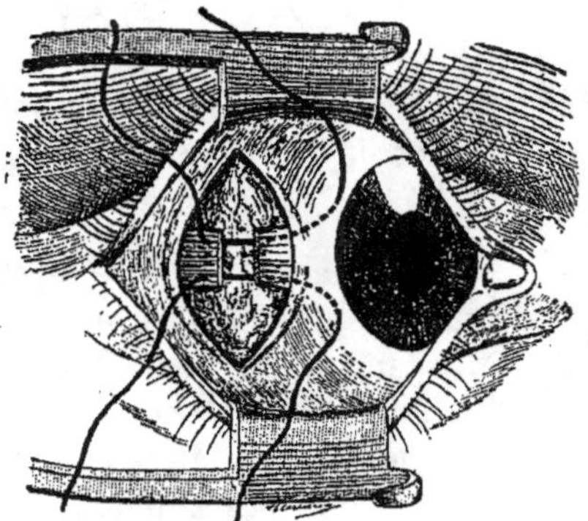

Fig. 431. — Avancement du droit externe avec résection musculaire.

lèvre de la plaie opposée à la cornée pour mettre à nu le tendon. Au niveau de son bord inférieur on donne un petit coup de ciseaux horizontal, pour pouvoir glisser entre ce bord et la sclérotique le bec du crochet à strabisme (fig. **428**) et charger en totalité le tendon. Il ne reste plus qu'à sectionner avec les ciseaux mousses le tendon entre son insertion et le crochet à strabisme qui le soulève (fig. **429**) et est ainsi libéré. En introduisant à nouveau le crochet dans l'angle supérieur et inférieur de la plaie, on s'assure que toutes les fibres tendineuses ont été sectionnées. L'opération est terminée par l'application d'un ou deux points de suture qui réuniront les lèvres de la plaie conjonctivale.

Un pansement aseptique appliqué sur l'œil opéré sera laissé en place pendant trois jours. Le fil sera alors retiré, et si la réunion conjonctivale est obtenue, on pourra supprimer le bandeau. Le séjour au lit n'est nullement nécessaire.

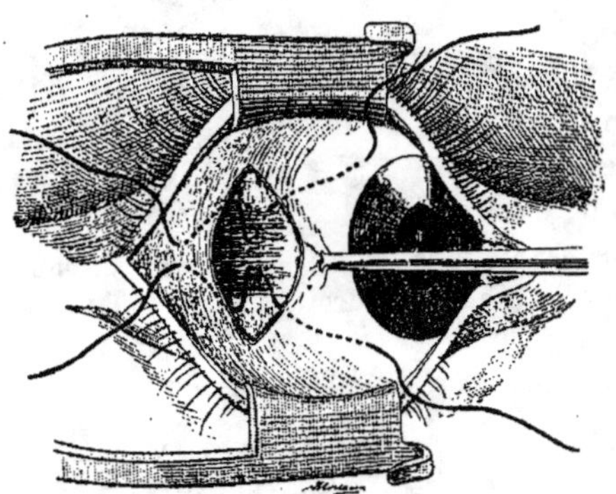

Fig. 432. — Avancement du droit externe par ligature capsulo-musculaire. Vue de face.

*Avancement musculaire.* — Les paupières écartées par le blépharostat, l'opérateur soulève un pli vertical de la conjonctive comme pour une ténotomie, mais, au lieu de l'inciser simplement, il le résèque d'un coup de ciseaux, provoquant ainsi une perte de substance ovalaire de 4 à 5 millimètres de largeur sur 1 centimètre de hauteur dans la conjonctive bulbaire (fig. **430**). Le tendon est mis à nu et chargé sur le crochet à strabisme comme dans la ténotomie, mais on aura soin de bien l'isoler de ses adhérences latérales. Le crochet est alors confié à l'aide.

Cela fait, la technique diffère un peu suivant que l'on veut faire l'avancement avec résection tendineuse ou l'avancement par ligature capsulo-musculaire. Je laisse de côté de multiples variantes de ces deux procédés principaux.

Lorsqu'on fait la *résection tendineuse,* on place tout d'abord sur le bout central du tendon deux anses de catgut fin dont les deux chefs sont chargés d'aiguilles courbes (fig. **431**) et dont l'effet sera de rapprocher le tendon réséqué du bord cornéen. Le muscle étant soulevé à une certaine distance de l'insertion tendineuse, on

le transfixe sous son bord supérieur de dedans en dehors avec un
des chefs de catgut que l'on pourra nouer immédiatement autour
du bord du muscle ou faire ressortir par le point correspondant
de la conjonctive. L'autre chef de l'anse, sera dirigé obliquement sous la conjonctive bulbaire et dans la partie adhérente du
tendon et le tissu épiscléral jusqu'au voisinage du prolongement
du méridien vertical de la cornée. Un fil semblable est passé en
bas. On détache alors le tendon et on le résèque dans une étendue
variable (fig. 431), en évitant de sectionner les fils ; il ne reste plus
alors qu'à les nouer. On aura soin, pendant qu'on serre les liga-

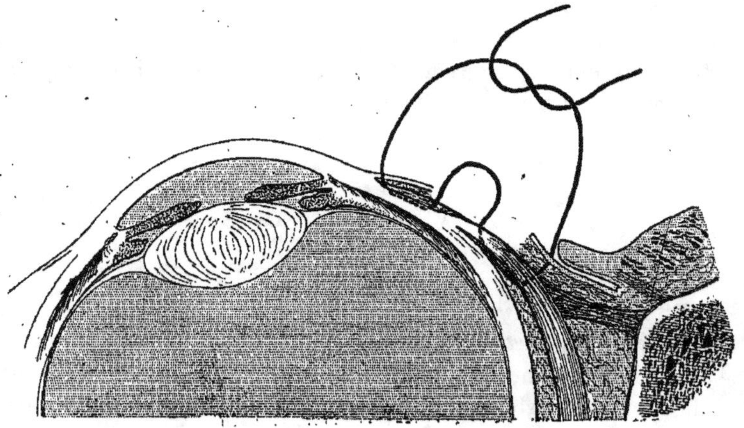

Fig. 433. — Avancement du droit externe par ligature capsulo-musculaire. Vue de profil montrant le trajet de l'anse de fil produisant le
plissement.

tures, de charger l'aide d'attirer avec la pince à fixation le globe
oculaire dans le sens de l'avancement.

*Avancement du droit externe par ligature capsulo-muscu-
laire.* — Si l'on veut faire la *ligature capsulo-musculaire*, il
suffit de procéder à un plissement musculaire par l'application de
deux anses de soie forte. Les figures 432 et 433 montrent la
manière d'obtenir ce plissement.

Le premier fil traverse la lèvre conjonctivale postérieure de la
boutonnière, passe dans le muscle, sort sous son bord supérieur,
le contourne, repasse dans le tendon près de la ligne médiane, chemine dans le *tissu épiscléral* et ressort de la conjonctive au-dessus
et à 3 millimètres du limbe.

L'autre fil est passé de même au niveau du bord inférieur du muscle. Il ne reste plus qu'à nouer symétriquement les deux fils, comme dans la résection tendineuse.

L'application d'un pansement binoculaire est indispensable, car l'immobilité des globes constitue une condition favorable à la réunion rapide des tissus sectionnés.

Le pansement sera renouvelé après 3 ou 4 jours, mais on attendra au 6e ou 8e jour pour enlever les fils. Si l'effet paraît un peu insuffisant, il y aura intérêt à les laisser quelques jours de plus. L'ablation des fils sera faite avec délicatesse et après instillation de cocaïne.

L'avancement sans résection a l'inconvénient de créer un léger épaississement avec vascularisation épisclérale, qui ne disparaîtra qu'après quelques semaines.


## VI.— NYSTAGMUS


En dehors du *nystagmus congénital* on décrit plusieurs formes de *nystagmus acquis,* c'est-à-dire apparaissant un certain temps après la naissance. Ce symptôme s'observe au cours de quelques affections du système nerveux central et dans certaines maladies de l'oreille interne. Il peut être provoqué et porte alors le nom de nystagmus réflexe. L'étude sémiologique de ce nystagmus réflexe (Barany) a acquis une importance toute particulière dans ces dernières années.

*Symptômes.* — Le « tremblement associé des globes oculaires » (Dejerine) peut affecter différentes modalités. On distingue un *nystagmus oscillatoire,* dans lequel l'oscillation des cornées dans la fente palpébrale se fait dans le plan horizontal, un *nystagmus rotatoire* caractérisé par une légère rotation partielle de la cornée autour de l'arc antéro-postérieur du globe. On dit le *nystagmus mixte* si le tremblement est à la fois latéral et rotatoire. Il suffit d'observer les yeux du malade pour remarquer le tremblement parfois très intense, notamment chez des malades atteints de sclérose en plaques.

On donne le nom d'*oscillations nystagmiformes* (Uhthoff) à un type de nystagmus qui n'apparaît que lorsqu'on sollicite la fixation latérale du regard. Dans le mouvement d'abduction extrême on voit alors se produire quelques oscillations du globe.

Le sujet atteint de nystagmus n'éprouve pas de trouble fonctionnel en rapport avec le tremblement de ses yeux sauf dans les cas où celui-ci est extrêmement accusé.

**Sémiologie.** — I. Le nystagmus acquis *développé dans l'enfance* peut être lié à :

*a*) un trouble visuel périphérique : *leucomes cornéens* consécutifs à l'ophtalmie gonococcique ou à la kératite impétigineuse *rétinite pigmentaire, choroïdite maculaire, atrophie optique méningitique.*

*b*) à un trouble nerveux moteur relevant d'une des affections suivantes :

la *tuberculose méningée,* surtout dans sa localisation basilaire ou pédonculaire ;

la *syphilis cérébrale héréditaire* ;

la *maladie de Friedreich* ou ataxie cérébelleuse héréditaire caractérisée par de l'incoordination motrice des membres inférieurs avec absence des réflexes rotuliens, du tremblement des membres supérieurs surtout dans les mouvements volontaires : le nystagmus est généralement persistant ;

les *tumeurs du cervelet* (gliomes, sarcomes), les *abcès cérébelleux* consécutifs aux infections de l'oreille moyenne et interne donnent souvent lieu à des manifestations oculo-motrices et en particulier au nystagmus ;

II. Le nystagmus acquis *développé dans l'adolescence ou à l'âge adulte* s'observe dans presque la moitié des cas de *sclérose en plaques*; il s'agit alors une fois sur quatre d'un nystagmus très accusé et continu. Il n'est pas toujours persistant.

Dans le *tabes*, les *myélites diffuses syphilitiques,* la *syphilis cérébrale*, les *tubercules méningés basilaires*, les *abcès cérébraux ou cérébelleux* le nystagmus ou les oscillations nystagmiformes peuvent s'observer sans que l'on puisse déduire de la présence de ce symptôme des indications diagnostiques relatives à la localisation ou à l'évolution de l'affection qui le produit.

Dans quelques cas on a pu rattacher le nystagmus à l'*hystérie*. Il s'agit, en général, de malades atteints d'hyperesthésie et de blépharospasme qui présentent le tremblement oculaire sous forme de crises prenant fin lorsque le malade ne se sent plus observé.

Une forme très particulière de tremblement oculaire s'observe

MORAX. — Précis d'Ophtalmologie. 48

chez les mineurs et a reçu pour cette raison le nom de *nystagmus des houilleurs*. Contrairement à ce qu'on observe dans les autres formes de nystagmus, le trouble subjectif peut être assez gênant pour obliger les sujets à quitter leur travail dans la mine. Un certain nombre de malades se plaignent du vacillement des objets et de vertiges. Il semble que ce soit surtout dans l'élévation et l'abaissement du regard que l'oscillation des globes se produise. L'affection a une durée limitée ; elle cesse habituellement quelque temps après la suspension du travail dans la mine.

III. Il nous reste à dire quelques mots du *nystagmus spontané ou provoqué d'origine labyrinthique* aussi dit *nystagmus auriculaire*. Il a été démontré que l'appareil labyrinthique, qui est annexé à l'oreille interne, est préposé à la sensation de l'espace et que sa destruction ou son excitation peut exercer une action réflexe sur la statique oculaire en donnant lieu au nystagmus. Le nystagmus vestibulaire est bilatéral et non perçu. Il résulte de la succession d'un mouvement lent d'aller et d'un mouvement rapide de retour. Le mouvement rapide étant plus facilement perçu par l'observateur, sert à désigner le sens du nystagmus. On dit le nystagmus gauche lorsque les globes se sont déplacés lentement vers la droite et sont revenus plus rapidement vers la gauche. Ce nystagmus disparaît dans le sommeil chloroformique. Le nystagmus vestibulaire peut être plus ou moins intense ; bien souvent il est latent et doit être recherché.

Lorsque l'un des labyrinthes est le siège d'une suppuration on voit se produire un nystagmus spontané homonyme tant qu'il y a excitation, mais si l'appareil labyrinthique est détruit, alors le nystagmus devient croisé. Mais ce nystagmus n'a, le plus souvent, qu'une durée limitée.

On admet que c'est le nerf vestibulaire dont l'excitation ou la destruction retentit sur les centres oculo-moteurs et l'on comprend que les lésions qui excitent ou paralysent ce nerf dans son trajet basilaire ou protubérantiel donnent également naissance au nystagmus.

Sous le nom de *nystagmus labyrinthique provoqué* on entend un nystagmus réflexe observé à la suite d'une excitation provoquée de courte durée. L'étude de ces réflexes est précieuse pour l'otologiste qui peut en les interrogeant se rendre compte dans une certaine mesure de l'altération ou de l'intégrité de l'appareil labyrinthique. Sans entrer dans le détail de la technique de recherche des différents réflexes (mécanique, rotatoire) signalons seulement le procédé connu sous le nom de *nystagmus calorique et frigorifique* ou *réflexe de Barany* : l'irrigation du conduit auditif avec un liquide plus froid ou plus chaud que la température du corps provoque du nystagmus : le froid (eau à 14°-20°) agit comme s'il paralysait le labyrinthe, le chaud (eau à 40°-45°) comme s'il l'excitait. Dans le *vertige voltaïque* ou *signe auriculaire de Babinski*, on provoque le nystagmus en même temps que d'autres troubles (vertiges, latéropulsion de la tête) par l'application des électrodes d'un appareil à courant continu sur les mastoïdes ou sur les tempes et par le passage d'un courant de cinq à six milliampères. C'est le pôle négatif qui joue le rôle d'excitant du labyrinthe. L'analyse du nystagmus provoqué fournit surtout des données importantes lorsqu'il faut établir le diagnostic entre une affection labyrinthique et un abcès du cervelet.

**Traitement.** — Il n'y a pas de traitement du nystagmus, mais la thérapeutique peut être efficacement dirigée sur l'affection qui lui donne naissance, notamment dans les lésions auriculaires ou les manifestations méningées syphilitiques.

CHAPITRE XXII

# SYMPTOMES OCULAIRES DANS LES AFFECTIONS DU SYSTÈME NERVEUX CENTRAL

L'œil et le cerveau ont la même origine ; le nerf optique constitue une partie du névraxe et peut être atteint par les mêmes affections qui lèsent celui-ci, d'autant plus que la circulation artérielle
et veineuse du nerf optique et de la rétine dépendent de la circulation intracrânienne (carotide interne, sinus caverneux) : la situation des noyaux des nerfs moteurs oculaires dans la région bulbo-
protubérantielle, les rapports des nerfs moteurs oculaires dans leur
trajet à la base du crâne expliquent la fréquence de leur atteinte
dans les processus bulbo-protubérantiels et basilaires. L'innervation complexe de la pupille est fréquemment altérée au cours des
infections chroniques du système nerveux central. D'autre part, certaines lésions hémisphériques donnent lieu à des troubles de la sensibilité rétinienne. Ce sont là quelques-unes des raisons qui expliquent la très grande importance qu'a acquis l'examen objectif et
fonctionnel de l'appareil visuel dans l'analyse neurologique d'un
malade.

L'examen oculaire doit être fait aussi complètement et méthodiquement que s'il s'agissait d'une maladie du globe oculaire : il est
impossible d'apprécier exactement l'acuité visuelle sans avoir fait
une détermination complète de la réfraction de chaque globe.
Si l'on veut grouper les renseignements recueillis pour les présenter au neurologiste on le fera de préférence sous les trois chefs suivants :

*Examen des pupilles* : diamètres, myosis, mydriase, égalité
pupillaire ou inégalité (anisocorie). Réflexes pupillaires : réflexe
photomoteur, réflexe de convergence, réflexe consensuel.

*Examen ophtalmoscopique* : choriorétine, papille.

*Etat de la fonction neuro-rétinienne* : acuité visuelle, sens chromatique, champ visuel.

*Examen de la sensibilité et de la motilité du globe et des annexes de l'appareil visuel*. — Sensibilité de la conjonctive, de la cornée, des paupières. Troubles moteurs des paupières (spasme, paralysie). Troubles moteurs du globe, diplopie.

Nous avons décrit en leur place les méthodes d'examen. Nous envisagerons ici les principales maladies nerveuses pour signaler les troubles oculaires qui font partie de leur tableau symptomatique. Nous limiterons néanmoins notre description aux maladies dont les troubles oculaires présentent un intérêt au point de vue du diagnostic général et à celles pour lesquelles l'oculiste peut être directement consulté.

## Traumatismes cérébraux et fractures du crâne

Dans les traumatismes crâniens les symptômes oculaires sont assez fréquents et généralement ce sont des symptômes de localisation en rapport avec la région traumatisée.

Il y a lieu de distinguer les lésions de contusion crânienne sans solution de continuité osseuse, les fractures irradiées et les plaies pénétrantes avec fractures osseuses.

1° *Contusion crânienne*. — Nous avons vu chez plusieurs sujets une contusion crânienne violente par un projectile tangentiel, atteignant la région occipitale par exemple, donner lieu à une hémianopsie homonyme, ou même à une cécité corticale complète qui, après quelques jours ou quelques semaines de durée, se résolvait en une hémianopsie homonyme ou partielle. Nous n'avons jamais observé dans ces conditions de modifications du fond de l'œil ou de symptômes pupillaires réflexes.

On a signalé quelquefois dans les contusions crâniennes un syndrome oculaire, dit hémorragie des gaines du nerf optique, qui est, l'expression d'une hémorragie méningée avec irruption dans les gaines du nerf optique.

2° *Fractures irradiées*. — A la suite de chute sur la tête, ou de contusion violente dans la région frontale ou de compression latérale, il peut se produire une fracture irradiée de la base du crâne qui, suivant son siège, pourra intéresser directement les nerfs optiques au niveau de leur passage à travers le sphénoïde, entraînant une compression unilatérale ou bilatérale avec cécité généralement complète de l'œil du côté atteint.

Une fracture passant un peu plus en arrière a pu donner lieu au syndrome d'hémianopsie temporale. L'examen ophtalmoscopique révèle presque toujours dans ces cas une décoloration papillaire plus ou moins accusée et qui peut être plus développée dans un nerf que dans l'autre.

Dans la fracture de la base passant au sommet du rocher, la paralysie de la 6e paire unilatérale est la règle ; la paralysie peut être bilatérale quand il y a eu compression bilatérale du crâne. Cette paralysie est presque toujours définitive.

L'atteinte de la 3e paire est plus rare.

3º *Fractures directes par projectiles.* — Dans les fractures directes par projectiles, la symptomatologie oculaire dépend non seulement de la fracture crânienne, mais des points lésés directement par le projectile ou des complications intracrâniennes auxquelles donnent lieu sa présence ou la présence d'esquilles osseuses. Nous ne saurions énumérer tous les troubles de localisation. Disons seulement que la constatation d'un œdème papillaire (d'ailleurs rare) indiquera la formation d'un hématome dure-mérien ou d'une suppuration méningée ou cérébrale.

## Syphilis des centres nerveux

L'infection syphilitique se localise très fréquemment dans le système nerveux central en donnant lieu à des modalités cliniques diverses que l'on peut ramener à 4 types principaux :

1º La syphilis cérébrale comprenant la syphilis méningée, le syphilome, les lésions des vaisseaux encéphaliques ;

2º Le tabes ;

3º La paralysie générale ;

4º L'hydrocéphalie.

Il importe de savoir que ces divisions qui correspondent à une localisation anatomique différente du tréponème n'ont rien d'absolu.

### I. — SYPHILIS CÉRÉBRALE

A. *Syphilis méningée diffuse précoce.* — L'étude systématique du liquide céphalo-rachidien chez des malades dont l'infection syphilitique est relativement récente (en période dite « secondaire ») a montré l'extrême fréquence de la réaction méningée qui peut ne se traduire que par des céphalées. Il n'est pas rare de constater chez ces malades atteints de méningite, des phénomènes d'œdème papillaire bilatéral (en rapport avec l'hypertension du liquide céphalo-rachidien).

La réaction méningée peut atteindre les méninges du nerf optique et donner lieu à l'aspect de la névrite optique syphilitique. Il s'agit presque toujours des phénomènes diffus qui sont susceptibles de rétrocession complète sous l'influence du traitement général.

B *Syphilis méningée localisée*. — Chez les syphilitiques dont l'affection est de date moins récente, les localisations méningées circonscrites s'observent assez fréquemment. Ce sont elles qui sont cause des syndromes paralytiques oculo-moteurs (paralysie de la 3e, 4e, 6e paire, etc ..), des syndromes sensitifs (névralgie du trijumeau, zona ophtalmique) et qui peuvent même atteindre la sphère visuelle et donner lieu aux phénomènes de migraine ophtalmique accompagnée, hémianopsie. Dans certains cas même, la localisation au voisinage du chiasma pourra réaliser les troubles fonctionnels que nous avons indiqué sous le nom de syndrome chiasmatique.

On admettait autrefois que dans les lésions plus ou moins circonscrites des méninges basilaires ou autres, l'action de la lésion inflammatoire sur un nerf avait pour résultat un trouble complet de ses fonctions : ainsi une atteinte de la 3e paire crânienne se serait traduite par des modifications de la pupille, de l'accommodation et des muscles droits innervés. Nous savons aujourd'hui que la lésion inflammatoire peut respecter certains filets du nerf et qu'une dissociation fonctionnelle est possible.

Il n'est pas rare de voir coïncider, avec les troubles oculomoteurs, des phénomènes d'œdème papillaire dus à l'hypertension du liquide céphalo-rachidien.

L'analyse du liquide céphalo-rachidien fournira dans tous ces cas des indications utiles : par la constatation d'une hypertension (mesurée avec l'appareil de Claude), par la présence d'albumine (mesurée à l'aide du tube de Ravaut ou de celui de Sicard et Cantaloube) par la lymphocytose (examen avec la cellule de Nageotte).

Ces troubles que nous venons d'envisager, liés à une syphilis méningée localisée sont susceptibles de guérison sous l'influence du traitement. Le pronostic est plus bénin que celui des troubles que nous allons envisager. Néanmoins les récidives méningées sont fréquentes.

C. **Syphilome cérébral**. — Le syphilome évolue suivant les apparences d'une tumeur cérébrale. En dehors des troubles de localisation variables avec le siège du syphilome, on pourra constater de l'œdème papillaire.

D. **L'artérite ou la phlébite syphilitique** donneront des troubles oculaires surtout lorsqu'elles intéressent les vaisseaux cérébraux postérieurs. La lésion artérielle se traduira par une suppression fonctionnelle complète, la lésion veineuse par un trouble fonctionnel partiel.

## II. — Tabès

Jadis considéré comme une maladie à lésions déterminées affectant les cordons postérieurs de la moelle, le tabes est plutôt maintenant une appellation sous laquelle on range une série d'accidents dépendant de la localisation méningée de la syphilis. Les troubles oculaires font partie de l'ensemble symptomatique, ils sont très importants et parfois les seuls. En effet le tabes ne se développe pas suivant une évolution systématique et régulière. Tel malade peut garder une immobilité pupillaire pendant de longues années sans autres troubles nerveux ; tel autre peut présenter un signe d'Argyll Roberston coïncidant simplement avec une insuffisance aortique (syndrome de Babinski). Souvent, par contre, en même temps que les symptômes oculaires existent des troubles des réflexes, des arthropathies, des crises gastriques, etc.

La constatation d'un des signes oculaires dans ce dernier cas par exemple, fera poser un diagnostic jusqu'alors hésitant. Cela est surtout exact en ce qui concerne les troubles pupillaires.

*Pupilles*. — Nous n'avons pas besoin en effet d'insister sur l'utilité de l'examen des pupilles. La perte du réflexe photo-moteur avec conservation du réflexe à la convergence (signe d'Argyll-Robertson) est un symptôme à peu près pathognomonique de syphilis méningée à type tabes.

L'inégalité pupillaire est fréquente, une des pupilles ou bien les deux peuvent être en myosis également ou inégalement. On observe, parfois aussi, des variations de diamètre des pupilles du jour au lendemain ou dans la même journée.

Sous le nom de contraction myotonique de la pupille, on décrit un symptôme spécial du tabes qui consiste dans le fait suivant : si l'on sollicite la convergence, on voit la pupille se contracter et ne reprendre son diamètre normal qu'au bout d'un certain temps après la suspension de la convergence.

A un degré plus avancé, coïncidant en général avec des lésions papillaires, les pupilles en mydriase ne réagissent plus ni à la lumière ni à la convergence.

On a signalé dans quelques rares cas des rétrocession des troubles pupillaires sous l'influence du traitement. Personnellement nous ne les avons jamais constatées.

***Examen ophtalmoscopique.*** — L'atrophie optique est la complication ou plutôt la manifestation la plus grave du tabes.

Souvent précoce, constituant un des premiers signes de l'affection ou, du moins, un des premiers troubles dont s'inquiète le sujet, elle est rebelle à tout traitement et l'on peut affirmer, une fois ses premiers signes constatés qu'elle aboutira à la cécité. L'atrophie est toujours bilatérale, mais il peut s'écouler un temps variable entre l'atteinte des deux yeux. La papille est décolorée, blanche, nacrée, ses bords sont nets, les vaisseaux ne sont pas modifiés.

Subjectivement, le malade se plaint d'une altération progressive de la vision sans phénomènes douloureux. Le champ visuel périphérique peut subir seul une modification, la vision centrale demeurant longtemps indemne (l'acuité visuelle ne se modifiant pas pendant plusieurs mois ou plusieurs années), dans les cas les plus habituels, l'acuité visuelle diminue en même temps que le champ visuel se rétrécit.

L'évolution est extrêmement variable, la cécité survient au bout de un à deux ans dans les cas les plus graves, elle peut se faire attendre plusieurs années chez d'autres malades.

La *sensibilité chromatique* est presque toujours altérée dès le début. Chez certains malades, cette altération constitue le premier symptôme ; l'impossibilité de distinguer les couleurs peut coexister avec une perception encore suffisante des formes.

***Paralysies.*** — Les paralysies sont précoces, se voient dès le début de l'affection.

Leurs caractères sont les suivants :

*a*) Elles sont fugaces, elles peuvent ne durer que quelques semaines ;

*b*) Elles sont souvent dissociées, n'atteignant qu'un des droits, ou un releveur (ptosis) ;

*c*) Elles sont associées souvent à des phénomènes pupillaires et cette association a un caractère parfois paradoxal : ce sera par exemple une immobilité pupillaire et une paralysie de la 6e paire, ou bien du myosis et une paralysie complète ou incomplète des moteurs oculaires communs : de l'incoordination entre les deux yeux. Les strabismes excessifs, ne sont pas rares l'œil étant dévié au maximum ; ce strabisme peut d'ailleurs être passager.

On a signalé des ophtalmoplégies externes complètes ; les yeux sont figés, immobiles, le malade supplée par les mouvements de la tête à l'absence de mouvements des globes

Au contraire des paralysies précoces, celles qui apparaissent tardivement sont souvent persistantes. Ajoutons à ces troubles moteurs les oscillations nystagmiformes parfois observées.

Des modifications accommodatives ne sont pas rares. En dehors de la paralysie complète de l'accommodation, on observe moins fréquemment une incoordination accommodative particulière : le sujet écarte plus ou moins le livre et trouve difficilement et d'une manière saccadée la distance convenable pour lire.

***Troubles de la sensibilité.*** — L'anesthésie dans le domaine de l'ophtalmique de Willis peut n'être constatée que par un examen systématique. Certains malades remarquent que leur région fronto-sourcilière est insensible au froid et au contact. Parfois au contraire l'anesthésie à la piqûre s'accompagne d'un excès de sensibilité au contact superficiel (anesthésie douloureuse). Quelques malades se plaignent de douleurs fulgurantes dans la sphère de l'ophtalmique analogues à celles qu'on observe du côté des membres.

L'anesthésie de la cornée peut accompagner l'anesthésie cutanée.

L'*examen du liquide céphalo-rachidien* montre toujours l'existence d'une réaction lymphocytaire. Les différents symptômes que nous venons d'énumérer ne sont pas ou sont très peu modifiés par le traitement antisyphilitique.


### III. — Paralysie générale progressive

Tout ce que nous venons de dire concernant la nature et les manifestations oculaires du tabes, nous pouvons le répéter pour la paralysie générale.

## IV. — Hydrocéphalie

La méningite chronique qui survient dans la première enfance en donnant lieu au développement crânien, caractéristique de l'hydrocéphalie, s'accompagne presque toujours de troubles oculaires : la paralysie de la 6e paire unilatérale ou bilatérale est relativement fréquente, la 3e paire est rarement affectée.

Contrairement à ce que l'on pourrait supposer, les troubles du côté des nerfs optiques ne consistent pas dans un œdème papillaire, mais dans une atrophie se traduisant par une décoloration complète des papilles. Rochon-Duvigneaud a montré que cette atrophie résultait d'un écartèlement des nerfs optiques et du chiasma. Cette atrophie entraîne une diminution de l'acuité visuelle, plus souvent encore une cécité complète.

Le nystagmus est assez fréquent.

Notons encore les modifications orbitaires résultant de la distension crânienne pouvant entraîner une exophtalmie.

## Tuberculose méningée et cérébrale

Les localisations intracrâniennes de la tuberculose donnent lieu à des types cliniques variés suivant le siège, la forme anatomique et l'évolution des lésions.

Les symptômes oculaires dépendent des localisations intracrâniennes d'une part et d'autre part des modifications que subit le liquide céphalo-rachidien au cours de l'infection.

Les types cliniques les plus fréquents sont la méningite tuberculeuse aiguë de l'enfance et le tuberculome intracrânien (protubérantiel, cérébelleux ou cérébral).

***Méningite tuberculeuse aiguë de l'enfance.*** — Les modifications pupillaires (inégalité de diamètre) et les troubles moteurs (paralysie de la 3e ou 6e paire, nystagmus) sont parfois parmi les premiers signes avertisseurs. Ces troubles n'offrent aucun caractère spécial. « La méningite peut évoluer sans que l'ophtalmoscopie révèle aucun changement dans l'état de la papille, des membranes ou des vaisseaux du fond de l'œil. Les altérations peuvent n'apparaître que dans les derniers jours : elles atteignent la chloroïde, la rétine ou le nerf optique. 10 fois sur 30 cas on a constaté des granulations tuberculeuses de la choroïde, siégeant dans le segment postérieur et affectant la forme de points blancs à contours nuageux et de nombre variable. Elles indiquent une généralisation tuberculeuse. Du côté de la rétine on ne rencontre rien autre que de l'hyperémie. Par contre le nerf optique peut présenter de la névrite caractérisée par une tuméfaction œdémateuse de la papille et des modifications des vaisseaux accusant une constriction au niveau du nerf optique ». Ces indications ont été données par Parinaud qui a fait un examen systématique de 30 cas de méningite tuberculeuse et qui a noté 14 fois l'apparition de la névrite optique.

***Tuberculome intracrânien***. — L'évolution du tuberculome peut donner lieu à une symptomatologie oculaire identique à celle des tumeurs intracrâniennes. Comme dans ces affections c'est l'apparition d'un œdème papillaire qui permet de soupçonner l'existence d'une néoformation sans autoriser un diagnostic de localisation.

## Méningite cérébro-spinale

La méningite cérébro-spinale est une infection des méninges par un microbe spécial, le méningocoque. Cet organisme est facilement mis en évidence dans le liquide céphalo-rachidien.

Au cours de l'évolution qui peut être suraiguë ou durer quelques semaines ou même quelques mois les manifestations oculaires sont fréquentes et l'on peut dissocier, d'une part, les altérations dues à la localisation infectieuse dans l'œil et, d'autre part, les symptômes nerveux dus à des localisations intra-crâniennes.

L'iridochoroïdite méningococcique survient au début ou au décours de l'inflammation méningée, elle peut s'accompagner d'une réaction conjonctivale accentuée ou bien passer presque inaperçue lorsque les symptômes réactionnels font défaut : ce n'est alors que par l'aspect spécial que prend la pupille, aspect d'œil de chat amaurotique, que l'attention est attirée sur cette complication. L'atrophie du globe sans perforation des membranes est la conséquence constante de cette localisation. La constatation de ces lésions peut avoir une importance diagnostique rétrospective pour établir la nature d'une affection méningée terminée.

Les paralysies oculo-motrices, en particulier les paralysies de la 6e paire sont assez fréquentes. Elles sont parfois bilatérales. On a observé également des déviations conjuguées par paralysies des dextrogyres ou des lévogyres.

Le nystagmus a été également observé.

Les troubles pupillaires ne sont pas rares mais dépendent surtout de l'atteinte de la 3e paire. Lorsque le malade est dans le coma on peut rencontrer de la mydriase avec absence de réaction lumineuse.

La névrite optique se voit dans environ 1/5 des cas, elle est presque toujours bilatérale ; lorsqu'elle est très accusée et que l'infection méningée ne régresse pas sous l'influence du sérum antiméningococcique, elle est généralement suivie d'une atrophie complète de la papille avec disparition de toute fonction visuelle.

Il semble que l'on ne rencontre pas au cours de la méningite cérébro-spinale l'aspect d'œdème papillaire. On a signalé, à titre exceptionnel l'hémianopsie homonyme ; dans un fait que nous avons observé ce trouble n'a pas régressé.

Des troubles visuels assez particuliers ont été rapportés par Netter et Rochon-Duvigneaud. Il s'agit d'amaurose complète sans lésions du fond de l'œil qui disparut à la suite de quelques ponctions lombaires, ces ponctions indiquaient une hypertension du liquide céphalo-rachidien. Dans un certain nombre de cas, l'amaurose complète qui persistait après l'atteinte méningée avait les caractères de la cécité corticale : absence de lésions ophtalmoscopiques, intégrité des réflexes pupillaires à la lumière.

## Méningite otogène

Les infections de l'oreille moyenne donnent lieu parfois à des complications infectieuses intracrâniennes que l'on réunit sous le nom de méningite otogène bien que la localisation des accidents infectieux ne soit pas absolument identique (abcès extradural, méningite basilaire, abcès du cervelet, thrombose du sinus caverneux). Les troubles oculaires qui résultent de ces complications offrent souvent un intérêt diagnostique.

Les plus fréquents sont les paralysies de la 6e paire, cette fréquence s'explique par ce fait que le nerf est en contact direct avec le rocher au niveau de la pointe de cet os.

Cette paralysie de la 6e paire siège dans la majorité des cas du côté de l'oreille malade. Il s'agit ou d'une paralysie isolée ou d'une paralysie associée. Pour la première on peut en distinguer 2 types cliniques d'après l'évolution : les cas bénins coïncident avec une réaction méningée aseptique (l'ensemencement du liquide céphalo-rachidien demeure stérile), les cas graves, souvent mortels, sont le plus souvent liés au développement d'un abcès du cervelet ou d'un abcès extra-dural ; s'il y a abcès du cervelet, la présence d'un œdème papillaire en même temps qu'une paralysie de la 6e paire, permettra d'établir le diagnostic et le pronostic.

Il en est de même lorsque la paralysie de la 6e paire est causée par un abcès extradural apexien : l'œdème papillaire est un peu moins fréquent (1/4 des cas).

Les paralysies associées sont celles où la 6e et la 5e paire sont atteintes en même temps : le ganglion de Gasser logé dans une logette sous dure-mérienne est séparé des cellules apexiennes malades par une lamelle osseuse très mince, ce qui favorise la propagation de l'infection.

L'atteinte de la 6e et de la 5e paires coïncidant avec l'otite constitue le *syndrome de Gradenigo* caractérisé par une paralysie homo-latérale du moteur oculaire externe accompagnée de douleurs violentes dans la sphère du trijumeau du même côté.

Ces symptômes peuvent guérir dans un temps variable mais toujours assez long (plusieurs mois) : dans ces cas l'ostéite apexienne rétrocède. D'autres fois ils sont suivis d'une méningite localisée ou d'un abcès extradural se traduisant par un léger ptosis, de l'œdème papillaire, de l'amaigrissement, une faible température ; une méningite généralisée mortelle peut en être la terminaison.

Les paralysies associées de la 6e et de la 3e paires s'observent dans deux circonstances : la méningite généralisée et la phlébite du sinus caverneux.

Cette trombophlébite des tissus caverneux peut être secondaire a une thrombose du sinus latéral et de la jugulaire interne, elle peut aussi succéder à des lésions suppuratives de la pointe du rocher par l'intermédiaire d'un abcès extradural. D'autres fois encore ce sont les afférents du sinus (sinus pétreux inférieur et supérieur, sinus carotidien) qui lui apportent les germes pathogènes. Le moteur oculaire externe logé dans la cavité sinusienne, le moteur oculaire commum compris dans un dédoublement de sa paroi sont atteints ensemble ; en même temps que l'œdème des paupières, du front et de la face, le chémosis et l'exophtalmie, apparaît l'impossibilité de l'abduction, puis l'ophtalmoplégie totale : l'œil projeté en avant, immobile n'est plus recouvert par la paupière. La mort est rapide dans ces cas.

La paralysie isolée de la 3e paire se voit :

1º dans les méningites généralisées ; les symptômes sont rapidement noyés dans les symptômes généraux et l'évolution de l'infection méningée est brutale ;

2º dans les abcès du lobe temporo-sphénoïdal ; elle constitue alors un symptôme de localisation important s'ajoutant aux signes généraux de collection intracérébrale. Cette paralysie est souvent partielle, frappant d'abord le releveur.

En dehors de ces paralysies, on peut observer le nystagmus dont l'interprétation est souvent difficile. On avait cru pouvoir conclure de sa présence à l'existence d'un abcès cérébelleux, mais le nystagmus a été noté dans nombre de cas ou cette complication cérébelleuse n'existait pas.

Dans quelques cas exceptionnels, la propagation de l'infection méningée aux méninges du nerf optique peut donner lieu à une périnévrite (méningite) optique suivie d'atrophie optique et de perte de la vision. Il est moins rare, ainsi que nous l'avons signalé plus haut, de noter l'œdème papillaire qui peut être très marqué sans que la fonction visuelle soit troublée. L'examen ophtalmoscopique s'impose chaque fois qu'une otite se complique d'accidents intracrâniens.


## Trypanosomiase (maladie du sommeil)


La trypanosomiase humaine est une maladie exotique liée à l'inoculation par la piqûre de la mouche tsé-tsé d'un parasite spécial, *Trypanosoma gambiense*. La localisation si fréquente du parasite dans le système nerveux central donnera lieu à des symptômes de somnolence qui ont valu à l'affection le nom sous lequel on la décrit généralement de « maladie du sommeil ».

En dehors de certaines localisations uvéales (iritis, irido-cyclites, choriorétinites) qui ne doivent pas être considérées comme des conséquences de la localisation nerveuse, — on observe dans quelques cas rares, de l'œdème papillaire lié à l'hypertension du liquide céphalo-rachidien.

Le traitement de l'infection trypanosomiasique par l'atoxyl a entraîné chez un certain nombre de malades des lésions toxiques du nerf optique pouvant aller jusqu'à la cécité.

## Encéphalite léthargique

Cette affection dont la description est relativement récente a tous les caractères d'une maladie infectieuse ; son étiologie n'est pas encore connue.

Elle débute par de la fièvre, des douleurs de tête, parfois des vomissements. L'assoupissement ou une somnolence particulière ne tarde pas à apparaître, elle est rapidement suivie de troubles oculo-moteurs : ces troubles sont presque constants. Ils consistent en paralysie de la 3e paire avec ptosis. Ce symptôme attire l'attention d'autant plus qu'il est souvent bilatéral. Cette paralysie de la 3e paire peut porter sur la musculature externe et sur la musculature interne. Les troubles de l'accommodation sont presque toujours de règle au début de la maladie mais passent souvent inaperçus. Les troubles pupillaires, lorsqu'ils existent (inégalité) sont ceux qui dépendent de la paralysie de la 3e paire. Les paralysies sont en général parcellaires, dissociées; la diplopie est temporaire, variable. Il peut y avoir des paralysies associées du regard, de la déviation conjuguée. La paralysie de la 6e paire se rencontre aussi parfois. Le nystagmus est fréquent, mais il faut le rechercher, en particulier dans la direction du regard en haut et en bas (Bollack).

Lorsque la mort ne survient pas dans les 15 premiers jours de la maladie, on assiste généralement à une disparition progressive des troubles paralytiques. C'est alors surtout qu'on peut voir des dissociations se produire. Nous avons vu dans ces conditions une paralysie bilatérale de l'accommodation, comme celle qu'on observe dans la diphtérie.

Je n'ai jamais constaté de lésions du nerf optique ni de modifications de l'acuité et du champ visuel. Le liquide céphalo-rachidien peut être normal ou altéré (hyperleucocytose, hyperalbuminose) ; les constatations ont été variables au cours des diverses épidémies.

## Poliomyélite antérieure aiguë

La poliomyélite aiguë est une infection dont l'étiologie a été récemment précisée par les résultats positifs de l'inoculation au singe ; elle est en général décrite sous le nom de paralysie infantile. Cette affection qui frappe surtout les noyaux moteurs ne s'accompagne qu'exceptionnellement de troubles oculaires ; ceux-ci ont consisté parfois en paralysie de la 6e paire accompagnant ou non une paralysie faciale.

## Sclérose en plaques

L'étiologie de cette affection, anatomiquement si bien différenciée, nous est inconnue.

La fréquence des plaques de sclérose au niveau de la région bulbo-protubérantielle et au niveau des nerfs optiques explique l'importance des manifestations oculaires qui accompagnent si souvent les différents troubles moteurs.

I. *Troubles sensoriels.* — Des accès d'amblyopie de courte durée se caractérisent par une altération fonctionnelle plus ou moins grave d'un œil ou des deux yeux sans modification objective du fond de l'œil. Le trouble visuel peut durer quelques jours pour disparaître d'une manière complète. D'autres fois, il est persistant, peut même être progressif et s'accompagne après quelques semaines d'une *décoloration atrophique* de la papille, atteignant la totalité de celle-ci ou seulement ses parties temporales. Les deux nerfs ne sont pas nécessairement altérés au même degré.

Les troubles fonctionnels consistent parfois en un scotome complet, parfois en un rétrécissement irrégulier du champ visuel.

On note souvent un désaccord relatif entre les symptômes fonctionnels et l'aspect ophtalmoscopique : le trouble fonctionnel est parfois moins accusé que ne le ferait croire l'aspect du nerf.

Des modifications des réflexes pupillaires sont tout à fait exceptionnelles, ce qui permettrait déjà de différencier l'atrophie optique de la sclérose en plaques de l'atrophie tabétique.

Dans un ou deux cas seulement on a signalé un léger œdème papillaire.

II. ***Troubles de la motilité***. — Ces troubles sont extrêmement fréquents, ils consistent d'une part dans les paralysies musculaires, d'autre part dans le nystagmus ou les oscillations nystagmiformes.

a. *Paralysies oculaires* — D'une manière générale, ces paralysies sont plutôt des parésies que des paralysies complètes. Elles répondent très souvent au type décrit par Parinaud sous le nom de « paralysies des mouvements associés » : on rencontrera par exemple une parésie de la convergence ou une parésie des mouvements de latéralité droite ou gauche.

La diplopie qui accompagne ces troubles moteurs a souvent pour caractère de ne pas se modifier dans-les différentes directions du regard, à l'encontre de ce que l'on observe lorsque l'innervation d'un seul muscle est lésée.

On constate d'autre part, dans les cas de paralysie de la convergence, que le mouvement synergique des deux droits internes est incomplet lorsqu'on sollicite la fixation d'un objet rapproché, tandis que, si l'on fait exécuter des mouvements de latéralité, les muscles droits présentent une contractilité normale.

Les paralysies se voient à toutes les périodes de l'évolution de la sclérose en plaques ; néanmoins elles peuvent faire entièrement défaut.

b. *Nystagmus*. — Le nystagmus au contraire est un des symptômes les plus fréquents. Mais il peut disparaître ou bien s'exagérer au cours de l'affection. On la rencontre dans plus de 50 pour 100 des cas.

On en observe 2 types : 1° le type nystagmus proprement dit, le tremblement des globes oculaires étant continu et s'exagérant lors de certaines sollicitations du regard.

2° Le type oscillations nystagmiques qui peuvent faire défaut lorsque les yeux sont au repos et apparaître au contraire quand le regard se dirige en dehors, à droite ou à gauche, ou verticalement en haut et en bas. Pour s'assurer de leur présence, on demandera donc au malade de fixer un objet que l'on déplacera dans les différentes directions.

c. *Modifications pupillaires*. — Les modifications pupillaires sont rares. Elles peuvent néanmoins acquérir un certain intérêt diagnostique. Pour Parinaud, la constatation d'un myosis avec conservation du réflexe lumineux chez un malade atteint d'une affection du système nerveux doit faire penser à la sclérose en plaques et exclure le tabes.

L'inégalité pupillaire s'observe également : l'absence de réflexe à la lumière avec myosis ou mydriase a été exceptionnellement notée.

## Syringomyélie

Cette singulière affection, caractérisée par une ectasie du canal épendymaire avec hyperplasie névroglique dont l'étiologie est encore inconnue se traduit surtout par une dissociation de la sensibilité ; les troubles oculaires sont exceptionnels et sans grande signification diagnostique. On a constaté, dans quelques cas, de l'inégalité pupillaire par suite d'un myosis sympathique ; cette paralysie des filets sympathiques a été rencontrée dans le sixième des cas environ.

Dans un dixième des cas, on a noté des modifications de la sensibilité dans la sphère du trijumeau ; les territoires d'anesthésie peuvent avoir un caractère segmentaire, la sensibilité à la douleur et à la température est plus troublée que la sensibilité au contact. La cornée et la conjonctive ne sont que tout à fait exceptionnellement anesthésiées.

## Maladie de Friedreich (Ataxie héréditaire)

Il est probable que cette affection relève de la syphilis héréditaire. Par sa symptomatologie générale, elle se rapproche d'une part du tabès, de l'autre de la sclérose en plaques.

L'affection débute avant la 2e année, frappe souvent plusieurs enfants de la même famille.

Au point de vue oculaire, un seul symptôme est fréquent, le nystagmus ou les oscillations nystagmiformes.

## Tumeurs cérébrales

Les symptômes oculaires par lesquels peut se traduire le développement d'une tumeur intracrânienne sont de 2 ordres ; il y a lieu de distinguer :

1° Un symptôme commun de toute tumeur, quel que soit son siège et sa nature : l'œdème ou stase papillaire : cette lésion qui peut ne se traduire que par des modifications ophtalmoscopiques devra être systématiquement recherchée. Elle s'observe dans 50 à 60 p. 100 des cas (voir page 656). Si l'on ajoute aux cas d'œdème papillaire ceux où l'on note une lésion des nerfs optiques, par exemple de l'atrophie optique, on constate que l'atteinte du nerf s'observe dans 88 p. 100 des cas de tumeur.

La présence de cet œdème papillaire ne fournit aucune donnée sur la localisation de la tumeur : pour être un tout petit peu plus fréquente dans les tumeurs du cervelet que dans celles du cerveau elle ne permet pas à l'oculiste de tirer d'autres conclusions que celle d'une hypertension du liquide céphalo-rachidien.

2⁰ Des symptômes variant suivant le siège de la tumeur, symptômes de localisation. Ce sont, par ordre de préférence.

*a*) *Les troubles oculo-moteurs*, paralysies de la 3e paire, de la 6e paire, plus rarement de la 4e paire, — du nystagmus — la déviation conjuguée.

Ces troubles oculo-moteurs sont un peu plus fréquents dans les tumeurs du cervelet que dans celles des hémisphères ; cela est surtout vrai pour le nystagmus et les oscillations nystagmiformes.

*b*) *Des troubles hémianopsiques* (par compression d'une bandelette ou par lésion du centre visuel occipital). Ces troubles sont rares dans les tumeurs du cervelet, elles sont plus fréquentes dans les tumeurs hémisphériques.

*c*) Les troubles pupillaires sont exceptionnels en dehors des cas où ils dépendent d'une atteinte de la 3e paire. On note quelquefois de l'inégalité pupillaire, la pupille étant un peu plus étroite du côté correspondant à la tumeur, mais ce caractère n'a pas une grosse importance.

*d*) Les troubles de la sensibilité dans la sphère du trijumeau : il peut s'agir de phénomènes douloureux, de perte de sensibilité de la cornée, même de kératite neuroparalytique. Ces phénomènes s'observent un peu plus souvent dans les tumeurs cérébelleuses que dans les tumeurs cérébrales.

*e*) A titre exceptionnel on a noté de la cécité verbale (cécité corticale, dyslexie, agraphie) ; ces derniers symptômes ne s'observent pas dans les tumeurs hémisphériques.

Dans les tumeurs de la *région bulbo-protubérantielle*, la stase papillaire s'observe également, mais avec une fréquence un peu moindre (environ 30 0/0 des cas).

Par contre certains symptômes particuliers caractérisent une lésion de cette région : d'une part la fréquence des troubles oculomoteurs, — d'autre part le caractère alterne ou croisé des autres troubles qui les accompagnent : ainsi une paralysie de la 3e paire d'un côté pourra s'accompagner d'une hémiplégie du côté opposé (syndrome alterne), — ou bien on observera la paralysie de la 6e paire avec inaction conjuguée du droit interne du côté opposé : cette paralysie conjuguée n'est pas très rare (voir p. 736).

La paralysie faciale complète avec la paralysie du regard du même côté, même sans hémiplégie alterne, constitue un symptôme typique d'une localisation protubérantielle.

La paralysie de l'oculo-moteur avec hémiplégie alterne (syndrome de Weber) est moins fréquente que le syndrome de Millard Gubler, mais constitue un signe de localisation très important (voir p. 731).

La 4e paire n'est touchée que très exceptionnellement.

Les lésions du trijumeau sont presque aussi fréquentes que les lésions de la 6e paire.

Le nystagmus est exceptionnel.

## Affections de l'hypophyse et de l'infundibulum

Les affections de l'hypophyse peuvent donner lieu à différents syndromes : syndrome adiposo-génital de Froehlich, acromégalie, gigantisme, qui s'accompagnent avec une fréquence extrême de symptômes visuels, mais les cas ne sont pas rares où l'altération de l'hypophyse ne se traduira que par des troubles visuels.

*L'hémianopsie temporale* (voir p. 676) constitue de beaucoup le trouble le plus fréquent et le plus caractéristique. Des relevés systématiques ont établi qu'on le rencontre dans 30 0/0 des cas de lésions hypophysaires.

Le développement de cette hémianopsie est lent et progressif. Les débuts passent inaperçus et ce n'est souvent que lorsque l'altération fonctionnelle est très développée que l'examen méthodique en fait constater les caractères. Parfois cependant, le trouble visuel s'installe rapidement et subit dans la suite un certain degré de régression. On connaît des faits ou l'hémianopsie temporale est demeurée longtemps stationnaire, mais ce sont des exceptions ; presque toujours dans l'espace de quelques années, l'altération visuelle augmente, la cécité unilatérale, puis bilatérale fait suite à l'hémianopsie.

La disposition du champ visuel est extrêmement irrégulière et on ne s'attendra pas à faire un relevé hémianopsique typique analogue à celui de l'hémianopsie homonyme par lésion de la sphère visuelle.

On pourra trouver, d'un côté, la moitié temporale du champ visuel complètement abolie tandis que, du côté opposé, le champ visuel périphérique n'est que légèrement ou irrégulièrement entamé.

On a vu parfois les troubles fonctionnels débuter sous la forme d'un *scotome paracentral et temporal* ou d'une *hémianopsie temporale partielle*. Comme il s'agit, soit de phénomènes de compression du chiasma, soit de phénomènes de distension, et comme le développement hypophysaire anormal est généralement lié à l'apparition d'une tumeur, on comprend que, suivant le siège et l'extension de celle-ci, le retentissement des lésions sur le fonctionnement des fibres visuelles soit assez variable. On s'explique ainsi que l'on ait pu rencontrer dans un certain nombre de cas une *hémianopsie homonyme* indiquant l'altération d'une seule bandelette optique.

Ce qui différencie habituellement ces syndromes hémianopsiques de ceux qui sont réalisés par les lésions occipitales c'est, en dehors du type temporal de l'hémianopsie, la coexistence fréquente de *modifications des nerfs optiques*.

Dans la moitié des cas, en effet, on a constaté soit la *décoloration atrophique des papilles*, soit de *l'œdème papillaire*.

L'atrophie papillaire peut exister d'un seul côté pendant longtemps et ne se manifester dans l'œil opposé que plusieurs années après le début de l'affection.

La papille est blanche, à contours nets et sans modifications vasculaires ; il est des cas aussi où cette atrophie succède à l'œdème papillaire : les contours papillaires sont alors estompés et les veines rétiniennes dilatées et sinueuses.

Théoriquement, la recherche de la réaction hémiopique de la pupille (absence de contraction pupillaire par l'éclairage de la partie de la rétine anesthésiée) devrait fournir une indication importante, puisque l'interruption des fibres visuelles siège au-dessous du centre de réflexion mais les causes d'erreur dans la recherche de ce réflexe sont si grandes que pratiquement il est impossible de lui accorder quelque importance.

Les *troubles oculo-moteurs* (paralysie de la 3ᵉ ou 6ᵉ paire ou des deux réunies) ont été signalés mais leur fréquence est bien inférieure à celle des lésions du nerf optique.

Les troubles oculaires liés aux lésions de l'hypophyse ne diffèrent guère suivant que l'affection hypophysaire s'accompagne ou non d'acromégalie.

## Syndrome sympathique

Sous le nom de syndrome sympathique (qu'on ne confondra pas avec l'ophtalmie sympathique) ou syndrome de Claude Bernard-Horner ou encore de Pourfour du Petit qui, le premier l'a étudié, on désigne un ensemble de troubles oculo-palpébraux produits par l'atteinte des fibres nerveuses du sympathique qui se distribuent à l'appareil visuel.

*Symptomatologie*. — L'affection se traduit par :

1º *Un rétrécissement de la fente palpébrale* avec abaissement de la paupière supérieure, donnant lieu à un léger ptosis dit ptosis sympathique, et faible élévation de la paupière inférieure. La diminution de la fente palpébrale a pour effet une apparence d'enfoncement de l'œil (enophtalmie). Les mouvements d'élévation de la paupière supérieure s'exécutent normalement:

2º *Des modifications pupillaires* : rétrécissement de la pupille sans altération des réflexes. On admet théoriquement que l'instillation de cocaïne et celle d'atropine dilatent un peu la pupille alors que, dans le cas de myosis spasmodique (par excitation de la 3ᵉ paire), la cocaïne est sans action et l'atropine produit la dilatation habituelle; l'ésérine, sans action dans le cas de myosis spasmodique, contracte au maximum la pupille dans le cas de myosis paralytique (Coppez);

3º On observe parfois une légère hyperémie conjonctivale, de l'anhydrose, de l'hémiatrophie faciale quand l'affection a atteint des sujets jeunes et a entraîné des troubles définitifs.

L'affection ne s'accompagne en général d'aucun trouble subjectif et c'est l'asymétrie palpébrale qui attire surtout l'attention.

*Pathogénie*. — Toute lésion entraînant l'interruption des fibres nerveuses, compression, section, peut produire son effet, qu'elle siège au niveau de la région cervicale, du médiastin ou de la colonne dorsale (anastomoses du ganglion cervical supérieur avec le plexus cervical, du ganglion moyen avec les branches antérieures des 5e et 6e nerfs cervicaux, rameaux communicants unissant le ganglion cervical inférieur aux branches antérieures du 8e nerf cervical et du 1er nerf dorsal).

**Valeur sémiologique.** — En présence donc du syndrome sympathique on en recherchera la cause.

*a*) Dans une lésion du rachis : fracture, mal de Pott cervical, cancer vertébral, paralysie radiculaire inférieure du plexus brachial (Dejerine-Klumke).

*b*) Dans une affection médiastinale : adénopathie, anévrysme aortique, épithélioma de l'œsophage, tuberculose pleuro-pulmonaire du dôme pleural.

*c*) Dans une affection cervicale : adénopathie, goitre, plaie pénétrante, anévrysme de la carotide.

Le *pronostic* ne comporte en lui-même aucune gravité. Il n'existe d'autre *traitement* que celui de la cause.


## Goitre exophtalmique


La maladie de Basedow, de Graves, ou goitre exophtalmique, est caractérisée par l'apparition d'un certain nombre de troubles, parmi lesquels l'exophtalmie, la tachycardie et la saillie du corps thyroïde sont les plus fréquents.

Bien que cette affection ne fasse pas partie, à vrai dire, des affections de l'appareil visuel, la fréquence des symptômes oculaires au cours de cette maladie fait que l'oculiste est souvent consulté le premier : aussi est-il nécessaire de consacrer à ce syndrome une brève description.

**Symptômes.** — L'exophtalmie constitue souvent le premier trouble qui attire l'attention du malade et de son entourage. Elle est ordinairement bilatérale, mais dans un certain nombre de cas, elle est unilatérale au début et peut même le rester pendant un certain temps. On observe tous les degrés de l'exophtalmie, depuis la saillie très modérée entraînant un élargissement de quelques millimètres de l'ouverture palpébrale jusqu'à l'exophtalmie extrême rendant l'occlusion palpébrale impossible, et exposant ainsi le malade aux complications cornéennes du lagophtalmos.

L'exophtalmie du goitre exophtalmique est axile et réductible.

Dans les degrés légers ou modérés, elle n'entraîne, par elle-même, aucun trouble fonctionnel. Dans les degrés élevés, il n'est pas rare qu'elle s'accompagne d'une certaine asthénopie de convergence. On ne confondra pas cette asthénopie avec les symptômes

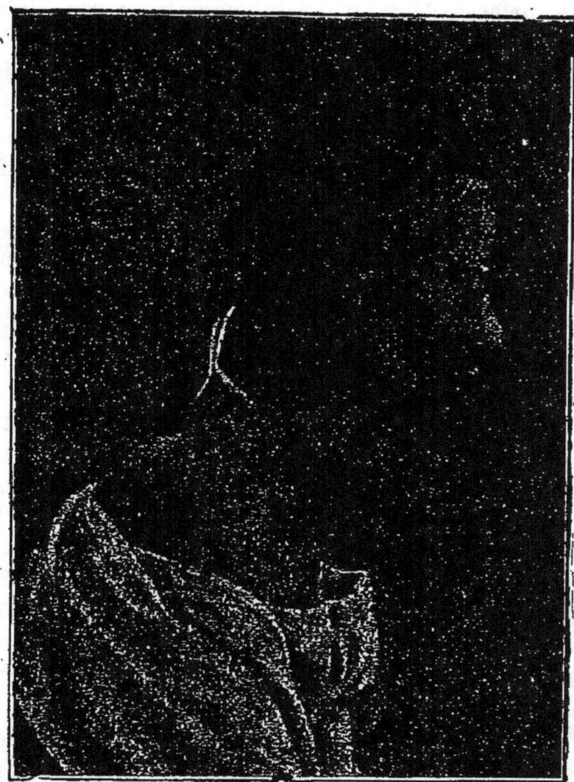

Fig. 434. — Malade atteinte de goitre exophtalmique (Dejerine).

superposés d'une ophtalmoplégie hystérique. Cette complication a été observée dans un petit nombre de cas (Ballet).

L'exophtalmie peut constituer l'unique symptôme oculaire du goitre exophtalmique. Il n'est pas rare cependant de rencontrer quelques autres signes : l'absence ou la rareté du clignement palpébral (signe de Rosenbach), donnant au regard une fixité particulière ; l'absence de synchronisme entre l'abaissement du regard et l'abaissement du bord libre de la paupière supérieure (signe de de Graefe). Pour rechercher ce signe, on engagera le malade à fixer un objet à 30 centimètres de l'œil, une allumette par exemple ; on l'élèvera au-dessus du plan horizontal, puis on l'abaissera lentement. On verra que, soit dans l'abaissement, soit dans l'élévation, la surface sclérale comprise entre le bord supérieur de la cornée et le bord libre de la paupière supérieure, subit au cours des mouvements du globe, des variations qui ne se produisent pas dans les yeux normaux.

Il existe même parfois une rétraction légère de la paupière supérieure, entraînant un agrandissement de la fente palpébrale (signe de Stellwag).

Du côté des annexes de l'appareil visuel, on a signalé la pigmentation très accusée des paupières (signe de Jellinek) ; la dépigmentation rapide des cils (poliose ciliaire). Dans certains cas où l'exophtalmie n'existe pas, on a observé un gonflement diffus des paupières qui paraissait devoir être rattaché à une vaso-dilatation du réseau veineux antérieur de l'orbite.

Il n'est pas rare de noter une insuffisance de convergence (signe de Mœbius) donnant lieu à un degré plus ou moins marqué d'asthénopie. Pour la rechercher il suffit de faire fixer un petit objet, une allumette par exemple, à la distance de convergence normale. Le mouvement d'adduction se produit, mais si l'on recouvre d'un verre dépoli l'un des deux yeux on voit cet œil se porter en dehors de la ligne de convergence.

La maladie de Basedow n'entraîne jamais de lésions des membranes profondes, de trouble des milieux ou de modifications des réactions pupillaires.

Nous nous contenterons de rappeler brièvement les autres troubles que l'on peut observer, mais qui sont loin d'être constants.

La tuméfaction du corps thyroïde est assez fréquente, elle porte sur la totalité de la glande.

L'éréthisme cardiaque et la tachycardie (90 à 120 pulsations à la minute) sont parmi les troubles les plus habituels. Il en est de même du tremblement des mains et du corps. On observe presque toujours des troubles de dénutrition caractérisés par un amaigrissement rapide, des modifications de l'état mental, une sensation continue de chaleur, des troubles sécrétoires (hypersécrétion lacrymale, polyurie, débâcles intestinales), etc., etc.

Le début du goitre exophtalmique peut être assez brusque. Il

succède parfois à une émotion, à un traumatisme, à un surmenage physique ou intellectuel, à la grossesse. D'autres fois, il s'installe progressivement. Sa durée est essentiellement variable, mais
elle est rarement inférieure à 4 ou 6 mois.

Il est fréquent de voir les symptômes se prolonger pendant plusieurs années, ou de nouveaux troubles se surajouter à ceux du
début. Les phénomènes généraux peuvent atteindre une acuité
telle que la mort par cachexie en est la conséquence.

**Complications..** — Nous n'envisageons ici que les complications
oculaires pouvant résulter de l'exophtalmie. A un degré élevé,
lorsque la saillie du globe empêche l'occlusion palpébrale on peut
voir se développer des lésions ulcéreuses des cornées d'autant plus
redoutables qu'elles sont bilatérales. L'infection cornéenne peut
aboutir rapidement à la perforation de la cornée et même à la
panophtalmie.

**Diagnostic.** — Nous ne nous occuperons ici que du diagnostic
des troubles oculaires ; le diagnostic de l'exophtalmie sera exposé
plus loin. On différencie l'exophtalmie compliquant une dégénérescence du corps thyroïde (goitre basedowifié) de celle qui
accompagne la maladie de Basedow proprement dite. L'exophtalmie a pu être réalisée dans des cas extrêmement rares par
l'anévrisme de l'artère basilaire, mais il y avait alors de la stase
papillaire et d'autres troubles en rapport avec les lésions basilaires.

**Etiologie.** — Ce syndrome est beaucoup plus fréquent chez la femme
que chez l'homme. Rare avant la puberté et après la ménopause, il
atteint la femme pendant sa vie génitale. L'hérédité, similaire ou non,
est fréquemment notée. Les affections générales aiguës peuvent marquer le début d'un goitre exophtalmique, mais ce qui semble jouer le
plus grand rôle, c'est la prédisposition nerveuse.

**Pathogénie.** — On a épuisé toutes les hypothèses possibles pour
expliquer les symptômes de la maladie de Basedow, et on en a fait
tour à tour une névrose pure (Charcot, Rendu), une névrose bulbaire (Filehne), une affection du sympathique (Rosenthal, Friedreich, Abadie), une intoxication par hyperthyroïdation (Mœbius)
ou par dysthyroïdation (Gauthier de Charolles, Joffroy, Renaut),
une affection liée au fonctionnement des glandes parathyroïdes
(Gley et Moussu). L'abondance des hypothèses prouve qu'aucune
d'elles ne peut se baser sur des faits ou des expériences indiscutables.

***Traitement.*** — Les hypothèses pathogéniques ont eu pour résultat l'essai de traitements variés, et chacun de ces traitements a donné lieu à un certain nombre de succès qui ont fait oublier les insuccès aussi nombreux. Nous ne pensons pas que le traitement chirurgical (thyroïdectomie partielle, exothyropexie, sympathectomie, etc.) ait justifié les espérances fondées sur lui. Au point de vue oculaire, on sera quelquefois obligé de combattre l'exophtalmie extrême par une blépharorraphie partielle ou totale surtout en présence de lésions ulcéreuses résultant de l'inocclusion palpébrale. L'hygiène générale, le repos, l'hydrothérapie, l'isolement semblent encore les seules indications thérapeutiques précises. On a préconisé dans ces dernières années la radiothérapie, l'injection de sérum ou l'ingestion de lait d'animaux privés de leur corps thyroïde (Ballet et Enriquez).

CHAPITRE XXIII

# MALADIES DE L'ORBITE

Le globe oculaire et ses annexes comblent, à l'état normal, la cavité orbitaire et, si l'on rencontre quelques variations individuelles dans la situation apparente du globe par rapport aux bords antérieurs de l'orbite, il n'en est pas moins vrai que toute lésion intra-orbitaire se traduira rapidement par une modification dans la saillie oculaire et par une asymétrie de situation des yeux qui attirera l'attention du malade et de son entourage. On donne le nom d'exophtalmie à la saillie exagérée du globe; l'énophtalmie correspond à l'enfoncement du globe dans l'orbite. Avant d'envisager les affections proprement dites de l'orbite, nous indiquerons les procédés d'examen particuliers à la pathologie orbitaire, tels que la mesure de l'exophtalmie, l'exploration digitale, la palpation et l'auscultation rendues nécessaires dans certaines lésions de l'orbite. Nous consacrerons ensuite un chapitre à la sémiologie de l'exophtalmie.

## I. — MÉTHODES D'EXAMEN DE L'ORBITE

Lorsqu'on met une règle en contact avec le bord supérieur et le bord inférieur de l'orbite, elle affleure la paupière supérieure au point où la cornée la soulève, mais les variations individuelles et l'asymétrie sont si fréquentes que l'on ne peut tirer aucune déduction absolue de la mensuration de la situation du globe par rapport à l'orbite.

Par contre, il y a souvent lieu de faire des mensurations comparées à des intervalles plus ou moins éloignés. La détermination de la situation des yeux ou ophtalmostatométrie se fait en établissant la distance qui sépare le pôle de la cornée de certains repères orbitaires. On choisira en général le milieu des bords externes des orbites.

De nombreux instruments ont été construits pour ces mesures, mais leur trop grande complexité n'est pas en rapport avec les indications relatives que l'on peut exiger d'eux. Aussi nous contenterons-nous d'indiquer le statomètre de Snellen (fig. 435).

Il est formé par une tige AA sur laquelle se fixent deux bras perpendiculaires M et B de même longueur. Leur écartement peut être modifié grâce à la mobilité de B, qui porte un miroir S, S. Une mire *v*, *v* glisse le long de la tige M. Pour se servir de l'instrument, on écarte les deux bras M et B de telle sorte que l'extrémité libre de M repose sur le bord externe de l'orbite et que l'extrémité libre de B appuie sur le bord interne de l'orbite

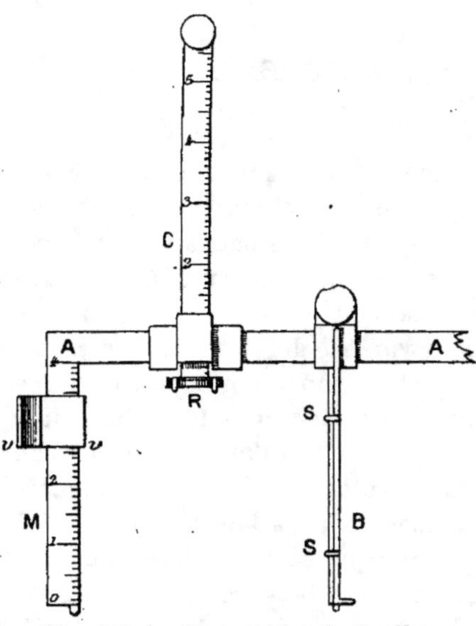

Fig. 435. — Statomètre de Snellen.

un peu en dedans de la commissure interne. Pour repérer le sommet de la cornée, il suffit de faire une visée avec *v*, *v* et sa réflexion dans le miroir ou de mettre l'extrémité R de la tige mobile C en contact avec le pôle antérieur des paupières fermées. La distance du pôle cornéen au rebord orbitaire se lira en millimètres sur les tiges M ou C.

La comparaison de deux mesures faites à un ou deux mois d'intervalle pourra, dans certains cas, permettre de diagnostiquer le développement d'une tumeur située dans le fond de l'orbite. On ne peut pas demander davantage à l'ophtalmostatométrie.

La *palpation* et l'*exploration digitale* ont une certaine importance. En présence d'une exophtalmie, on engagera le malade à tenir les paupières fermées, puis on appliquera l'extrémité de l'index et du médius tangentiellement aux paupières. En exerçant une douce pression, on sentira si l'œil peut être ou non refoulé dans l'orbite : suivant le cas l'exophtalmie est dite réductible ou non réductible. Dans certaines tumeurs anévrysmales, la palpation révélera aussi le caractère pulsatile de l'exophtalmie ou encore donnera la sensation de thrill.

Dans les conditions normales, l'exploration digitale faite avec la pulpe de l'index ou du petit doigt ne permettra de palper que des lésions siégeant au voisinage du bord orbitaire, car le globe remplit presque complètement l'orbite. Lorsqu'il y a de l'exophtalmie, l'exploration devient parfois possible et permet d'apprécier le siège et la consistance de la tumeur.

C'est encore dans les lésions orbitaires que l'*auscultation* de la région orbitaire peut offrir un certain intérêt. Elle se pratique avec un sthétoscope appliqué sur les paupières fermées et de manière à n'exercer qu'une légère pression sur la cornée. Si, dans ces conditions, l'on entend des bruits anormaux, on explorera même manière la région temporale et frontale pour rechercher si les bruits anormaux se propagent vers ces régions. Un bruit de souffle continu permettra d'affirmer l'existence d'une tumeur pulsatile, surtout si la compression de la carotide, pratiquée pendant l'auscultation, fait disparaître le bruit anormal.

Malgré la complexité des plans osseux que les rayons de Rœntgen doivent franchir dans les examens de face ou de profil des os de la face, la *radiographie* peut fournir certaines indications utiles, en particulier dans les corps étrangers de l'orbite et certaines tumeurs osseuses (voir fig. 288, p. 434 et fig. 440, p. 805).

## II. — SÉMIOLOGIE DE L'EXOPHTALMIE

La saillie anormale du globe a pour effet une ouverture exagérée de la fente palpébrale ; celle-ci est rendue très manifeste par la mise au jour d'une plus grande surface de sclérotique, notamment entre la cornée et la paupière supérieure. L'inspection de profil, les paupières fermées, mettra bien en relief la protrusion oculaire.

Malgré la saillie du globe, les mouvements peuvent s'exécuter d'une manière absolument normale. Dans les cas extrêmes d'exophtalmie, l'occlusion palpébrale peut devenir impossible. La cornée non protégée est alors exposée à des lésions épithéliales qui créent une porte d'entrée à certaines infections cornéennes.

La saillie des globes peut constituer un état permanent dû, soit au volume de l'œil comme dans la myopie forte ou dans la buphtalmie, soit à la conformation même de l'orbite, conformation liée à certaines anomalies crâniennes, l'oxycéphalie notamment.

L'évolution rapide ou lente de l'exophtalmie, ses caractères de réductibilité ou de non réductibilité permettent de grouper dans un certain nombre de divisions les affections pouvant donner lieu à ce symptôme.

A. **Exophtalmie à développement rapide.** — Le développement de la saillie oculaire en quelques heures ou en un ou deux jours fera penser à une lésion inflammatoire ou à un épanchement hémorragique de l'orbite.

Parmi les lésions inflammatoires qui s'accompagnent de symptômes aigus, fébriles, et ont pour point de départ le périoste orbitaire ou les sinus du voisinage, nous signalerons par ordre de fréquence : la *périostite suppurée de l'orbite*, l'*abcès de l'orbite* consécutif à une plaie pénétrante ou à un érysipèle, à l'ouverture d'une sinusite maxillaire, ethmoïdale ou frontale, la *thrombo-phlébite orbitaire*.

Les lésions non inflammatoires, susceptibles de produire une exophtalmie rapide, sont l'*emphysème de l'orbite*, traumatique ou spontané, l'*hémorragie* spontanée ou traumatique de l'orbite. Parmi les raretés, nous rangerons l'*ophtalmoplégie totale* et certains cas aigus de *goitre exophtalmique*.

B. **Exophtalmie à développement lent et progressif.** — Si l'exophtalmie est *réductible* et bilatérale, on pensera tout d'abord au *goitre exophtalmique* et l'on en recherchera les autres symptômes. Certains *anévrismes de l'artère basilaire* peuvent réaliser un syndrome semblable, mais sont exceptionnels. Unilatérale, l'exophtalmie réductible peut être produite par un *angiome simple ou caverneux*, ou par un *anévrisme artério-veineux des sinus caverneux ou de l'orbite*. Dans ce dernier cas, on observe des pulsations et, en général, des troubles oculo-moteurs.

L'exophtalmie *non réductible* peut être déterminée par des lésions inflammatoires chroniques de l'orbite ou du voisinage et par des tumeurs extra ou intraorbitaires.

Parmi les premières, signalons la *périostite orbitaire syphilitique*, les *exostoses* de l'orbite, certaines *lésions sinusiennes* (mucocèle ethmoïdale ou maxillaire), les *ostéites* et *ostéopériostites tuberculeuses* de l'orbite.

Les *tumeurs du voisinage de l'orbite* qui envoient des prolongements dans sa cavité sont le sarcome vrai, l'épithélioma d'origine sinusienne, l'ostéome.

Si ces causes d'exophtalmie sont écartées, il ne restera plus qu'à admettre l'existence d'une *tumeur de l'orbite* proprement dite. On peut diviser les tumeurs en quatre groupes principaux : les tumeurs kystiques, les tumeurs vasculaires, les tumeurs solides primitives et les tumeurs secondaires à une tumeur intraoculaire.

## III. — AFFECTIONS CONGÉNITALES DE L'ORBITE

En dehors de l'anomalie de conformation des parois orbitaires, on peut encore observer certaines tumeurs ou malformations congénitales, mais il s'agit d'affections rares.

## Anomalies de conformation de l'orbite

On est encore peu renseigné sur les conditions particulières qui interviennent dans le développement anormal de la cavité orbitaire. Il semble, d'après les observations de Uhthoff, que l'étroitesse de la cavité puisse tenir soit à une dépression du toit de l'orbite (dans l'hydrocéphalie interne ou externe), soit à un défaut d'obliquité de la grande aile du sphénoïde. Ce serait en particulier le cas dans l'exophtalmie qui accompagne assez souvent l'oxycéphalie.

## Tumeurs congénitales de l'orbite

Ce sont surtout des lésions kystiques et nous envisagerons successivement : les kystes par inclusion des méninges, les kystes séreux congénitaux et les kystes dermoïdes de l'orbite. On observe aussi des tumeurs vasculaires.

***Kystes par inclusion des méninges. Méningocèle.*** — Ces kystes, très rares, siègent de préférence dans la région interne de l'orbite et ont la forme d'une tumeur ovalaire rappelant l'ectasie du sac lacrymal. Ils peuvent occuper une situation plus profonde dans la région nasale de l'orbite.

Leur symptomatologie diffère suivant qu'il y a communication avec l'espace sus-arachnoïdien intracrânien ou que la communication est oblitérée. Dans le premier cas, on trouve les symptômes classiques : la fluctuation, la réductibilité du kyste. Dans le second cas, le kyste peut être si tendu qu'il fait croire à une tumeur solide. La ponction aseptique avec la seringue de Pravaz permettra l'analyse du liquide contenu dans le kyste. Si ce liquide a les caractères du liquide céphalo-rachidien le diagnostic en sera facile.

L'autopsie des malades opérés avant la période aseptique de la chirurgie a montré que l'orifice osseux par lequel se produisait la hernie méningée présentait des variations assez marquées dans son diamètre. En dehors des cas où la hernie se produit au niveau de la glabelle, et que nous avons envisagés à propos des affections congénitales du sourcil, l'orifice osseux occupe l'ethmoïde, la suture ethmoïdo-sphénoïdale ou la fente sphénoïdale. La paroi du kyste est formée par la dure-mère, dont la vascularisation est souvent plus accusée. A sa face interne, on trouve des vestiges de l'arachnoïde et parfois de la pie mère. On a comparé la méningocèle au spina bifida.

Lorsque l'orifice osseux est étroit, l'excision du kyste pourra donner un résultat définitif. Dans le cas contraire, le résultat n'est que momentané.

***Kystes séreux de l'orbite.*** — Ces kystes siègent en général dans la moitié inférieure et antérieure de l'orbite et font sous la paupière inférieure une saillie bleuâtre. Leur volume varie d'un gros pois à une petite noix. Très fréquemment le kyste séreux congénital accompagne la microphtalmie.

Ces kystes contiennent un liquide séreux coloré en jaune ou en brun. Leur surface interne est tapissée par des cellules épithéliales et leur paroi fibreuse contient parfois quelques acini glandulaires. On admet que ces kystes résultent d'une inclusion fœtale de la muqueuse lacrymale.

Il est facile de les extirper complètement par une incision conjonctivale. Ils ne récidivent jamais

***Kystes dermoïdes de l'orbite.*** — Bien que ces kystes existent toujours à la naissance, ils subissent ultérieurement un accroissement de volume et ne sont souvent reconnus que plusieurs années après la naissance.

Les kystes dermoïdes siègent surtout à la base de l'orbite et dans les angles internes et externes. Leurs dimensions sont des plus variables, mais ils ne subissent jamais d'augmentation rapide de volume. Ils n'entraînent aucun trouble subjectif. La ponction faite avec la seringue de Pravaz ramènera un liquide huileux, jaunâtre ou blanchâtre, ou montrera la présence d'une matière blanchâtre plus ou moins épaisse. Dans l'un ou l'autre cas, il sera facile d'y reconnaître par les réactifs chimiques ou microchimiques, la présence de matières grasses (oléates, stéarates, etc.).

La paroi du kyste offre une épaisseur variable. Elle est constituée par du tissu fibro-élastique rappelant le derme et renfermant des glandes et des follicules pileux. Sa face interne est recouverte d'un épithélium pavimenteux ayant les caractères de l'épiderme cutané.

Lorsqu'on incise le kyste, on y trouve parfois des poils en amas.

L'incision des téguments et la dissection du kyste est le seul traitement efficace.

***Tumeurs vasculaires congénitales de l'orbite.*** — On observe parfois des taches bleuâtres ou violacées des paupières correspondant à une saillie anormale et même à une exopthalmie plus ou moins prononcée. Lorsque la tumeur empiète sur la paupière on constate souvent, à travers la conjonctive, la présence de vaisseaux enchevêtrés et distendus par du sang veineux. La tumeur peut augmenter lentement d'étendue. Il se produit parfois un accroissement rapide dû à une trombose circonscrite et à une stase veineuse plus accusée.

L'évolution de l'affection est indolore. La réductibilité, complète au début, peut n'être que relative dans la suite lorsqu'un certain nombre de cavités se sont oblitérées et ont donné lieu à une masse fibreuse assez consistante. On ignore absolument la pathogénie de ces lésions. Sur les coupes, on voit des cavités pleines de sang contenues dans une gangue fibro-conjonctive d'épaisseur variable. Certaines cavités sont parfois transformées en kystes et contiennent un liquide séreux.

Si la tumeur est circonscrite, on aura recours à l'extirpation. Si la lésion est étendue et mal limitée il faudra la traiter par l'électrolyse, dont les séances doivent être répétées pendant assez longtemps.

## IV. — TRAUMATISMES DE L'ORBITE

A côté des plaies pénétrantes et des corps étrangers de l'orbite nous envisagerons aussi les fractures des parois orbitaires.

## Plaies pénétrantes et corps étrangers

Le point de pénétration du corps vulnérant dans la cavité orbitaire peut siéger sur la peau ou dans le sac conjonctival.

On est parfois surpris de l'innocuité relative de certaines plaies pénétrantes. Nous avons vu une jeune fille qui était tombée sur la figure et s'était introduit dans l'angle interne de l'orbite, un crayon pointu, dont l'extrémité avait pénétré à 10 centimètres des paupières, au delà par conséquent du sommet de l'orbite et qui, après extraction du crayon, ne présenta aucun trouble oculaire.

**Complications.** — En dehors des lésions directes et souvent définitives qu'il peut produire du côté des organes contenus dans l'orbite, le globe oculaire, le nerf optique, les muscles de l'orbite ou leurs filets nerveux, le corps vulnérant est dangereux par les germes infectieux qu'il entraîne dans le tissu orbitaire. Ce danger existe surtout lorsqu'il y a séjour de corps étranger dans l'orbite.

Nous avons envisagé ailleurs les complications oculaires des traumatismes orbitaires.

Une complication fréquente consiste dans la lésion du nerf optique. On est souvent surpris par l'apparition brusque de la cécité dans l'œil correspondant, à la suite d'une plaie pénétrante en apparence insignifiante (coup de stylet, coup de pointe de parapluie, etc.). L'atrophie de la papille ne tardera pas à apparaître. Le trouble visuel est définitif, car il résulte de la section ou de l'altération profonde des fibres du nerf optique.

**Traitement.** — Le seul traitement à appliquer consistera dans la toilette de la plaie et l'application d'un pansement aseptique. On s'abstiendra de toute exploration au stylet et, si l'on soupçonne un corps étranger, on s'assurera de sa présence et de son siège par la radiographie. On n'ira à sa recherche que s'il est très superficiel ou s'il se produit des accidents infectieux orbitaires. Il faudra alors l'enlever avec une curette.

A la suite des coups de revolver tirés dans la région temporale (tentatives de suicide), il est extrêmement fréquent d'observer la section de l'un ou des deux nerfs optiques entraînant la cécité monoculaire ou complète.

## Fractures de l'orbite

On observe trois types principaux de fracture orbitaire : 1o La fracture du rebord orbitaire produite par un projectile, un coup d'épée ou un écrasement violent. C'est la seule qui soit directement explorable.

2o La fracture de la paroi interne qui se révèle par l'apparition d'un emphysème orbito-palpébral dont nous avons déjà parlé (voir p. 49). Nous n'y reviendrons pas.

2o La fracture du sommet de l'orbite dont l'existence se déduit des complications produites du côté du nerf optique.

*Symptômes*. — La fracture du rebord orbitaire sera quelquefois reconnue à la mobilité du fragment déplacé ; la pression digitale provoque une douleur assez vive sur le trait de fracture, et c'est souvent à la saillie produite par le cal que se reconnaît la lésion osseuse.

La fracture du sommet de l'orbite ou du canal optique survient dans des conditions presque toujours identiques : traumatisme direct ou chute sur la région du sourcil ou sur la région frontale. Nous en avons vu un exemple chez un motocycliste projeté violemment sur le sol et qui, après une perte de connaissance de quelques minutes, constata l'existence d'une plaie de la région fronto-sourcilière droite avec cécité complète du côté correspondant.

La cécité survient, en effet, immédiatement et persiste sans modifications. Elle offre les caractères de la cécité par section du nerf optique : elle est absolue, elle s'accompagne d'une absence de réaction de la pupille à la lumière. L'examen ophtalmoscopique, qui révèle un aspect normal pendant les premières semaines, fait reconnaître, après ce temps, une décoloration atrophique qui s'accentue de plus en plus. On admet, d'après l'examen de quelques cas anciens, qu'il s'agit d'une fracture du sphénoïde entraînant la compression ou la section du nerf optique.

Dans les fractures par projectiles de guerre il y a lieu surtout de tenir compte des complications possibles résultant de l'ouverture et de la suppuration des sinus faciaux et des fractures esquilleuses susceptibles de devenir, si les esquilles ne sont pas extraites, des foyers de suppuration chronique.

***Traitement.*** — Dans les fractures du bord de l'orbite, on n'interviendra que si le fragment osseux est déplacé et gène le fonctionnement des paupières ou du globe. Dans le cas contraire, on s'abstiendra de toute opération ainsi que dans les fractures du sommet de l'orbite. On ne peut agir sur les complications du côté du nerf optique.

## V. — INFECTIONS ORBITAIRES

En dehors des infections consécutives aux plaies pénétrantes, on observe assez souvent des affections inflammatoires des tissus orbitaires qui ne s'accompagnent d'aucune solution de continuité des téguments, et qui résultent de la localisation d'une infection endogène dans la paroi osseuse ou le périoste orbitaire, dans le tissu cellulaire de l'orbite, dans l'espace de Ténon ou dans les veines orbitaires. Suivant la localisation initiale, on distingue l'ostéopériostite orbitaire, le phlegmon ou cellulite orbitaire, la thrombophlébite, la ténonite. Cette dernière localisation que l'on pourrait dans une certaine mesure rattacher aux affections orbitaires, a été décrite dans le chapitre consacré à la sclérotique.

## Ostéopériostite orbitaire aiguë

Cette affection s'observe surtout chez les jeunes sujets et parait correspondre à ces infections ostéomyélitiques que l'on rencontre si fréquemment pendant toute la période de développement du squelette.

***Symptômes.*** — L'affection peut apparaître sans cause provocatrice ou succéder à une légère contusion temporale. La région palpébrale devient le siège d'une tuméfaction considérable. Les paupières sont œdématiées, violacées et ne peuvent s'entr'ouvrir (fig. 436). On sent un empâtement qui s'étend à la région temporale. Le rebord osseux paraît plus mousse : la pression est douloureuse. La fièvre est plus ou moins accusée. Elle peut atteindre 40⁰ ou osciller entre 38⁰ et 39⁰. Après quelques jours, on sent nettement la fluctuation. Une ponction à la seringue de Pravaz montrera la présence d'un pus épais dans lequel l'examen microscopique fera reconnaître la présence du staphylocoque (fig. 437).

Le foyer purulent paraît siéger sous le périoste au début, puis il envahit plus ou moins le tissu orbitaire sans cependant gagner en arrière et produire de 'exophtalmie.

***Traitement.***—Au début on se contentera d'applications glacées, puis, aussitôt la suppuration collectée et reconnue, on devra lui créer une issue du côté de la peau et établir un drainage.

L'anesthésie géné-

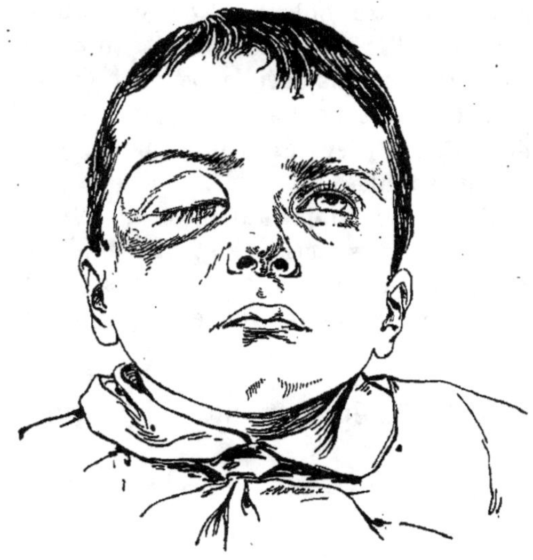

Fig. 436. — Ostéopériostite orbitaire suppurée à staphylocoques.

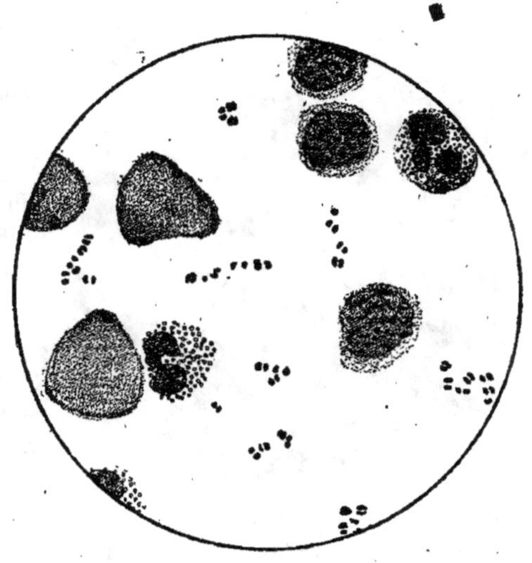

Fig. 437. — Pus de périostite orbitaire à staphylocoques (Obj. à immersion 1/12 : Ocul. III)

rale peut être obtenue avec le chlorure d'éthyle. On peut lui substituer l'anesthésie locale par injection profonde de novocaïne. On incise au bistouri la peau et l'aponévrose orbitaire un peu en dehors des points correspondant au bord orbitaire inférieur et supérieur (tiers externe), puis on remplace le bistouri par la sonde cannelée.

Si le foyer suppuratif siège au côté temporal de l'œil, on fera une incision supérieure et une inférieure et on introduira un drain qui réunira les deux orifices. On peut supprimer les drains après 8 à 10 jours en moyenne.

## Ostéopériostite chronique tuberculeuse

Certains cas d'ostéopériostite aiguë, à caractère un peu torpide, peuvent simuler une lésion tuberculeuse. D'une manière générale ces dernières ont une évolution traînante, non douloureuse. Il peut exister néanmoins un peu d'endolorissement diffus. Les téguments présentent une coloration vineuse et la fluctuation est lente à se développer. Si l'ouverture du foyer se produit spontanément, il s'écoule un pus séro-caséeux.

**Diagnostic.** — L'inoculation du pus au cobaye permettra de faire le diagnostic certain de la nature de l'ostéopériostite. Bien que l'examen microscopique direct du pus n'y fasse qu'exceptionnellement retrouver le bacille de Koch, l'inoculation sera toujours positive en cas de tuberculose.

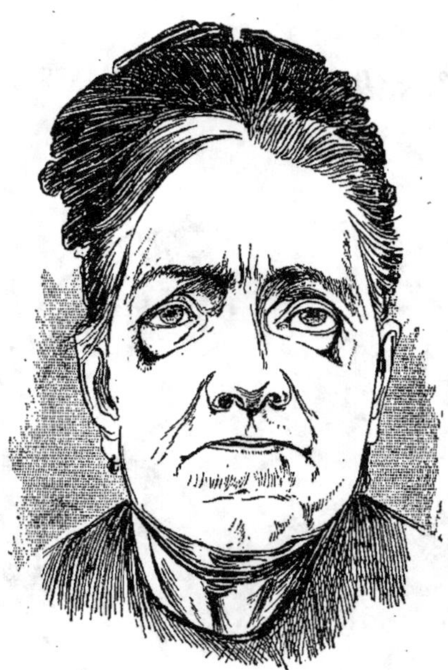

Fig. 438. — Cicatrices rétractiles symétriques du bord orbitaire inférieur datant de l'enfance.

Le trajet fistuleux peut rester ouvert des mois et des années en l'absence de traitement. L'exploration au stylet montrera la dénudation osseuse et des lésions d'ostéite destructive s'étendant souvent jusqu'aux cavités sinusiennes.

On observe parfois une lésion d'ostéite de l'angle inféro-externe de l'orbite qui laisse à sa suite une cicatrice déprimée au niveau de laquelle la paupière inférieure adhère à l'os malaire (voir fig. 438). Il s'agit de lésions inflammatoires dont la nature n'est pas clairement élucidée, mais qui, dans quelques cas, ont pu être rattachées à une infection périostique dentaire. L'actinomycose primitive est exceptionnelle. C'est l'examen microscopique qui en permettra le diagnostic.

Il faudra toujours penser à la sporotrichose que nous avons vue dans un cas être la cause d'une suppuration orbitaire chronique.

***Traitement.*** — Le traitement local consistera dans l'ouverture du foyer caséeux, le curettage accompagné d'une cautérisation au thermocautère. On conseillera en outre le traitement diététique de la tuberculose.

## Ostéopériostite chronique syphilitique

L'inoculation des produits caséeux permettra parfois de différencier l'ostéopériostite tuberculeuse de l'ostéopériostite syphilitique. Les lésions d'hyperplasie périostée ou osseuse donnant lieu à des compressions nerveuses sont cependant plus fréquentes dans la syphilis que dans la tuberculose, et le diagnostic est plus particulièrement difficile dans la syphilis orbitaire, à forme gommeuse. Les douleurs sont assez fréquentes ; elles peuvent même acquérir une intensité toute particulière et affecter le type nocturne.

***Traitement.*** — Il est extrêmement important d'appliquer un traitement mercuriel et arsenical (novarsenobenzol) intensif et rapide, car les syphilomes orbitaires sont souvent des plus graves. On prescrira donc des injections intraveineuses de sels solubles et on continuera le traitement assez longtemps, car les récidives sont fréquentes. Il importe de savoir que certaines syphilis orbitaires continuent à évoluer malgré le traitement le mieux suivi. Il faudrait dans ce cas recourir simultanément aux injections de néosalvarsan.

# Phlegmon de l'orbite

On dit qu'il y a phlegmon de l'orbite lorsqu'il se produit une inflammation suppurative du tissu cellulo-adipeux de l'orbite.

**Symptômes.** — Le phlegmon de l'orbite se manifeste dès le début par des symptômes locaux et généraux. Ces derniers peuvent être les plus apparents pendant le premier jour et consistent dans des frissons, de la fièvre et un malaise général. L'attention est néanmoins rapidement attirée du côté de l'orbite par une douleur gravative, irradiée dans la moitié de la tête, par le gonflement des paupières, par la saillie du globe, la limitation de sa mobilité et par l'apparition d'un bourrelet conjonctival de teinte jaunâtre ou rouge vif, avoisinant la cornée et faisant saillie à travers les paupières. La protrusion du globe se fait dans l'axe de l'orbite, alors que dans les affections ostéopériostiques, le siège latéral de la collection suppurée donne lieu à un déplacement latéral du globe avec ou sans exophtalmie.

La pression sur le globe est extrêmement pénible.

Après une période, variant de 4 à 8 jours, pendant laquelle les symptômes locaux et généraux vont en s'accentuant, on assiste, si l'évacuation provoquée du pus n'a pas été pratiquée avant ce temps, à l'ouverture spontanée du phlegmon à la paupière supérieure ou inférieure et à la guérison ; celle-ci peut être complète si quelque complication ne s'est pas développée, mais la tuméfaction de la paupière persiste encore assez longtemps. Dans le phlegmon succédant à un érysipèle de la face, la résorption se fait parfois sans suppuration extérieure.

**Complications.** — L'une des plus fréquentes est celle qui se produit du côté du nerf optique et résulte d'une extension du processus infectieux aux gaines, aux vaisseaux ou au tissu propre du nerf optique. Au cours du phlegmon, l'examen ophtalmoscopique est rendu difficile par l'occlusion et la tuméfaction des paupières. La vision peut être partiellement ou complètement abolie. Plus tard, lorsqu'on peut inspecter la papille, on la trouve décolorée et l'on note parfois une oblitération partielle de ses vaisseaux. Le trouble fonctionnel n'est pas toujours définitif et l'on a quelquefois constaté après 3 à 4 semaines de cécité un retour graduel et progressif de la vision.

La propagation de l'infection aux veines orbitaires constitue la complication la plus grave, car elle est habituellement mortelle ; la thrombo-phlébite orbitaire se propage, en effet, aux sinus caverneux.

L'infection et la suppuration du globe oculaire, secondaires à l'infection orbitaire, s'observent parfois, surtout si l'affection a été abandonnée à elle-même,

**Étiologie.** — Lorsqu'il ne succède pas à une plaie pénétrante de l'orbite avec ou sans corps étranger (fleuret, projectile, cathétérisme lacrymal septique et maladroit), ou s'il n'est pas la conséquence de la propagation d'une suppuration de voisinage (sinusite, fig. 430 et 451, périostite orbitaire, etc.), le phlegmon de l'orbite peut succéder à un érysipèle de la face, à une dacryocystite suppurée, à une infection d'origine dentaire. On l'a vu se produire au cours d'une pyohémie sans qu'aucune cause extérieure pût expliquer la fixation orbitaire de l'infection générale.

**Diagnostic.** — On ne confondra pas les suppurations palpébrales, le gonflement des paupières accompagnant un processus oculaire ou lacrymal, avec le phlegmon orbitaire.

La différenciation entre le phlegmon et la thrombo-phlébite est plus difficile, car il existe en réalité des cas intermédiaires. Ce sont surtout la gravité des symptômes cérébraux et l'étiologie de l'infection qui permettent de faire le diagnostic.

**Pronostic.** — Le pronostic doit être très réservé, car, au début surtout, rien ne permet de croire que l'infection restera circonscrite à l'orbite et ne retentira pas sur l'appareil visuel.

**Traitement.** — Aux applications de vessies de glace faites au début, on fera succéder, dès que la suppuration sera manifeste, c'est-à-dire dès le 2ᵉ ou 3ᵉ jour, des incisions pratiquées au voisinage du bord orbitaire et une exploration du tissu cellulo-adipeux de l'orbite avec la sonde cannelée. Si le pus n'est pas encore collecté, ces incisions prépareront le chemin à son évacuation. Si l'état général est grave, on pourra recourir aux injections souscutanées de sérum physiologique.

Il ne faudra pas négliger le traitement de l'affection primitive que le phlegmon orbitaire a compliquée.

## Thrombo-phlébite orbitaire

L'infection thrombosante des veines orbitaires donne lieu à des manifestations cliniques très particulières, qui succèdent à des lésions infectieuses de la face (furoncle, anthrax, érysipèle), ou à une phlébite des sinus crâniens secondaire à une infection de l'oreille moyenne ou des sinus.

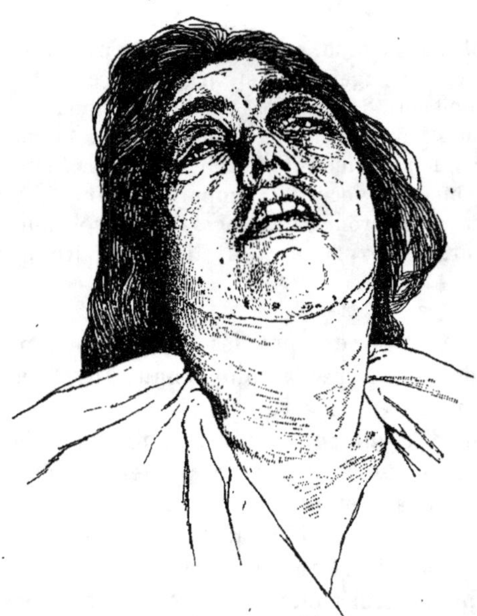

Fig. 439. — Malade atteinte de thrombo-phlébite orbitaire.

***Symptômes.*** — Suivant le point de départ de l'infection, les symptômes qui précèdent la thrombo-phlébite sont très variables. Le furoncle, l'anthrax ou l'érysipèle peuvent avoir évolué sans caractères particuliers et les symptômes généraux graves coïncident avec les troubles orbitaires. Si l'infection des sinus crâniens les a précédés, on a pu constater des accès fébriles intermittents avec céphalées violentes, ou un état de méningite suraiguë avec hyperthermie très marquée.

Ce qui marque l'atteinte des veines orbitaires, c'est un œdème assez tendu des paupières, en particulier de la paupière supérieure, de la base du nez et empiétant plus ou moins loin sur la région fronto-temporale. On note en même temps une dilatation des veines périorbitaires et une sensibilité vive à la pression des troncs veineux les plus importants. Il y a de l'exophtalmie, et l'on voit toujours entre les paupières, qui ne s'entr'ouvrent plus spontanément, un bourrelet formé par la conjonctive bulbaire et présentant une coloration rouge.

Ces symptômes, d'abord unilatéraux, ne tardent pas à se manifester du côté opposé. Les troubles visuels sont variables, mais la cécité survient tôt ou tard, à moins que la mort ne se produise en 48 heures. La durée de l'affection ne dépasse guère 5 à 8 jours ; la mort survient dans le coma.

**Étiologie. Lésions.** — Il s'agit toujours d'infection pyogénique dont la porte d'entrée seule peut varier. Nous avons vu une fois l'infection staphylococcienne succéder à une sinusite frontale à staphylocoques ; dans un autre cas, l'infection mixte, résultant d'une symbiose du streptocoque avec des microbes anaérobies, avait son origine dans une otite moyenne ancienne.

Le tronc des veines orbitaires est thrombosé ou dilaté, rempli de pus et renferme en abondance l'agent infectieux. Lorsque les malades succombent après une huitaine de jours, on trouve de véritables abcès au niveau des veines dont les parois ont presque complètement disparu. On peut ainsi poursuivre le foyer purulent dans le sinus caverneux, le sinus transverse et souvent jusque dans les sinus latéraux. Ces sinus contiennent à la fois des thromboses et des collections suppurées.

**Diagnostic.** — Le diagnostic est difficile et, comme les cas de thrombo-phlébite sont relativement rares, on peut assez facilement les confondre avec le phlegmon de l'orbite ou avec une sinusite frontale.

**Pronostic.** — L'affection est extrêmement grave et on n'en connaît pas d'exemple de guérison.

**Traitement.** — Le traitement ne peut être que préventif. On soignera attentivement les infections faciales et on ne laissera pas sans traitement les lésions auriculaires datant de l'enfance. Une fois l'affection déclarée, les incisions de l'orbite ne produiront même pas de soulagement.


## VI. — TUMEURS DE L'ORBITE


Sous le nom de tumeurs de l'orbite, on comprend un assez grand nombre de maladies différentes, caractérisées par le développement de néoformations kystiques, vasculaires ou solides dans la cavité orbitaire. C'est ainsi que l'on fait voisiner le kyste hydatique de l'orbite avec l'anévrisme artério-veineux ou avec le sarcome. Nous renvoyons à la sémiologie en ce qui concerne les symptômes communs aux affections orbitaires, et nous n'indiquerons pour chaque groupe d'affections que ce qui leur est particulier, soit comme symptômes, soit comme évolution.

Nous envisagerons tout d'abord :

I. Les kystes parasitaires : kyste kydatique, cysticerque.

II. Les tumeurs vasculaires : angiomes, varicocèles orbitaires, exophtalmie pulsatile.

III. Les tumeurs solides proprement dites : ostéomes, sarcomes, fibro-sarcomes, lymphomes.

Les tumeurs congénitales ont été décrites plus haut dans le chapitre consacré aux affections congénitales de l'orbite.

## Kystes parasitaires

### Kyste hydatique de l'orbite

Le kyste hydatique est dû à la fixation dans les tissus orbitaires de l'embryon hexacanthe du *Tænia echinococcus* transporté par voie sanguine, et provenant de la muqueuse intestinale, par où se fait vraisemblablement la pénétration.

*Symptômes.* — Un des symptômes initiaux les plus constants est la douleur : une sensation d'incommodité ou de pesanteur, des tiraillements dans le fond de l'orbite, s'accentuant au cours de la maladie et se convertissant ensuite en douleurs plus ou moins fortes qui peuvent être si aiguës qu'elles produisent des insomnies, du délire et des vertiges. La douleur est continue ou paroxystique. Elle peut parfois diminuer ou disparaître lorsque se produit l'exophtalmie. Ce symptôme ne fait défaut que lorsque la tumeur est petite ou très superficielle. Son intensité est variable ; l'exophtalmie est tantôt axile, tantôt latérale. Il y a souvent de l'œdème de la conjonctive bulbaire. La diplopie peut exister au début et précéder l'exophtalmie.

La tumeur est souvent accessible au toucher ; on la voit en relevant l'une des paupières : elle forme une saillie arrondie, élastique, séparée du globe par un sillon. Elle est fluctuante sans

battements et, en raison de son petit volume, il n'est pas possible
d'y déceler le frémissement hydatique.

Dans les cas où l'affection a été abandonnée à elle-même, on a
pu voir l'ouverture spontanée sans suppuration de la poche ; lorsque celle-ci se produit, elle est suivie de l'évacuation du pus. Le
plus habituellement, l'intervention amène la guérison.

**Complications.** On peut observer des symptômes de stase
papillaire, puis d'atrophie du nerf optique. On note aussi de la
kératite neuro-paralytique ou par lagophtalmos avec infection
cornéenne et panophtalmie. Dans trois cas, la mort survint par
complications cérébrales dues au parasite (Petit) ou à l'infection
(Schmidt, Bresgen).

**Étiologie.** — Le kyste hydatique est très rare en France. Il est relativement fréquent dans la République Argentine, en Allemagne. Il se
rencontre plus souvent chez l'homme que chez la femme, ce qui semble
en rapport avec les occupations professionnelles. Dans la République
Argentine, un très grand nombre de faits recueillis concernaient des
bergers et, comme ceux-ci sont en général choisis parmi les adolescents, on s'explique que l'âge ordinaire des sujets oscillait entre
quinze et vingt ans. Il est probable que ce qui expose les bergers à une
infection plus fréquente par l'échinocoque, c'est leur contact plus
intime avec les chiens dont l'intestin grêle héberge fréquemment les
adultes du *Tænia echinococcus* (Cabaut).

Le traumatisme est souvent invoqué comme cause occasionnelle. Il
est possible qu'il intervienne dans la fixation orbitaire des hydatides.

**Anatomie pathologique.** — Le siège du kyste est presque toujours
dans les parties molles de l'orbite. Son volume varie d'un pois à une
petite noix ; exceptionnellement, il atteint des dimensions plus considérables.

Le kyste proprement dit comprend une enveloppe fibreuse, produite
par les tissus voisins autour du parasite. Il est de forme arrondie et ne
contracte que peu d'adhérences avec les tissus qui l'entourent. La paroi
propre de l'hydatide est formée de deux tuniques dont l'interne peut
présenter sur sa paroi les vésicules filles et les scolex. Le contenu est
un liquide clair, transparent, sans albumine, eau de roche, que l'on
recueille avec soin pour rechercher à l'aide du microscope les crochets
de scolex. Dans certains cas, une infection secondaire en détermine la
suppuration.

**Diagnostic.** — Le diagnostic se fera à l'aide de la seringue de
Pravaz, après asepsie de la conjonctive ou de la paupière. Au

niveau du point de saillie du kyste on enfoncera l'aiguille en plein kyste et l'on soumettra le liquide retiré à la chaleur, ainsi qu'à l'analyse chimique et microscopique. Lagleyze conseille de ne faire cette ponction qu'au moment de l'intervention. On recherchera aussi l'éosinophilie sanguine. Enfin on a pu, dans quelques cas, préciser le diagnostic d'échinococcose par la méthode de la déviation du complément (Weinberg).

**Pronostic.** — Le pronostic est favorable puisque l'opération a toujours un résultat thérapeutique parfait.

**Traitement.** — Le traitement ne peut être que chirurgical. Les ponctions répétées, avec ou sans injection de sublimé, ne donnent pas de résultats certains. Il faut leur préférer l'extirpation ou tout au moins l'excision partielle de la poche kystique.

## Cysticerque de l'orbite

Le cysticerque de l'orbite est encore plus rare que le kyste hydatique. Il siège toujours dans la moitié antérieure de l'orbite et est généralement facilement perçu à travers les paupières. L'apparition du kyste se manifeste par une tuméfaction plus ou moins accusée des paupières, par un œdème sujet à rémissions et par des douleurs sourdes ou aiguës. Le développement du cysticerque est toujours rapide ; il s'observe surtout chez de jeunes sujets.

Il siège le plus fréquemment à une faible distance du bord supérieur ou inférieur de l'orbite. La poche non fluctuante, en raison de l'exiguïté de sa cavité, est mobile sous la peau. Elle est formée par une enveloppe fibreuse souvent plus volumineuse que le kyste lui-même. Celui-ci est allongé et présente une forme ovoïde ou boudinée dont la longueur peut atteindre 20 millimètres alors que le diamètre ne dépasse guère 3 à 5 millimètres.

L'extirpation du cysticerque dans sa poche fibreuse amènera la guérison complète.

## Tumeurs vasculaires

Nous avons déjà vu que ce qui permettait de soupçonner la nature vasculaire de la tumeur, c'était, d'une part, la réductibilité partielle ou totale et, d'autre part, la présence de certains phénomènes anormaux tels que pulsation, thrill, etc.

## Varicocèle orbitaire

On a décrit ces cas sous le nom d'exophtalmie avec énophtalmie alternante, car c'est là leur symptôme le plus apparent. A un très léger degré d'enfoncement de l'œil dans l'orbite, existant lorsque le malade est au repos ou dans la position horizontale, on voit succéder, sous l'influence d'un léger effort, de l'inclinaison de la tête ou de la pression sur les veines jugulaires, une exophtalmie qui peut atteindre un degré considérable. Cette exophtalmie est entièrement réductible. Elle ne s'accompagne ni de souffle, ni de battements. L'affection est habituellement unilatérale. Son étiologie est obscure, et l'hypothèse du siège veineux de l'altération donne une bonne explication des phénomènes observés. Cette affection, en général stationnaire, ne nécessite aucun traitement. On conseillera d'éviter tout effort un peu violent.

## Angiomes de l'orbite

En dehors des symptômes généraux de tumeur orbitaire, sur lesquels nous ne reviendrons pas, la palpation de la tumeur révèle une consistance ferme, élastique ou mollasse. La réductibilité de la tumeur est, en somme, assez rare. D'autre part, les contours de la tumeur peuvent être nets ou mal limités. Il n'y a pas de pulsation, et la congestion veineuse, passive, ne modifie guère les dimensions de la tumeur. La ponction exploratrice ramènera du sang ou un liquide séro-sanguinolent : c'est le seul caractère présentant une valeur diagnostique positive.

L'évolution de la tumeur est lente, et ne s'accompagne d'aucun retentissement sur la santé générale.

La disposition des cavités sanguines permet d'établir une distinction anatomique entre l'angiome simple, dont le principal caractère est d'avoir des limites diffuses, et l'angiome caverneux qui est contenu dans une capsule, et se trouve, par conséquent, nettement limité. Lorsqu'on a énucléé une pareille tumeur, on constate qu'elle forme une masse arrondie ou ovalaire de coloration violacée et à surface légèrement bosselée.

**Traitement.** — L'extirpation est le seul traitement des angiomes simples ou caverneux. Pour ces derniers l'opération est en général plus facile.

## Exophtalmie pulsatile
## Anévrisme artério-veineux des vaisseaux orbitaires

La communication anormale entre les vaisseaux artériels et veineux dans l'orbite ou au niveau du sinus caverneux a pour symptôme principal l'exophtalmie pulsatile. Cette lésion a le plus souvent pour cause première un traumatisme direct (plaie pénétrante de l'orbite ou de la base du crâne) ou une lésion indirecte par fracture de la base du crâne ; on peut néanmoins la voir survenir spontanément.

**Symptômes.** — L'affection est ordinairement unilatérale. L'exophtalmie, d'abord peu accusée, ne tarde pas à acquérir un degré assez considérable. Les pulsations sont toujours nettement perçues à la palpation, mais, dans nombre de cas, elles sont perceptibles à l'examen direct, et affectent le globe oculaire et la tête du sourcil. Le thrill accompagne le plus souvent l'exophtalmie, mais le symptôme le plus constant consiste dans des bruits anormaux perçus par le malade et par l'observateur. Le bruit perçu par le malade peut être antérieur à l'exophtalmie. C'est un bruit dont le siège est situé dans la cavité crânienne, et que les malades comparent au bruit de rouet, de scie, de machine à vapeur. A l'auscultation, l'observateur percevra un bruit de souffle continu à renforcement systolique, s'atténuant ou disparaissant même complètement par compression de la carotide. A ces différents troubles, s'ajoutent parfois des paralysies oculo-motrices, et la kératite neuro-paralytique.

**Lésions. Étiologie.** — A l'autopsie d'un certain nombre de malades qui ont succombé soit aux complications de l'affection elle-même, soit aux interventions faites dans un but thérapeutique, on a pu constater une communication anormale entre le système veineux et artériel d'une part et, d'autre part, des lésions secondaires, telles que l'aspect tortueux et la dilatation souvent considérable des veines orbitaires, expliquant l'exophtalmie.

La communication anormale siège habituellement dans le sinus caverneux et consiste dans une rupture de la carotide interne dans le sinus veineux. Cette rupture peut avoir été produite par une plaie pénétrante ou par une fracture basilaire. C'est parfois une lésion pariétale de l'artère carotidienne qui prépare la rupture ; ces lésions reconnaissent pour cause habituelle la syphilis. Il peut exister une véritable poche anévrismale.

**Diagnostic.** — Il n'y a guère lieu, au point de vue diagnostique d'établir une distinction entre les cas où il y a anévrisme artérioveineux, et ceux où les troubles d'exophtalmie pulsatile sont produits par une lésion anévrismale de l'artère ophtalmique dans l'orbite ou dans son trajet crânien.

Il importe, par contre, de ne pas confondre ces affections avec l'exophtalmie pulsatile qu'on observe parfois dans certaines tumeurs orbitaires. Une tumeur dure, dont le système vasculaire est assez développé, peut présenter des battements. C'est alors la palpation, l'absence du bruit de souffle et d'ectasie veineuse qui permettra d'éviter l'erreur.

**Pronostic.** — Le pronostic est assez grave, malgré le nombre des cas où la guérison a été obtenue.

**Traitement.** — Les injections sous-cutanées de sérum gélatiné semblent avoir à leur actif d'excellents résultats et, avant tout autre moyen, il nous semble nécessaire d'y avoir recours : la technique en est très simple et l'application inoffensive si l'on a soin de n'injecter que du sérum gélatiné stérilisé à l'autoclave, à 115° pendant trente minutes. Avec du sérum non stérilisé on a, en effet, observé des cas de tétanos, les spores tétaniques étant fréquentes dans la gélatine, quelle qu'en soit la qualité. Il faudra répéter les injections toutes les semaines et injecter dans le tissu cellulaire sous-cutané 200 à 250 cm³ de la solution suivante.

| | |
|---|---|
| Gélatine . . . . . . . . . . . . | 2 à 3 gr. |
| Chlorure de sodium . . . . . . . | 0 gr. 75 |
| Eau distillée. . . . . . . . . . | 90 à 100 cm³. |

La compression digitale de la carotide interne, exercée au niveau du cou, était autrefois le seul moyen thérapeutique. La durée de la compression a été de sept heures à trente-cinq heures en une ou plusieurs séances. Dans certains cas, la guérison a été obtenue au bout d'un an par des séances de compression de une à quatre heures par jour. On ne pourra guère compter sur ce moyen, en tout cas inoffensif. Pendant fort longtemps, la ligature de la carotide primitive a été considérée comme le meilleur procédé de traitement de l'exophtalmie pulsatile. En dehors des cas de mort imputables, il est vrai, en partie à des complications opératoires septiques aujourd'hui évitables, la ligature n'a amené la guérison que dans les trois quarts des cas où elle a été appliquée.

Szimanowsky a préconisé récemment la résection de la veine orbitaire ectasiée dans les cas où la ligature de la carotide n'a pas produit la guérison. Sattler a relaté un fait où cette intervention, pratiquée d'emblée, a eu un excellent résultat.

## Tumeurs solides de l'orbite

Nous étudierons successivement les *tumeurs primitives* des parois osseuses, des parties molles, puis celles dont le point de départ est le nerf optique ou ses gaines : enfin les *tumeurs secondaires*.

### TUMEURS PRIMITIVES

***Ostéomes.*** — Les ostéomes prennent ordinairement naissance dans le sinus frontal ou ethmoïdal, puis se développent dans l'orbite et peuvent acquérir lentement un volume considérable. Ils sont durs, indolores. La radiographie permet de se rendre compte de leur nature, car ils forment une ombre assez sombre (fig. 440) : on voit nettement par ce moyen leur prolongement sinusien.

*Traitement.* — Ces tumeurs siègent parfois dans la moitié antérieure de l'orbite et sont alors d'un accès assez facile. Après s'être assuré, par la radiographie, de la direction de leurs prolongements, on ouvrira le sinus correspondant de manière à enlever non seulement la tumeur orbitaire, mais la lésion sinusienne.

Dans certains cas, néanmoins, l'ostéome s'est développé aux dépens d'un des os de l'orbite et forme avec lui une masse compacte non mobilisable.

***Fibrosarcomes orbitaires.*** — Ces tumeurs paraissent prendre leur point de départ, soit dans le périoste, soit dans les aponévroses musculaires. Ce sont des tumeurs de siège assez profond, donnant lieu à une exophtalmie modérée avec déplacement latéral et limitation de l'excursion du globe dans le sens correspondant au siège de la tumeur. Elles sont difficilement accessibles à la palpation et présentent une consistance modérée. Leur évolution est lente et les malades attendent en général quelques années avant de se préoccuper de leur état. Ce sont d'ailleurs surtout des troubles tels que la diplopie ou une légère diminution de la

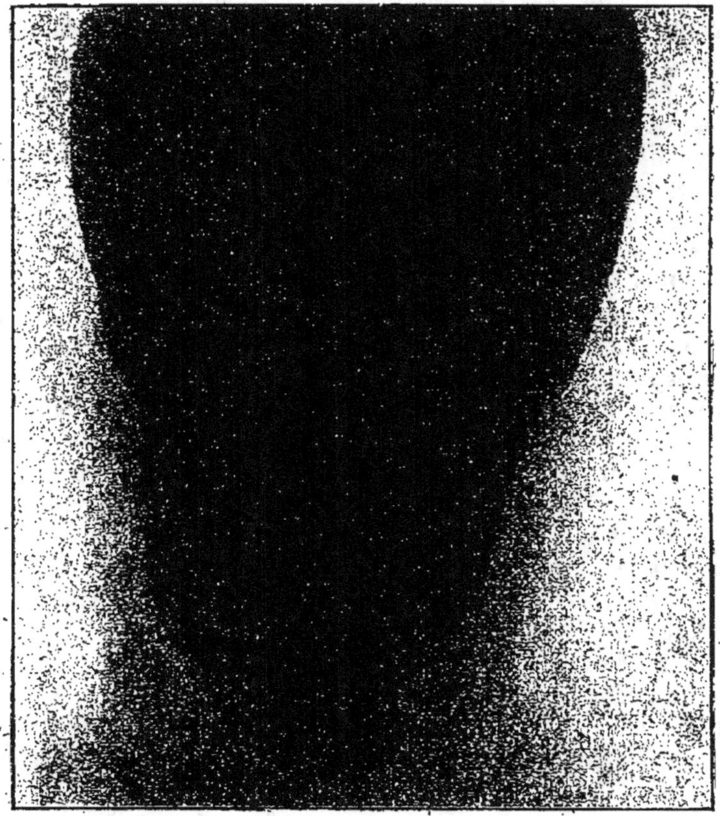

Fig. 440. — Radiographie d'ostéome du sinus frontal et de l'orbite.

vision qui existent au début. Il n'y a jamais de douleurs. Après ablation, les tumeurs ne récidivent pas toujours, contrairement aux sarcomes véritables dont la fréquence est bien moins grande. La tumeur est encapsulée. Elle est formée par une accumulation de cellules à noyau volumineux, séparées par une trame conjonc- tive. Les vaisseaux sont plus ou moins abondants, mais pré-

sentent des parois propres, ce qui permet de différencier histo-
logiquement cette tumeur du sarcome vrai, tumeur maligne.

*Traitement.* — L'extirpation de la tumeur sera faite dès que
le diagnostic aura été posé.

**Tumeurs du nerf optique.** — Le nerf optique peut être le
siège de tumeurs primitives qui ont pour point de départ le tissu
nerveux proprement dit ou les gaines du nerf. Le développement
de ces tumeurs se traduit tout d'abord par des troubles visuels
qu'accompagnent les symptômes des tumeurs orbitaires.

*Symptômes.* — Au début, le développement d'une tumeur
du nerf optique se traduit chez l'adulte par une diminution de
l'acuité visuelle, du strabisme divergent et de la diplopie. Chez
l'enfant, c'est habituellement le strabisme qui attire tout d'abord
l'attention.

Mais bientôt se montrent d'autres troubles, en particulier
l'exophtalmie qui, d'abord peu accusée, augmente lentement et
progressivement dans la suite.

Cette exophtalmie a pour caractère d'être *irréductible*. Elle
est *axile* (de Græfe), ce qui veut dire que le globe oculaire est
refoulé en avant dans l'axe de l'orbite. Ce caractère n'a d'ailleurs
rien de très absolu et il est plus constant au début du développement néoplasique qu'à une période ultérieure. Malgré le degré de
l'exophtalmie, la motilité du globe est relativement conservée ; de
Græfe avait cependant donné trop d'importance à la constance de
ce signe qui fait souvent défaut.

Les troubles de la vision et les altérations du fond de l'œil ont
plus de valeur au point de vue du diagnostic.

Les faits où la vue n'est pas modifiée sont exceptionnels ; ils
concernent des tumeurs développées aux dépens des gaines du
nerf optique. Le plus habituellement, la cécité survient plus ou
moins rapidement et la diminution de l'acuité visuelle centrale
s'accompagne ou non de modifications du champ visuel.

L'examen ophtalmoscopique relève habituellement des signes
de stase papillaire avec des hémorragies, ou encore une décoloration atrophique de la papille. Mais, ici encore, l'absence de toute
réaction papillaire peut se rencontrer. La skiascopie montre souvent, par contre, une hypermétropie dont l'accroissement progressif par aplatissement du globe peut être considéré comme un
bon signe.

L'évolution de ces tumeurs du nerf optique ne s'accompagne

pas habituellement de troubles de l'état général. Les phénomènes douloureux sont exceptionnels ; ils n'apparaissent que dans certains cas où la tumeur a acquis un volume considérable ou lorsque, par l'effet de la compression, le globe est le siège de désordres secondaires : abcès de la cornée et infection oculaire.

*Complications.* — Les complications sont, d'une part, *oculaires* et résultent de l'exophtalmie extrême et de l'impossibilité du recouvrement palpébral de la cornée. Elles n'ont rien de particulier aux tumeurs du nerf optique. Les autres, *cérébrales*, résultent de l'extension de la tumeur et de sa propagation secondaire dans le crâne. Cette propagation peut ne provoquer aucun symptôme spécial et n'être reconnue qu'au cours d'une opération ou d'une autopsie. Dans quelques cas, elle donne lieu à des troubles paralytiques, à des crises épileptiformes ou à des symptômes méningitiques.

L'*évolution* des tumeurs du nerf optique est en général assez favorable en ce sens qu'après excision de la tumeur, la récidive ne se produit pas, contrairement à ce que l'on note pour les tumeurs du type sarcome ou épithélioma. Il semble que chez l'enfant, les symptômes de tumeur du nerf optique entraînant l'intervention opératoire ont une évolution plus rapide que cela n'est le cas chez l'adulte, mais il y a des oscillations considérables d'un fait à l'autre. Les renseignements sur les suites éloignées des tumeurs du nerf optique manquent presque complètement.

**Étiologie.** — Les tumeurs du nerf optique s'observent surtout dans le jeune âge. Les deux tiers des cas publiés concernent des sujets de un à vingt ans. Un tiers seulement a trait à des adultes ou à des vieillards. Le traumatisme est souvent invoqué comme cause occasionnelle des tumeurs du nerf optique, mais en réalité la cause réelle nous échappe comme pour toutes les tumeurs en général.

**Anatomie pathologique.** — Les tumeurs du nerf optique sont généralement arrondies et plus ou moins ovoïdes ; elles ont souvent la forme d'un radis à grosse extrémité tournée en avant (Lagrange). Elles ne sont jamais pédiculées et presque jamais lobulées. Elles sont lisses, bien encapsulées et non adhérentes aux tissus environnants. La tumeur entraîne souvent un allongement du nerf optique. Leur volume varie d'un pois à un œuf. Leur consistance est molle et l'on trouve parfois dans la tumeur des poches remplies de liquide visqueux.

La tumeur primitive du nerf optique n'envahit jamais le globe oculaire, alors qu'au contraire les tumeurs du globe oculaire (le gliome surtout) ont tendance à développer des noyaux secondaires dans le nerf optique. La tumeur du nerf optique est toujours contenue et entourée par la gaine externe dure-mérienne. Il y a donc un isolement complet de la tumeur au milieu du contenu de l'orbite. Exceptionnellement la tumeur se développe aux dépens de la gaine externe; le nerf optique peut alors conserver son absolue intégrité au milieu de la masse néoplasique.

Les tumeurs du nerf optique envahissent assez fréquemment le cerveau où elles se généralisent, alors qu'elles n'envahissent pas l'orbite.

Presque toutes les tumeurs du nerf optique sont d'origine conjonctivale.

Sur les 162 cas réunis par Lagrange on relève :

| | |
|---|---|
| Myxosarcomes ou myxomes . . . . . . . . . | 56 |
| Sarcomes . . . . . . . . . . . . . | 20 |
| Fibrosarcomes ou fibromes . . . . . . . . | 22 |
| Gliomes . . . . . . . . . . . . . | 10 |
| Myxomes, endothéliomes ou gliosarcomes, ou psammomes. . . . . . . . . . . | 26 |
| Tumeurs sans dénomination précise. . . . . | 31 |
| Cas de concrétions calcaires, kystes ou angiomes. | 6 |

Le néoplasme débute habituellement aux dépens de la partie moyenne du nerf optique. Le point d'élection est l'entrée des vaisseaux centraux du nerf optique à 15 à 20 millimètres en arrière du globe.

*Diagnostic.* — Les tumeurs du nerf optique peuvent être confondues avec toutes les causes d'exophtalmie, et nous renvoyons à l'étude sémiologique de ce symptôme.

*Traitement.* — Lorsqu'on aura fait le diagnostic de tumeur du nerf optique, la thérapeutique est tout indiquée ; elle ne peut être que chirurgicale et consistera dans la résection du nerf optique avec la tumeur. Chaque fois que cela sera possible, on conservera le globe oculaire.


## TUMEURS SECONDAIRES DE L'ORBITE


En dehors des ostéomes qui pourraient être rangés dans ce chapitre, il faut encore compter parmi les tumeurs secondaires l'épithélioma, le sarcome et le lymphadénome.

L'*épithélioma* (fig. 441) a pour point de départ un épithélioma cutané, un épithélioma de la glande ou des voies lacrymales ou bien encore un épithélioma des sinus, en particulier du sinus sphénoïdal. Le diagnostic ne présente de difficultés que dans ce dernier cas, car les symptômes de tumeur orbitaire peuvent être parmi les premiers en date. L'évolution des lésions qui retentissent toujours sur les nerfs optiques ou les nerfs moteurs de l'œil est accompagnée de phénomènes douloureux très violents, que la morphine seule permet d'atténuer. L'exploration complète des cavités nasales et des sinus sera indispensable pour asseoir le diagnostic.

Le *sarcome vrai de l'orbite* peut résulter d'une extension d'un sarcome osseux du voisinage ou d'une localisation d'un noyau secondaire. L'évolution en est rapide et indolore. Le développement colossal de la néoformation après quelques mois et l'examen de la tumeur primitive feront faire aisément le diagnostic.

Le *gliome* succède toujours à un gliome rétinien. Il se caractérise par son accroissement particulièrement rapide (fig. 442).

Le *lymphadénome* orbitaire est toujours secondaire à un lymphome de la glande lacrymale ou du tissu sous-conjonctival. L'examen at-

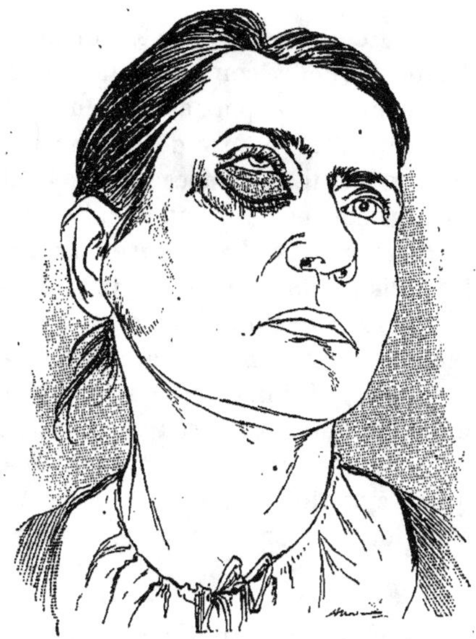

Fig. 441.— Epithélioma orbitaire secondaire déplaçant le globe en haut. Tumeur parotidienne du même côté.

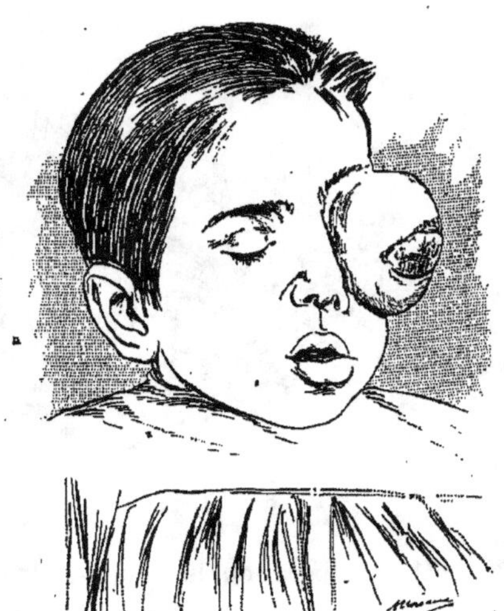

Fig. 442. — Récidive orbitaire de gliome rétinien.

tentif du cul-de-sac supérieur et de la glande lacrymale permettra de se rendre compte de la présence ou non de ces localisations, qui sont en rapport elles-mêmes avec certaines altérations sanguines sur la nature desquelles on n'est pas encore fixé. Un examen général sera nécessaire, ainsi que l'examen du sang qui montre souvent une modification de la formule leucocytaire.

**Traitement.**— La récidive est constante lorsqu'on intervient dans les trois premiers types de tumeur. On n'opérera que dans le cas où il existe quelque indication particulière résultant de l'état du globe (kératite neuro-paralytique, panophtalmie par lagophtalmos, etc.). Il importe de savoir que l'ablation des sarcomes vrais entraîne souvent la production d'hémorragies graves.

Enfin, les tumeurs lymphomateuses de l'orbite ne constituent qu'un symptôme accessoire d'un état général que l'extirpation de cette localisation ne modifiera pas.

## Technique de l'ablation des tumeurs orbitaires

### Orbitotomies

L'ablation des tumeurs n'offre habituellement aucune difficulté

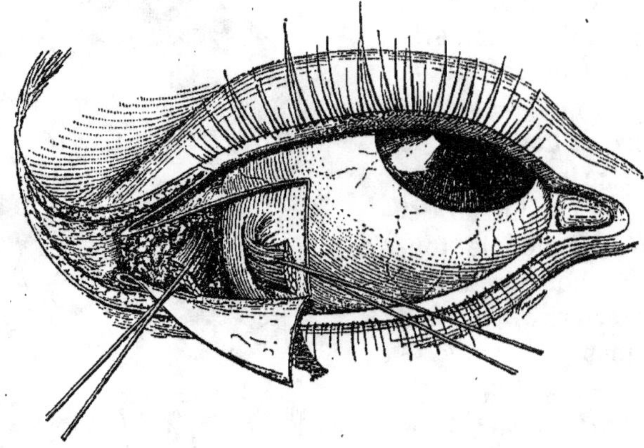

Fig. 443. — Opération de Knapp-Lagrange. Incision cutanéo-muqueuse. Section du droit externe.

lorsqu'elles sont situées dans la moitié antérieure de l'orbite. Il n'en est plus de même lorsqu'elles siègent en arrière du globe. Autrefois on pratiquait l'énucléation de l'œil pour atteindre aisément la tumeur ; aujourd'hui pareille conduite serait injustifiée, car même dans les tumeurs du nerf optique, on peut pratiquer l'exérèse sans enlever le globe, qui conserve dans ce cas son apparence extérieure normale. Ces opérations sur l'orbite ne nécessitent pas forcément l'anesthésie générale.

**Opération de Knapp=Lagrange.** — Elle consiste dans l'incision conjonctivale avec section de la commissure externe, puis section du muscle droit externe (fig. 443) dont les bouts seront réunis par un catgut après ablation de la tumeur. Cette opération peut suffire pour certaines tumeurs du nerf optique, mais elle n'est pas d'une application générale. Il devient parfois nécessaire d'élargir l'ouverture osseuse de l'orbite par résection temporaire de sa paroi externe (opération de Krœnlein).

**Ablation des tumeurs de la moitié antérieure de l'orbite.** — L'incision sera toujours faite dans la paupière au niveau du bord orbitaire, ce qui permet de se frayer un plus large accès dans l'orbite. Seules, des tumeurs très circonscrites et accessibles par la conjonctive autoriseront une incision de la conjonctive bulbaire.

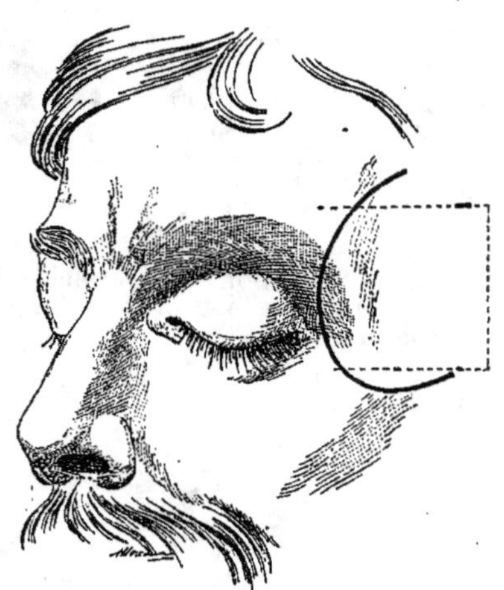

Fig. 444. — Tracé de l'incision cutanée pour la résection temporaire de la paroi externe de l'orbite (Krœnlein). Le trait plein indique l'incision de Krœnlein. Le pointillé l'incision de Parinaud et Roche.

On fera une incision de 4 à 5 centimètres environ de longueur et située dans la région correspondant au siège de la tumeur. On incisera la peau, le tissu sous-cutané et le périoste, qu'on décolle avec la rugine jusqu'à ce que l'on arrive au point où siège la tumeur. On incise alors le périoste horizontalement, et, en s'aidant du doigt et de la sonde cannelée, on circonscrit facilement la tumeur tout en respectant autant que possible les organes avec lesquels elle est en contact. Il est rare que l'hémorragie soit très abondante et ne cesse pas par un tamponnement de quelques minutes, puis par un pansement compressif. On suture les lèvres de la plaie sans drainage.

*Opération de Krœnlein.* — On fait une incision de la peau et des tissus sous-jacents, de la région temporale jusqu'à l'os et l'aponévrose superficielle, délimitant un lambeau parabolique dont le sommet passe sur le bord osseux externe

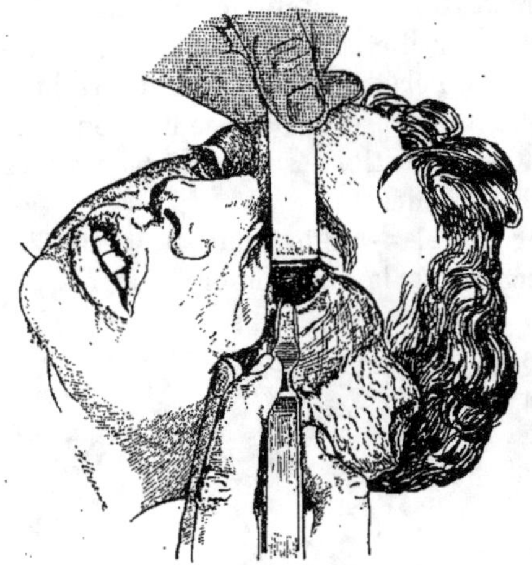

Fig. 445. — Opération de Krœnlein. Décollement du périoste orbitaire (Magitot et Landrieu).

de l'orbite (fig. 444) : celui-ci étant mis largement à nu, on dé-

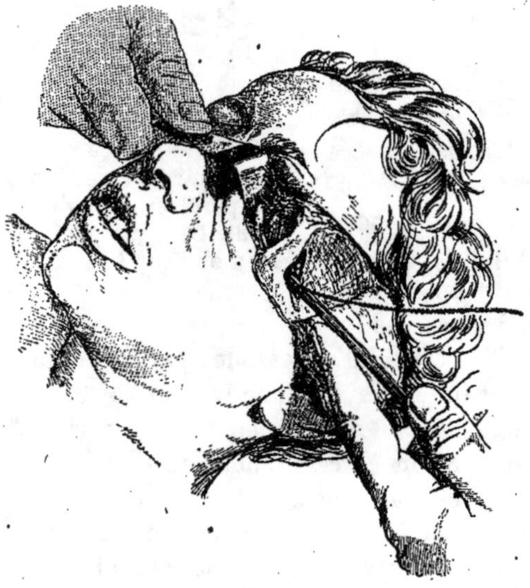

Fig. 446. — Opération de Krœnlein. Passage du fil-scie sur son conducteur (Magitot et Landrieu).

colle avec la rugine le périoste de l'orbite en allant près du sommet de cette cavité
(fig. 445). Ensuite
les lèvres de la
plaie étant bien écar-
tées, on passe une
scie de Gigli sur
un conducteur ou
sur une sonde can-
nelée par la fente
sphéno - maxillaire,
de la fosse tempo-
rale dans l'orbite
(fig. 446), et l'on scie
la base de l'apo-
physe orbitaire de
l'os jugal (fig. 447).
Avec une scie à main
on pratique alors
une rainure à quel-
ques millimètres au-
dessous de la suture
fronto-malaire (fig.

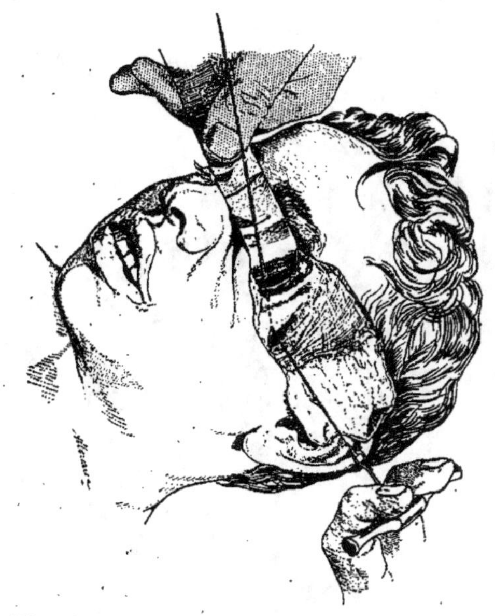

Fig. 447. — Opération de Krœnlein. Section de la base de l'apophyse orbitaire (Magitot et Landrieu).

448) ; un léger coup de gouge dans ce trait de scie (fig. 449) libérera

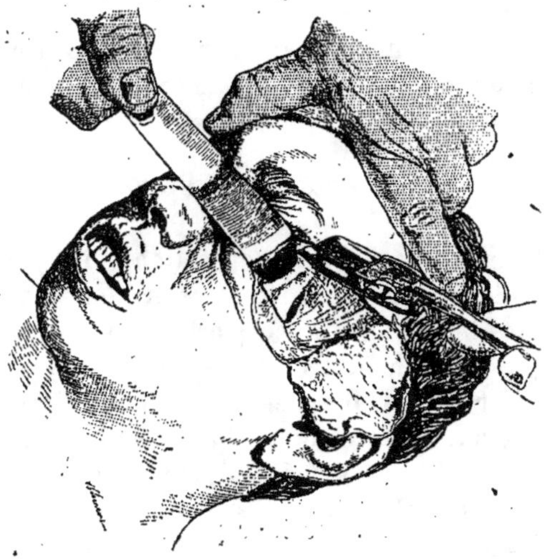

Fig. 448. — Opération de Krœnlein. Section supérieure (Magitot et Landrieu)

un volet osseux qui reste adhérent aux téguments par sa face postérieure et dont l'écartement de 1/2 à 2 centimètres, augmente d'autant l'accès de l'entonnoir orbitaire.

On sectionne le muscle droit externe au voisinage de son insertion, en passant deux fils dans les extrémités sectionnées pour pouvoir les réunir facilement après ablation de la tumeur.

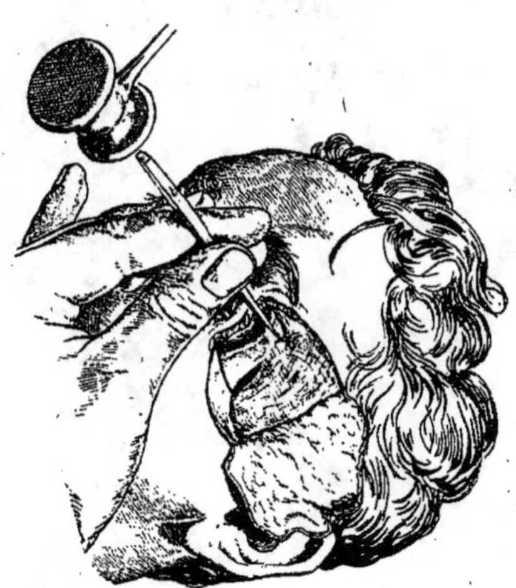

Fig. 449. — Opération de Krœnlein. Libération du volet osseux (Mugitot et Landrieu).

Si celle-ci siège hors de l'entonnoir, ou si l'on peut l'atteindre sans faire de section musculaire, on évitera de la faire.

Pour circonscrire la tumeur, on s'aide du doigt et de la sonde cannelée. Si la tumeur adhère au nerf optique, on le sectionnera en arrière d'abord, puis au ras du globe oculaire. On réunit les deux chefs musculaires. Il suffit ensuite de remettre le volet ostéo-musculaire en place et de suturer la plaie. Après quelques jours, la consolidation est faite, l'os continuant à être nourri par sa face postérieure ; la diplopie résultant de la section musculaire disparaît lentement.

## Exentération de l'orbite

L'exentération de l'orbite est l'opération qui a pour but l'ablation de toutes les parties molles de la cavité ; elle est généralement pratiquée dans les cas de tumeurs orbitaires primitives ou secondaires. La propagation du néoplasme aux parois osseuses ou aux sinus oblige parfois le chirurgien à combiner à l'exentération une résection plus ou moins étendue du squelette crâno-facial.

*Technique.* — Si les paupières peuvent être épargnées sans que le risque de récidive en soit augmenté (tumeurs orbitaires) on les conservera, car leur présence masquera dans une certaine mesure la mutilation. Avec un fort bistouri on incisera alors le cul-de-sac supérieur de la conjonctive en dirigeant la lame parallèlement au plan palpébral et la pointe coupant tous les tissus jusqu'au plan osseux orbitaire. Une incision semblable est faite dans le cul-de-sac inférieur. Au point où ces deux incisions se rejoignent du côté temporal, on détache les tissus, puis l'aponévrose orbitaire du plan osseux ; on glisse un instrument mousse entre cette aponévrose et l'os et on libère ainsi tout le contenu orbitaire qui ne reste adhérent qu'au niveau de son sommet (muscles, nerf optique) et au niveau de la fente sphéno-maxillaire. De quelques coups de ciseaux on achève la libération. L'hémorragie peut être assez forte, mais un tamponnage temporaire suffit pour l'enrayer. On peut réunir les culs-de-sac conjonctivaux par un point de suture.

Dans quelques cas, les lésions palpébrales néoplasiques commandent une résection des bords libres ou de la totalité des paupières. On commencera par cette résection puis on poursuivra comme il a été dit plus haut. L'exentération terminée, on rapprochera les téguments après les avoir libérés de leurs adhérences aux plans ostéo-musculaires sur une grande étendue. On peut faire la résection définitive de la paroi externe de l'orbite (Faix et Dupuy-Dutemps) qui facilite le recouvrement orbitaire et donne un large accès dans l'orbite, permettant l'énucléation sous-périostée, en bloc et sans morcellement de tout son contenu.

## CHAPITRE XXIV

# COMPLICATIONS OCULAIRES DES SINUSITES

Les cavités sinusiennes de la face qui dépendent des fosses nasales sont toutes en connexion plus ou moins directe avec l'orbite ; aussi les lésions de distension (mucocèle) ou les processus infectieux (empyème) qui les atteignent retentissent fréquemment sur l'appareil visuel ou les tissus orbitaires.

Toutes les cavités sinusiennes sont souvent infectées simultanément, mais dans la plupart des cas, c'est plus particulièrement l'infection d'une d'entre elles qui entraîne des complications orbitaires. Aussi indiquerons-nous à propos de l'atteinte de chacune des cavités les altérations orbitaires cliniquement les plus fréquentes.

Nous ne pouvons que mentionner ici la thrombophlébite des sinus veineux intracrâniens dont le retentissement sur l'œil est si manifeste et qui peut s'observer après toutes les sinusites, nous l'avons étudiée plus haut avec les affections orbitaires.

## Sinusite frontale

La sinusite frontale aiguë peut ne se traduire pour le malade que par des symptômes d'hyperémie légère de l'œil et du larmoiement. On aurait noté, dans quelques cas, une paralysie de la 4e paire. La palpation de la région infrasourcillière, surtout au niveau de l'angle supéro-interne peut réveiller une sensibilité assez vive dont l'importance diagnostique est très grande. Il en est de même de la percussion sur la région frontale. Si l'affection a été précédée de coryza, s'il y a eu décharge purulente par les narines ou le rhino-pharynx, il sera indiqué de faire l'exploration nasale et l'éclairage des sinus.

Au cours de l'empyème du sinus frontal, latent ou diagnostiqué, on peut voir se produire un phlegmon de la région orbito-palpébrale supérieure dont l'une des premières conséquences est la chute de la paupière supérieure. La région palpébrale s'empâte, devient douloureuse spontanément et à la pression ; un état fébrile et des phénomènes généraux plus ou moins graves peu-

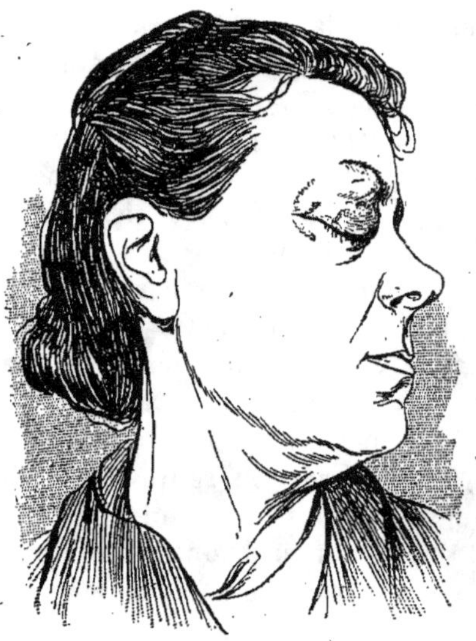

Fig. 450. — Phlegmon de l'orbite secondaire à une sinusite frontale.

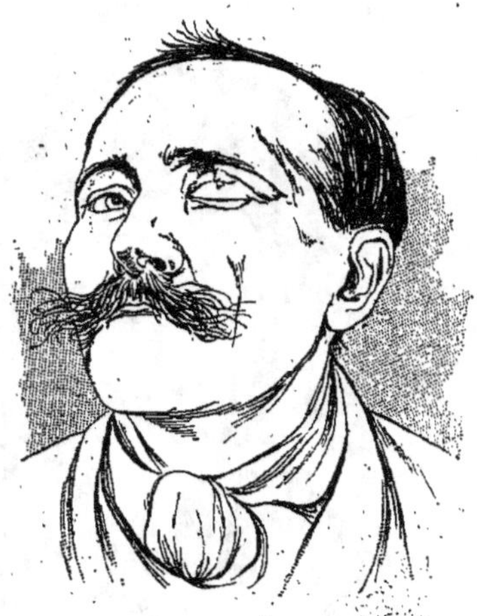

Fig. 451. — Fistule orbitaire de la paupière orbitaire, secondaire à un phlegmon d'origine sinusienne.

vent accompagner l'évolution de ce phlegmon palpébral. Après quelques jours, si le phlegmon n'a pas été incisé, le foyer purulent se fait jour à distance égale entre le bord libre des paupières et le sourcil. On voit parfois un trajet fistuleux subsister longtemps après l'ouverture du phlegmon.

L'examen du pus révèle souvent du pneumocoque ou du streptocoque. Les associations pluri-microbiennes sont moins fréquentes que pour le sinus maxillaire.

Le retentissement sur le nerf optique du phlegmon palpébro-orbitaire, consécutif à la sinusite frontale est tout à fait exceptionnel.

## Dilatation kystique du sinus frontal.

Il s'agit d'une inflammation chronique évoluant d'une manière très lente et ne s'accompagnant ni de phénomènes réactionnels aigus ni de sensations douloureuses à la pression. On lui donne souvent le nom de mucocèle (fig. 452).

Le symptôme principal consiste dans une tuméfaction fronto-orbitaire siégeant un peu au-dessus de la partie interne du rebord orbitaire supérieur. Cette tuméfaction est un peu fluctuante mais non réductible. En ponctionnant avec une seringue de Pravaz, on retire un liquide de consistance muqueuse, plus ou moins teinté de sang.

Ici encore on aura recours à l'éclairage des sinus et à la radiographie, pour établir le diagnostic.

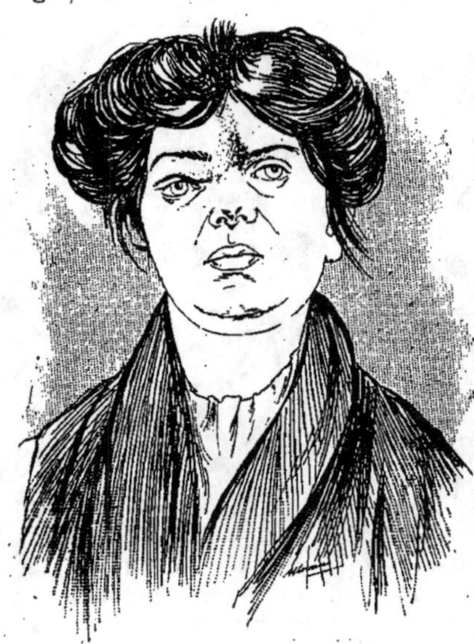

Fig. 452. — Mucocèle frontale droite avec abaissement du globe et exophtalmie.

Nous avons observé, à la suite d'une mucocèle frontale, une exophtalmie avec distension du nerf optique, ayant eu pour effet d'en amener l'atrophie.

La radiographie permettra de faire le diagnostic différentiel entre la mucocèle et l'ostéome.

## Cellulites ethmoïdales

L'inflammation des cellules ethmoïdales donne parfois lieu à une apparence de phlegmon de l'orbite intéressant tout d'abord a face latérale du nez, les paupières et s'accompagnant rapidement d'exophtalmie et de déviation du globe en dehors. Il résulte de ce déplacement que le malade accuse de la diplopie. La pression sur la région interne de l'orbite est très douloureuse, les phénomènes généraux fébriles peuvent être assez marqués.

Les symptômes alarmants durent de 8 à 10 jours.

L'examen ophtalmoscopique ne révèle en général aucune lésion du fond de l'œil.

Le plus souvent la collection purulente s'évacue, du côté du nez en s'accompagnant d'une légère épistaxis. Cette évacuation est suivie d'un soulagement rapide et d'une disparition lente de l'œdème orbito-palpébral. L'exophtalmie rétrocède petit à petit mais les phénomènes de diplopie peuvent persister pendant 2 ou 3 mois.

. Au début on pourrait confondre ces symptômes avec ceux d'une dacryocystite suppurée ; il sera bon de s'assurer de l'absence de la suppuration lacrymale.

## Mucocèle ethmoïdale

La distension progressive des cellules ethmoïdales a pour effet une tuméfaction non douloureuse intéressant la face latérale du nez et la commissure externe avec exophtalmie et déplacement en dehors du globe.

Le diagnostic sera facilité par la radiographie antéro-postérieure.

*Traitement.* — La distension des cellules causée par la mucocèle résultant d'une accumulation de liquide, par obstruction partielle ou totale de l'orifice qui fait communiquer le sinus et la narine correspondante, on doit se proposer de rétablir cette communication par l'effondrement de la partie du sinus distendue, la plus voisine de la muqueuse nasale.

Pour la mucocèle ethmoïdale, on atteindra le plus facilement la cellule ethmoïdale ectasiée en faisant une rhinotomie para-latéronasale c'est-à-dire une ouverture située entre l'appareil lacrymal et l'arête du nez.

## Sinusites sphénoïdales

La sinusite sphénoïdale dont l'étude précise est moins fréquemment faite que celle des autres sinusites ne retentit pas de la même manière sur l'appareil visuel. En raison de la connexion du nerf optique avec le sinus sphénoïdal, dont il n'est séparé au niveau du canal optique que par la paroi osseuse, on a été amené à rattacher à l'évolution d'une sinusite sphénoïdale un certain nombre de cas de névrite rétrobulbaire aiguë. Lorsque l'apparition de semblables troubles ne trouve pas son explication étiologique précise, il y aura, en tout cas, toujours lieu de penser à la possibilité de cette affection.

## Sinusites maxillaires

La sinusite maxillaire aiguë peut s'observer principalement dans deux conditions étiologiques différentes (en dehors des affections traumatiques) : 1º à la suite d'une infection nasale ; 2º à la suite d'une infection dentaire. Quelle qu'en soit l'origine, la sinusite maxillaire est une des sinusites qui provoquent le plus souvent des complications d'inflammation orbitaire. Il se développe fréquemment, en effet, un abcès sous-périosté du plancher orbitaire donnant lieu à une tuméfaction de la joue et des paupières, à de l'exophtalmie et à. un déplacement du globe en haut. Les mouvements du globe sont surtout limités en bas. On peut sentir de la fluctuation au niveau du bord inférieur, ce n'est cependant pas toujours à cet endroit que se produit la perforation spontanée.

Dans les cas d'origine dentaire, il y aura lieu de faire le diagnostic entre la périostite orbitaire suppurée consécutive à la lésion dentaire sans sinusite maxillaire (Sébileau) et le phlegmon orbitaire secondaire à la sinusite maxillaire.

Les cellulites orbitaires consécutives aux sinusites maxillaires sont d'un pronostic assez grave. D'une part la mortalité est assez élevée (15 p. 100) ; d'autre part la propagation de l'infection orbitaire aux méninges du nerf optique a pour conséquence la névrite et l'atrophie avec perte de la fonction du nerf atteint.

## Affections de l'appareil visuel en rapport avec les lésions dentaires

Les lésions de l'appareil visuel que l'on peut rattacher aux inflammations dentaires sont relativement peu nombreuses. Nous nous bornerons à signaler celles dont l'étiologie dentaire est avérée. Nous avons déjà signalé :

1º La sinusite maxillaire d'origine dentaire avec son extension aux tissus orbitaires ;

2º La périostite du plancher de l'orbite consécutive à la périostite dentaire et pouvant elle aussi donner lieu à la cellulite orbitaire et à l'atrophie du nerf optique.

Nous devons signaler en outre :

3º Une forme particulière de périostite du bord inférieur de l'orbite sur laquelle Parinaud a attiré l'attention, qui se caractérise par un abcès bientôt fistulisé et siégeant soit au niveau de l'os malaire soit un peu au-dessous du sac lacrymal, ce qui fait que l'affection peut être confondue avec une dacryocystite fistulisée. Après guérison de ces lésions il persiste toujours une cicatrice adhérente au rebord osseux.

**Traitement.** — Nous n'insisterons pas sur le traitement de la complication périostée, mais il importe de ne pas méconnaître l'étiologie de ces lésions. C'est en effet l'avulsion de la dent carriée et le traitement de la périostite dentaire qui constitueront la seconde partie, la plus importante, du traitement.

## CHAPITRE XXV

# L'OPHTALMOLOGIE
# DANS SES RAPPORTS
# AVEC LES ADMINISTRATIONS

Nous avons réuni dans ce chapitre quelques indications relatives aux accidents du travail, à l'hygiène scolaire, à l'assistance aux aveugles, aux conditions visuelles exigées dans certaines administrations (chemins de fer, armée, marine).

## ACCIDENTS DU TRAVAIL

La loi du 9 avril 1898 sur les accidents du travail ayant une importance considérable pour les oculistes, en raison de la fréquence des lésions oculaires et de leur rôle tout particulier dans les modifications de la capacité professionnelle, il est indispensable que nous indiquions les devoirs du médecin vis-à-vis de la justice civile et que nous rappelions quelles sont les formalités à remplir.

Toute blessure oculaire accidentelle dont le traitement nécessite une suspension de travail, ou dont les suites peuvent modifier la fonction visuelle de manière temporaire ou définitive, rentre dans la catégorie des accidents du travail lorsqu'elle se produit chez un ouvrier ou employé au cours de son travail, pourvu que sa profession soit assujettie à la loi sur les accidents du travail. On sait que la réparation de ce risque professionnel, dont la constatation et l'appréciation appartiennent au médecin, incombe au patron et que celui-ci se couvre par une assurance spéciale.

Lorsqu'un accidenté du travail se présente pour la première fois au médecin (le blessé a le libre choix de son médecin), celui-ci doit établir un *certificat de constat* [1]. Ce certificat est fait sur papier libre. Il est de la plus grande importance, car, en cas de contestation, c'est lui qui constituera la base de toute discussion. On s'attachera à donner une description aussi exacte que possible de la blessure, puis on indiquera :

*a*) si la blessure est susceptible de guérir complètement sans trouble fonctionnel durable : il s'agit alors d'*incapacité temporaire* ;

*b*) si la blessure modifiera d'une manière durable la fonction visuelle : on parle d'*incapacité permanente partielle* ;

*c*) si la blessure peut entraîner la perte de la fonction visuelle c'est-à-dire la cécité ou tout au moins une diminution considérable (par exemple 5/50 pour les deux yeux) : c'est alors l'*incapacité permanente absolue*.

Le certificat de constat doit encore indiquer l'époque à laquelle il sera possible de déterminer le résultat définitif de la blessure. Il signalera la nécessité de l'hospitalisation, soit par suite de la gravité de la blessure, soit en raison des mauvaises conditions d'installation personnelle de la victime.

Autant la partie descriptive du certificat doit être exacte, autant il importera de se tenir sur la réserve pour formuler les autres appréciations.

Voici, à titre d'exemple, un certificat de constat pour blessure oculaire.

### EXEMPLE D'UN CERTIFICAT DE CONSTAT

*Je soussigné, Morax Victor, docteur en médecine de la Faculté de Paris, domicilié à Paris, certifie que le 25 du mois de juin, à 9 heures du matin, s'est présenté à mon cabinet une personne qui m'a déclaré se nommer A... Gustave, mécanicien, être âgée de 25 ans, habiter à Saint-Denis, rue..., et avoir été victime d'un accident le 24 juin, à Paris, pendant qu'il travaillait pour le compte de son patron M. R..., domicilié à Paris, rue... et exerçant la profession d'ingénieur-constructeur.*

---

1. L'article II de la loi du 9 avril 1898 modifié par la loi du 22 mars 1902 dit que « dans les 4 jours qui suivent l'accident, si la victime n'a pas repris son travail, le chef d'entreprise doit déposer à la mairie, qui lui en délivre immédiatement récépissé, un certificat de médecin indiquant l'état de la victime, les suites probables de l'accident et l'époque à laquelle il sera possible d'en connaître le résultat définitif ».

**Historique de l'accident.** — *Déclaration du blessé : Étant à l'atelier, le 24 juin, vers 16 heures, il frappait sur une pièce de fer, lorsqu'il a reçu un gros fragment de métal dans l'œil gauche.*

**État descriptif initial de la blessure :** *Cet œil présente au niveau de la cornée une plaie verticale de 5 millimètres, dirigée du limbe à 1 heure vers le centre et montrant entre ses lèvres une masse brunâtre résultant d'un pincement de l'iris. Le cristallin est transparent ainsi que les milieux oculaires, et la chambre antérieure ne contient pas d'exsudat. L'acuité visuelle de cet œil est réduite à 5/20, mais le champ visuel est normal. L'œil droit est normal ; son acuité visuelle est de 5/5. La plaie pénétrante de la cornée doit être, selon toute vraisemblance, attribuée au traumatisme subi.*

*De l'examen auquel je me suis livré, il résulte que cet accident entraînera une incapacité temporaire qui ne saurait être moindre de quatre semaines, et laissera probablement à sa suite une incapacité permanente partielle.*

*En foi de quoi il est délivré le présent certificat, en exécution des lois sur les accidents du travail.*

*Fait à Paris, le 26 juin 1912.*

Morax Victor.

Le médecin est en droit de réclamer au patron pour ce certificat et pour les soins donnés au blessé des honoraires fixés par un tarif ministériel.

Avant la reprise du travail, le médecin est habituellement appelé à déclarer l'incapacité temporaire terminée ou, en cas d'incapacité permanente, à quel degré elle peut être appréciée.

Dans le premier cas, c'est un *certificat de guérison* qui fait cesser l'indemnité journalière (équivalente au demi-salaire) touchée par le sinistré et lui permet de reprendre son travail. Il contiendra le rappel du diagnostic, les soins donnés (nombre de consultations, opérations, hospitalisation) et la possibilité ou non de reprendre le travail.

Dans le second cas, le certificat doit établir que la blessure est consolidée, c'est-à-dire que les lésions ne sont plus susceptibles d'amélioration et le degré d'incapacité permanente partielle ou totale qui persistera. Ce certificat, dit *certificat final descriptif*, est des plus importants et si le certificat de constat est souvent établi par un médecin, c'est à l'oculiste qu'il échoit habituellement de rédiger ce certificat de consolidation. On ne l'établira que si les parties (ouvrier, patron, compagnie d'assurance) le réclament. L'appréciation du dommage subi est facultative.

On aura soin de faire une description minutieuse des lésions cicatricielles et d'établir l'état fonctionnel en s'entourant de toutes les garanties possibles. Il est fréquent, en effet, de noter une acuité visuelle inférieure à l'acuité réelle : les procédés employés pour déjouer la simulation, dont nous indiquerons quelques-uns plus loin, trouvent souvent leur application dans les examens de ce genre.

### EXEMPLE D'UN CERTIFICAT DE CONSOLIDATION

Je soussigné, docteur en médecine de la Faculté de Paris certifie que le nommé A..., mécanicien chez R..., ingénieur-constructeur, demeurant à Paris, rue..., qui avait été atteint le 25 juin 1912 de plaie pénétrante de la cornée avec pincement irien, est actuellement en état de reprendre son travail. Le pincement irien a nécessité une cautérisation au galvanocautère suivie d'un recouvrement conjonctival entraînant un séjour d'un mois à l'hôpital. La cicatrisation en est aujourd'hui terminée et il ne persiste qu'un astigmatisme assez marqué et une adhérence de l'iris aux parties profondes de la cicatrice cornéenne. L'acuité visuelle après correction de l'astigmatisme n'est que de 5/15 et il n'y a pas de probabilité pour que cet état se modifie encore.

L'acuité de l'œil droit n'a pas varié (5/5).

L'incapacité permanente partielle de travail résultant de la réduction de vision de l'œil gauche peut être estimée à 15 0/0 (quinze pour cent).

Certificat délivré sur papier libre en vertu de la loi sur les accidents du travail.

Paris, le 26 juillet 1912.

Morax Victor.

### EXPERTISE

En matière d'accidents du travail, tout docteur en médecine peut être désigné comme expert à la requête du juge de paix, du président du tribunal civil ou du président de la cour d'appel. Le médecin qui a soigné le blessé ne peut être expert.

Le premier acte de l'expertise est la prestation de serment devant le juge de paix ou un juge commis par le jugement.

Ensuite le ou les experts se réunissent au lieu, jour et heure fixés et font un examen aussi complet que possible du blessé. S'il y a lieu de faire deux ou trois autres examens, rendez-vous sera pris.

Le rapport doit être rédigé avec soin et signé par tous les experts. Il est fait sur papier libre et portera au haut de la première page la mention « Accident du travail » ou « loi du 9 avril 1898 ». Le rapport doit répondre aux questions posées.

Il comprend un *préambule* : noms, prénoms, qualités et domicile des experts. Indication du magistrat ordonnant l'expertise. Date de la réquisition, de la prestation de serment, de l'expertise. Personnes présentes et questions posées par le magistrat.

Dans l'*historique*, on rappelle les conditions dans lesquelles l'accident est survenu, les lésions produites et les troubles consécutifs.

L'*expertise des faits* rend compte des constatations faites sur le blessé au moment de l'expertise.

Cet exposé est suivi de *la discussion* du diagnostic et du pronostic. Le rapport se résume finalement dans des *conclusions* et se termine par la date en toutes lettres et les signatures.

## SIMULATION

L'expert a parfois à lutter contre le mauvais vouloir du malade ou du blessé qui a intérêt à exagérer le dommage éprouvé et surtout à feindre d'avoir une acuité visuelle nulle ou très mauvaise d'un œil. Il existe un certain nombre de procédés destinés à mettre le simulateur en défaut. Il faut d'ailleurs savoir les varier lorsqu'on a à établir des certificats d'accidents du travail ou des dossiers militaires. Nous en citerons trois :

1° *Le procédé de la lecture contrôlée.* — On interpose entre les yeux du sujet et un texte de lecture, une tige opaque de un demi-centimètre à un centimètre de largeur. Un sujet dont la vision binoculaire est normale lira le texte d'une façon continue et sans déplacement de la tête. S'il existe un œil réellement amblyope, une partie du texte se trouvera masquée pour l'œil qui fixe.

2° *Le procédé des verres convexes.* — On place devant les yeux du sujet une lunette d'essai avec du côté de l'œil prétendu amblyope un sphérique concave de — 0 d. 25 et du côté de l'œil qui voit un sphérique convexe de + 10 d. On aura soin d'interdire au malade l'occlusion d'un œil et on le placera devant une échelle d'optotypes. S'il la lit en totalité ou en partie, c'est manifestement au moyen de l'œil prétendu amblyope.

3° *L'emploi du diploscope*, notamment avec l'échelle d'acuité permet à la fois de se rendre compte de la sensibilité de l'œil prétendu amblyope et de son acuité.

## BASE DE L'APPRÉCIATION DE L'INCAPACITÉ PERMANENTE

*L'incapacité permanente totale* résulte d'une perte complète ou presque complète de la fonction visuelle. Elle donne droit à une rente correspondant aux 2/3 du salaire. Mais si le salaire annuel dépasse 2 400 francs, la pension n'est calculée que sur ce chiffre maximum.

Il est plus difficile d'apprécier *l'incapacité permanente partielle* résultant de la perte totale d'un œil, de la diminution de l'acuité visuelle ou des modifications du champ visuel, de la réfraction ou de l'accommodation. La perte totale d'un œil ou la réduction considérable de sa vision est généralement estimée à 33 p. 100 de la capacité totale : on dit encore que l'incapacité permanente partielle est de 33 p. 100. Toutefois la conservation d'un globe même avec la perte de la vision entraîne une estimation moindre qu'une énucléation. Quant aux diminutions d'acuité résultant de cicatrices ou autres lésions elles ne donnent pas lieu à une incapacité égale à la fraction d'acuité perdue. Un accident qui fait passer l'acuité de 1 à 0,5 est jugé d'une manière différente suivant la profession de l'ouvrier (on distingue en effet les métiers exigeant une acuité visuelle supérieure : ajusteur, serrurier, horloger, etc. et les métiers à exigence visuelle inférieure : charretier, manœuvre, maçon, etc.), suivant l'intégrité ou non de l'autre œil. Pour ne pas entrer dans de trop longs détails nous indiquerons seulement quelques chiffres dont la valeur reste d'ailleurs relative.

| | | | | | |
|---|---|---|---|---|---|
| *a)* Acuité de 0,7, | incapacité de 10 à 15 p. 100 | ) l'autre œil étant normal |
| — | 0,5, | — | 15 à 20 | — | { et le métier nécessitant |
| — | 0,3, | — | 20 à 25 | — | ) une acuité supérieure. |
| *b)* — | 0,7, | — | 5 à 7 | — | ) l'autre œil étant normal et |
| — | 0,5, | — | 8 à 10 | — | { le métier ne nécessitant |
| — | 0,3, | — | 12 à 15 | — | ) pas une acuité supérieure. |
| *c)* — | 0,7, | — | 20 à 30 | — | |
| — | 0,5, | — | 30 à 40 | — | { si les deux yeux ont la |
| — | 0,3, | — | 40 à 50 | — | ) même acuité. |
| *d)* — | 0,7, | — | 20 à 35 | — | |
| — | 0,5, | — | 35 à 48 | — | { l'œil non blessé étant |
| — | 0,3, | — | 48 à 60 | — | ) aveugle. |

Ces quantums d'incapacité relative doivent en effet être modifiés si, un trouble de l'accommodation, une modification du champ visuel, une perte de la vision binoculaire s'ajoutent à la réduction d'acuité.

L'absence du cristallin (cataracte traumatique opérée) d'un œil donne lieu à une incapacité de 25 p. 100 même si l'acuité visuelle avec le verre correcteur est redevenue parfaite. C'est qu'en effet, la vision binoculaire est impossible et la différence de réfraction rend l'œil opéré inutilisable en même temps que l'œil sain pour la plupart des professions.

Dans les cas d'incapacité partielle, l'invalide touche une rente équivalente à la moitié de la réduction de sa capacité ; c'est ainsi qu'un blessé gagnant 2 100 francs et ayant subi une diminution de 25 p. 100, touchera une rente de 262 francs.

## LE BORGNE

Pour apprécier les modifications visuelles résultant de la suppression d'un œil, l'autre œil ayant une acuité normale, il faut considérer :

1º La diminution légère d'acuité subie. Presque toujours, lorsque les deux yeux sont normaux, l'acuité résultant du fonctionnement binoculaire est un peu supérieure à l'acuité monoculaire. En outre, la luminosité des images est un peu réduite.

2º La limitation du champ visuel. Alors que dans la vision binoculaire le champ visuel total correspond à un angle de 180º au moins, ce champ visuel se réduit à 145-150º par la suppression d'un œil. Les inconvénients résultant de cette limitation du champ visuel tendent à diminuer à mesure que l'on s'éloigne de l'époque de la perte de l'œil, les mouvements instinctifs de rotation de la tête suppléant, dans une certaine mesure, à la limitation du champ visuel.

Cette limitation du champ visuel est particulièrement dangereuse pour un conducteur d'automobile, pour un agent de chemin de fer chargé d'un service de sécurité, aussi n'accepte-t-on pas les borgnes dans ces services, et la Société d'ophtalmologie de Paris a émis le vœu que la licence de conduire une automobile ne soit pas accordée à un borgne.

3º La perte de la vision binoculaire et de la notion de profondeur ou de relief. En tenant un œil fermé et en exécutant un acte journalier comme celui qui consiste à verser de l'eau dans un verre avec une carafe, ou à frapper sur une pointe avec un marteau on se rend compte aisément de la maladresse créée par la suppression de la vision binoculaire. Dans certaines professions : celles de mécanicien ajusteur, de maréchal ferrant, de chaudronnier, etc., la perte d'un œil entraîne généralement l'inaptitude à continuer le métier.

4° L'état moral résultant de la crainte de la perte du second œil. Je n'envisage pas ici les risques d'ophtalmie sympathique, puisque nous supposons le cas où l'œil est absent, mais il n'est pas douteux qu'un ouvrier tourneur, qu'un serrurier borgne vivront dans la crainte constante qu'un accident ne supprime complètement leur vision.

5° Aux troubles fonctionnels indiqués s'ajoute un élément de dépréciation et de gêne résultant de la défiguration. Les paupières qui ne sont plus maintenues par la présence du globe oculaire, sont entr'ouvertes dans les conditions normales et laissent voir la cavité conjonctivale formant une excavation. La ligne de cils de la paupière supérieure irrite souvent la muqueuse du cul-de-sac inférieur et crée un état de conjonctivite traumatique.

En dehors de l'effet disgracieux résultant de l'asymétrie du visage, le borgne se trouve donc exposé à subir une gêne relative par irritation de la cavité conjonctivale. Le port d'un œil artificiel peut faire disparaître complètement la gêne et atténuer dans une large mesure la défiguration.

## INSPECTION OCULISTIQUE DES ÉCOLES

L'inspection oculistique des écoles a un double but : 1° La prophylaxie des infections conjonctivales dont l'école constitue un important foyer de dissémination (de même que les crèches).

2° L'examen de la réfraction oculaire et la correction des vices de réfraction.

***Prophylaxie des infections conjonctivales.*** — Nous avons eu l'occasion de signaler, à propos des conjonctivites aiguës (conjonctivites à bacilles de Weeks, à pneumocoques, à gonocoques, trachome, etc.), comment l'infection se transmettait et combien souvent les sujets cliniquement peu atteints deviennent les agents de dissémination les plus actifs. Si l'on s'attachait à les écarter temporairement de l'école, on éviterait un nombre considérable de maladies oculaires.

***Examen de la réfraction.*** — Avec l'organisation actuelle des études, la plus grande part de nos connaissances sont acquises à l'aide de la vision. On comprend donc combien le mauvais fonctionnement de l'appareil visuel peut influencer la culture de l'écolier. En dehors des vices de réfraction datant des premières années (hypermétropie, astigmatisme) les écoliers peuvent être atteints de myopie ; c'est même parce qu'elle débute au cours de la période scolaire, le plus souvent, qu'on a cru pouvoir établir un rapport de cause à effet entre l'école et l'allongement de l'œil. Il est de toute importance que ces divers troubles de réfraction soient dépistés par l'inspecteur et que les enfants reçoivent les verres correcteurs qui rendront leur travail plus facile et plus profitable.

Il n'est évidemment pas inutile au point de vue du développement régulier de l'enfant que l'inspection oculistique des écoles s'étende aux conditions d'éclairage des locaux, au mobilier scolaire et qu'elle veille à ce que la lumière pénètre en abondance, à ce que chaque écolier ait un banc et un pupitre qui lui permettent de prendre une position correcte. Nombre d'oculistes admettent même que l'application de ces mesures d'hygiène générale pourront prévenir le développement de la myopie. La démonstration de leur efficacité, à ce point de vue, est encore à faire.

En France, si l'on excepte quelques villes où l'inspection oculistique des écoles fonctionne réellement (Montpellier, Nancy, etc.), le plus grand nombre des établissements scolaires échappent à toute inspection spéciale qui ne saurait être faite par des praticiens sans connaissances particulières.


## ASSISTANCE

### L'AVEUGLE ET LE DEMI-VOYANT

Au point de vue social on peut considérer comme *aveugle* toute personne dont la vision des deux yeux est abolie ou réduite au point de ne plus permettre ni l'orientation ni la perception des contours des objets. L'aveugle ne peut exercer qu'un certain nombre de professions et de métiers ; il est dans l'impossibilité de se

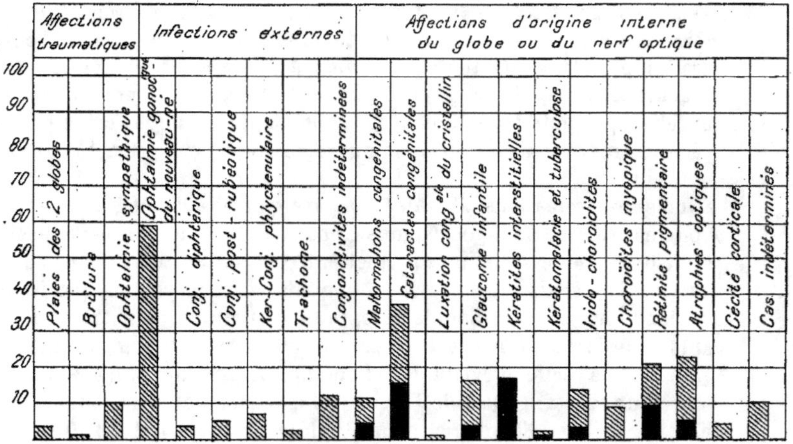


Fig. 453. — Graphique des causes de cécité affectant des enfants de la naissance à l'âge de 10 ans. Statistique du D<sup>r</sup> Darrieux portant sur 267 cas. La partie noire des colonnes représente les cas où l'étiologie syphilitique était démontrée.

conduire dans un endroit qu'il ne connaît pas : il a besoin d'un guide.

Chez le *demi-voyant*, ou quasi-aveugle la vision très imparfaite est néanmoins suffisante pour permettre l'orientation alors qu'elle restreint considérablement le choix des professions ou des métiers. Pratiquement le demi-voyant se distingue de l'aveugle en ce qu'il n'est pas obligé de se confier à un guide.

**Conseils à donner à l'aveugle et au demi-voyant.** — La cécité est pour beaucoup de malades l'infortune la plus grande et celle qu'ils acceptent avec le moins de résignation, aussi n'est-il jamais nécessaire, même si l'affection qui a provoqué la cécité est incurable, d'enlever à l'aveugle l'espoir d'une modification lointaine. Afin de remonter son moral et souvent de lui permettre de subvenir à ses besoins, on l'engagera à apprendre un métier et on le mettra en rapport avec une personne au courant de l'alphabet Braille (alphabet composé de points formant des reliefs perceptibles au toucher). Il pourra par ce moyen correspondre avec d'autres aveugles ou lire les ouvrages imprimés spécialement pour les aveugles.

Quelques professions libérales sont accessibles à l'aveugle : il est des aveugles professeurs, avocats, musiciens, mais leur nombre est restreint.

Quelques métiers manuels permettent, par contre, aux aveugles de ne pas tomber à charge à la charité publique : ils seront surtout accordeurs de piano, masseurs, sténo-dactylographes, pottiers, ajusteurs, fabricants de brosses, canneurs de chaises, ouvriers en sparterie, vanniers.

Lorsque la cécité survient dans l'enfance (le graphique, fig. 453, établi d'après notre statistique de l'Institut départemental des aveugles de la Seine, en précise l'étiologie) on n'attendra pas de nombreuses années avant de faire donner au jeune aveugle une instruction spéciale. Cette instruction est d'autant plus facile que le sujet la reçoit plus jeune.

Outre les Hôpitaux et les Cliniques où l'on soigne les maladies des yeux, les Hospices (Quinze-Vingts) où l'on recueille les aveugles, les écoles officielles (Institution nationale des jeunes aveugles, Institut départemental des aveugles de la Seine à St-Mandé, etc.), où l'on instruit les jeunes aveugles, il existe des œuvres privées (Association Valentin Haüy, Société des Ateliers d'aveugles, etc.), qui s'intéressent au sort des aveugles, les conseillent et leur facilitent l'apprentissage et l'exercice d'un métier. Enfin tout aveugle indigent peut recevoir les secours de l'assistance obligatoire. Un projet de loi (Loi Labrousse) prévoit la création dans différents centres de services ophtalmologiques dans les Hôpitaux et d'Ateliers régionaux pour les aveugles, afin de réaliser la prévention de la cécité et l'assistance par le travail.

## APTITUDES VISUELLES EXIGÉES
## DANS LES COMPAGNIES DE TRANSPORTS

Nous n'avons pas l'intention d'indiquer par le détail les règlements sur l'aptitude visuelle exigée dans certaines administrations de transport. Nous nous contenterons d'en signaler le principe.

*Chemins de fer.* — Il y a lieu de distinguer les agents de la traction et de la voie de ceux qui sont occupés dans les bureaux ou à la comptabilité (exploitation). Pour les premiers, il est nécessaire que leur fonction visuelle soit parfaite (acuité visuelle de 1 pour les agents de la traction et de 0,5 pour les agents de la voie, sans verres correcteurs), que le champ visuel ait son étendue normale et que le sens chromatique ne soit pas altéré ou incomplètement développé. La plupart des signaux (arrêts, ralentissement, etc.), étant basés sur la perception de surfaces colorées rouges ou vertes, un mécanicien daltonien qui ne les reconnaîtrait pas pourrait ainsi donner lieu à des désastres.

En France il n'y a pas de règlements généraux fixant l'aptitude visuelle exigée pour être admis dans les chemins de fer ; les conditions requises varient d'une compagnie à l'autre.

Les chemins de fer de l'Etat exigent pour les agents auxquels incombe une part de responsabilité de la sûreté publique, une acuité normale pour chaque œil et une vision chromatique normale ; le port des lunettes n'est pas admis.

Au P.-L.-M. la somme des acuités de chaque œil doit être égale à 14/10 avec acuité monoculaire minimum de 5/10, sans verres correcteurs, mesurée avec l'échelle de Monoyer ; le champ visuel doit être normal comme la vision des couleurs qui sera prise à la chambre noire à 5 mètres à l'aide d'une lanterne à verres colorés de 1 centimètre de diamètre.

A la compagnie du Nord pour être admis ou maintenu en qualité de mécanicien, chauffeur, conducteur, garde-frein, cantonnier, garde-barrières, gardien de sémaphores, aiguilleur, il faut posséder une acuité de 0,7 au moins d'un œil et 0,5 de l'autre, un champ visuel sans défaut et un sens chromatique normal. Pour les autres emplois du service actif il faut 0,4 au minimum pour chaque œil, un champ visuel normal et pas de daltonisme. Pour les bureaux, il n'y a pas de limites. Il est recommandé de suspendre de leurs fonctions pour seul motif de la vue, les agents dont l'acuité visuelle ou le sens chromatique peuvent être altérés par des maladies ou l'intoxication nicotino-alcoolique.

**Automobiles.** — La Société d'ophtalmologie de Paris (10 mars 1908) a estimé que les risques d'accidents créés par la mauvaise vision des chauffeurs sont d'autant plus grands que le champ visuel est plus limité. On devrait donc exiger des conducteurs d'automobile la vision des deux yeux, le champ visuel intact des deux côtés et la motilité oculaire normale. En cas de diminution d'acuité, les chauffeurs devront porter des verres correcteurs donnant une vision minima de 1/2 pour un œil et de 1/4 pour l'autre œil.

**Marine de commerce.** — Les élèves de la marine marchande doivent avoir une acuité d'au moins 3/5 d'un œil, de 2/5 de l'autre, sans daltonisme ni diplopie.

## APTITUDES VISUELLES POUR LE SERVICE MILITAIRE

*Armée de terre.*   En France l'aptitude au service armé exige une acuité visuelle supérieure ou tout au moins égale à 5/10 pour un œil et à 1/20 pour l'autre œil après correction, s'il y a lieu, par les verres sphériques et cylindriques. Sont versés dans les services auxiliaires les hommes dont l'acuité visuelle, après correction, est au moins égale à 1/4, celle de l'autre œil pouvant être abolie. Dans l'un et l'autre cas la correction myopique ne doit pas dépasser — 8 D. : il n'y a pas de limite de correction pour l'hypermétropie ; l'astigmatisme n'est pas une cause d'exemption.

Pour les engagés dans la cavalerie, et les écoles de cavalerie, on exige une acuité visuelle normale d'un œil et un champ visuel assez étendu. Pour l'aviation une intégrité absolue de chaque œil avec vision binoculaire normale est nécessaire.

*Marine de guerre.* — Est compatible avec le service actif de la flotte une acuité de 1/5 d'un œil et de 3/5 de l'autre, sans correction par les verres, avec conservation de la moitié au moins du champ visuel temporal. En outre, chaque spécialité a des exigences particulières. Pour l'école Navale les conditions sont de 3/5 d'un œil et de 2/5 de l'autre, sans daltonisme ni diplopie ; l'examen de l'acuité visuelle et du sens chromatique est fait à l'aide du chromo-optomètre de Le Méhauté.

# APPENDICE

## ART DE FORMULER

Il serait bon de conserver l'habitude qu'avaient beaucoup de nos prédécesseurs d'inscrire en tête de chaque ordonnance le diagnostic clinique, suivi de l'indication de la réfraction et de l'acuité visuelle ; car ce sont des documents extrêmement importants pour l'appréciation de troubles ultérieurs ou la comparaison avec l'état antérieur.

On énumérera ensuite les différentes prescriptions qui constituent l'ordonnance en les intitulant du terme usuel ainsi qu'il apparaîtra à l'exemple ci-dessous.

Dans l'inscription, on suivra les indications du nouveau Codex ; on indiquera *en toutes lettres* la dose des substances vénéneuses (ordonnance du 29 octobre 1846) et, répondant au vœu de la Société de pharmacie de Paris, on inscrira d'abord le nom de l'alcaloïde, puis, entre parenthèses, celui de l'acide.

EXEMPLE. Taie ancienne de la cornée OG. Astigmatisme irrégulier. V = 5/20.

Phlyctène de la cornée OD. Hyperm. $+$ 1 D ; V = 5/7,5.

1° *Collyre à l'atropine* :

| | |
|---|---|
| Atropine (sulfate neutre) . . . . . . . | trois centigrs. |
| Eau distillée neutre. . . . . . . . . | 10 grammes. |

Ce collyre agrandit la pupille et trouble la vue de près ; il est dangereux de l'utiliser sans le conseil du médecin.

Instiller matin et soir entre les paupières ouvertes de l'œil droit une à deux gouttes de ce collyre à l'aide d'un compte-gouttes propre et réservé à cet usage.

2° *Pommade jaune* :

| | |
|---|---|
| Oxyde jaune d'hydrargyre fraîchement précipité, lavé et porphyrisé dans quelques gouttes d'huile de vaseline . . . . . . | 0,30 centigrs. |
| Lanoline. . . . . . . . . . . . . | 2 grammes. |
| Vaseline . . . . . . . . . . . . | 8 — |

Cette pommade bien préparée ne doit pas causer de cuisson.

Introduire, *le matin* seulement, un peu de cette pommade entre les paupières des deux yeux à l'aide d'une baguette de verre à bouts arrondis enduite en la trempant dans le pot ; masser ensuite légèrement les paupières avec un peu d'ouate.

3° *Lotion salée* :

> Chlorure de sodium (sel fin de table). . . 1 cuillerée à café bien tassée et rasée au couteau.
>
> Eau bouillie. . . . . . . . . . 1 litre.

Cette solution peut être préparée à la maison.

Faire, matin et soir, à l'aide de tampons d'ouate hydrophile, bouillis dans cette solution et utilisés chauds, des lavages des paupières et des yeux pendant cinq minutes.

4° Ne pas appliquer de pansements, mais faire porter au malade des lunettes à verres coquilles teinte fumée n° 3.

On n'oubliera pas de dater et de signer.

On lira au malade l'ordonnance dont on commentera l'instruction ; on lui recommandera de la conserver et de la présenter à chaque nouvel examen.

## MEMENTO THÉRAPEUTIQUE

Nous indiquerons dans ce memento les principales formules de lotions, de solutions pour injections sous-conjonctivales ou hypodermiques, de collyres (anesthésiques, myotiques, mydriatiques, antiseptiques, etc.) de pommades, de poudres et de potions, employés en oculistique. Nous terminerons par l'indication de quelques traitements généraux (traitement antisyphilitique, traitement ioduré, sérothérapie).

### Lotions

La sensibilité de la muqueuse oculaire, et même des paupières, à l'égard des substances chimiques doit faire rejeter l'emploi pour le lavage de l'œil des liquides antiseptiques usuels. On recourra de préférence à des solutions indifférentes.

*N. B.* — Il est habituel de formuler comme excipient des lotions oculaires ou des collyres une eau distillée de plante (laurier-cerise, rose, mellilot, sureau, etc.) sans que les résultats justifient en rien cette prescription.

*Lotion salée ou sérum physiologique.* — Nous en avons donné la formule dans l'exemple de la page précédente.

*Lotion boratée :*

| | |
| --- | --- |
| Borate de soude . . . . . . . . . | 5 grammes. |
| Eau bouillie. . . . . . . . . . . . | 250 — |

A mélanger au moment de s'en servir avec moitié d'eau bouillante ou d'infusion de plantes chaudes (camomille, sureau, thé).

**N. B.** Le borate de soude est préférable à l'acide borique nullement antiseptique et parfois un peu irritant.

*Lotion au cyanure de mercure faible :*

| | |
| --- | --- |
| Cyanure de mercure . . . . . . . | 0,10 centigrs. |
| Eau bouillie. . . . . . . . . . . | 500 grammes. |

Pour lavages en cas d'hyperhémie conjonctivale.

## Solutions pour injections hypodermiques

*Solution pour anesthésie locale :*

| | |
| --- | --- |
| Cocaïne (chlorhydrate) . . . . . . . | cinq centigrs. |
| Adrénaline (solution au millième) . . . | *III gouttes* |
| Eau distillée . . . . . . . . . . | 10 grammes. |

Pour dix ampoules stérilisées par ultra-filtration.

Ne pas injecter plus de deux ampoules (soit 1 centigramme de cocaïne).

*Solution à la novocaïne :*

| | |
| --- | --- |
| Novocaïne . . . . . . . . . . . | vingt centigrs. |
| Adrénaline (solution au millième) . . . . | *V gouttes.* |
| Sérum physiologique . . . . . . . | 10 grammes. |

Stériliser par ultra-filtration.

On peut injecter sans danger jusqu'à 8 et 10 centimètres cubes de cette solution.

## Solutions pour injections sous-conjonctivales

*Solution salée hypertonique :*

| | |
| --- | --- |
| Chlorure de sodium . . . . . . . . | 0,60 centigrs. |
| Eau . . . . . . . . . . . . . . | 10 grammes. |

Stériliser à l'autoclave.

Injecter trois à huit gouttes sous la conjonctive bulbaire (myopie forte, décollement de la rétine).

*Solution de sublimé :*

> Sublimé corrosif . . . . . . . . . . trois centigrs.
> Eau distillée . . . . . . . . . . . 10 grammes.

Injecter quelques gouttes sous la conjonctive bulbaire, dans le cul-de sac.

### Collyres

**Collyres anesthésiques :**

*Collyre à la cocaïne :*

> Cocaïne (chlorhydrate) . . . . . . . . trente centigrs.
> Eau distillée . . . . . . . . . . . 10 grammes.

Instiller à quelques minutes d'intervalle trois gouttes pour obtenir une anesthésie opératoire.

*Collyre à la novocaïne :*

> Novocaïne . . . . . . . . . . . dix centigrs.
> Adrénaline au millième . . . . . . . . *X gouttes.*
> Eau distillée . . . . . . . . . . . 10 grammes.

Instiller quelques gouttes deux à trois fois par jour en cas d'irritation conjonctivale.

*Collyre à l'holocaïne :*

> Holocaïne . . . . . . . . . . . vingt centigrs.
> Eau distillée . . . . . . . . . . . 10 grammes.

Une à deux gouttes avant l'application du tonomètre.

*Collyre à la dionine :*

> Dionine . . . . . . . . . . . vingt centigrs.
> Eau distillée . . . . . . . . . . . 10 grammes.

Deux gouttes à quelques minutes d'intervalle le soir au moment du coucher. — L'instillation peut être suivie d'un œdème conjonctival, parfois très marqué.

**Collyres mydriatiques.** — Avant toute prescription de mydriatiques, on s'assurera que l'œil n'est pas en état de glaucome, car l'instillation pourrait avoir les conséquences les plus graves.

*Collyre faible à l'atropine :*

> Atropine (sulfate neutre). . . . . . . . trois centigrs.
> Eau distillée neutre . . . . . . . . . 10 grammes.

Instiller ce collyre une fois par jour pendant une semaine pour examen de la réfraction chez les enfants.

*Collyre fort à l'atropine :*

> Atropine (sulfate nèutre) . . . . . . . cinq centigrs.
> Eau distillée. . . . . . . . . . . 10 grammes.

Une à deux gouttes deux fois par jour pour dilatation thérapeutique (iritis, etc.).

*Collyre à la duboisine :*

> Duboisine (sulfate neutre) . . . . . . . cinq centigrs.
> Eau distillée neutre . . . . . . . . . 10 grammes.

Une à deux gouttes deux fois par jour pour les personnes intolérantes à l'atropine.

*Collyre à l'eumhydrine :*

> Eumhydrine . . . . . . . . . . . dix centigrs.
> Eau distillée . . . . . . . . . . . 10 grammes.

Une à deux gouttes par jour pour dilater la pupille chez les malades atteints d'opacités cristalliniennes centrales ou pour faciliter l'examen ophtalmoscopique.

**Collyres myotiques ou hypotenseurs :**

*Collyre à la pilocarpine :*

> Pilocarpine (nitrate ou chlorhydrate). . vingt-cinq centigrs.
> Eau distillée . . . . . . . . . . 10 grammes.

Instiller une goutte trois à cinq fois par jour, dans le glaucome, suivant l'effet obtenu apprécié au tonomètre ; la durée de l'action hypotonique varie avec chaque malade.

*Collyre aqueux à l'ésérine :*

> Esérine (salicylate) . . . . . . . . . cinq centigrs.
> Eau distillée . . . . . . . . . . . 10 grammes.

Instiller une à deux gouttes deux fois par jour en cas d'accès d'hypertonie.

L'usage longtemps prolongé de ce collyre détermine parfois une inflammation conjonctivale.

*Collyre huileux à l'ésérine* :

{ Esérine . . . . . . . . . . . . dix centigrs.
{ Huile d'olives ou d'arachide . . . . . 10 grammes.

Dissoudre l'alcaloïde dans l'éther pur q. s. puis mélanger la dissolution éthérée avec l'huile. Evaporer soigneusement l'éther au bain-marie à 45°. La solution ainsi préparée doit être claire et indolore.
Instiller une goutte matin et soir.

*Collyre P. E. C.* :

{ Pilocarpine (nitrate) . . . . . . . . dix centigrs.
{ Esérine (sulfate neutre) . . . . . . . trois centigrs.
{ Cocaïne (chlorhydrate) . . . . . . . dix centigrs.
{ Eau distillée neutre . . . . . . . . 10 grammes.

Instiller une à deux gouttes deux fois par jour.

**Collyres antiseptiques** (dits aussi astringents) :

*Collyre fort au nitrate d'argent* :

{ Nitrate d'argent . . . . . . . . . . 0,25 centigrs.
{ Eau distillée . . . . . . . . . . . 10 grammes.

Instiller avec un compte-gouttes, réservé à cet usage, une à deux gouttes de ce collyre sur la conjonctive des paupières retournées qui protégeront la cornée de l'œil malade. Ce collyre ne sera appliqué que par l'oculiste d'autant plus qu'il trouve son indication dans les cas de conjonctivite purulente (conjonctivite à gonocoques, à bacilles de Weeks, etc.) où l'état de l'œil doit être surveillé. Il sera fait suivant les cas une ou deux instillations par jour : à l'aide d'un tampon d'ouate hydrophile on enlèvera le liquide écoulé après fermeture de l'œil, afin d'éviter les taches noires que provoquerait sur la peau de la joue le contact du sel d'argent.

*Collyre faible au nitrate d'argent* :

{ Nitrate d'argent . . . . . . . . . . 0,10 centigrs.
{ Eau distillée . . . . . . . . . . . 10 grammes.

Ce collyre faible de nitrate d'argent trouve son indication dans certaines conjonctivites à sécrétion purulente modérée, dans l'eczéma conjonctival, etc. Pour atténuer la cuisson produite par son instillation on le fera suivre de l'instillation d'une à deux gouttes de collyre de cocaïne ou de novocaïne.

*N. B.* — Le crayon de nitrate d'argent ne doit être employé que pour des attouchements *très légers* du bord palpébral en cas de blépharite, et *jamais* sur les conjonctives.

*Collyre fort au sulfate de zinc :*

    { Sulfate de zinc. . . . . . . . . . . . . 1 gramme.
    { Eau distillée . . . . . . . . . . . . . 4 grammes.

En *attouchement* sur la cornée, à l'aide d'une baguette de verre on d'un petit tampon d'ouate monté, en cas d'ulcère à diplobacilles. En cas d'ulcère à pneumocoques, il vaut mieux recourir à la *solution iodo-iodurée de Lugol* ou à la *teinture d'iode fraîchement préparée* que l'on applique avec un petit tampon d'ouate monté, bien égoutté.

*Collyre au sulfate de zinc :*

    { Sulfate de zinc. . . . . . . . . . . . 0,25 centigrs.
    { Novocaïne . . . . . . . . . . . . . . dix centigrs.
    { Eau distillée. . . . . . . . . . . . . . 10 grammes.

On instillera une à deux gouttes de ce collyre matin et soir dans les deux yeux en cas de conjonctivite subaiguë à diplobacilles ; il provoque une sensation modérée de cuisson, que l'on peut diminuer en instillant d'abord un collyre à la novocaïne puis, quelques minutes après, un collyre au sulfate de zinc au 40e. Son usage devra être prolongé pendant huit jours au moins, même en cas de guérison apparente, pour éviter toute récidive. Il est également indiqué dans la conjonctivite à pneumocoques ou à bacilles de Pfeiffer.

*Collyre à l'argyrol :*

    { Argyrol . . . . . . . . . . . . 0,50 centigrs à 2 grammes
    { Eau distillée . . . . . . . . . 10 grammes.

Ce collyre faiblement actif n'est nullement irritant. On peut ajoindre son emploi à celui du nitrate d'argent dans les cas de conjonctivite gonococcique.

*Collyre au protargol :*

    { Protargol . . . . . . . . . . . . . . 0,20 centigrs.
    { Eau distillée . . . . . . . . . . . . 10 grammes.

Nous réservons l'emploi de ce collyre aux cas de conjonctivite aiguë contagieuse. Deux instillations par jour.

*Collyre au sulfate-de cuivre :*

    { Sulfate de cuivre . . . . . . . . . . 0,25 centigrs.
    { Novocaïne . . . . . . . . . . . . . . vingt centigrs.
    { Eau distillée . . . . . . . . . . . . 10 grammes.

Une ou deux instillations par jour pendant plusieurs mois dans le trachome à lésions modérées.

*Collyre fort au sulfate de cuivre :*

| | |
|---|---|
| Sulfate de cuivre . . . . . . . . . | 1 gramme. |
| Novocaïne . . . . . . . . . . . | 20 centigrs. |
| Eau distillée . . . . . . . . . . | 10 grammes. |

Ce collyre fort sera appliqué directement sur la muqueuse de la paupière supérieure retournée. On emploie aussi l'attouchement avec un cristal ou un crayon de sulfate de cuivre.

**N. B.** — Lorsque le malade doit se soigner lui-même, la plupart des collyres peuvent aussi se formuler en pommade du type suivant :

| | |
|---|---|
| Alcaloïde (acide) . . . . . . . . . | dix centigrs. |
| Lanoline. . . . . . . . . . . . | 2 grammes. |
| Vaseline. . . . . . . . . . . . | 8 — |

## Pommades

L'application des pommades se fera toujours avec une baguette de verre à bouts arrondis ou une grosse aiguille à tricoter et non avec un pinceau d'un nettoyage trop difficile. Les pommades ne seront appliquées que le matin, pour éviter l'irritation que cause une pommade sous les paupières fermées pendant la nuit.

*Pommade jaune ou au précipité jaune :*

| | |
|---|---|
| Oxyde jaune de mercure fraîchement précipité, lavé et porphyrisé dans quelques gouttes d'huile de vaseline . . . . . | 0,30 centigrs. |
| Lanoline. . . . . . . . . . . . | 2 grammes. |
| Vaseline . . . . . . . . . . . | 8 — |

Introduire un peu de cette pommade le matin entre les paupières en cas de conjonctivite phlycténulaire.

*Pommade au précipité blanc :*

| | |
|---|---|
| Précipité blanc (calomel) . . . . . . | 0,50 centigrs. |
| Lanoline. . . . . . . . . . . . | 2 — |
| Vaseline . . . . . . . . . . . | 8 grammes. |

Cette pommade sera appliquée le matin sur le bord ciliaire par friction prolongée pendant quelques minutes, en cas de blépharite.

*Pommade à l'Ichthyol :*

| | |
|---|---|
| Ichthyol. . . . . . . . . . . . | 0,50 centigrs. |
| Oxyde de zinc . . . . . . . . . | 1 gramme. |
| Vaseline. . . . . . . . . . . . | 8 grammes. |
| Lanoline. . . . . . . . . . . . | 2 — |

Cette pommade sera appliquée matin et soir sur les paupières et dans l'œil dans les cas d'eczéma palpébral ou de blépharo-conjonctivite à diplobacilles.

*Pommade au xéroforme :*

> Xéroforme (ou aristol ) . . . . . . . . . . 0,25 gr.
> Vaseline . . . . . . . . . . . . 10 grammes

On peut substituer l'aristol au xéroforme : s'emploie en cas d'irritation oculaire ou d'érosion cornéenne : l'action est plus analgésique qu'antiseptique.

*Pâte à l'oxyde de zinc :*

> Oxyde de zinc . . . . . . . . . .
> Amidon . . . . . . . . . . . .
> Vaseline . . . . . . . . . . . .  } ãa 2 gr. 50
> Lanoline . . . . . . . . . . . .

Cette pâte sera utilisée dans l'eczéma des paupières.

### Poudres

Les poudres sont peu employées dans le traitement des affections oculo-conjonctivales. L'application se fait à l'aide d'un pinceau chargé d'un peu de poudre qu'un petit choc de l'index fait tomber sur la muqueuse ou mieux à l'aide d'un petit pulvérisateur à poire de caoutchouc. Elles servent surtout pour les massages.

Le calomel finement pulvérisé est employé dans les phlyctènes de la conjonctive. On s'assurera avant l'application que le sujet n'est pas soumis à un traitement iodé ou ioduré.

Pour le massage de la conjonctive dans certaines conjonctivites chroniques, tel que le trachome, on utilise la poudre d'acide borique additionnée ou non de sulfate de cuivre.

> Acide borique . . . . . . . . . . 20 grammes.
> Sulfate de cuivre, anhydre pulvérisé . . . 1 —

Faire une à deux fois par semaine, après anesthésie cocaïnique, un massage de la conjonctive tarsienne avec cette poudre.

Pour absorber les exsudations séreuses ou séropurulentes (zona ophtalmique, brûlures, etc.) on fera stériliser à sec (160°) une poudre indifférente composée de

> Oxyde de zinc . . . . . . . . . .  } ãa 50 grammes.
> Talc . . . . . . . . . . . . .

ou

> { Terre d'infusoire . . . . . . . . } āā 50 grammes.
> { Carbonate de magnésie. . . . . . }

Avant de saupoudrer avec ces poudres stériles, on aura soin de faire la toilette aseptique de la région malade.

# TRAITEMENTS GÉNÉRAUX

## TRAITEMENT ANTISYPHILITIQUE

La syphilis joue un très grand rôle dans l'étiologie des affections oculaires, et il importe que l'oculiste sache diriger le traitement anti-syphilitique, d'autant plus que bien souvent l'appareil visuel est ou paraît être le seul point de localisation du tréponème.

Si le traitement antisyphilitique se montre fréquemment d'une activité surprenante sur certaines lésions oculaires, il en est souvent aussi qui, malgré leur nature sûrement syphilitique, ne sont pas du tout ou sont très faiblement influencées par le traitement. Fréquemment aussi des récidives locales se produisent et nous ne connaissons pas de formule de traitement qui conduise sûrement à une guérison certaine, ce qui ne veut pas dire que la guérison complète ne puisse pas être observée. Nous avons néanmoins dans le mercure, les composés arsenicaux et l'iodure des agents thérapeutiques extrêmement actifs qu'il faut savoir utiliser avec opportunité et dont on variera le mode d'application suivant la tolérance des sujets ou la gravité des lésions.

**Traitement mercuriel.** — Le mercure peut être absorbé de différentes manières. On a tendance à renoncer aux modes d'introduction qui ne permettent pas une appréciation exacte de la dose absorbée (inhalations, frictions) et à recourir aux procédés d'injections intraveineuses, sous-cutanées et intramusculaires qui rendent possible un dosage exact. Nous rappellerons néanmoins la posologie des différents modes d'administration du mercure.

*Injections intramusculaires de composés insolubles : huile grise.* — L'avantage réside dans le fait que l'injection n'est pratiquée qu'une fois par semaine. Si l'injection n'est pas faite aseptiquement avec un produit aseptique et si la dose est supérieure à la dose normale, on peut voir se développer des accidents graves d'infection ou d'intoxication. On se sert d'*huile grise à 40 p. 100* préparée aseptiquement. Faire légèrement tiédir l'huile grise — qui, à la température de la chambre, forme une masse solide — et aspirer dans une seringue en verre stérilisée la quantité à injecter. On se sert surtout de la seringue de Barthélemy graduée de telle sorte que chaque division corresponde à un centigramme de mercure métal. On en injecte 7 à 10 divisions (7 à 10 centigrammes de mercure) au maximum, une fois par semaine dans les muscles de la fesse. On placera l'injection de préférence dans la ligne horizontale située à quatre travers de doigt de la crête iliaque sans se rapprocher de plus de deux travers de doigt du pli interfessier. La surface cutanée est aseptisée par application de teinture d'iode. L'aiguille en platine iridié ou en acier (non rouillée), de 5 à 6 centimètres de longueur est enfoncée d'un coup brusque. Si le sang ne reflue pas par l'aiguille — en ce cas, recommencer ailleurs — on ajuste la seringue et on pousse l'injection sans brusquerie. On retire alors rapidement l'aiguille et on essuie l'orifice avec un tampon d'ouate stérile ou un peu de teinture d'iode.

On peut recourir au *calomel* :

> Calomel . . . . . . . . . . 0,50 centigrs.
> Gaïacol . . . . . . . . . . 0,30 —
> Camphre . . . . . . . . . . 0,20 —
> Huile d'olives stérilisée . . . . . . . 10 grammes.

On injectera 1 centimètre cube de cette formule une fois par semaine (soit 5 centigrammes de calomel) dans les muscles de la fesse et avec les mêmes précautions que pour l'injection d'huile grise.

Il est utile, après 4 à 6 injections de composés insolubles, de suspendre le traitement mercuriel au moins pour deux ou trois semaines. Avant l'application du traitement, on aura inspecté la bouche et conseillé les soins dentaires et la toilette buccale nécessaires pour éviter les stomatites mercurielles (nettoyage quotidien des dents à la brosse et au savon, 5 ou 6 *comprimés* de chlorate de potasse par jour).

*Injections de sels solubles de mercure.* — Les injections de sels solubles sont répétées tous les jours ou tous les deux jours. On injectera de préférence en plein muscle, ce qui évite les nodosités souscutanées. L'injection (sans cocaïne) peut aussi être faite dans la veine du pli du coude.

> Cyanure de mercure . . . . . . . . 0,10 centigrs.
> Cocaïne (chlorhydrate) . . . . . . . dix centigrs.
> Eau distillée . . . . . . . . . . 10 grammes.

Injecter 1 centimètre cube (1 centigramme) tous les deux jours.

> Benzoate de mercure . . . . . . . . 0,10 centigrs.
> Solution physiologique de chlorure de sodium . . . . . . . . . . . . 10 grammes.

Injecter de 1 à 3 centimètres cubes par 24 heures.

| | | |
|---|---|---|
| Biiodure de mercure. . . . . . . . | 0,20 | centigrs. |
| Iodure de potassium. . . . . . . | 0,20 | — |
| Phosphate tribasique de soude . . . . | 0,40 | — |
| Eau distillée . . . . . . . . . . | 10 | grammes. |

Injecter 1/2 à 2 centimètres cubes par jour. Chaque centimètre cube contient 0,02 de biiodure de mercure.

*Traitement mercuriel par ingestion.* — Le traitement par ingestion peut être réalisé à l'aide de pilules ou de solutions.

*Pilules.*

| | | |
|---|---|---|
| Protoiodure de mercure. . . . . . . . | 5 | centigrs. |
| Extrait thébaïque. . . . . . . . . | 1 | — |

Pour une pilule

Prendre une à deux pilules par jour.

Le *sirop de Gibert* (Codex) renferme dans 20 grammes d'excipient 1 centigramme de biiodure de mercure et 50 centigrammes d'iodure de potassium. On peut le prescrire dans l'eau et le faire absorber dans du lait ou tout autre liquide à la dose d'une à deux cuillerées à soupe par jour, cinq jours par semaine.

*Traitement par frictions.*

| | | |
|---|---|---|
| Onguent hydrargyrique . . . . . . . | 40 | grammes. |

à diviser en 10 cartouches.

Faire tous les soirs au moment du coucher, avec le contenu d'une de ces cartouches, une friction alternativement au pli de l'aine, au creux du coude, à l'aisselle, en étalant soigneusement l'onguent et en frottant pendant dix minutes jusqu'à siccité (ne jamais faire de frictions deux jours de suite sur la même région) ; recouvrir ensuite la partie frictionnée d'un manchon de flanelle que l'on laisse en place toute la nuit, Le lendemain matin, savonner avec soin à l'eau tiède.

Au bout de dix jours, se reposer pendant cinq jours, refaire une nouvelle série de dix frictions, puis prendre un grand repos de deux à trois semaines.

Dans le traitement mercuriel de la syphilis par cures successives, séparée par des intervalles de repos, il est souvent utile de pouvoir faire varier le mode d'absorption. Il est généralement inutile et parfois dangereux de saturer l'organisme et d'atteindre la limite de la tolérance. Pendant les périodes de traitement ainsi qu'en dehors d'elles, le syphilitique observera les régles de l'hygiène, tant au point de vue des fonctions générales que de la fonction visuelle modifiée.

**Traitement arsenical.** *Salvarsan* (606). — L'injection intraveineuse de Salvarsan trouve son indication lorsque l'on veut obtenir une action rapide ou lorsque les traitements mercuriel et ioduré sont mal tolérés.

La poudre de Salvarsan est introduite dans un matras stérile contenant quelques perles de verre et 10 centimètres cubes de solution stérilisée de chlorure de sodium à 6 pour 1.000. On chauffe jusqu'à dissolution, puis on ajoute goutte à goutte une lessive de soude qui provoquera la formation d'un précipité. En continuant l'addition de soude et en agitant le matras on voit le précipité se redissoudre. On versera encore quelques gouttes pour que la solution soit nettement alcaline et l'on ajoutera alors une quantité de solution de chlorure de sodium à 6 p. 1.000 stérile — préparée avec de l'eau fraîchement distillée — de sorte que dix centigrammes de Salvarsan correspondent à 50 centimètres cubes d'eau. On pratiquera une injection de 30 à 60 centigrammes de Salvarsan (150 à 300 grammes de la solution) dans une veine du pli du coude ; à l'aide d'un des nombreux modèles d'appareils à injections continues : l'injection est poussée lentement, le sujet étant couché et à jeun. Les meilleurs résultats paraissent dus en une série de 3 ou 4 injections de 30 centigrammes, pratiquées chacune à trois jours d'intervalles.

Dans les cas d'iritis douloureuses avec ou sans gommes de l'iris, nous avons observé des modifications locales très rapides. Mais si l'on veut une action thérapeutique prolongée, on alternera les périodes de traitement arsenical avec les cures mercurielles.

*Néosalvarsan* (914). — La plus grande facilité d'emploi du néosalvarsan a fait généralement adopter ce médicament de préférence au Salvarsan. Il suffit de dissoudre la poudre de néosalvarsan dans une petite quantité d'eau distillée fraîche et stérile (l'addition de chlorure de sodium est inutile) permettant l'emploi d'une seringue de 2 centimètres cubes (Technique de Ravaut) : 45 centigrammes de néosalvarsan équivalant à 30 centigrammes de salvarsan, les doses à injecter sont un peu plus élevées et mieux tolérées. L'injection sera faite le sujet étant à jeun et un repos au lit de vingt-quatre heures sera utile.

On fera 6 injections à huit jours d'intervalle : la première de 15 centigrammes et les deux suivantes de 30 et 45 centigrammes, puis de 0,60 et 0,80.

Nous n'avons pas à entrer dans le détail de la technique de l'injection intraveineuse : celle-ci exige des précautions particulières comme toute injection intraveineuse. Si, jusqu'ici, aucun accident *oculaire* toxique provoqué par l'injection ne parait s'être produit, on a observé dans quelques cas, en l'absence, semble-t-il, de toute faute de technique, des troubles généraux graves et même la mort, du 3e au 5e jour après l'injection. Ces accidents ont été surtout observés chez des syphilitiques dont l'infection ne remontait pas à plus de 1 ou 2 ans.

Les injections d'*atoxyl* ont au contraire donné lieu à des accidents oculaires toxiques graves (v. p. 664).

**Traitement ioduré.** — Le traitement ioduré est utilisé dans la syphilis et dans les mycoses internes, particulièrement dans la sporotrichose. A petites doses, 1 gramme par jour environ, il est également prescrit dans les lésions mal définies de choroïdite myopique, dans les affections oculaires dépendant de l'angiosclérose.

Voici une formule pour le traitement des mycoses à haute dose :

{ Iodure de potassium . . . . . . . . . 20 grammes.
{ Eau . . . . . . . . . . . . . . . 200 —

Prendre la première semaine une cuillerée à soupe (un gramme) par jour ; la deuxième semaine, deux cuillerées ; la troisième semaine, trois cuillerées ; la quatrième semaine, quatre cuillerées.

A ingérer au commencement des repas dans du lait, ou à formuler dans du sirop d'écorces d'oranges.

En cas d'intolérance (coryza, céphalées, éruptions cutanées) on pourra essayer des sirops iodurés, de l'association à la belladone, ou des composés iodés organiques.

## SÉROTHÉRAPIE

*Sérum antidiphtérique.* — Dans la diphtérie oculaire, le sérum agit avec une efficacité remarquable. Il est indispensable d'injecter d'emblée une dose élevée (40 centimètres cubes) ; d'ailleurs les fortes doses exposent moins que les faibles aux accidents sériques.

L'injection est faite aseptiquement, après badigeonnage de la peau à la teinture d'iode, au niveau des fausses côtes. Il est préférable de ne pas injecter la totalité du sérum au même endroit.

Si besoin en est, l'on peut, dans les deux ou trois jours qui suivent, injecter de nouveau une même dose, mais le sérum ne sera pas injecté à nouveau si quelques semaines après l'affection diphtérique il se produit des troubles paralytiques. Une injection de sérum provenant d'une même espèce animale à quelques semaines et même à quelques mois des premières pourrait provoquer des troubles anaphylactiques graves.

Dans les infections autres que la diphtérie, le sérum antidiphtérique est dépourvu de toute activité spécifique.

*Sérum antitétanique.* — Le sérum antitétanique agit préventivement. On injectera 20 centimètres cubes dans le tissu cellulaire sous-cutané au niveau des fausses côtes, en cas de plaie oculaire ou périoculaire souillée de terre ou faite par un objet ayant eu contact avec le sol.

*Sérum antipneumococcique.* — Les infections oculaires post-opératoires les plus fréquentes étant dues au pneumocoque (notamment chez les malades atteints d'atrésie lacrymale) il peut être indiqué de faire une injection préventive de sérum antipneumococcique. Cette injection de 20 cc. faite dans le tissu cellulaire sous-cutané précédera l'intervention mais en aucun cas elle ne saurait dispenser du traitement préventif du rétrécissement lacrymal ou de la dacryocystite

## TUBERCULINOTHÉRAPIE

Quelques médecins ont préconisé le traitement des lésions oculaires tuberculeuses par la tuberculine de Koch (ou l'une des nombreuses tuberculines actuellement dans le commerce et dont l'action ne paraît pas essentiellement différente). Nous y avons eu recours fréquemment, mais les résultats obtenus ne nous paraissent pas absolument démonstratifs de l'efficacité de cette méthode thérapeutique ; elle s'est montrée, en tout cas, inoffensive.

On se sert d'une solution dont chaque centimètre cube correspond à un dixième de milligramme de tuberculine. Chaque dixième de centimètre cube équivaudra donc à un centième de milligramme. Après avoir noté la température matin et soir pendant trois jours, on injecte dans le tissu cellulaire sous-cutané un dixième de centimètre cube. Si une réaction thermique ou un malaise se produit, on diminuera la dose de moitié ; sinon on injectera dès lors tous les 3 jours une dose légèrement croissante de tuberculine en ayant soin d'éviter toute réaction fébrile. Par contre, s'il se produit une légère réaction locale oculaire, on ne suspendra pas le traitement. Les injections seront poursuivies pendant une période de 3 mois au moins.

# TABLE ALPHABÉTIQUE
## DES MATIÈRES ET DES FIGURES

*S'il existe plusieurs chiffres, le chiffre gras indique la page
où le sujet a été plus spécialement traité* [1].



---

1. Nous n'avons indiqué ni les noms d'auteurs, ni les médicaments : on trouvera les
premiers à l'opération ou à l'appareil qu'ils ont décrits : les seconds sont groupés dans
le Memento thérapeutique (p. 836).